U0364514

用药如用兵
中药配伍应用

冯建春　史原朋　王新昌　◎编著

编委会　冯建春　史原朋　王新昌　杨　鑫
　　　　冯娜娜　孙金峰　王智瑜　于　恒
　　　　马一明　王佳佳　牛　洁　刘春生
　　　　曾　莉　骞　芳　王卫霞　国学丽

中国中医药出版社
·北 京·

图书在版编目（CIP）数据

用药如用兵：中药配伍应用 / 冯建春，史原朋，王新昌编著 . —北京：中国
中医药出版社，2018.7

ISBN 978-7-5132-3707-9

Ⅰ . ①用… Ⅱ . ①冯… ②史… ③王… Ⅲ . ①中药配伍 Ⅳ . ① R289.1

中国版本图书馆 CIP 数据核字 (2016) 第 252072 号

中国中医药出版社出版

北京市朝阳区北三环东路 28 号易亨大厦 16 层
邮政编码　100013
传真　010-64405750
山东临沂新华印刷物流集团有限责任公司印刷
各地新华书店经销

开本 710×1000　1/16　印张 58.5　字数 927 千字
2018 年 7 月第 1 版　2018 年 7 月第 1 次印刷
书号　ISBN 978 – 7 – 5132 – 3707 – 9

定价　290.00 元
网址　www.cptcm.com

社 长 热 线　010–64405720
购 书 热 线　010–89535836
维 权 打 假　010–64405753

微信服务号　zgzyycbs
微商城网址　https://kdt.im/LIdUGr
官 方 微 博　http://e.weibo.com/cptcm
天猫旗舰店网址　https://zgzyycbs.tmall.com

本书是介绍中药配伍应用的专著，以临床应用为宗旨，注重医疗实践，具有容量大、条目全、中医特色突出、实用性强等特点；又具有简明、扼要、使用方便等优点，且有一定的深度和广度。无论科研、教学还是临床都有一定的参考价值，适合广大临床中医师和西学中人员翻检。

本书共收中药488味，除临床常用和历代本草收载的传统药物外，还选收了部分民间习用的草药。这些草药大都具有药源广、地域性强、价格低廉、容易采摘等特点，适合不同地区的医生根据不同情况随证选用。

为了突出临床实用价值，本书在体例上除具有一般中药书籍常有的药名、别名、来源、产地、性味归经、功效、主治、用法用量、使用注意等基本项目外，还详细介绍了配伍应用和配方选例。在配伍应用方面，主要通过某药分别与不同药物配伍所组成的各种药对和药队，介绍其不同的临床功用。配方选例精选了历代医家所创以该药为君药的名方和验方，还介绍了一些确有疗效的单方，供医者参考之用。本书广撷博取，共收载药对2737条，药队6926条，单味药物应用1037条，方剂2238首。通过阅读本书，不但能获取中药的基本知识，而且可根据病情直接选方遣药。可谓一专多能，对临床大有裨益。

本书在配方选例项收载了一些古今方剂，考虑到古方用药剂量单位和名称，虽然大体相同，但具体轻重、多少往往随各个朝代的改革出入甚大，十分复杂。在实际应用中，对剂量的掌握应以现代临床经验为依据，故编著者在衷于古籍记载的基础上，将古方的剂量改为现代临床常用量，以供参考。医者可根据临床需要，随证候变化而加减药物剂量，以提高疗效。

书中方剂中有虎骨、麝香、犀角等国家禁用药物，皆系古方原有药物。凡使用本方者当用替代品。

本书编写历时数年，所引文献甚多，恕不能一一列出，敬请著者、读者原谅。

编者

2018年1月

药物的配伍应用，是中医治疗学中一门很高的医术，乃古今医家释疑解难、力挽沉疴、用以提高临床疗效的关键，向来为历代医家所重视。

古人云："用药如用兵。"在病情复杂、瞬息万变的情况下，医者能否有效、合理用药，达到药到病除的效果，这是考验每位医生临证基本功最重要的一环。因此，中医学历来重视药物配伍理论的完善和应用。

在长期的医疗实践中，历代医家在药物的配伍应用方面积累了丰富的经验，探索出许多药物配伍的规律和原则，并形成了中药配伍应用的整体理论。

早在《黄帝内经》时代，就提出了君、臣、佐、使的制方基本原则，并提出应根据病情的轻重缓急，适当配伍药物，斟酌剂量。正如《素问·至真要大论》所说的"主病之为君，佐君之为臣，应臣之为使""君一臣二，制之小也；君一臣三佐五，制之中也；君一臣三佐九，制之大也""君一臣二，奇之制也；君二臣四，偶之制也；君二臣三，奇之制也；君二臣六，偶之制也""治有缓急，方有大小"。《伤寒论》和《金匮要略》进一步创造性地体现了以上原则，并在许多方剂的配伍应用方面显示出很高的水准，为中药的配伍应用积累了独到的经验，为后世树立了典范。《神农本草经》又创立了"七情合和"的中药配伍理论及原则，即所谓："药有阴阳离合……有单行者，有相须者，有相使者，有相畏者，有相恶者，有相反者，有相杀者。凡此七情，合和视之，当用相须相使者良，勿用相恶相反者。若有毒宜制，可用相畏相杀者，不尔，勿合用也。"此后，又经历代医家的不断实践、丰富和完善，其成为指导中药配伍应用的基本原则。

药物配伍应用是中医临证遣药的主要形式，方剂则是药物配伍的发展，即药物配伍应用的较高形式。药物配伍组成方剂，主要是根据病情的需要，在辨证论治的基础上，配伍适当的药物，规定必要的剂量，以针对不同的病症。中医处方中，君药是一方中的主药；臣药是辅助君药或加强君药功效的药物；佐药则是对立的、有制约作用或能协助主药治疗一些次要症状的药物；使药有引导诸药直达病所，或调和诸药的作用。医师对于各类药物的选择，除应熟悉各种药物的性味归经、功效主治、升降浮沉等主要属性和作用外，还应特别重视药物的"七情合和"。

前贤在实践中认识到各种药物的性能在经过配合后，有些可加强药效，有些则会使药效减弱，有些甚至会产生毒性或副作用。归纳起来有七个方面，除"单行"是指药物单独发挥作用之外，其余六个方面都是专讲药物配伍关系的。

相须：药物的相须，是言同类不可离之意。指药物的性能类似，效用一致的两种或三种以上的药物相配伍，使其产生协同作用，是借以提高药效的一种配伍方法。如知母与黄柏相须，二药皆为大苦大寒之品，用于补肾与膀胱，具有阴行阳化之妙用。主治下焦湿热、尿黄、肾虚有火等。《本草纲目》谓："知母之辛苦寒凉，下则润肾燥而滋阴，上则清肺金而泻火，乃二经气分药也，黄柏则是肾经血分药，故二药必相须而行。"《本草汇言》亦谓："古书言知母佐黄柏滋阴降火，有金水相生之义，盖谓黄柏能制膀胱、命门阴中之火，知母能消肺金，制肾水化源之火，去火可以保阴，是即所谓滋阴也。故洁古、东垣皆以为滋阴降火之要药。"党参与黄芪相须，二药性味甘温，相须为用，可退大热，为甘温除热之圣药，治脾胃气虚所致之身热有汗、口干口渴、喜用热饮、头痛恶寒、少气懒言、饮食无味、四肢乏力，或中气不足引起的子宫脱垂、脱肛、久痢、久疟等症。还有泽泻、茯苓相须主去上焦水，治欲饮而渴，下焦无热者。天冬、麦冬相须，养阴清肺，润燥生津，治阴虚热盛、少津口渴、燥热咳嗽，若加大用量还有润燥通便之功用。相须，是中医临床药物配伍应用最多的方法。

相使：药物的相使，是为之所使之意。指药物性能、功效方面有某些共性的药物配伍应用，以一种药物为主，另一种药物为辅，使其产生协同作用，以提高主药的疗效。如芍药、甘草相使为用，出自《伤寒论》，名曰芍药甘草汤，有敛阴养血，缓急止痛之功，更具酸甘化阴之妙用。治腿脚挛急，或腹中疼痛。张元素谓："芍药得甘草为佐，治腹中痛……此仲景神品之药也。"故芍药、甘草相使为用，可增强芍药之功，提高主药原有的药效。近代医家曹颖甫亦谓："一以达营分，一以和脾阳，使脾阳动而营阴通，则血能养筋而脚伸也。"大黄与黄连相使，二药皆苦寒之品，有燥湿清热之效，治邪热内结之痞证。还有茯苓与黄芪相使，茯苓能提高黄芪补气利水的功效等。

相畏：药物的相畏，是受彼之制之意。指一种药物的毒性反应或副作用，能被另一种药物减轻或消除。如生半夏经生姜或白矾炮制，可减轻或消除生半夏所致之咽喉红肿疼痛的毒副作用，此即生半夏畏生姜。《神农本草经集注》谓："俗方每用附子，须甘草、人参、生姜相配者，正制其毒故也。"《伤寒论》中常见附子与甘草相配伍，如四逆汤、甘草附子汤即此意也。还有常山与槟榔相畏，槟榔可减轻或消除常山引起的呕吐反应。乌头与洋金花相畏，乌头可减轻或消除洋金花所引起的心率加快、口干等毒副作用。近人报道，甘草对马钱子也有减轻毒副作用之功。

相杀：药物的相杀，是制彼之毒之意。指一种药物能减轻或消除另一种药物的毒副作用。相畏、相杀是同一配伍关系的两种提法，即利用药物之间的相互制约作用，以某种药物的效能去制约另一种药物的毒副作用。如生姜或白矾能减轻或消除生半夏的毒副作用。即生姜、白矾杀生半夏之毒。还有防风杀砒霜毒，绿豆杀巴豆之毒等。

相恶：药物的相恶，即夺我之能之意。指两种药物合用，因互相牵制而使作用降低甚至丧失药效。如人参恶莱菔子，认为莱菔子能消减人参的补气作用。《本草新编》谓："莱菔子最解人参。""人参之除喘胀乃治虚喘虚胀也，虚证反现假实之象，人参遽然投之，直至其喘胀之所，未能骤受。往往服之而愈喘胀者有之……少加萝卜子以制人参，则喘胀不敢增，而仅得喘胀之益，此所谓相制相成也。"由于配伍不当而致降低甚或丧失药效的文献不多见。近年来，有人从药物的有效成分或药理作用方面研究某些中药的配伍应用，借以验证中药的基础理论，对进一步提高药物配伍应用亦或有着积极意义。

相反：药物的相反，即两不相合之意。指两种药物合用，能产生毒性反应或副作用。如十九畏、十八反中的若干药物。

十九畏——硫黄畏朴硝，水银畏砒霜，狼毒畏密陀僧，巴豆畏牵牛，丁香畏郁金，川乌、草乌畏犀角，牙硝畏三棱，官桂畏石脂，人参畏五灵脂。

十八反——甘草反甘遂、大戟、海藻、芫花。乌头反贝母、瓜蒌、半夏、白蔹、白及。藜芦反人参、沙参、丹参、玄参、细辛、芍药。

综上所述，中药配伍应用时主要应注意以下诸项：①充分利用某些药物配伍后所产生的协同增效作用。②避免某些药物作用的互相拮抗而抵消或削弱原有的功效。③注意选用能减轻或消除某些药物的烈性或毒副作用的药物配伍应用。④避免药物相互配伍产生毒性反应或强烈的副作用。但要真正掌握这些原则却绝非易事，正如古人所云"用药之妙，莫如加减，用药之难亦莫如加减"，此确系出自实践之箴言。

杨思澍

二〇〇二年四月于京畿留月山房

第一章　解表药

一、发散风寒药

麻黄

《神农本草经》

本品又名龙沙、卑相、卑盐、狗骨。为麻黄科植物草麻黄、木贼麻黄或中麻黄的草质茎。多产于河北、山西、甘肃等地。其味辛、微苦，温。归肺、膀胱经。具有发汗解表，宣肺平喘，利水消肿之功。主治风寒感冒，发热恶寒无汗，百日咳，支气管炎，支气管哮喘，大叶性肺炎，麻疹初期透发不畅，风疹身痒，风水浮肿，小便不利。用法为内服，煎汤（宜先煎，去水面浮沫），1.5～6g；或入丸、散。

使用注意：凡素体虚弱而自汗、盗汗、气喘者，均忌服。

【配伍应用】

（1）配石膏，治肺热咳嗽气喘。

（2）配桂枝，治感冒风寒，发热无汗、恶寒怕风，头、身疼痛之表实证，风寒湿痹，咳喘等症。

（3）配浮萍，治风水为病，身热恶风，头面四肢浮肿，小便不利，或风疹瘙痒。

（4）配杏仁，治风寒犯肺，咳喘气逆。

（5）配米壳，治久咳不止，干咳少痰。

（6）配干姜，治寒饮喘咳。

（7）配五味子，治肺寒痰饮喘咳。

（8）配熟地黄，治寒湿阻滞脉络的阴疽，或肾虚寒饮喘咳。

（9）配附子，治风寒痹痛、阳虚外感、浮肿等症。

（10）配白术，治水肿病。

（11）配细辛，治外感风寒，恶寒发热，身痛头痛而兼肺气郁闭，咳喘寒痰者。

（12）配葱白，治肺气不宣，水气不行，上半身浮肿，小便不利之风水证。

（13）配葛根，治外感风寒，邪气内迫于阳明之恶寒无汗、发热口渴、下利等症。

（14）配生姜，治风寒外束，肺气郁闭之发热恶寒，无汗兼见咳喘呕逆者。

（15）配人参，治元气虚弱，感受风寒，汗不得出者。

（16）配黄芩，治身热汗出，喘促气粗，甚则鼻翼扇动，咳嗽痰黄而黏，胸闷烦躁，口渴喜冷饮，舌苔黄腻之肺热痰喘证。对于肺阴不足，痰热虚喘之证不宜应用。

（17）配车前子，治肺气郁闭，水道不通，肾失开阖之四肢水肿，小便不利，或头面四肢急性水肿兼有表证者；痰壅肺闭之咳喘者；外邪袭肺，肺气失畅所致的发热恶风，头面四肢水肿兼有胸闷气喘，咳嗽痰多者。

（18）配白果，治肺气壅塞，久喘久咳而不愈者（本药对较少单独应用，多根据病证的寒热虚实等具体证情，与他药配伍同用，而以本药对为主）。

（19）配薏苡仁，治风湿关节痛。

（20）配桂心，治风痹荣卫不行，四肢疼痛。

（21）配羌活、防风，治水肿而伴有表证偏寒者。

（22）配白术、生姜，治水肿而兼有表证者。

（23）配干姜、细辛，治寒喘。

（24）配豆腐、杏仁，治支气管哮喘，受凉发作。

（25）配五味子、益智，浸泡煎汤，温服，治小儿遗尿。

（26）配杏仁、甘草，治风寒外束，鼻塞身重，咳嗽气喘。

（27）配石膏、杏仁，治实证喘息，肺热咳嗽。

（28）配生姜、石膏、甘草，治水肿初起，兼有表证，如越婢汤。

（29）配杏仁、石膏、甘草，治急性支气管炎，肺炎，哮喘。

（30）配连翘、赤小豆、桑白皮，治湿热黄疸，兼见表证，或风疹皮肤瘙痒，如麻黄连翘赤小豆汤。

（31）配桂枝、杏仁、甘草，治风寒感冒。

（32）配干姜、细辛、姜半夏，治慢性支气管炎。

（33）配杏仁、地枯萝、冬瓜皮，治水肿气急，尿少。

（34）配薏苡仁、杏仁、甘草，治风湿热痹，骨节酸痛等症，如麻杏薏甘汤。

（35）配桂枝、附子、防风，治风寒痹痛。

（36）配生石膏、黄芩、桑白皮，治热邪壅肺的咳嗽，气喘，鼻扇。

（37）配马钱子、乳香、没药，马钱子用童便浸泡，时时更换后去毛砂炒；乳香、没药用灯心草去油，共研末服，每次 0.5～1g，治腰椎间盘突出症。

（38）配白术、茯苓皮、桑白皮，治水肿病初起。

（39）配桂枝、干姜、细辛、半夏，治风寒束表，兼有内饮者。

（40）生麻黄根配生麻黄节，治酒渣鼻。

【单味应用】

（1）单味以醇酒煮，温服汗出，治伤寒热出表，发黄疸。

（2）单味以蜜一匙同炒良久，再以水煎，俟沸，去沫，去渣，趁热尽服之，避风治病疮疱倒靥黑者。

【配方选例】

（1）麻黄汤　治太阳病头痛发热，身疼腰痛，骨节疼痛，恶风无汗而喘者：麻黄 10g（去节），桂枝 6g（去皮），甘草 3g（炙），杏仁 70 个（去皮、尖）。上 4 味，以水 9 升，先煮麻黄，减 2 升，去上沫，纳诸药，煮取 2.5 升，去滓，温服 8 合，覆取微似汗，不须啜粥。（《伤寒论》）

（2）麻黄杏仁甘草石膏汤　治太阳病发汗后，不可更行桂枝汤，汗出而喘，无大热者：麻黄 12g（去节），杏仁 50 个（去皮、尖），甘草 6g（炙），石膏 25g（碎，棉布裹）。上 4 味，以水 7 升，煮麻黄，减 2 升，去上沫，纳诸药，煮取 2 升，去滓，温服 1 升。（《伤寒论》）

（3）小青龙汤　治伤寒表不解，心下有水气，干呕发热而咳，或渴，或利，或噎，或小便不利、小腹满，或喘者；并治溢饮，身体重痛，肌肤悉肿。近代也用于慢性支气管炎、支气管哮喘、肺气肿而见喘咳痰白清稀者：麻黄（去节）、芍药、细辛、干姜、炙甘草、桂枝（去皮）各 10g，五味子、半夏各 10g。先以水煎麻黄，去上沫，再入诸药同煮，分 3 次服。若口渴，去半夏，加天花粉 10g；微利，去麻黄，加荛花（炒令赤色）鸡子大；噎者，去麻黄，

加炮附子 1 枚；小便不利、少腹满，去麻黄，加茯苓 12g；气喘，去麻黄，加杏仁（去皮尖）10g。(《伤寒论》)

（4）加减温肺汤　治恶寒重，发热轻，咳嗽气喘属阳虚者：麻黄 3g，桂枝 4.5g，细辛 3g，干姜 4.5g，白芥子 6g，制南星 6g，白附子 3g，瓜蒌 9g，枳壳 6g，牛蒡子 9g，半夏 9g。水煎，日服 1 剂。(时逸人方)

（5）清肺定喘散　治慢性支气管炎，哮喘，肺气肿：麻黄、元胡、白芥子、半夏各 20g，莱菔子、甘遂、细辛、五味子各 10g。上药共为极细粉，装瓶备用，上药为 1 人 3 次用药量，利用夏季伏天即头伏、二伏、三伏的第一天，用鲜姜汁调为糊状，摊在 6 厘米 ×6 厘米橡胶布上行穴位贴敷。其穴位为天突、膻中、肺俞、膈俞、大椎、定喘穴。每次贴 6 ~ 10 小时。若烧灼疼痛厉害可提前取下。连贴 3 年。(《亲献中药外治偏单秘方》)

桂枝

《神农本草经》

本品又名柳桂。为樟科植物肉桂的嫩枝。多产于广东、广西等地。其味辛、甘，性温。归肺、心、膀胱经。具有发汗解表，温经通阳之功。主治风寒感冒，风湿痹痛，痛经，闭经，痰饮咳喘，小便不利。用法为内服，煎汤，1.5 ~ 6g；或入丸散。

使用注意：温热病及阴虚阳盛之证者，血证者，孕妇忌服。

【配伍应用】

（1）配牛膝，治筋骨软弱，风寒引起的脊背、腰腿疼痛，气血寒滞之闭经、痛经。

（2）配甘草，治心阳虚，心下悸喜按者。

（3）配麻黄，治风寒发热，头痛，恶寒无汗。

（4）配生姜，治胃寒或胃中停饮所致的胃脘疼痛，泛吐清水，呕恶呃逆等症。

（5）配石膏，治风寒表证未罢，而兼口渴，烦躁三焦热者，风寒湿邪郁滞肌络，久而化热之热痹者。

（6）配大黄，治表寒里实，恶寒头痛，发热汗出，腹满疼痛；表证误下，表邪内陷凝滞于脾，而见腹满实痛，大便秘结等症。

（7）配人参，治阳气虚弱之外感风寒；阳虚气弱，气血凝滞之证。

（8）配白芍，治外感风寒，营卫不和的表虚自汗者。

（9）配附子，治阳虚外感风寒湿邪的畏冷，四肢疼痛。

（10）配茯苓，治心阳不振的心悸，气短。

（11）配丹参，治心阳不振，瘀血痹阻的心悸，胸痛及血虚血瘀的惊悸，失眠等症。

（12）配吴茱萸，治妇女冲任虚寒的月经不调，小腹冷痛等症。

（13）配桃仁，治妇女血瘀癥瘕及外伤性瘀血阻滞脉络的疼痛。

（14）配紫苏，煎汤待凉，浸泡患处，治冻疮。

（15）配当归、细辛，治寒入经络，手足厥逆及腰膝疼痛。

（16）配片姜黄、防风，治风寒阻络，气血不畅所致的肩臂疼痛。

（17）配牡蛎、龙骨，治心阳不振所致的阳浮于上，阴伤于下而出现烦躁、失眠者。

（18）配当归、白芍，治瘀血肿痛，虚寒性月经不调等症。

（19）配茯苓、白术，治小便不利，痰饮等症。

（20）配杏仁、川厚朴，治气逆咳嗽。

（21）配麻黄、附子，治小腹冷痛，痛经。

（22）配白芍、饴糖，治脾胃虚寒所致的胃脘疼痛。

（23）配吴茱萸、四物汤，治妇女冲任虚寒的月经不调，小腹冷痛诸症。

（24）配瓜蒌、薤白，治胸阳不振而致的胸痛彻背，心悸，脉结代者。

（25）配生姜、枳实，治心下痞，诸逆，心悬痛。

（26）配茯苓、泽泻，治心脾阳虚、水湿内停而致的小便不利，小腹胀满，浮肿。

（27）配生姜、白芍，治风寒在表，头痛发热，恶风自汗。

（28）配丹皮、芍药、桃仁，治妇女经寒瘀滞、月经不调或经闭腹痛等症。

（29）配茯苓、白术、甘草，治阴寒阻遏，阳气不行，水湿停留所致的痰饮喘咳。

（30）配赤芍、红花、伸筋草，治骨节拘挛难伸、肢体疼痛等症。

（31）配秦艽、独活、川芎、五加皮，治风寒湿痹。

（32）配泽泻、茯苓、白术、猪苓，治膀胱蓄水、小便不利，以及水肿等症。

（33）配吴茱萸、当归、川芎、芍药，治血寒瘀滞所致的经闭、痛经等症。

（34）配附子、防风、白术、羌活，治风寒湿邪侵入经络所致的关节疼痛。

（35）配瓜蒌、薤白、红花、五灵脂，治心阳不振而致的胸痹，心痛。

（36）配白芍、炙甘草、生姜、大枣，治外感风寒，头痛汗出，恶风发热。

（37）配薤白、郁金、桃仁、瓜蒌，水煎服，治非化脓性肋软骨炎。

（38）配吴茱萸、当归、川芎、赤芍、牡丹皮，治妇女宫冷不孕，或经闭腹痛等症。

（39）配白芍、知母、白术、麻黄、防风，治风寒湿痹，关节酸痛等症。

（40）配当归、赤芍、白芍、川芎、红花、桃仁，治月经后错，或经闭不潮及行经腹痛，腹部癥块等症。

【单味应用】

单味煎汤洗，治冻疮。

注：桂枝有横通肢节的特点，能引诸药横行至肩、臂、手指，故又为上肢病的引经药。

【配方选例】

（1）桂枝汤　治太阳中风，阳浮而阴弱，阳浮者，热自发，阴弱者，汗自出，啬啬恶寒，淅淅恶风，翕翕发热，鼻鸣干呕者：桂枝10g（去皮），芍药10g，甘草6g（炙），生姜10g（切），大枣12枚（擘）。上5味，细切前3味，以水7升，微火煮取3升，去滓，适寒温，服1升；服已须臾，啜热稀粥1升余，以助药力，温覆令1时许，遍身漐漐微似有汗者益佳。（《伤寒论》）

（2）桂枝芍药知母汤　治诸肢节疼痛，身体尪羸，脚肿如脱，头眩短气，温温欲吐：桂枝12g，芍药10g，甘草6g，麻黄6g，生姜15g，白术15g，知母12g，防风12g，附子1枚（炮）。上9味，以水7升，煮取2升，温服7合，每日3服。（《金匮要略》）

（3）小建中汤　治虚劳里急，悸衄，腹中痛，梦失精，四肢酸疼，手足烦热，咽干口燥；并治虚劳萎黄，小便不利；及伤寒阳脉涩、阴脉弦、腹中急痛；或心中悸而烦者。近代也用于胃及十二指肠溃疡、胃肠功能紊乱而见脾虚寒证者：桂枝（去皮）、生姜各 10g，炙甘草 6g，大枣 12 枚，芍药 18g，饴糖 20g。水煎去渣，入饴糖烊化，分 3 次服，每日 3 次。本方加黄芪、当归可防止结扎幽门所致的胃溃疡发生，抑制胃液分泌，减少游离酸和总酸度，使胃液的 pH 值上升；可抑制鸽胃的正常运动及家兔的肠运动，在一定程度上能对抗乙酰胆碱和毛果芸香碱所致的肠痉挛。(《伤寒论》)

（4）桂枝加龙骨牡蛎汤　治遗精，少腹弦急，阴头寒，目眩发落，脉芤动微紧：桂枝、芍药、生姜、龙骨、牡蛎各 10g，甘草 6g，大枣 12 枚。水煎，分 3 次服。(《金匮要略》)

（5）肤敏灵　治荨麻疹，过敏性皮炎，瘙痒症：桂枝、麻黄各 9g，白芍 10g，半夏 9g，细辛 6g，黄芩 9g，五味子、甘草各 6g，苦参 9g，红花 6g，干姜 5g，赤芍 9g。将上药粉碎混合，浸泡于 70% 乙醇液 1000mL 中，充分搅拌，密封瓶口，放置 15 天，过滤收集药液 800mL，加入薄荷脑 16g（比例按 2% 计算）溶解后装瓶备用。大多病例一擦即效。(《亲献中药外治偏单秘方》)

（6）加味桂枝汤　治阑尾炎（包括急性、慢性阑尾炎及有包块脓肿者）：桂枝、广木香各 9g，生白芍 18g，广陈皮、大枣各 12g，生甘草、生姜各 6g。加水 1000mL，煎沸 5 分钟后温服，每日 1 剂，或早晚各服 1 剂，直至痊愈。(《急难重症新方解》)

香薷

《名医别录》

本品又名香菜、香菜、香戎、香茸、紫花香菜、蜜蜂草。为唇形科植物石香薷或江香薷的地上部分。多产于江西、安徽、河南等地。其味辛，性微温。归肺、胃经。具有发汗解表、化湿、利水之功。主治暑湿感冒，恶寒发热，无汗，头痛，胸痞腹痛，呕吐泄泻，水肿，小便不利，脚气。用法为内服，煎汤，3 ~ 9g，或研末。

使用注意：表虚者忌服。

【配伍应用】

（1）配藿香，治夏令感冒挟湿，发热恶寒，胸闷，呕吐，腹痛等症。

（2）配白扁豆，治暑令感寒吐泻。若加厚朴为香薷饮，治外寒内湿，身热无汗，头痛，口渴，吐泻腹痛的夏令伤暑证。

（3）配白术，治寒湿内蕴的水肿，小便不利。

（4）配白茅根，治小便短赤涩痛，甚则便血。并可与益母草配用，治身热无汗，小便短赤的水肿。

（5）配蓼子草，治霍乱吐利，四肢烦疼，冷汗出，多渴。

（6）配黄连、滑石，治心烦，小便不利。

（7）配藿香、白扁豆，治夏季感受寒凉引起的恶寒发热无汗，腹痛吐泻。

（8）配厚朴、白扁豆，治夏季暑湿表证，恶寒发热，头重头痛，无汗身痛，腹痛吐泻等症。

（9）配茯苓、白术，治脚气水肿和肾炎水肿。

（10）配藿香、佩兰，治夏季感冒风寒所致的发热，恶寒，头痛，无汗等症。

（11）配藿香、陈皮，治伤暑泄泻。

（12）配苍术、茯苓，治水肿，小便不利。

（13）配杏仁、黄芩、黄连，治由香薷煎汤热服引起的呕吐。

（14）配厚朴、白扁豆、甘草，治暑湿感冒。

（15）配小蒜、厚朴、生姜，治霍乱腹痛吐痢。

（16）配荷叶、白扁豆、佩兰、藿香，治水湿浮肿，小便不利者（如急性肾炎浮肿者）。

【单味应用】

单味1把，煮汁含服，治口臭。

【配方选例】

（1）香薷汤　治饮食不节，饥饱失时，脾胃不和，脘痞，或感受风冷，憎寒壮热，遍体疼痛，胸膈满闷，霍乱吐泻，脾疼翻胃，中酒不醒，及四时伤寒头痛：炒扁豆、茯神、厚朴（去粗皮，姜汁炒）各30g，香薷60g，炙甘草15g。为细末，每服6g，沸汤点服。[《太平惠民和剂局方》（以下简称《和剂局方》)]

（2）香薷丸　治伤暑伏热，烦渴瞀闷，头目昏眩，胸膈烦满，呕哕恶心，口苦舌干，肢体困倦，不思饮食，或发霍乱，吐利转筋：香薷、紫苏（去粗梗）、木瓜各30g，丁香、茯神（去木）、檀香、藿香叶、炙甘草各15g。为细末，炼蜜为丸，每30g作30丸，每服1～2丸，小儿每服0.5丸，细嚼白开水送下，或新汲水化下。（《和剂局方》）

（3）香薷散　治霍乱吐利，腹痛、肢冷汗出，两脚转筋，疼痛不可忍者：香薷45g，黄连60g（上两味用生姜120g同杵，炒令色紫），厚朴（去皮）60g（一方加白扁豆）。为粗末，每服9g，加酒半盏，水煎去滓，用新汲水频频浸换，令极冷服。（《类证活人书》）

（4）十味香薷饮　消暑气，和脾胃，清头目，止痛眩：香薷30g，人参、陈皮（去白）、白茯苓、白术、干木瓜、白扁豆（炒，去壳）、黄芪、厚朴（姜汁制炒黑色）、炙甘草各15g。为细末，每服6g，不拘时，热汤或冷水调下。（《百一选方》）

紫苏叶

《药性论》

本品又名苏叶、紫苏。为唇形科植物紫苏的叶（或带嫩枝）。多产于江苏、浙江、湖南、湖北、广东等地。其味辛，性温。归肺、脾经。具有发表散寒，理气宽中，安胎，解鱼蟹毒之功。主治风寒感冒，恶寒发热，咳嗽气喘，胸腹胀满，吐泻腹痛，妊娠恶阻，胎动不安。用法为内服，煎汤，6～9g；外用，捣敷或煎水洗。

【配伍应用】

（1）配生姜，治因食鱼蟹引起的腹痛、吐泻。

（2）配藿香，治外感风寒夹湿，对有腹痛、吐泻者疗效明显。

（3）配香附，治风寒郁于肌表之恶寒发热，头痛无汗，而见胸脘痞满，饮食不振等脾胃气滞者。

（4）配桔梗，治感冒鼻塞，咳嗽痰多等症。

（5）配砂仁，治气机不畅所致的胸腹满闷，胎动不安。

（6）配黄连，治妊娠呕吐，胎动不安。

（7）配人参，治咳逆短气。

（8）配桑叶，同捣贴之，治金疮出血。

（9）配冰糖，加水煎汤服，治风火牙痛，牙龈肿痛。

（10）配荆芥，治风寒感冒。

（11）配桂枝，煎汤待凉，浸泡患处，治冻疮。

（12）配香附、陈皮，治外感风寒，恶寒无汗，兼有气滞，而有胸闷不适者。

（13）配荆芥、防风，治外感风寒而兼有胸闷，恶心，呕吐者。

（14）配杏仁、陈皮，治风寒感冒，若胸闷，加制香附。

（15）配生石膏、白芷，治口臭病。

（16）配前胡、炒僵蚕，水煎候温，以棉花蘸药滴儿口中，频滴，以口开度，勿令吮乳，治小儿撮口脐风。

（17）配杏仁、前胡，治外感风寒之轻证。

（18）配蝉蜕、红花，煎汤外洗或热敷，治睾丸鞘膜积液。

（19）配半夏、厚朴，治脾胃气滞，胸闷，呕吐，偏气滞痰结者。

（20）配葱白、鲜凤仙花带根茎叶，共捣烂，用滚水冲液，先熏后洗患处，治丹毒。

（21）配砂仁、陈皮，治妊娠呕吐。

（22）配杏仁、前胡、桔梗，治外感风寒，恶寒发热，无汗兼有咳嗽者。

（23）配藿香、半夏、陈皮，治脾胃气滞，胸闷不舒，恶心呕吐之症。

（24）配砂仁、木香、陈皮，治妊娠恶阻，气滞而胎动不安之症。

（25）配香附、陈皮、甘草，治外感风寒，内伤积食，恶寒头痛，无汗，胸脘痞闷，不思饮食等症，如香苏散。

（26）配独活、苍术、槟榔，治脚气病。

（27）配香附、陈皮、生姜，治风寒感冒。

（28）配杏仁、半夏、前胡、桔梗，治风寒感冒，恶寒头痛，咳嗽痰稀等症，如香苏饮。

（29）配厚朴、半夏、茯苓、生姜，治七情郁结，气滞痰阻，咽喉不利，胸满喘急等症。

（30）配大腹皮、陈皮、当归、白芍，治妊娠子悬、胎动不安等症。

（31）配藿香、陈皮、半夏、生姜，治鱼蟹中毒所引起的呕吐、腹泻等症。

【单味应用】

（1）单味煎浓汁，加生姜汁 10 滴，温水代茶，治鱼蟹中毒。

（2）单味煎汤含漱，治口腔糜烂。

【配方选例】

（1）苏叶汤　治伤风发热：紫苏叶、防风、川芎各 4.5g，陈皮 3g，甘草 1.8g。加生姜 2 片煎服。(《不知医必要》)

（2）紫苏饮　治子悬胎气不和，胀满疼痛，兼治临产惊恐，气结连日不下：紫苏茎叶 30g，大腹子、人参、川芎、陈皮、白芍各 15g，当归 9g，炙甘草 3g。水煎服。(《普济本事方》)

（3）治风寒感冒，鼻塞头痛：紫苏叶、薄荷、甘草各 6g，麻黄 4.5g，葛根 9g，生姜 2 片。水煎服。(《全国中草药汇编》)

（4）紫苏饮子　治脾肺受寒而致寒嗽，其脉弦微，面白口甘，腹中大寒，痰白作泡，口吐涎沫者：紫苏叶、杏仁、桑白皮、青皮、陈皮、五味子、麻黄、甘草、人参、半夏。加生姜，水煎服。(《杂病源流犀烛》)

（5）紫苏散　治肺感风寒咳嗽：紫苏叶、桑白皮（蜜炙）、青皮、五味子、炒杏仁、麻黄、炙甘草各等份。为末，每次 6g，水煎服。(《普济本事方》)

紫苏梗

《本草蒙筌》

本品又名苏梗、紫苏茎、紫苏杆。为唇形科植物紫苏的茎枝。多产于江苏、湖北等地。其味辛，性温。归肺、脾经。具有理气，解郁，止痛，安胎之功。主治胸脘痞闷，气滞腹胀，嗳气呕吐，噎膈反胃，胎动不安。用法为内服，煎汤，4.5～9g。

【配伍应用】

（1）配藿香，治胃气不和，胸闷纳少，泛呕欲吐，伤暑吐泻。

（2）配香附，治肝气犯脾之胸胁胀闷，脘腹疼痛及妊娠呕吐，腹胀。

（3）配桔梗，治各种胸闷气逆之症。

（4）配姜半夏、陈皮，治孕妇胎气不和，胸闷恶心。

（5）配生姜、生甘草，治胸腹胀满，呕逆不止，胎动不安，鱼蟹中毒。

（6）配陈皮、砂仁，治胸闷腹胀，胎动不安。

（7）配半夏、厚朴，治气滞痰结者。

（8）配香附、陈皮，治气滞胸闷者。

（9）配荆芥、防风、牛蒡子，水煎服，治风寒鼻塞。

（10）配大蒜根、老姜皮、冬瓜皮，治水肿。

【配方选例】

（1）苏橘汤　治伤寒胸中痞满，心腹气滞，不思饮食：紫苏茎（锉）30g，陈橘皮（汤浸白皮，焙）60g，赤茯苓（去黑皮）45g，大腹皮（锉）、旋覆花各30g，半夏（汤洗7遍，焙）15g。上6味，细切如麻豆大，每服10g，水1.5盏，入生姜0.3g（拍碎），枣3枚（擘破），同煎至七分，去渣，温服。（《圣济总录》）

（2）紫苏汤　治消渴后遍身浮肿，心膈不利：紫苏茎叶、桑白皮、赤茯苓各30g，炒郁李仁、羚羊角、槟榔各23g，桂心、炒枳壳、独活、木香各15g。为粗末，每服12g，加生姜0.15g，水煎服。（《证治准绳》）

（3）紫苏散　治风毒脚气，腹内痰恶，脚重虚肿：紫苏、木通、桑白皮、茴香各30g，枳壳60g，羌活、独活、荆芥穗、木瓜、青皮、甘草各15g，大腹子10个。为末，每服9g，加生姜3片，葱白1茎，水煎服。（《赤水玄珠》）

（4）紫苏流气饮　治肾气游风：紫苏、黄柏、木瓜、槟榔、香附、陈皮、川芎、姜厚朴、白芷、制苍术、乌药、荆芥、防风、甘草、独活、枳壳各等份。加生姜3片，大枣1枚，水煎服。（《医宗金鉴》）

（5）治胸腹胀闷，恶心呕吐：紫苏梗、陈皮、香附、莱菔子、半夏各9g，生姜6g。水煎服。（《全国中草药汇编》）

荆芥

《吴普本草》

本品又名假苏、稳齿菜、四棱杆蒿。为唇形科植物荆芥的地上部分。多产于江苏、浙江、江西、湖北、河北等地。其味辛，性温。归肺、肝经。具有发表、祛风、理血之功，炒炭有止血之功。主治感冒发热，头痛，咳嗽，咽喉肿痛，麻疹初起透发不畅；吐血，便血，衄血，崩漏，产后血晕；痈肿，疥疮，瘰疬。用法为内服，煎汤，4.5～9g，或入丸、散；外用捣敷、研末调敷或煎水洗。

使用注意：表虚自汗，阴虚头痛者忌服。

【配伍应用】

（1）配防风，治外感风寒湿邪，泄泻，痢疾，疮疡初起，便血，血崩，月经过多。

（2）配白矾，治小儿惊风，痫证。

（3）配薄荷，治头面风邪为患，疹发不透，皮肤瘙痒。

（4）配紫苏叶，治外感风寒，发热无汗。

（5）荆芥穗配薄荷，治风热表证，发热无汗，头痛目赤。

（6）荆芥穗配石膏，治风热头痛。

（7）配槐花、侧柏炭，治便血。

（8）配薄荷、柴胡，治外感风热，头痛发热，鼻塞，咽喉痛等症。

（9）配升麻、牛蒡子，治麻疹透发不畅。

（10）配防风、生姜，治外感风寒。

（11）配桔梗、甘草，治咽喉肿痛，语言不出，吞咽疼痛等症。亦可透发麻疹，如荆芥汤。

（12）配薄荷、防风，治荨麻疹，风疹，麻疹等症。亦可煎汤，闭目，沃之，治火眼赤烂。

（13）配防风、羌活，治外感风寒，头痛身楚，发热无汗。

（14）配桑叶、金银花，治风热感冒，咽喉肿痛，面红目赤。

（15）配藿香、佩兰，治感冒挟湿，体酸身重，头重如裹。

（16）配黄芩、菊花，治风热目赤。

（17）配木贼、谷精草，治隐疹瘙痒。

（18）配炭炒蒲黄、贯众，水煎服，治鼻血流出不止。

（19）配防风、薄荷、甘草，治感冒风寒，荨麻疹，疮疖初起。

（20）配防风、羌活、白芷，治风寒表证，发热恶寒，无汗头痛，身痛等症。

（21）配紫苏梗、防风、牛蒡子，水煎服，治风寒鼻塞。

（22）配蝉蜕、葛根、薄荷，治麻疹透发不出，瘙痒等症。

（23）配防风、黑胡椒、乳香、没药，研末醋调敷患处，治腱鞘炎。

（24）配蝉蜕、牛蒡子、薄荷、金银花，治麻疹透发不畅，风疹瘙痒及疮疡初起有表证者。

（25）配防风、乳香、没药、胡椒面，研细末，装入布袋，将布袋面上喷洒食醋适量，然后把喷好醋的布袋置于患处，上面再加放一个热水袋，每次热敷 1 小时，治火热毒邪，血瘀阻滞型肋软骨炎。

（26）配大风子仁、明矾、红花、皂角、防风，醋浸，泡患处，治足癣、手癣、指癣。

（27）配防风、白僵蚕、薄荷、桔梗、甘草，水煎服，治慢性咽炎，咽部干痒不适。

（28）配赤芍、苍术、黄柏、白鲜皮、苦参，治风疹，湿疹，疥，癣等症。

【单味应用】

（1）单味为末冲服，治产后为风邪所中，项背强直，口噤痉挛之症。

（2）单味研末，开水服，治鼻渊头痛，鼻流臭涕，久之亦有出血者。

（3）单味炒黑为末，开水冲服，或用陈皮少许煎汤送服，治鼻衄。

（4）单味煎汤，日外洗数次，夜即以渣涂，治赤鼻。

注：荆芥穗芳香气烈，效用较荆芥强。无汗生用，有汗炒用，止血炒炭用。

【配方选例】

（1）荆防败毒散　治疮疡时毒，肿痛发热，左手脉浮数者：荆芥、防风、人参、羌活、独活、前胡、柴胡、桔梗、枳壳、茯苓、川芎、甘草各 3g。水煎。食远服。（《外科理例》）

（2）荆防解表汤　治风寒感冒：荆芥、防风、紫苏叶、白芷、杏仁各 6g，赤茯苓 9g，陈皮 6g，神曲 9g，生姜 2 片，葱白 2 段。水煎，日服 1 剂。（时逸人方）

（3）消风百解散　治四时伤寒，头痛发热及痰壅咳嗽，鼻塞声重：荆芥、白芷、陈皮、麻黄(去根、节)、苍术各6g，甘草(炙)3g，上作1服，水2钟，生姜3片，葱白3根，煎至1钟，不拘时服。如嗽甚加乌梅煎。(《奇效良方》)

（4）荆芥连翘汤　治鼻渊：荆芥、柴胡、川芎、当归、生地黄、赤芍药、白芷、防风、薄荷叶、栀子仁、黄芩、桔梗、连翘各1.5g，甘草1g，锉作1服，水煎服。(《回春》)

防风

《神农本草经》

本品又名屏风、关防风、青防风。为伞形科植物防风的根。多产于黑龙江、吉林、辽宁等地。其味辛、甘，性微温。归膀胱、肝、脾经。具有祛风解表，胜湿，解痉之功。主治风寒感冒，发热恶寒，头痛身疼，偏正头风，风寒痹痛，四肢挛急，风疮疥癣，皮肤瘙痒，破伤风。用法为内服，煎汤4.5～9g，或入丸、散；外用研末调敷。

使用注意：血虚痉急或头痛不因风邪致病者忌服。

【配伍应用】

（1）配秦艽，治热痹、风寒湿痹。

（2）配苍术，治风湿痹痛及脾虚感受风寒引起的水泻。

（3）配天南星，治外邪引起的风痰壅滞经络之头痛、身疼、麻木。

（4）配防己，治风湿热痹，全身关节疼痛者。

（5）配全蝎，治破伤风。

（6）配黄芪，治自汗，如玉屏风散。

（7）配荆芥，治出血证。

（8）配甘草，治砒石中毒。

（9）配白术，治肝郁侮脾而致的腹痛阵作，肠鸣腹泻等，亦对脾虚胃弱，易感冒者有预防作用。

（10）配菊花，治风热袭表之微微恶风，热势较轻，头痛目痒等症。

（11）配羌活，治痛偏于脑后的太阳头痛。外感风寒、湿邪所致的恶寒发热，头痛身疼及风湿痹痛等症。

（12）配白芷，治风寒邪气犯及阳明之偏正头痛，遇风胀痛更剧之证；外感风寒所致的头痛、鼻塞等症。

（13）配荆芥、羌活，治感冒风寒，发热恶寒，头痛，身痛。

（14）配黄芪、白术，治表虚自汗。

（15）配荆芥、薄荷，治痒疹，皮肤瘙痒等症。亦可煎汤，闭目，沃之，治火眼赤烂。

（16）配细辛、草乌，焙干研细末，撒于鞋袜内，防治脚疱。

（17）配荆芥、紫苏叶，治感冒风寒之表证。

（18）配白术、白芍，治肝郁侮脾而致的腹泻、腹痛。

（19）配羌活、当归，治风寒湿痹及皮肤病。

（20）配柏子仁、天南星，研细末，猪胆汁调，敷囟门，治解颅，肾虚髓热者。

（21）配白芷、川芎，治偏头痛。

（22）配天南星、乌糖，煎水洗，渣外敷，亦可饮服，治狂犬咬伤。

（23）配荆芥、紫苏、生姜，治风寒感冒。

（24）配紫苏梗、荆芥、牛蒡子，水煎服，治风寒鼻塞。

（25）配独活、桑寄生、秦艽，治风湿性关节炎。

（26）配荆芥、黄芩、大黄，治风热上壅，目赤肿痛，咽喉不利等症。

（27）配白术、白芍、陈皮，治腹泻疼痛。

（28）配苍术、白鲜皮、黄柏，放于布袋内蒸熟，趁热外敷，治神经性皮炎。

（29）配桑叶、菊花、栀子，治目赤肿痛。

（30）配天南星、白附子、天麻，治破伤风，牙关紧闭，四肢抽搐，角弓反张。

（31）配白芷、川芎、荆芥，治感冒头痛。

（32）配茜草、苍术、老鹳草，浸酒服，治风湿性关节炎。

（33）配荆芥、薄荷、连翘，治外感风热，发热咽痛，目赤，头痛等症。

（34）配羌活、白芷、川芎，治风湿头痛，目眩。

（35）配地榆炭、槐角炭、炒槐花，治肠风便血。

（36）配金银花、生地黄、防己，治风湿性关节炎。

（37）配薄荷、荆芥、连翘、山栀，治外感风热所致的发热恶风，目赤咽痛等症。

（38）配荆芥、牡丹皮、赤芍、白蒺藜，治风疹瘙痒等症。

（39）配羌活、秦艽、桂枝、当归，治风寒湿痹，肢节疼痛，筋脉拘挛。

（40）配天南星、白芷、白附子、天麻，治风毒内侵的破伤风之牙关紧闭、抽搐痉挛等症。

（41）配荆芥、乳香、没药、胡椒面，研细末，装布袋，布袋外面用食醋喷洒，后敷于患处，上面再加1个热水袋，每次热敷1小时，治火热毒邪，血瘀阻滞型肋软骨炎。

（42）配荆芥、白僵蚕、薄荷、桔梗、甘草，水煎服，治慢性咽炎，咽部干痒不适。

（43）配大风子仁、明矾、红花、荆芥、皂角，醋浸，泡患处，治足癣，手癣，指癣等。

（44）配熟地黄、当归、黄芪、附子、牛膝、羌活，治鹤膝风。

（45）防风炒炭，配荆芥炭，治妇女崩漏断续不止，血色稀淡等症。

【单味应用】

（1）单味 5g，研末，温酒服，治附子中毒。

（2）单味水煎，频频呷咽，治骨横喉。

【配方选例】

（1）防风汤　治风邪伤卫，有汗恶风：防风、荆芥、葛根。（《症因脉治》）

（2）玉屏风散　治自汗：防风、黄芪各 30g，白术 60g。每服 9g，水 1.5 钟，姜 3 片煎服。（《丹溪心法》）

（3）防风通圣散　治外感风邪，内有蕴热，表里皆实，症见恶寒发热，头痛眩晕，目赤睛痛，口苦口干，咽喉不利，胸膈痞闷，咳呕喘满，大便秘结，小便短赤，及疮疡肿毒，肠风痔漏，惊狂谵语，手足瘛疭，丹斑隐疹等：防风、川芎、当归、芍药、大黄、芒硝、连翘、薄荷、麻黄各 15g，石膏、桔梗、黄芩各 30g，白术，栀子、荆芥穗各 7.5g，滑石 90g，甘草 60g，为粗末。每服 30g，加生姜，水煎服，每日 2 次。（《宣明论方》）

（4）防风散　治小儿中风，风入于脏，口歪斜僻，手足不遂，或语言不清，心神昏闷：防风、升麻、桂心、羚羊角、麻黄、羌活、川芎、杏仁（汤浸，去皮，麸炒微黄）各0.3g。为粗末，每服3g，水煎去渣，加竹沥0.5合，更煎1～2沸，分2次温服，1小时后再服，盖被汗出为度，量儿大小加减。（《太平圣惠方》）

（5）防风秦艽汤　治肠风便血：防风、秦艽、当归、生地黄、白芍（酒炒）、川芎、赤茯苓、连翘各3g，栀子、苍术（米泔水浸炒）、槐角、白芷、地榆、枳壳（麸炒）、槟榔、甘草各1.8g。水煎，食前服。如便秘加大黄。（《医宗金鉴·外科心法要诀》）

羌活

《药性本草》

本品又名羌青、胡王使者、羌滑、退风使者。为伞形科植物羌活或宽叶羌活的根茎和根。多产于四川、甘肃、青海等地。其味辛、苦，性温。归膀胱、肾经。具有散寒解表、祛风湿、止痛之功。主治风寒感冒，恶寒发热，头痛，身疼，风湿性关节痛，破伤风，痈疽疮毒，荨麻疹，皮肤瘙痒。用法为内服，煎汤，3～10g，或入丸、散。

使用注意：凡血虚无风寒湿邪及阴虚火旺，发热不恶寒者不宜用。

【配伍应用】

（1）配独活，治风寒湿痹，周身窜痛，项背挛急，疼痛等症。

（2）配麻黄，治感受风寒湿邪所致的恶寒发热，头痛，身痛等症。

（3）配防风，治表湿，偏正头痛，身重关节疼痛。

（4）配川芎，治外感疾病身痛肢痛，风寒湿痹疼痛及偏正头痛。

（5）配苍术，治头痛如裹。

（6）配片姜黄、桂枝，治肩、臂、手等部位的风湿疼痛。

（7）配荆芥、防风，治风寒感冒、头痛、无汗，对头后部位疼痛疗效明显。

（8）配独活、松节，用酒煮饮酒，治历节风痛。

（9）配独活、防风，治关节、肌肉风湿及上半身肌肉风湿痛。

（10）配柳芽、防风，焙干研末，炼蜜为丸，治风湿性关节疼痛。

（11）配防风、白芷，治风寒感冒之头痛、身痛。

（12）配川芎、细辛，治风寒头痛。

（13）配防风、白芷、细辛，治外感风寒之头痛、无汗、关节酸痛。

（14）配独活、秦艽、桑枝，治风湿性关节炎，腰背、上肢关节酸痛。

（15）配防风、白芷、川芎，治外感风寒，恶寒发热，头痛，骨节酸痛等症。

（16）配独活、防风、防己，治风寒湿痹，四肢骨节肿痛，屈伸不利，身重，心下痞闷等症。

（17）配菊花、白蒺藜、蔓荆子，治感受风邪之目赤。

（18）配防风、白芷、苍术，治外感风寒所引起的发热恶寒，头痛，身痛较重者。

（19）配独活、防风、苍术，治风寒湿痹。

（20）配独活、蝉蜕、荆芥，治外感风寒所致的颈项强直，筋骨拘挛等症。

（21）配防风、细辛、白芷、川芎，治外感风寒，恶寒发热，头痛身痛等症。

（22）配防风、秦艽、威灵仙、独活，治风寒湿邪侵袭机体所致的肢节疼痛，肩背酸痛，尤治上半身疼痛。

（23）配防风、姜黄、黄芪、赤芍，治风寒湿痹，肩臂肢节疼痛。

注：羌活又常用于治疗上半身疼痛和头后部疼痛的引经药。

【配方选例】

（1）羌活汤 治太阳伤寒无汗：羌活、独活、荆芥、防风、广陈皮、甘草。煎服。（《医级》）

（2）羌活附子汤 治客寒犯脑，脑痛连齿，手足厥冷，口鼻冷气之证：羌活3g，附子、干姜各1.5g，炙甘草2.4g。水煎服。（《医学心悟》）

（3）九味羌活汤 又名羌活冲和汤。治春夏秋非时感冒暴寒，头痛，发热，无汗，脊强，脉浮紧：羌活6g，防风、川芎各4.5g，细辛、甘草各1g，苍术（米泔浸）、白芷、黄芩、生地黄各3g。为粗末，水煎服。（《此事难知》）

（4）羌活胜湿汤　治湿气在表，症见头痛头重，腰脊重痛，或一身尽痛，难以转侧，恶寒微热，苔白脉浮：羌活、独活各3g，炙甘草、藁本、川芎、防风各1.5g，蔓荆子1g。为粗末，水煎，去渣服。如身重腰沉沉然，经中有寒湿，加汉防己（酒洗）1.5g，轻者加附子1.5g，重者加川乌1.5g。（《内外伤辨惑论》）

（5）羌活愈风汤　治肝肾虚，筋骨弱，言语难，精神昏愦；或瘦而一臂偏枯，或肥而半身不遂，及一切风病；并治小儿风痫，急、慢惊风：羌活、炙甘草、防风、黄芪、蔓荆子、川芎、细辛、枳壳（麸炒）、前胡、人参、地骨皮、麻黄、知母、菊花、薄荷、枸杞子、当归、独活、白芷、炒杜仲、秦艽、柴胡、半夏（汤洗，姜制）、厚朴（姜制）、熟地黄、防己各60g，芍药、黄芩、茯苓各90g，石膏、生地黄、苍术各120g，官桂（米泔浸）30g。为粗末，每服30g，加生姜3片，水煎，去渣空腹服，睡前再煎渣服。（《医学发明》）

（6）羌活败毒散　治风湿腰痛，痛引项脊尻背，脉左尺浮涩者：羌活、独活、防风、荆芥、川芎、柴胡、前胡、甘草、苍术、白芷。水煎服。（《症因脉治》）

（7）羌活退翳汤　治太阳寒水，翳膜遮睛，不能视物：羌活45g，防风30g，荆芥穗（后下）、薄荷叶、藁本各21g，酒知母15g，黄柏12g，川芎、当归各9g，酒生地黄3g，川椒1.5g，细辛少许，麻黄根6g。为末，每服9g，水煎去渣，食远稍热服。（《兰室秘藏·眼耳鼻门》）

白芷

《神农本草经》

本品又名香白芷、白茝。为伞形科植物白芷或杭白芷的根。多产于浙江、四川、河北、河南等地。其味辛，性温。归肺、胃经。具有祛风解表，排脓，消肿止痛之功。主治感冒风寒，头痛鼻塞，牙痛，眉棱骨痛，鼻渊，肠风痔漏，赤白带下；痈疽疮疡，皮肤瘙痒，蛇咬伤。白芷叶：煎水洗治丹毒，瘾疹，风疮。用法为内服，煎汤，3~10g，或入丸、散；外用研末撒或调敷。

【配伍应用】

（1）配白僵蚕，治风热袭于上焦，导致的眉棱骨痛，亦治妇女白带绵绵。

（2）配川芎，治头痛。

（3）配石膏，治牙痛属热者。

（4）配葛根，治外感风寒未解，寒郁肌腠化热之恶寒，发热，无汗，项强，头痛，心烦等症。

（5）配甘草，治乳痈及痈疮肿痛，胃及十二指肠溃疡疼痛。

（6）配藁本，治风寒头痛，尤以头顶痛多用。

（7）配细辛，治风寒头痛，鼻渊头痛，眉棱骨痛，牙痛。

（8）配山栀，炒黑研细末，吹鼻中，治鼻衄不止。

（9）配桔梗，治疮疡已溃，脓成而不易外出者。

（10）配大黄，研末，鸡蛋清调，涂患处，治耳道疖肿，红肿疼痛。

（11）配酒炒黄芩，治风热感冒，眉棱骨痛。

（12）配甘草、百草霜，研细，蜜丸，口含化，徐徐咽下，治鱼刺或草卡咽喉。

（13）配蒲公英、金银花，治疖痈肿痛。

（14）配路路通、苍耳草，水煎服，治外感风寒所致急性鼻炎，症见鼻塞不通，流清涕。

（15）配羌活、防风，治风寒感冒。

（16）配雄黄、白矾，研细末，水调外敷，治毒蛇咬伤。

（17）配辛夷、苍耳子，治鼻渊引起的头胀痛。

（18）配胆矾、麝香，治蛇咬伤溃烂，百药不愈。

（19）配胆矾、麝香少许，研粉外用，治毒蛇咬伤。

（20）配雄黄、乳香，治毒蛇咬伤。

（21）配黄芪、皂角刺，治疮疡脓已成而不易穿溃者。

（22）配金银花、穿山甲、天花粉，治疮疡肿痛。

（23）配蒲公英、瓜蒌、贝母，治乳痈肿痛。

（24）配海螵蛸、白术、黄芪，治妇女寒湿带下。也可配清热燥湿药黄柏、椿根皮等。

（25）配黄芩、金银花、竹叶，煎水漱口，治牙龈咬合处痈肿，红肿疼痛，溃疡，开口困难。

（26）配荆芥、防风、羌活，治外感风寒，头痛，鼻塞。

（27）配苍耳、辛夷、薄荷，治鼻炎，鼻窦炎。

（28）配川芎、川椒、荜茇，水煎服，治三叉神经痛。

（29）配防风、羌活、川芎，治感冒风寒，前额部疼痛。

（30）配骨碎补、白僵蚕、红花，制酊，外涂，治斑秃，脱发。

（31）配乌贼骨、芡实、黄柏，治湿热下注，赤白带下等症。

（32）配生半夏、天麻、乌梅、石菖蒲，研细末，水调涂患处，治蜂、蝎蜇伤。

（33）配苍耳子、薄荷、藿香、细辛，治鼻渊头胀痛。

（34）配青皮、浙贝母、瓜蒌、蒲公英、橘叶，治乳痈初起、红肿胀痛。

（35）配防风、羌活、蔓荆子、川芎，治外感风寒头痛。

【配方选例】

（1）白芷散　治头痛及目睛痛：白芷 12g，生乌头 3g。上为末，每服一字，茶调服。有患眼睛痛者，先含水，次用此药吹入鼻中，其效更佳。（《朱氏集验医方》）

（2）白芷细辛吹鼻散　治半边头痛：白芷、细辛、石膏、乳香、没药（去油）各等份。为细末，吹入鼻中，左痛右吹，右痛左吹。（《种福堂公选良方》）

（3）祛风白芷散　治面上风癣疮：白芷 9g，黄连、黄柏、黄丹各 6g，白茯苓 4.5g，轻粉 3g，为细末，用油调搽癣疮上，或加孩儿茶 6g，麝香 0.6g 亦可。（《医部全录·面门》）

（4）连子胡同方　治雀斑：白芷、甘菊花（去梗）各 9g，白果 20 个，红枣 15 个，珠儿粉 15g，猪胰 1 个。将珠粉研细，余俱捣烂，拌匀，外以蜜拌酒酿顿化，入前药蒸过，每晚搽面，早洗去。（《医部全录·面门》）

（5）芎芷散　治风入耳虚鸣：白芷、石菖蒲（炒）、苍术、陈皮、细辛、木通、厚朴、半夏（制）、肉桂、紫苏、炙甘草各 0.3g，川芎 0.6g。锉散，每服 9g，姜 5 片，葱白 2 根。食后临卧服。（《医部全录·耳门》）

细辛

《神农本草经》

本品又名小辛、细草、独叶草、少辛、金盆草、北细辛。为马兜铃科植物北细辛、汉城细辛或华细辛的根和根茎。多产于东北及陕西等地。其味辛，性温。归心、肺、肾经。具有散寒解表，祛风止痛，温肺化饮之功。主治风寒感冒，头痛，鼻塞，风寒湿痹，寒饮喘咳，鼻渊。煎水含漱治齿痛；研末醋调敷脐部，治口疮糜烂。用法为内服，煎汤，1～3g；外用研末撒、吹鼻或煎水含漱。

使用注意：气虚多汗，血虚头痛，阴虚咳嗽者忌服。反藜芦。

【配伍应用】

（1）配五味子，治风寒感冒，肺寒咳嗽，痰吐稀薄，不渴，以及肺肾两虚，久咳虚喘。

（2）配麻黄，治风寒湿痹。

（3）配柴胡，治风寒郁遏，经气不宣或外伤引起的头痛。

（4）配生地黄，治风热头痛，牙痛。

（5）配石膏，治胃热齿痛。

（6）配附子，治形寒怯冷，头痛身疼，骨节疼痛，关节拘挛，疼痛难忍等症。

（7）配当归尾，捣碎，包叶子烟，内吸，治虫牙疼痛。

（8）配黄连，治口舌生疮。

（9）配猪牙皂、皂角，各炒，共研细末，捣大蒜汁为丸，用雄黄入前末和丸一半为衣，左右交错塞耳内，治牙疼。

（10）配瓜蒂，棉裹如豆大，塞鼻中，治鼻齆有息肉，不闻香臭。

（11）配通草（量减半），研末，取药如豆大，用棉包，塞鼻中，治小儿鼻息肉。

（12）配苍耳子，粗末入烧酒，隔水炖热，鼻吸之气，治鼻出清涕。

（13）配皂角，研末，吹鼻取嚏，治中暑昏迷，不省人事，如通关散。

（14）配雄黄，研末，冷开水调敷，治蜂或蜈蚣咬伤。

（15）配独活，治少阴头痛，疗效显著。

（16）配皂角刺、蜂蜜，治便秘（取蜜文火煎至滴水成珠状，将上两味药粉加入，搅拌均匀，趁热制成5cm长，1cm宽的栓形，每次用1～2条塞入肛门内，使用次数视病情而定。肠套叠，肠扭转者禁用）。

（17）配川黄连、冰片，研细末，涂患处，治舌疮，溃烂疼痛。

（18）配川芎、鹅不食草，研细末，吸鼻内，治鼻渊。

（19）配川大黄、川黄柏，研细末，左侧疼吹右鼻孔，右侧疼吹左鼻孔，治牙疼。

（20）配麻黄、附子，治少阴伤寒。

（21）配桂枝、生姜，治外感风寒，咳痰，多涕。

（22）配紫菀、款冬花，治肺寒咳嗽，痰多、清稀。

（23）配羌活、防风，治外感风寒，发热恶寒，头痛鼻塞。

（24）配射干、麻黄，治咳气上逆，喉中水鸡声。

（25）配当归、桂枝，治风寒湿痹，关节疼痛或手足逆冷等症。

（26）配厚朴、麻黄，治咳嗽胸满者。

（27）配干姜、五味子，治外感风寒或肺寒停饮所致的咳嗽气喘，痰多清稀之症。

（28）配白芷、防风，治鼻渊。

（29）配防风、荆芥，治外感风寒，尤其鼻塞多涕、咽痒。

（30）配白芷、羌活、川芎，治头痛。

【单味应用】

（1）单味或加露蜂房，煎水含漱，治齿痛。

（2）单味研末，醋调贴脐上，治小儿口疮。

（3）单味泡，代茶饮，治阳痿。

（4）单味少许，口含，治口臭。

【配方选例】

（1）辛芎散　治热痰壅塞，头目不清，语言不出，服药不解：细辛、川芎、防风、桔梗、白术(土炒)、羌活、桑白皮(炒)、薄荷叶各 3g，甘草 1.5g。水 2 盏，姜 3 片，煎至八分，食后温服。(《医部全录·头门》)

（2）透顶散　治偏正头风，夹脑风，并一切头风，不问年深日近：细辛(表白者) 3 茎，瓜蒂 7 个，丁香 3 粒，糯米 7 粒，脑子、麝香各一黑豆大。将脑麝乳钵内研极细，却将前 4 味研匀，另自治为末，然后入乳钵内，荡起脑麝令匀。用瓦罐子盛之，谨闭罐口，患者随左右吸之，一大豆许，良久出

涎 1 升许则安。(《普济本事方》)

（3）碧云散　治头痛：细辛、郁金、石膏、芒硝各 3g，薄荷 6g，青黛 4.5g，蔓荆子、川芎各 3.6g，红豆 1 个。为极细末，口噙水，鼻内吸之。(《东垣》)

（4）抑金散　治肺热、鼻塞涕浊：细辛、白芷、防风、羌活、当归身、半夏、川芎、桔梗、陈皮、茯苓各等份。锉作 1 服，加薄荷 3g，姜煎服。(《医部全录·鼻门》)

藁本

《神农本草经》

本品又名野芹菜、山香菜、藁茇、微茎、山苣。为伞形科植物藁本或辽藁本的根茎及根。多产于湖北、湖南、四川、河北、辽宁等地。其味辛，性温。归膀胱经。具有散寒解表，祛风胜湿，止痛之功。主治风寒头痛，巅顶痛，偏头痛，风湿骨痛，寒湿腹痛；疥癣。用法为内服，煎汤，3 ～ 9g；外用煎水洗或研末调涂。

使用注意：血虚头痛者慎用。

【配伍应用】

（1）配白芷，治头面风湿疱疹，皮肤疵皯，酒渣粉刺，以及头皮脱屑等。内服或研末外用，并可作为沐药或面脂，能泽肌肤颜色。

（2）配细辛，治风寒湿邪所致的头痛、头顶痛、项强及齿痛连颊等症。并常与羌活配用，以增强其散寒止痛之效。

（3）配苍术，治痹证初起腰、背及关节痛。若酌加防风，可增强祛风寒湿邪之效能。

（4）配吴茱萸，治寒湿凝滞的腹痛，疝痛。若加小茴香同用，散寒理气之效能更加显著。

（5）配木香，治雾露之清邪中于上焦。

（6）配羌活、蔓荆子，治头痛头风。

（7）配羌活、官桂，治督脉为病，头痛，脊强而厥。

（8）配川芎、羌活，治风寒湿所致的痹痛，肢节疼痛等症。

（9）配薄荷、细辛，治头巅顶疼痛，有显著疗效。

（10）配川芎、白芷、苍耳子，治感冒头痛，尤其适用于头顶痛。

（11）配羌活、独活、苍术，治风寒湿为病，身体疼痛，腰痛而冷。

（12）配羌活、白芷、细辛，治风寒感冒头痛或头顶剧痛连及齿颊。

（13）配苍术、香附、姜汤调服，治风木犯胃，口腻多涎，胃痛阵发，发则大便泄泻等症。

（14）配羌活、白芷、川芎、苍术，治外感风寒所致的头痛，巅顶疼痛。

（15）配川芎、细辛、白芷、甘草，治一切风，偏正头痛，鼻塞脑闷，头风，遍身疮癣，手足顽麻。

（16）配防风、川芎、白芷、菊花，治风寒感冒头痛。

【配方选例】

（1）女金丹　治妇人子宫虚寒不孕，带浊白崩；胎死腹中，气满烦闷，脐腹作痛；月水不通；中风口噤；痢疾，消渴；产后伤寒虚烦，及半身不遂，下虚无力等症：藁本、当归、白芍、人参、白薇、川芎、牡丹皮、桂心、白芷、白术、茯苓、延胡索、甘草、石脂（赤、白皆可）、没药各30g，香附（去皮毛，米醋浸3日，略炒，为末）470g。前13味俱酒浸3日，烘干与余药共为末，炼蜜为丸，弹子大，每服1丸，清晨先以薄荷或茶灌漱咽喉后细嚼，用温酒或白开水送下，再以食物干果压服，服至49丸为1剂，以月经调平，受妊为度；妊中3日服1丸，产后2日服1丸，百日止。（《韩氏医通》）

（2）牢牙地黄散　治寒邪内犯而致的牙痛及头痛：藁本0.6g，生地黄、熟地黄、羌活、防己、人参各1g，当归身、益智各1.2g，白芷、黄芪各1.5g，羊胫骨灰、吴茱萸、黄连、麻黄各3g，草豆蔻皮3.6g，升麻4.5g。上为细末，先漱口，后以药擦患处。（《兰室秘藏》）

（3）治寒邪郁于足太阳经，头痛及巅顶痛：藁本、川芎、细辛、葱头。煎服。（《广济方》）

（4）干洗头屑：藁本、白芷等份。上为末，夜掺发内，明早梳之，垢自去。（《便民图纂》）

辛夷

《神农本草经》

本品又名迎春、木笔花、姜朴花。为木兰科植物望春花、玉兰或武当玉兰的花蕾。多产于河南、四川、安徽、浙江等地。其味辛，性温。归肺、胃经。具有散风寒，通鼻窍之功。主治头痛，鼻塞，鼻炎，鼻渊，齿痛。用法为内服，煎汤，3～9g，或入丸、散；外用研末塞鼻或水浸蒸馏滴鼻。

使用注意：不宜多服，有时会引起目赤头昏。因有毛，宜包煎。

【配伍应用】

（1）配苍耳子，治头痛，鼻塞，声重，鼻炎，鼻渊，齿痛等症。

（2）配白芷，治面部抽痛，面上生疮。

（3）配鱼脑石，研末用棉球蘸药末塞鼻，治慢性鼻炎。

（4）配细辛，治鼻窦炎，鼻炎及鼻息肉等引起的头痛；或感冒风寒所致的头痛，头胀，鼻塞不通，鼻流浊涕，不闻香臭等症。

（5）配枇杷花，研末，酒送服，治鼻渊，头脑昏胀，鼻流清涕。

（6）辛夷花配紫苏叶，开水泡服，治感冒头痛。

（7）辛夷花配鱼脑石，研末，棉球蘸药末，塞鼻中，治鼻渊。

（8）配菊花、茜草，治上颌窦炎有显著疗效。

（9）配苍耳子、白芷，治风寒头痛，鼻渊，鼻塞，鼻流腥涕等症。

（10）配川黄连、连翘，治鼻内作胀或生疮。

（11）配防风、白芷、川芎，治感冒鼻塞头痛。

（12）配木香、酒知母、酒黄柏，治急性鼻炎，副鼻窦炎。

（13）配薄荷、黄芩、苍耳子，治鼻渊头痛，鼻塞不通，不闻香臭，常流浊涕，证属偏于热者。

（14）配黄芩、桑叶、薄荷，治风热头痛，鼻渊，鼻塞等症。

（15）配白芷、防风、细辛，治鼻窦炎或慢性鼻炎引起的头痛，鼻塞，鼻流浊涕。

（16）配苍耳子、荆芥、黄芩，治鼻窦炎，或慢性鼻炎。

（17）配白芷、细辛、防风、藁本，治鼻渊头痛，鼻塞不通，不闻香臭，常流浊涕，证偏于寒者。

（18）配苍耳子、白芷、葱白（带须）、薄荷，水煎服，治急慢性鼻炎，流黄黏汁。

（19）配细辛、荆芥、防风、苍耳子，治风寒感冒的鼻塞不通。

（20）配白芷、杏仁、甘遂、麻油，前4味入油浸，炸成黑黄色，加入液体石蜡、冰片、薄荷霜少许，搅匀过滤，仰头滴鼻，治鼻息肉。

（21）配桑枝、桂枝、松节、红花，治关节不利。

（22）配鹅不食草、苍耳子、白芷、薄荷、冰片为细末，用少许吹鼻内，治鼻塞不闻香臭，鼻炎，鼻窦炎等。

（23）配白芷、细辛、苍耳子、川芎、菊花、金银花，治鼻炎，鼻窦炎。

【单味应用】

（1）辛夷花煮鸡蛋，吃蛋喝汤，治鼻窦炎。

（2）单味（未开成朵者去外壳）浓茶浸软，塞鼻内，治鼻息肉。

【配方选例】

（1）芎藭散　治鼻内塞不通，不得喘息：辛夷、芎藭各30g，细辛（去苗）23g，木通15g。上为细末。每用少许，绵裹塞鼻中，湿则易之。5～7日瘥。（《证治准绳》）

（2）治鼻漏，鼻孔中长出一块：辛夷（去毛）、桑白皮（蜜炙）各120g，栀子30g，枳实、桔梗、白芷各60g。共为细末。每服6g，淡萝卜汤调服。（《疡医大全》）

（3）苍耳散　治鼻渊：辛夷15g，苍耳子7.5g，香白芷30g，薄荷叶1.5g。上并晒干，为细末。每服6g，用葱、茶清食后调服。（《济生方》）

（4）治头眩昏冒欲呕（此属寒痰）：辛夷30g，制半夏、胆南星、天麻、干姜、川芎各24g。为末，水泛为丸。每晚服9g，白汤下。（《本草汇言》）

（5）治头面肿痒如虫行（此属风痰）：辛夷30g，白附子、半夏、天花粉、白芷、僵蚕、玄参、赤芍各15g，薄荷24g。分作10剂服。（《古今医准》）

苍耳子

《备急千金要方·食治》

本品又名胡苍子、菜耳、胡寝子、苍棵子。为菊科植物苍耳的成熟带总苞的果实。产于全国各地，以江苏、湖北、福建最多。其味辛、苦，性温。有小毒。归肺经。具有通鼻窍，祛风湿，止痛之功。主治感冒头痛，鼻渊，湿痹拘挛，麻风，痢疾；风疹瘙痒；痈疽肿毒。用法为内服，煎汤，3～9g，捣汁、熬膏或入丸、散；外用捣敷、烧存性研末调敷或煎水洗。

使用注意：过量使用易导致中毒。

【配伍应用】

（1）配辛夷，治风寒感冒，头痛鼻塞，鼻流清涕；用于急性鼻炎、慢性鼻炎亦有良效。

（2）配辛夷花，治风寒或风湿上壅的头痛，鼻塞，鼻流浊涕，不闻香臭。

（3）配细辛，粗末入烧酒，隔水炖热，鼻吸之气，治鼻出清涕。

（4）配白蒺藜，治皮肤风疹瘙痒，湿疮，疥癣等症。若加入地肤子、白鲜皮，祛湿止痒之功更加显著。

（5）配威灵仙，治风湿痹痛或局部皮肤麻木。

（6）配白芷、紫苏，治风寒感冒的头痛。

（7）配白芷、辛夷，治头痛鼻渊，鼻流浊涕等症。

（8）配苍术、黄柏，治风湿疼痛，关节拘挛。

（9）配石膏、黄芩，治急性鼻窦炎，热势较盛，发热，头痛，鼻流清涕等症。

（10）配辛夷、茜草，治慢性鼻窦炎。

（11）配荆芥穗、细辛，治风寒头痛。

（12）配苍术、牛膝，治风湿性关节炎，肌肤麻木等症。

（13）配辛夷、白芷、薄荷，治头风头痛，鼻炎，鼻窦炎，鼻渊流涕等症。

（14）配地肤子、浮萍、白鲜皮，治慢性湿疹，荨麻疹。

（15）配薄荷、川芎、白芷，治鼻炎，副鼻窦炎。

（16）配防风、白芷、藁本，治外感风寒所致的头痛及头风头痛。

（17）配辛夷、白芷、薄荷、葱白（带须），水煎服，治急慢性鼻炎，流黄黏汁。

（18）配威灵仙、肉桂、苍术、川芎，治风湿痹痛，四肢拘挛等症。

（19）配羌活、透骨草、威灵仙、薏苡仁。治风湿所致的周身疼痛，四肢拘挛及风湿头痛。

（20）配马兰、金银花、板蓝根、防风、薄荷，治流行性腮腺炎。

（21）配辛夷、白芷、细辛、川芎、菊花，治鼻塞不通，鼻炎，鼻窦炎，鼻流涕不止等症。

（22）全草150g，蛤蟆1只，分别煎煮取汁，加蜂蜜、酒精、大麦粉和煮过的蛤蟆的肝脏制丸，分2～3次服完，每日1剂，治麻风。

（23）嫩苍耳配薄荷各等份，捣如泥敷太阳穴，治头痛。

（24）苍耳末60g配乳香30g，烧烟吹鼻内，治目赤生疮作痛。

（25）嫩苍耳配荷叶各等份，为末，每服6g，温酒服下，治癫。

（26）苍耳配辛夷、菊花、金银花，治慢性上颌窦炎。

【单味应用】

（1）单味（连茎、叶同用较好）水煎外洗，治荨麻疹。

（2）单味炼蜜丸，内服，治慢性鼻炎，鼻窦炎。

（3）单味水煎或煎熬成膏，治风湿挛痹，疬腮，麻风，皮肤痒疹等症。

（4）单味入沸香油，呈黑色焦状，纱布过滤，纱条浸液，放双下鼻甲上，治慢性鼻炎。

（5）单味鲜品洗净捣烂，加水煮15分钟后取出药渣，再打入2～3个鸡蛋，煮成糖心蛋，吃蛋喝汤，病发前、后均可服，治疟疾。

（6）单味捣如泥，贴于头顶（百会穴），治鼻塞不通。

（7）单味煎汤，熏洗患处，治寻常疣或扁平疣。

（8）鲜全草加水煎煮内服，治急、慢性菌痢，肠炎。

（9）单味连根杆，烧灰，加醋煅如泥，涂患处，治面部疔疮未破溃者。

（10）单味水煎常服，治鼻息肉，鼻渊。

（11）单味炒黄，水煎服，治鼻衄。

（12）单味头二层皮，加适量盐，捶杵搓成丸，含之，热时更换，治单蛾。

（13）单味捣汁，滴耳内，治耳息肉。

注：苍耳即苍耳草的果实、茎叶。苍耳草：功用和苍耳子相似，用量较大，一般 9 ~ 15g，大量可用 30 ~ 60g。外用适量煎汤洗浴，或鲜草捣烂敷贴，可治皮肤湿毒疮疡及蜂刺、虫咬等症。

【配方选例】

（1）治白带过多：苍耳子、鸡冠花各 15g，生艾 12g，冬瓜皮、子各 30g。水煎服。（《陕甘宁青中草药选》）

（2）单方　治鼻渊流涕：苍耳子炒研为末，每白汤点服 3 ~ 6g。（《证治要诀》）

（3）苍耳子糖浆　治上颌窦炎：苍耳子 500g，辛夷花 120g，茜草 120g，杭菊花 120g，金银花 120g。上为粗末，加水 3000mL，煮沸 2 小时，滤过，残渣再加水 2000mL，煮沸 1 小时，滤过，残渣压榨，压出液与两次滤出液合并，再滤过一次后加入白糖 360g，微火浓缩，析出的泡沫状物用勺除去，浓缩至 1000mL 即得，瓶贮，蜡封。每服 5 ~ 10mL，每日 2 ~ 3 次，每服 15 日为一疗程，如不效隔 5 日后再服，温开水化服。（《冉氏经验方》）

（4）苍耳益气汤　治过敏性皮炎：苍耳子、辛夷各 9g，党参 12g，白术 9g，茯苓 12g，金樱子 6g，五味子 4.5g，甘草 6g。水煎服。（《中药临床应用》）

鹅不食草

《食性本草》

本品又名地胡椒、球子草、散星草。为菊科植物鹅不食草的全草。多产于东北、华北、华南、中南、西南及陕西等地。其味辛，性温。归肺经。具有散寒通窍，止咳化痰，止痛之功。主治感冒，头痛，寒哮，百日咳，疟疾，风湿痹痛，过敏性鼻炎，萎缩性鼻炎，鼻息肉，目赤翳膜；跌打损伤，臁疮癣疾，毒蛇咬伤。用法为内服，煎汤，4.5 ~ 9g，或捣汁；外用捣烂塞鼻、研末吹鼻内或捣敷。

【配伍应用】

（1）配乌韭根，治阿米巴痢疾。血多者加仙鹤草同用。

（2）配辛夷，成粉，吸入鼻孔，治过敏性鼻炎，慢性鼻炎，鼻窦炎。

（3）配汞粉，桐油调外敷，治湿毒胫疮。

（4）配冰糖或蜂蜜适量，水煎服，治百日咳。

（5）配陈皮、半夏，治风寒束肺，咳嗽痰多，亦治百日咳之痉咳。

（6）配川芎、细辛，研细末，嗅鼻内，治鼻渊。

（7）配八角枫叶、毛茛、白花蛇舌草（均用鲜品），捣烂置于患处，治龋齿，遇冷热刺激而感疼痛。

（8）配乳香、没药、䗪虫，治瘀滞疼痛。

【单味应用】

（1）单味鲜草少许，揉成黄豆大，或干草研细末，用棉花蘸取塞入鼻中，或调油外涂，治伤风鼻塞，鼻渊。

（2）单味鲜草捣涂患处，治牛皮癣。

（3）单味鲜草捣烂，外敷伤部，治蛇伤。

（4）单味鲜草捣烂，炒熟，敷患处，治跌打肿痛。

（5）鲜草捣烂取汁煎沸配冰片，调匀，点眼，治胬肉攀睛。

（6）单味鲜草，捻成团，塞鼻内，过夜生效，治过敏性鼻炎。

（7）单味微炒研细，吹鼻取嚏，治脑漏。

（8）单味鲜品，加冰片少许，合捣塞鼻内，治鼻窦炎。

（9）单味捣烂塞鼻孔冀其自落，治鼻中息肉及急慢性鼻炎。

（10）单味擂水加盐，含咽，治喉蛾初起，有堵塞感，鼻气不利者。

【配方选例】

（1）嗜鼻碧云散　治目病肿胀红赤，昏暗羞明，隐涩疼痛，风痒，鼻塞，头痛，脑酸，外翳攀睛，眵泪稠黏：鹅不食草6g，青黛3g，川芎3g。为细末，先噙水满口，每用米许吹入鼻内，以泪出为度，不拘时候。（《原机启微》）

（2）治脾寒疟疾：石胡荽（即鹅不食草）1把，杵汁半碗，和服。（《濒湖集简方》）

（3）治肿毒：野园荽1把，穿山甲（烧存性）2.1g，当归尾9g。捣烂入酒1碗，绞汁服，以渣敷之。（出处同上）

（4）贴目取翳：鹅不食草捣汁熬膏30g，炉甘石（火煅，童便淬3次）9g，上等瓷器末4.5g，熊胆6g，硇砂少许，为极细末，作膏贴翳上，一夜取

下，用黄连、黄柏，煎汤洗净。看如有，再贴。(《医部全录·目门》)

生姜
《本草经集注》

本品又名鲜姜。为姜科植物姜的鲜根茎。多产于四川、广东、山东、陕西等地。其味辛，性微温。归肺、脾、胃经。具有发汗解表，温肺止咳，温中止呕之功。主治感冒风寒，呕吐。痰饮咳喘，胀满泄泻。亦解半夏、天南星及鱼、蟹、禽、兽肉毒。用法为内服，煎汤，3～9g，或捣汁；外用捣敷，擦患处或炒热熨。

使用注意：阴虚内热者忌服。

【配伍应用】

（1）配大枣，治胃脘不舒，恶心呕吐，并有保护胃气，减缓药物刺激肠胃的作用。

（2）配紫苏，治误食鱼蟹中毒，呕吐腹泻。

（3）配半夏，治各种原因引起的呕吐及脾胃不和而内有湿痰的痞满咳嗽痰多等症。

（4）配川楝子，研末冲服，治胃气痛。

（5）配竹沥，治痰热咳嗽，头痛，中风痰壅失语，肢体麻木等症。

（6）配竹茹，治胃虚有热之呕吐。

（7）配茶叶，治寒热疟，赤白痢。

（8）配陈皮，治中气不和之呕吐不止，哕逆，腹胀，食少。

（9）配干姜，治腹痛，干呕，或利止脉不出者。

（10）配天南星末，用姜汁调，摊纸上贴之，右㖞贴左，左㖞贴右，才正便洗去，治暴中风口眼㖞斜。

（11）配黄芩、黄连，治胃中不和，心下痞硬，干噫食臭，肠鸣下利等症。

（12）配防风、甘草，煎水，含服一半，口服一半，治天南星中毒。

（13）配灶心土、竹茹，治恶心呕吐，妊娠恶阻。

（14）配黄连、竹茹，治胃热呕吐。

（15）配半夏、黄连，治胃寒呕吐。

（16）配葱、醋，水煎，先熏后洗，治手足麻木。

（17）配甘草、金银花，水煎服，治附子中毒。

（18）配干地龙、五倍子，将2味研末，先用生姜搓过，后敷患齿，治牙齿松动。

（19）配紫苏叶、芫荽，治风寒感冒。

（20）配大葱、胡椒、硫黄，将前3味药捣烂炒热，同硫黄共装入袋内，热熨脐下1寸3分处，脐中用烧酒壶热熨，治阴缩。

（21）配桂枝、紫苏叶、防风，治外感风寒。

（22）配姜半夏、藿香、炒黄芩，水煎服，治发芽马铃薯中毒所致腹痛吐泻，下痢。

（23）配麻黄、荆芥、桂枝、紫苏叶，治风寒感冒。

（24）配葱白、核桃仁、细茶、黑豆，煎汤熏头面，得汗即解，治感冒。

【单味应用】

（1）单用生姜，或加红糖，或配葱白同煎，治感冒风寒，或因雨淋水浸引起的头痛发热，恶寒无汗等症。

（2）生姜捣烂，于疟发前4小时，包敷于两膝盖处，连续数天，有截疟作用。如局部皮肤发痒，可暂勿包敷。

（3）单味捣烂揉汁，用药棉蘸汁敷患处，治水火灼伤。

（4）单味捣汁，与萝卜汁混匀，时时细饮，治外感风寒所致突然音哑。

（5）单味洗净，切如大米粒大，加蜂蜜，浸没姜粒，拌匀，口含缓缓吞咽［始见蜜甜，渐至姜辣，待蜜味尽，姜味（辣味）缓减后，则嚼细吞食］，治凡咽喉不利，声音不扬，发音困难，或声音嘶哑，无论新久皆可服用。

（6）单味生姜，削尖一端，以4层纸包住，浸水湿后放入火灰中煨之，纸干后取出，去纸，趁热以煨姜之尖端蘸油插入肛门，治阴缩。

附：生姜皮：即生姜的外皮，性味辛、凉。治皮肤水肿，常配茯苓皮、桑白皮、陈皮、大腹皮等，如五皮散，用量与生姜同。

生姜汁：即生姜捣烂取汁，性味辛、温。治胃寒呕吐或肺寒咳嗽，用量3～10滴，冲服。姜汁炒竹茹，姜汁制半夏，可增加止呕作用。姜汁少许加醋30～60g，内服或含漱，治喉舌肿痛、灼热等中毒症状。

生姜汁 10mL，内服，以后每小时服姜汁 5mL，治天南星中毒。

【配方选例】

（1）生姜半夏汤　治病人胸中似喘不喘，似呕不呕，似哕不哕，心中愦愦然无奈者：半夏 10g，生姜汁 5mL，上 2 味以水 3 升，煮半夏取 2 升，内生姜汁，煮取 1.5 升，小冷。分 4 服，日 3 夜 1，止后停服。（《金匮要略》）

（2）生姜泻心汤　治伤寒汗出，解之后，胃中不和，心下痞硬，干噫食臭，胁下有水气，腹中雷鸣不利者：生姜（切）12g，甘草（炙）9g，人参 9g，干姜 3g，黄芩 9g，半夏（洗）6g，黄连 3g，大枣（擘）12 枚。上 8 味，以水 1 斗，煮取 1 升，去渣，再煎取 3 升，温服 1 升，每日 3 服。（《伤寒论》）

（3）生姜甘草汤　治肺痿，咳唾涎沫，咽燥口渴：生姜 15g，甘草 12g，人参 9g，大枣 12 枚。为粗末，水煎，分 3 次服。（《备急千金要方》）

（4）赴筵散　又名晋矾散。治牙齿疼痛，日夜呻吟：老姜切片，安瓦上，用炭火，却将白矾掺姜上，候焦、为末，搽疼处。（《海上方》）

柽柳

《本草图经》

本品又名西河柳、赤柽柳、观音柳、三春柳。为柽柳科植物柽柳、桧柽柳或多枝柽柳的细嫩枝叶。多产于河北、河南、山东、安徽、江苏、湖北、云南、福建、广东、甘肃等地。其味辛、甘，性温。归心、肺、胃经。具有解表透疹之功。主治痘疹透发不畅或疹毒内陷，感冒，咳喘，风湿骨痛。用法为内服，煎汤，30～60g，或研末为散；外用煎水洗。

使用注意：麻疹已透及体虚汗多者忌服。

【配伍应用】

（1）配蝉蜕，治麻疹透发不畅，声音嘶哑。

（2）配薄荷，治外感风热，麻疹初起及瘾疹瘙痒。

（3）配当归、生甘草，治皮肤瘙痒。

（4）配荆芥、升麻、牛蒡子，治风寒外束，疹透不畅等症。

（5）配薄荷、荆芥、生姜，治感冒。

（6）配秦艽、五加皮，治急、慢性风湿性关节炎。

（7）配桑叶、生姜，治流行性感冒。

（8）配芫荽、浮萍、樱桃核，治麻疹不透。

（9）配威灵仙、当归、赤芍，治风湿痛。

（10）配升麻、蝉蜕、薄荷，治麻疹不透。

（11）配当归、防风、甘草，治皮肤瘙痒。

（12）配秦艽、羌活、独活，治风湿痛。

（13）配薄荷、荆芥、苍耳子，水煎，揩擦皮肤，治急性热病，斑疹透发不畅。

（14）配竹叶、牛蒡子、荆芥、蝉蜕，治痘疹透发不畅或疹毒内陷。

【配方选例】

（1）治小儿瘀疹不出，喘嗽、烦闷、躁乱：西河柳煎汤，去渣，半温，用芫荽蘸水擦之，但勿洗头面；乳母及儿，仍以西河柳煎服。（《本草纲目拾遗》）

（2）治疹后痢：西河柳末，砂糖调服。（《本草从新》）

（3）治感冒：西河柳15g，霜桑叶9g，生姜3片。水煎服。（《陕西中草药》）

（4）治吐血：鲜柽柳叶60g，茜草根15g。水煎服。（江西《草药手册》）

葱白

《名医别录》

本品又名葱茎白、葱白头。为百合科植物葱的鳞茎。我国各地均有栽植。其味辛，性温。归肺、胃经。具有发汗解表，散寒通阳之功。主治外感风寒，赤白痢疾，下利，阴寒腹痛，乳痈，解鱼肉毒，蚯蚓毒。用法为内服，煎汤，9～15g，或煮酒；外用捣敷、炒熨、煎水洗或塞耳、鼻窍中。

使用注意：表虚多汗者忌服。

【配伍应用】

（1）配豆豉，治外感初起恶寒发热，无汗等症。

（2）配紫苏，治感冒风寒初起。

（3）配生姜，或与白芷同用，治伤寒头痛如破。

（4）配大枣，治霍乱烦躁，卧不安稳。

（5）配人乳，治小儿初生不小便。

（6）配乳香，共捣烂涂，治阴囊肿痛。

（7）配郁金，治小便溺血。

（8）生葱白配食盐，共捣烂如膏，取药膏如枣核大数块，放在胶布上分贴神阙、小肠俞、膀胱俞穴，每张1块，每穴1张，每日1换，治石淋。

（9）配生甘草，煎水洗患处，外敷玉真散，配合针刺伤口出血，艾灸或火罐拔毒，治家犬咬伤。

（10）新鲜葱白配芒硝，捣成泥，敷神阙穴（天冷时宜将药泥加温后再敷，治肝硬化腹水，充血性心衰、肠功能紊乱等腹水）。

（11）配红糖，捣烂，涂敷料上，包裹患处，治蛇头疔。

（12）配蜂蜜，捣烂如泥，调匀敷患处，治鸡眼。

（13）配紫苏叶、鲜凤仙花带根茎叶，共捣烂，用滚水冲液先熏后洗，治丹毒。

（14）配田螺、河蚌，田螺捣碎，河蚌取肉，同葱与豆豉共煮，取汁饮，治醉酒不醒。

（15）葱白和米煮粥，入醋热服取汗，治时疾头痛发热。

（16）配附子、干姜，治腹痛泻痢，脉微之症。

（17）配豆豉、生姜，治外感风寒，头痛，发热恶寒等症。

（18）配生姜、核桃仁、细茶、黑豆，煎汤熏头面，得汗即解，治感冒。

【单味应用】

（1）单味带根鲜葱白，捣烂如泥，做饼放于热水袋上，待葱泥温度高于35℃时，敷于脐下（下腹正中），同时令患者听流水声，治尿潴留。

（2）单味，含口中反复细嚼，引起呕吐，卡物随出，治枣核及碎骨卡喉。

【配方选例】

（1）白通汤　治少阴病，下利：葱白4茎，干姜10g，生附子1枚。水煎，分2次服。（《伤寒论》）

（2）白通加猪胆汁汤　治少阴病，下利不止，厥逆无脉，面赤干呕而烦躁者：葱白4茎，干姜10g，生附子1枚，人尿5合，猪胆汁1合。水煎，去渣，入胆汁、人尿，搅匀，分2次服。（《伤寒论》）

（3）治脱阳，或因大吐大泻之后，四肢厥冷，元气不接，不省人事，或伤寒新瘥，误与妇人交，小腹紧痛，外肾搐缩，面黑气喘，冷汗自出，须臾不救：葱白数茎炒令热，熨脐下，后以葱白连须根3～7根，细锉，砂盆内研细，用酒5升，煮至2升。分作3服，灌之。（《华佗危病方》）

（4）乌金散　治痈疖肿硬、无头、不变色者：米粉120g，葱白30g（细切）。上同炒黑色，杵为细末。每用，看多少，醋调摊纸上，贴病处，一伏时换1次，以消为度。（《外科精义》）

二、发散风热药

薄荷

《雷公炮炙论》

本品又名蕃荷菜、蔢荷、夜息花、鱼香草、野息香、仁丹草。为唇形科植物薄荷的全草或叶。多产于江苏、浙江、江西等地。其味辛，性凉。归肝、肺经。具有疏风热，清利头目，透疹之功。主治外感风热，鼻塞，头痛，咽喉肿痛，目赤，隐疹不透。用法为内服，煎汤（不宜久煎），2.4～6g，或入丸、散；捣汁或煎汁涂。

使用注意：阴虚血燥，肝阳偏亢，表虚汗多者忌服。

【配伍应用】

（1）配菊花，治肝火头痛，目赤肿痛。

（2）配夏枯草，治肝火目赤肿痛，瘰疬结核。

（3）配石膏，治外感风热，发热，头痛，无汗及温病初起而热盛者。

（4）配桔梗，治咽喉肿痛。

（5）配皂荚，治瘰疬结成颗块，疼痛，穿溃，脓水不绝，不计远近。

（6）配白僵蚕，常与蝉蜕、全蝎同用，治小儿惊痫，亦治隐疹瘙痒。

（7）配桑白皮，治肺热咳嗽。

（8）配牛蒡子，治风热感冒，咽喉干痒，咳嗽，吐黄痰者。亦治麻疹透发不畅及风疹瘙痒。

（9）配钩藤，治风热感冒，或温病初起，发热恶寒，无汗，头痛，身痛等症。

（10）配蝉蜕，治风疹，皮肤瘙痒等症。

（11）配野油菜，捣烂作丸，塞鼻内，治鼻孔发红疼痛。

（12）叶配侧柏炭，研碎合匀，开水冲服，治经常性鼻衄。

（13）配桑叶、菊花，治风热上升，目红涩痛等症。

（14）配桔梗、甘草，治外感风热，头痛，眼红，咽喉肿痛等症。

（15）配蝉蜕、全蝎，治小儿惊风。

（16）配蝉蜕、葛根，治麻疹。

（17）配石膏、甘草，治夏季感冒，头昏，发热，口渴，小便短赤等症。

（18）配荆芥、防风，治感冒伤风。亦可煎汤，紧闭目，热沃之，治火眼赤烂。

（19）配菊花、白芷，治外感风热引起的发热，头痛。

（20）配柴胡、白芍，治肝气郁滞引起的胸闷胁痛。

（21）配蟾酥、甘油，混合调匀，涂患处，治外耳道红肿疼痛。

（22）配金银花、连翘，治风热感冒。

（23）配钩藤、蝉蜕、菊花，治小儿高热，急惊风等症。

（24）配紫苏叶、防风、羌活，治外感风寒，恶寒，无汗等症。

（25）配柴胡、芍药、当归，治肝气郁滞之证。

（26）配升麻、葛根、蝉蜕，治麻疹初起，疹透不快。

（27）配地骨皮、银柴胡、秦艽，治骨蒸痨热。

（28）配白僵蚕、蝉蜕、全蝎，治小儿惊痫，且治隐疹瘙痒。

（29）配金银花、连翘、荆芥，治风热感冒，咽喉疼痛。

（30）配菊花、牛蒡子、黄芩，治风热上犯头痛，目赤，咽痛等症。

（31）配葛根、升麻、牛蒡子、蝉蜕，治痘疹初期，隐隐不透，或麻疹将出之际外感风邪，郁闭不出等症。

（32）配菊花、蔓荆子、荆芥、金银花，治感冒，头痛鼻塞。

（33）配荆芥、金银花、桑叶、菊花，治风热感冒，头晕头痛等症。

（34）配荆芥、牛蒡子、金银花、连翘，治风热感冒，咽喉疼痛等症。

（35）配苍耳子、辛夷、白芷、葱白带须，水煎服，治急慢性鼻炎，流黄黏汁。

（36）配桔梗、荆芥、牛蒡子、菊花，治风热上攻所致的头痛，目赤，或咽喉肿痛等症。

（37）配生甘草、桔梗、僵蚕、荆芥，治咽喉肿痛。

（38）配连翘、牛蒡子、蝉蜕、荆芥，治麻疹初期，透发不畅。

（39）配荆芥、防风、僵蚕、甘草、桔梗，水煎服，治慢性咽炎，咽部干痒不适。

【单味应用】

（1）单味鲜薄荷叶，捣烂，贴于患侧面部，治牙龈炎，牙齿疼痛。

（2）单味为末，用白蜜调和，用鸡毛挑擦咽喉，吐出痰液即愈，治咽痛，喉蛾。

（3）单味以生姜汁，浸一宿，晒干为末，每用 3g，沸汤泡洗，治眼弦赤烂。

【配方选例】

（1）沃雪汤　治头目昏眩，精神不爽，咽干鼻塞：薄荷 90g，甘草 42g，天花粉 8g，荆芥穗、白盐各 36g，缩砂仁 3g。上为末，每次 3g 汤点服。（《医方类聚》）

（2）川芎茶调散　治偏正头痛，及头风鼻塞声重：薄荷 60g，川芎、荆芥各 30g，羌活、白芷、甘草各 15g，防风、细辛各 7.5g。上为末，每 6g，食后茶清调下，或锉取 2g，作 1 服，入茶少许煎服亦佳。（《得效方》）

（3）洗肝散　治风毒上攻，暴作赤目，肿痛难开，隐涩眵泪：薄荷叶、当归、防风、羌活、山栀仁、甘草、大黄、川芎各 60g。上为末，每服 6g，食后滚水调下。（《医部全录·目门》）

（4）凉解汤　治温病，表里俱觉发热，脉洪而兼浮者：薄荷叶 9g，蝉蜕（去足土）6g，生石膏（捣细）30g，甘草 4.5g。水煎，得汗即愈。（《医学衷

中参西录》）

牛蒡子

《本草图经》

本品又名恶实、蝙蝠刺。为菊科植物牛蒡的果实。多产于东北、河北、浙江等地。其味辛、苦，性寒。归肺、胃经。具有疏散风热，解毒透疹，利咽消肿之功。主治咽喉肿痛，咳嗽，吐痰不利，麻疹未透，风疹，痈肿。用法为内服，煎汤，4.5～9g，或入散剂；外用煎汤含漱。

使用注意：便溏者慎用。

【配伍应用】

（1）配紫草，治麻疹透发不畅。

（2）配连翘，治口舌生疮，牙龈肿痛，咽喉肿痛，痈肿疮疡，风热痒疹，斑疹。

（3）配马蔺子，治喉痹。

（4）配甘草，治风热客搏上焦，悬痈肿痛。

（5）配浮萍，加薄荷少许，治皮肤风热，遍身生隐疹。

（6）配旋覆花，治痰厥头痛。

（7）配桔梗，治风热感冒，咽喉肿痛，咳嗽，吐痰。

（8）配西河柳，治麻疹透发不畅，隐疹瘙痒。

（9）配蝉蜕，治麻疹不透，风疹，皮肤瘙痒。

（10）配白芷，治痈毒肿痛或脓成不溃者，若加桔梗、金银花可增强排脓解毒之效。

（11）配苍耳子、甘菊花，治头痛连睛，双目昏涩不明。

（12）配桔梗、薄荷，治感冒风热之咽喉肿痛，咳嗽吐痰。

（13）配紫花地丁、野菊花，治热毒疮肿尚未溃者。

（14）配紫草、西河柳，治麻疹透发不畅。

（15）配薄荷、蝉蜕、连翘，治麻疹透发不畅。

（16）配紫苏梗、荆芥、防风，水煎服，治风寒鼻塞。

（17）配大黄、黄芩、山豆根，治火毒盛者。

（18）根配金银花、夏枯草、蒲公英，水煎服，治肝气郁结乳痛。

（19）配蝉蜕、薄荷、葛根，治麻疹初起，透发不畅，风疹等症。

（20）配白芷、桔梗、金银花，治痈毒肿痛或脓成不溃者。

（21）配荆芥、薄荷、桔梗、甘草，治风热所致的咽喉肿痛。

（22）配黄芩、黄连、连翘、板蓝根，治痈肿疮肿，疖腮等症。

（23）配金银花、连翘、薄荷、甘草，治感冒风热，咽喉肿痛。

（24）配荆芥、防风、蝉蜕、连翘，治颜面丹毒，流行性腮腺炎。

（25）配桑叶、菊花、金银花、薄荷，治风热感冒及温病初起的咳嗽，喉痛，咽痒等症。

（26）配桔梗、桑叶、浙贝母、甘草，治外感风热，咳嗽，咳痰不爽之症，喉痛，音哑。

（27）配荆芥、薄荷、桔梗、金银花、连翘，治咽喉肿痛，属风热者。

（28）配山豆根、玄参、桔梗、甘草、黄芩，治咽喉红肿疼痛。

（29）配金银花、连翘、苦参、当归尾、赤芍，治疮疡肿毒。

【单味应用】

（1）单味研细末，用棉花蘸药搽患处，治火热及风热牙痛。

（2）单味用，为末，调菜油，放红瓦上以漏斗熏之，治虫牙疼痛。

【配方选例】

（1）牛蒡汤　治小儿伤风，发热烦躁，鼻塞气喘，痰嗽惊啼，及诸疮赤紫，丹毒，咽喉肿痛：炒牛蒡子90g，大黄45g，防风、薄荷（去老梗）各90g，荆芥（去老梗）120g，甘草34.5g。上为粗末，每服6g，水煎服。（《证治准绳·幼科》）

（2）牛蒡子散　治风热成疬节，手指赤肿麻木，甚则肩背两膝肿痛，遇暑热及大便秘即作：炒牛蒡子90g，炒豆豉、羌活各30g，干地黄75g，黄芪（蜜炙）45g。上为细末，每服6g，空腹食前白开水送下，每日3次。（《普济本事方》）

（3）牛蒡甘桔汤　治颐毒表邪已尽，耳项结肿，微热不红而疼痛者：牛蒡子、桔梗、陈皮、天花粉、黄连、川芎、赤芍、甘草、苏木各3g。水煎，食

后服。(《外科正宗》)

（4）栀子清肝汤 治少阳经虚，肝火风热上攻而致的鬓疽，痛连颈项胸乳太阳穴等处，或寒热晡甚，胸满口苦舌干：牛蒡子、柴胡、川芎、白芍、石膏、当归、山栀、牡丹皮各3g，黄芩、黄连、甘草各1.5g。水2钟，煎至八分食后服。(《医部全录·头门》)

桑叶

《神农本草经》

本品又名冬桑叶、铁扇子。为桑科植物桑的叶。全国各地均有栽培，以江苏、浙江为多。其味苦、甘，性寒。归肺、肝经。具有疏风清热，清肝明目之功。主治咳嗽，头痛，目眩，咽喉肿痛，泪出眩晕，血热吐血。用法为内服，煎汤，4.5～9g，或入丸、散；外用煎水洗或捣敷。

【配伍应用】

（1）配菊花，治风热咳嗽，目赤肿痛。

（2）配黑芝麻，治肝肾阴虚火旺之头眩目昏，迎风流泪。

（3）配紫苏子，治风热犯肺而致的咳逆上气，吐痰黏稠，气喘，口渴等症。

（4）配桔梗，治风热咳嗽，痰多咳吐不爽。

（5）配石膏，治燥热伤肺之干咳无痰等症。

（6）配桑白皮，治风热蕴肺，咳嗽上气，头晕汗出，咳吐黄痰或白黏痰，目赤等症。

（7）配杏仁，治外感温燥，头痛身热，干咳无痰等症。

（8）配桑枝，治风湿痹痛，关节疼痛，或肝风上扰之头晕等症。

（9）配米醋，捣烂敷患处，治蜈蚣咬伤局部灼痛、红肿。

（10）配芒硝，煎汤温洗，治风眼下泪。

（11）配竹茹，治风热咳嗽，痰稠咳吐不畅，痰热泛恶。

（12）配麝香，治吐血。

（13）配大血藤叶，捣烂，敷，治热毒壅瘀所致的目赤痛。

（14）配黑芝麻、白蜜，治肝肾阴虚，头目眩昏等症。

（15）配石决明、牡蛎，治肝阳上亢的头晕目眩。

（16）配羚羊角、钩藤，治肝风内动之抽搐、痉挛。

（17）配夏枯草、木贼，治肝火上炎之目赤肿痛。

（18）配菊花、连翘，治外感风寒引起的较轻的发热，咳嗽，目赤。

（19）配地骨皮、生甘草，治肺热咳嗽。

（20）配菊花、薄荷，治感冒风热，头痛咳嗽。

（21）配菊花、决明子，治目赤肿痛。

（22）配黑胡麻子、白蜜，治肝阴不足，眼目昏花，咳久不愈，肌肤甲错，麻痹不仁。

（23）配菊花、绿茶，沸水冲泡，代茶饮，治肝经风热，耳闭失聪。

（24）配薄荷、荆芥，治风热表证。

（25）配桑枝、茺蔚子，煎汤泡脚，治高血压病。

（26）配柳叶、侧柏叶，水煎洗眼，治急性结膜炎。

（27）配菊花、薄荷、连翘，治外感风热，发热，头痛，咳嗽等症。

（28）配黑芝麻、牡丹皮、栀子，研细末，制蜜丸，治头晕，耳鸣。

（29）配杏仁、沙参、象贝，治燥热伤肺，咳嗽咽干等症。

（30）配枇杷叶、麦冬、沙参，治肺热和风热咳嗽，尤其适用于燥咳，干咳。

（31）配黑芝麻、牡丹皮、丹参，治偏头痛。

（32）配菊花、决明子、车前子，治肝经风热或实火所致的目赤涩痛多泪等症。

（33）配菊花、枸杞子、决明子，治头目眩晕。

（34）配桔梗、杏仁、沙参，治咳嗽。

（35）配杏仁、贝母、麦冬、石膏，治燥热伤肺，咳嗽痰少，鼻咽干燥等症。

（36）配菊花、薄荷、连翘、桔梗，治外感风热之发热，头痛，咽喉肿痛，咳嗽等症。

（37）配杏仁、石膏、麦冬、阿胶，治燥邪伤肺，干咳无痰等症。

（38）配大腹皮、茯苓皮、陈皮、生姜皮，治水肿尿少。

【单味应用】

（1）单味煎汤熏洗眼睛，治风热上扰，目赤涩痛，羞明流泪等症。

（2）单味经霜不落者，研末，清茶调服，治酒渣鼻。

（3）单味腊月不落者，煎汤，日日温洗，治风眼下泪。亦可在汤中入芒硝。

【配方选例】

（1）桑菊饮 治风温初起，咳嗽，身热不甚，口微渴，舌苔薄白，脉浮数：桑叶7.5g，菊花3g，杏仁、桔梗、芦根各6g，连翘4.5g，薄荷、甘草各2.4g。水煎。每日2服。若气粗而喘，燥在气分者，加石膏、知母；舌绛暮热，邪初入营，加元参、犀角；在血分者，去薄荷、芦根，加麦冬、生地黄、玉竹、牡丹皮；肺热甚，加黄芩；渴者，加天花粉。（《温病条辨》）

（2）桑丹泻白汤 治肝火烁肺，咳则胁痛，不能转侧，甚则咯血，或痰中夹有血丝血珠者：桑叶、川贝母、粳米各9g，桑白皮12g，竹茹6g，炙甘草1.8g，牡丹皮（醋炒）4.5g，地骨皮15g，金橘脯、蜜枣各1枚。水煎服。（《重订通俗伤寒论》）

（3）清燥救肺汤 治燥热伤肺，气促，干咳无痰或少痰，咽喉口鼻干燥，舌干苔少：桑叶9g，石膏15～30g，人参（一般都用孩儿参或沙参）3g左右，甘草3g，火麻仁9g，阿胶6～9g，麦冬、杏仁、枇杷叶各9g。日服1剂，水煎，分2次服。（《医门法律》）

（4）治头晕目眩，头痛且重，恶心呕吐，胸膈满闷，舌苔白腻，脉象缓滑：桑叶9g，白蒺藜6g，菊花3g，决明子9g，法半夏6g，陈皮3g，茯苓6g，竹茹6g，枳壳3g，甘草1.5g。水煎服。（《实用中医学》）

菊花

《神农本草经》

本品又名杭菊、甘菊、金精。为菊科植物菊的头状花序。多产于安徽、浙江、河南等地。其味甘、苦，性微寒。归肝、肺经。具有疏风清热，平肝，明目之功。主治上焦风热，头痛，目赤，多泪，疔疮肿毒。用法为内服，煎汤，4.5～9g；泡茶饮或入丸、散。

【配伍应用】

（1）配川芎，治外感风热或肝阳上亢的头痛。若加薄荷增强疏风散热止痛之力，疗效更佳。

（2）配枸杞子，治肝肾不足之头昏眼花。

（3）配天麻，又常与白僵蚕、石决明同用，治肝阳上扰之头痛、眩晕及小儿肝风内动的惊痫抽搐等症。

（4）配金银花，治各种疔疮肿毒，若加连翘、紫花地丁，清热解毒之力更强。

（5）配蛤粉，治痰热咳喘，咯血，瘿瘤，痰核，胃痛，泛酸。

（6）配僵蚕，治风热上壅头面诸症及风热郁表，风疹瘙痒诸症。

（7）配蝉蜕，治病后眼目生翳。

（8）配甘草，治疔，名菊花甘草汤。

（9）配蜀椒（去目并闭口，炒出汗），治眼目昏暗诸疾。

（10）配石决明，治肝阳上亢之头痛，眩晕，两眼昏花。

（11）配桑叶，治外感风热，温病初起之发热，头痛等症。

（12）配薄荷，治头晕目眩，视物不清，头痛。

（13）配双钩藤，治肝风上扰或风热所致之头晕，头胀痛。

（14）配桑叶、夏枯草，治肝经风热或肝火上攻所致的目赤肿痛。

（15）配夏枯草、钩藤，治肝阳上亢所致的头痛。

（16）配白蒺藜、木贼，治风热眼痛。

（17）配桑叶、薄荷，治外感风热，发热头痛。

（18）配蝉蜕、决明子，治目赤肿痛。

（19）配金银花、甘草，治痈疽疮疡，红肿热痛及疔疮肿毒等症。

（20）配黄芩、山栀，治热甚烦躁。

（21）配枸杞子、熟地黄，治肝肾阴虚之目暗不明。

（22）配石膏、川芎，治风热头痛。

（23）配排风子（焙）、甘草（炮），治热毒风上攻，目赤头旋，眼花面肿。

（24）配白蒺藜、防风，治风热眼痛。

（25）配川芎、青皮，水煎服，治眼睑疖肿，红肿疼痛。

（26）配桑叶、金银花，治高血压病，头晕明显者。

（27）配桑叶、绿茶，沸水冲泡，代茶饮，治肝经风热，耳闭失聪。

（28）配金银花、山楂，治动脉硬化，血脂高者。

（29）配槐花、绿茶，以沸水冲沏，代茶饮，治高血压。

（30）配地黄、山萸肉、枸杞子，治肝阴不足，眼目昏花。

（31）配白芍、钩藤、珍珠母，治肝阳上亢所致的头痛，头胀，头晕，目眩。

（32）配天麻、草决明、僵蚕，治肝火头痛。

（33）配紫花地丁、金银花、连翘，治疗疮红肿疼痛。

（34）配桑叶、连翘、白蒺藜，治风热头痛，目赤。

（35）配白芍、石决明、钩藤，治肝阳上亢之头昏目眩。

（36）配刺蒺藜、木贼、蝉蜕，治眼红肿痛（结膜炎）。

（37）配巴戟、肉苁蓉、枸杞子，治肝肾不足，眼目昏暗。

（38）配桑叶、连翘、薄荷，治风热感冒头痛。

（39）配桑叶、青蒿、金银花、黄芩，治身热，无汗，不恶寒。

（40）配僵蚕、夏枯草、钩藤、珍珠母，治肝热头痛头晕，烦躁不寐。

（41）配金银花、连翘、蒲公英、紫花地丁，治疗毒。

（42）配桑叶、杏仁、薄荷、芦根，治风热感冒。

（43）配白蒺藜、木贼、蝉蜕、茶叶，治风热上升，目赤涩痛，或见风下泪等症。

（44）配石决明、生地黄、白芍、龙胆草，治肝阳上亢引起的头晕，头痛，目赤，耳聋等症。

【单味应用】

（1）单味白菊花瓣，捣烂敷患处，治唇部疖肿。

（2）单味菊花叶，捣烂取汁，合童便服下（若病重时，用菊花根捣烂取汁，合童便），治唇疗初起，肿痛未溃。

（3）单味鲜品，煎汤漱口，可连用若干日，预防乳蛾及一切喉证。

【配方选例】

（1）菊花散　治头面游风：菊花30g，细辛、附子、桂心、干姜、巴戟、人参、石楠叶、天雄、茯苓、秦艽、山茱萸、防己、防风、白术、薯蓣各

90g，蜀椒 15g。上 17 味，治下筛酒，服 10g，每日 3 次。(《医部全录·头门》)

（2）菊花茶调散　治头风鼻塞，或偏正头痛：甘菊花、川芎、荆芥穗、羌活、白芷、甘草各 30g，防风 23g，细辛 15g，蝉蜕、薄荷、白僵蚕各 7.5g。上为细末，每服 6g，茶清食后调下。(《丹溪心法》)

（3）菊花散　治肝肾风毒，气上冲，眼痛：甘菊花、牛蒡子（炒）各 240g，白蒺藜（去刺）30g，甘草 45g，防风 90g。上为细末，每服 6g，熟水调下。食后临卧服。(《本事方》)

（4）菊花决明散　治目疾日久，白睛微变青色，黑睛微白，黑白之间赤环如带，视物不明昏如雾露中，睛白高低不平，其色不泽，口干舌苦，眵多羞涩：菊花、草决明、石决明、木贼、防风、羌活、蔓荆子、炙甘草、川芎、石膏（另研细）、黄芩各 15g。上为细末，每服 6g，水煎，食后连末服。(《证治准绳·类方》)

（5）菊花通圣散　治风热暴肿，两睑溃烂或生风粟：菊花 45g，滑石90g，石膏、黄芩、甘草、桔梗、牙硝、黄连、羌活各 30g，防风、川芎、当归、赤芍、大黄、薄荷、连翘、麻黄、白蒺藜、芒硝各 15g，荆芥、白术、栀子各 7.5g。上为粗末，每服 9g，加生姜 3 片，水煎，食后服。(《证治准绳·类方》)

葛根

《神农本草经》

本品又名干葛、甘葛、黄葛根、葛根条、葛麻茹。为豆科植物葛的块根。多产于湖南、河南、四川、浙江等地。其味甘、辛，性凉。归脾、胃、肺经。具有发表解肌，升阳透疹，解热生津之功。主治外感发热，头痛，项背强，口渴，湿热泻痢，温疟，痘疹初期，耳鸣，肢体麻木。用法为内服，煎汤，4.5～9g，或捣汁；外用捣敷。

【配伍应用】

（1）配升麻，治麻疹初起，透发不畅。

（2）配山药，治热病腹泻伤津或脾胃虚弱的泄泻。

（3）配黄连，治热病里热腹泻，湿热痢疾，若加黄芩，可助疗效。

（4）配白术，治脾虚泄泻。

（5）配丹参，治血糖高，阴虚血瘀，项背不舒，胸痹心痛。

（6）配皂角，治急性肠梗阻。

（7）配荷蒂，治泄泻，脱肛，内脏下垂等症。

（8）配山药、白扁豆，治热病腹泻伤津及脾胃虚弱的泄泻。

（9）配黄芩、甘草，治热痢热泻，身热口渴。

（10）配麻黄、桂枝，治有表证而又有颈背部挛缩紧张感者。

（11）配黄芩、黄连，治腹泻、痢疾。

（12）配李根白皮、黄芩，治奔豚。

（13）配升麻、甘草、牛蒡子，治麻疹初起，疹发不畅。

（14）配天花粉、麦冬、芦根，治热病表证之口渴，消渴等。

（15）配桂枝、甘草、白芍，治热病初起，无汗，恶风，项背拘急。

（16）配党参、白术、木香，治脾虚泄泻。

（17）配升麻、芍药、甘草，治伤寒瘟疫，风热壮热，头痛，肢体痛，疮疹已发未发等症。

（18）配桂枝、麻黄、白芍，治热病初起，项背强急，无汗，恶寒等症。

（19）配黄芩、黄连、甘草，治热痢泄泻，身热口渴等症。

（20）配升麻、荆芥、薄荷，治麻疹初起疹出不透。

（21）配白术、党参、茯苓，治脾虚泄泻。

（22）配生石膏、知母、甘草，治热证烦渴。

（23）配连翘、牛蒡子、蝉蜕，治疹出不透。

（24）配红花、桃仁、郁金，治冠心病心绞痛。

（25）配柴胡、石膏、黄芩，治风热所致的发热头痛，项背强痛。

（26）配当归、川芎、红花，制成片剂，每片含生药 1g，治硬皮病。

（27）配柴胡、黄芩、荆芥、防风，治感冒发热。

（28）配升麻、芍药、柴胡、甘草，治麻疹初期疹出不畅。

（29）配黄连、当归、白芍、木香、川厚朴，治赤白痢疾。

【单味应用】

（1）单味研汁，饮服，治饮酒中毒不醒，又治大醉连日烦躁不堪。

（2）单味粉葛，捣烂取汁服之，治鼻衄。

（3）单味白葛，磨米泔水含口内，对咽炎口干，喉蛾初起有寒热者，含之甚宜。

附：葛花味甘，性平。主治胃热，酒毒后烦渴，头痛，呕吐。葛花解酒毒，常与枳椇子同用。

干葛花配鲜萝卜，煎汁饮服，治酒精中毒。

【配方选例】

（1）葛根汤　治太阳病，项背强几几，无汗恶风；或太阳病无汗而小便反少，气上冲胸，口噤不得语，欲作刚痉者：葛根 12g，麻黄、生姜各 10g，桂枝、炙甘草、芍药各 6g，大枣 12 枚。先煮麻黄、葛根，去白沫，内诸药，水煎，分 3 次服，覆取微似汗。（《伤寒论》）

（2）葛根解肌汤　治麻疹初起，发热咳嗽，或乍冷乍热：葛根、前胡、荆芥穗、牛蒡子、连翘（去子）、蝉蜕各 2.5g，木通 2.1g，赤芍、甘草、灯心草、桑白皮（蜜蒸）、贝母（原汁蒸。后五味原书无剂量）。水煎服。若潮热太甚者，加生地黄、地骨皮、赤茯苓，更可加黄芩；口渴者，加麦冬、天花粉；无咳者，少加留白陈皮；无汗者，加葱白；气喘者，加葶苈子、瓜蒌霜；喘甚，加白芥子、苏子、莱菔子（俱姜汁炒）；呕吐者，加柿霜、竹茹；鼻衄者，加茅根，甚者加生黄芩、生黄连；大便坚者，加枳实，火麻仁；大便闭者，加牵牛子，仍不通，加生大黄、黄连、黄芩；大便溏者，加赤茯苓、泽泻；小便赤涩者，并加赤茯苓、泽泻、小便闭塞不通者，加车前子、枳壳。（《麻科活人全书》）

（3）散血葛根汤　治跌打伤损，瘀血凝滞，结成流注，身发寒热：葛根、半夏、川芎、防风、羌活、升麻、桔梗各 2.4g，白芷、甘草、细辛、紫苏叶、香附、红花各 1.8g，姜、葱，水煎。分 2 次服。（《外科正宗》）

（4）冲和顺气汤　治面虚肿：葛根 4.5g，升麻、白芷、防风各 3g，黄芪 2.4g，人参 2.1g，甘草 1.2g，白芍、苍术各 1g。锉作 1 服，入姜 3 片，枣 3 枚，水煎服，早饭后午饭前。（《卫生宝鉴》）

柴胡

《神农本草经》

本品又名地熏、山菜、柴草。为伞形科植物柴胡、狭叶柴胡等的根。多产于辽宁、甘肃、山西、西藏、四川等地。其味苦、辛，性微寒。归肝、胆、肺经。具有透表泄热，疏肝解郁，升举阳气之功。主治少阳病寒热往来，胸胁苦满，口苦耳聋，头晕呕吐，月经不调，疟疾，中气下陷。用法为内服，煎汤 2.4 ～ 4.5g，或入丸、散。

使用注意：凡体虚气升呕吐，及阴虚火炽者不宜用。

【配伍应用】

（1）配黄芩，治口苦咽干，目眩，寒热往来，胁痛。

（2）配白芍，治脘腹疼痛，泻痢下重，月经不调，寒热诸症。

（3）配前胡，治咳嗽有痰，胸胁疼痛。

（4）配枳实，治脘腹疼痛，泻痢下重等症。

（5）配枳壳，治胸胁满闷，腹痛，食欲不振，大便不调等症。

（6）配羌活，治脾虚湿盛的身重，肢体酸痛，口苦咽干等症。

（7）配青皮，治肝经郁滞之胁痛。

（8）配薄荷，治肝郁血虚的情志不快，胸胁满闷，月经不调等症。

（9）配甘草，治肝炎，肝区痛及外感发热。

（10）配细辛，可用治病毒性疾病。

（11）配地骨皮，治膀胱移热小肠，尚未口糜者。

（12）配桂枝，治风寒表邪未解，半里之邪热而见的热势较盛，恶寒不除，肢节烦痛，微呕心烦等太、少二阳并病之证。

（13）配葛根，治外感表证，恶寒渐减而身热渐盛，无汗项强者。

（14）配大豆卷，治感受湿温，膜里壅闭，湿热蕴滞所致的发热。恶寒，身重胸闷，呕恶等症。

（15）配升麻，治中气下陷所致的久泻脱肛，胃下垂，子宫下垂等症。

（16）配常山，治疟疾。

（17）配胡黄连，治盗汗，往来寒热。

（18）配郁金、香附，治肝气郁滞，胁肋胀痛，月经不调。

（19）配当归、白芍，治肝郁所致之头目眩晕，胁痛，及月经不调等症。

（20）配草果、常山，治疟疾寒热者。

（21）配黄芩、姜半夏，治疟疾或感冒，寒热阵发者。

（22）配茵陈、龙胆草，治急、慢性肝炎。

（23）配升麻、黄芪，治中气下陷，久泻脱肛，胃下垂，子宫下垂等症。

（24）配羌活、防风，治脾虚湿盛而见身重，肢体酸痛，口苦咽干等症。

（25）配甘草、白茅根，治黄疸。

（26）配大黄、炒栀子、决明子，治肝胆风热，目赤肿痛等症。

（27）配升麻、党参、当归，治子宫下垂，脱肛。

（28）配黄芪、党参、升麻，治气虚下陷，久泻脱肛，阴挺等症。

（29）配香附、郁金、青皮，治肝气横逆，食后胀满，消化不良，恶心，胸膈满闷，腹痛等症。

（30）配白芍、枳实（或枳壳）、甘草，治肝郁胁肋脐腹胀痛。

（31）配当归、白芍、炒白术，治月经不调，经来胸腹胀痛。

（32）配黄芩、半夏、甘草，治邪入少阳半表半里所致的寒热往来，胸胁苦满，头晕，目眩。

（33）配白芍、当归、茯苓，治肝气郁结而见胸胁胀痛，头晕目眩，耳鸣及月经不调等症。

（34）配鳖甲、甘草、知母、秦艽，治荣卫不顺，体热盗汗，筋骨疼痛，多困少力，饮食进退。

（35）配黄芩、青蒿、半夏、竹茹，治寒热往来，胸胁苦满，口苦，呕吐。

【配方选例】

（1）小柴胡汤　治少阳病，往来寒热，胸胁苦满，默默不欲饮食，心烦喜呕，口苦，咽干，目眩，脉弦。及妇人热入血室，暮则谵语，故使如疟状，发作有时等症：柴胡 25g，黄芩、人参、炙甘草、生姜各 10g，半夏 10g，大枣 12 枚。水煎去渣，分 3 次服，每日 3 次。若胸中烦而不呕，去半夏、人参，加瓜蒌 1 枚；口渴，去半夏、人参合前为 58g，天花粉 12g；腹中痛，去黄芩，加芍药 9g；胁下痞硬，去大枣加牡蛎 12g；心下悸，小便不利，去黄芩，加茯苓 12g；不渴，外有微热者，去人参，加桂枝 9g，温覆微汗愈；咳嗽，去人

参、大枣、生姜，加五味子 6g、干姜 6g。(《伤寒论》)

（2）柴芩清膈煎 治少阳表邪，内结膈中，膈上如焚，寒热如疟，心烦懊，大便不通：柴胡 2.4g，大黄（酒浸）、枳壳、黄芩、薄荷各 4.5g，焦栀子 9g，桔梗 3g，连翘 6g，甘草 1.8g，淡竹叶 36 片。水煎服。(《通俗伤寒论》)

（3）加减柴葛解肌汤 治急性热病前中期的恶寒发热，寒热往来；无明显里实证的大烦渴，大便秘结，舌红、苔黄燥者；柴胡 12g，茯苓 9g，法半夏 12g，甘草 6g，生姜 6g，天花粉 15g，桂枝 12g，葛根 21g，生石膏 30g。水煎，每日 1 剂，日服 2 次。(方药中经验十三法)

（4）加味逍遥散 治癔病发作：柴胡 12g，当归、白术、石菖蒲、郁金各 9g，赤芍、白芍、云茯苓各 15g，小麦 30g，木瓜 12g，炙甘草、生姜、薄荷（后下）各 6g，大枣 4 枚。水煎，每日 1 剂，日服 2 次。(时振声方)

升麻

《神农本草经》

本品又名绿升麻、龙眼根。为毛茛科植物升麻、兴安升麻或大三叶升麻的根状茎。多产于云南、贵州、四川、湖北、青海、甘肃、陕西、河南、山西、河北、内蒙古、江苏等地。其味辛、甘，性微寒。归肺、脾、大肠、胃经。具有发表透疹，清热解毒，升阳举陷之功。主治头痛，牙痛，口舌生疮，中气下陷，皮肤瘙痒生疮。用法为内服，煎汤 1.5～9g，或入丸、散。外用研末调敷，煎水含漱或淋洗。

使用注意：凡上盛下虚、阴虚火旺者不宜用。

【配伍应用】

（1）配柴胡，治便溏，久痢，内脏下垂，崩漏带下。

（2）配葛根，治麻疹初起，身热恶寒，头痛，疹出不畅。

（3）配桔梗，治泻痢不止，脱肛。

（4）配牛蒡子，治疹毒热，疹出不畅。

（5）配生石膏，治牙龈肿痛，口舌生疮。

（6）配白芷，治阳明头痛。

（7）配黄连，治口舌生疮。

（8）配射干，治射工溪毒。

（9）配大青叶，治阳毒发斑，热狂烦乱。

（10）配白术，治妇人白带过多。

（11）配当归，治便秘。

（12）配生地黄，治吐血，衄血，牙宣出血等症。

（13）配柴胡、黄芪，治久泻脱肛，子宫下垂等症。

（14）配黄连、石膏，治胃火亢盛之齿龈腐烂，口舌生疮。

（15）配葛根、石膏，治胃火牙痛。

（16）配牛蒡子、紫草，治麻疹热毒较盛者。

（17）配葛根、牛蒡子，治麻疹初起，透疹不畅者（麻疹已透，或有呼吸迫促者均不宜用）。

（18）配葛根、牛蒡子、甘草，治痘疹初期，疹透不畅。

（19）配桔梗、牛蒡子、玄参，治咽喉肿痛。

（20）配荷叶、苍术，治头重痛有时如雷鸣，或夏秋头重痛，泄泻。

（21）配黄芪、人参、柴胡，治气虚下陷所致的脱肛，阴挺。

（22）配白芷、葛根、生石膏，治前额痛，及寒热面赤。

（23）配地骨皮、羊胫炭、石膏，研末擦牙齿，治牙齿疼痛。

（24）配玄参、桔梗、牛蒡子，治咽喉疼痛。

（25）升麻炭配芥穗炭，治前后阴各种出血证，如尿血，便血，崩漏。

（26）配甘草、葛根、赤芍，治麻疹不透。

【配方选例】

（1）升麻汤 治石痈，皮色紫赤，恶寒壮热，未成脓者：升麻、连翘、大青叶、炒大黄、玄参各30g，生地黄60g，败酱草、络石藤、白蔹各15g。上为粗末，每服14g，水煎，入芒硝末0.15g，空腹服。（《圣济总录》）

（2）升麻葛根汤 又名平血饮。治伤寒，温疫，风热，壮热头痛，肢体痛，疮疹已发或未发：升麻、葛根、芍药、炙甘草各等份。上为粗末，每服12g，水煎，不拘时服。（《阎氏小儿方论》）

（3）升麻鳖甲汤 治阳毒，面赤斑斑如锦纹，咽喉痛，唾脓血：升麻、甘草各10g，当归、川椒（炒去汗）各3g，炙鳖甲（手指大）1片，雄黄（研）

2g。水煎顿服，老人小儿分 2 次服，取汗。(《金匮要略》)

（4）升麻拓汤　治丹毒，疮肿热痛：升麻、漏芦、芒硝各 10g，栀子 20 枚，黄芩 15g，蒴藋 21g。浸煮取汁，帛浸湿敷患处。(《备急千金要方》)

蔓荆子

《本草经集注》

本品又名蔓荆实、荆子、白背杨、白布荆。为马鞭草科植物单叶蔓荆或蔓荆的果实。多产于辽宁、河北、河南、山东、安徽、江苏、浙江、福建、台湾、江西、湖南、湖北、云南、广东等地。其味辛、苦，性微寒。归膀胱、肝、胃经。具有疏散风热，清利头目之功。主治头痛，偏头痛，眩晕，目昏暗或目赤肿痛多泪，风湿痹痛，肢体挛急。用法为内服，煎汤，6～9g，酒浸或入丸、散；外用捣敷。

使用注意：血虚有火之头痛目眩及胃虚者慎用。

【配伍应用】
（1）配连翘，治风火头痛，暴发火眼。
（2）配菊花，治风热上攻之头痛，头晕。
（3）配川芎，治头痛，身痛。
（4）配人参，治诸虚目疾，头晕，耳鸣，耳聋等症。
（5）配白蒺藜，治风热上攻，或肝火上炎所致的头昏，头痛，目赤多泪等症。
（6）配五倍子，煎汤洗，后用雄鸡胆点之，治眼热流泪。
（7）配防风，治外感头痛及风湿身痛，肩背痛。
（8）配五味子，煎汤，频洗，治烂弦风眼。
（9）配菊花、防风，治风热头痛。
（10）配藁本、川芎，治头风痛。
（11）配菊花、决明子，治风邪所致的目赤肿痛，目昏多泪等症。
（12）配党参、黄芪，治中气不足，清阳不升之耳聋目晕等症。
（13）配荆芥穗、防风，治风寒头痛。
（14）配桑叶、菊花，治风热头痛。

（15）配人参、黄芪，治诸虚目疾，头晕，耳鸣，耳聋等症。

（16）配防风、菊花、石膏，治风热感冒，或风火上升，头痛或齿痛等症。

（17）配防风、秦艽、木瓜，治风湿痹痛，肢体挛急等症。

（18）配白菊花、夏枯草、钩藤，治肝风内动，头痛头晕。

（19）配决明子、蒲公英、野菊花，治目赤涩痛。

（20）配荆芥、薄荷、菊花、牛蒡子，治风热所致的头痛，发热，目赤，面肿等症。

（21）配防风、菊花、川芎、生石膏，治外感风热所致的头痛，偏头痛等症。

（22）配菊花、草决明、蝉蜕、白蒺藜，治风热上扰所致的眼目昏暗或目赤肿痛多泪等症。

（23）配紫苏叶、薄荷、白芷、菊花，治感冒头痛。

（24）配荆芥、防风、菊花、白蒺藜，治慢性头痛。

（25）配黄芪、人参、炙甘草、黄柏、白芍，治劳役饮食不节，内障眼病。

（26）配荆芥、白蒺藜、柴胡、防风、甘草，治风寒侵目，肿痛出泪，涩胀羞明。

（27）配桑叶、菊花、草决明、青葙子、薄荷，治风热上犯而致的头痛，目赤，目昏等症。

（28）配当归、川芎、白芍、熟地黄、羌活、防风，治头风头痛。

【配方选例】

（1）蔓荆子散　治风头旋运，闷起则欲倒：蔓荆子、甘菊花、半夏（汤泡）、羚羊角（屑）、川芎、枳壳（麸炒）、茯神（去木）、黄芩、防风各23g，麦冬（去心，焙）、石膏各30g，地骨皮、赤箭、细辛、甘草（炙）各15g。上㕮咀，每服9g，水1盏，生姜15g，煎至六分，去渣，不拘时温服，忌热面饧糖羊肉。（《医部全录·头门》）

（2）蔓荆子散　治虚劳伤筋，风引筋脉，拘挛疼痛肢节浮肿，手指不可拳：蔓荆子、酸枣仁（微炒）、防风（去芦）、枳实（麸炒）、桂心各30g，木通45g，百合60g，薏苡仁75g，牵牛（微炒）90g。上㕮咀，每服9g，水1中盏，入生姜0.15g，煎至六分，去滓，食前温服。（《奇效良方》）

（3）益气聪明汤　治头痛，目糊，齿痛，耳鸣或听力减退：蔓荆子、葛根、人参、黄芪各9g，黄柏3g，白芍6g，升麻4.5g，炙甘草3g。水煎，每日

1剂，分2次温服。(《东垣十书》)

（4）蔓荆子膏　治头风白屑痒，发落生发，主头肿旋闷：蔓荆子6g，生附子30枚，羊踯躅花120g，葶苈子120g，零陵香60g，莲子草1握。上6味切，以绵裹，用油2升渍7日。每梳头常用之，若发稀及秃处，即以铁精30g，以此膏油于瓷器中研之。摩秃处，其发即生也。(《外治秘方·广济方》)

淡豆豉

《本草汇言》

本品又名豆豉、香豉。为豆科植物大豆的种子经发酵加工而成。全国大部分地区有产。其味辛、苦，性凉。归肺、胃经。具有解表，除烦之功。主治发热，恶寒头痛，无汗，胸中烦闷，恶心欲呕。用法为内服，煎汤，6～12g，或入丸剂；外用捣敷或炒焦研末调敷。

【配伍应用】

（1）配鲜生地黄，治温邪深伏少阴，尚未透达气分，发热夜甚，无汗，口干而不渴，头晕腰酸，甚则烦躁谵语或温毒发斑，舌红苔白干或苔白浊而舌底绛色隐隐。古方“黑膏”即此二药为主组成。

（2）配栀子，治胸中烦闷，不眠及外感风热。

（3）配葱白，治伤风感冒或温病初期，属风寒者。

（4）配薤白，治伤寒暴下及滞痢腹痛。

（5）配蚯蚓湿泥，水研和涂上，干易，治阴茎上疮痛烂。禁热食韭菜、蒜。

（6）豆豉汁配人乳，频服，治食死畜肉中毒。

（7）配栀子、枳实，治劳复，如枳实栀子汤。

（8）配生地黄、玉竹，治阴虚感冒。

（9）配路路通、地骨皮，治血尿。

（10）配杏仁、芦根，煮汁饮，并浴，治食马肉血欲死。

（11）配薄荷、金银花、连翘，治伤风感冒或温病初期，属风热者。

（12）配栀子、大黄、枳实，治黄疸，如栀子大黄汤。

【单味应用】

（1）单味加水浓煎，顿温服之，治食鳝、龟、鳖、死畜中毒。

（2）单味煮汁灌服，得吐则愈，治服药过度而闷乱。

注：助瓜蒂散涌吐膈上痰涎宿食，如瓜蒂散煮服法中有"以香豉一合，用热汤七合，煮取稀糜，去滓，取汁和散，温顿服之……"。

【配方选例】

（1）紫金丹　治耳鸣、耳聋，或耳中生疮：淡豆豉好者6g（用水略润少时以纸揾干研膏），白砒（水飞）1.5g。用豉膏子和砒同杵，极匀，如麻子大，每服5～10丸，量大小与之，并用腊茶清极冷吞下，临卧以知为度。（《本事方》）

（2）栀子豉汤　又名栀豉汤。治伤寒发汗吐下后，余热扰胸，虚烦不得眠，反复颠倒，心中懊憹：栀子14个，豆豉6g。水煎，分2服，得吐者，止后服。（《伤寒论》）

（3）栀子生姜豉汤　又名栀子生姜汤。治心烦不得眠，心中懊憹，兼呕者：栀子14个，生姜15g，豆豉6g。水煎，分2服，得吐者，止后服。（《伤寒论》）

（4）栀子甘草豉汤　治心烦不得眠，心中懊憹，兼有少气者：栀子14个，炙甘草10g，豆豉（绵裹）6g，水煎，分2服，得吐者，止后服。（《伤寒论》）

蝉蜕

《名医别录》

本品又名蝉蜕、蝉退、蜩蝚退皮。为蝉科昆虫黑蚱的若虫羽化时脱落的皮壳。多产于山东、河南、河北、湖北、江苏、四川等地。其味甘，性寒。归肺、肝经。具有疏散风热，透疹止痒，祛风解痉，退翳明目之功。主治咽痛音哑，发热，风热性疹出不畅，皮肤瘙痒，小儿惊风，破伤风，目赤翳障，羞明涩痛。用法为内服，煎汤，3～6g，或入丸、散；外用煎水洗或研末调敷。

使用注意：虚证及无风热证者不宜用。

【配伍应用】

（1）配全蝎，治高热惊厥及破伤风。

（2）配薄荷，治风热犯肺的音哑，或风疹皮肤发痒。

（3）配钩藤，治小儿惊风，夜啼见惊惕不安者。

（4）配胖大海，治肺热音哑。

（5）配凤凰衣，治阴虚感受风热，音哑声嘶。

（6）配石菖蒲，治风热夹痰，头晕，耳鸣，耳聋。

（7）配地骨皮，治痘后发热发痒抓破。

（8）配朱砂，治小儿夜啼。

（9）配麝香，绵裹塞之，治聤耳出脓。

（10）配白菊花，治斑疮入眼或病后生翳障。

（11）配白僵蚕，治疔疮。

（12）配葛根、薄荷，治麻疹透发不畅。

（13）配紫草、连翘，治麻疹初期，热盛疹出不畅。

（14）配牛蒡子、生甘草，治急性喉炎，急性支气管炎。

（15）配木贼、菊花，治目赤肿痛。

（16）配全蝎、僵蚕，治破伤风。

（17）配紫苏叶、益母草，治慢性肾炎蛋白尿。

（18）配钩藤、灯心草，治小儿夜啼不眠。

（19）配薄荷、连翘，治风热感冒或温病初起，咽痛音哑，发热等症。

（20）配白蒺藜、荆芥，治风邪束表，皮肤瘙痒。

（21）配僵蚕、薄荷，治荨麻疹。

（22）配薄荷、芫荽，治感冒，麻疹不透。

（23）配紫苏叶、红花，煎汤外洗或热敷，治睾丸鞘膜积液。

（24）配凤凰衣、蛇蜕，研极细末，点眼，治目翳。

（25）配桔梗、胖大海、射干，治外感风热，温病初起，音哑，咽痛等症。

（26）配薄荷、菊花、桑叶，治麻疹透发不畅，皮肤风疹瘙痒及目赤生翳。

（27）配金银花、白鲜皮、防风，治荨麻疹，皮肤瘙痒。

（28）配芫荽、浮萍、荆芥，治疹出不透。

（29）配牛蒡子、葛根、连翘，治风热性疹出不畅。

（30）配薄荷、桑叶、连翘，治外感风热或温病初期有表证者。

（31）配牛蒡子、薄荷、葛根，治麻疹初期，透发不畅。

（32）配麻黄、黄连、甘草，治皮肤瘙痒。

（33）配谷精草、木贼、菊花，治眼红肿痛，星翳遮睛。

（34）配制南星、天麻、全蝎、炒僵蚕，治破伤风。

（35）配荆芥、防风、白蒺藜、赤芍，治风疹瘙痒之症。

（36）配柴胡、白蒺藜、菊花、黄芩，治角膜云翳。

（37）配菊花、青葙子、木贼、谷精草，治风热上升，目中生翳等症。

（38）配银柴胡、防风、乌梅、甘草，治皮肤瘙痒，风疹块等症。

（39）配金银花、连翘、薄荷、菊花，治外感风热，温病初起等症。

（40）配全蝎、钩藤、蜈蚣、僵蚕，治破伤风，高热惊厥，颜面神经麻痹等症。

（41）配牛蒡子、浮萍、薄荷、葛根，治热邪郁于肌表而致麻疹不透者；亦治风热隐疹。

（42）配葛根、薄荷、连翘、牛蒡子，治麻疹初起，疹出不透。

【单味应用】

（1）取蝉蜕下半截研末，用薄荷煎汤调服，治小儿夜啼有显著效果，名蝉花散。

（2）将蝉蜕烘干研极细末，治小儿脱肛（先用1%的白矾水洗净脱肛部分，涂以香油，再涂本品，缓缓脱肛还纳，每日1次，至愈止）。

（3）单味去足，水煎加糖，令吮，治婴儿夜啼（夜不寐，啼哭不已），日间睡眠安好，吮乳，大小便均正常，并无其他病变者。

（4）单味煅后，研细末，用蜂蜜调搽患处，治耳部生疮。

（5）单味研末，加等量旱烟拌匀，作烟吸，治虫牙疼痛。

（6）单味烧，存性，加雄黄少许，研末，吹耳内，治中耳炎，耳内肿痛。

【配方选例】

（1）蝉壳散　治惊痫热盛发搐：蝉壳（去土，炒）15g，人参（去芦）15g，黄芩0.3g，茯神0.3g，升麻0.3g，上为细末；牛黄0.3g（另研），天竺黄（研）3g，牡蛎（研）0.3g。上同匀细，每用1.5g煎，荆芥、薄荷汤调服，无时（《小儿卫生总微论方》）。

（2）蝉壳散　治眼目风肿，及生翳膜等疾：蝉蜕、地骨皮、黄连、牡丹皮、白术、苍术（米泔浸，焙）、菊花各 30g，龙胆草 15g，甜瓜子 90g。上为细末，每服 4.5g，荆芥煎汤调下，食后、临卧各 1 次。(《银海精微》)

（3）五退还光丸　治内外障眼：蝉蜕（炒）、猪前爪（烧存性）、草决明、刺猬皮（麸炒去麸）、苍术（泔水浸，炒干）、枳实、防风各 30g，蚕蜕 15g。上为细末，炼蜜为丸，如梧桐子大，每服 20 丸，茶清送下，每日 2 服。(《医部全录·目门》)

（4）治嗓音嘶哑，咳如犬吠，甚则呼吸困难，有三凹现象，躁扰不宁，如发生在疹出期，重者疹子也可隐没不见：蝉蜕 3g，麻黄 1.5g，射干 6g，山豆根 9g，板蓝根 9g，元参 9g，赤芍 9g，浙贝母 6g，儿茶 3g。水煎，日服 1 剂，分 2 次服。若疹出不透再加浮萍 4.5g，或山川柳 6g；疹色紫暗加当归尾 6g、牡丹皮 6g；毒热重而高热加生石膏 15g；阴液耗损加石斛、花粉各 9g，元参、生地黄各 6g；神昏加石菖蒲、郁金各 6g；惊厥加钩藤 9g。(《实用中医学》)

浮萍

《新修本草》

本品又名水萍、田萍、浮萍草、水萍草。为浮萍科植物紫萍的全草。全国各地均有分布。其味辛，性寒。归肺经。具有发汗解表，行水消肿之功。主治发热无汗，水肿，小便不利。用法为内服，煎汤，3 ~ 6g（鲜者 15 ~ 30g），捣汁或入丸、散；外用煎汤熏洗，研末撒或调敷。

使用注意：自汗及体虚者不宜用。

【配伍应用】

（1）配紫草，治麻疹色呈紫暗，身热无汗，气喘，便闭。

（2）配冰片，研烂贴眼上，治胬肉攀睛。

（3）配牛蒡子，治风热犯肺，咽喉肿痛，麻疹透发不畅，风热隐疹瘙痒。

（4）配防己，治汗斑癜风。

（5）配薄荷，治风热感冒，发热汗少。

（6）浮萍汁配红茴香（山木蟹）根皮，调匀外敷，治痈。

（7）配黄芩、四物汤，煎汤调下，治身上虚痒。

（8）配升麻，治斑疹透发不畅。

（9）配黑豆，治急性肾炎。

（10）配蝉蜕，治皮肤瘙痒。

（11）干浮萍配瓜蒌根，治消渴。

（12）配麻黄、桑白皮，治水肿尿少兼有表证者，如急性肾炎初期水肿。

（13）配牛蒡子、薄荷，治麻疹不透。

（14）配泽泻、车前子，治浮肿，小便不利。

（15）配蝉蜕、连翘，治风疹作痒。

（16）配黄芩、薄荷，治外感风热，高热无汗。

（17）配荆芥、薄荷、连翘，治外感风热，发热无汗。

（18）配麻黄、桂心、附子，治时行热病，发汗。

（19）配西河柳、牛蒡子、薄荷，治麻疹透发不畅。

（20）配麻黄、连翘、赤小豆，治感冒发热无汗。

（21）配牛蒡子、蝉蜕、薄荷、葛根，治风热隐疹（荨麻疹等）。

（22）配薄荷、牛蒡子、蝉蜕、防风，治风热表证，发热无汗或麻疹透发不快，风疹瘙痒。

（23）配防风、牛蒡子、薄荷、紫苏叶，治风热感冒。

（24）配木贼、麻黄、冬瓜皮、赤小豆，治脚气肿胀，无汗而小便不利。

【单味应用】

（1）单味烧灰研细面，菜油调敷患处，治颜面丹毒，患处鲜红一片，灼热痒痛。

（2）单味晒干为末，吹鼻中，治鼻衄不止。

（3）单味烘干，裹入叶烟吸烟熏患处，治牙痛。

【配方选例】

（1）浮萍散　治疮疹入眼，痛楚不忍，恐伤其目：浮萍草，阴干为末，每服3~6g，用羊子肝250g，入盆子内，以竹杖子刺碎烂，投水半合，绞取肝汁，食后调药服之。（《小儿卫生总微论方》）

（2）顽癣浮萍丸　治顽癣：紫背浮萍60g，苍术60g，苦参120g，苍耳草60g，黄芩30g，僵蚕30g，豨莶草（酒蒸）60g，钩藤45g。上为末，酒糊丸。

白滚汤，每服 6g，随病上下服。(《外科正宗》)

（3）浮萍银翘汤　治太阴秋温，发热脉数，骨节酸或不酸，自汗或无汗，口渴或不渴：鲜浮萍 30g，金银花，焦栀子、连翘各 9g，薄荷、豆豉、蝉蜕各 4.5g，鲜芦根 24g，桔梗 1.8g。水煎服。如自汗者，去浮萍、薄荷，加生石膏 9g；骨节酸，加桑枝 24g，秦艽 4.5g；口渴，加天花粉 6g；痰多，加川贝母、竹茹各 6g；胸膈闷，加瓜蒌皮、郁金各 4.5g。(《秋温证治》)

（4）浮萍散　治风癣疥癞：浮萍、当归、川芎、荆芥、赤芍、甘草各 4.5g，麻黄 2.25g（夏季用 1g），加葱白 2 根、豆豉 50～60 粒。水煎服，取汗。若在手臂部加桂枝；在背部加羌活；在膝部加牛膝、肉桂。(《疡医大全》)

黄荆子

《本草纲目拾遗》

本品又名布荆子、黄金子。为马鞭草植物黄荆的果实。我国大部分地区均有分布。其味辛、苦，性温。具有祛风除痰，理气止痛之功。主治感冒，咳嗽，支气管炎，哮喘，胃肠绞痛，手术后疼痛，消化不良，肠炎，痢疾，疝气，痔漏。用法为内服，煎汤，3～9g（大剂 15～30g）；或研末。

【配伍应用】
（1）配黄药子、白糖，治痢疾，肠炎，消化不良。
（2）配紫河车、山药，治慢性气管炎。

【配方选例】
（1）黄荆散　治伤寒发热而咳逆者：黄荆子（炒），水煎服。(《古今医鉴》)
（2）黄荆散　治痘疹空壳无浆：黄荆子（炒黑为末）3g，酒浆调服；虚者，人参汤加酒浆 2～3 匙。(《痘疹仁端录》)
（3）治痔漏之管：黄荆条所结之子（炙炒为末），每服 15g，黑糖拌，空腹陈酒送服。(《本草纲目拾遗》)
（4）治哮喘：黄荆子 6～15g。研粉加白糖适量，每日 2 次，水冲服。(《南京常用中草药》)

第二章　清热药

一、清热泻火药

（一）清气分实热药

石膏

《神农本草经》

本品又名细石、细理石、白虎。为硫酸盐类矿物硬石膏族石膏的矿石。多产于湖北、安徽、河南、山东、四川、湖南、广东、广西、云南、新疆等地。其味甘、辛，性大寒。归肺、胃经。生石膏具有清热泻火，除烦止渴等功效；煅石膏具有收敛生肌等功效。生石膏主治急性热病高热、大汗、口渴、烦躁、神昏谵语，发斑发疹，中暑自汗，肺热咳嗽，胃热头痛、牙痛、龈肿，口舌生疮，暴发火眼；煅石膏主治湿疹，烫伤，创伤、溃疡久不收敛。用法为内服，煎汤，9～30g（大剂可用180～240g），或入丸、散；外用研末撒或调敷。

使用注意：胃无实热者慎用。

【配伍应用】

（1）生石膏配知母，治温病气分实热炽盛，烦渴引饮，高热，多汗。

（2）生石膏配熟地黄，治阴虚火旺的头痛，牙痛，口渴等症。

（3）生石膏配生地黄，治热病伤津而邪热炽盛诸证。

（4）生石膏配栀子，治口疮，口臭。

（5）生石膏配牛膝，治胃火牙痛。

（6）生石膏配犀角，治湿热疫毒，壮热神昏，吐衄，斑疹等症。

（7）生石膏配桂枝，治热痹，骨节红肿热痛。

（8）生石膏配细辛，治胃火上冲，龈肿牙痛。

（9）生石膏配青黛，治小儿身热。

（10）生石膏配竹叶，治热病后期、余热未尽而见的热势不甚，心烦不眠，舌干少苔等症。

（11）生石膏配升麻，治胃火亢盛，循经上炎所致的巅顶头痛，齿痛，颊肿等症。

（12）生石膏配半夏，治呕恶反胃，脘腹痞闷，咳痰喘息，胸闷不适等症。

（13）生石膏配麻黄，治风寒束表，肺热喘逆。

（14）生石膏配生蒲黄，研末，漱口，治热、瘀所致的牙龈出血。

（15）生石膏配甘草，治肺热喘嗽久不愈者。

（16）生石膏配煅牡蛎，研末，用鸡蛋清调糊，外敷患侧，治小儿鞘膜积液。

（17）生石膏配赭石，治呕吐呃逆，牙龈肿痛，口气臭秽，口渴心烦。

（18）生石膏配枯矾，共研末，用生桐油调成糊状，根据患处面积大小，敷盖患处，治湿毒臁疮。

（19）生石膏配人参，治气虚胃热，消渴证。

（20）生石膏（研末）配苦竹茹，开水泡服，治鼻血，壮热。

（21）生石膏配茅根，治心烦口渴，小便短赤等属热邪未尽，阴伤津亏之证。

（22）生石膏配大黄、儿茶，研细末，香油调糊外敷，治皮肤水烫伤。

（23）生石膏配知母、甘草，治肺胃热盛，壮热不解，烦渴，脉洪大。

（24）生石膏配竹叶、麦冬，治热病后期，余热未尽，心胸烦闷，口干喜饮，舌红少苔，脉虚数。

（25）生石膏配熟地黄、知母，治胃火牙痛，口腔炎等症。

（26）生石膏配麻黄、杏仁，治肺热咳喘。

（27）生石膏配犀角、生地黄，治气血两燔。

（28）生石膏配黄连、甘草，治气分实热。

（29）生石膏配川芎、白芷，治阳明头痛。

（30）生石膏配犀角、牡丹皮、玄参，治邪渐深入，气血两燔，高热，发斑者。

（31）生石膏配麻黄、甘草、杏仁，治肺热咳喘。

（32）生石膏配知母、粳米、甘草，治热病高烧，烦渴，脉洪大。

（33）生石膏配竹茹、白薇、甘草，治产妇自觉有热，性情焦躁，恶心，呕吐，无乳或少乳。

（34）生石膏配黄柏、升丹、青黛，研末外用，治湿疹，水火烫伤，疮疡溃后不敛及创伤久不收口等症。

（35）生石膏配生地黄、知母、牛膝，治胃火上炎所致的头痛，牙龈肿痛、齿痛等症。

（36）配羊胫炭、升麻、地骨皮，研末，擦牙齿，治牙齿疼痛。

（37）生石膏配牛膝、赤芍、甘草，治血压高，表里俱实，有头痛，便秘，心烦，脉有力者。

（38）生石膏配熟地黄、怀牛膝、麦冬、知母，治胃热口臭，牙龈肿痛。

（39）生石膏配防风、荆芥、细辛、白芷，共为细末，涂患牙处或置于鼻内，治胃火牙痛，头痛。

（40）煅石膏配黄柏，外用治烫火伤，湿疹等症。

（41）煅石膏配寒水石，研末外用，治金疮，烧伤或烫伤，温疹等症。

（42）煅石膏配生乳香，共研细末，拌匀，封闭患处，治外伤出血。

（43）煅石膏配煅炉甘石、煅赤石脂，研细粉外擦，治水痘化脓溃烂。

【单味应用】

（1）单味生石膏研粉外铺创面，治火油烫伤。

（2）单味煅石膏粉外敷，治湿疹。

【配方选例】

（1）石膏汤 治风毒：石膏鸡子大3枚，麻黄10g，杏仁40枚，鸡子2枚，甘草1尺。以水3升，破鸡子入水中，烊令相得，内药煮，取1升服之。覆取汗，汗不出，烧石熨取汗出。（《千金要方》）

（2）石膏汤 治伤寒表证未解，里热已炽，壮热无汗，身体拘急，面赤目赤，鼻干口渴，烦躁不眠，神昏谵语，鼻衄，脉滑数，或发斑者：石膏、黄连、黄柏、黄芩各60g，香豉（绵裹）10g，栀子（劈）10枚，麻黄（去节）10g。上7味切，以水1斗，煮取3升。分为3服，1日并服，出汗。初服1剂，小汗，其后更合1剂，分2日服，常令微汗出，拘挛烦愦即瘥，得数行利，心开令语，毒折也。（《外台秘要》）

（3）白虎汤 治阳明热壅，面肿热，时毒发颐：石膏（碎）32g，知母

18g，甘草 6g，糯米 10g，上 4 味，以水 1 斗煮米熟，去滓，温服 1 升，每日 3 服。（张仲景方）

（4）加味玉女煎　治高血压病，属于阴虚肝阳上亢者：生石膏 30g，生熟地黄各 15g，怀牛膝 9g，生石决明 15g，麦冬 12g，灵磁石、生白芍、生牡蛎各 15g。水煎，每日 1 剂，日服 2 次。（时逸人方）

寒水石
《吴普本草》

本品又名凝水石、盐精石、泥精、盐枕、盐根。为天然产的红石膏与方解石。前者多用于北方，后者多用于南方；方解石产于河南、安徽、江苏、浙江、江西、广东、湖北等地。红石膏产于辽宁、吉林、内蒙古、甘肃、河北、山西、山东等地。其味辛、咸，性大寒。归胃经。具有清热泻火之功。主治热病壮热烦渴，丹毒，烫伤。用法为内服，煎汤，9～15g，或入丸、散；外用研末掺或调敷。

使用注意：脾胃虚寒者忌服。

【配伍应用】

（1）配青黛，治小儿热性病，常用于小儿高热。

（2）配猪胆汁，水调外涂，治小儿丹毒，皮肤热赤。

（3）配人中白，加少许冰片，共为细末，吹患处，治咽喉痛，起双蛾，生白泡，或满口白如棉形（白马喉）。

（4）煅寒水石配炉甘石，研细末，擦牙，治牙齿松动。

（5）配黄连、甘草，治伤寒发狂，弃衣而走，逾墙上屋。

（6）配石膏、青黛，治温病高热，烦渴，咽喉肿痛，口舌生疮等症。

（7）配黄连、大豆汁，煎汁冷服，治巴豆中毒。

（8）配滑石、冬葵子，治男女转胞，不得小便。

（9）配石膏、滑石、甘草，治脏腑积热，天行时气疫热，以致烦满消渴。

（10）配朱砂、甘草、脑子，为末，治牙齿内血出，并有窍眼，时时出血。

（11）配石膏、杏仁、竹茹、金银花，治暑、温邪在气分，身热烦躁，口渴，苔黄等症。

【单味应用】

（1）单味外用，治风热火眼，烧伤或烫伤等症。

（2）单味研末，敷伤处，治马咬及踏伤，旬日即愈。

【配方选例】

（1）龙脑甘露丸　治风热心躁，口干狂言，浑身壮热及中诸毒：寒水石（烧半日，净地坑内，盆合，四面湿土壅起，候经宿取出）250g，入甘草末、天竺黄各60g，龙脑0.6g，糯米膏丸，弹子大，蜜水磨下。（《姚僧坦集验方》）

（2）青解毒丸　治五脏积热，毒气上攻，头面发热，咽喉肿痛，唇口干燥，两颊生疮，精神恍惚，心忪闷乱，及伤暑毒，面赤身热，小儿惊风潮热，颊赤烦渴等症：寒水石、石膏各500g，青黛250g。上研如粉，入青黛和匀，蒸饼7个，水调，丸如鸡头大。每服1丸。食后新汲水化下，或细嚼生姜水下亦得。（《冉雪峰大同方剂学》）

（3）治丹毒方　治大赤肿，身壮热，百治不折：寒水石16g，石膏13g，蓝青（冬用干者）12g，犀角、柴胡、杏仁各8g，知母10g，甘草5g，羚羊角6g，芍药7g，栀子11g，黄芩7g，竹沥10mL，生葛汁（澄清）4mL，蜜2mL。上15味㕮咀，以水5升并竹沥，煮取3升，去滓，内杏仁生葛汁蜜微火煎，取2升。1～2岁小儿服2合，大者量加之。（《备急千金要方》）

（4）寒水石薄　治疮痈：寒水石、黄柏、黄芪、黄连、大黄：石膏、栀子各10g，白蔹20g。上8味，捣筛为末，粉粥和如泥。涂故布上薄肿上，干则易之。（《千金翼方》）

注："薄"也是一种软膏，同时也是一个动词，表示贴敷的含义。这种剂型在两晋南北朝时期比较流行。

知母

《神农本草经》

本品又名地参、羊胡子根、穿地龙、昌支。为百合科植物知母的根茎。多产于河北、山西等地。其味苦，性寒。归肺、胃、肾经。具有清热泻火，滋阴润燥。主治烦热消渴，劳热骨蒸，心烦，咳嗽，咯血，干咳无痰或痰少而稠。用法为内服，煎汤，6～15g，或入丸、散。

　　使用注意：脾胃虚寒，大便溏泄者忌服。

　　【配伍应用】

　　（1）配浙贝母，治肺热咳嗽，气逆等症；配川贝母，治肺虚久咳，痰少咽燥及妊娠阴虚咳嗽等症。

　　（2）配石膏，治肺热咳嗽。

　　（3）配黄柏，治阴虚潮热，骨蒸盗汗，头晕目眩等症。

　　（4）配黄连，治胃火炽盛所致的消谷善饥，口渴，大便秘结，舌苔黄燥及津伤阴亏之中消证。

　　（5）配麦冬，治肺热伤津，燥咳痰少或无痰者。

　　（6）配黄芩，治发热咳喘，痰黄而黏，咽喉疼痛等属肺热实证。

　　（7）配酸枣仁，治阴血不足，虚阳浮动的虚烦不眠。

　　（8）配天花粉，治热病伤津之口渴，消渴证。

　　（9）配草果，治表里不和，乍寒乍热，瘟疫或疟疾，苔垢腻者。

　　（10）配肉桂，治下焦湿热蕴结，膀胱气化功能失调所致的小便不通，午后发热等症。

　　（11）配当归，水煎服，外用黑栀子研末吹鼻中，治衄血不止。

　　（12）配天花粉、麦冬，治消渴，口渴多饮，尿多等症。

　　（13）配石膏、竹叶，治高热，烦渴的气分实热证。

　　（14）配鳖甲、地骨皮，治骨蒸，盗汗及妇女产后痨热。

　　（15）配山药、五味子，治阴虚消渴之口渴，多饮，尿多者，如玉液汤。

　　（16）配玄参、生地黄（或加露蜂房、甘草），治口腔炎，口腔溃疡，咽喉炎，属阴虚火旺者。

　　（17）配黄柏、地黄，治阴虚发热，盗汗，亦可用于消渴证（糖尿病）。

　　（18）配地骨皮、青蒿、百部，治日晡低热，干咳，喉干者。

　　（19）配百合、牡蛎，治肺热咳嗽汗多者。

　　（20）配生石膏、生甘草、大米，治传染病高烧，多汗，口渴。

　　（21）配熟地黄、龟甲、猪脊髓，治阴虚火旺的骨蒸潮热，盗汗，足膝热痛，无力或咯血，舌红脉数者。

【单味应用】

单味加醋磨汁，搽患处，治紫斑和过敏性皮疹。

【配方选例】

（1）八味知母汤 治伤寒数日不解，心躁烦乱，小腹胀急，闷痛，大渴喘乏：知母、芍药、麦冬、柴胡、泽泻各 1g，石膏 45g，黄芩、甘草 15g，竹叶 3~7 片，姜，水煎，每日 1 剂，分 2 次服。（《圣济总录》）

（2）延年知母鳖甲汤 治温疟，壮热不能食：知母、鳖甲、地骨皮各 10g，常山 6g，竹叶 6g，石膏 32g，水煎，疟疾发作前服用。（《外台秘要》）

（3）二母散 治产后恶露上攻，流入于肺经咳嗽宜服，如伤风痰喘，却以寻常伤风药治之：知母、贝母、茯苓、人参各 15g，桃仁、杏仁各 0.3g。水煎，每日 1 剂，日服 2 次，如觉腹痛，并服之，立有神效。（《得效方》）

（4）加味知柏地黄汤 治慢性肾炎，肾盂肾炎，属阴证夹有下焦湿热者：知母、黄柏各 9g，生地黄 15g，山萸肉、山药各 9g，牡丹皮 6g，茯苓、泽泻、滑石各 15g，生甘草 6g，萆薢 15g。水煎，每日 1 剂，日服 2 次。（时振声方）

栀子

《神农本草经》

本品又名木丹、支子、山栀子、枝子。为茜草科植物山栀的果实。多产于江苏、浙江、安徽、江西、广东、广西、云南、贵州等地。其味苦，性寒。归心、肝、肺、胃、三焦经。具有泻火除烦，清热利湿，凉血解毒之功。主治热病心烦懊恼，目赤肿痛，黄疸，淋病，血淋，消渴，吐血，衄血，血痢下血。用法为内服，煎汤，3~10g；外用适量。

使用注意：脾虚便溏者忌服。

【配伍应用】

（1）配淡豆豉，治外感风热，温病初起诸证。
（2）配知母，治热盛虚烦不眠，口渴，舌赤。
（3）配白茅根，治热痢，吐血，鼻血，尿血。
（4）配姜汁，治胃脘疼痛属热者。

（5）配姜黄，治肝胆热毒壅滞，血瘀气结所致的发热口苦，胁下疼痛及胆囊炎，胆石症，肝炎等肝胆疾患。

（6）配黄柏，治阳黄之发热明显，身目俱黄色鲜明如橘，并见烦渴喜饮，小便短赤，舌红苔黄者。

（7）配大黄，治阳明热盛，大便秘结，或积滞泻痢；火热亢盛迫血上溢所致的吐血，衄血；邪热瘀血互结所致的黄疸。

（8）配干姜，治误下伤中，脾虚生寒，又有郁热不除，而见心烦腹满，便溏等症；阳明痞结，咽膈噎塞，状若梅核，妨碍饮食，久而不愈即成反胃之症。

（9）配高良姜，治下利后腹中虚痛不可忍者；脘腹疼痛，胃中嘈杂似饥，欲吐不吐，中焦脾胃寒热错杂之证。

（10）配茵陈蒿，治湿热黄疸。

（11）配蒲黄炭，研细末，吹入鼻内，治鼻衄不止。

（12）配熊胆，治急性传染性肝炎。

（13）配甘草煅炭，研细末，吹鼻，治鼻衄（亦可加冰片少许同研，吹鼻）。

（14）配甘草梢，治肾盂肾炎，尿道炎之小便不利。

（15）栀子炭配血余炭，研末，吹入鼻内，并用茅根煎汤内服，治鼻出血。

（16）配侧柏叶，治吐血，衄血，或热因引起的出血疾患及鼻衄。

（17）配白芷，炒黑研细末，吹鼻中，治鼻衄不止。

（18）配滑石，治膀胱湿热，小便涩痛的热淋。

（19）配凌霄花，为末，每早清茶调服6g，治酒渣鼻。

（20）配牡丹皮，治肝郁血虚所致的潮热骨蒸，自汗，盗汗。

（21）炒栀子配竹茹，水煎服，用百草霜外搽，治牙龈出血。

（22）配茵陈、大黄，治黄疸，发热，尿色黄者。

（23）配生地黄、木通，治淋证（如急性泌尿系感染）。

（24）配菊花、甘草，治红眼病（流行性角结膜炎）。

（25）配桃仁、芒硝，研细粉，鸡蛋清调敷胁下，治肝脾肿大。

（26）配大葱、食盐，共捣为泥，敷脐上，治尿闭。

（27）配大蒜、盐花少许，共捣为泥，抹在纱布上敷于肚脐，治尿潴留。

（28）配侧柏叶、蜂蜜，治衄血。

（29）配藕节、生地黄，开水炖，饭后服用，治鼻血不止。

（30）栀子炭配地榆炭、白芷，研散吹鼻，治鼻血不止。

（31）配煅硼砂、朱砂、青黛，研细末，吹喉，治喉中生疮，肿痛及喉痹。

（32）配桑叶、黑芝麻、牡丹皮，研末，制蜜丸，治头晕，耳鸣。

（33）配茅根、生地黄、黄芩，治血热妄行，吐血，衄血，尿血等症。

（34）配当归、川芎、乳香，研末，撒入纱布间缝制成鞋垫，治血瘀型跟骨骨刺。

（35）配黄芩、茅根、侧柏叶，治血热之吐血衄血，便血尿血。

（36）配茵陈、黄柏、大黄，治黄疸，发热，大便干燥。

（37）配黄连、连翘、黄芩，治火毒炽盛，高热烦躁，神昏谵语者。

（38）配黄连、黄芩、黄柏，治壮热烦躁，神昏谵语者。

（39）配菊花、黄芩、甘草，治肝热目赤肿痛，口苦口干，心中烦热等症。

（40）配侧柏叶、生地黄、茅根，治血热妄行之吐血，衄血，尿血等症。

（41）配黄柏、生地黄、连翘，治烧伤感染，有发热，烦渴，烦躁等热毒症状者。

（42）配冬葵子、白茅根、甘草，治小便不利，尿血涩痛，心胸烦热。

（43）配淡竹叶根、白茅根、桑白皮，治黄疸型急性传染性肝炎。

（44）配木通、萹蓄、车前子、滑石，治热淋属下焦湿热者。

（45）配旱莲草、刘寄奴、白及、椿木叶，共研细末封患处，治外伤出血。

（46）用生栀子粉，以水调成糊状，湿敷，治外伤性肿痛。涂敷疔疮，亦有疗效。

【单味应用】

（1）单味鲜品，煎浓汁分服，治火热上炎所致之鼻衄。

（2）单味炒黑，研末，开水送服，可加冰糖合服。或用栀子根煎汤；或用栀子花泡服；或用栀子炭嗅鼻，治鼻衄，唇赤，头胀晕。

注：治气分病用生山栀，血分病用焦山栀，姜制可和胃止呕，炒炭可止血。山栀皮偏于达表去肌热，山栀仁偏于去内热。

【配方选例】

（1）冬瓜子散 治面鼻酒渣，如麻豆，疼痛，黄水出：栀子仁60g，冬瓜子仁、柏子仁、白茯苓、冬葵子（微炒）、枳实（麸炒）各30g。上为细末，

每服 6g，食后米饮调下。(《医部全录·面门》)

（2）通肝散　治冰翳内障：栀子、蒺藜（炒）、枳壳、荆芥各 12g，车前子、牛蒡子（炒）各 60g，甘草 12g，上为末，每服 6g，苦竹叶汤，食后调下。(《医部全录·目门》)

（3）栀子厚朴汤　治伤寒下后，心烦腹满，卧起不安者：栀子（劈）14个，厚朴（炙，去皮）12g，枳实（水浸，炙令黄）4 枚。上 3 味，以水 3.5 升，煮取 1.5 升，去滓。分 2 服，温进 1 服（得吐者，止后服）。(《伤寒论》)

（4）栀子乌梅汤　治伤寒瘥后不得眠：栀子、黄芩各 6g，柴胡 9g，甘草 3g，乌梅（去核）3 个。上作 1 服，水 2 钟，生姜 3 片，竹叶 14 片，豆豉 30 粒，煎至 1 钟，不拘时服。(《奇效良方》)

（5）栀子柏皮汤　治伤寒身热发黄：栀子 15 个（15g），甘草 30g（炙，6g），黄柏 60g（炒，9g）。水煎服。(《伤寒论》)

天花粉

《雷公炮炙论》

本品又名瓜楼根、蒌根、白药、天瓜粉、瑞雪。为葫芦科植物栝楼或双边栝楼的根。全国大部分地区均产。其味苦、微甘，性寒。归肺、胃经。具有清热生津，消肿排脓之功。主治热病口渴，消渴，黄疸，肺热咳嗽，痈肿，痔瘘。用法为内服，煎汤，9～12g，或入丸、散；外用研末撒或调敷。

使用注意：针剂用前须先做皮试。

【配伍应用】

（1）配瓜蒌皮，治热伤津液之口渴，燥咳气逆甚则作喘。

（2）配芦根，亦治热伤津液之口干，口渴，心烦。

（3）配知母，治消渴及热病伤津烦渴。

（4）配贝母，治痰热咳嗽，咳痰稠黏，咳吐不利，咽喉肿痛。

（5）配金银花，治疮疡肿毒。

（6）配麦冬，治虚热咳嗽。

（7）配牡蛎，治痰火郁结，瘿瘤痰核等及百合病渴不瘥者。

（8）配松花粉，共研细末，香油调匀，搽之，治旋耳疮（外耳皮炎及湿疹）。

（9）配天冬、麦冬，治肺热燥咳，甚或咯血等症，如滋燥饮。

（10）配知母、石斛，治胃热伤津，口渴舌干等症。

（11）配生地黄、山药、五味子，治热病津伤口渴及消渴等症，如玉液汤。

（12）配玄参、金银花、甘草，治热病口干烦渴及疮毒痈肿。

（13）配山药、知母、山茱萸，治糖尿病。

（14）配天冬、麦冬、川贝母，治肺阴虚，痰热交阻，干咳咽燥，或痰中带血等症。

（15）配天南星、生地黄、蒲公英，焙干研细末，用醋或液体石蜡油调膏，敷贴局部，治眼睑疖肿。

（16）配穿山甲、皂角刺、金银花，治乳痈等阳证痈疡。

（17）配天冬、麦冬、石斛（量减五分之四），水煎服，并吸其水蒸气，治干燥性鼻炎。

（18）配沙参、麦冬、生地黄、石斛，治胃热伤阴之烦渴多饮，口舌干燥，食后易饥，形体消瘦等症。

（19）配连翘、蒲公英、金银花、浙贝母，治偏于热毒炽盛的痈肿疮疡。

（20）配连翘、忍冬藤、甘草节、紫花地丁、赤芍，治疖疮。

（21）配麦冬、石斛、玉竹、生地黄、玄参，治热病伤津，唇干，口渴，舌红，少津，心烦等症。

【单味应用】

（1）单味研末，蜂蜜拌匀，内服，治鼻肿痛，发干。

（2）单味针剂加生理盐水，做静脉滴注，治恶性葡萄胎。必须先做皮试，为阴性者方可滴注；易引起发热，心率加快，头痛，胸闷等副作用。

【配方选例】

（1）瓜蒌桂枝汤　治柔痉，发热汗出，而不恶寒，身体强几几然，脉反沉迟等：瓜蒌根10g，桂枝10g，芍药10g，甘草6g，生姜10g，大枣12枚。上6味，以水9升，煮取3升，分温3次。取温汗，汗不出，食顷，啜热粥发。（《金匮要略》）

（2）瓜蒌牡蛎散　治百合病，渴不瘥者：天花粉、煅牡蛎各等份。为细末，饮服 10g，每日 3 服。（《金匮要略》）

（3）瓜蒌根汤　治燥火烁肺，口渴身热，二便赤涩，喘咳气逆，面赤唇焦，吐痰难出：天花粉、麦冬、知母、石膏、甘草。水煎服。（《病因脉治》）

（4）瓜蒌根散　治风热口中干燥，舌裂生疮：瓜蒌根、胡黄连、黄芩各23g，炒白僵蚕、白鲜皮、炒大黄各 15g，牛黄、滑石各 7.5g。为细末，每服6g，不拘时竹叶煎汤调下。（《证治准绳》）

（5）如意金黄散　治面颊一切肿毒：天花粉 10 斤，黄柏、姜黄、大黄各5 斤，白芷 3 斤，厚朴、陈皮、甘草、苍术、南星各 2 斤，上共为咀片，晒极干燥。磨 3 次，方用密绢罗厨筛出，瓷坛收贮，勿令泄气。随证调敷。（《医部全录·面门》）

芦根

《名医别录》

本品又名芦茅根、苇根、芦菇根、苇子根、甜梗子、芦芽根等。为禾本科植物芦苇的根茎。多产于安徽、江苏、浙江、湖北等地。其味甘，性寒。归肺、胃经。具有清热生津，止呕，利尿之功。主治烦热口渴，胃热呕逆，肺热咳嗽，肺痈，小便短赤或热淋。用法为内服，煎汤，15 ~ 30g（鲜品60 ~ 120g），或捣汁。

使用注意：脾胃虚寒者忌服。

【配伍应用】

（1）配竹茹，治温病的烦渴，呕哕。加枇杷叶清肺热，降逆，疗效更好。

（2）配杏仁，煎水，加白酒服，治食马肉中毒。

（3）配薏苡仁，治肺痈咳吐脓痰腥臭带血。若配冬瓜仁清热排脓，桃仁活血消痈，用于脓血痰浊颇具疗效。

（4）配石膏，治胃火口干，口臭，牙痛。

（5）配麦冬，治热病伤津之口干烦渴，干咳呕哕。

（6）配茅根，治气血热炽，阴津不足，流鼻血。

（7）配知母，治肺胃火盛阴伤之证。

（8）配天花粉，治温热病之热伤津液，口干，口渴。

（9）配石斛，治热伤阴分较重者，用之不当易留邪。

（10）鲜根配柿蒂，治胃火上逆之呃逆。

（11）鲜根配生橄榄，煎服，频饮，预防春季喉患。

（12）鲜根配人乳，水煎芦根，兑入人乳服，治慢性咽炎，咽痛腭干。

（13）配桑叶、桔梗，治风热感冒，咳嗽而有口干舌燥者。

（14）配杏仁、枇杷叶，治肺热咳嗽，痰黄稠黏。

（15）配鲜荷叶、扁豆花，水煎服，治受暑头胀，胸闷，口渴，咽干，胃口不好。

（16）配豆豉、杏仁，煮汁饮，并浴，治食马肉血欲死。

（17）配竹茹、姜汁，治胃热呕逆，口臭口渴，呕吐反胃等症。

（18）配枇杷叶、白茅根，治胃热呕吐，呃逆。

（19）配天花粉、麦冬，治热病伤津，烦热口渴，舌燥津少之症。

（20）配竹茹、枇杷叶，治胃热呕吐，口苦口干等症。

（21）配白茅根、车前草，治热淋涩痛；亦可治麻疹初起，疹透不畅之症。

（22）配白茅根、丝瓜根，治急性支气管炎，咳嗽。

（23）配薏苡仁、桃仁、冬瓜仁，治肺痈咳吐腥臭脓痰，或痰中带血。

（24）配石膏、麦冬、天花粉，治胃热呕逆，烦热口渴，舌红少津之症。

（25）配白茅根、杏仁、枇杷叶，治肺热咳嗽。

（26）配白茅根、竹茹、生姜，治胃热呕逆。

（27）配麦冬、鲜地黄、玄参，治热病伤津，口渴引饮等症。

（28）配金银花、鱼腥草、冬瓜仁，治肺痈。

（29）配鲜茅根、红小豆、绿豆、黑大豆，煎煮至豆烂取汁，连服7日，预防麻疹。

（30）鲜根配鲜藕、鲜梨、鲜荸荠，同捣烂绞汁服，治热病后期，津液不足。

（31）配金银花、冬瓜仁、杏仁、薏苡仁、桔梗，治肺痈。

【单味应用】

（1）单味捣烂取汁服，治河豚中毒。

（2）单味捣汁1碗，饮服，并煎汤浴体，治中马肉毒。

（3）单味煎汤服或泡茶饮，治齿衄、口臭。

注：芦根有利尿作用，小便短赤热淋等症均可选用。芦根还可解鱼蟹、河豚中毒。

【配方选例】

（1）苇茎汤　治肺痈，咳吐臭痰脓血，胸中隐隐作痛，肌肤干燥粗糙，脉滑数，口干，舌红，苔黄腻：鲜芦根60g（2支），薏苡仁15～30g，冬瓜仁15～30g，桃仁9g。日服1剂，水煎，分2次服。（《千金方》）

（2）张涣芦根汤　治伤寒时气，热入于胃，与谷气相薄，蒸发肌肉，使面目皮肤悉黄，谓之黄病，亦名发黄；芦根30g，茵陈、山栀子、黄芩、甘草各15g。薄荷1g，水煎，每日1剂，分2次服。（《幼幼新书》）

（3）芦根饮子　治伤寒后呕哕反胃，及干呕不下食：生芦根（切）、青竹茹各15g，粳米10g，生姜10g。上4味，以水5升，煮取2.5升，随便饮。（《千金方》）

（4）治骨蒸肺痿，烦躁不能食：芦根（切讫秤）、麦冬（去心）、地骨皮、生姜（合皮切）各150g，橘皮、茯苓各75g。上6味，切，以水2斗，煮取8升，绞去滓，分温5服，服别相去8～9里，昼3服，夜2服，覆取汗。忌酢物。（《玄感传尸方》）

（5）芦根饮子　治小儿壮热，口渴，呕吐不止：芦根15g，淡竹茹、人参各2.4g，桔梗1.5g，知母3g，粟米3合。水煎服。（《证治准绳·幼科》）

淡竹叶

《本草纲目》

本品又名长竹叶、金竹叶、竹叶门冬青、竹叶麦冬等。为禾本科植物淡竹叶的全草。多产于河南、安徽、江苏、浙江、福建等地。其味甘、淡，性平。归心、胃、小肠经。具有清热除烦，利尿之功。主治热病心烦、口渴，口舌生疮，小便赤涩。用法为内服，煎汤，9～15g。

使用注意：孕妇忌服。

【配伍应用】

（1）配荷梗，治热入气分的烦热、口渴、小便不利或涩痛，及湿热发黄诸症。

（2）配木通，治心移热于小肠的口疮舌红，尿赤涩痛。

（3）配灯心草，治热病烦热，心烦不寐，小儿夜啼。

（4）配生石膏，治肺热咳嗽，气逆不得平卧，口舌生疮，口干渴。

（5）配竹茹，治胃经湿热泛恶呕吐，心烦，尿少色赤，黄疸。

（6）配白茅根，治尿血。

（7）配木通、甘草，治口舌生疮。

（8）配生石膏、知母，治热病心烦口渴。

（9）配豆豉、栀子仁，治心经有火，上焦实热所致的心烦，失眠等症。

（10）配菊花、薄荷，治风热感冒。

（11）配石膏、麦冬，治热病后余热未尽。

（12）配生地黄、木通，治口舌生疮，小便赤涩。

（13）配灯心草、海金沙，治热淋。

（14）配灯心草、茅根、海金沙，治热淋作痛，小便短赤等症。

（15）配木通、甘草梢、生地黄，治小便不利，尿少而红，尿血，口舌生疮。

（16）配生地黄、麦冬、知母，治热病烦躁。

（17）配滑石、黄芩、知母、生地黄，治热病心烦口渴，小便赤涩。

（18）配金银花、黄柏、栀子、牡丹皮、车前子，治尿路感染。

【单味应用】

单味煎汤，代茶饮，预防喉痛。

【配方选例】

（1）竹叶汤 治肝脏实热，目赤肿痛：淡竹叶、黄芩（去黑心）、犀角屑、木通各30g，车前子、黄连（去须）、玄参各38g，芒硝60g，栀子仁、大黄（微炒）各45g，上咬咀，每服15g，水1.5盏，煎至八分，去滓，食后温服。（《医部全录·目门》）

（2）竹叶汤 治眼赤：淡竹叶10g，黄连4枚，青钱20文，大枣（去皮核）20枚，栀子7枚，车前草10g。上6味，以水4升，煮取1升以洗眼，每日

6～7遍。忌猪肉。(《外台秘要》)

（3）竹叶石膏汤　治伤寒解后，虚羸少气，气逆欲呕而渴：淡竹叶30片，石膏、麦冬各9g，半夏3g，人参、甘草各4.5g。上为1服，水2钟，生姜3片，粳米1撮，煎1钟，不拘时服。(《奇效良方》)

（4）淡竹叶汤　治诸淋：淡竹叶、车前子、大枣、乌豆（炒、去壳）、灯心草、甘草各4.5g。上为1服，用水2盏，煎至七分，去滓，不拘时温服。(《奇效良方》)

（5）加减竹叶石膏汤　治急性热病之后，咳嗽、咽干、痰少、舌红、苔黄燥者；慢性咳嗽、干咳无痰或痰少者：淡竹叶12g，生石膏30g，南沙参15g，天冬、麦冬各12g，法半夏12g，甘草6g，紫菀、百部、枇杷叶、川贝母（或用川贝母粉6g分冲）各9g。每日1剂或隔天1剂。痰多或痰呈白泡沫状者不宜用。(方药中经验十三法)

鸭跖草

《本草拾遗》

本品又名竹叶菜、耳环草、蓝菜花、翠蝴蝶、碧蝉花、蓝姑草、竹鸡草。为鸭跖草科植物鸭跖草的全草。全国大部分地区均有分布。其味甘、苦，性寒。归肺、胃、小肠经。具有清热，解毒，利尿之功。主治外感发热及温病发热不退，痈肿疮毒，热淋，水肿。用法为内服，煎汤，9～15g（鲜者60～90g，大剂可用150～210g），或捣汁；外用捣敷或捣汁点喉。

【配伍应用】

（1）配蒲公英，治急性热病高热，咽喉肿痛，热痢后重等症。

（2）配甘草梢，治水肿，小便不利或尿频急，尿道涩痛等症。

（3）配车前草，治小便不通。

（4）配蚕豆花，当茶饮，治高血压。

（5）配赤小豆，治四肢浮肿。

（6）配鬼针草，捣烂取汁服（不用加热），渣外敷，治青竹蛇咬伤。

（7）配石膏、知母，治热邪入于气分。

（8）配大青叶、射干，治咽喉肿痛。

（9）配荆芥、淡竹叶、金银花，治外感发热。

【单味应用】

（1）单味鲜品煎服，治痈肿疮毒或捣烂敷患处；取汁外涂，治麦粒肿。

（2）单味鲜品，煎汤代茶饮，预防咽喉疾患。

（3）鲜嫩品，切碎，加油、盐调料炒食，治咽关水肿。

【配方选例】

（1）治手指蛇头疔：鲜鸭跖草，合雄黄捣烂，敷患处，1日1换。初起能消，已化脓者，能退黄止痛。（《泉州本草》）

（2）治五淋，小便刺痛：鲜鸭跖草枝端嫩叶120g。捣烂，加开水1杯，绞汁调蜜内服，每日3次。体质虚弱者，药量酌减。（《泉州本草》）

（3）治赤白下痢：蓝姑草，煎汤日服之。（《活幼全书》）

（4）治黄疸性肝炎：鸭跖草120g，瘦猪肉60g。水炖，服汤食肉，每日1剂。（《江西草药》）

（5）治流行性感冒：鸭跖草30g，紫苏、马兰根、竹叶、麦冬各9g，豆豉15g。水煎服，每日1剂。（《全国中草药汇编》）

（6）治宫颈糜烂：鸭跖草、蒲公英、小腊树、白背叶各2斤。加水4倍，制成流浸膏500mL。用高锰酸钾溶液冲洗阴道，除净白带，擦干，充分暴露糜烂面，用蘸有流浸膏的消毒棉花塞（直径4厘米，厚0.8厘米，中间有1蒂，系线1根，以便上药当天晚上病人自己从阴道取出），紧贴于宫颈糜烂面。每周上药2～3次，10次为一疗程。（《全国中草药汇编》）

莲子心

《大明本草》

本品又名莲心、莲薏、苦薏。为睡莲科植物莲的成熟种子的绿色胚芽。多产于湖南、湖北、福建、江苏、浙江等地。其味苦，性寒。归心经。具有清心火之功。主治温病高热，烦躁，神昏谵语，邪陷心包。用法为内服，煎汤，1.5～3g，或入散剂。

【配伍应用】

（1）配远志肉，治心火妄动，不能下交于肾之肾精失守的不寐、烦躁等症。

（2）配藕节，煅存性，研细末，点鼻中息肉上，连点三月，不可间断，治鼻菌。

（3）配犀角、连翘心、玄参，治温病高热，烦躁，神昏谵语等邪入心包之症。

（4）配远志、酸枣仁，治高血压病。

（5）配玄参、麦冬，治温热病极期的高热，神昏谵语，汗出过多，口干渴等症。

（6）配玄参、连翘、麦冬，治热病高烧，齿龈出血。

（7）配酸枣仁、首乌藤、茯神，治心烦不眠。

【配方选例】

（1）清宫汤　治太阳温病，发汗过多，神昏谵语：玄参心9g，莲子心1.5g，竹叶卷心6g，连翘心6g，犀角尖6g（磨、冲），连心麦冬9g。水煎服。（《温病条辨》）

（2）治劳心吐血：莲子心、糯米。上为细末，酒调服。（《百一选方》）

（3）治遗精：莲子心一撮，为末，入朱砂0.3g。每服3g，白汤下，每日2次。（《医林纂要》）

（二）清热燥湿药

黄芩

《神农本草经》

本品又名腐肠、空肠、元芩、枯芩、子芩。为唇形科植物黄芩的根。多产于辽宁、河北、内蒙古、山西等地。其味苦，性寒。归肺、胆、胃、肝、大肠经。具有清热燥湿，泻火解毒，止血，安胎之功。主治寒热往来，烦躁，肺热咳嗽，黄疸，泻痢，头痛，目赤肿痛，痈疽，红肿疼痛，热迫血行，胎动不安，壮热烦渴，热淋，小便不利。用法为内服，煎汤，3～9g，或入丸、散；外用煎水洗或研末撒。

【配伍应用】

（1）配白术，治胎热不安。

（2）配桑白皮，治肺热咳嗽，肺痈。

（3）配天冬，治肺虚燥热或肺热阴伤之干咳少痰，咽干音哑，或肺肾阴亏，浮火上冲，饮多尿多之上消证；肺痈后期脓痰已减，但正气已伤，余焰尚盛者。

（4）配槐花，治热伤血络所致的肠风下血，痔疮出血及崩漏等症；亦治高血压病。

（5）配菊花，治肝阳上亢所致的头痛，目赤，口苦，面红，心烦等症。

（6）配白芍，治痢疾腹痛。

（7）配柴胡，治寒热往来，风热感冒有表证者。

（8）配黄连，治目赤肿痛，齿龈肿痛，口舌生疮等症。

（9）配半夏，治咳嗽痰黄，呕恶脘痞，惊悸不寐。

（10）配栀子，治吐血，衄血。

（11）配知母，治急慢性肺热咳嗽。

（12）配夏枯草，治肝火亢盛的头晕，头痛。

（13）配地榆，治肠中风热便血及肠痈之发热腹痛。

（14）配牡蛎，治肝火郁结的瘰疬。

（15）配黄柏，外治湿疹，同研末，浓茶或油调敷。

（16）配白及，制水丸服，治鼻衄久久不愈。

（17）配大黄、黄连，治热病烦躁，便秘，或热盛迫血妄行，咯血，吐血，衄血等症。研细外搽，治牙缝出血。

（18）配茵陈蒿、栀子，治湿热黄疸，作为辅助药使用。

（19）配黄连、栀子，治急性热病，壮热烦躁，苔黄脉数。

（20）配白术、当归，治胎热不安。

（21）配葛根、黄连，治湿热下痢，有里急后重，而属菌痢或肠炎者。

（22）配川厚朴、黄连，治小腹绞痛而属热痛者。

（23）配桑白皮、知母，治肺热咳嗽，痰黄黏稠。

（24）配白芍、甘草，治泻痢腹痛。

（25）配白芍、白术，治胎热不安。

（26）配黄连、防风，治肠风下血。

（27）配牡丹皮、大黄，治衄血，吐血。

（28）配夏枯草、牡蛎，治肝火郁结的瘰疬。

（29）配生地黄、木通，治热淋，小便涩痛等症。

（30）配鸭跖草、车前草，治热淋，小便不利。

（31）配桑白皮、地骨皮，治肺热咳嗽，低热。

（32）配金银花、连翘，治咽喉肿痛，疮痈火毒。

（33）配白茅根、生地黄，治热毒炽盛，迫血妄行出血者。

（34）配黄连、黄柏，水煎服，治钩吻中毒。

（35）配石膏、山栀子，治气分实热，烦渴者。

（36）配茵陈、栀子、黄柏，治湿热发黄。

（37）配黄连、木香、白芍，治肠胃湿热，泻痢腹痛，里急后重等症。

（38）配茵陈、栀子、龙胆草，治湿热黄疸，尿少而赤，口苦等症。

（39）配滑石、白蔻仁、通草，治湿热所致的湿热发热，胸闷，口渴不欲饮。

（40）配桑白皮、浙贝母、麦冬，治肺热咳嗽。

（41）配钩藤、莲子心、菊花，治高血压病。

（42）配白术、苎麻根、当归，治胎动不安，胎漏见红。

（43）配桑白皮、杏仁、甘草，治肺热咳嗽。

（44）配黄连、金银花、连翘，治热病高烧，烦躁及疔疮痈肿等症。

（45）配黄精、白及、丹参、百部，治肺结核。

（46）配知母、桑白皮、地骨皮，治急、慢性肺热咳嗽。

（47）配金银花、竹叶、白芷，煎水漱口，治牙龈咬合处痈肿，红肿疼痛，溃疡，开口困难。

（48）配黄连、蒲公英、紫花地丁，治热病高烧，烦躁，疔疮痈肿等症。

（49）配黄连、黄柏、大黄，研末，蜜水调敷，治丹毒。

（50）配连翘、杏仁、桔梗，治肺热咳嗽。

（51）炒黄芩、配藿香、姜半夏、生姜，水煎服，治发芽马铃薯中毒所致腹痛吐泻，下痢。

（52）配黄连、金银花、连翘、大黄，治热毒疮疡，内服外用均可。

（53）配明矾、雄黄、赤芍、姜黄，细末，冷开水调敷（若溃烂，敷外围），治疖疔灼热，红肿疼痒。

（54）配黄连、甘草、煨葛根、白芍，治热性病，发热不退，烦闷咳嗽，大便稀薄。

（55）配黄连、甘草、栀子、大黄，治吐血，衄血，大便不通。

【单味应用】

（1）单味水煎服，连用3天，治猩红热。

（2）单味水煎浓液，含漱，治牙龈生痈。

【配方选例】

（1）黄芩汤　治太阳与少阳合病，自下者：黄芩10g，芍药、甘草（炙）各6g，大枣（擘）12枚。上4味，以水1斗，煮取3升，去滓，温服1升，日再夜1服。（《伤寒论》）

（2）清空膏（即古方追涎药）　治风湿热偏正头痛：黄芩（生半酒炒）105g，甘草（炙）45g，防风、羌活、黄连（酒炒）各30g，柴胡21g，川芎15g。上为末，每6g茶清调成膏，临卧抹口内，少用白汤送下。此膏治诸般头痛皆效；惟血虚头痛，从鱼尾相连痛者不治。（《东垣十书》）

（3）羌活当归汤　治脑疽：黄芩（酒炒）、黄连（酒炒）、炙甘草各30g，防风、栀子仁、羌活、黄柏（酒浸）、连翘各1.5g，泽泻、独活、藁本各9g。上㕮咀分作4服，水1小碗，先浸1时许，入酒1匙，煎至八分，去渣，大温服，食后，每日2服，和渣计6服，3日服尽，去渣，清药调下后槟榔散。（《医部全录·头门》）

注：槟榔散即槟榔为细末，将羌活当归汤调下。

（4）黄芩黄连汤　治内障：黄芩（酒洗炒）、生地黄（黄酒洗）、草龙胆（酒洗炒4次）各30g，黄连（去须酒洗炒）21g。上㕮咀每服6g，水2盏，煎数沸，去滓，再煎至1盏，热服，午后晚间俱不可服，唯午饭时服之，方效。（《证治准绳》）

黄连

《神农本草经》

本品又名王连、支连、川连、味连、鸡爪连。为毛茛科植物黄连、三角叶黄连或云南黄连的根茎。我国西南及陕西、湖北、四川、云南黄连产量较大。其味苦，性寒。归心、肝、脾、胃、胆、大肠经。具有清热燥湿，泻火解毒之功。主治痢疾，高热，烦躁，神昏谵语，心烦不眠，衄血，吐血，火毒疮痈。用法为内服，煎汤，1.5～3g，或入丸、散；外用研末调敷、煎水洗或浸汁点眼。

使用注意：凡阴虚烦热，胃虚呕恶，脾虚泄泻，五更泄泻者慎服。

【配伍应用】

（1）配紫苏叶，治湿热呕吐不止。

（2）配阿胶，治阴亏火旺，心烦不眠，热痢伤阴，大便脓血，舌红苔黄，脉细。

（3）配黄芩，治上、中二焦火热炽盛而致的大热，头面红肿焮痛，口燥，咽干，口舌生疮，胸胁痞满，烦躁不眠，甚或吐衄发斑，神志昏迷等症。

（4）配龙胆草，治目赤红肿，或暑行目涩，赤眼暴发。既可煎汁内服，也可浸汁外用滴眼。

（5）配大蒜，治热痢脏毒，便下脓血。

（6）配枳壳，治湿热气血交结，络脉瘀滞，痔疾大便秘结等症。

（7）配麦冬，治心中烦热，口舌咽喉生疮，或胃中嘈杂似饥，恶心欲呕，消渴引饮等症。

（8）配黄柏，治热毒赤痢。

（9）配升麻，治心脾火毒所致的口舌生疮，口腔黏膜溃烂，牙龈肿痛，及喉痹喉蛾等症。

（10）配半夏，治痰热互结，或湿热中阻、气机失畅所致的胸脘胀满，心下痞闷，按之作痛，或呕逆欲吐，或咳嗽痰黏，或肠鸣泄泻，舌苔黄腻，脉象濡数等症。

（11）配大黄，治心下痞，按之濡，其脉关上浮者。

（12）配槟榔，共研末，以鸡子清调搽，治痈疽肿毒，已溃未溃皆可用。

（13）配芦荟，治小儿口疳。

（14）配鸡蛋清，浸汁滴眼，治风火目赤。

（15）配冬瓜，治消渴能饮水，小便甜，有如脂麸片，日夜六七十次者。

（16）配肉桂，治心肾不交的失眠，上焦见心火热证，如心烦，口舌生疮；下焦见脚凉等肾阳虚寒证。

（17）配木香，治细菌性痢疾，泻痢腹痛，里急后重。

（18）配青黛，泡汤，洗目，治烂弦风眼。

（19）配吴茱萸，治胃热呕吐吞酸，肝热胁痛；或调成膏状，敷涌泉穴，治急性扁桃体炎。

（20）配干姜，治冷热诸痢。

（21）配人参，煎汁口服，治巴豆中毒所致泻下不止。

（22）配生地黄，治温热病伤营阴，热盛之神昏谵语，夜寐不安。

（23）配僵蚕，研细末，吹喉中，治咽喉肿痛，其色红紫，重点在关下，痰多。

（24）配细辛，治胃火牙痛，齿龈肿胀，口舌生疮。若加生石膏，能增强清热之效。

（25）配朱砂，共研细末，开水送服，1 岁小儿每次 1.6g，治小儿心火上炎所致口舌生疮。

（26）配乌梅，治久痢不止。

（27）配甘草，煎浓汁，涂口腔，治小儿鹅口疮。

（28）配姜汁，治胃热呕吐。

（29）配冰片，研粉，凉开水泡，取液滴耳，治急、慢性中耳炎。

（30）配生姜，治小儿消化不良，口臭，嗳出腐败气味。

（31）川黄连配川黄柏，研细末拌匀，香油调，涂患处，治赤游丹毒。

（32）配枯矾，外用治耳内疖肿，中耳炎等。

（33）配人参、石莲子，水煎服，治噤口痢，呕不能食，身热、口渴喜饮凉，舌红，脉大者。

（34）配黄芩、葛根，治泻痢而发热者。

（35）配寒水石、大豆汁，煎汁冷服，治巴豆中毒。

（36）配黄芩、栀子，治热病，高热，烦躁，神昏谵语者。

（37）配细辛、冰片，细末，涂疮面，治舌疮，溃烂疼痛。

（38）配金银花、蒲公英，治疮疖痈肿（包括口舌生疮，皮肤疮疖，目赤脸肿）。

（39）配瓜蒂、穄米，研末吹鼻中，治鼻中息肉。

（40）配朱砂、生地黄，治心火亢盛之心烦失眠。

（41）配明矾、炮皂角，研粉，吹喉，治咽喉肿痛，喉蛾胀大，饮食不下，痰胶黏不易唾出。

（42）配黄芩、大黄，治心火内炽，迫血妄行，衄血，吐血者。研细，外搽治牙缝出血。

（43）配甘草、山豆根，捣细末，吹喉，治喉瘤及小儿一侧喉蛾肿大。

（44）配生地黄、天花粉，治糖尿病。

（45）配半夏、瓜蒌实，治小结胸病，正在心下，按之则痛，脉浮滑者。

（46）配知母、天花粉，治胃火炽盛，消谷善饥者。

（47）配松香、海螵蛸，共研末，黄蜡调外搽，治脓疱疮，急性湿疹。

（48）配黄芩、黄柏，水煎服，治钩吻中毒。

（49）配吴茱萸、白芍，治脾受湿气，泻痢不止，米谷不化，脐腹刺痛，小儿疳气下痢。

（50）配连翘、紫花地丁，水煎服，治耳内生疔。

（51）配朱砂、生甘草，治心烦懊忱反复，心乱，怔忡，上热，胸中气乱，心下痞闷，食入反出。

（52）配菊花、蒲公英，头煎内服，次煎洗眼，治急性结膜炎，目赤肿痛。

（53）配阿胶、白芍、鸡子黄，治阴血不足，心烦不眠者。

（54）配香薷、厚朴、扁豆，治暑湿泄泻，头痛烦渴等症。

（55）配黄芩、黄柏、栀子，治热病之高热烦躁，神昏谵语，发狂，疔疮走黄等症。

（56）配黄芩、黄柏、连翘，治火毒疮痈。

（57）配厚朴、石菖蒲、半夏，治霍乱、暑湿等湿热内蕴所致的胸脘痞闷，胃呆泛恶，呕吐下利等症。

（58）配黄芩、半夏、生姜，治脘腹痞满，恶心呕吐。

（59）配桂枝、干姜、党参，治胃寒引起的腹痛及胸有积热引起的胸中烦闷。

（60）配当归、干姜、阿胶，治大冷洞痢肠滑，下赤白如鱼脑，日夜无节度，腹痛不可堪忍者。

（61）配黄柏、乳香、龟甲，各为末研匀，香油调敷，婴儿湿疹严重者。

（62）配白头翁、秦皮、黄柏，治急性肠炎，热痢。

（63）配黄芩、黄柏、大黄，研末，蜜水调敷，治丹毒。

（64）配枯矾、薄荷、冰片，治口疮。

（65）配赤芍、牡丹皮、生地黄、金银花，治热毒疮疡，痈疽肿毒及疔毒走黄。

（66）配人参、白术、干姜、炙甘草，治呕吐酸水，脉弦迟者。

（67）配芦荟、蟾蜍灰、青黛、麝香，治走马牙疳。

（68）配生地黄、牡丹皮、当归、升麻，治醇酒厚味，唇齿作痛，或齿龈溃烂，或连头面颈项作痛。

【单味应用】

（1）单味适量，研末水调，敷足心，治小儿急性结膜炎。

（2）单味 3g，煎服，治巴豆中毒出现口渴面赤，五心烦热，泻痢不止。

（3）单味 2g，泡水外搽皮炎部位，治巴豆所致皮炎。

（4）单味研粉，煮沸 3 次，冷却去渣，不加防腐剂，浸泡患指，治骨髓炎。

（5）单味煎浓汁，细细呷服，治口疮。

（6）单味浸浓汁，渍拭之，治泪出不止。

【配方选例】

（1）黄连阿胶汤　治少阴病，得之二三日以上，心中烦，不得卧：黄连12g，黄芩、芍药各6g，鸡子黄2枚，阿胶（一云三挺）10g。上 5 味，以水 6 升，先煮 3 物，取 2 升，去滓，纳胶烊尽，小冷，纳鸡子黄，搅令相得。温服 7 合，每日 3 服。（《伤寒论》）

（2）黄连汤　治伤寒胸中有热，胃中有邪气，腹中痛，欲呕吐者：黄连、甘草（炙）、干姜、桂枝（去皮）各 10g，人参6g，半夏（洗）10g，大枣（擘）12 枚。上 7 味，以水 1 斗，煮取 6 升，去滓，温服，昼 3 夜 2。（《伤寒论》）

（3）龙胆汤　治忿怒动胆火，致左耳聋：黄连、黄芩（炒）、栀子（炒）、当归、陈皮、牛胆、南星各 3g，龙胆、香附各 2.4g，玄参 2.1g，青黛、木香各 1.5g，干姜（炒黑）1g。上锉作 1 服，入姜 3 片，水煎，入元明粉 1g 服。（《万

病回春》）

（4）内疏黄连汤　治脑疽呕哕，心逆发热而烦，脉沉而实，肿硬困闷而皮肉不变色，根深大，病在内，脏腑秘涩，当急利之：黄连、白芍、当归身、槟榔、木香、黄芩、薄荷、桔梗、甘草、山栀各 30g，连翘 60g。上除槟榔、木香 2 味为细末外，并锉，每服 30g，水 1.5 盏，煎至 1 盏，先吃一二服，次每服加大黄 3g，再服加 3g，以利为度。如有热证，服黄连汤，大便秘涩，加大黄，觉无热证，少煎内托复煎散时时服之。如实无热，及大小便通，止服复煎散。稍有热证，却服黄连汤。秘加大黄。如此内外皆通，营卫和调，则经络自不遏绝矣。（《保命集》）

注："内托复煎散"治脑疽焮肿于外，根盘不深，形证在表，其脉多浮，痛在皮肉，邪气盛则必侵入内，急须内托以救其里：黄芪、芍药、黄芩、白术（土炒）、茯苓、人参、甘草、柳桂、地骨皮、防己、当归各 30g，防风 60g。上㕮咀，先煎苍术 1 斤，用水 5 升，煎至 3 升，去术滓，入前药 12 味，再煎至 3～4 盏，绞取清汁，作 3～4 服，终日服之。又煎苍术滓为汤，去滓，再依前煎服 12 味滓。此除湿散郁热，使胃气和平，如或未已，再作半料服之。若大便秘及烦热，少服黄连汤。如微利及烦热已过，却服复煎散半料，如此使营卫俱行，邪气不能内侵也。

（5）黄连膏　治鼻窍生疮，干燥疼痛；近代也用于老年性阴道炎：黄连、黄柏、姜黄各 9g，当归尾 15g，生地黄 30g。香油 360g，将药炸枯，去渣，下黄蜡 120g 溶化尽，将油滤净，倾入瓷碗内，以柳枝不时搅拌，候凝为度，涂患处。（《医宗金鉴·外科心法要诀》）

（6）黄连解毒加味汤　治小儿痘落痂之后，其瘢或紫或焦或黑，通身壮热，烦渴不宁：黄连、黄芩、黄柏、栀子、牡丹皮、生地黄、金银花、连翘、甘草。加灯心草，水煎服。（《医宗金鉴·痘疹心法要诀》）

（7）黄连犀角散　治狐惑，肛门生虫：黄连 15g，犀角 30g，木香 4.5g，乌梅 10 个。上为末，每服 6g，水煎，空腹时和渣温服，早、晚各 1 次。（《张氏医通》）

（8）黄连散　治妇人骨蒸劳热，四体昏沉，背膊疼痛，面色萎黄：黄连、木通各 30g，知母、炙鳖甲各 60g，柴胡 45g，龙胆草、甘草各 15g，地骨皮、白术、黄芩、麦冬、犀角各 1g。上为粗末，每服 12g，加生姜 0.15g、竹叶

3~7 片，水煎，不拘时服。(《太平圣惠方》)

（9）黄连解毒丸 治心胃热毒，疮疡丹毒，无名肿毒，红肿疼痛，发热烦躁，大便燥结：黄连、黄芩、黄柏、栀子、升麻、金银花、防风、炒牛蒡子、大黄、当归、赤芍、甘草各 120g。上为细末，水泛为丸，每服 6g，每日 2 次。(《中药制剂手册》)

（10）连朴饮 治急性胃肠炎，霍乱，伤寒，菌痢，及胸闷，泛恶，胃呆，腹泻，舌苔黄腻等症：黄连 3~6g，厚朴 3~9g，豆豉 9~12g，山栀 6~9g，半夏 6~9g，石菖蒲 3~6g，芦根 30~60g。日服 1 剂，水煎，分 2 次服。(《霍乱论》)

黄柏

《本草纲目》

本品又名黄檗、檗皮、檗木。为芸香科植物黄柏（关黄柏）或黄皮树（川黄柏）的树皮。多产于东北、华北、内蒙古、四川、云南等地。其味苦，性寒。归肾、膀胱、大肠经。具有清湿热，泻火毒，退虚热之功。主治热痢，黄疸，泄泻，足膝肿痛，热淋，疮疡肿毒，湿疹，骨蒸盗汗，遗精，白带。用法为内服，煎汤，4.5~9g，或入丸、散；外用研末调敷或煎水浸渍。

使用注意：脾虚泄泻，胃弱食少者忌服。

【配伍应用】

（1）配栀子，治黄疸，身热发黄。

（2）配薤白，治湿热疫毒壅滞肠中而见的泻痢后重，大便滞涩等症。

（3）配槟榔，以猪脂调服，治肺痈，鼻中生疮，肿痛。

（4）配车前子，治热淋，小便涩痛。

（5）配赤芍，治热痢下血。

（6）配木香，治急性腹泻，腹痛。

（7）配细辛，治尿频，尿急，排尿不畅，尿路痛。

（8）配川乌头，研末调涂，治痈疽肿毒。

（9）配苦参，治皮肤湿疹，热疮。亦可外洗。

（10）配知母，治阴虚火旺的发热，盗汗，遗精等症。

（11）配枯矾，研末掺之，治小儿脓疮，遍身不干。

（12）配苍术，治湿热下注，关节疼痛，两足软弱，足膝红肿热痛，或湿热带下，湿疮淋漓，并见小便短赤，舌苔黄腻等症。

（13）配冰片，治梦遗（青壮年火盛而阴不甚虚者）。

（14）配肉桂，治咽痛。

（15）配甘草，煎水灌肠，治流脑呕吐较剧烈者。

（16）配干姜，共为细末，外敷口腔，治口腔炎，口疮溃烂、疼痛，口气臭秽。

（17）配黄芩，煎汤洗，治阴疮肿痛，或阴蚀有脓。涂以白蜜效佳。

（18）配黄连，研末敷之，治妇女阴疮，或赤白带下。

（19）配铜绿，研末搽之，治口疳臭烂。

（20）配生地黄，治肾阴不足，虚火内炽之低热不退，骨蒸汗出，或下消多尿等症。

（21）配猪胆汁，外涂，治疮疡肿毒。

（22）配龙脑，麦冬汤下，治热甚梦泄，怔忪恍惚，膈壅舌干。

（23）配真蛤粉，治白淫，梦泄遗精及滑出而不收。

（24）川黄柏配川黄连，研细末，拌匀，用香油调，涂患处，治赤游丹毒。

（25）配青黛粉、石膏粉，用麻油调搽，治湿疹。

（26）配地肤子、芒硝，外用，治黄水疮。

（27）配荆芥、苦参，治湿疹。

（28）配槟榔、猪油，药为末，猪油熬热调敷，治鼻前皮肤生疮。

（29）配芡实、白果，治湿热所致的黄浊白带。

（30）配枯矾、百草霜，研匀，麻油调糊，涂患处，治鼻疮、糜烂、流水等。

（31）配白头翁、秦皮，治热痢。

（32）配川大黄、华细辛，研细末，左侧疼吹右鼻孔，右侧疼吹左鼻孔，治牙痛。

（33）配苍术、牛膝，治足膝肿痛，下肢痿瘫麻木，有心胸烦热，口燥咽干，大便秘结等症。

（34）配车前子、白果，治妇女带下，秽臭黄稠。

（35）配木通、淡竹叶，治膀胱湿热，小便淋涩热痛。

（36）配栀子、大黄，治黄疸。

（37）配黄芩、黄连，治热病，必须湿热内盛，温病初起。因温病最易化燥伤津，三黄苦燥，殊非所宜。

（38）配翻白草、秦皮，治痢疾。

（39）配苍术、川椒，治下阴自汗，头晕腰酸。

（40）配砂仁、甘草，降心火，益肾水。

（41）配地榆、白及，焙干研粉，麻油调敷，治烧烫伤。

（42）配白头翁、黄连，治痢疾，腹痛，身热后重。

（43）配栀子、茵陈，治黄疸。

（44）配栀子、甘草，治湿热黄疸，身黄发热等症。

（45）配山药、车前子、芡实，治下焦湿热，带下黄白等症。

（46）配赤芍、牡丹皮、栀子，治热毒疮疡，皮肤湿疹。

（47）配大黄、苦参、滑石，煎汤外洗或研末撒敷，治热毒疮疡，皮肤湿疹。

（48）配人中白、青黛、蒲黄，研细末，卧前搽舌咽津，治舌疮，溃烂疼痛。

（49）配苦参、荆芥、紫苏叶，治皮肤湿热，疮疖，湿疹等症。

（50）配黄芩、黄连、大黄，研末，蜜水调敷，治丹毒。

（51）配白头翁、秦皮、黄连，治热毒痢疾。

（52）配黄连、黄芩、连翘，治火毒，疮痈。

（53）配熟地黄、盐水炒知母、龟甲，治阴虚低热，盗汗，尿血，腰酸，耳鸣，遗精。

（54）配黄芩、黄连、栀子，治热病之高热烦躁，神昏谵语。

（55）配茵陈、栀子、大黄，治湿热黄疸。

（56）配灶心土、赤小豆、白扁豆，煎水服之，治中六畜毒。

（57）配车前子、山药、白果，治白带，阴痒。

（58）配川黄连、乳香、龟甲，各为末研匀，香油调敷，治婴儿湿疹严重者。

（59）配煅石膏、红升丹、枯矾，研粉，麻油或菜油调敷，治黄水疮。

（60）配青黛、五倍子、枯矾，研细面，搽于患处，治口疮，齿龈溃烂。

（61）配熟地黄、盐水炒知母、山药、山茱萸，治阴虚低热，盗汗，尿血，腰酸，耳鸣，遗精。

（62）配黄连、木香、马齿苋、白头翁，治湿热泻痢。

（63）配木香、藿香、茯苓、白术，治湿热泄泻。

（64）配茵陈、栀子、车前子、生大黄，治湿热郁蒸而致的黄疸。

（65）配槐角、槐花炭、地榆、防风，治痔疮便血。

（66）配苍术、牛膝、木瓜、薏苡仁，治湿热伤筋而出现下肢痿弱，甚或麻木、瘫痪等症。

（67）配地黄、龟甲、知母、猪脊髓，治阴虚火旺所致的骨蒸劳热，盗汗，梦遗，口干，经闭，下午颧红等症。

（68）配凤尾草、半枝莲、连翘、萆薢，水煎服，热重者加大黄、栀子；湿重者加苍术、薏苡仁；尿急痛者加六一散，治急性泌尿系感染。

（69）生黄柏配五倍子（与面粉炒熟）、生半夏、伸筋草，研末，醋调糊，外涂，治带状疱疹。

【单味应用】

（1）单味研末，开水调服，治食死牲畜肉中毒。

（2）单味研末，与乳汁调和，涂抹创面，治烧伤（包括放射性皮炎，以及化学灼伤）。

（3）单味研末，用鸡蛋调，涂擦患处，治湿热下注阴痒。

（4）单味水煮，过滤液点眼，治沙眼，疼痛眼痒。

（5）单味用蒸馏水浸，捣汁，上颌窦穿刺冲洗后，将汁滴入窦腔内，治上颌窦炎。

（6）单味20g，水煎后作喉喷雾，治白喉初起。

（7）单味煎浓汁，漱口，治火热所致的牙龈出血不止。

（8）单味以乳浸，点眼，治小儿蓐内赤眼。

【配方选例】

（1）大补丸　能降阴火，补肾水：黄柏（炒褐色）、知母（酒浸、炒）各

120g，熟地黄(酒蒸)、龟甲(酥炙)各180g。上为末，猪脊髓、蜜丸。服70丸，空腹盐白汤下。(《丹溪心法》)

（2）治酒湿痰痛风方　治酒湿痰痛风：黄柏、威灵仙各15g，苍术、羌活、甘草、陈皮、芍药各3g。姜，水煎。每日1剂，分3次服。(《丹溪心法》)

（3）大风髓丹　治心火旺，阳大盛，补肾水真阴虚损，心有所欲，速于感动，应之于肾，疾于施泄，此方固真元，降心火，益肾水：黄柏（炒）60g，缩砂仁30g，甘草15g，半夏(炒)、猪苓、茯苓、红莲蕊、益智各7.5g。为丸，每服50丸。(《医垒元戎》)

（4）黄柏汤　治小儿夏月伤暴寒，下痢脓血，头痛身热，壮热心烦，及温病热盛，复遇暴寒折之，热入腹中，下血如鱼脑者：黄柏、黄连、白头翁（一作白薇）、升麻、当归、牡蛎、石榴皮、黄芩、桑寄生、甘草各0.6g，犀角、艾叶各0.3g。上为粗末，水煎服。(《备急千金要方》)

三颗针

《名医别录》

本品又名小檗。为小檗科植物大叶小檗、细叶小檗或日本小檗等的根皮或茎皮。多产于湖北和西南各省。其味苦，性寒。归肝、胃、大肠经。具有清热燥湿，泻火解毒之功。主治热毒疮肿，咽肿喉痛，目赤，龈肿，湿疹，痢疾，肠炎。用法为内服，煎汤，9～15g；外用适量，煎汤洗，或研末撒敷伤口。

【配伍应用】

（1）配委陵菜、马齿苋，治湿疹。

（2）配金银花、菊花、连翘，治热毒疮肿，咽痛喉痹，目赤，龈痛等症。

（3）配甘草、滑石、青黛，研细末，撒敷患处，治湿疹。

【单味应用】

（1）单味茎适量，磨水点眼角，治火眼红赤。

（2）单味，用人乳磨，或用其蒸人乳，点眼，治火眼。

【配方选例】

（1）治血痢：三颗针 15g，红糖 15g。煎水服。

（2）治跌打损伤；三颗针 30g。泡酒内服外擦。

（3）治刀伤：三颗针根研末，敷伤口。

（4）治湿疹，疖肿：三颗针 2 份，滑石 4 份，青黛 2 份，生石膏 4 份。用凡士林配制成 25% 软膏，涂擦患处。（《陕甘宁青中草药选》）

十大功劳叶

《本草再新》

本品又名功劳叶。为小檗科植物阔叶十大功劳、细叶十大功劳或华南十大功劳的叶。分布全国各地。其味苦，性寒。归肝、胃、大肠经。具有清热燥湿，泻火解毒之功。主治热痢，黄疸，吐血，胃火牙痛，痈疽疮疖，湿疹，目赤肿痛，头痛。用法为内服，煎汤，6～9g。

【配伍应用】

（1）配长穗腹水草、马鞭草，治脱肛（将上药切片，用淘米水煮开放凉泡服，每日 1 剂，分 3～5 次服）。

（2）配一见喜、橘皮（减 5 倍的用量）水煎服，治小儿肺炎。

（3）配猫眼草、火炭母、崩大碗，水煎服，治牙龈痈肿，疼痛，流脓。

（4）配菊花、决明子、车前子，治肝火目赤肿痛，头痛等症。

【单味应用】

单味 9g，水煎顿服，治风火牙痛。每日 1 剂，痛甚者服 2 剂。

【配方选例】

（1）治百日咳：功劳叶根 15g，地骨皮 15g，加蜂蜜适量。水煎服。（《陕甘宁青中草药选》）

（2）治腰膝酸痛：鲜功劳叶根 30g，乌贼骨 2 枚。水、酒各半，煎服。（《陕甘宁青中草药选》）

（3）治睑缘炎：十大功劳根适量，炉甘石粉少许。用根煎浓液，加入炉甘

石粉调匀，干燥后研细末，每用 30g 加入凡士林 90g、羊毛脂 10g，调为软膏，涂于睑缘。(《中药大辞典》)

马尾连

《本草纲目拾遗》

本品又名马尾黄连、金丝黄连、草黄连、唐松草。为毛茛科植物多叶唐松草、贝加尔唐松草等的根茎及根。主产于四川、云南等地。其味苦，性寒。归心、大肠、肝、胆经。具有清热燥湿，泻火解毒之功。主治口舌生疮，肠炎，痢疾，传染性肝炎，扁桃体炎，结膜炎，痈肿疮疖。用法内服，煎汤，3～9g；外用研末调敷。

【配伍应用】

（1）配木香，治痢疾，肠炎。

（2）配吴茱萸，治湿热呕吐。

（3）配焦山栀，治热病烦渴。

（4）配桑白皮、黄芩，治肺热咳嗽。

（5）配蒲公英、菊花，治痈疡疮肿，目赤肿痛。内服、外洗皆宜。

（6）配葛根、黄芩、马齿苋，治痢疾。

（7）配栀子、茵陈、金钱草，治黄疸。

（8）配栀子、竹叶、豆豉，治热病烦躁不宁者。

【单味应用】

单味焙干研末，撒布患处，治渗出性皮炎。

【配方选例】

（1）经验方　治渗出性皮炎：马尾黄连适量，焙干研末，撒患处。或与松花粉各等份同用。如撒后患处干燥起裂，可用香油调敷。(《新疆中草药手册》)

（2）经验方　治脚癣：马尾黄连 15g，黄柏 30g，新鲜猪胆 1 个（取汁），冰片 1g。先将马尾黄连、黄柏水煎成糊状，去渣，再下猪胆汁，微火煎 1～2分钟，离火，待温加冰片搅匀，每晚擦患处。(《新疆中草药手册》)

（3）经验方 治小儿伤风发热及麻疹将出：马尾黄连、蝉蜕、菊花、牛蒡子、防风、薄荷、甘草。煎汤服。（《四川中药志》）

（4）经验方 治口舌生疮，结膜炎，扁桃体炎：马尾黄连 9g，黄芩 6g，刺黄柏、栀子各 9g，牛蒡子 6g，连翘 15g，甘草 6g，水煎服。（《新疆中草药手册》）

龙胆草

《神农本草经》

本品又名龙胆、草龙胆、四叶胆。为龙胆科植物龙胆或三花龙胆的根及根茎。产于黑龙江、吉林、辽宁、内蒙古、河北、山东、江苏、安徽、浙江、福建、江西、湖南、湖北、贵州、四川、广东、广西等地。其味苦，性寒。归肝、胃、胆经。具有泻肝胆实火，除下焦湿热之功。主治肝经热盛，惊痫狂躁，乙型脑炎，头痛，目赤，咽痛，黄疸，热痢，痈肿疮疡，阴囊肿痛，阴部湿痒。用法为内服，煎汤，3～9g，或入丸、散；外用研末调敷。

使用注意：脾胃虚弱作泻及无湿热实火者忌服。

【配伍应用】

（1）配石决明，治头目昏痛，目赤肿痛，惊风，手足抽搐等症。

（2）配左金丸，以龙胆草煎汤，送服左金丸，治胆石症。

（3）配大黄，治胁痛，耳聋，口苦目赤，黄疸热痢，阴囊湿肿，便秘燥结，甚或吐衄惊狂等。非肝胆实火证，不可服用。

（4）配苦参，牛胆汁和丸，治湿热黄疸。

（5）配茵陈、郁金，治湿热发黄及肝胆湿热引起的胸胁胀痛，口苦等症。

（6）配苦参、牛蒡子，治湿热疮疡，阴囊湿痒，皮肤疥癣。

（7）配钩藤、天麻，治肝热抽搐。

（8）配栀子、苦参，治黄疸尿赤。

（9）配牛黄、钩藤，治肝经热盛，高热，惊风，手足抽搐。

（10）配茵陈、山栀，治黄疸。

（11）配苦参、黄柏，治阴肿阴痒，白带，湿疹。

（12）配钩藤、黄连、牛黄，治高热惊厥，手足抽搐。

（13）配石决明、钩藤、菊花，治肝火头痛头晕。

（14）配栀子、柴胡、黄芩，治急性肝炎，膀胱、尿道炎，急性眼结膜炎。

（15）配石决明、羚羊角、钩藤，治小儿高热抽搐。

（16）配黄连、僵蚕、钩藤，治小儿高热惊风。

（17）配黄芩、栀子、川木通，治目赤咽痛，胁痛，口苦等实火证。

（18）配木通、车前子、海金沙，治尿道炎，膀胱炎。

（19）配柴胡、栀子、黄芩、车前子，治肝火上升，眼红肿痛，胁肋刺痛，阴部湿痒肿痛。

（20）配沙参、麦冬、石斛、天花粉，治胃黏膜脱垂，慢性胃炎，出现口干、舌光无苔，食欲减退，食后腹胀等症。

（21）配黄柏、苦参、车前子、滑石，治小便赤涩，白带，湿疹等症。

（22）配栀子、黄芩、柴胡、木通，治肝胆实火所致的两胁胀痛，口苦，目赤，耳聋，阴肿阴痒等症。

（23）配生大黄、木香、延胡索、白芍，治急性胰腺炎上腹部急痛拒按、口苦、舌苔黄腻、大便秘结、尿黄赤者。

【单味应用】

（1）单味研末，每服 3g（小儿减半），连服 3 天，可预防流行性脑脊髓膜炎。

（2）单味煎浓液，外涂患处，治小儿痱子，急性亚急性湿疹等。

（3）单味研末，煎汤服，或开水送服，治肝火上冲所致的鼻衄。

【配方选例】

（1）龙胆泻肝汤　治肝胆经实火或湿热，胁痛耳聋，胆溢口苦，筋痿，阴汗，阴肿，阴痛，白浊溲血：龙胆草（酒炒）、黄芩（炒）、栀子（酒炒）、泽泻、木通、车前子、当归（酒炒）、生地黄（酒炒）、柴胡、甘草（生用），水煎服。（《太平惠民和剂局方》）

（2）治雀盲夜不见物：龙胆草 30g，黄芩 30g。2 味为细末，食后用熟羊肝蘸药末服。（《履巉岩本草》）

（3）加味归脾丹　治癫狂：龙胆草 12g，当归身 15g，南星 12g，天竺黄 15g，龙齿 30g，半夏、麦冬各 15g，全蝎 12g，川芎 15g，犀角粉 6g，龟甲 30g，青黛 9g，石菖蒲、蜂房各 15g，知母 12g，羚羊角 6g，磁石 30g，金箔 3g，天冬、白前各 15g，黄连 9g，血琥珀、芦荟各 15g，黄芩 18g，竹沥水、铁落各 30g。熬膏，每服 1 食匙，日服 2 次。（《王九峰医案精华》）

（4）龙胆散　治痨黄，额上汗出，手足中热，四肢烦疼，薄暮寒热，小便自利等症：龙胆草 0.6g，麦冬、甘草、柴胡、升麻、犀角各 1g，牡蛎 30g。上 7 味为散，水煎，入生地黄汁 0.5 合，温服。（《太平圣惠方》）

苦参

《神农本草经》

本品又名苦骨、地骨、牛参、川参、野槐、地槐、水槐。为豆科植物苦参的根。全国各地均产。其味苦，性寒。归心、肝、胃、大肠、膀胱经。具有清热燥湿，祛风杀虫，利尿之功。主治湿热痢疾，肠胃炎，黄疸，癥瘕，痔疾，肠风痔血，小便黄赤，溺有余沥，赤白带下，瘰疬，湿毒疮病，皮肤瘙痒，疥、癣、麻风、荨麻疹，滴虫性阴道炎。用法为内服，煎汤，4.5～9g，或入丸、散。外用煎水洗。

使用注意：脾胃虚寒者忌服。反藜芦。

【配伍应用】

（1）配当归，治脂溢性皮炎，脓疱疮等症。

（2）配枯矾，制成软膏外擦，治皮癣。

（3）配菊花，治目疾多泪。

（4）配樟脑，制成酊剂外擦，治皮癣。

（5）配槐花，治大便下血及热痢。

（6）配大风子，浸酒内服，治麻风。

（7）配枯矾，为末，生地黄汁调敷患处，治鼻疮痒痛。

（8）配麻黄（少量），治遍身痒疹。

（9）配黄连，治痢疾。

（10）配木香，治湿热痢疾。

（11）配茯苓，治小便不利之水肿，有湿热者。

（12）配葛根、黄连，治湿热痢疾，肠风下血。

（13）配龙胆草、炒栀子，治湿热黄疸，小便黄赤。

（14）配木香、甘草，治泻痢，肠炎，菌痢及痔疮出血。

（15）配黄柏、蛇床子，治赤白带下。

（16）配枯矾、硫黄，制成软膏外涂，治疥癣。

（17）配大风子、苍耳子，治麻风。

（18）配槐花、生地榆，治肠炎，痢疾。

（19）配白头翁、黄柏，治赤白带下。

（20）配丹参、蛇床子，共研细末，清洗创面后敷之，治皮肤疥癣。

（21）配明矾、花椒，水煎外洗，治皮肤湿疹，毒菌腿癣、头癣、手癣，皮肤结核，麻风，疥疮，牛皮癣，阴道滴虫，外阴白斑。

（22）配黄芩、车前子，治湿热黄疸。

（23）配茵陈、车前子，治湿热黄疸。

（24）配白术、牡蛎，治妇女白带。

（25）配钩藤、僵蚕，为细末，或加少许青黛备用，温水合药0.3g，含咽，可通关，进食，治喉闭。宜小儿。

（26）配蛇床子、川椒，水煎熏洗，治妇女外阴瘙痒。

（27）配马齿苋、车前草，治泻痢。

（28）配黄柏、贯叶蓼、石韦，治尿路感染。

（29）配枯矾、黄柏、蛇床子，外用，治疥癣，皮肤瘙痒等症。

（30）配龙胆草、栀子、车前子，治湿热黄疸。

（31）配丹参、蛇床子、白鲜皮，内服或外洗，治湿热蕴毒所致的疾患。

（32）配合皮硝、苦楝皮、槐花，煎汤外洗，治痔疮疼痛，或肛门、阴部生疮。

（33）配黄柏、白芷、蛇床子，治妇女白带。

（34）配木槿皮、黄柏、枯矾，共研细末，加凡士林及蛇床子，香油适量，调成软膏，纱布包扎，塞阴道，治阴道滴虫。

（35）醋炒苦参配醋炒黄连、醋炒槐花、醋炒白芍、醋炒椿根皮，共为细末，炼蜜为丸，如梧桐子大，开水送服，治习惯性脱肛。

（36）配蛇床子、川椒、明矾、百部，煎汤趁热先熏后坐浴，若阴痒破溃者去川椒，治湿热下注阴痒。

（37）配蛇床子、百部、千里光，煎汤，先熏后洗，治疥疮结节。

【单味应用】

（1）单味研细末，油调涂，治烫火伤。

（2）单味粉撒敷，治滴虫性阴道炎。

（3）单味煎汤外洗，治湿疹，疮疖，女阴瘙痒等皮肤病。

（4）单味水煎加糖服，治痈肿疮毒。

（5）本品用文火炒干研末，饭前黄酒送服，每日 3 次，每次 15～18g，治肺脓疡。

（6）全草煎汁，可做农药杀虫剂。

（7）单味 30g，煎水服，治附子中毒所致心悸，脉率不齐。

（8）单味入陈醋浸泡，搽患处，治神经性皮炎。

（9）单味磨水滴耳内，亦可水煎服，治小儿耳痛肿痛。

（10）单味苦参子，取肉榨油，点鼻，治鼻息肉，鼻瘤。

（11）单味煎汤含之，亦可咽下，咽痛而痒口气重及喉蛾红肿而痛。

（12）单味 1 块，磨水，滴入耳内，治耳痈肿痛。

（13）单味磨汁，滴耳中，治耳痛，有化脓趋势或脓汁腥臭难闻。

【配方选例】

（1）苦参丸　治心肺积热，肾脏风毒攻于皮肤，时生疥癞，瘙痒难忍，时出黄水，及大风手足烂坏，眉毛脱落，一切风疾：苦参 2 斤，荆芥（去梗）1 斤。上为细末，水糊为丸，如梧桐子大。每服 30 丸，好茶吞下，或荆芥汤下，食后服。（《太平惠民和剂局方》）

（2）神功至宝丹　治漏脓肥疮，脓窠疮，腊梨头，遍身风癞，隐疹疥癣，瘙痒异常，麻木不仁，诸风手足酸痛，皮肤破烂，阴囊痒极，并妇人阴痒，湿痒：苦参 1 斤（为末）、鹅毛（香油炒存性）180g。黄米为丸，朱砂为衣。茶汤送下，日进 2 次。或随病做散擦或洗、贴。（《王秋泉家秘》）

（3）诸疮一扫光　治疥疮，或干或湿，多痒少痛者：苦参、黄柏各 500g，烟胶 10g，木鳖子、蛇床子、川椒、明矾、枯矾、硫黄、大风子、樟脑、水银、轻粉各 60g，砒石 15g。上为细末，熟猪油 1120g 化开，入药搅匀做丸，龙眼大，外擦患处。(《外科正宗》)

（4）苦参丸　治着痹麻木：苦参粉 60g，人参、防风、五加皮、蒺藜（炒，去刺）、炙丹参、沙参、乌蛇肉（酒浸）、蔓荆子、败龟甲（酥炙）、虎骨（酥炙）、玄参各 30g。上为细末，另用皂角 1 斤为粗末，入水中按取汁，去滓，放无油铁器内熬成膏，以炼蜜 120g 和丸，梧桐子大，每服 15～20 丸，食后良久，睡前荆芥、薄荷酒送下，每日 3 次。(《证治准绳·类方》)

（5）苦参汤　治小儿身上下百疮不愈者：苦参 24g，地榆、黄连、王不留行、独活、艾叶各 10g，竹叶 20g。上 7 味㕮咀，以水 3 斗，煮取 1 斗，以浴儿疮上。浴讫敷黄连散。(《备急千金要方》)

（6）苦参散　治遍身风，瘙痒不可止：苦参、苍耳苗、牡荆子、白蒺藜（炒，去刺）、玄参、胡麻子、晚蚕砂、蛇床子、天麻各 30g，晚蚕蛾、乳香各 15g。上为细末，每服 6g，不拘时候，以紫笋茶调下。(《太平圣惠方》)

二、清热凉血药

犀角

《神农本草经》

本品又名低密、乌犀角、香犀角。为犀科动物印度犀、爪哇犀、苏门犀的角。产于印度、尼泊尔、缅甸、泰国、马来西亚、印度尼西亚等国。其味咸，寒。归心、肝、胃经。具有凉血止血，清心安神，泻火解毒之功。主治伤寒、温疫热入血分，壮热神昏，谵语，烦躁，惊厥，斑疹，吐血，衄血，下血，急黄，热毒疮肿。用法为内服，磨汁或研末，1～1.8g，煎汤，1.5～6g，或入丸、散；外用磨汁涂。

使用注意：孕妇慎用；畏川乌、草乌。

【配伍应用】

（1）配大青叶，治温热病，热毒炽盛，身发斑疹，其色紫暗者。

（2）配羚羊角，治热入心、肝，症见惊厥抽搐者。

（3）配生地黄，治温热邪毒燔灼，深入营分、血分所致的身热口燥，神昏谵语，或吐血，衄血，尿血，便血，斑疹紫黑等症。

（4）配羚羊角、牛黄，治高热烦躁，惊厥抽搐等症。

（5）配生地黄、玄参，治热病神昏谵语及血热妄行的吐血，衄血，斑疹等症。

（6）配大青叶、紫草，治热病斑疹。

（7）配石膏、寒水石，治乙型脑炎、流行性脑膜炎引起的高热不退，神昏谵语，夜睡不安，或有抽搐，斑疹，属邪入营分者。

（8）配生地黄、牡丹皮，治邪入血分出现的斑疹，吐血，鼻衄等症。

（9）配玄参、石膏，治温热病热毒炽盛，斑疹紫暗，丹毒。

（10）配生地黄、牡丹皮、赤芍，治热性病热入营血。神昏谵语，斑色紫黑，舌绛起刺。

（11）配连翘、麦冬、玄参，治温热病，热入营血之神昏谵语。

（12）配羚羊角、石膏、寒水石，治高热不退的神昏惊狂。

（13）配黄连、黄芩、栀子，治温热病壮热，神昏谵语，吐衄发斑。

（14）配石膏、金银花、连翘，治气血两燔。

（15）配生地黄、石膏、知母，治温热病热盛火炽所致的神昏谵语，舌绛口渴，壮热不退等症。

（16）配石膏、知母、玄参、粳米，治高热烦渴，神昏谵语，斑疹已露，舌红绛而中心干或舌红绛而黄苔未去尽者。

（17）配玄参心、连心麦冬、竹叶卷、金银花、连翘，治热性病邪热传营，高热谵语，烦躁不眠，舌绛而干；或邪陷心包，神昏谵语，高热不退等症。

【配方选例】

（1）清宫汤　治太阴温病，神昏谵语者：犀角尖（冲磨）6g，玄参心 9g，莲子心 1.5g，竹叶卷心 6g，连翘心 6g，连心麦冬 9g。水煎服。（《温病条辨》）

（2）犀角散　治急黄，心膈烦躁，眼目赤痛：犀角屑 30g，茵陈 60g，黄芩 30g，栀子仁 30g，川升麻 30g，川芒硝 60g。上药，捣筛为散。每服 12g，以水 1 中盏，又竹叶 3~7 片，煎至六分，去滓，不计时候温服。（《太平圣惠方》）

（3）犀角地黄汤 治伤寒及温病，应发汗而不汗之内蓄血者，及鼻衄、吐血不尽，内余瘀血，面黄，大便黑。消瘀血：犀角3g，生地黄24g，芍药10g，牡丹皮6g。上4味，细切，以水9升，煮取3升，分3服。（《千金方》）

（4）神犀丹 治温热暑疫，邪入营血，热深毒重，耗液伤阴。症见高热昏谵，斑疹色紫，口咽糜烂，目赤烦躁，舌紫绛等：乌犀角尖（磨汁）、石菖蒲、黄芩各180g，真怀生地黄（绞汁）、金银花各1斤，金汁、连翘各300g，板蓝根270g，香豉240g，玄参210g，花粉、紫草各120g。各生晒研细，以犀角、地黄汁、金汁合捣为丸，每重3g，凉开水化服。每日2次。小儿减半。（《温热经纬》）

（5）犀角饮 治黄膜上冲：犀角3g，白附子（炮）、麦冬各7.5g，车前子、羌活、黄芩各15g。水煎，食后温服。（《医部全录·目门》）

水牛角

《名医别录》

本品为牛科动物水牛的双角。多产于华南、华东地区。其味苦、咸，性寒。具有清热，凉血，解毒之功。主治热病头痛，高热昏迷，小儿惊风，斑疹，吐血，衄血，血淋，喉痹咽肿及原发性血小板减少性紫癜。用法为内服，煎汤，9～15g，大剂量可用到30～60g，锉碎先煎，或研末服，每次1.5～3g。

【单味应用】

单味切片，3岁以下每日服30g，3岁以上每日服60g，治高热惊厥。

【配方选例】

（1）牛角散 治牛程蹇（足蹇）。皮肉顽硬，渐生肿痛，肿高突起，支脚难行，久则破裂，脓水相流：牛角尖（烧灰）、水龙骨、松香、轻粉各等份。共为末。牛骨髓调搽，虚弱者兼服十全大补汤。（《外科正宗》）

（2）治喉痹肿塞欲死者：沙牛角，烧，刮取灰，细筛，和酒服枣许大，水调亦得。又小儿饮乳不快觉似喉痹者，亦取此灰涂乳上，咽下。（《海上集验方》）

（3）治赤秃发落：牛角、羊角（烧灰）各等份。猪脂调涂。（《太平圣惠方》）

（4）治石淋，破血：牛角烧灰，酒服 1g，每日 5 服。（《圣济总录》）

（5）复方水牛角片　治慢性乙型肝炎。症见肝区疼痛，食少腹胀，神疲乏力，面色无华，舌红有瘀点，苔黄，脉弦：水牛角粉 50g，柴胡、茯苓、丹参、甘草、黄芪各 15g。上药共烘干碾成细粉，制成片剂，每片 0.5g，含生药 0.45g，每次 10 片，日服 3 次，30 天为 1 疗程，连服 6 个疗程。（《辽宁中医杂志》）

注：本品疗效与犀角相似，而沿用已久。近年来用水牛角代替犀角，治疗温热病及小儿热证，效果良好。但用量宜大，应为犀角的 8~10 倍，锉碎先煎，亦可锉末冲服。

干地黄

《神农本草经》

本品又名地髓、原生地、干生地。为玄参科植物地黄的根茎。多产于河南、浙江、江苏、安徽、山东、河北、辽宁、山西、陕西、内蒙古等地。其味甘、苦，性寒。归心、肝、肾经。具有清热凉血，养阴生津之功。主治温病发热，低热不退，咽痛，口干，便燥，口渴多饮，身热，心烦躁扰，吐血、衄血、尿血，大便下血，崩漏下血。用法为内服，煎汤，9~15g，大剂30~60g，熬膏或入丸、散；外用捣敷。

注：河南栽培者称怀庆地黄；本植物的新鲜根茎称鲜地黄；蒸熟的根茎称熟地黄。

使用注意：脾虚泄泻，胃虚食少、胸膈多痰者慎用。

【配伍应用】

（1）配鲜地黄，治水亏火亢之吐血，衄血；热性病之津少，阴虚发热。

（2）配白芍，治营血炽盛，发斑，吐血，舌绛唇焦。

（3）配小蓟，治热迫血行之尿血。

（4）配茅根，治热邪入营，身热不退，舌绛，或发斑疹，血热妄行之吐衄。

（5）配淡附片，治邪伏少阴，阴阳两虚，不能鼓邪外出，腰酸耳聋，发热夜甚，神情不爽，便溏等症。

（6）配熟地黄，治血虚有热，肾阴亏虚，骨蒸潮热，低烧不退，头晕失眠，经少或崩漏。

（7）配新鲜瘦猪肉，加水同煮或蒸，待熟将猪肉、药、汤顿服（或分几次服），治疮疖。

（8）配生南星，共研成膏，贴两太阳穴，治眼睑疖肿。

（9）配麦冬，水煎服，治鼻流血不止。

（10）配翻白草，煎汤加白糖服（妇人经期流鼻血，加黑豆一把），治衄血。

（11）配炒山栀，水煎服，治鼻血不止。

（12）配桂枝，治阴血亏虚，兼有阴气不足者。

（13）配牛膝，治肾虚阴亏，虚热上炎所致的口渴饮冷而渴不解，小便频多之消渴病；阴虚内热，灼伤血络所致的吐血，衄血，牙齿出血等上部出血者。

（14）配大黄，治心胃火炽，气火升腾，挟血上逆之吐血，衄血，便秘等症。

（15）配玄参，治狂乱谵语，斑疹显露或吐衄；热病后伤津口渴心烦，便秘，咽喉焮肿，口干。

（16）配川木通，治口舌生疮，小便短赤刺痛，尿血等。

（17）配夏枯草，治血热所致的疮疖。

（18）配沙蒺藜，治肝肾两虚，头晕目花，腰脊疼痛。

（19）配玄参，治热结阴亏，燥屎不行，热入营血，身热发斑，舌红，吐衄。

（20）配栀子、藕节，开水炖，饭后服用，治鼻血流出不止。

（21）配玄参、犀角，治温热病，热入营血，身热口干，时有谵语，舌红或绛等症。

（22）配玄参、麦冬，治热甚阴伤，津亏便秘。

（23）配侧柏叶、茜草，治血热妄行之吐血，衄血，尿血，便血，崩漏等症。

（24）配犀角、牡丹皮，治血热毒盛，斑疹紫黑。

（25）配天冬、枸杞子，治糖尿病。

（26）配茅根、芦根，治吐血，衄血。

（27）配玄参、猪肉，煮至肉熟，食肉，以汤洗疮，治面部疮肿。

（28）配木通，车前子，治尿血。

（29）配黄芪、牡蛎，水煎服，治小儿汗证。

（30）配槐角、地榆，治痔疮出血。

（31）配蒲公英、冰片，前2味水煎去渣，入冰片收膏，外敷，治急性腰、胸挫伤；软组织损伤，肿痛，有瘀血者。

（32）配鳖甲、地骨皮、知母，治阴虚内热之证。

（33）配天花粉、天南星、蒲公英，焙干研细末，用醋或液体石蜡油调膏，敷贴局部治眼睑疔肿。

（34）配甘草、薄荷、山豆根，治慢性咽炎。

（35）配地骨皮、熟地黄、枸杞子，治鼻血久不愈。

（36）配蒺藜、白鲜皮、防风，治荨麻疹，湿疹，皮癣等症。

（37）配生荷叶、生柏叶、生艾叶，水煎服，治热致龈肿及出血。

（38）配沙参、麦冬、玉竹，治热病伤津，舌红口干。

（39）配青蒿、鳖甲、知母，治热病后期，夜热早凉，或慢性病阴虚发热。

（40）配天冬、枸杞子、山药、山萸肉，治消渴证。

（41）鲜地黄配石斛，治热性病伤津化火生风，身热不退，斑疹透露，口干舌燥，烦渴欲饮，纳呆，舌红少津无苔。

（42）鲜地黄配生姜，治血虚冒风，引起伏邪，寒热无汗或有汗不解，咳促有痰，舌质干绛，苔色灰浊，脉弦数等症。

（43）鲜地黄配薄荷，治热郁血络，身热喘促，左偏头痛，烦躁。

【单味应用】

（1）单味每日90g，加水600～800mL，煮沸1小时，滤液300mL，分1～2次服完，治风湿性、类风湿性关节炎。

（2）单味麻油浸，研细，吹耳，治耳疾肿痛。

（3）单味煎汤或加瘦猪肉同煮汤服，治大便干结，习惯性便秘。

（4）单味鲜品捣烂取汁，与等量醋调搽患处，治眼睑疔肿，红痛较甚者。

【配方选例】

（1）生地黄汤　治小便出血等症：生地黄25g，侧柏叶1把，黄芩、阿胶、甘草各6g。上5味，水煎地黄等4药，去滓，溶入阿胶。分2次，温服。(《大

同方剂学·小品方》）

（2）加减一阴煎 治火之甚者：生地黄、芍药、麦冬各 6g，熟地黄 9～15g，知母、地骨皮各 3g，炙甘草 1.5～2.1g。水 2 钟煎服。如躁烦热甚便结者，加石膏 6～9g；如小水热涩者，加栀子 3～6g；如火浮于上者，加泽泻 3～6g，或黄芩 3g；如血燥血少者，加当归 3～6g。（《景岳全书》）

（3）通血丸 治血灌瞳神：生地黄、赤芍、甘草各 15g，川芎、防风、荆芥、当归各 30g，上为末，炼蜜丸，如弹子大，食后荆芥薄荷汤嚼下。（《证治准绳》）

（4）加减地黄丸 治目为物伤者：生地黄、熟地黄各 250g。牛膝、当归各 90g，枳壳 60g，杏仁、羌活、防风各 30g。上为细末，炼蜜为丸，如桐子大，每服 30 丸，食前温酒送下，淡盐汤亦可。（《原机启微》）

（5）导赤清心汤 治尿血，属阴虚，舌红，脉数者：生地黄 15g，茯神 9g，通草 6g，益元散 9g，牡丹皮 6g，灯心草 3g，莲子心 6g，麦冬 9g，淡竹叶 6g，玄参、南沙参各 9g。水煎，每日 1 剂，日服 2 次。（时逸人方）

（6）百合固金汤 治肺肾阴虚，咳痰带血，咽喉燥痛，手足心热，骨蒸盗汗，舌红少苔，脉细数：生地黄 6g，熟地黄 9g，麦冬 4.5g，百合、白芍（炒）、当归、贝母、生甘草各 3g，玄参、桔梗各 2.4g。水煎服。（《医方集解》）

玄参

《神农本草经》

本品又名重台、黑参、元参。为玄参科植物玄参的根。浙玄参主产于浙江、四川、湖北；北玄参主产于东北、华北地区。其味甘、苦、咸，性寒。归肺、胃、肾经。具有清热养阴，解毒散结之功。主治口渴烦热，夜寐不安，神昏，咳嗽痰少，咯血，潮热，瘰疬，痰核，瘿瘤。用法为内服，煎汤，9～15g，或入丸、散。

使用注意：反藜芦。

【配伍应用】

（1）配麦冬，治阴虚消渴，咳嗽痰少且黏，咽痛，口干口渴，舌红少苔或花剥。

（2）配牡蛎，治痰火郁结瘰疬，瘿瘤，痰核。

（3）配牛蒡子，治外感风热所致的咽喉肿痛，急性扁桃体炎及喉炎，咽炎等症。

（4）配生地黄，治实热伤津，烦渴，发斑，属温热病者。

（5）配板蓝根，治阴虚火旺，虚火上炎引起的咽喉肿痛，口干舌红，脉细数等症。

（6）配贝母，治瘰疬，瘿瘤。

（7）配沙参，水煎服，治虚火上炎牙齿衄血。

（8）配薄荷、牛蒡子，治外感风热。

（9）配生地黄、麦冬，治热病后期，津枯便燥之证。

（10）配牡蛎、浙贝母，治瘰疬，痰核等症。

（11）配牡丹皮、生地黄，治丹毒及热病吐血，衄血等症。

（12）配牡丹皮、犀角，治温病阳明热盛发斑。

（13）配桔梗、甘草，治咽喉肿痛。

（14）配升麻、甘草，治温邪发斑，咽喉肿痛。

（15）配夏枯草、牡蛎，治瘰疬。

（16）配金银花、当归，治血栓闭塞性脉管炎，尤为晚期患者，有患趾青紫，开始溃烂者。

（17）配生地黄、猪肉，煮至肉熟，食肉，以汤洗疖，治面部疖肿。

（18）配党参、枸杞子，治肺热咳嗽，肺结核等。

（19）配贝母、百合、生地黄，治阴虚肺燥，咳嗽痰少，咯血潮热等症。

（20）配生地黄、黄连、金银花，治温热病，热入营分，伤阴劫液所致的口渴烦热，夜寐不安，神昏等症。

（21）配当归、金银花、甘草，治血栓闭塞性脉管炎。

（22）配金银花、当归、蒲公英，治痈肿，急性乳腺炎。

（23）配生地黄、沙参、四叶参，治阴虚喉痛。

（24）配麦冬、甘草、桔梗，制成冲剂，开水冲服，治阴虚火旺所致的乳蛾。

（25）配生地黄、当归、金银花、甘草，治脱疽。

（26）配鲜生地、黄芩、连翘、麦冬，治咽峡炎，扁桃体炎，白喉。

（27）配牡蛎、贝母、连翘、夏枯草，治淋巴结核。

（28）配金银花、连翘、薄荷、甘草，治急性热病，口干喉痛，烦躁不安。

（29）配牡蛎、贝母、夏枯草、海藻，治瘰疬，瘿瘤，痰核等症。

（30）配犀角、生地黄、麦冬、金银花，治热病邪入营分，伤津劫液，身热烦渴，时有谵语，舌绛而干等症。

（31）配麦冬、生地黄、玉竹、瓜蒌、生大黄，治阴液耗伤所致的大便秘结。

（32）配山栀、连翘、牛蒡子、甘草、桔梗，治咽喉肿痛。

（33）配昆布、海藻、贝母、牡蛎、夏枯草，治瘰疬。

【单味应用】

（1）单味研细末，吹鼻内，治鼻中生疮。

（2）单味水煎服，治鼻出血。

（3）单味二三片，含口中，徐徐咽下，治咽干而渴，夜尤甚。

（4）单味研末，以米泔煮猪肝，日日蘸食之，治赤脉贯瞳。

【配方选例】

（1）玄参散　治伤寒上焦虚，毒气热壅塞，咽喉连舌肿痛：玄参、射干、黄药各30g。上药捣筛为末，每服15g，以水1大盏，煎至五分，去滓，不拘时温服。（《太平圣惠方》）

（2）消瘰丸　治瘰疬初起：玄参（蒸）、牡蛎（醋煅，研）、贝母（去心，蒸）各120g。共为末，炼蜜为丸。每服9g，开水下，每日2服。（《医学心悟》）

（3）治赤脉贯瞳：玄参为末，以米泔煮猪肝，日日蘸食之。（《济急仙方》）

（4）玄参升麻汤　治心脾壅热，舌上生疮，木舌，舌肿，或连面颊，两项肿痛：玄参、升麻、犀角、赤芍、桔梗、贯众、黄芩、甘草各等份。上咬咀，每服12g，水1.5盏，煎至七分，去滓，不拘时服。（《医部全录·面门》）

（5）玄参清肺饮　治肺痈咳吐脓痰，胸膈胀满，上气喘急，发热：玄参2.4g，银柴胡、陈皮、桔梗、茯苓、地骨皮、麦冬各3g，薏苡仁6g，人参、甘草各1.5g，槟榔1g。水2钟，姜1片，煎至八分，临入童便1杯。食后服。（《外科正宗》）

牡丹皮

《神农本草经》

本品又名丹皮、粉丹皮、牡丹根皮。为毛茛科植物牡丹的根皮。多产于安徽、四川、甘肃、陕西、湖北、湖南、山东、贵州等地。其味苦、辛，性微寒。归心、肺、肾经。具有清热凉血，活血散瘀之功。主治热病发斑，吐血，衄血，无汗五蒸，经闭，痛经，癥瘕，跌伤瘀血，肠痈，痈疡肿毒，亦治高血压病。用法为内服，煎汤，4.5～9g，或入丸、散。

使用注意：血虚有寒，孕妇及月经过多者慎用。

【配伍应用】

（1）配丹参，治风热入于血分，发为斑疹热毒的出血证，月经不调，产后瘀滞，阴虚发热，热痹。

（2）配赤芍，治热迫血行之出血证。

（3）配栀子，治肝郁火旺，颊赤口干，心烦，月经不调。

（4）配生地黄，治热入血分，发斑发疹，吐血，衄血等症。

（5）配犀角，治热入血分，发斑发疹，吐血，衄血重者。

（6）配大黄，治肠痈。

（7）配糯米，研，和匀，每用100g，水调捏成拇指大小饼，用菜油炸微黄，早晚分2次吃，治一、二期内外痔。

（8）配地骨皮，治阴虚血热所致的午后潮热，两颧发红，手足心热，骨蒸烦躁等，无论有汗无汗。

（9）配地黄、山茱肉，治阴虚发热。

（10）配青蒿、鳖甲，治热病后期，热伏阴分，夜热早凉以及阴虚发热，无汗骨蒸等症。

（11）配桂枝、桃仁，治血瘀经闭，痛经或癥瘕积聚等症。

（12）配大黄、冬瓜仁，治肠痈。

（13）配犀角、地黄，治血热舌绛，吐血，衄血。

（14）配栀子、柴胡，治肝郁火旺而致的发热，盗汗或自汗，头痛目涩，颊红口干，月经不调。

（15）配大黄、金银花，治急性阑尾炎。

（16）配野菊花、石决明，治高血压和动脉硬化而有肝郁积热症状者。

（17）配桑叶、黑芝麻、栀子，研末，制蜜丸，治头晕，耳鸣。

（18）配当归、川牛膝、桂枝，治经闭腹痛。

（19）配桂枝、茯苓、桃仁，治血瘀经闭，痛经，腹中瘀块等症。

（20）配金银花、连翘、蒲公英，治疮痈。

（21）配大黄、桃仁、冬瓜仁，治肠痈初起，未成脓者。

（22）配败酱草、金银花、红藤，治肠痈已成脓。

（23）配野菊花、石决明、决明子，治肝经郁火所致的头痛头晕，目赤颧红。

（24）配知母、黄柏、生地黄，治结核病潮热。

（25）配牛角、生地黄、赤芍，治血热吐衄，便血。

（26）配知母、黄柏、熟地黄，治阴虚内热，血中伏火，夜间发热，骨蒸无汗等症。

（27）配生地黄、玄参、赤芍，治热病吐血，衄血，发斑。

（28）配地骨皮、青蒿、知母，治虚劳夜热。

（29）配赤芍、乳香、没药，治外伤瘀血作痛。

（30）配山栀、当归、柴胡、地黄，治肝经郁热的月经不调，经期提前或经前发热等症。

（31）配乳香、没药、当归、桃仁，治跌打损伤，瘀阻肿痛。

（32）配金银花、连翘、生地黄、玄参，治温病发斑。

（33）配大黄、桃仁、芒硝、冬瓜子，治急性阑尾炎。

（34）配桂枝、赤芍、桃仁、茯苓，治闭经或产后瘀血腹痛。

（35）配金银花、连翘、大青叶、玄参、生地黄，治热病邪入营血，血热发斑。

（36）配川芎、牛膝、莪术、当归、桂枝，治血瘀经闭等症。

（37）配赤芍、连翘、地肤子、蝉蜕、浮萍草，治急性荨麻疹。

【单味应用】

单味清水浸，蒸馏呈乳白色，取液点鼻，治过敏性鼻炎。

【配方选例】

（1）三黄补血汤　治六脉俱大，按之空虚。面赤善惊，上热。乃手少阴心脉也。此气盛多而亡血。以甘寒镇坠之剂大泻其气，以坠气浮，以辛甘为苦，峻补其血：牡丹皮、黄芪、升麻各3g，柴胡4.5g，熟地黄、川芎各6g，生地黄9g，当归、白芍各15g。上㕮咀，如麻豆大，每服15g，水2大盏煎至1大盏，去渣，稍热食前服。（《医部全录·面门》）

（2）将军散　治悬痈生于谷道之前，小便之后，初发甚痒，状如松子，一月赤肿如桃，迟治则破，而大小便皆从此出，先服国老汤不消者：牡丹皮、大黄、贝母、白芷、甘草、当归各15g。共为细末，酒调服6g，空腹服。（《本草汇言》）

（3）拯阴理劳汤　治虚劳：牡丹皮、当归身（酒洗）、麦冬各3g，甘草（炙）1.2g，薏苡仁9g，白芍（酒炒）2.1g，北五味1g，人参1.8g，莲子（不去衣）9g，橘红3g，生地黄（忌铜铁器，姜汁酒炒）6g。水2钟，枣1枚，煎1钟，分2次，徐徐呷之。肺脉重按有力者去人参；有血加阿胶、童便；热盛加地骨皮；泄泻减当归、地黄，加山药、茯苓；倦甚用人参9g；咳者加贝母、桑皮；嗽者加半夏、茯苓；不寐加酸枣仁。（《医宗必读》）

牡丹丸　治妇人血风劳气，气块攻心，日渐黄瘦，经脉不行：牡丹皮、郁李仁各60g，芍药、当归、川芎、桂心、苦参、炒大黄各30g，贝母15g。上为末，炼蜜为丸，梧桐子大，每服20丸，温酒送下，每日2次。（《圣济总录》）

赤芍

《本草经集注》

本品又名木芍药、赤芍、红芍药。为毛茛科植物芍药、草芍药、川赤芍等的根。多产于内蒙古、辽宁、陕西、黑龙江、吉林、四川、云南、贵州、河北、山西等地。其味苦，性微寒。归肝、心经。具有清热凉血，祛瘀止痛之功。主治身热，舌绛，斑疹，吐血，衄血，经闭，跌打损伤，疮痈肿痛。用法为内服，煎汤，4.5～9g，或入丸、散。

使用注意：血虚者慎服；反藜芦。

【配伍应用】

（1）配甘草，治肝脾失和，腹痛，足痉挛，下肢无力，血虚头痛（偏于热者）。

（2）配丝瓜络，治营血郁热，经络受阻，周身疼痛。

（3）配白芍，治血分有热，低烧，津液不足，口干舌燥，目赤肿痛，胸胁疼痛。

（4）配大黄，治久病腹内积聚，大小便不通，气上抢心，腹中胀满，逆害饮食之证。对腹中冷痛或虚寒性腹痛者，不可轻投此药对。

（5）配川芎，治妇女血瘀癥瘕，经闭腹痛及外伤瘀血疼痛，痛疽等症。

（6）配桃仁，治妇女血瘀，月经先期，血多有块而色紫稠黏者。

（7）配香附，治气滞血瘀的腹痛，胁肋痛及妇女痛经。

（8）配生地黄、牡丹皮，治温热病，热入营血，发热，舌绛，身发斑疹，以及血热妄行之吐血，衄血等症。

（9）配薄荷、菊花，治暴发火眼，目赤肿痛，头痛等症。

（10）配当归、川芎，治血瘀痛经，经闭，产后瘀滞腹痛等症。

（11）配当归、丹参，治血瘀经闭腹痛。

（12）配桃仁、红花，治血瘀痛经，经闭，产后瘀滞腹痛，瘀积重者。

（13）配蒲公英、败酱草，治男性慢性前列腺炎，属实证者。

（14）配红花、当归尾，治瘀血所致的胁痛、腹痛经闭。

（15）配菊花、黄芩、夏枯草，治目赤肿痛。

（16）配牡丹皮、栀子、生地黄，治热病斑疹。

（17）配柴胡、香附、川芎，治胁痛等症。

（18）配当归、金银花、连翘，治疮痈肿痛。

（19）配桃仁、红花、当归尾，治血热瘀滞而致的闭经，腹痛等症。

（20）配川芎、红花、降香，治冠心病心绞痛。

（21）配丹参、桃仁、红花，治外伤瘀肿疼痛，瘀滞经闭。

（22）配没药、桃仁、穿山甲，治急性疮痈。

（23）配当归、桃仁、川芎，治跌打损伤，瘀血作痛。

（24）配柴胡、郁金、丹参，治胸胁痛。

（25）配天花粉、白芷、姜黄，治痈肿疮毒。

（26）配当归、桃仁、乳香、没药，治跌打损伤，疮痈肿毒等瘀血阻滞之证。

（27）配川芎、白芷、当归、羌活，治脑震荡后遗症之瘀血头痛。

（28）配金银花、天花粉、生甘草、当归，治热毒痈肿疔疮等症。

（29）配牡丹皮、茯苓、白芷、柴胡，治妇女气血不和，经闭发热等症。

（30）配乌药、香附、当归、延胡索，治痛经。

（31）配明矾、雄黄、黄芩、姜黄，细末冷开水调敷（若溃烂敷外围），治疔疖灼热，红肿疼痒。

（32）配槐花、丹参、桃仁、没药，治心绞痛。

（33）配补骨脂、锁阳、狗脊、川续断、黄精，研末服，治肾阳虚，慢性腰肌劳损。

【配方选例】

（1）赤芍药散　治赤痢多腹痛不可忍：赤芍、黄柏各60g（以蜜伴合涂炙令尽，锉）。上药，捣筛为散，每服9g，以淡浆水1中盏，煎至五分，去滓，不计时候稍热服。（《太平圣惠方》）

（2）通天散　治偏正头痛，并夹脑风热壅滞：赤芍、川芎、黄连、延胡索、皂角、当归、乳香各等份。为末，用纸蘸药入鼻中，得嚏神效。（《医部全录·头门》）

（3）芍药散　治热壅生风，耳内痛与头相连，脓血流出：赤芍、白芍、川芎、木鳖子、当归、大黄、甘草各4.5g。水2钟，煎至1钟，食后服。（《医部全录·耳门》）

（4）治妇人胁痛方　治妇人胸背胁走痛：赤芍、香附、炒黄柏各3g，桂枝、苍术各15g，甘草1.5g，威灵仙21g。水煎，每日1剂，分2次服。（《医学正传》）

紫草

《神农本草经》

本品又名山紫草、红石根、紫草茸、鸦衔草。为紫草科植物新疆紫草或内蒙紫草的根。多产于东北、华北、新疆、内蒙等地。其味甘，性寒。归心、肝经。具有凉血活血，解毒透疹之功。主治斑疹，丹毒，痈肿恶疮，湿疹，外阴炎，水火烫伤，冻疮，并可预防麻疹。用法为内服，煎汤，3～9g，或入散剂；外用熬膏涂。

使用注意：胃肠虚弱、大便滑泄者慎用。

【配伍应用】

（1）配甘草，可预防麻疹，或减轻麻疹的症状。

（2）配浮萍，治风热风疹及疮疖痈肿，兼见风热表证者。

（3）配大青叶，治温病热毒盛，斑疹稠密并色紫成片者。

（4）配瓜蒌仁，治热毒内盛的痈疮便秘。

（5）配黄柏，外用，治疮疖，湿疹，水火烫伤。

（6）配陈皮、橘皮，治疮疹初出，便急与服之。

（7）配白术，预防麻疹。

（8）配黄柏、冰片，香油调外涂，治烧、烫伤。

（9）配忍冬藤、冰片，麻油调外涂，治烧、烫伤。

（10）配连翘、牛蒡子，治热病疹出不透，或斑疹色暗，尿短，便闭者。

（11）配赤芍、蝉蜕，治斑疹透发不畅或斑疹紫暗之证。

（12）配海螵蛸、茜草，治血小板减少性紫癜。

（13）配地肤子、野菊花，治过敏性紫癜。

（14）配大黄、冰片，香油调外敷，治水火烫伤。

（15）配党参、红花、甘草，治热病斑疹不透，或出而色不红活。

（16）配大黄、当归、生甘草，麻油熬成清凉膏，外用，治水火烫伤，湿疹。

（17）配牛蒡子、山豆根、甘草，治麻疹、斑疹因血热毒盛而疹出不畅，或色紫暗而不红活等，兼咽痛者。

（18）配红升丹、冰片、黄蜡，麻油调外涂，治下肢溃疡。

（19）配大青叶、蝉蜕、连翘，治斑疹不透。

（20）配生地黄、牡丹皮、赤芍，治热毒发斑，发疹。

（21）配连翘、金银花、生甘草，治热毒发斑，发疹。

（22）配当归、白芷、血竭、轻粉，制膏外用，治疮疡肿毒，溃久不敛之证。

（23）配蝉蜕、甘草、木通、赤芍，治血热毒盛，痘疹欲出而不畅等症。

（24）配怀生地黄、白果肉、茯苓、麦冬，治吐血，衄血不大凶，亦不尽止，起居如故，饮食如常，一岁之间，或发 2~3 次，或发 5~6 次，久必成痨。

【配方选例】

（1）紫草散　发斑疹：钩藤钩子、紫草茸各等份。上为细末，每服 1.5~3g，温酒调下，无时。（《小儿药证直诀》）

（2）治血淋：紫草、连翘、车前子各等份。水煎服。（《证治准绳》）

（3）治赤游丹毒，红晕如云头：用小锋刀或瓷碗锋划去毒血，紫草 1.5g，牛蒡子 30g。研细，水煎服。（《本草汇言》）

（4）紫草红花饮　治麻疹、痘疹三四日，疹隐隐色红，将出而未出，大便秘结等：紫草 6g，藏红花（泡）1g，垂丝柳 6g，连翘、金银花、大青叶、紫花地丁、淡竹叶、浙贝母各 9g，甘草 3g。水煎服。（《中药临床应用》）

三、清虚热药

地骨皮

《神农本草经》

本品又名杞根、地骨、枸杞根、山杞子根。为茄科植物枸杞的根皮。全国大部分地区均产。其味甘、淡，性寒。归肺、肾经。具有凉血退蒸，清泄肺热之功。主治虚劳潮热盗汗，肺热咳嗽，吐血，衄血，血淋，消渴，高血压，痈肿，恶疮。用法为内服，煎汤，9~15g，或入丸、散；外用煎水含漱、淋洗，研末撒或调敷。

【配伍应用】

（1）配浮小麦，治阴虚劳热，心烦盗汗，舌干口燥，脉细弦数者。

（2）配桑白皮，治肺热咳嗽。

（3）配黄连，有降血糖和降血压的作用。

（4）配枸杞子，水煎服，治阴虚火炎所致的牙龈出血。

（5）配泽泻，治血热肝旺之高血压病。

（6）配高良姜，研细末，吹鼻中，左痛吹左，右痛吹右，治牙齿疼痛。

（7）配牡丹皮，治吐血，衄血，斑疹，妇女月经不调之血虚骨蒸，亦治痈肿。

（8）配麦冬，水煎，不时口含漱，吐出，治咀嚼食物时牙龈出血可伴牙龈红肿、口干或有热臭。

（9）配枯矾，煎汤外洗，治外阴瘙痒。

（10）配雄黄，研细末，吹患处，治慢性咽炎及喉蛾，有秽气者。

（11）配白薇，治血虚之骨蒸潮热及温病热传营分，午后发热。

（12）配红花，研磨粉，植物油调糊，敷贴患处，治鸡眼（孕妇忌用）。

（13）鲜品配茶叶，水煎，治疟疾于病发作前2～3小时服下。

（14）配灯笼草，共捶蜜包纱布，蘸醋口含，随涎缓缓咽下，治咽痛，咽痒，低热，呛咳及双蛾。咽病属热者为宜。

（15）配鳖甲、知母，治有汗的骨蒸。

（16）配桑白皮、甘草，治肺热喘咳，间有午后发热及急性支气管炎，肺炎等症。

（17）配白茅根、侧柏叶，治血热妄行之吐血，衄血，尿血等症。

（18）配桑皮、枇杷叶、甘草，治阴虚发热，肺热咳嗽。

（19）配羊胫炭、石膏、升麻，研末，擦牙齿，治牙齿疼痛。

（20）配蛇床子、五味子、薄荷，煎汤外洗，治外阴瘙痒。

（21）配知母、银柴胡、鳖甲，治阴虚潮热。

（22）配银柴胡、鳖甲、秦艽，治血虚骨蒸潮热。

（23）配生地黄、熟地黄、枸杞子，治鼻血不止。

（24）配银柴胡、青蒿、知母，治阴虚发热。

（25）配知母、当归、青蒿、秦艽，治虚劳发热。

（26）配桑白皮、知母、黄芩、甘草，治肺热咳嗽。

（27）配麦冬、青蒿、知母、鳖甲，治肺结核潮热。

（28）配生地黄、牡丹皮、赤芍、黄芩，治血热吐血，衄血，尿血。

【单味应用】

（1）鲜品焙黄研末，香油调敷，治毛囊炎。

（2）单味加水煎，后加少量白糖或加猪肉煎，隔天1剂，第2天复查，服5剂为1疗程，治原发性高血压病。

（3）单味用醋煎，漱口，治风虫牙痛。

（4）单味研末，先用粗末煎汤洗耳，后用细末抹患处，治耳后破裂发痒。

【配方选例】

（1）地骨皮汤　治时行目暴肿痒痛：地骨皮（切）100g。以水3斛，煮取3升，绞去滓，更内盐15g，煎取1升，洗目。(《圣济总录》)

（2）泻白散　治小儿肺热，气急喘嗽：地骨皮、桑白皮（炒）各30g，甘草（炙）3g，上锉散，入粳米1撮，水2小盏，煎至七分，食前服。(《小儿药证直诀》)

（3）地仙散　治骨蒸肌热，解一切虚烦躁，生津液：地骨皮（洗，去心）、防风（去钗股）各30g，甘草（炙）0.3g。细末，每服6g，水1盏，生姜3片，竹叶7片，煎服。(《本事方》)

（4）地骨皮散　治劳热：地骨皮60g，柴胡（去苗）30g。上2味捣罗为散，每服3g，用麦冬（去心）煎汤调下。(《圣济总录》)

白薇

《神农本草经》

本品又名骨美、白幕、薇草、龙胆白薇。为萝摩科植物直立白薇或蔓生白薇的根。多产于山东、安徽、辽宁等地。其味苦、咸，性寒。归胃、肝、肾经。具有清热凉血，利尿通淋，解毒疗疮之功。主治阴虚内热，风温灼热失眠，肺热咯血，温疟，瘅疟，产后虚烦血厥，热淋，血淋，风温痛，瘰疬。用法为内服，煎汤，4.5～9g，或入丸、散。

【配伍应用】

（1）配白蒺藜，治肝热头晕，头痛，头胀。

（2）配白僵蚕，治血虚肝旺，头晕，头痛，失眠多梦。

（3）配白芍，冲酒服，治胎前产后小便失禁。

（4）配地骨皮，治阴虚发热，骨蒸潮热，低热不退等症。

（5）配竹茹，治温邪未清及妇女产后血虚烦热。

（6）配竹叶，治阴虚血热，小便淋漓。

（7）配当归、黄芪，治产后血少，虚热，昏晕。

（8）配白芍、茅根，治血淋，热淋，尿道刺痛。

（9）配滑石、木通，治阴虚血热之小便淋漓。

（10）配生地黄、青蒿，治温热病后期，有潮热，下午为甚，但热度不高。

（11）配人参、当归，治产后虚热。

（12）配生地黄、青蒿、地骨皮，治温热病，热入营血，身热经久不退，或骨蒸潮热。

（13）配贝母、桑皮、枇杷叶，治肺热咳嗽。

（14）配地骨皮、鳖甲、青蒿，治骨蒸。

（15）配银柴胡、地骨皮、生地黄，治阴虚发热。

（16）配地骨皮、知母、熟地黄，治阴虚内热，产后虚热等症。

（17）配白芍、黄芩、黄柏，治妊娠烦热，遗尿，小便热痛。

（18）配当归、党参、甘草，治产后虚热。

（19）配玉竹、桔梗、薄荷、甘草，治肺热干咳。

（20）配竹茹、藿香、青蒿、陈皮，治产后失血过多所致的发热，烦乱，呕吐等症。

（21）配竹茹、石膏、桂枝、甘草，治产后虚烦呕逆。

（22）配竹叶、木通、滑石、生地黄，治热淋，血淋。

（23）配青蒿、地骨皮、生地黄、枇杷叶，治热病后期低热不退及阴虚低热，颧红，干咳少痰。

（24）配生地黄、牡丹皮、滑石、通草，治尿路感染，小便赤涩。

【配方选例】

（1）竹皮大丸 治妇人乳中虚，烦乱呕逆，安中益气：生竹茹0.6g，石膏0.6g，桂枝0.3g，甘草2.1g，白薇0.3g。上5味末之，枣肉和丸弹子大。以饮服1丸，日3夜2服。有热者倍白薇，烦喘者加柏实0.3g。（《金匮要略》）

（2）白薇汤 治郁冒血厥，居常无苦，忽然如死，身不动，默默不知人，目闭不能开，口噤不能语，又或似有知，而恶闻人声，或但如眩冒，移时乃瘥：白薇30g，当归30g，人参15g。上为散，每服15g，水2盏，煎至1盏，

去滓，温服。(《全生指迷方》)

（3）白薇丸　治漏睛脓出：白薇 15g，防风、蒺藜、石榴皮、羌活各 9g。为末，米粉糊丸，梧子大，每服 20 丸，白汤下。(《医部全录·目门》)

（4）治肺实鼻塞，不知香臭：白薇、贝母、款冬花各 30g，百部 60g。为末，每服 6g 米饮下。(《普济方》)

（5）白薇散　治伤寒 2 日不解等症：白薇 90g，麻黄 2.1g(去节)，杏仁(去皮煎熬)、贝母各 1g。上 4 味，捣散。酒服 1g，厚覆取汗出愈。(《大同方剂学》载小品方)

银柴胡

《本草从新》

本品又名银胡、山菜根、白根子、土参。为石竹科植物银柴胡的根。多产于陕西、甘肃、内蒙古、宁夏等地。其味甘，性微寒。归肝，胃经。具有退虚热，清疳热之功。主治虚劳骨蒸，阴虚久疟，小儿疳疾羸瘦。用法为内服，煎汤，3 ~ 9g，或入丸、散。

使用注意：外感风寒或血虚无热者慎用。

【配伍应用】

（1）配南薄荷，治阴虚肝热，骨蒸劳热，小儿疳疾，消瘦发热。

（2）配鳖甲，治有汗之骨蒸，无汗之劳热，肺结核，肾结核，或小儿热病后期低热不退及疳热稽留，虚羸消瘦等症。

（3）配白薇，治热病后期余热不尽。

（4）配党参、黄芩，治小儿疳疾低热，消瘦等症。

（5）配青蒿、鳖甲、地骨皮，治阴虚发热，骨蒸劳热，盗汗等症。

（6）配胡黄连、党参、鸡内金，治小儿疳积，低热，腹大，形瘦，目赤等肝疳之证。

（7）配栀子、黄芩、连翘，治因肠道寄生虫病而致的营养不良，低热，眼结膜炎等症。

（8）配连翘、栀子、黄芩、党参，治小儿疳热。

（9）配青蒿、地骨皮、知母、鳖甲，治虚热。

（10）配黄连、生地黄、阿胶、蒲黄，治肺热咯血，胃热呕血。

（11）配秦艽、地骨皮、青蒿、知母、生地黄，治阴虚潮热。

（12）配黄连、生地黄、麦冬、蒲黄、阿胶，治血热吐衄，崩漏。

【配方选例】

（1）清骨散　治骨蒸劳热：银柴胡 4.5g，胡黄连、秦艽、鳖甲（醋炙）、地骨皮、青蒿、知母各 3g，甘草 1.5g。水 2 钟，煎至八分，食远服。（《证治准绳》）

（2）柴胡清肝汤　治小儿疳疾，烦渴躁急：银柴胡、栀子、连翘、黄芩、人参、川芎、桔梗、甘草、冰片、薄荷。（《证治准绳》）

（3）银甲散　治温证潮热，身体枯瘦，皮肤甲错，消瘦而不润泽者：银柴胡 6g，鳖甲 9g。（《温症指归》）

（4）张氏四顺散　治小儿风热肌瘦，五心烦热，不长肌肉，面黄痿瘦，时发虚汗，难服凉药：银柴胡、地骨皮、桔梗、甘草各 9g。水煎，每日 1 剂，分 3 次服。（《幼幼新书》）

胡黄连

《新修本草》

本品又名胡连。为玄参科植物胡黄连或西藏胡黄连的根茎。多产于云南、西藏等地。其味苦，性寒。归心、肝、胃、大肠经。具有退虚热，除疳热，清湿热之功效。主治疳疾，惊痫，泻痢，劳热骨蒸，自汗，盗汗，吐血，衄血，火眼，痔瘘，疮疡。用法为内服，煎服，1.5～4.5g，或入丸、散。

使用注意：脾胃虚弱者慎用。

【配伍应用】

（1）配鸡肝，蒸服，治疳眼，属角膜软化者。

（2）配干姜，治小儿疳积，属里积者。

（3）配柴胡，治小儿盗汗，潮热往来。

（4）配五灵脂，治小儿疳热，肚胀，潮热，发焦。

（5）配地骨皮，治骨蒸潮热，小儿疳热。

（6）配乌梅，治慢性泄泻，血痢。

（7）配生地黄，用猪胆汁为丸，临卧茅花汤送服，治吐血，衄血。

（8）配穿山甲（烧存性），以茶或鸡子清调涂，治痈疽疮肿，已溃未溃者均可用之。

（9）配猪胰，同煮服，治杨梅疮毒。

（10）配银柴胡、地骨皮，治阴虚骨蒸潮热。

（11）配芜荑、干蛤蟆，治小儿疳积。

（12）配白术、使君子、山楂，治小儿疳疾发热。

（13）配穿山甲（麻油内煮成黄色）、石决明（煅）、槐花（微炒），炼蜜丸，清米汤送服，治痔漏成管，如漏之四边有硬肉突起者，加蚕茧20个炒末，和入药中，比及遍身诸漏皆效。

（14）配知母、青蒿、地骨皮、秦艽，治阴虚发热。

（15）配银柴胡、青蒿、鳖甲、地骨皮、知母，治阴虚发热，骨蒸劳热等症。

（16）配木香、槟榔、白芍、当归、白头翁，治湿热痢疾。

【单味应用】

（1）单味研末，鹅胆汁调涂，治痔疮痛肿，不可忍者。

（2）单味研粉，装入胶囊，米汤送服，治小儿疳积。

（3）单味研末，茶调涂手足心，治婴儿赤目。

（4）单味细粉用乳汁浸调点眼，治肝经风热所致的目昏，目赤等症。

（5）单味煎服，治湿热下痢，痔疮等症。

（6）单味磨井水，抹患处，治虚火迫生鼻疮，既痒又痛。

【配方选例】

（1）三物汤　治痢血：胡黄连、乌梅肉、灶下土等份。为末，腊茶清调下，食前，空腹温服。（《苏沈良方》）

（2）胡黄连散　治吐血，衄血：生地黄、胡黄连各等份。上为末，罗极细，炼蜜和丸如鸡头大。每服2~3丸，银器中用酒少许化开，更入水5分，重汤煮20~30沸，放温，食后和滓服。（《普济方》）

（3）胡黄连丸　治肥疳热：川黄连15g，胡黄连15g，朱砂3g（另研）。上

2物为细末，都填入猪胆内，用淡浆煮，以杖于桃子上线钓之，勿著底，候一炊久取出，研入芦荟、麝香各0.3g，饭和丸如麻子大。每服五七丸~二三十丸，米饮下，食后。(《小儿药证直诀》)

（4）经验痢疾四宝丹　治痢疾：胡黄连9g，公丁香3g，巴豆霜3g。巴豆不拘多少，去壳，纸包裹，置新瓦上，又复瓦盖，炭火下煅炼，去油，烟尽为度，存性。为末，老米饭捣烂为丸，如萝卜子大。每服7丸，看人肥瘦，或3~5粒，端午日修合甚妙，药引在后，赤痢用蜜糖调滚，白汤空腹送下；水泻用姜汤下；脾泻用姜汤送下，连服7日，凡服药后，直要饿，至午时，然后吃炒米粥半碗，顷刻又进半碗，腹内有热毒，任其自行自止，唯赤痢难治，倘一服不止，再用细茶60g，煎卤生蜜糖60g，生姜30g，取汗，3味共为1处，加前药7粒，空腹服之即止；白痢用黑砂糖，调滚白汤，空腹送下。(《医宗粹言》)

四、清热解毒药

（一）主要用于温热病的药

金银花

《名医别录》

本品又名忍冬花、银花、双花、金花、二花、二宝花、金藤花。为忍冬科植物忍冬的花蕾。多产于四川、云南、广西、湖南等地。其味甘，性寒。归肺、胃、大肠经。具有清热解毒之功效。主治风热感冒，温病初起，咽喉肿痛，急性结膜炎，肺脓疡，大叶性肺炎，热毒血痢，流行性乙型脑炎，钩端螺旋体病，痈疖脓肿，丹毒，急性乳腺炎，胆道感染，阑尾炎，外伤感染，子宫颈糜烂。用法为内服，煎汤，9~15g，或入丸、散；外用研末调敷。

使用注意：脾胃虚寒及气虚疮疡脓清者忌服。

【配伍应用】

（1）配金银藤，治风热感冒，咽喉肿痛，红肿疼痛。

（2）配连翘，治温病发热，咽痛，疮疡，风热痒疹，里热壅盛。

（3）配射干，治咽喉肿痛，可预防流行性感冒。

（4）配甘草，治体内外痈肿。

（5）配当归，治热毒壅滞血脉所致的肿痛初起，肿胀疼痛，内痈，外痈等症。

（6）配黄芪，治痈肿脓成不溃，或已溃脓清，排出不畅。

（7）配野菊花，水煎服，治赤眼肿痛。

（8）配石膏，治热入气分，壮热，烦渴，脉洪大者。

（9）配露蜂房，煎水漱口，治龋齿牙痛。

（10）配炮山甲、皂角刺，治疗疮肿毒较重者。

（11）配牡丹皮、生地黄，治热入营血，症见斑疹隐隐，舌绛而干，神烦少寐者。

（12）配乳香、没药，治一切痈疽。

（13）配蒲公英、野菊花，治疮，痈，疖肿。

（14）配板蓝根、山豆根，治咽喉肿痛。

（15）配黄芩、大黄，治外感风热，外证已解，里热炽盛不退者。

（16）配连翘、紫花地丁，治疮疡、痈疖而有红肿热痛轻者。

（17）配地榆、黄芩，治肠痈及湿温痢疾带血者。

（18）配香薷、白扁豆，治暑温发热无汗。

（19）配黄芩、黄连，治温病壮热不退。

（20）配大青叶、紫草，治瘟疫热毒发斑。

（21）配生姜、甘草，水煎服，治附子中毒。

（22）配桔梗、牛蒡子，治咽喉肿痛。

（23）配牛蒡子根、夏枯草、蒲公英，水煎服，治肝气郁结乳痈。

（24）配野菊花、蒲公英、甘草，治疗疮肿毒，肺痈肠痈初起等症。

（25）配黄芩、竹叶、白芷，煎水漱口，治牙龈咬合处痈肿，红肿疼痛，溃疡，开口困难。

（26）配连翘、淡豆豉、荆芥，治外感风热，或感染性痢疾早期，有发热，微恶风寒，头痛，咽痛等症。

（27）配黄芩、茵陈、白芍，治湿热泻痢，如菌痢、急性肠炎等。

（28）配蒲公英、野菊花、紫花地丁，治疗疮肿毒。

（29）配当归、薏苡仁、黄芩，治肠痈。

（30）配连翘、薄荷、荆芥，治外感风热或温病初起，发热头痛，口干咽痛。

（31）配连翘、玄参、鲜生地，治温病邪入营血，身热谵语，烦躁不安，斑疹隐隐等症。

（32）配白芍、甘草、木香，治热痢便脓血。

（33）配黄芩、白芍、马齿苋，治热毒泻痢。

（34）配连翘、桔梗、薄荷，治咽喉肿痛。

（35）配银花炭、仙鹤草、白头翁，治热毒结聚肠道，入于血分所致的血痢便血。

（36）金银花藤配野菊花、苦地胆、单蹄草，水煎服，治耳部疖肿，红肿疼痛。

（37）配连翘、射干、山豆根，水煎服，治急性扁桃腺炎（风热型）。

（38）配射干、山豆根、牛蒡子、生甘草，治急性扁桃腺炎。

（39）配生绿豆、生黄豆、生黑豆、生甘草，水煎服，预防咽喉炎。

（40）配连翘、荆芥、薄荷、甘草，治外感热病初起，头痛。

（41）配连翘、紫花地丁、川黄连、夏枯草、赤茯苓，治疮疡、痈疽而有红肿热痛者。

（42）配连翘、蒲公英、紫花地丁、草河车、赤芍，治丹毒及疖肿。

（43）炒炭配白芍、生甘草、木香，治热痢。

【单味应用】

（1）单味煎服，治疗疮肿毒及痈疽愈后口渴。

（2）单味粗粉1000g，40％酒精1500mL。先浸48小时后，滤液煎至400mL。外涂局部，每日1～2次，7～12天为一疗程，治子宫颈糜烂。

（3）单味研细末，吹鼻中，治鼻渊。

（4）金银花注射液肌注，治外科化脓性疾患（用时加入2％普鲁卡因1～2mL）。

【配方选例】

（1）银翘散　治太阴风温、温热、冬温，初起恶风寒者，桂枝汤主之。

但热不恶寒而渴者：金银花 30g，连翘 30g，苦桔梗 18g，薄荷 18g，竹叶 12g，生甘草 15g，荆芥穗 12g，淡豆豉 15g，牛蒡子 18g。上杵为散，每服 18g，鲜芦根汤煎服。（《温病条辨》）

（2）回疮金银花散　治疮疡痛甚，色变紫黑者：金银花连枝叶（锉）60g，黄芪 120g，甘草 30g。上细切，用酒 1 升，同入壶瓶内，闭口，重汤内煮 4~6小时，取出，去滓，顿服之。（《活法机要》）

（3）银花汤　治乳岩积久渐大，色赤出水，内溃深洞：金银花、黄芪（生）各 15g，当归 24g，甘草 5.4g，枸橘叶（臭橘叶）50 片。水、酒各半煎服。（《竹林女科》）

（4）阑尾清化汤　治急性阑尾炎蕴热期（型）或阑尾脓肿早期或轻型腹膜炎，低热或午后发热，口干渴，腹痛较重，便秘，尿黄等。或湿热重出现头眩晕，身热不扬，呕恶较重，口渴不欲饮，腹胀痛，胸脘痞闷，便溏而不爽。脉象弦数或滑数，舌苔黄干或黄腻，舌质红或尖红：金银花 30g，蒲公英 30g，牡丹皮 15g，大黄 15g，川楝子 9g，赤芍 12g，桃仁 9g，生甘草 9g。湿热重者可加黄连、黄芩苦寒燥湿药物；湿重者可加佩兰、白蔻仁、藿香梗芳香化湿药物。每日 2 剂，分 4 次服。（南开医院验方）

（5）银蒲玄麦甘桔汤　治风热咽痛：金银花 15g，蒲公英 12g，玄参、麦冬各 9g，甘草、桔梗各 6g，薄荷后下 6g。水煎，每日服 1 剂，分 2 次服。（时振声方）

忍冬藤

《本草经集注》

本品又名银花藤、金银藤、忍寒草。为忍冬科植物忍冬的茎叶。多产于辽宁、河北、河南、山东、安徽、四川、云南等地。其味甘，性寒。归心、肺经。具有通络，清热，解毒之功效。主治温病发热，热毒血痢，传染性肝炎，筋骨疼痛，痈肿疮毒。用法为内服，煎汤，15~30g，入丸、散或浸酒；外用煎水熏洗，熬膏贴或研末调敷。

【配伍应用】

（1）配桑枝，治关节酸痛，风湿痹痛。

（2）配甘草，治各种痈疽。

（3）配金银花，治温病初起，邪在卫分者；或外感风热，以致发热恶风，咽喉肿痛，四肢酸楚疼痛及疮疡红肿诸证。

（4）配野菊花秧、鱼腥草，防治感冒，流行性感冒。

（5）配野菊花、蒲公英、生甘草，治疮疖肿痛。

（6）配豨莶草、鸡血藤、老鹳草、白薇，治风湿性关节炎。

（7）配乌梅、川乌、草乌、甘草、大青盐，用白酒泡21天后取酒饮服，治风湿性关节炎。

【单味应用】

（1）单味煎汤内服，治热毒血痢。

（2）取鲜嫩茎叶适量，用冷开水洗净，嚼细服下，治毒蕈中毒。

【配方选例】

（1）神效托里散　治痈疽发背、肠痈、奶痈、无名肿痛，憎寒壮热，类若伤寒：忍冬藤（去梗）、黄芪（去芦）各150g，当归36g，甘草（炙）240g。上为细末，每服6g，酒1.5盏，煎至1盏，若病在上食后服，病在下食前服，少顷再进第2服，留渣外敷。未成脓者内消，已成脓者即溃。（《太平惠民和剂局方》）

（2）忍冬酒　治一切痈疽：忍冬藤（生取）150g，大甘草节30g。上用水2碗，煎至1碗，入无灰好酒1碗，再煎数沸，去滓，分3服，一昼夜用尽，病重昼夜2剂，至大小便通利为度；另用忍冬藤1把烂研，酒少许敷4周。（《外科精要》）

（3）忍冬膏　治诸般肿痛，金刃伤疮，恶疮：金银藤120g，吸铁石9g，香油1斤。熬枯去滓，入黄丹240g，待熬至滴水不散，如常摊用。（《乾坤生意秘韫》）

连翘

《神农本草经》

本品又名大翘子、连壳、落翘。为木犀科植物连翘的果实。多产于山东、山西、陕西、河南等地。其味苦，性微寒。归心、胆经。具有清热解毒，消肿散结之功效。主治高热，烦躁，神昏，小便赤涩淋痛，痈疮肿痛，瘰疬，瘰疬，过敏性紫癜。用法为内服，煎汤，9~15g，或入丸、散；外用煎水洗。

【配伍应用】

（1）配忍冬藤，治热疖痈肿。

（2）配牛蒡子，治热毒内盛之咽喉红肿，痄腮发颐及疮疡肿毒。

（3）配栀子，治温病热入心包而出现的高热神昏，烦躁不安，或心经留热之口舌生疮，尿赤短涩等；外用治疮疡肿毒。

（4）配金银花，治外感或热病初起，症状较轻者。

（5）配黄柏，研末制膏外用，治疖疮，痈肿（痈疽破溃后不要用连翘）。

（6）配黑芝麻，研末服，治颈淋巴腺结核。

（7）配木通，治泌尿系感染。

（8）配大青叶，治丹毒。

（9）配野菊花，治热病初起诸证。

（10）配柴胡、牛蒡子，治疮疡，痘毒。

（11）配黄柏、甘草，治舌破生疮。

（12）配淡竹叶、鲜茅根，治小便赤涩淋痛。

（13）配夏枯草、贝母，治瘰疬结核。

（14）配犀角、麦冬，治热入心包，烦热神昏。

（15）配牛蒡子、栀子，治疮疡，痈肿，兼有发热等表实证者。

（16）配金银花、大青叶，治疮痈，疖肿。

（17）配野菊花、天花粉，治痈疖。

（18）配牛蒡子、玄参，治咽喉肿痛。

（19）配板蓝根、牛蒡子，治扁桃体炎。

（20）配板蓝根、黄连，治痈毒发热。

（21）配蒲公英、野菊花，治热疖疮毒肿痛。

（22）配犀角、莲子心，治热邪陷入心包，高热，烦躁，神昏等症。

（23）配黄连、紫花地丁，水煎服，治耳内生疔。

（24）配金银花、射干，治急性扁桃腺炎。

（25）配黄芩、栀子、大黄，治热扰胸膈，烦热不安，便秘等症。

（26）配赤芍、牡丹皮、大青叶，治血热发斑等症。

（27）配瓜蒌、贝母、青皮，治瘰疬，乳腺炎。

（28）配板蓝根、荆芥、薄荷，治风热感冒。

（29）配金银花、紫花地丁、蒲公英，治疮疡，丹毒及急性传染病发热等症。

（30）配麻黄、赤芍、甘草，治过敏性紫癜。

（31）配玄参、板蓝根、生地黄，治咽喉肿痛。

（32）配夏枯草、玄参、牡蛎，治瘰疬。

（33）配金银花、大血藤、当归尾、甘草，治热毒疮痈。

（34）配黄芩、麦冬、生地黄、玄参，治咽喉肿痛。

（35）配夏枯草、象贝母、玄参、牡蛎，治瘰疬。

（36）配桑叶、菊花、金银花、薄荷，治风热感冒。

（37）配鲜地黄、黄芩、麦冬、玄参，治白喉、急性扁桃体炎。

（38）配大黄、黄芩、栀子、薄荷，治热性病表里俱热者。

（39）配玄参心、竹叶卷心、连心麦冬、犀角，治温病邪入心营，神昏谵语，心烦口渴，或发斑疹等症。

（40）配金银花、薄荷、荆芥、生甘草，治外感热病初起，发热，头痛。

（41）配金银花、野菊花、蒲公英、紫花地丁，治痈肿疮疖。

（42）配金银花、牛蒡子、桔梗、甘草、薄荷，治外感风热，发热，头痛，鼻流黄涕，喉痛咳嗽等症。

【单味应用】

单味开水浸泡代茶饮，治鼻渊。

【配方选例】

（1）连翘败毒散　治发颐及痈疽初起，憎寒壮热：羌活、独活、连翘、荆芥、防风、柴胡、升麻、桔梗、甘草、川芎、炒牛蒡子、当归尾（酒洗）、红花（酒洗）、苏木、天花粉。水、酒各1钟，去渣，徐徐温服。（《证治准绳》）

（2）连翘栀豉汤　治外邪初陷于心胸之间，心包气郁，汗吐下后，轻则虚烦不眠，重则心中懊恼，反复颠倒，胸脘苦闷，或心下结痛，起卧不安，舌上苔滑者：连翘6g，炒淡豆豉、郁金（加辛夷仁0.9g拌捣）、炒栀子各9g，枳壳、桔梗各2.4g，橘络3g，白豆蔻末（分2次，冲）1.2g。水煎服。（《重

订通俗伤寒论》）

（3）连翘消肿汤　治鹤膝风，两膝肿痛，不能行走，昼轻夜重：连翘、防风、炒荆芥、当归、桑螵蛸（盐水炒）各9g，巴戟天（盐水炒）15g，炒川芎、牛膝各4.5g，葱白3寸。水煎服。（《揣摩有得集》）

（4）连翘饮　治小儿一切热：连翘、防风、甘草（炙）、山栀子各等份。上捣罗为末，每服6g，水1钟盏，煎至七分，去滓温服。（《类证活人书》）

（5）连翘双黄膏　治疖肿初起：连翘、黄柏、黄芩、五味子各15g，冰片1.5g。共研细末，加凡士林60g调匀，制成软膏外用。（《中药临床应用》）

大青叶

《名医别录》

本品又名蓝叶、蓝菜。为马鞭草科植物路边青的叶或枝叶。多产于江苏、安徽、河北、河南、浙江等地。其味苦，性大寒。归心、肺、胃经。具有清热解毒，凉血消斑之功效。主治乙脑，流脑，感冒高热，头痛，肠炎，痢疾，黄疸，齿痛，鼻衄，咽喉肿痛。用法为内服，煎汤，9～15g（鲜者30～60g）；外用捣敷或煎水洗。

【配伍应用】

（1）配生石膏，治高热头痛。

（2）配金沙藤，治上呼吸道炎、扁桃体炎引起的高热。

（3）配金银花，治疔疮，丹毒，痄腮，喉痹。

（4）配犀角，治热病发斑，鼻衄，齿衄等症。

（5）配丹参，治黄疸及无黄疸型肝炎、胆囊炎。

（6）配板蓝根，水煎服，预防猩红热。

（7）配射干，治喉痹肿痛。

（8）配板蓝根、荆芥，治乙型脑炎。

（9）配犀角、山栀，治温病热毒发斑，咽痛。

（10）配郁金、龙胆草，治黄疸性肝炎、胆囊炎等症。

（11）配石膏、竹叶，治口疮。

（12）配连翘、僵蚕，治流行性腮腺炎。

（13）配犀角、山栀，治温病热毒发斑，咽痛。

（14）配黄芩、板蓝根、玄参，治腮腺炎，温病血分毒热炽盛而发斑，衄血，吐血等症。

（15）配生地黄、玄参、生甘草，治急性热病，高热，头痛，烦渴。

（16）配金银花、蒲公英、玄参，治热毒所致咽喉肿痛，口舌生疮，痄腮，丹毒，疮肿痛疖等症。

（17）配石膏、黄芩、玄参，治急性热病，高热，头痛，烦渴。

（18）配黄连、黄芩、生石膏，治麻疹出疹期高热，毒性症状明显者。

（19）配连翘、牛蒡子、黄芩，治腮腺炎。

（20）配桃仁、红花、鳖甲，治胁下有癥块者。

（21）配板蓝根、草河车、连翘，治急性扁桃腺炎，咽喉炎。

（22）配生地黄、石膏、知母、玄参，治热性病及热毒发斑等症。

（23）配桃仁、红花、龟甲、鳖甲，治肝炎肝大回缩不好。

（24）配板蓝根、金银花、贯众、野菊花，水煎服，预防"流脑"。

【单味应用】

（1）单味鲜品捣烂外敷，治丹毒。

（2）单味鲜品捣汁或煎服，治流行性乙型脑炎，病毒性肺炎，流行性感冒，腮腺炎等症。

【配方选例】

（1）犀角大青汤　治热病发斑，喉肿痛：犀角、大青叶、山栀、淡豆豉。水煎服。（《活人书》）

（2）大青汤　治热病发斑：大青叶、生石膏、玄参、知母、木通、甘草、地骨皮、荆芥穗各等份。水煎服。（《证治准绳》）

（3）治乙脑、流脑，感冒发热，腮腺炎：大青叶60g。水煎服，每日3剂。（《江西草药》）

（4）治热痢：大青叶9～15g。水煎服。（《湖南药物志》）

（5）治偏头痛：大青叶30～60g。酌加水煎，食前服。（《福建民间草药》）

（6）乙脑方　治乙型脑炎，流行性腮腺炎，病毒性肺炎；也治细菌性感染而致的流行性脑脊髓膜炎，扁桃体炎：大青叶 30g，生石膏 120g（先煎），黄芩 12g，焦山栀、紫草、牡丹皮各 9g，鲜生地黄 60g，元明粉 6g（冲），黄连 3g。水煎服。(《中药临床应用》)

（7）青沙汤　治上呼吸道炎、扁桃体炎所致的高热：大青叶 15g，海金沙草 30g。水煎服。(《中药临床应用》)

青黛

《药性论》

本品又名青蛤粉、青缸花、靛花。为爵床科植物马蓝、十字花科植物菘蓝、蓼科植物蓼蓝的茎叶经加工制成的粉末状物。多产于河北、江苏、安徽、江西、福建、河南、四川、云南等地。其味咸，性寒。归肝、肺经。具有清肝凉血，解毒之功效。主治热病发斑，吐血，咯血，衄血，肺热咳嗽，小儿发热惊痫，痄腮，中耳炎，口腔炎，小儿鹅口疮，咽喉肿、腐，丹毒，黄水疮，湿疹。用法为内服，煎汤，1.5～2.4g，或入丸、散；外用干撒或调敷。

【配伍应用】

（1）配蛤粉，治痰热咳嗽，面肿不寐，小儿百日咳，瘿瘤痰核。(名"黛蛤散")

（2）配黄柏，治口舌生疮，疮疡。

（3）配黄连，煎水洗，治风热眼痛，烂弦风眼等眼疾。

（4）配冰片，共研细粉，撒于疮面，闭口 10 分钟，治口舌生疮。

（5）配黄芩，治热病发斑，吐血，衄血及痰热咳嗽，口舌生疮等症。

（6）配苎麻叶、梗，捣汁调青黛，外敷患处，治蜘蛛毒，焮然成片如痱子，痒痛难忍。

（7）配蒲黄、黄芩，治热盛阳亢，吐血，衄血，咯血等症。

（8）配蛤粉、石膏，治肺热咳嗽，痰多，气急。

（9）配蒲公英、荆芥，治腮腺炎。

（10）配雄黄、麝香，水调和，涂患处，治毒蜘蛛咬伤。

（11）配甘草、滑石，共研细粉，洗净患处外敷，治皮肤或阴囊湿疹，天泡疮。

（12）配白矾、硼砂、冰片，研细末，吹患处，治蛾喉及重舌。

（13）配煅硼砂、朱砂、黑栀子，研细末吹喉，治喉中生疮、肿痛及喉痹。

（14）配黄柏、五倍子、枯矾，研细末，搽于患处，治口疮，齿龈溃烂。

（15）配煅石膏、黄柏、滑石，共研细粉混匀，另加凡士林制成软膏，外涂患处，治各种湿疹。

（16）配黄柏、人中白、蒲黄，研细末，卧前搽舌咽津，治舌疮，溃烂疼痛。

（17）配锦灯笼、金果榄、桔梗、生甘草，治急慢性咽喉炎，扁桃腺炎。

（18）配硼砂、蒲黄、火硝、甘草，共为细末，掺舌上，细细咽下，或饮凉水送下，治舌疮疼痛，溃烂。

【配方选例】

（1）青黛海石散　治肺经咳嗽有热痰者：青黛、海石、瓜蒌仁、川贝母。水煎服。（《症因脉治》）

（2）青金散　治一切热毒，脓窝疮：青黛30g，寒水石30g（煅过，酥为度）。上为细末，用香油调搽。（《普济方》）

（3）治口舌生疮：青黛3g，细辛0.3g，黄柏0.3g（锉），地骨皮0.3g，密陀僧0.3g。上药，捣细罗为散。每取少许，贴于疮上，有涎即吐之。（《太平圣惠方》）

（4）治胸有顽痰方　治胸有顽痰郁热：青黛、贝母、知母、天花粉、甘草各6g。水煎，每日1剂，日服2次。（《本草汇言》）

（5）青黛散　治腮腺炎，慢性湿疹，接触性皮炎：青黛60g，滑石30g，黄柏60g，煅石膏120g。研成细末，用冷开水调成糊状外敷。（《中药临床应用》）

板蓝根

《大明本草》

本品又名靛青根、蓝靛根、靛根。为十字花科植物菘蓝的根。多产于内蒙古、陕西、甘肃、河北、浙江等地。其味苦，性寒。归心、肺经。具有清热解毒，凉血，利咽之功效。主治斑疹，丹毒，痄腮，痈肿疮毒，咽痹肿痛，神昏吐衄，流感，流脑，乙脑，肺炎，火眼。用法为内服，煎汤，15 ~ 30g。

使用注意：体虚而无实火热毒者慎用。

【配伍应用】

（1）配玄参，治咽喉肿痛，乳娥，白喉，口干舌红等症。

（2）配大青叶，治温热疫毒，咽痛，痄腮，黄疸，预防猩红热。

（3）配羌活，治急性感冒高热。

（4）配牛蒡子，治痄腮，咽喉肿痛。

（5）配茵陈，治黄疸，或兼湿热症状的肝胆疾病。

（6）配茵陈、山栀，治急性传染性肝炎。

（7）配石膏、竹叶，治口疮。

（8）配草药狗肝菜、金盏银盘，治乙型脑炎。

（9）配黄芩、黄连，治流行性腮腺炎，症见头面红肿，咽喉肿痛，口渴烦躁等。

（10）配玄参、薄荷（减5倍用量），水煎服，治腮腺炎，中耳炎，扁桃腺炎。

（11）配土牛膝根、蒲公英，水煎服，治小儿猩红热。

（12）配茵陈、金钱草，治急性黄疸型传染性肝炎。

（13）配连翘、僵蚕，治流行性腮腺炎。

（14）配大青叶、生石膏、黄芩，治乙型脑炎，属轻型或中型者。

（15）配牛蒡子、白僵蚕、蝉蜕，治痄腮，咽喉肿痛。

（16）配金银花、连翘、石膏，治热病发热，咽干口渴，心烦等症。

（17）配生地黄、玄参、生甘草，治急性热病，喉痛，发斑。

（18）配连翘、牛蒡子、黄芩，治腮腺炎。

（19）配连翘、牛蒡子，治大头瘟毒，头面红肿，咽喉不利等症。

（20）配黄芩、黄连、玄参，治瘟毒痄腮。

（21）配黄连、黄芩、连翘、玄参，治大头瘟，痄腮，咽喉肿痛及热毒斑疹等症。

（22）配生地黄、石膏、知母、玄参，治热性病及热毒发斑等症。

（23）配大青叶、金银花、贯众、野菊花，水煎服，预防"流脑"。

【单味应用】

（1）单味水煎服，治病毒性脊髓炎，流行性腮腺炎，流行性乙型脑炎等症。

（2）单味捣泥，外敷，治颜面丹毒。

（3）板蓝根注射液，治黄疸型肝炎，慢性肝炎等症。

（4）单味用根磨二次糯米泔水，冷服或含口中，缓缓咽下，治热性咽喉红肿作痛，咽关作堵，吞物困难。大青叶捣汁含漱亦佳。

【配方选例】

（1）普济消毒饮 治风热疫毒上攻之大头瘟证，症见恶寒发热，头面红肿焮痛，目不能开，咽喉不利，舌干口燥，舌红，苔白兼黄，脉浮数有力：黄芩、黄连各 15g，人参 9g，橘红、玄参、生甘草各 6g，连翘、牛蒡子、板蓝根、马勃各 3g，白僵蚕（炒）、升麻各 2.1g，柴胡、桔梗各 6g（或加防风、薄荷、川芎、当归身）。为粗末，每服 15g，水煎，不拘时服。如大便硬，加大黄（酒煨）3~6g。（《东垣试效方》）

（2）蓝根散 治疮疹出而不快，及倒黡：板蓝根 30g，炙甘草 23g。为细末，每服 15g，取雄鸡冠血 2~3 滴、温酒少许，食后调下。（《证治准绳·幼科》）

（3）治药中毒：板蓝根、芦根各 1 握，绿豆（研）7.5g，淀脚（为制作青黛之渣）6g。先将前 2 味，水煎去渣，次入后 2 味和匀，分 3 服或 1~2 服，利下恶物，勿再服。（《证治准绳·类方》）

（4）板蓝大青汤 治轻型或中型乙型脑炎：板蓝根 30g，大青叶、金银花、连翘各 15g，生地黄 30g，玄参 15g，生石膏（先煎）30g，黄芩 12g，干地龙 9g。水煎服。（《中药临床应用》）

（5）治流行性腮腺炎：板蓝根、黄芩、连翘、夏枯草、玄参各 9g，薄荷、桔梗各 4.5g，生甘草 3g。若睾丸肿痛加橘核、荔枝核各 9g；也可用板蓝根或海金沙 30g，煎服，每日 1 次。局部用蒲公英、马齿苋、鱼腥草、鸭跖草捣烂，外敷患处。（《全国中草药汇编》）

（6）治蔬菜日光性皮炎：板蓝根 12g，黄芩、牛蒡子、玄参、桔梗各 9g，黄连、僵蚕、柴胡各 6g，陈皮、生甘草、薄荷、升麻各 3g，马勃 4.5g。水煎服。（《全国中草药汇编》）

穿心莲

《岭南采药录》

本品又名春莲秋柳、一见喜、金香草。为爵床科植物穿心莲的全草或叶。原产于亚洲热带地区,现国内华南、华东及西南均有栽培。其味苦,性寒。归肺、胃、大肠、小肠经。具有清热解毒,燥湿之功效。主治细菌性痢疾,肺炎,肠炎,咳嗽咽痛,肺痈,传染性肝炎,胆囊炎,盆腔炎,尿路感染,眼结膜炎,疮疖痈肿,丹毒,蛇、虫咬伤,烫火伤。用法为内服,煎汤,9~15g,或研末,外用煎汁涂或研末调敷。

【配伍应用】

(1)配十大功劳叶,治支气管炎。

(2)配蒲公英,治感冒发热,咽喉肿痛。

(3)配野菊花,治急性阑尾炎。

(4)配狗肝菜,治流行性乙型脑炎。

(5)配十大功劳叶、马齿苋,治泻痢。

(6)配大青叶、牛蒡子,治咽喉肿痛。

(7)配地骨皮、桑白皮治肺热咳嗽。

(8)配十大功劳叶、丰城鸡血藤,治肺结核(轻证)发热。

(9)配车前草、裸花紫珠,治上呼吸道感染,肺炎等症。

(10)配鱼腥草、黄柏,治急性细菌性痢疾。

(11)配胆木、甘草,治细菌性痢疾。

(12)配猪胆汁、黄连粉、枯矾粉,调匀后干研粉外用,治耳疔流脓等症。

(13)配鱼腥草、桔梗、冬瓜仁,治肺痈,咳吐脓痰。

(14)配金银花、野菊花,治痈肿疔毒,蛇虫咬伤,肠痈等症。

(15)配狭叶韩信草、白花蛇舌草,治毒蛇咬伤。

(16)配三颗针、金银花、野菊花,治疖肿,蜂窝组织炎。

【单味应用】

(1)单味水煎服,治猩红热。

(2)单味研末,制成片剂,每片含生药1g,每日服用16~24片,后增至 32~60 片，也可服用穿心莲的有效成分穿心莲内脂片，成人每日 400~600mg，治各型麻风。

【配方选例】

（1）治大叶性肺炎：一见喜 18g，梅叶冬青 30g，麦冬 15g，白茅根 30g，金银花 15g。水煎，分 2 次服，每日 1 剂。(《江西草药手册》)

（2）治感冒发热头痛及热泻：一见喜研末。每次 1g，日服 3 次，白汤送下。每次 1g，日服 3 次。(《泉州本草》)

（3）治胆囊炎：穿心莲 15g，六月雪 60g，大青根 45g，黄栀子根 30g，虎刺 30g，阴行草 30g。水煎服。如食欲不振，加野山楂果(炒)60g。(《江西草药》)

（4）莲劳汤　治支气管肺炎：穿心莲、十大功劳叶各 15g，陈皮 6g。水煎，1 日分 2 次服。(《中药临床应用》)

贯众

《神农本草经》

本品又名贯仲、管仲。为鳞毛蕨科科多年生草本植物粗茎鳞毛蕨的根茎和叶柄残基。多产于黑龙江、吉林、辽宁、河北等地。其味苦，性微寒。有小毒。归肝、脾经。具有清热解毒，止血，杀虫之功效。主治预防流感，麻疹，流脑等传染病，吐血，衄血，便血，痄腮肿痛，绦虫，蛲虫。用法为内服，煎汤，4.5~9g，或入丸、散；外用研末调涂。

使用注意：阴虚内热及脾胃虚寒者不宜用，孕妇慎用。

【配伍应用】

（1）配白芷，等量研末油调敷，治腮腺炎，疮疖。

（2）配苦楝根皮各 75g，浓煎，一次空腹顿服，治胆道蛔虫病。

（3）配板蓝根，治流行性感冒。

（4）配丝瓜络，煎汁代茶饮，可预防麻疹。

（5）配板蓝根、蒲公英，治瘟疫发热，痄腮肿痛等症。

（6）配铅粉、芜荑，治蛲虫病，蛔虫病，绦虫病。

（7）配榧子、槟榔，治钩虫病。

（8）配乌梅、大黄，治虫积腹痛。

（9）配苦楝根皮、土荆芥，治钩虫病。

（10）配大青叶、板蓝根，治流行性感冒，乙型脑炎，病毒性肺炎，流行性腮腺炎。

（11）配苦楝皮、槟榔，治蛔虫病，蛲虫病。

（12）配川楝子、紫苏，治钩虫病。

（13）配牡丹皮、莲蓬炭，治妇女血崩。

（14）配砂仁、甘草，研细末，蘸少许涂喉，咽其汁，则异物随痰自出，治一切骨物卡于喉中。

（15）配榧子、雷丸，治绦虫，蛲虫等肠道寄生虫病。

（16）配荆芥炭、炒蒲黄，水煎服，治鼻血不止。

（17）配旱莲草、生地黄、阿胶，治崩漏不止。

（18）配使君子、槟榔、芜荑，治绦虫，蛲虫，钩虫等虫积腹痛之证。

（19）配侧柏叶、仙鹤草、陈棕炭，治妇女月经过多，崩漏下血等症。

（20）配乌梅、大黄、赤芍，治虫积腹痛。

（21）配板蓝根、大青叶、金银花，治流行性感冒，腮腺炎及病毒性肺炎。

（22）配金银花、蒲公英、板蓝根、连翘，治热毒疮疡，痄腮肿痛及时行瘟疫等症。

（23）配使君子、苦楝根皮、槟榔、鹤虱，治虫积腹痛。

【单味应用】

（1）单味注射液肌注，治人工流产和产后出现的流血不止。

（2）单味研末，泡水服（或贯众花加白糖），治鼻出血。

（3）单味煎汁，代茶饮，或适量泡在水缸中作食用水，防治流行性感冒，麻疹，流脑，乙脑等症。

（4）单味1个全用，刷毛、切块，蘸陈醋后，慢火炙热，研末，空腹米汤调服，治赤白带年久不止。

【配方选例】

（1）贯众散　治蛔虫攻心，吐如醋水，痛不能止：贯众30g，鹤虱30g（纸上微炒），狼牙30g，麝香3g（细研），芜荑仁30g，龙胆30g（去芦头）。上药

捣细罗为散。每于食前以淡醋汤调下 6g。(《太平圣惠方》)

（2）贯众散　治暴吐血嗽血：贯众 30g，黄连（去须）年老者 15g、年少者 1g。上 2 味捣罗为细末，每服 4g，浓煎糯米饮调下。(《圣济总录》)

（3）治蛲虫方　治肾热劳，四肢肿急，蛲虫如菜中虫，在肾中为病：贯众 3 枚，干漆 60g，吴茱萸 50 枚，杏仁 40 枚，芜荑、胡粉、槐皮各 30g。水煎，每日 1 剂，每日服 2 次。(《千金要方》)

（4）活命金丹　治中风不语，半身不遂，肢节顽痹，痰涎上潮，咽嗌不利，饮食不下，牙关紧，及解一切药毒、酒毒，发热腹胀，大小便不利，胸膈痞满，上实下虚，气闭面赤，汗后余热不退，劳病诸药不治，无问老幼男子妇人，俱宜服：贯众、甘草、板蓝根、甜硝、干姜（一作干葛）各 30g，龙脑（研）、麝香（研）、青黛各 9g，牛黄（研）牛膝、珠子末、薄荷各 15g，大黄 45g，朱砂（另研，一半入药，一半为衣）12g，桂心 90g。上为细末，与研药和匀，炼蜜同水浸蒸饼为剂，每 30g 做 10 丸，以朱砂为衣，就湿以真金箔 40 箔为衣，腊月修合，瓷器收贮，多年不坏，如疗风毒，茶清化下；解药毒，新令水化下；汗后余热，劳病及小儿惊，热薄荷汤化下。已上并量病人大小加减用之，大有效。(《奇效良方》)

（5）抗毒汤　治流行性感冒，腮腺炎，乙型脑炎，病毒性肺炎等病毒性疾患：贯众 9g，大青叶、板蓝根、紫草根各 15g，山豆根、茵陈各 9g，桔梗、甘草各 6g。水煎，每日分 2～3 次服。(《中药临床应用》)

重楼

《神农本草经》

本品又名七叶一枝花、蚤休、三层草、白河车、金线重楼根、重台草、白甘遂。为百合科植物云南重楼或七叶一枝花的根茎。我国分布甚广，南北均有，主产于长江流域及南方各省。其味苦，性微寒。有小毒，归肝经。具有清热解毒，消肿止痛，息风定惊之功效。主治咽喉肿痛，疔毒，痈疮，外伤出血，高热，惊风抽搐，毒蛇咬伤。用法为内服，煎汤，3～9g，磨汁、捣汁或入散剂；外用捣敷或研末调涂。

使用注意：体虚，无实火热毒，阴证外疡者及孕妇均忌服。

【配伍应用】

（1）配醋，涂于病处，治疖，疮疡。

（2）配夏枯草，治瘰疬。

（3）配鸡肉（或猪肺），煲服，治肺痨久咳及哮喘。

（4）配生姜，治乳腺癌（试用）。

（5）配鱼腥草，捣烂外敷，治疖肿。

（6）配白马骨全株、鲜鸭跖草，治流行性乙型脑炎。

（7）配连翘、板蓝根，治痄腮。

（8）配玄参、山豆根，治热毒壅盛之咽喉肿痛。

（9）配半枝莲、夏枯草，治癌肿。

（10）配钩藤、蝉蜕，治小儿高热惊风抽搐。

（11）配半边莲、两面针根，治毒蛇咬伤。

（12）配沙参、百合，治慢性支气管炎，肺结核之久咳。

（13）配夏枯草、山豆根，治肺癌（疗效待观察）。

（14）配九子莲、青木香，研末，用醋冲服，治各种毒蛇咬伤和无名肿毒。

（15）配半边莲、夏枯草，煎服或醋磨汁涂伤口周围肿痛处，治毒蛇咬伤。

（16）配金银花、半枝莲、野菊花、紫花地丁（均要鲜草），捣烂外敷伤口，如伤口已闭，用三棱针刺入放血，治毒蛇咬伤。

【单味应用】

（1）鲜根加水捣汁内服，并取根研末，加面粉、醋调敷患处，治疗各种痈肿疔毒。

（2）本品焙干研末，冷开水送服，可治小儿高热惊风，摇头弄舌，抽搐等症。

（3）鲜根9g，捣烂，用白酒调敷；另取9g，用黄酒冲服，治急性扭挫伤，有活血止痛之功。

（4）单味入50%酒精浸泡，外搽，治毛虫皮炎和蜂螫。

（5）单味磨水，涂疮面，治疮疖、痈肿等。

（6）单味磨醋，搽颐外及牙龈，勿令咽下，治牙龈肿痛。

【配方选例】

（1）重台草散　治风毒暴肿：重台草、木鳖子（去壳）、半夏各30g。上

药捣细罗为散，以酽醋调涂之；凡是热肿，燃之。(《太平圣惠方》)

（2）夺命丹　治痈肿疮毒，疔毒内攻：黄连、金银花、甘草、赤芍、重楼。(《外科全生集》)

（3）瓜蒌汤　治慢惊：瓜蒌根6g，白甘遂3g。上用慢火炒焦至黄色，研匀。每服1字，煎麝香、薄荷汤调下，无时。(《小儿药证直诀》)

（4）七叶一枝花汤　治流行性脑炎，乙型脑炎，流行性腮腺炎，疟疾，小儿高烧，中暑，昏迷抽搐等：重楼、金银花、白菊各9g，麦冬6g，青木香3g（后下）。水煎服。(《中药临床应用》)

（5）治毒蛇咬伤致使血液中毒：重楼（根状茎）、王瓜根、徐长卿、蒲公英各15g，枳壳、栀子（炒）、半边莲、八角莲各9g，大黄、连翘各12g，野菊花、紫花地丁各18g。水煎服。(《全国中草药汇编》)

（6）复方石英冲剂　治哮喘，对寒喘型及过敏型疗效显著：重楼、旋覆梗各15g，麻黄9g，紫石英、白石英各30g，皂荚3g，生甘草6g。上药浓煎成膏后加入珍珠层粉3g，制成冲剂，分成4包。1日服2～3次，每次1包，哮喘发作时加服1包，连服2周为1个疗程。(《上海中医药杂志》)

（二）主要用于疮痈肿毒的药

紫花地丁

《本草逢原》

本品又名地丁、地丁草、箭头草、堇菜地丁、羊角子、独行虎。为堇菜科植物紫花地丁的全草。产于我国长江流域下游至南部各省。其味苦、辛，性寒。归心、肺经。具有清热解毒之功效。主治疔疮、痈肿、丹毒、瘰疬、黄疸、痢疾，腹泻，目赤肿痛，喉痹，疖腮，毒蛇咬伤。用法为内服，煎汤，15～30g（鲜者加倍），捣汁或研末；外用捣敷或敷膏摊贴。

使用注意：体质虚寒者慎用。

【配伍应用】

（1）配野菊花，治蛇头疔、红丝疔及疮痈红肿，若再加金银花、连翘同用，疗效更佳。

（2）配蒲公英，治乳痈，疔疮痈肿，湿热发黄。

（3）配土牛膝，牛膝煎汤，水泛紫花地丁末为丸，内服，治急性扁桃体炎，咽喉肿痛。

（4）鲜紫花地丁配鲜芙蓉花，加少许食盐，捣烂敷患处，治化脓性感染。同时用鲜紫花地丁，水煎内服。

（5）配蜂蜜，治小儿肝热鼻衄。

（6）鲜紫花地丁配鲜金钱草、鲜半边莲草，捣烂取汁内服，药渣外敷患处，治毒蛇咬伤。

（7）配蒲公英、茵陈蒿，治黄疸，高热烦躁。

（8）配鲜瓜子金、鲜半边莲，捣泥外敷，治毒蛇咬伤。

（9）配黄连、连翘，水煎服，治耳内生疔。

（10）配紫参、车前草、海金沙，治前列腺炎。

（11）配大风子油、水银、硫黄，合捣外用，治疥癞。

（12）配蒲公英、菊花、金银花，治疮疖、痈肿，尤其适于头面部和背部的疖肿。

（13）配金银花、赤芍，治火毒疮疔，乳痈，肠痈，丹毒等症。

（14）配金银花、生甘草、蒲公英，治疔疮痈肿，蜂窝织炎，乳腺炎，腮腺炎。

（15）配连翘、金银花、菊花，治麻疹热毒。

（16）配蒲公英、玄参、金银花，治猩红热。

（17）配大血藤、蚂蚁草、黄芩，治肠炎，痢疾。

（18）配半枝莲、白花蛇舌草，水煎服，亦可外敷，治毒蛇咬伤、肢体肿胀。

【配方选例】

（1）五味消毒饮　治各种疔毒，痈疮疖肿，局部红肿热痛，或发热，舌红脉数者：金银花9g，野菊花、蒲公英、紫花地丁、紫背天葵子各3.6g。先水煎，后加无灰酒半钟煎服；药渣再如法煎服，盖被取汗。（《医宗金鉴·外科心法要诀》）

（2）治喉痹：箭头草叶，研，入酱少许，笔蘸入喉中，吐。（《普济方》）

（3）治实热肠痈下血：鲜紫花地丁 24～30g（干品 15～24g），和水煎成半碗，食前服，日服 2 次。（《福建民间草药》）

（4）地丁膏 治乳吹并一切毒：黄花地丁（即蒲公英）、紫花地丁各 240g。以长流水洗净，用水煎汁去渣，又熬成膏摊贴。（《惠直堂经验方》）

（5）治急性出血性坏死性小肠炎：紫花地丁、凤尾草、青蒿、大血藤、地榆各 15g，仙鹤草 30g。水煎服。若腹痛加延胡索、乌药各 9g；腹胀加枳壳 6g，川厚朴、大黄各 9g；体虚加羊乳 15g，红枣 7 枚。（《全国中草药汇编》）

蒲公英

《本草逢原》

本品又名黄花地丁、婆婆丁、奶汁草、黄花三七、蒲公丁。为菊科植物蒲公英的带根全草。全国大部分地区均有分布。其味苦、甘，性寒。归肝、胃经。具有清热解毒，利湿之功效。主治疔毒、乳痈，咽喉肿痛，目赤肿痛，黄疸，瘰疬，小便淋漓涩痛。用法为内服，煎汤，9～30g（大剂 60g），捣汁或入散剂；外用捣敷。

使用注意：用量过大，可致缓泻。

【配伍应用】

（1）配败酱草，治毒热瘀滞，肠痈腹痛，黄疸。

（2）配瓜蒌，治乳痈及痈、疽、疔疮。

（3）配金银花，治各种疔毒发热证。

（4）配紫花地丁，治疔疮，上呼吸道炎，轻度化脓性感染。

（5）配酒酿，治慢性胃炎。

（6）配茵陈，治湿热黄疸。

（7）配香附，治急性乳腺炎。

（8）配板蓝根，治痈疖，乳腺炎，流行性腮腺炎，急性扁桃体炎。

（9）配鱼腥草，治肺炎，肺脓肿。

（10）配马齿苋，捣烂外敷，治稻田皮炎。

（11）配菊花，治目赤肿痛。

（12）配建曲，水煎服，同用药渣用纱布包好，熨贴乳房，治乳房胀痛，奶水不回。

（13）配夏枯草，治瘰疬痰核。

（14）配硼酸，治急性结膜炎（用蒲公英全草煎汤入硼酸滴眼）。

（15）鲜蒲公英配忍冬藤，捣汁服，治乳痈、乳疖，单用捣敷亦有效。

（16）鲜蒲公英配鲜败酱草，煎汤，温泡患处，治足癣。

（17）鲜蒲公英配鲜金钱草，捣烂绞汁内服，药渣外敷患处，可治痄腮。

（18）配白茅根、车前子，治淋证。

（19）配生地黄、冰片，前味水煎去渣，入冰片收膏，外敷，治急性腰、胸挫伤；软组织损伤，肿痛，有瘀血者。

（20）配茵陈蒿、栀子，治黄疸属热者。

（21）配菊花、夏枯草，治急性结膜炎，睑缘炎。

（22）配瓜蒌、忍冬藤，治乳腺炎。

（23）配大黄、菊花，治疔疮。

（24）配土牛膝根、板蓝根，水煎服，治小儿猩红热。

（25）配菊花、黄芩，治目赤肿痛。

（26）配黄连、菊花，头煎内服，次煎洗眼，治急性结膜炎，目赤肿痛。

（27）配瓜蒌、没药，治乳痈肿痛。

（28）配夏枯草、牡蛎，治瘰疬痰核。

（29）配板蓝根、玄参，治咽喉肿痛。

（30）配金钱草、茅根，治小便淋沥涩痛。

（31）配夏枯草、金银花，治淋巴结结核。

（32）配忍冬藤、车前草，治热淋，小便不利等症。

（33）配紫花地丁、野菊花、金银花，治疔疮肿毒。

（34）配牛蒡子根、金银花、夏枯草，水煎服，治肝气郁结乳痈。

（35）配黄芩、大黄、菊花，治目赤肿痛。

（36）配石榴皮、地榆、蛇床子，煎汤外洗，治稻田皮炎。

（37）配天花粉、天南星、生地黄，焙干研细末，用醋或液体石蜡油调膏，敷贴局部，治眼睑疖肿。

（38）配金银花、连翘、炒山甲，治乳痈，早期局部红肿坚实，脓肿尚未形成者。

（39）配大黄、牡丹皮、金银花，治热毒较盛的急性阑尾炎。

（40）配茵陈、土茯苓、白茅根，治急性黄疸性肝炎，转氨酶高。

（41）配瓜蒌、连翘、白芷，治乳腺炎，并将药渣趁热捣烂外敷患处。

（42）配野菊花、金银花、生甘草，治热疖疮毒，风火赤眼。

（43）配茵陈、秦皮、制大黄，治肝炎急性期。

（44）配瓜蒌、贝母、没药，治肺痈及痈、疖、疔疮。

（45）配金银花、连翘、野菊花，治一切疔毒发热。

（46）配赤芍、牡丹皮、地肤子，治湿热毒疮。

（47）配皂刺、厚朴、大黄，治肠痈。

（48）配赤芍、牡丹皮、大黄，治肠痈。

（49）配鱼腥草、芦根、冬瓜仁，治肺痈。

（50）配乳香、没药、甘草，治急性化脓性感染。

（51）配大血藤、大黄、厚朴，治急性阑尾炎。

（52）配金银花、连翘、赤芍、炮山甲，治乳痈早期，红肿坚硬。

（53）配鱼腥草、冬瓜子、桔梗、芦根，治肺痈，咳吐脓血痰。

（54）配大黄、金银花、冬瓜仁、牡丹皮，治肠痈热毒壅盛。

（55）配紫花地丁、马齿苋、黄芩、丹参，治阑尾炎。

（56）配金银花、连翘、野菊花、大黄，治肠胃有实火或血分有实热者。

（57）配土茯苓、甘草、金银花、紫花地丁草，治疔毒恶疮，小便淋浊。

（58）配地耳草、半边莲、泽兰、青木香，治急、慢性阑尾炎。

【单味应用】

（1）单味新鲜者，捣碎，取汁直接敷于痛处皮肤，治肺癌引起的疼痛。

（2）单味鲜者，捣碎，加鸡蛋清（少加白糖）调糊，外敷，治流行性腮腺炎。

（3）单味捣烂取汁，高温消毒后点眼，治沙眼痒痛。

（4）单味全草，煎汤2碗，1碗内服，1碗趁热熏洗，治眼疾肿痛，赤脉络目。

（5）单味鲜草（或干品），研细末，热醋调糊，贴患处，治面部疖肿。

（6）单味研末，醋调，涂患处，治双蛾肿痛，以乳蛾肿痛为宜。

（7）单味生品，放口中生嚼即没，治麦芒误入咽喉。

【配方选例】

（1）散结消核汤 治瘰疬结核：夏枯草、蒲公英、海藻、清半夏、橘红、赤芍、红花、山甲珠、忍冬藤、连翘、皂刺。水煎服。（《中医内科学》山东中医药大学）

（2）治多年恶疮及蛇蜇肿毒：蒲公英捣烂，贴。（《救急方》）

（3）治肝炎：蒲公英干根 18g，柴胡、生山栀、郁金、茯苓各 9g。煎服。或用干根、天名精各 30g，煎服。（《南京地区中草药》）

（4）乳痈汤 治乳痈，早期局部红肿坚实，脓肿尚未形成者：蒲公英、金银花各 30g，炒穿山甲 9g，连翘、天花粉各 12g，青皮 6g，柴胡 9g，生甘草6g。水煎服。（《中药临床应用》）

野菊花

《日华子诸家本草》

本品又名黄菊仔、苦薏、路边菊。为菊科植物野菊、北野菊及岩香菊等的全草及根。除新疆外，全国各地均有分布。其味苦辛，性寒。归肺、肝经。具有清热解毒之功效。主治咽喉肿痛，瘰疬，痈疽疔疮，目赤，天疱疮，湿疹。用法为内服，煎汤，6～12g（鲜者 30～60g），或捣汁；外用捣敷或煎水洗；或塞鼻。

【配伍应用】

（1）配枣木，煎汤洗患处，治天疱疮，湿疹。

（2）配路边菊叶加黄糖捣烂，敷患处，治妇人乳痈。

（3）配金莲花，捣烂敷眼眶，治目赤肿痛。

（4）配苍耳草，捣烂入酒，绞汁服，治痈疽疔肿，一切无名肿毒。

（5）配鱼腥草，洗净捣烂，敷患处，治唇疔、鼻疔，红肿疼痛。

（6）野菊花叶配芙蓉叶，共捣碎，麻油调敷，治蜂叮，蚊、虱咬伤。

（7）配醋糟，捣汁，冲开水漱口，治白喉。

（8）野菊花配金银花，水煎服，治赤眼肿痛。

（9）配鲜海洲常山根，治高血压，头痛，眩晕，失眠等症。

（10）配土茯苓，冷水浸后煎汤服，治颜面丹毒。

（11）配鱼腥草、金银藤，预防流行性感冒。

（12）配金银花、蒲公英，治疗疮肿毒。

（13）配草决明、夏枯草，治高血压病，属肝热型。

（14）配蒲公英、紫花地丁，治痈疽疖疔，疮毒。

（15）配桔梗、金银花，治咽喉肿痛。

（16）配夏枯草、千里光，治风火赤眼。

（17）配忍冬藤、射干，治流感，上呼吸道感染。

（18）配金钱草、车前草，治肾炎。

（19）配草决明、蝉蜕，治目赤肿痛。

（20）配金银花藤、苦地胆、羊蹄草，水煎服，治耳部疖肿，红肿疼痛。

（21）配红花、鸡冠花、凌霄花，水煎服，治盘状红斑性狼疮初期，玫瑰糠疹，多形性红斑，及一切红斑性皮肤病初期，偏于上半身或全身散在分布者。

（22）配白花蛇舌草、白茅根、苦地胆，水煎服，咽喉肿痛，咽干。

（23）配蒲公英、金银花、夏枯草，治各种疮疖肿毒，亦可煎汤洗局部患处。

（24）配木棉花、岗梅根、东风桔、五指柑(黄荆)叶、玉叶金花，治感冒。

【单味应用】

单味野菊花，捣烂敷伤处，治犬咬伤。

【配方选例】

（1）治疗疮：野菊花根、石菖蒲根、生姜各30g。水煎，水酒兑服。(《医钞类编》)

（2）治瘰疬疮肿不破者：野菊花根，捣烂煎酒服之，仍将煎过的菊花根为末敷贴。(《瑞竹堂经验方》)

（3）还睛散 治眼翳膜昏涩，泪出瘀血，胬肉攀睛：野菊花、野麻子、川芎、草龙胆、草决明、石决明、荆芥、枳实、茯苓、木贼、炙甘草、白蒺藜、川椒（炒，去子）、淫羊藿、茵陈各15g。上为细末，每服6g，食后茶清调下。

每日 3 服，忌食鱼肉及热面荞麦等物。(《医部全录·目门》)

（4）野菊汤　治疗疮肿毒：野菊花 30g，金银花 60g，蒲公英、紫花地丁各 30g。水煎服。(《中药临床应用》)

（5）治急性阑尾炎：野菊花、金钱草、紫花地丁草、金银花、蒲公英、白茅根各 15g，薏苡仁 6g。水煎服。(《陕甘宁青中草药选》)

（6）治痈疖肿毒，淋巴结炎，乳腺炎，腮腺炎：鲜野菊花或全草 30g，酒水各半煎服。也可捣烂外敷或煎水湿热敷。(《陕甘宁青中草药选》)

（7）治狐惑病。证见前后阴疱疹溃疡，口腔牙龈红肿疼痛化脓，眼结膜充血，口腔黏膜疱疹：野菊花、竹叶、竹茹各 10g，生地黄 18g，麦冬、玄参、牡丹皮、赤芍、地骨皮、黄芩各 15g，生甘草 4g。水煎服，每日 1 剂。(《浙江中医学院学报》)

千里光

《本草图经》

本品又名千里及、眼明草、黄花草。为菊科植物千里光的全草。多产于浙江、江西、江苏、安徽、湖南、四川、广东、广西、贵州、云南等地。其味苦，性寒。归肺、肝、大肠经。具有清热解毒，明目之功效。主治疮毒痈肿，咽喉肿痛，丹毒，肠痈，目赤肿痛及钩端螺旋体病。用法为内服，煎汤，9～15g（鲜者 30g）；外用煎水洗、捣敷或熬膏涂。

使用注意：中寒泄泻者勿服。

【配伍应用】

（1）配野菊花，牡丹皮治疮毒痈肿，丹毒，肠痈等热毒证。

（2）配虎杖，煎汤待温，冲洗阴道，并将药球放入宫颈后穹窿部（药球：蛇床子、枯矾、虎杖、冰片，研末，消毒纱布包扎成球），治宫颈炎，宫颈糜烂。

（3）配土茯苓、叶下珠，治钩端螺旋体病。

（4）配夏枯草、野菊花、甘草，治目赤肿痛。

（5）配苦参、蛇床子、百部，煎汤，先熏后洗，治疥疮结节。

【单味应用】

（1）鲜草水煎服，并以水煎浓汁涂洗或鲜草捣烂外敷患处，治痈肿疮毒，疥疮湿疹等症。

（2）单味煎水，熏洗，治风火眼痛。或煨熟捻入眼中，治烂睑风眼。

（3）鲜草水煎服，鲜叶洗净捣烂取汁，滴患眼，治红眼肿痛，迎风流泪等症。

（4）单味干燥全草，切为细末，开水泡饮，治急性扁桃体炎，及上呼吸道感染、急性肠炎、丹毒等症。

【配方选例】

（1）治烂睑风眼：笋箬包千里光草煨热，捻入眼中。（《经验良方》）

（2）治干湿癣疮，湿疹日久不愈者：千里光，水煎2次，过滤，再将2次煎成之汁混合，文火浓缩成膏，用时稍加开水或麻油，稀释如稀糊状，搽擦患处，每日2次。婴女胎癣勿用。（《江西民间草药》）

（3）治各种急性炎症疾病，菌痢，毒血症，败血症，轻度肠伤寒，绿脓杆菌感染：千里光、蒲公英、二叶葎、积雪草、白茅根、叶下珠、金银花藤叶各15g。水煎服，每6小时1次。（《江西草药手册》）

（4）治鹅掌风，头癣，干湿癣疮：千里光、苍耳草全草等份。煎汁浓缩成膏，搽或擦患处。（《江西民间草药》）

漏芦

《神农本草经》

本品又名野兰、鬼油麻、狼头花。为菊科植物祁州漏芦或禹州漏芦的根。多产于河北、辽宁、山西、陕西、甘肃等地。其味苦，性寒。归胃经。具有清热解毒，消痈肿，下乳汁之功效。主治痈疮肿痛，乳痈，乳汁不下，乳房胀痛，血痢，尿血，血痔。用法为内服，煎汤，4.5～9g（鲜者30～60g），或入丸、散；外用煎水洗。

使用注意：大温大热之证用之最宜。气虚、疮疡平塌不起及孕妇忌服。

【配伍应用】

（1）配蒲公英，治乳痈肿痛。

（2）配大黄，治时疫所致的头面红肿，痈毒肿痛。

（3）配蜂蜜，调敷，治急性乳腺炎。

（4）配地龙，治历节风，筋脉拘挛，骨节疼痛。

（5）配艾叶，治冷劳泻痢，及妇人产后带下诸疾。

（6）配王不留行，治气血郁滞，乳房作胀，乳汁不下。

（7）配板蓝根，治腮腺炎。

（8）配蒲公英、瓜蒌，治乳痈肿痛。

（9）配黄芪、黄柏、金银花，治湿疹疮疡经久不愈。

（10）配连翘、蒲公英、大黄，治乳痈疮肿，红肿疼痛。

（11）配连翘、大黄、生甘草，治痈疖初起。

（12）配王不留行、瓜蒌、穿山甲、蒲公英，治乳腺炎，乳汁不通。

（13）配蒲公英、金银花、土贝母、甘草，治乳腺炎。

（14）配瓜蒌、白芷、蒲公英、连翘、皂刺，治乳痈未破者。

（15）配路路通、王不留行、醋穿山甲、天花粉、通草，治产后乳汁不下，乳汁太少等症。

【配方选例】

（1）漏芦汤　治疽作二日后，退毒下脓：黄芪（生用）、连翘各 30g，大黄 0.3g（微炒），漏芦 30g（有白茸者），甘草 15g（生用），沉香 30g。上为末，姜、枣汤调下。（《集验背疽方》）

（2）漏芦散　治乳妇气脉壅塞，乳汁不行，及经络凝滞，乳内胀痛，留蓄邪毒，或作痈肿：漏芦 75g，瓜蒌 10 个（急火烧焦存性），蛇蜕 10 条（炙）。上为细散，每服 6g，温酒调服，不拘时，良久吃热羹汤助之。（《太平惠民和剂局方》）

（3）漏芦丸　治小儿无故疳痢，羸弱，不欲饮食，及腹内虫动作，多吐清水：漏芦 60g，猪干 30g（煨干），楮树根白皮 30g（锉）。上药，捣罗为末，炼蜜和捣一二百杵，丸如弹子大。每服以温水研 1 丸，不计时候，量儿大小，分减服之。（《太平圣惠方》）

（4）治流行性腮腺炎：板蓝根 3g，漏芦 4.5g，牛蒡子 1.2g，甘草 1.5g。水

煎服。(《新疆中药手册》)

白蔹

《神农本草经》

本品又名山地瓜、见肿消、白根、猫儿卵。为葡萄科植物白蔹的根。多产于辽宁、吉林、河北、河南、江西、山西、浙江、江苏、安徽等地。其味苦、辛，性微寒。归心、脾经。具有清热解毒，散结，止痛，生肌之功效。主治痈肿，疔疮，瘰疬，血痢，肠风，温疟，惊痫，痔漏，烫伤。用法为内服，煎汤，3～9g；外用研末撒或调涂。

使用注意：脾胃虚寒及无实火者忌服。

【配伍应用】

（1）配杏仁同研，和鸡蛋清调涂，治面生粉刺，酒渣鼻。

（2）配天花粉，治疮疡肿痛，并治阴肿带下。

（3）配赤小豆，共捣以鸡子调外敷，治痈肿疔毒，烫火伤。

（4）配黄柏，治冻疮或痛或痒。

（5）配白及，治金伤出血，肿痛。

（6）配大黄，或加天南星、吴茱萸共捣醋调敷脚心，治痄腮肿痛。

（7）配白石脂、苦杏仁，细末，用鸡蛋清调敷，治痤疮、酒渣鼻。

（8）配黄连、蒲公英，治疮痈肿毒。

【单味应用】

单味水煎服，治赤白带。

【配方选例】

（1）白蔹散　治聤耳出脓血：白蔹、黄连（去须）、龙骨、赤石脂、乌贼鱼骨（去甲）各30g。上5味，捣罗为散。先以棉试脓干，用药2g，棉裹塞耳中。(《圣济总录》)

（2）白蔹散　治白癜风，遍身斑点瘙痒：白蔹90g，天雄90g（炮裂去皮脐），商陆30g，黄芩60g，干姜60g（炮裂、锉），踯躅花30g（酒拌炒令干）。

上药捣罗为细散，每于食前，以温酒调服 6g。(《太平圣惠方》)

（3）白蔹汤　治吐血、咯血不止：白蔹 90g，阿胶 60g（炙令燥）。上 2 味，粗捣筛，每服 4g，酒水共 1 盏，入生地黄汁 2 合，同煎至七分，去滓，食后温服。如无地黄汁，入生地黄 0.3g 同煎亦得。(《圣济总录》)

（4）白蔹散　治瘰疬生于颈腋，结肿寒热：白蔹、甘草、玄参、木香、赤芍、川大黄各 15g。上药捣细罗为散，以醋调为膏，贴于患处，干即易之。(《太平圣惠方》)

虎耳草

《本草纲目》

本品又名石荷叶、耳聋草、铜钱草、金钱吊芙蓉。为虎耳草科植物虎耳草的全草。多产于湖南、湖北、河南、安徽、浙江、四川、云南、贵州、广东、广西、福建等地。其味苦、辛，性寒，有小毒。具有清热解毒，凉血，祛风之功效。主治肺痈，疮肿，中耳炎，月经过多。用法为内服，煎汤，9～15g；外用捣汁滴或煎水熏洗。

【配伍应用】

（1）配青黛，治荨麻疹。

（2）配金银花，治肺热咳嗽。

（3）配冰糖，治百日咳。

（4）配忍冬叶，治肺痈吐臭脓。

（5）配鱼腥草、黄连、山栀，治热毒重证。

【单味应用】

（1）鲜品捣烂外敷，治外伤出血，烫伤，疮疖，腮腺炎。

（2）鲜虎耳草，捣烂取汁加冰片少许，滴耳中，治中耳炎。

（3）干品煎汤，含口中逐潮咽下，治咽炎。

（4）鲜虎耳草 30g 加水与黄酒各半煎服，治血热妄行，月经过多。

【配方选例】

（1）治湿疹，皮肤瘙痒：鲜虎耳草 1 斤，切碎，加 95% 酒精拌湿，再加 30% 酒精 1000mL 浸泡 1 周，去渣，外敷患处。(《南京地区常用中草药》)

（2）治吐血：虎耳草 9g，猪瘦肉 120g。混同剁烂，做成肉饼，加水蒸熟食。(《江西民间草药》)

（3）治耳郭溃烂：鲜虎耳草适量，冰片 0.3g，枯矾 1.5g。共捣烂敷患处。(《全国中草药汇编》)

土茯苓

《本草纲目》

本品又名白余粮、刺猪苓、草禹余粮、土草薢。为百合科植物土茯苓的根茎。多产于浙江、安徽、广东、广西、福建、湖北、湖南、四川、贵州等地。其味甘淡，性平。归肝、胃经。具有解毒、除湿、利关节之功效。主治梅毒，汞中毒，火毒痈疖，热淋，尿赤涩痛，钩端螺旋体病。用法为内服，煎汤，15 ~ 30g；外用研末调敷。

使用注意：肝肾阴亏者慎服。服药期间忌饮茶。

【配伍应用】

（1）配金银花，治痈疽肿毒，湿热疮疹等症。

（2）配车前草，治湿热尿血，小便涩痛等症。

（3）配薏苡仁，治湿热毒结所致的关节疼痛。

（4）配草薢，治湿毒郁结的关节肿痛，小便浑浊不利等症。

（5）配白鲜皮，治肝胆湿热之发黄。

（6）配茶根，白糖为引，治血淋。

（7）配赤茯苓，治湿热蕴结，小便淋浊。

（8）配甘草，治钩端螺旋体病。

（9）配野菊花，冷水浸后煎汤服，治颜面丹毒。

（10）配制马钱子，治食道癌，胃癌。

（11）配鱼腥草、冬葵子，试用于治疗肺癌。

（12）配白鲜皮、金银花，治肝胆湿热之发黄。

（13）配皂荚、牵牛子，治梅毒，解汞中毒。

（14）配青蒿、地榆、茅根，治钩端螺旋体病。

（15）配淫羊藿、骨碎补、穿山龙，治风湿性关节炎。

（16）配金银花、连翘、蒲公英，治反复发作的疮疡。

（17）配生地黄、赤芍、地肤子，治慢性湿疹，牛皮癣等症。

（18）配蒲公英、秦皮、大黄，治传染性肝炎。

（19）配金银花、白鲜皮、威灵仙，治疮痈，梅毒，及泌尿系感染。

（20）配金银花、白鲜皮、威灵仙、甘草，治梅毒或因服用汞剂而引起的肢体拘挛。

（21）配苦参、白鲜皮、苍术、地肤子，治湿热疮毒。

【单味应用】

（1）单味熬浓汁，收膏，每服 1 汤匙，开水和服，治喉疳（咽喉部梅毒）。

（2）单味水煎，代茶饮，治传染性肝炎。

（3）单味去皮捣碎，浸于洗第二次的米泔水中，以此漱口，治喉疳。

【配方选例】

（1）治杨梅风十年二十年，筋骨风泡肿痛：土茯苓 3 斤，川椒 6g，甘草 9g，黑铅 1 斤，青藤 9g。将药用袋盛，以好酒煮服之妙。（《赤水玄珠》）

（2）治杨梅疮及瘰疬，咽喉恶疮，痈漏溃烂，筋骨疼痛：土萆薢（即土茯苓）60～90g。水煎，不拘时徐服。（《景岳全书·外科钤古方》）

（3）茯苓汤　治杨梅疮：土茯苓 120g，桔梗 30g，防风 30g，乳香 1.5g，没药 1.5g。水 5 碗煎至 3 碗，温服 1 日服尽。（《万病回春》）

（4）换肌消毒散　治时疮，不拘初起溃烂：土茯苓 15g，当归、白芷、皂角刺各 3g，木瓜 2.1g，薏苡仁 3g，白鲜皮、木通、金银花各 2.1g，炙甘草 1.5g。水煎，每日 1 剂，日服 2 次。（《外科枢要》）

贯叶蓼

《本草纲目拾遗》

本品又名扛板归、蛇倒退、犁头刺、穿叶蓼。为蓼科植物扛板归的全草。多产于我国南北各地。其味酸，性平。归肺、小肠经。具有清热解毒，利尿消肿之功效。主治疮痈肿毒，急性扁桃体炎，湿疹，带状疱疹，肾炎水肿，痢疾，肠炎。用法为外用鲜品捣烂敷患处或干品研末与麻油调涂；内服15～30g。

【配伍应用】

（1）配海金沙，共研细粉，麻油调涂，治湿疹，带状疱疹。

（2）配连翘、野菊花，治火毒痈肿，扁桃体炎。

（3）配黄柏、野菊花，治火毒痈毒，扁桃体炎。

（4）配车前子、茅根、葫芦，治水肿，小便不利等症。另取鲜草煎汤熏洗全身更佳。

【单味应用】

（1）鲜叶捣汁内服或煎服，并捣烂外敷，治蛇咬，蜂刺，痈肿疔疖，湿疹，痔疮等症。

（2）鲜草30～60g，水煎服，治肠炎，痢疾。

（3）单味炒后加糖适量，水煎代茶饮，治百日咳。

（4）单味煎服，治风火赤眼，瘰疬，白带，百日咳等症。

（5）单味煎服，或随证配伍应用。治肾炎水肿，又可用于治肠炎，痢疾等症。

【配方选例】

（1）治上呼吸道感染：扛板归、一枝黄花、大蓟、火炭母各30g，桔梗18g。加水200mL，小火煎成100mL，早晚分服，小儿酌减。(《全国中草药汇编》)

（2）治慢性气管炎：扛板归15g，车前子、陈皮各9g，薄荷（后下）1.5g，鲜小叶榕树叶30g。水煎，浓缩至100mL，分3次服。10天为一疗程。(《全国中草药汇编》)

（3）治痔疮：贯叶蓼鲜草60g，千里光120g，紫苏、苦参各60g。水煎浓汁熏洗。(《陕甘宁青中草药选》)

鱼腥草

《履巉岩本草》

本品又名苓草、紫蕺、侧耳根、蕺菜。为三白草科植物蕺菜的带根全草。多产于浙江、江苏、湖北等地。其味辛，性寒。归肝、肺经。具有清热解毒，利尿消肿之功效。主治肺痈，肺炎，急、慢性气管炎，肠炎，尿路感染，热毒疖肿。用法为内服，煎汤，9～15g（鲜者30～60g），或捣汁，外用煎水熏洗或捣敷。

使用注意：本品含挥发油，不宜久服。

【配伍应用】

（1）配野菊叶茎，煎服，治痄腮。

（2）配筋骨草，治肺痈。

（3）配鹅不食草，水煎加蜂蜜或冰糖，治百日咳。

（4）配桔梗，治肺痈和大叶性肺炎。

（5）配紫花地丁，治水痘。

（6）鲜品配鲜烟叶、盐少许，捣烂，涂于患处，治骨髓炎。

（7）配黄连、黄柏，治湿热泻痢。

（8）配冬葵子、土茯苓，治肺癌；亦治肾炎水肿，小便不利等症。

（9）配鸭跖草、半枝莲，治肺炎。

（10）配甘草粉、雄黄，用茶油或麻油调，频频抹患处，治蜈蚣及毒虫咬伤。

（11）鲜草配虎杖、胡颓子叶，先将虎杖、胡颓子叶加水煮沸4小时后，加入鱼腥草再煎沸1小时左右，得药液过滤，加白糖适量调味，每日服2～3次，10天为一疗程，治慢性气管炎。

（12）配野菊花、金银花、蒲公英，治实热痈肿疮毒。

（13）配鲜凤尾草、田三七、鸡蛋清，水煎服，治药物中毒。

（14）配车前草、白茅根、海金沙，治湿热淋证。

（15）配绿豆、荷叶、甘草，水煎服，治中药中毒。

（16）配炒山药、炒白术、茯苓，治小儿腹泻。

（17）配桔梗、芦根、蒲公英，治肺痈。

（18）配桔梗、芦根、薏苡仁、瓜蒌，治肺痈吐脓。

（19）配黄芩、桑叶、象贝母、知母，治肺热咳嗽。

（20）配芦根、桃仁、薏苡仁、败酱草，治肺痈痰热壅滞，咳吐脓血等症。

【单味应用】

（1）鲜草洗净切碎，水煎或开水泡，熏洗肛门，治痔疮。

（2）鲜品根部嚼服，每日9g，可预防心绞痛发作。

（3）鲜品茎叶煨热捣烂，外敷伤口周围肿胀处，治痈肿疮疖、蛇咬伤。

（4）鲜品洗净晾干，捣烂如泥，敷患处，治面部疔肿，疼痛发热。

（5）鱼腥草蒸馏液，用10%呋喃西林溶液清洗阴道及宫颈分泌物后，以消毒之阴道塞球或大棉球（棉球系一粗线，以便患者自己更换药球时拉出），蘸鱼腥草蒸馏液，塞入子宫颈处，24小时后再换药，10次为一疗程，治子宫颈糜烂。

（6）单味煎服，治实热痈肿疮毒及肺炎，肺脓肿，支气管扩张等均有一定疗效。

（7）单味捣汁滴鼻，再以少许鱼腥草煎水温服，治鼻渊，鼻流臭水及似脓样黏液之物。

（8）单味水浸1小时，煎后，用药液冲鸡蛋，日服1剂，连服2~3周，治肺脓肿。

（9）单味与水煎汁，与白糖收膏，内服，治鼻渊，鼻臭而痛。

（10）单味煎服或捣汁涂敷患处，治热毒痈肿疔疮等症。

【配方选例】

（1）治肺痈吐脓吐血：鱼腥草、天花粉、侧柏叶等份。煎汤服之。（《滇南本草》）

（2）治痢疾：鱼腥草18g，山楂灰6g。水煎加蜜糖服。（《岭南草药志》）

（3）治高热不退，咳嗽气粗，痰鸣气喘。口渴尿少，烦躁不安，甚或口唇青紫。亦有出现寒战高热，胸痛，吐痰如铁锈色，或痰中带血，舌质红，苔黄，脉洪滑数：鱼腥草30g，桔梗15g，生石膏60g。水煎，每日1剂，日服2次。（《实用中医学》）

（4）鱼腥草冬葵子汤　治肺癌，肾炎水肿，小便不利：鱼腥草18g，冬葵子、土茯苓各30g，旱莲草、飞天蠄各18g，甘草4.5g。水煎服。（《中药临床应用》）

注：飞天蠄为广东草药。

金荞麦

《植物名实图考》

本品又名天荞麦根、金锁银开、荞麦三七、野荞麦。为蓼科植物天荞麦的根及根茎。多产于江西、陕西、浙江、江苏、河南、湖北、湖南、广东、广西、四川、云南等地。其味苦，性平。归肺、肝经。具有清热解毒，活血去风湿之功效。主治肺痈，肺热咳嗽，咽喉肿痛，产后瘀阻腹痛，痛经，风湿痹痛，关节不利。用法为内服，煎汤，12~30g，或研末；外用捣汁或磨汁涂。

【配伍应用】

（1）配麻黄、杏仁，治肺热喘咳。

（2）配大青叶、牛蒡子，治咽喉肿痛。

（3）配苍术、当归、五加皮，治风湿痹痛。

【单味应用】

（1）单味煎服，加红糖适量煎服，治产后败血瘀阻，痛经。

（2）单味隔水炖汁服，治肺痈。

【配方选例】

（1）治鼻咽癌：鲜野荞麦、鲜汉防己、鲜土牛膝各30g。水煎服。另取灯心草捣碎口含，用垂盆草捣烂外敷。（《全展选编·肿瘤》）

（2）治脱肛：鲜天荞麦根、苦参各300g。水煎，趁热熏患处。（《浙江天目山药植志》）

（3）治疖肿，外伤感染，急性乳腺炎，蜂窝组织炎，深部脓肿：野荞麦，鲜叶捣烂外敷或干叶研粉用水调敷；重者另取鲜叶30~60g，水煎服，或干粉9~15g，开水冲服。（《全国中草药汇编》）

（4）治闭经：野荞麦鲜叶90g（干叶30g），捣烂，调鸡蛋4个，用茶油煎熟，加米酒共煮，内服。（《全国中草药汇编》）

（5）治肺脓疡：金荞麦根茎250g，加清水或黄酒1250mL，密封蒸煮3小时，得净汁1000mL，另需加防腐剂备用。分水剂与酒剂2种。（江苏省南通市第三人民医院方）

一般脓疡采用水剂。当脓疡病情迁移，脓包不易破溃时，临床表现高热持续，臭脓痰排出或排不尽，则以酒剂为佳。每次40mL，每日3次。小儿酌减。

四季青

《本草纲目》

本品又名冬青叶、小叶冬青。为冬青科植物冬青的叶。多产于长江流域及其以南各地。其味苦、涩，性寒。归心、肺经。具有清热解毒，凉血之功效。主治热毒疮疖，水火烫伤，下肢溃疡，湿疹，麻风。用法为内服，浓煎成流浸膏服用；外用制成乳剂、膏剂涂搽。

【配伍应用】

配绿茶叶，文火煎至浓缩成黏胶状，直接涂敷创面，随干随涂，以创面不痛为度，治Ⅰ、Ⅱ度烧伤。

【单味应用】

（1）鲜叶洗净，加食盐少许同捣敷，治热毒疮疖。

（2）鲜叶捣敷或干叶研细外撒，治外伤出血。

大血藤

《图经本草》

本品又名血藤、红藤、大活血、大血通。为木通科植物大血藤的茎。多产于湖北、四川、河南、江西、安徽、江苏、浙江等地。其味苦，性平。归肝、大肠经。具有活血通络，败毒散瘀，祛风杀虫之功效。主治肠痈腹痛。

跌打损伤，痛经，风湿关节疼痛。用法为内服，煎汤，9～15g，研末或浸酒；外用捣敷。

【配伍应用】

（1）配红耳石，研末拌白糖食，治小儿疳疾，蛔虫或蛲虫症。

（2）配紫花地丁，治急、慢性阑尾炎。

（3）配骨碎补适量，共捣如泥敷患处，治跌打损伤。

（4）配桑叶，捣烂，敷，治热毒壅瘀所致的目赤痛。

（5）配仙鹤草、白茅根，治崩漏。

（6）配紫花地丁草、川楝子，水煎服，治瘀滞型阑尾炎。

（7）配益母草、茜草，治月经不调。

（8）配龙胆草、雪胆，泡开水服，治痨伤吐血，喉头发痒，腰痛等症。

（9）配五加皮、威灵仙藤叶，治风湿性关节炎。

（10）配蒲公英、大黄、厚朴，治急性单纯性阑尾炎。

（11）配金银花、连翘、牡丹皮，治疮痈肿毒，肠痈腹痛等症。

（12）配黄芩、蒲公英、紫花地丁，治阑尾炎。

（13）配木防己、五加皮、络石藤，治风湿痹痛，关节不利等症。

（14）配乳香、没药、当归，治筋骨酸痛，跌仆伤痛，妇女痛经等症。

（15）配蒲公英、天花粉、金银花，治乳痈。

（16）配金银花、连翘、大黄、牡丹皮，治肠痈腹痛，乳痈肿痛等。

（17）配牛膝、青皮、长春七、朱砂莲，治风湿性腰腿痛。

（18）大血藤鲜根配益母草，治闭经。

【单味应用】

（1）单味煎剂，治单纯性急、慢性阑尾炎，小儿疳积，蛔虫，蛲虫等症。

（2）单味茎，晒干研末外敷，治跌仆损伤。

（3）大血藤根研末，治小儿蛔虫腹痛。

【配方选例】

（1）治肠痈，生于小肚角，微肿而小腹隐痛不止者，若毒气不散，渐大，内攻而溃，则成大患：大血藤30g，以好酒2碗，煎1碗，午前1服，醉，卧之。午后用紫花地丁 30g，亦如前煎服，服后痛必渐止为效。然后以当归 15g，蝉蜕、僵蚕各 6g，天龙、大黄各 3g，石蚆 15g（此草药），老蜘蛛 2 个（捉放新瓦上，以酒钟盖定，外用火煅干存性）。共为末，每空腹用酒调送 3g，日逐渐服自消。(《景岳全书》)

（2）红藤煎　治肠痈：大血藤、紫花地丁、乳香、没药、连翘、大黄、延胡索、牡丹皮、金银花、甘草。水煎服。(《临床经验汇编》)

（3）红黄蒲朴汤　治急性阑尾炎：大血藤 60g，蒲公英 30g，生大黄 6g，厚朴 6g。每日 1 剂，分 2 次煎服。(上海龙华医院验方)

（4）治贫血：大血藤 30g，小血藤 9g，金樱根 30g，黄精 12g，石豇豆 15g。水煎服。妇女加天青地白草 30g，白指甲花 9g；男性加左转藤 12g。(《重庆草药》)

（5）治吐血，筋骨疼痛，跌打损伤：大血藤、小血藤、杜仲、木瓜、五加皮、鸡矢藤根各 30g。泡酒服。(《中药大辞典》)

败酱草

《神农本草经》

本品又名败酱、泽败、鹿酱、苦菜、取麻菜。为败酱科植物白花败酱、黄花败酱或其近缘植物的带根全草。多产于四川、江西、福建等地。其味辛、苦，性微寒。归肝、胃、大肠经。具有清热解毒，消痈排脓，祛瘀止痛之功效。主治肠痈，肺痈高热，咳唾脓血，热毒疮疖，胸腹疼痛，产后腹痛，痛经。用法为内服，煎汤，9~15g（鲜者 60~120g）；外用捣敷。

【配伍应用】

（1）配赤芍，治产后血瘀有热的腹痛，肠痈初起触之有块而未成脓者。

（2）配薏苡仁，治肠痈脓成身无热者。

（3）配金银花，治肠痈腹痛发热及胸痛，产后腹痛，目赤肿痛等症。

（4）配白头翁，治下痢带血，发热，里急后重。

（5）配紫花地丁，治疮毒痈肿。

（6）鲜品配鲜蒲公英，煎汤，温泡患处，治足癣。

（7）配赤芍、当归，治产后血瘀有热的腹痛及肠痈初起触之有块而尚未成脓者。

（8）配薏苡仁、附子，治肠痈脓已成者。

（9）配金银花、连翘，治疮痈肿毒。

（10）配金银花、黄芩，治热泻。

（11）配薏苡仁、金银花，治痈肿及急性阑尾炎。

（12）配金银花、蒲公英，治肠痈腹痛发热及胸痛，产后腹痛，目赤肿痛等症。

（13）配白头翁、黄连，治下痢带血，发热，里急后重。

（14）配鱼腥草、冬瓜仁、桔梗，治肺痈，咳唾脓血。

（15）配当归、川芎、乳香，治血热瘀滞，心腹疼痛。

（16）配鱼腥草、芦根、桔梗，治肺痈高热，咳唾脓血。

（17）配荆芥、草决明、木贼草、白蒺藜。治赤眼障痛，并胬肉攀睛。

（18）配金银花、蒲公英、牡丹皮、赤芍，治肠痈脓未成者。

（19）配当归、川芎、芍药、桂心，治产后腰痛，乃气血流入腰腿，痛不可转者。

（20）配金银花、紫花地丁、马齿苋、蒲公英、制大黄，治阑尾脓肿。

（21）鲜品配灯心草，治急性咽炎。

【单味应用】

（1）白花败酱草注射液肌注，治急性化脓性扁桃体炎，肺炎，急性阑尾炎，胆道感染，急性胰腺炎。

（2）鲜品捣烂外敷，治热毒疮疖。

（3）单味煎服，治产后瘀血腹痛或白带兼见小腹痛等症。

【配方选例】

（1）薏苡附子败酱散　治肠痈之为病，其身甲错，腹皮急，按之濡如肿状，腹无积聚，身无热，脉数，此为肠内有痈脓：薏苡仁 10 份，附子 2 份，败酱 5 份。上 3 味，捣为末，取 10g，以水 2 升，煎减半，顿服，小便当下。（《金匮要略》）

（2）治慢性肾炎尿毒症：柴胡 6g，黄芩 9g，半夏 9g，党参 9g，黄芪 12g，白术 9g，当归 6g，大黄 9g，竹茹 9g，麦冬 9g，石斛 9g，败酱草 30g，白茅

根 30g。水煎服。(《赵金铎医学经验集》)

（3）治产后腹痛如锥刺者：败酱草 150g，水 4 升，煮 2 升，每服 2 合，每日 3 服。(《卫生易简方》)

（4）肠痈方治阑尾周围炎和阑尾脓肿：败酱草、生薏苡仁、冬瓜仁各 15g，桃仁 6g，牡丹皮 9g，金银花 15g，连翘 9g，秦皮 6g，紫花地丁 15g，延胡索 6g。水煎，每日 1 剂，分 2 次服。(《中药临床应用》)

（5）治急性化脓性阑尾炎：败酱草、大血藤、蒲公英、金银花各 30g，桃仁 9g，赤芍 12g，大黄 15g。水煎服。(《陕甘宁青中草药选》)

墓头回

《本草纲目》

本品又名墓头灰、箭头风、追风箭、摆子草。为败酱科植物异叶败酱、糙叶败酱的根。多产于辽宁、河北、山西、河南、陕西、广西、甘肃等地。其味辛、苦，性微寒。归心、肝经。具有清热燥湿，祛瘀，截疟之功效。主治温疟，妇女崩中，赤白带下，跌打损伤，赤痢。用法为内服，煎汤，6～9g；外用煎水洗。

【配伍应用】

配红花，治白带。

【单味应用】

（1）单味煎水熏洗，治风，四肢骨节痛。

（2）鲜品全草，水煎服，有效者服 3 个月，治原发性血小板减少性紫癜。

【配方选例】

（1）治崩中，赤白带下：墓头回 1 把，酒水各半盏，新红花 1 捻，煎至七分，卧时温服。日近者 1 服，久则 3 服。(《本草纲目》)

（2）治疟疾：墓头回（异叶败酱）15～30g。水煎于疟疾发作前 1 小时服。(《全国中草药汇编》)

白鲜皮

《神农本草经》

本品又名北鲜皮、臭根皮、八股牛。为芸香科植物白鲜的根皮。多产于辽宁、河北、四川、江苏、安徽等地。其味苦，性寒。归脾、胃经。具有清热解毒，祛风，燥湿之功效。主治湿热疮毒，风疹，疥癣，皮肤瘙痒。用法为内服，煎汤，6～15g，外用煎水洗。

【配伍应用】

（1）配苦参，治湿热疮痒。再加蛇床子散风，祛寒，燥湿，杀虫止痒。煎汤外洗，治疥癣，皮肤瘙痒，阴痒。

（2）配地肤子，治皮肤湿疹，瘙痒。

（3）配薄荷，治游风，丹毒，隐疹瘙痒等症。

（4）配茵陈，治湿热黄疸。

（5）配茵陈蒿、炒栀子，治湿热黄疸。

（6）配蛇床子、枯矾，煎汤熏洗，治疥癣，湿疹，荨麻疹，阴道肿痛。

（7）配蒲公英、苍耳草，煎水浓缩成膏，外敷，治痈肿疮疖，蜂窝织炎，淋巴管炎，腮腺炎，乳腺炎。

（8）配苍术、牛膝，治风湿性关节痛。

（9）配防风、地肤子，治荨麻疹。

（10）配地肤子、蛇床子，治湿疹，荨麻疹。

（11）配银花藤、威灵仙，治风湿痹痛，两足屈伸不利，行走不便。

（12）配生地黄、苦参、防风，治湿热疮毒，疥癣，风疹及皮肤瘙痒。

（13）配防风、白蒺藜、乌梢蛇，治慢性湿疹，荨麻疹。

（14）配苦参、蛇床子、川椒，煎水外洗，治妇女阴痒带下。

（15）配苍术、金银花、苦参，治皮肤湿疹作痒。

（16）配金银花、连翘、苦参、苍术，治湿热疮毒，疥癣，湿疹，皮肤瘙痒及阴部肿痛等症。

（17）配牛膝、防己、苍术、黄柏，治湿热痿痹，足膝疼痛等症。

【单味应用】

单味研细末外敷，治外伤出血。

【配方选例】

（1）白鲜皮散　治目睛翳膜，及瞳仁上有物，如蝇翅状，令人视物不明：白鲜皮、款冬花、车前子、柴胡、炒枳壳、黄芩各30g，百合60g，菊花、蔓荆子各45g，炙甘草15g。为粗末，每服15g，水煎，食后及临卧服。（《证治准绳·类方》）

（2）白鲜皮散　治小儿心肺风热壅滞，胸膈不利：白鲜皮、防风、犀角、黄芩、知母、沙参、人参各15g，炙甘草30g。每服3g，水煎服。（《太平圣惠方》）

（3）一物白鲜汤　治疗产后中风，虚人不可服他药者：白鲜皮90g。以水3升，煮取1升，分服。耐酒者可酒、水等份煮之。（《小品方》）

（4）白鲜皮汤　治肺受风，面白色枯，颊时赤，皮肤干燥，鼻塞干痛：白鲜皮、麦冬、白茯苓、杏仁（去皮尖双仁炒）、细辛、白芷各45g，桑皮、石膏（研）各60g。每服9g，水3盏，先煮大豆3合，取汁1盏，去豆下药，煎至七分，去渣，不拘时服。（《医部全录·面门》）

（5）双白祛风汤　治慢性湿疹，荨麻疹：白鲜皮9g，白蒺藜12g，乌梢蛇9g，生地黄12g，防风、当归各9g，甘草6g。水煎服。（《中药临床应用》）

皂角刺

《本草衍义补遗》

本品又名皂荚刺、皂刺、天丁、皂角针、皂针。为豆科植物皂荚的棘刺。多产于江苏、湖北、河北、山西、广西、四川、浙江、陕西、甘肃等地。其味辛，性温。具有搜风拔毒，消肿排脓之功效。主治痈肿，疮毒，疠风，癣疮，胎衣不下。用法为内服，煎汤，3～9g，或入丸、散；外用醋煎涂，研末撒或调敷。

使用注意：痈疽已溃者及孕妇忌服。

【配伍应用】

（1）配蒺藜，治瘰疬，痰核。

（2）配白芷，治痈疽脓已成而未溃，或脓出不畅者。如加当归、川芎同用，疗效更佳。

（3）配金银花，治痈疮初起。亦可配甘草以助药力。

（4）配大风子油，治麻风，皮癣。

（5）配万年青，捣烂外敷，治痈疡。

（6）配金银花、生甘草，治痈疽初起，消肿毒。

（7）配大风子油、大黄，治麻风。

（8）配金银花、炙穿山甲，治痈疡。

（9）配蕹菜、酢浆草，治疗疮；并以上药捣烂外敷患处。

（10）配黄芪、乳香、当归，治痈肿脓成不溃，使其早溃。

（11）配黄芪、乳香、甘草，治疮痈未溃者。

（12）配金银花、防风、当归、甘草，治痈疽初起。

（13）配黄芪、白芷、穿山甲、川芎，治疮疡已溃。

（14）配大黄、郁金、大风子油、朴硝，治麻风，皮癣。

（15）配防风、黄芪、白蒺藜、蝉蜕，治痈疡。

（16）配金银花、穿山甲、白芷、川芎、生黄芪，治痈肿发背，急性乳腺炎，淋巴结结核。

【单味应用】

（1）嫩刺与醋浓煎外涂，治皮肤疥癣。

（2）单味煅灰，黄酒调服，治乳汁瘀滞。

（3）单味水煎服，治急性扁桃体炎。

【配方选例】

（1）皂刺大黄汤　治小儿便血，脏毒初起，肛门肿痛：皂角刺、生大黄各等份。水、酒煎服。（《医宗金鉴·幼科心法要诀》）

（2）皂荚刺丸　治痔疾，肛边痒痛不止：皂角刺60g（烧令烟尽），臭樗30g（微炙），防风30g（去芦头），赤芍30g，枳壳30g（麸炒微黄，去瓤）。上药，捣罗为末，用酽醋500g，熬一半成膏，次下余药，和丸，如小豆大，每于食前，煎防风汤下20丸。（《太平圣惠方》）

（3）治小便淋闭：皂角刺（烧存性）、补骨脂等份，为末，无灰酒服。（《圣

济总录》）

（4）治痈疽恶疮，外发内发，欲破未破，在四肢肩背肚腹之外者，则痛极大肿，在胸膈腰胁肚腹肠胃之内者，则痛极大胀：皂角刺飞尖30g，乳香、没药、当归、川芎、甘草各6g，白芷、花粉、金银花各15g。水、酒各2碗，煎至1.5碗，毒在上，食后服；毒在中半饱服；毒在下空腹服。未成可消，已成即溃。（《医鉴初集》）

（三）主要用于泻痢的药

马齿苋

《本草经集注》

本品又名马齿菜、安乐草、五行草、酱瓣豆草。为马齿苋科植物马齿苋的全草。分布全国各地。其味酸，性寒。归胃、大肠经。具有清热解毒，止血之功效。主治热痢，血痢，火毒，痈疖，崩漏，产后出血过多，赤白带下。用法为内服，煎汤，9～30g（鲜品60～120g）；外用捣敷或煎水洗。

【配伍应用】

（1）配大蒜，煎汤顿服，治腐败肉类中毒。

（2）鲜马齿苋配臭梧桐叶，治湿疹，稻田皮炎。

（3）鲜马齿苋配鲜薄荷，同捣烂，外敷患处，亦治稻田皮炎。

（4）鲜马齿苋叶配三叶酸草等份，煎汤熏洗，1日2次，治肛门肿痛。

（5）配蒲公英，捣烂外敷，治稻田皮炎。

（6）配黄柏（锉），捣罗为末，绵裹纳耳中，治耳有恶疮。

（7）配铁苋菜、辣蓼，治菌痢、肠炎、腹痛下痢热移者。

【单味应用】

（1）鲜马齿苋洗净，加食盐少许，捣烂外敷，治各种疮毒。

（2）鲜马齿苋煎汤湿敷，可治化脓性皮肤病，疖肿，乳腺炎，丹毒，蜂窝组织炎，湿疹疮，足癣感染等症。

（3）单味绞汁服，治崩漏、产后出血过多及赤白带下。

（4）鲜马齿苋，洗净，蒸5分钟，捣烂取汁，加适量冷开水，再捣取汁，合并药汁，1日1剂，代茶频饮，治菌痢。

（5）单味煎汤，每天饮服。创口用打马的马鞭子或笼头烧成灰，涂敷患处，治马咬伤溃烂。

（6）单味煎汤服，治婴儿湿疹。

（7）单味鲜品，加少许白矾，共捣烂，敷患处，干后即换新药，治蝎蜇。

（8）单味煎汤洗患处，亦可捣烂成膏涂敷患处，治丹毒初起，局部红肿、疼痛。

（9）单味水煎，亦可捣汁滴鼻；或捣烂塞鼻，治鼻衄。

（10）单味鲜品，绞汁内服或口含，治咽喉痛，项下肿痛，水谷不入。

（11）单味烧灰，研细，点少许于眦头，即出，治杂物迷目不出。

（12）单味捣汁，滴耳内，治中耳炎。

【配方选例】

（1）马齿散敷方　治甲疽：墙上马齿苋（阴干）30g，木香、朱砂（研细）、盐（研细）各0.3g。上4味，除朱砂、盐外，锉碎拌令匀，于熨斗内，炭火烧过，取出细研，即入朱砂、盐末，再研匀，旋取敷疮上，日2～3次。（《圣济总录》）

（2）马齿粥　治血痢：马齿菜2大握（切），粳米3合。以上水和马齿苋煮粥，不着盐醋，空服淡食。（《太平圣惠方》）

（3）治肠道辐射灼伤后，腹痛，下坠，大便带脓血：马齿苋30g，杭白芍15g，乌梅9g，白头翁15g，槐角、地榆各9g，败酱草30g，山楂15g，秦皮9g。水煎，每日1剂，日服2次。（《实用中医学》）

（4）治细菌性痢疾：马齿苋6g，铁苋菜15g，地榆、仙鹤草各4.5g。将铁苋菜、地榆共研为细末；马齿苋、仙鹤草共煎成液体，两者共搅拌成绿豆大的丸剂。每服7.5g，每日服3次，小儿酌减。（《陕甘宁青中草药选》）

（5）消痈方　治肺脓疡：马齿苋汁100g，真蜂蜜（去蜡质）120g。将马齿苋去根洗净，勿带水捣烂取汁1000g，如无鲜品，可用干马齿苋1000g，洗净，煎沸拧取汁1000g滤净。将蜂蜜煮沸，去掉上层蜡质，同马齿苋汁用微火熬成膏状，每服6g，日服3次，饭前以开水冲服。服药1周内，可能生红色丘疹，1～2日即消退，无妨。肺痈证服后常咳嗽加剧，但至第2周，逐渐轻快，饮食增加。

在服药期间，忌食韭菜、花生、羊肉；孕妇忌服。(《灵验便方》)

铁苋

《植物名实图考》

本品又名人苋、沙罐草、血见愁。为大戟科植物铁苋菜的全草。分布我国南北各地。其味苦、涩，性平。归心、肺、大肠、小肠经。具有清热，利湿，消积，止血之功效。主治痢疾，吐血，便血，尿血。用法为内服，煎汤，9~15g（鲜品30~60g）；外用捣敷。

【配伍应用】

（1）配旱莲草，治吐血，衄血，便血，牙龈出血，血小板减少性紫癜。

（2）配马齿苋或地锦草，治下痢腹痛。

（3）配辰砂草、过路黄，治痢疾坠胀。

（4）配鲜凤尾草根、鲜南瓜藤卷须，治阿米巴痢疾。

（5）配凤尾草、石榴皮，治急性肠炎，细菌性痢疾。

（6）配地锦草、凤尾草，治菌痢，肠炎，腹痛下痢热移者。

【单味应用】

（1）单味水煎服；或配仙鹤草，治吐血，下血。

（2）单味水煎服；或配猪肝同煮后，吃猪肝并喝汤，治小儿疳疾。

（3）单味煎服，治鼻衄，吐血，便血等症。

【配方选例】

（1）治乳汁不足：铁苋菜鲜品15~30g，或干品6~9g煎水，煮鱼服。(《东北常用中草药手册》)

（2）治蛇咬伤：铁苋菜、半边莲、大青叶各30g。水煎服。(《江西草药》)

（3）治附骨疽瘘管：铁苋菜干品60~90g，勾儿茶干根茎60g。酒、水煎服。(《福建中草药》)

（4）治急慢性菌痢：铁苋菜50%，地榆15%，马齿苋20%，仙鹤草

15%。共研细末，以黄酒制丸，每日3~4次，每次7.5g。小儿酌减。(《陕甘宁青中草药选》)

（5）治小儿疳积：鲜铁苋菜15g，姜、葱各30g，鸭蛋白1个，捣匀外敷脚心。敷1夜去掉，隔3日敷1次，一般需敷5~7次；铁苋菜60g，煎水去渣后，加猪肝90g，再煎。吃肝喝汤，连服5~6次。轻者任选一法，重者两法并用。(《全国中草药汇编》)

凤尾草

《本草纲目拾遗》

本品又名井口边草、山鸡尾、铁脚鸡、旋鸡头。为凤尾蕨科植物凤尾草的全草或根。多产于云南、四川、广东、广西、浙江、安徽、江西、福建、湖南、台湾等地。其味苦，性寒。归大肠、膀胱经。具有清热解毒，止血之功效。主治痢疾，泄泻，出血，便血，衄血，痔疮。用法为内服，煎汤，9~18g（鲜品30~60g）；研末或捣汁饮；外用捣敷或煎水洗。

【配伍应用】

（1）配鲜旱莲草，治尿血，便血，痔疮出血等症。

（2）配鲜马齿苋，治湿热痢疾，腹泻等症。

（3）配鲜蒲公英，治乳痈乳疖，咽喉肿痛等症。单味亦有效。

（4）配地锦草、萹蓄，治痢疾。单味亦有效。

（5）配马齿苋、贯叶蓼，治痢疾，泄泻。

（6）配铁苋菜、地锦草，水煎服，治菌痢、肠炎，腹痛下痢热移者。

（7）配车前草、白茅根，治尿赤涩痛。

（8）配海金沙、薏苡仁根、车前草，治淋浊，赤白带下。

（9）鲜凤尾草配田三七、鸡蛋清、鱼腥草，水煎服，治药物中毒。

（10）配半枝莲、连翘、萆薢、黄柏，水煎服，热重者加大黄、栀子；湿重者加苍术、薏苡仁；尿急痛者加六一散，治急性泌尿系感染。

【单味应用】

（1）单味水煎，加适量冰糖服，治鼻衄。

（2）单味捣汁，滴入耳内，治耳内流脓。

【配方选例】

（1）治五毒发背：小金星凤尾和根，洗净，用慢火焙干，称120g，入生甘草3g。捣末分作4服，每服用酒1升煎2～3沸后，更以冷酒2～3升相合，入瓶器内封却，时时饮服。忌生冷油腻毒物。（《履巉岩本草》）

（2）治白带及五淋白浊：凤尾草6～9g，加车前草、白鸡冠花各9g，萹蓄草、薏苡仁根、贯众各15g，同煎服。（《浙江民间草药》）

（3）治全身症状不明显，乳腺局部硬结、翻花、溃烂：凤尾草9g，白毛藤30g，刘寄奴9g，铁树叶15g，蜂房9g，蛇蜕3g，蜣螂虫9g，猫爪草30g，山慈菇15g，鬼箭羽9g。水煎，每日1剂。日服2次。（《实用中医学》）

翻白草

《救荒本草》

本品又名鸡腿儿、千锤打、茯苓草。为蔷薇科植物翻白草的全草。全国各地均产。其味甘、微苦，性平。归肝、胃、大肠经。具有清热解毒，止血之功效。主治痢疾，崩漏，痔肿出血。用法为内服，煎汤，9～15g（鲜者30～60g），或浸酒；外用捣敷。

【配伍应用】

（1）配猪肺，煮食，治咳嗽。

（2）配猪大肠，炖食，治大便下血。

（3）配烧酒，磨汁外涂，治腮腺炎。

（4）配芒硝，煎水外洗，治痔疮出血。

（5）配生地黄，煎汤，加白糖服（妇人经期流鼻血，加黑豆一把），治衄血。

（6）配老鼠刺根、杜瓜根，治肺痈。

（7）配马齿苋、金银花，治痢疾。

（8）配牡丹皮、侧柏叶，治血热月经过多。

（9）配槐角、地榆，治痔疮出血。

（10）配黄柏、秦皮，治肠炎，痢疾。

【配方选例】

（1）治脾胃虚弱白带：翻白草、浮萍参、鸡矢藤、隔山撬、糯米草根、土茯苓、苦荞头、仙鹤草。水煎服。（《成都中草药》）

（2）治疔毒初起，不拘已成未成：翻白草10棵，酒煎服。（《本草纲目》）

（3）治吐血不止：每用5~7棵，咬咀，水2钟，煎1钟，空腹服。（《本草纲目》）

（4）治臁疮溃烂：翻白草（洗）。每用1握，煎汤盆盛，围住熏洗效佳。（《保寿堂经验方》）

白头翁

《神农本草经》

本品又名野丈人、白头公、胡王使者。为毛茛科植物白头翁的根。多产于内蒙古、辽宁、河北、山东、山西、陕西、江苏、河南、安徽等地。其味苦，性寒。归大肠经。具有清热解毒，凉血治痢之功效。主治热毒血痢，温疟寒热，鼻衄，血痔。用法为内服，煎汤，9~15g（鲜者15~30g），或入丸、散；外用捣敷。

【配伍应用】

（1）配仙鹤草，治衄血，便血，痔疮出血等症。

（2）配黄柏，治湿热痢，疫毒痢。

（3）配苦参，煎汤外洗，治阴道瘙痒（阴道滴虫）。

（4）配艾叶，治冷劳泻痢及妇人产后带下。

（5）配秦皮，治下痢赤白，腹痛阵作，里急后重；急、慢性细菌性痢疾。

（6）配骨碎补，与猪鼻甲（猪皮肉）同煮，吃肉喝汤，治鼻出血。

（7）配黄柏、秦皮，治热痢后重，便脓血等症。单味煎服亦有效。

（8）配黄连、秦皮，治阿米巴痢疾。

（9）配党参、白术，治下痢日久，损伤正气。

（10）配阿胶、甘草，治血虚下痢，或产后下痢。

（11）配苦参、蛇床子，煎水冲洗阴道，治滴虫性阴道炎。

（12）配黄连、秦皮、黄柏，治热毒血痢，发热腹痛，痢下脓血，里急后重等症。

（13）配秦皮、黄柏、仙鹤草，治肠炎，痢疾。

（14）配地榆、槐花炭、黄芩炭、炒槐角，治大肠有热而致的大便下血，痔疮下血等症。

【单味应用】

（1）单味酒浸，加热，放冷，密封10天后，取酒饮服，治淋巴结炎。

（2）单味鲜品，水煎服，治单双喉蛾，疼痛难忍。

（3）单味鲜根捣烂外敷，治痔疮出血。

（4）单味生品，连头舂烂，取汁，用药棉蘸汁，左耳痛滴右耳，右耳痛滴左耳，治耳内肿毒引及脑部刺痛。

【配方选例】

（1）白头翁汤　治热痢下重：白头翁6g，黄连、黄柏、秦皮各10g。上4味，以水7升，煮取2升，去滓。温服1升，不愈更服。（《金匮要略》）

（2）白头翁加甘草阿胶汤　治产后下痢虚极：白头翁、甘草、阿胶各6g，秦皮、黄连、柏皮各10g。上6味以水7升，煮取2.5升，内胶令消尽。分温3服。（《金匮要略》）

（3）白头翁散　治小儿热毒下痢如鱼脑：白头翁15g，黄连75g（去须，微炒），酸石榴皮30g（微炙，锉）。上件药，捣粗罗为散，每服3g，以水1小盏，煎至五分，去滓。不计时候，量儿大小，加减服之。（《太平圣惠方》）

（4）苦白克痢汤　治痢疾：白头翁12g，黄连7.5g，大苦参4.5g，广木香3g。上4味，以水4杯，煮取1.5杯，去渣。分温2服，每日2服，夜1服。（《八法效方举隅》）

秦皮

《神农本草经》

本品又名梣皮、苦榴皮、腊树皮。为木犀科植物苦枥白腊树、小叶白腊树或秦岭白腊树的树皮。多产于吉林、辽宁、河北、河南、陕西、湖北、四川等地。其味苦，性寒。归肝、胆、大肠经。具有清热燥湿，清肝明目，平喘止咳之功效。主治热毒泻痢，目赤肿痛，目生翳障。用法为内服，煎汤，4.5～9g，或入丸剂；外用煎水洗。

【配伍应用】

（1）配大黄，治麦粒肿，大便干燥。

（2）配苍术，治湿热带下。

（3）配白头翁，治痢疾。

（4）配黄柏、委陵菜，治痢疾。

（5）配白头翁、黄连，治热毒泻痢。

（6）配滑石、黄连，治疗目赤肿痛，目生翳膜。

（7）配黄连、菊花，治肝热目赤肿痛，目生翳膜。

（8）配苦参、木香，治菌痢。

（9）配淡竹叶、川黄连，治目赤肿痛，麦粒肿。

（10）配牡丹皮、当归身，治妇人赤白带下，及血崩不止。

（11）配白头翁、黄连、黄柏，治湿热痢疾，里急后重。

（12）配茵陈、蒲公英、大黄，用治肝炎之急性期。

【单味应用】

（1）单味煎汤趁热熏洗，治风火赤眼。

（2）单味水煎，澄清液洗眼，治沙眼，症见眼干燥、灼热，胞睑肿硬等。

【配方选例】

（1）秦皮散　治小儿风毒赤眼，痛痒涩皱，眵泪羞明：秦皮、滑石、黄连各等份。汤泡热洗，每日2～3次。（《卫生总微》）

（2）治妇人赤白带下，及血崩不止：秦皮90g，牡丹皮60g，当归身30g。俱酒洗，炒研为末，炼蜜为丸，梧桐子大，每早服15g，白汤下。（《本草汇言》）

（3）治小儿惊痫发热，及发蒸发热：秦皮、茯苓各3g，甘草1.5g，灯心草20根。水煎服。（《儿科撮要》）

（4）治慢性细菌性痢疾：秦皮12g，生地榆、椿皮各9g。水煎服。（《河北

中药手册》）

（四）主要用于咽喉肿痛的药

山豆根

《开宝本草》

本品又名广豆根、苦豆根、柔枝槐。为豆科植物柔枝槐的根。多产于广西等地。其味苦，性寒。归心、肺、大肠经。具有清热解毒，利咽喉之功效。主治咽喉肿痛，钩端螺旋体病，早期肺癌、喉癌、膀胱癌。用法为内服，煎汤，9～15g，或磨汁；外用含嗽或捣敷。

【配伍应用】

（1）配牛蒡子，治咽喉肿痛。若加桔梗疗效更显著。

（2）配板蓝根，治咽喉肿痛，牙龈肿痛，口舌生疮。

（3）配射干，治痰热结滞于咽喉而致的咽喉肿痛。

（4）配射干，加少许冰片，共研细末，吹喉，治喉风。

（5）配槐角、槐花，治痔痛出血。

（6）配玄参、桔梗，治咽喉肿痛，牙龈肿痛，属实热证者。

（7）配板蓝根、金银花，治咽喉肿痛。

（8）配射干、蒲黄面，加冰片少许，共研极细末，吹患处，治咽喉肿痛。

（9）配胆矾、硼砂，研细末，吹喉，下涎得愈，治喉蛾肿痛，吞咽难下。

（10）配黄连、甘草，捣细末，吹喉，治喉瘤及小儿一侧喉蛾肿大。

（11）配射干、板蓝根，治咽喉肿痛。

（12）配白花蛇舌草、鱼腥草，治早期肺癌、喉癌等。

（13）配桔梗、白药子，急煎服，治喉风急症(包括严重的急性扁桃体炎)，牙关紧闭，水谷不得下者。

（14）配金银花、连翘、射干，水煎服，治急性扁桃腺炎（风热型）。

（15）配射干、板蓝根、玄参，治热毒蕴结，咽喉肿痛。

（16）配茵陈蒿、炒栀子、大黄，治湿热黄疸。

（17）配牛蒡子、桔梗、枇杷叶，治肺热咳嗽，发热等症。

（18）配射干、牛蒡子、马兜铃，治肺胃实火，咽喉肿痛。

（19）配金银花、射干、牛蒡子、生甘草，治急性扁桃腺炎。

（20）配牛蒡子、玄参、桔梗、生甘草，治热毒咽喉肿痛。

（21）配射干、板蓝根、连翘、玄参，治肺胃火毒上攻所致的咽喉、牙龈肿痛。

（22）配前胡、枇杷叶、桔梗、生甘草，治肺热咳嗽，咽喉燥痛。

（23）配前胡、牛蒡子、桔梗、枇杷叶，治肺热咳嗽、发热等症。

【单味应用】

（1）单味磨水，频频漱口，治喉痹，肿在关下。

（2）单味含服，治咽喉肿痛。

（3）单味醋浸，口含咽汁，重症用鸡翎扫喉，引痰涎出尽即愈，治喉痛。

（4）单味研粉，局部外用，治宫颈炎，口腔炎。

【配方选例】

（1）山豆根汤　治太阳、少阴之火，为风寒壅遏，关隘不通，留恋咽喉发肿，痰涎稠浊，疼痛难堪，发为肉鹅者：射干、麦冬、花粉、甘草、玄参、山豆根。水煎服。（《慈幼新书》）

（2）山豆根丸　治积热咽喉闭塞肿痛：山豆根30g，北大黄、川升麻、朴硝（生）各15g。为末，炼蜜丸，如皂子大。每1粒以薄绵包，少痛便含咽液。（《仁斋直指方》）

（3）山豆根方　治咽喉上膈热毒患瘰疬者：山豆根、紫苏叶，细锉，煎汤，临卧服。（《仁斋直指方》）

（4）喉痛方　治咽喉肿痛，牙龈肿痛，属实热证者：山豆根、射干各9g，桔梗、牛蒡子各6g，生甘草3g。水煎服。（《中药临床应用》）

射干

《神农本草经》

本品又名乌扇、夜干、乌吹、草姜。为鸢尾科植物射干的根茎。多产于湖北、河南、江苏、安徽等地。其味苦，性寒，有小毒。归肺、肝经。具有清热解毒，祛痰利咽之功效。主治咽喉肿痛，痰咳气喘，肝脾肿大，瘰疬结核，经闭，痈肿疮毒。用法为内服，煎汤，2.4～4.5g，入散剂或鲜用捣汁；外用研末吹喉或调敷。

使用注意：无实火及脾虚便溏者慎用，孕妇忌服。

【配伍应用】

（1）配黄芩，治咽喉肿痛，声音不扬，肺痈，喉痹之属实热者。

（2）配杏仁，治肺热咳嗽，咽喉肿痛，吐痰不爽。痰多者加半夏、紫菀，效果显著。

（3）配麻黄，治痰饮黏稠，咳逆上气，喉中痰阻如水鸡声。

（4）配山豆根，加少许冰片，共研细末，吹喉，治喉风。

（5）配萱草根，治乳痈初肿。

（6）配栀子，治咽喉肿痛。

（7）配茜草叶，捣烂外敷，治腮腺炎，乳腺炎。

（8）配鲜土大黄，滤液外擦，治水田皮炎。

（9）配葛花、土茯苓，治肺热喘咳多痰。

（10）配五倍子、蛇床子，煎汤浸泡，后涂龙胆紫液，治稻田皮炎有糜烂面或有渗液者。

（11）配紫菀、桔梗，治咽喉不爽，肺热咳喘痰多等症。

（12）配马鞭草、地苦胆，切碎，浸酒精，涂患处，治龋齿，时而作痛。

（13）配虎杖、猪胆，治肝昏迷。

（14）配连翘、夏枯草，治瘰疬结核，因热气结聚者。

（15）配黄芩、桔梗，治咽喉肿痛，声音不扬及肺痈、喉痹之属实热者。

（16）配前胡、杏仁、贝母，治风热咳嗽，痰涎壅塞。

（17）配前胡、瓜蒌、贝母，治肺热咳嗽，痰多者。

（18）配麻黄、细辛、生姜，治寒饮痰喘，喉中如水鸡声者。

（19）配杏仁、桔梗、前胡，治肺热咳嗽，咽喉肿痛，吐痰不爽。

（20）配麻黄、葶苈子、大枣，治痰涎壅盛，咳嗽痰喘，属喘甚者。

（21）配黄芩、桔梗、甘草，治痰热壅肺，喉闭不通。

（22）配细辛、生姜、紫菀，治寒痰喘咳诸证。

（23）配牛蒡子、金银花、桔梗、甘草，治痰热壅盛所致的咽喉肿痛。

（24）配前胡、杏仁、贝母、瓜蒌，治肺热痰多，咳嗽上气。

（25）配麻黄、生姜、细辛、五味子，治风寒咳嗽痰多，呼吸不畅或有喘息，呼吸时喉中有哮鸣音者。

（26）配麻黄、半夏、紫菀、款冬花，治肺热多痰，咳逆上气等症。

【单味应用】

（1）单味煎汤，加少量食盐外洗，可用治稻田皮炎。

（2）单味入猪油煎至焦黄，去渣，冷却成膏，含服，治慢性咽喉炎。

（3）单味槌碎，醋水各半煎，漱口（稍有咽无妨），治关下喉痹或痰蛾。亦可用鲜品入白蜜，磨汁，含漱。

（4）单味鲜品捣烂，甜酒浸汁，再烫温，口含漱，不必咽下，治喉癣，不发热、咳嗽，唯喉痛红赤，或似蛤蟆皮色状。

【配方选例】

（1）射干麻黄汤　治寒饮郁肺，咳而上气，喉中如水鸣声：射干 13 枚（一作 90g），麻黄、生姜各 12g，细辛、紫菀、款冬花各 10g，五味子 10g，大枣 7 枚，半夏 8 枚（一作 0.5 升）。先煎麻黄，去上沫，再入他药同煎，分 3 次服。（《金匮要略》）

（2）射干散　治咽喉中如有物梗，咽塞疼痛，咽物不下：射干、桔梗、升麻、犀角各 9g，木香、木通各 15g，炒紫苏子、诃子、槟榔、炒枳壳、赤茯苓、炙甘草各 30g。为细末，每服 9g，水煎服。（《证治准绳·类方》）

（3）射干兜铃汤　治痧似伤风咳嗽：射干、桑白皮、马兜铃、桔梗、薄荷、玄参、天花粉、贝母、枳壳、菊花、金银花各等份。水煎服。（《痧胀玉衡》）

（4）射干消毒饮　治麻疹咳嗽声瘖，咽喉肿痛：射干、连翘、玄参、荆芥、牛蒡子各等份，甘草量减半，水煎服。（《张氏医通》）

马勃

《名医别录》

本品又名马屁勃、灰包菌、马疕。为马勃科植物脱皮马勃、大颓马勃、紫颏马勃的干燥子实体。多产于新疆、青海、内蒙古、甘肃、河北、江苏、安徽、四川、湖北、广西、福建、海南岛等地。其味辛，性平，归肺经。具有清肺、利咽、止血之功效。主治喉痹咽痛，咳嗽失音，吐血，衄血。用法为内服，煎汤，1.5～3g，或入丸、散；外用研末撒，调敷或作吹药。

【配伍应用】

（1）配青黛，治疗热邪火毒聚于上焦之咽喉肿痛，急性咽喉炎、慢性咽喉炎、扁桃腺炎均可使用。

（2）配马牙硝，治声失不出。

（3）配焰硝，治急性喉闭。

（4）配玄参，治风热壅阻，项肿咽痛。

（5）配蒲黄，治金疮内瘘。

（6）配蛇蜕，焙末，帛裹含之，治咽喉肿痛，不能咽物。

（7）配白矾末，吹喉，治喉炎。

（8）配诃子（马勃去皮研末），研粉，炼蜜丸，口含徐徐咽下，治咽喉常痛，声哑，喉蛾，兼声音变化。

（9）配黛蛤散，治热聚上焦，咽喉肿痛，淋巴结肿痛，咳嗽夜甚，痰中带血，甚则咯血、衄血。

（10）配玄参、板蓝根，治肺热咳嗽，失音，咽喉肿痛等症。

（11）配牛蒡子、蒲公英、甘草，治急性咽炎。

（12）配黄芩炭、白茅根、生藕节、生侧柏，治肺热所致的咯血、鼻衄等症。

（13）配板蓝根、金银花、连翘、牛蒡子，治温毒咽喉不利，耳前后肿等症。

【单味应用】

（1）单味取末，吹喉内，治咽喉生疮。

（2）单味研末撒敷伤口，治冻疮及下肢溃疡。

（3）单味捻小团，塞鼻中，治鼻出血。

（4）马勃粉外撒创口，治金疮出血。

（5）单味研末，用米汤冲服，治妊娠衄血。

（6）单味整块填塞外用，治拔牙后创口出血。

（7）单味用温开水冲泡，取液含漱，治口腔黏膜炎，疼痛。

（8）单味塞牙缝内，如血不止，以凉开水漱口后再塞，治牙龈出血。

【配方选例】

（1）普济消毒饮　治风热疫毒上攻之大头瘟证，症见恶寒发热，头面红肿焮痛，目不能开，咽喉不利，舌干口燥，舌红，苔白兼黄，脉浮数有力：马勃 3g，黄芩、黄连各 15g，人参 9g，橘红、玄参、生甘草各 6g，连翘、牛蒡子、板蓝根各 3g，白僵蚕（炒）、升麻各 2.1g，柴胡、桔梗各 6g（或加防风、薄荷、川芎、当归身）。为粗末，每服 15g，水煎，不拘时服。如大便硬，加大黄（酒煨）3～6g。（《东垣试效方》）

（2）治吐血：马勃，为末，砂糖丸如弹子大，每服 0.5 丸，冷水下。（《袖珍方》）

（3）马屁勃丸　治久嗽：马勃不以多少，细末，炼蜜为丸，如梧桐子大，每服 20 丸，汤送下。（《普济方》）

（4）治痈疽：马勃擦粉，米醋调敷即消；并入连翘少许，煎服亦可。（《外科良方》）

（5）治妊娠吐衄不止：马勃末，浓米饮服 1.5g。（《太平圣惠方》）

（6）马豆汤　治咽喉肿痛，项肿咽痛等；亦治上呼吸道炎，扁桃体炎，急性咽喉炎：马勃 3g，山豆根、玄参各 9g。生甘草 6g。水煎服。（《中药临床应用》）

点地梅

《中国药用植物志》

本品又名噶蒂慕布（藏名）、喉咙草、天星草、白花珍珠草。为报春花科植物大红花点地梅的全草。多产于西藏等地。其味苦、辛，性平。具有清热解毒，消肿止痛之功效。主治咽喉肿痛，跌打损伤。用法为内服，煎汤，3～9g，或浸酒。

【配伍应用】

（1）配金果榄、玄参、生地黄，治咽喉肿痛。

（2）配川芎、牛膝，浸酒服，治跌打损伤。

【单味应用】

单味煎汤当茶饮，亦治咽喉肿痛。

酸浆

《神农本草经》

本品又名天灯笼草、金灯草、天泡草、红姑娘、灯笼果、锦灯笼、挂金灯、泡泡草、灯笼草。为茄科植物酸浆的全草或干燥膨大的宿萼。全国各地均产。其味酸、苦，性寒。归心、肺、脾经。具有清热解毒，利咽，化痰，利尿之功效。主治咽喉肿痛，肺热咳嗽，水肿，痢疾，黄疸，疔疮，音哑，小便不利。用法为内服，煎汤，9～15g，捣汁或研末；外用煎水洗、研末调敷或捣敷。

使用注意：过量可堕胎，孕妇忌服。

【配伍应用】

（1）配前胡、瓜蒌，治痰热咳嗽。

（2）配连翘、甘草，治感冒发热，咽喉肿痛，口腔炎等症。

（3）配陈皮、白糖，治急性气管炎，咳嗽气喘。

（4）配玄参、黄芩、牛蒡子，治热毒壅盛之咽喉溃烂。

（5）配金钱草、车前草、虎杖，治热淋，小便不利及湿热发黄等症。

【单味应用】

（1）全草研末，白汤服，并以醋调敷喉外，治咽喉肿痛。

（2）全草研末吞服；或用宿萼配牛蒡子、玄参、甘草，治热咳咽痛，小儿百日咳，急性气管炎。

（3）单味煎汤，代茶饮。亦可用蜜浸，含口中，徐徐下咽，治咽中红肿或生疮，疼痛妨碍饮食。

（4）鲜草捣汁涂患处；或烧灰存性，用油调涂，治天疱疮。

【配方选例】

（1）治黄疸，利小便：酸浆、茅草根、五谷根各 15g。水煎服。(《贵阳民间草药》)

（2）治喉疮并痛者：灯笼草，炒焦为末，酒调，敷喉中。(《医学正传》)

（3）治诸般疮肿：金灯草不计多少，晒干，为细末，冷水调少许，软贴患处。(《履巉岩本草》)

（4）治咽喉肿痛：锦灯笼 15g，甘草 6g。水煎服。(《全国中草药汇编》)

（5）治中耳炎：锦灯笼鲜草，绞汁，加冰片适量，滴耳。(《陕西中草药》)

（6）清心丸　治热咳咽痛：灯笼草，为末，白汤服。仍以醋调敷喉外。(《丹溪纂要》)

朱砂根

《本草纲目》

本品又名凤凰肠、金鸡爪、大罗伞、八爪龙、百两金、小郎伞。为紫金牛科植物朱砂根的根。多产于安徽、湖南、湖北、江西、浙江、四川、广东、广西、福建等地。其味苦、辛，性微寒。归肺、肝经。具有清热解毒，活血止痛之功效。主治咽喉肿痛，白喉，齿龈肿痛，心胃气痛，风湿骨痛，跌打损伤。用法为内服，煎汤，9~15g，或研末为丸、浸酒；外用捣敷。

【配伍应用】

（1）配射干、甘草，水煎，频频含服，治咽喉肿痛，口疮。

（2）配紫金牛叶、猪肺，治慢性气管炎。制药方法：将药切碎，放入猪气管内，扎紧猪气管口，加水 600mL，煎至 200mL，每日 1 剂，先服汤，后吃肺（除去药渣），10 天为一疗程。

（3）配长春七、银柴胡、细辛，治牙痛。

（4）配射干、玄参、甘草，治咽喉肿痛。

（5）配土牛膝、连翘、黄芩，治疗白喉。

【单味应用】

（1）单味水煎，酌加酒调服，治跌仆损伤。

（2）单味磨冷开水或磨醋，徐徐含咽，治咽喉肿痛。

（3）先用冷开水，反复冲洗伤口，再用朱砂根粉调水搽，并内服朱砂根粉；起泡者捣汁加冰片外敷，治毒蛇咬伤。

（4）单味水、酒各半煎服，或浸酒服，治跌打损伤，或腰腿酸痛。

（5）鲜朱砂根叶，捣烂外敷，治疖肿。

（6）本品成熟果实，捣碎水煎服，治小儿惊风。

【配方选例】

（1）治风湿骨节痛：朱砂根 15g，木通 60g，虎骨 9g，鸡骨香 9g，大血藤 12g，桑寄生 9g。浸酒 2 斤，每服 15～30g，每日 2 次。（《广西中药志》）

（2）治咽喉肿痛：朱砂根全草 6g，射干 3g，甘草 3g。水煎服。（《湖南药物志》）

（3）治毒蛇咬伤：朱砂根鲜者 60g。水煎服；另用盐肤木叶或树皮、乌桕叶适量，煎汤清洗伤口，用朱砂根皮捣烂，敷创口周围。（《单方验方调查资材选编》）

百两金

《本草图经》

本品又名八爪金龙、开喉箭（剑）、大罗伞、珍珠伞。为紫金牛科植物百两金的根及根茎。多产于湖北、湖南、浙江、江西、四川、贵州、广东、广西、福建等地。其味苦、辛，性凉。具有清热利咽，祛痰，利湿之功效。主治咽喉肿痛，咳嗽，咳痰不畅，肾炎水肿，痢疾，风湿痹痛，湿热黄疸，白浊，睾丸肿痛。用法为内服，煎汤，15～30g（鲜品 30～60g）；外用煎水含漱或研末调敷。

【配伍应用】

（1）配射干，治急性扁桃体炎。

（2）配射干、甘草，治咽喉肿痛，口疮。

（3）配长春七、银柴胡、细辛，治牙痛。

【单味应用】

（1）鲜八爪龙叶捣烂外敷，治疖肿。

（2）本品成熟果实，捣碎水煎服，治小儿惊风。

（3）单味八爪龙根水煎，酌加酒调服，治跌打损伤。

【配方选例】

（1）治肾炎水肿：鲜百两金根30g，童子鸡1只（去头、足、翼、内脏），水炖，食鸡服汤。（《江西草药手册》）

（2）治陈旧性腰痛：百两金9g，雪见草15g，水煎，甜酒调服。（《江西草药手册》）

（3）治齿痛：百两金根15g，水煎，频频含咽。（《江西草药手册》）

（4）治喉头溃烂：百两金根9g，水煎，用猪肝汤兑服。（《江西草药手册》）

（5）治睾丸肿大坠痛：百两金根30～60g，荔枝核14枚，酒水煎服。（《福建中草药》）

（6）治秃疮、疥癣：研干百两金根皮为末，调茶油抹患处；或加水浓煎，洗患处。（《福建中草药》）

（7）治痢疾：鲜百两金根60g，水煎服。（《福建中草药》）

（8）治白喉：八爪金龙根60g，加水2斤，文火煎2小时。每隔2小时服1次，8次服完。（《陕甘宁青中草药选》）

金果榄

《本草纲目拾遗》

本品又名金苦榄、地苦胆、牛胆、九龙胆。为防己科植物金果榄及青牛胆的块根。多产于广东、广西、贵州等地。其味苦，性寒。归肺经。具有清热解毒，消肿止痛之功效。主治咽喉肿痛，白喉，痈肿疔毒，瘰疬，蛇咬伤。用法为内服，煎汤，3～9g，研末或磨汁；外用捣敷、研末吹喉或切片含。

【配伍应用】

（1）金果榄研细末，配冰片少许吹喉，治咽喉溃烂。

（2）配苍耳草，治痈疽疔毒恶疮。

（3）配黄连、木香，治胃热，泻痢，脘腹疼痛。

（4）配金银花、岗梅根，治急性咽炎，扁桃体炎，咽喉肿痛有吞咽困难者。

（5）配马鞭草、射干，切碎，浸酒精，涂患处，治龋齿，时而作痛。

【配方选例】

（1）治肿毒初起：金果榄醋磨敷，露出患头。初起者消，已成者溃。（《百草镜》）

（2）治乳腺炎，阑尾炎，疔疮，急性或慢性扁桃体炎，口腔炎，腮腺炎，急性菌痢等：金果榄每次6～9g，开水泡服。或研末，适量外敷。（《全展选编·外科》）

（3）治疗胃痛：金果榄切片晒干研粉，每次服3g，1日3次，儿童剂量减半。忌食生冷酸辣食物。（《全展选编·内科》）

（4）治疗急慢性肠炎，菌痢：金果榄切片晒干，研末口服，每次2g，每日3次。（《广西中草药新医疗法处方集》）

（5）二金汤　治急性咽炎，扁桃体炎，咽喉肿痛，有吞咽困难者：金果榄、金银花各15g，岗梅根30g，崩大碗12g，山薄荷3g。水煎服。（《中药临床应用》）

万年青

《本草纲目拾遗》

本品又名铁扁担、白河车、开口剑、竹根七、千年润。为百合科植物万年青的根及根茎。多产于湖南、湖北、江西、四川、江苏、安徽、浙江、贵州、福建、广东、台湾等地。其味甘、苦，性寒，有小毒。归肺经。具有清热解毒，强心利尿，止血之功效。主治咽喉肿痛，白喉，水肿，心力衰竭，咯血，吐血，疔疮，蛇咬伤，跌打损伤，烫伤。用法为内服，煎汤，3～9g（鲜者30～60g），捣汁或研末；外用捣汁涂、塞鼻或煎水熏洗。

【配伍应用】

（1）配酸浆、黄芩、连翘，治咽喉肿痛，白喉。

（2）配黄芪、茯苓、防己，治心脏功能不全性水肿。

【单味应用】

（1）鲜品捣烂敷患处，治火毒疮疖。

（2）单味捣烂，贴患处，治鸡眼。

（3）单味鲜根，捣汁滴鼻，治鼻渊涕多，鼻塞不闻香臭。

（4）单味嫩叶，捣汁，滴耳内，痛即止，治中耳炎（耳中发炎肿痛）。

【配方选例】

（1）治咽喉壅闭，发声不出：千年润晒干为末，每服3g，浓煎薄荷汤调服，不以时，临睡服尤佳。（《履巉岩本草》）

（2）霹雳丹　治头风：万年青根，削尖，蘸朱砂塞鼻孔内，左痛塞右，右痛塞左，两边痛者齐塞，取清水鼻涕下，须一周时妙。（《嵩崖杂记》）

（3）治痔疮肿痛难行：猪腿骨去两头，同万年青入砂锅内，水煮，趁热熏，温洗，每日3次。（《周益生家宝方》）

（4）治老幼脱肛：万年青连根，煎汤洗，以五倍子末敷上。（《慈航活人书》）

五、清热明目药

决明子

《神农本草经》

本品又名草决明、马蹄决明、假绿豆、还瞳子。为豆科植物决明的成熟种子。多产于安徽、浙江、江苏、广东、广西、四川等地。其味苦、甘，性凉。归肝、肾经。具有清肝明目，利水通便之功效。主治青盲，目赤，高血压病，习惯性便秘，肝炎，肝硬化腹水。用法为内服，煎汤，4.5～9g，或研末；外用研末调敷。

【配伍应用】

（1）配菊花，治风热目赤目痛。

（2）配沙苑子，治头晕眼花，目昏不明。

（3）配当归，治肠燥便秘。

（4）配川芎，治头痛。

（5）配石决明，治肝火上炎而见的目赤肿痛，羞明多泪，头胀头痛；或肝阴亏虚，肝阳上亢所致的头晕目眩，视物昏糊，目睛干涩等症。

（6）配夏枯草，治肝火上炎所致的目赤肿痛，羞明，流泪，头痛眩晕；或肝阳上亢所致的目珠疼痛，入夜尤甚者及多种高血压病。

（7）配地肤子，清粥饮调下，治雀目。

（8）配蔓荆子（用好酒煮，酒尽后曝干）为散，治眼补肝，除暗明目。

（9）配水轻粉少许，外用，治癣。

（10）配龙胆草、黄柏，治高血压病，便秘，急性结膜炎。

（11）配菊花、黄芩，治急性结膜炎。

（12）配夏枯草、千里光，治肝热目赤涩痛，属重证者。

（13）配枸杞子、甘菊花，治肾虚所致的头痛目暗。

（14）配火麻仁、郁李仁，治肠燥便秘。

（15）配菊花、石决明，治肺火或风热所致的目赤肿痛，羞明多泪等症。

（16）配钩藤、白蒺藜，治肝阳上亢所致的高血压头痛。

（17）配淡竹叶、瓜蒌仁，治便秘，兼有目赤，口臭，小便短赤等热象者。

（18）配川芎、蔓荆子，治风热偏头痛。

（19）配火麻仁、瓜蒌仁，治便闭。

（20）配菊花、夏枯草、牡蛎，治高血压病。

（21）配木贼、刺蒺藜、菊花，治火眼红肿。

（22）配龙胆草、钩藤、夏枯草，治肝阳上亢之头痛眩晕。

（23）配生地黄、枸杞子、女贞子，治肝肾不足所致的青盲内障。

（24）配菊花、木贼、黄芩，治目赤涩痛，羞明，多泪。

（25）配柴胡、黄连、防风，治风热所致的目赤涩痛，羞明，多泪症状剧烈者。

（26）配桑叶、菊花、白蒺藜，治风热目赤，羞明，多泪。

（27）配黄芩、菊花、钩藤，治肝阳上亢所致的高血压头昏、头痛等症。

（28）配菊花、蔓荆子、黄芩，治风热头痛或目赤肿痛等症。

（29）配菊花、蔓荆子、木贼，治急性结膜炎。

（30）配钩藤、夏枯草、龙胆草、珍珠母，治肝火上升头痛，头昏。

（31）配菊花、石决明、木贼、黄芩，治肝胆郁热，目赤涩痛，羞明，多泪等症。

（32）配鸡肝，治小儿疳积。

【单味应用】

（1）单味泡服，治习惯性便秘。

（2）单味炒黄，水煎代茶饮，治高血压病。

（3）单味炒研，茶调，敷两太阳穴，治头风热痛，目赤肿痛。

（4）单味煎服，或研末冲服，治热结便秘及肝热目赤涩痛。

（5）单味炒，研细末吹鼻中，治鼻血不止。

（6）单味研末，以粥饮服，治失明，目中无他病，无所见，如绢中视。忌食鱼、蒜、猪肉等。

【配方选例】

（1）决明子散　治赤翳，或瞳仁上如凝脂色，无泪或有泪，时有涩痛：草决明、石决明、黄芩、菊花、甘草、赤芍、石膏、川芎、羌活、木贼、蔓荆子各等份。为末，每服9g，加生姜3片，水煎，食后服。（《银海精微》）

（2）决明子丸　治风热上冲眼目，或因外受风邪疼痛，视物不明：决明子（炒）、细辛（去苗）、青葙子、蒺藜（炒，去角）、茺蔚子、川芎、独活、羚羊角（镑）、川升麻、防风各15g，玄参、枸杞子、黄连各90g，菊花30g。上为末，炼蜜和丸，如梧桐子大，每服20~30丸，淡竹叶煎汤送下。（《医部全录·目门》）

（3）决明丸　治眼见黑花不散：决明子、甘菊花各30g，防风（去芦）、车前子、川芎、细辛、栀子仁、蔓荆子、玄参、薯蓣、白茯苓各15g，生地黄23g。上为细末，炼蜜和捣二三百杵，丸如梧子大，每服20丸，食后服，桑枝汤送下，日3次。（《医部全录·目门》）

（4）决明子丸　治肝脏中风，攻及手足，缓弱无力，口眼㖞斜，精神不定，行走艰难，并宜服之：决明子、天雄（炮，去皮）、独活（去芦）、天南星（姜制）、川芎、白术、升麻、白附子（炮，去皮）、防风（去芦）、蔓荆子、当归（去芦）、细辛（去苗，洗）、酸枣仁、萆薢（酒浸）、犀角屑、白花蛇肉（酒浸）、白僵蚕（炒）各15g，牛黄（另研）、麝香（另研）、朱砂各7.5g。上为细末，入牛黄等3味，再研和匀，炼蜜为丸，如梧桐子大，每服30~50丸，豆淋酒送下，不拘时服。(《奇效良方》)

（5）决明子汤　治风热所致的目赤涩痛，羞明，多泪（急性结膜炎，流行性角结膜炎）：决明子（炒黄）、柴胡各9g，黄连6g，淡竹叶9g，防风6g，升麻3g，细辛1.5g，菊花9g，甘草3g。水煎服。(《中药临床应用》)

夏枯草

《神农本草经》

本品又名铁色草、夕句、燕面、夏枯球、大头花、棒槌草。为唇形科植物夏枯草的果穗。多产于江苏、安徽、浙江、河南等地。其味苦、辛，性寒。归肝、胆经。具有清肝，散结之功效。主治目赤肿痛，羞明流泪，头痛，眩晕，瘰疬，乳痈，筋骨疼痛，血崩，带下。用法为内服，煎汤，6~15g，熬膏或入丸、散；外用煎水洗或捣敷。

【配伍应用】

（1）配香附，治肝虚目痛，夜间尤痛者。还可用于气郁有火之瘰疬。

（2）配菊花，治肝火上扰的头痛眩晕及肝火目赤，目痛。

（3）配玄参，治肝火郁结之瘰疬结核。

（4）配蒲公英，治咽喉肿痛，目赤肿胀及疔疮痈肿，乳痈初起等症。亦可外敷。

（5）配何首乌，治瘰疬，瘿瘤。

（6）配决明子，治肝阳上亢所致的高血压病，头痛，耳鸣，眼花，烦热汗出，性情急躁，失眠等症。

（7）配木蝴蝶，治慢性咽喉炎，舌炎。

（8）配半夏，治痰热，遏阻中焦，以致胸闷，头昏，头痛，失眠等症。

（9）配蜂蜜，治羊痫风，高血压病。

（10）配半枝莲，治小儿菌痢。

（11）配白石榴花，水煎服，治肺痈咳出脓血。

（12）配沙参、红糖，熬膏，治浸润性肺结核。

（13）配菊花、苦丁茶，治肝火上升，目赤肿痛，头痛头晕等症。

（14）配浙贝母、牡蛎，治瘿瘤，瘰疬，单用夏枯草亦有功效。

（15）配菊花、石决明，治肝火上炎，目赤肿痛，目珠疼痛，头痛，眩晕等症。

（16）配当归、白芍，治肝虚所致的目珠疼痛。

（17）配菊花、蒲公英，治肝火引起的眼赤肿痛。

（18）配生地黄、瘦猪肉，煮汤内服，治小儿夏季患疖疮。

（19）配海藻、昆布，治甲状腺肿。

（20）配酢浆草、雪见草，研细粉撒伤口，治创伤出血。

（21）配草决明、黄芩、钩藤，治高血压病，属肝火或肝阳上亢类型者。

（22）配牛蒡子根、金银花、蒲公英，水煎服，治肝气郁结乳痈。

（23）配蒲公英、土大黄、车前草，治黄疸型传染性肝炎。

（24）配菊花、黄芩、决明子，治高血压病。

（25）配胆南星、防风、钩藤，治口眼歪斜。

（26）配柴胡、赤芍、贝母，治乳腺炎，腮腺炎。

（27）配玄参、连翘、牡蛎，治肝火郁结之瘰疬结核。

（28）配玄参、浙贝母、昆布，治肝气不疏，痰火郁结所致的瘰疬，瘿瘤。

（29）配昆布、海藻、海螵蛸，研末，炼蜜为丸，治单纯性甲状腺肿。

（30）配柴胡、赤芍、浙贝母、当归，治乳痈肿痛。

（31）配钩藤、菊花、决明子、珍珠母，治肝火上升，头痛，目赤，眼花，耳鸣，口苦，易怒。

（32）配板蓝根、连翘、牛蒡子、大青叶，治腮腺炎。

（33）配当归、白芍、甘草、玄参，治肝虚引起的眼珠疼痛，夜间尤剧者。

（34）配玄参、连翘、牡蛎、昆布，治痰火郁结所致的瘰疬，瘿瘤。

（35）配钩藤、菊花、决明子、珍珠母，治肝火上升，头痛，目赤，眼花，耳鸣，口苦，易怒等症。

【单味应用】

（1）单味90g，水煎服，治瘰疬。

（2）单味煎汤熏洗患处，治面部皮肤焮红赤肿，触之剧痛。

【配方选例】

（1）夏枯草汤　治瘰疬、马刀已溃或未溃，或日久成漏，形体消瘦，饮食不甘，寒热如疟，渐成痨瘵：夏枯草6g，当归9g，白术、茯苓、桔梗、陈皮、生地黄、柴胡、甘草、贝母、香附、白芍各3g，白芷、红花各1g。先煎夏枯草取汁，再与其他药同煎，临卧入酒半钟和服。（《外科正宗》）

（2）夏枯草散　治肝虚目珠疼痛，至夜疼剧：夏枯草30g，香附（童便浸）60g，炙甘草9g。为末，每服12g，茶水调下，每日3次。痛久血伤，加当归18g，白芍12g，生地黄30g，黄芪60g。每服15g，入芽茶1撮，水煎服。（《张氏医通》）

（3）内消瘰疬丸　治皮下初起结核如豆，1枚或3~5枚不等，渐渐窜生，皮色不变，按之坚硬，推之能动，不作寒热，亦不觉痛，日久则微有痛感，其核推之不动：夏枯草、玄参、海藻、贝母、青盐、薄荷、天花粉、蛤粉、白蔹、连翘、熟大黄、甘草、生地黄、桔梗、枳壳、当归、玄明粉。（《中医临床备要》）

（4）消肿汤　治无名肿：夏枯草、玄参、天花粉各9g，山慈菇、煅牡蛎、海藻、昆布、白芥子、桔梗各6g，生甘草3g。水煎，食后服。（《疡科全书》）

青葙子

《神农本草经》

本品又名狗尾巴子、牛尾花子。为苋科植物青葙的种子。全国各地均产。其味苦，性微寒。归肝经。具有清肝热，明目退翳之功效。主治目赤肿痛，视物昏花，羞明，障翳。用法为内服，煎汤，9~15g。

使用注意：本品有扩大瞳孔的作用，故瞳孔散大的眼病患者禁用。

【配伍应用】

（1）配谷精草，治眼睛生翳，视物不清。

（2）配决明子，治肝火上炎，目赤肿痛，眼生翳膜，视物昏花。

（3）配乌枣，治夜盲，目翳。

（4）配菊花、龙胆草，治肝火所致的目赤肿痛（急性结膜炎）。

（5）配决明子、密蒙花、菊花，治肝热所致的目赤肿痛，翳膜遮睛，视物昏暗等症。

（6）配元明粉、羌活、枣仁，治视物模糊，眼前有暗影飘动。

（7）配密蒙花、菊花、白蒺藜，治肝热眼病。

（8）配元明粉、酸枣仁、决明子，治慢性葡萄膜炎，视物模糊、眼前有暗影浮动者。

（9）配桑叶、菊花、木贼、龙胆草，治肝火旺，眼红肿痛，怕光流泪，头胀头痛。

（10）配决明子、菊花、夏枯草、石决明，治高血压病。

（11）配决明子、菊花、生地黄、玄参，治肝阳上亢所致的头晕头痛。

（12）配黄芩、龙胆草、菊花、生地黄，治急性角膜炎，目赤涩痛。

【单味应用】

单味煎汁滴鼻，治鼻衄。

【配方选例】

（1）青葙子丸　治肝心毒热，丁翳入黑睛，兼治内外一切眼病：青葙子、蓝实、枳实（麸炒）、炒大黄、菊花、炙甘草各60g，草决明、黄连、茺蔚子、细辛、麻黄、车前子各45g，鲤鱼胆、鸡胆（阴干）各1枚，羚羊角90g。为细末，炼蜜为丸，梧桐子大，每服20丸，食后茶水送下，每日3次。（《证治准绳·类方》）

（2）青葙丸　治肝虚积热而致的两目红肿疼痛，涩泪难睁，时发时止，久则渐重，遂生翳膜，视物昏暗：青葙子、生地黄各60g，菟丝子、茺蔚子、防风、玄参、柴胡、泽泻、车前子、茯苓各30g，五味子、细辛各9g。为细末，炼蜜为丸，梧桐子大，每服9g，空腹茶水送下。（《医宗金鉴·眼科心法要诀》）

（3）八子丸　治风毒气眼，翳膜遮睛，不计久新，及内外障眼：青葙子、车前子、五味子、枸杞子、地肤子、茺蔚子、决明子、葶苈子(炒)、麦冬（去心焙）、细辛（去苗）、官桂（去粗皮）、生地黄（焙）、赤茯苓、泽泻（去土）、防风（去叉）、黄芩（去黑心）各30g，上为细末，炼蜜和丸，如梧桐子大，

每服20丸，加至30丸，茶清送下，温米饮亦得，日3次。(《医部全录·目门》)

（4）青葙汤　治慢性葡萄膜炎：青葙子15g，元明粉（冲）4.5g，酸枣仁12g，密蒙花、决明子各9g，茯苓12g，白扁豆15g。水煎服。(《中药临床应用》)

密蒙花

《开宝重定本草》

本品又名小锦花、蒙花、黄饭花。为马钱科植物密蒙花的花蕾及花序。多产于湖北、四川、陕西、河南等地。其味甘，性凉。归肝经。具有清肝明目，退翳之功效。主治目赤肿痛，多眵多泪，羞明翳障。用法为内服，煎汤，3~9g，或入丸、散。

【配伍应用】

（1）配木贼，治目疾火热实证，目赤肿疼痛，生翳，多眵等症。

（2）配枸杞子，治肝肾不足的目昏，视物不清。

（3）配菊花、石决明，治肝热之目赤肿痛，多眵多泪，羞明，翳障。

（4）配枸杞子、沙苑子，治肝虚有热者。

（5）配菊花、木贼，治急、慢性结膜炎，属实证者。

（6）配青葙子、菊花，治肝经实热引起的眼病。

（7）配木贼、谷精草，治目疾火热实证之目赤疼痛，生翳，多眵等症。

（8）配枸杞子、菟丝子、沙苑子、蒺藜，治肝虚有热之目盲翳障。

（9）配木贼、石决明、菊花，治角膜炎，角膜云翳，白内障，青光眼。

（10）配石决明、木贼、菊花、蒺藜，治角膜云翳。

（11）配白蒺藜、菊花、草决明、石决明、羌活、谷精草等，治青盲，目昏，多泪，多眵，小儿疳气攻眼等症。

（12）配木贼草、桑叶、夏枯草、菊花、夜明砂、蝉蜕，治目中赤脉，翳障诸疾。

【配方选例】

（1）密蒙花散　治风气攻注，两目昏暗，眵泪羞明，睑生风粟，隐涩难开，或痒或痛，渐生翳膜，视物不清，及久患偏头痛牵引两目，昏涩隐痛，并治两目暴赤肿痛：密蒙花、石决明、木贼、白蒺藜、羌活、菊花各等份。为细末，每服 3g，食后茶清送下，每日 2 次。(《太平惠民和剂局方》)

（2）密蒙花散　治眼羞明怕热，瞳仁不清：密蒙花、羌活、菊花、蔓荆子、青葙子、木贼、石决明、蒺藜、枸杞子各等份。为细末，每服 9g，食后清茶送下。(《银海精微》)

（3）密蒙花丸　治眼障翳：密蒙花、黄柏根（洗锉）各 30g。上 2 味，捣罗为末，炼蜜和丸，如梧桐子大。每服 10 ~ 15 丸，食后，临卧热水下，或煎汤饮下。(《圣济总录》)

（4）密蒙花散　治冷泪昏暗：密蒙花、甘菊花、白蒺藜、石决明、白芍、木贼（去节）、甘草（炙），各等份，为细末，每服 3g，茶清调下服，半月后，加至 6g。(《医部全录·目门》)

谷精草

《开宝重定本草》

本品又名戴星草、文星草、谷精珠、移星草。为谷精草科植物谷精草的带花茎的花序。多产于浙江、江苏、湖北等地。其味甘，性平。归肝、胃经。具有疏散风热，明目退翳之功效。主治目赤肿痛，羞明，翳障。用法为内服，煎汤，9 ~ 12g，或入丸、散；外用烧存性研末撒。

【配伍应用】

（1）配密蒙花，治肝血不足之风热上壅，目生翳膜，视物不清、迎风流泪。

（2）配防风，治目生翳膜，视物不清，并能治风邪客于肌表的瘙痒。

（3）配龙胆草，治肝火上炎之目赤、目生翳膜及头痛，齿痛。

（4）配菊花、防风，治风热目赤，肿痛羞明。

（5）配菊花、夏枯草，治风热引起的结膜炎等眼病。

（6）配猪肝、蛤粉，治痘后目翳（角膜软化症）。

（7）配菊花、木贼，治急、慢性结膜、角膜炎。

（8）配菊花、蝉蜕，治结膜炎，角膜云翳。

（9）配羊肝、猪肝同煎，吃肝喝汤，治夜盲症。

（10）配龙胆草、赤芍，治目赤翳障。

（11）配蝉蜕、菊花、木贼，治小儿痄疾引起的眼目起翳。

（12）配菊花、决明子、夏枯草，治风热目疾，肿痛羞明，翳膜遮睛。

（13）配龙胆草、生地黄、赤芍、红花，治风热头痛，眼睛红肿刺痛，齿痛。

（14）配党参（或土党参）、决明子、车前草、甘草、白茅根，治中心性视网膜脉络膜炎。

【单味应用】

（1）单味研末，开水送服，治鼻血不止。

（2）单味水煎服，治感冒发热头痛，咽炎。

【配方选例】

（1）谷精龙胆散　治目赤翳障，头风牙痛：谷精草、龙胆草、生地黄、赤芍、红花、牛蒡子、茯苓、荆芥、木通、甘草。水煎服。（《证治准绳》）

（2）谷精草汤　治小儿痘疹，蕴毒攻目而致的昏矇流泪，赤烂翳障，赤丝羞明等目疾：谷精草1.8g、白芍、荆芥穗、玄参、牛蒡子、连翘、草决明、菊花、龙胆草各1.5g，桔梗1g。为粗末，加灯心草10段，水煎去渣服。（《审视瑶函》）

（3）谷精草散　治牙齿风疳、齿断宣露：谷精草0.3g(烧灰)、白矾灰0.3g，蟾酥1片（炙），麝香少许。上药，同研为散，每取少许，敷于患处。（《太平圣惠方》）

（4）治小儿雀盲至晚忽不见物：羯羊肝1具，不用水洗，竹刀剖开，入谷精草1撮，瓦罐煮熟，日食之。忌铁器。如不肯食，炙熟捣作丸，如绿豆大，每服30丸，茶下。（《卫生家宝方》）

木贼

《嘉祐补注神农本草》

本品又名木贼草、锉草、节骨草、无心草。为木贼科植物木贼的全草。

多产于辽宁、吉林、黑龙江、河北、湖北、陕西、四川、贵州、云南、甘肃、青海等地。其味甘、苦,性平。归肺、肝、胆经。具有疏风热,退目翳之功效。主治头痛目赤,多泪,血痢,障翳。用法为内服,煎汤,3～9g,或入丸、散;外用研末撒。

【配伍应用】

(1)配苍术,治目昏多泪,夜盲雀盲等症。

(2)配菊花,治目赤肿痛,目生翳障。

(3)配白蒺藜,治隐疹瘙痒,目生翳膜,多泪等症。

(4)配香附,煎汤,先熏后洗,治寻常疣。

(5)配蝉蜕、黄芩,治风热所致的头痛目赤、多泪。

(6)配地榆炭、蒲黄,治肠出血,痔疮出血,崩漏。

(7)配菊花、白蒺藜、决明子,治风热引起的目赤、翳障。

(8)配防风、苍术、夏枯草,治眼花泪多。

(9)配谷精草、石决明、猪肝,治肝阴虚所致的目赤障翳者。

(10)配谷精草、石决明、蝉蜕,治目生障翳者。

(11)配谷精草、决明子、蝉蜕,治风火上升,目赤肿痛,角生云翳等症。

(12)配桑叶、菊花、蒲公英、黄芩,治风火眼。

【单味应用】

(1)单味烧,存性,研末外敷,治外感风热和脱肛。

(2)单味水煎服,治急性黄疸型传染性肝炎。

(3)单味取带短刺部分,折成小段,高压消毒,用1段反复擦用生理盐水冲洗后的眼病变处(无病变处不擦),使微出血,再冲洗1次。根据病情可行第2次(间隔2、3天),治沙眼,眼痒而痛。

(4)单味杵末,调鸡蛋清饮之,可使钱吐出,治钱梗喉中。

【配方选例】

(1)木贼散 治目赤翳障:木贼、蝉蜕、谷精草、甘草、苍术、蛇蜕、黄芩。水煎服。(《证治准绳》)

(2)木贼煎 治疟疾湿痰气盛者:半夏、青皮各15g,木贼、厚朴各9g,

苍术、槟榔各 3g。陈酒煎，露 1 宿，于发病前 2 小时温服。(《景岳全书·新方八障》)

（3）木贼散　治肠风下血：木贼（去节，炒）30g，木馒（炒）、枳壳（制）、槐角（炒）、茯苓、荆芥各 15g 上为末，每服 6g，浓煎枣汤调下。(《仁斋直指方》)

（4）治胎动不安：木贼（去节）、川芎等份。为末，每服 9g，水 1 盏，入金银花 3g 煎服。(《圣济总录》)

第三章 抗疟药

青蒿

《神农本草经》

本品又名蒿、草蒿、野兰蒿。为菊科植物青蒿或黄花蒿的全草。多产于辽宁、河北、山东、山西、陕西、江苏、江西、湖北、浙江、安徽、福建、广东等地。其味苦、辛，性寒。归肝、胆、三焦、肾经。具有清热解暑，抗疟，退虚热之功效。主治疟疾寒热，夏月感冒，骨蒸潮热，无汗，黄疸，小便不利，鼻衄。用法为内服，煎汤，4.5～9g，或入丸、散；外用捣敷或研末调敷。

【配伍应用】

（1）配地骨皮，治阴虚劳热骨蒸。

（2）配鳖甲，治热伏阴分夜热早凉，热退无汗，阴虚潮热骨蒸，舌红少苔，原因不明之低热。

（3）配白扁豆，治外感暑邪发热，呕吐等症。

（4）配金银花，治感冒夹湿、发热。

（5）配车前草，治小儿暑热腹泻，小便短赤之证。

（6）配黄芩，治热邪伏少阳经而见寒热交作，热重寒轻；暑湿时邪类疟或肝胆火盛所致的目赤羞明等症。

（7）配薄荷（或甘草、滑石），治发热无汗，胸闷头晕。

（8）配常山，治疟疾。

（9）配地骨皮、白薇，治血虚发热，潮热盗汗。

（10）配白扁豆、金银花，治外感暑邪发热，呕吐等症。

（11）配生地黄、地骨皮，治血虚火盛者。

（12）配秦艽、鳖甲，治肺痨骨蒸潮热等症。

（13）配黄荆叶、威灵仙，治班氏丝虫病。

（14）配牡丹皮、知母，治阴虚血中郁热者。

（15）配黄芩、半夏，治暑湿之恶心，脘闷，发热等症。

（16）配地骨皮、鳖甲、知母，治阴虚发热，久热盗汗。

（17）配藿香、佩兰、滑石，治暑热外感，发热无汗等症。

（18）配黄芩、半夏、竹茹，治疟疾，热多寒少之证。

（19）配生地黄、鳖甲、知母，治温病后期，热伏阴分，夜热早凉，热退无汗或阴虚潮热，骨蒸盗汗等症。

（20）配生地黄、知母、地骨皮，治温病后期，夜热早凉，热退无汗。

（21）配秦艽、鳖甲、知母，治阴虚发热，如骨蒸痨瘵，日晡潮热，或不明原因的低热持续等症。

（22）配绿豆、西瓜翠衣、荷叶，治暑热外感，发热无汗。

（23）配连翘、扁豆、滑石，治暑温初起，发热汗出，口渴，咳嗽少痰，头晕微痛等症。

（24）配通草、甘草、滑石、鲜荷叶，治夏、秋低热无汗，胸闷，头晕。

（25）配知母、生地黄、牡丹皮，治疟疾，鼻血。

（26）配地骨皮、白薇、秦艽，治阴虚发热，盗汗。

（27）配升麻、鳖甲、当归、生地黄，治紫斑。

（28）配鳖甲、生地黄、知母、牡丹皮，治疟疾及肺结核潮热。

（29）配茵陈、车前子、黄柏、栀子，治胆经湿热郁蒸而致的黄疸发热，尿赤尿少等症。

（30）配薄荷叶、荷叶、藿香、甘草，治中暑、伤暑。

【单味应用】

（1）单味捣汁服，治疟疾，热多寒少之证。

（2）单味鲜品捣汁，加冷开水冲服，治鼻出血。

（3）单味于夏季开花前，选茎叶色青者，割取地上部分阴干，切碎，加水浸泡 2 小时，放入蒸馏器内，蒸 2 次，收集蒸馏液，每服 10mL，治中暑。

（4）单味水煎，于发作前 2 小时服，治疟疾。

（5）单味研末，用棉花裹，塞耳内，或用油调，点耳内，治中耳炎，出脓水。

（6）单味煎水熏洗，治皮肤瘙痒，湿疹，疥癣。

【配方选例】

（1）青蒿鳖甲汤 治温病后期，邪气深伏阴分，症见夜热早凉，热退无汗：青蒿、知母各 6g，鳖甲 15g，生地黄 12g，牡丹皮 9g。水煎服，每日 2 次。（《温病条辨》卷三方）

（2）青蒿鳖甲汤 治少阳疟偏于热重者，邪热伤阴，症见暮热早凉，汗解渴饮，脉左弦：青蒿 9g，鳖甲 15g，知母、桑叶、牡丹皮、天花粉各 6g。水煎，疟疾发作前分 2 次服。（《温病条辨》卷二方）

（3）青蒿散 治妇人骨蒸劳热，四肢烦疼，日渐羸瘦：青蒿、鳖甲（醋炙）各 60g，龙胆草 1g，栀仁、知母各 0.9g，黄连、黄芪、桑根白皮、白术各 30g，地骨皮、炙甘草各 15g，柴胡 45g。为末，每服 12g，加生姜 0.2g。水煎，去渣服。（《太平圣惠方》）

（4）加味青蒿鳖甲汤 治阴虚低热，为清热透表之剂：青蒿、生鳖甲、赤茯苓各 9g，黄芩 6g，地骨皮 15g，牡丹皮、陈皮各 6g，白薇、白茅根各 9g。每日 1 剂，分 2 次服。（时逸人方）

常山

《神农本草经》

本品又名鸡骨常山、恒山、翻胃木。为虎耳草科植物黄常山的根。多产于江西、湖北、湖南、陕西、四川、贵州、云南、广东、广西、福建等地。其味苦、辛，性寒，有毒。归肺、肝、脾经。具有截疟，涌吐痰涎之功效。主治疟疾，痰结胸膈。用法为内服，煎汤，3~9g，或入丸、散。

【配伍应用】

（1）配草果，治浊湿郁伏之瘟疫、瘴疟。

（2）配甘草，水煎，冲蜜温服取吐，治胸口胀闷不舒，祛老痰积饮，食物中毒。

（3）配槟榔、厚朴，治湿邪郁伏的瘟疫、瘴疟。

（4）配槟榔、草果，治疟疾，偏于痰湿者。

（5）配槟榔、草果、乌梅，治疟疾。

（6）配槟榔、半夏、乌梅，水煎服，治疟疾。

（7）配草果、槟榔、厚朴，治湿邪郁伏的瘟疫、瘴疟。

（8）配知母、槟榔、乌梅、生姜，治疟疾。

（9）配贝母、知母、槟榔、草果，治疟疾，偏于痰热者。

【配方选例】

（1）常山饮 治疟疾：常山、知母、草果、炙甘草各2斤，高良姜600g，乌梅肉1斤。为粗末，每服9g，加生姜5片，大枣1枚，水煎服。(《太平惠民和剂局方》)

（2）常山饮 治山岚瘴疟，寒热往来，或二三日一发：常山（锉）、厚朴（去粗皮，生姜汁炙熟）各30g，草豆蔻（去皮）、肉豆蔻（去壳）各2枚，乌梅（和核）7枚，槟榔（锉）、甘草（炙）各15g。上7味，粗捣筛，每服4g，水1盏，煎至六分，去渣，候冷，未发前服，如热吃即吐。(《圣济总录》)

（3）常山饮 治疟发晡时，至夜热不止，脉实邪盛者：常山（醋炒）、槟榔、炒青皮、甘草、当归各3g，煅穿山甲2.4g（一作木通），黑豆40粒，生姜7片。水、酒各半煎，露1宿，晨热服。(《张氏医通》)

（4）截疟七宝饮 治阳经实疟：常山（酒炒）、草果（煨）、槟榔、厚朴、青皮、陈皮、甘草等份。水酒各半煎，露之，发日早晨温服。(《简易方》)

（5）治疟疾：柴胡9～30g，黄芩9～12g，半夏9g，常山6～9g，草果、槟榔各9g，乌梅3～4.5g，生姜3片，大枣3～5枚，炙甘草3～6g，水煎服（必须有一次在发作前3～4小时服用，故服用时间可根据情况而定）。大便干秘者可加生大黄3～9g；发作时热多寒少，甚至只发热不发冷，出大汗，口渴思冷饮者，可加生石膏30～60g、知母9～12g；如发作时主要是发冷而不觉发热或发冷时间很长，发热时间极短且较轻者，可加桂枝9～15g、白芍9～15g、吴茱萸6～9g；如病已久，多法治疗不愈，人体已渐虚弱，或年老体虚者，可加党参15～30g、何首乌15～30g。(《用药心得十讲》)

蜀漆

《神农本草经》

本品又名鸡屎草、鸭屎草、甜茶。为虎耳草科植物黄常山的嫩枝叶。多产于四川、贵州、湖南、湖北、广西等地。其味苦、辛，性寒，有毒。归肝经。具有除痰，截疟之功效。主治温疟寒热。用法为内服，煎汤，3~6g，或研末。

【配伍应用】

（1）配桂枝，治风寒感冒，胸痛彻背，关节疼痛。

（2）配云母，治截疟，痰核痞块。

（3）配麻黄、甘草，治风寒感冒，肢体酸痛。

（4）配牡蛎、龙骨，治烦躁不安，心悸失眠，头晕目眩，瘰疬痰核，虚汗，遗精，带下。

（5）配海藻、瓜蒌根，治痰核，口渴思饮。

（6）配泽泻、商陆、葶苈子，治痰积，痰核，腰以下实证水肿。

【配方选例】

（1）蜀漆散　治疟多寒者：蜀漆（洗去腥）、云母（烧二昼夜）、龙骨各等份。为末，每服 1.5g，未发前以浆水送服。（《金匮要略》）

（2）桂枝去芍药加蜀漆牡蛎龙骨救逆汤　治伤寒脉浮，误以火迫劫之，亡阳，必惊狂，卧起不安者：桂枝、生姜、蜀漆各 90g，炙甘草 60g，大枣 12 枚，煅牡蛎 150g，龙骨 120g。先煮蜀漆，再入他药同煎，分 3 次服。（《伤寒论》）

（3）蜀漆汤　治火邪：蜀漆、甘草、知母、龙骨、牡蛎各 15g。水煎，每日 1 剂，日服 2 次。（《备急千金要方》）

（4）千金汤　治小儿暴惊，猝死中恶：蜀漆（炒）6g，左顾牡蛎 3.6g。浆水煎服，当吐痰而愈。（《本草纲目》）

鸦胆子

《本草纲目拾遗》

本品又名苦参子、老鸦胆、鸦蛋子、苦榛子、苦胆子。为苦木科植物鸦胆子的果实。多产于广东、广西、福建、云南、台湾等地。其味苦，性寒，有毒。归大肠、肝经。具有清热解毒，抗疟治痢，腐蚀赘疣之功效。主治疟痢，热毒血痢或休息痢，外用治鸡眼，寻常疣，阴道滴虫。用法为内服，用龙眼肉或胶囊包裹，饭后吞服。每次10～15粒(治疟疾)；10～20粒(治痢疾)；外用捣敷。

使用注意：本品对肠胃道及肝肾均有损害，不宜多用、久服。胃肠出血及肝肾病患者，应忌用或慎用。

【配伍应用】

（1）配龙眼肉，以龙眼肉包裹吞服，治热性赤痢，休息痢，冷积久痢，阿米巴痢。

（2）配枯矾，共研细末，搽患处，治鼻息肉。

（3）配升麻、地骨皮、红花、花蕊石，研末，凡士林调，外敷，治鸡眼（浸泡刮去皮层后敷药）。

【单味应用】

（1）单味用装胶囊或龙眼肉包裹服，治间日疟和三日疟（有抗疟作用，但服后常有脘闷反应）。

（2）用50%鸦胆子仁煎剂灌注阴道，治疗滴虫性阴道炎。但严重宫颈糜烂者不宜用。

（3）外用能腐蚀赘疣，用以治疗鸡眼，寻常疣。取鸦胆子仁捣烂涂敷患处，或用鸦胆子油局部涂敷，能使赘疣脱落。

（4）单味用内仁5～7粒，研细，塞患处，再用药棉塞住，隔1～3天有微痛感，流出脓水，取出，用冷盐开水洗净，治耳痔（外耳道乳头状瘤）。

（5）单味捣烂，入75%酒精浸泡，外搽，治扁平疣。

（6）单味鲜品，捣烂外敷（将患处用温开水浸洗，用刀刮去表面皮层），治鸡眼。

（7）单味研细末，麻油调和，敷患处，治耳孔内外生恶疮。

（8）单味研成糊状，于耳道底塞棉花，然后放药于局部，勿涂到正常组织，治耳息肉，外耳道乳头状瘤，耳花等症。

（9）单味压出油，每次滴于息肉上1～2滴，治耳中息肉，耳乳头状瘤，耳生赘疣。

（10）单味 20 粒，去壳，将肉捣溶，和饭粒再捶匀，敷患处，治耳内生脔肉。

（11）单味擂细，用人乳调匀，将痣用小刀刺破，以药点患处，治耳中生痣，痛痒不可忍者。

（12）单味仁，捣烂，加入少许冰片，把药搽在猴上，注意不得碰到好肉上，然后用生肌散加凤凰衣搽患处收功，治耳猴。

（13）单味浸冷开水，擦患处，治耳花，耳痔。

（14）单味杵碎，用 20％的酒精浸出液滴耳，治耳花。

【配方选例】

（1）治热邪积滞而致的痢疾，大便如红果酱者：鸦胆子 5～10 粒，用黄连、木香、枳实、白芍、槟榔，煎汤送服。（《用药心得十讲》）

（2）治阿米巴痢：鸦胆子用白头翁煎汤送服。（《中药学》）

绣球花

《本草纲目拾遗》

本品又名八仙花、粉团花、绣球。为虎耳草科植物圆锥绣球或大花圆锥绣球的花。多产于浙江、安徽、广西、江西等地。其味苦、辛，性寒。归肝、肺经。具有清热解毒，治疟之功效。主治疟疾，肺热喉痛，疥癣，肾囊风。用法为内服，煎汤，9～12g，外用煎汤洗或研末涂搽。

【单味应用】

（1）单味用，或配草果，治疟疾。剂量过大能引起呕吐，功效和副作用颇似常山而作用强度稍弱。

（2）用于肺热喉痛，有清热解毒之效。

（3）外用煎汤洗，或研末涂搽，治疗疥癣、肾囊风等症，有清热止痒之功。

【配方选例】

（1）治肾囊风：绣球花 10 朵。水煎洗。（《本草纲目拾遗》）

（2）治肾囊风：蛇床子、墙上野苋、绣球花。煎汤，洗之。（《良方集要》）

（3）熏杀臭虫：绣球花、水龙骨、雷公藤。和烧熏之。（《百草镜》）

马鞭草

《名医别录》

本品又名凤颈草、紫顶龙芽、铁马鞭、狗牙草。为马鞭草科植物马鞭草的全草。全国各地均产。其味苦、辛，性微寒。归肝、脾经。具有清热解毒，截疟，治痢，活血，利尿之功。主治疟疾，痈肿疮毒，牙龈肿痛，喉痹，赤白下痢，湿热泻痢，经闭腹痛，癥瘕，水肿。用法为内服，煎汤，15～30g（鲜者捣汁 30～60g），或入丸、散；外用捣敷或煎水洗。

【配伍应用】

（1）配铁树叶，治体内深部炎症，如盆腔结核等症。

（2）配马齿苋，治赤、白痢疾，腹痛泄泻等症。

（3）配土牛膝，治痢疾。

（4）配青蒿，治疟疾寒热往来。

（5）配丹参、莪术，治血滞经闭腹痛，癥瘕等症。

（6）配车前子、玉米须，治水肿脚气，小便不利等症。

（7）配落得打、红花，治跌打损伤，骨节酸痛等症。

（8）配地苦胆、射干，切碎，酒精浸，涂患处，治龋齿，时而作痛。

（9）配蒲公英、连翘、白茅根、地骨皮，治肺结核。

（10）配半边莲、陈胡芦、河白草、石打穿、六月雪，上药任选1～3种，每味用量50g，煎汤服，治鼓胀腹水证。

【单味应用】

（1）单味煎服，治疟疾，湿热黄疸，赤白下痢。

（2）单味煎水洗，治杨梅恶疮等症。

（3）单味捣汁服，治喉痹。

（4）鲜品捣汁，调醋含之，治血郁水肿之急性咽喉炎。

（5）单味叶，捣烂，冲酒，缓缓饮之，治诸骨鲠喉。

（6）单味叶，用盐揉搓，塞在痛处咬住，治牙痛。

（7）单味捣烂，浸醋，含口内，治喉菇（生在喉内成排），血瘀肿重者。

（8）单味加几粒食盐，共捣烂，取汁，滴口中，治咽关肿痛，间有肿块，及乳蛾，喉风。

（9）单味水煎服，治牙龈脓肿。

（10）单味煎汤外洗，治脚气发肿。

（11）单味鲜草捣烂外敷，治刀伤出血。

（12）单味烧灰研细，香油调涂，治骡马咬伤。

（13）单味煎水，涂擦患处，治黄水疮。

【配方选例】

（1）治伤风感冒、流感：鲜马鞭草45g，羌活15g，青蒿30g，上药煎汤2小碗，1日2次分服，连服2～3天。咽痛加鲜桔梗15g。（《江苏验方草药选编》）

（2）治黄疸：马鞭草鲜根（或全草）60g，水煎调糖服。肝肿痛者加山楂根或山楂9g。（《江西草药手册》）

（3）治乳痈肿痛：马鞭草1握，酒1碗，生姜1块。捣汁服，渣敷之。（《卫生易简方》）

（4）治喉痹深肿连颊，吐气数者（马喉痹）：马鞭草根1握，截去两头，捣取汁服。（《千金方》）

（5）治妇人月水滞涩不通，结成癥块，腹肋胀大欲死：马鞭草根苗5斤，细锉以水5斗，煎至1斗，去渣，别于净器中熬成煎。每于食前，以温酒调下半匙。（《太平圣惠方》）

（6）治酒积下血：马鞭草12g，白芷灰3g。蒸饼丸梧子大。每米饮下50丸。（《摘元方》）

（7）滋血汤　治妇人血热气虚，经候涩滞不通，致使血聚，肢体麻木，肌热生疮，浑身疼倦，将成痨瘵，不可妄服他药，但宜以此，滋养通利：马鞭草、荆芥穗各12g，枳壳6g，牡丹皮3g，赤芍6g，肉桂3g，当归、川芎各6g，乌梅1个，水煎，分2～3次温服。（《太平惠民和剂局方》）

盐麸子

《开宝重定本草》

本品又名盐肤子、假五味子、油盐果、木附子。为漆树科植物盐麸木的果实。除青海、新疆外，全国各地均产。其味酸，性凉。具有生津润肺，降火化痰，敛汗，止痢之功效。主治喉痹，痰嗽，酒毒黄疸，瘰疬，毒痢，盗汗，头风白屑，痈毒，顽癣。用法为内服，煎汤，9～15g，或研末；外用，煎水洗、捣敷或研末调敷。

【配方选例】

（1）治年久顽癣：盐麸木子、王不留行。焙干研末，麻油调敷。（《湖南药物志》）

（2）治痈毒溃烂：盐麸木子和花捣烂，香油调敷。（《湖南药物志》）

（3）治肺虚久咳胸痛：盐肤木干果研末。每晨服3～9g，开水送服。（《福建中草药》）

盐麸叶

《开宝重定本草》

本品为漆树科植物盐麸木的叶。除青海、新疆外，全国各地均产。其味酸、咸，性寒。具有化痰止咳，收敛，解毒之功效。主治痰嗽，便血，血痢，盗汗，疮疡，蛇咬，蜈蚣咬。用法为内服，煎汤，鲜者30～60g；外用捣敷或捣汁涂。

【配方选例】

（1）治蛀节疽、五掌疽、对口疮：盐麸木鲜叶或树枝的二重皮适量，糯米饭少许，杵烂涂患处。（《闽东草药》）

（2）治痛风：盐麸叶捣烂，桐油炒热，布包揉痛处。（《湖南药物志》）

（3）治目中星翳：新鲜盐麸木叶，折断，有乳浆样白汁流出，盛于小瓷杯内，用灯芯蘸药点患处（一天点2次）。点后闭目十分钟，稍有刺痛感。（《江西民间草药验方》）

（4）治漆疮：盐麸叶适量，煎水熏洗患处。（《全国中草药汇编》）

（5）治蜂蜇伤：盐麸叶捣烂，绞汁搽伤处。（《湖南药物志》）

盐麸木根

《日华子诸家本草》

本品又名五倍根、泡木根、文蛤根、耳八蜈蚣。为漆树科植物盐麸木的根。除新疆、青海外，全国各地均产。其味酸、咸，性凉。归脾、肾经。具有清热解毒，祛风湿，散瘀血，治疟之功效。主治感冒发热，咳嗽，腹泻，水肿，跌打伤肿，风湿痹痛，乳痈，癣疮，消酒毒，瘴疟。用法为内服，煎汤，9~15g（鲜者 30~60g）；外用捣敷、研末调敷或煎水洗。

【单味应用】

（1）单味煎服，服用其根皮的提取物，防治瘴疟。

（2）单用作散或煎剂，用其子、叶可治肺热咳嗽及咯血证；亦可用治肺热咳嗽引起的咽喉肿痛。

（3）盐麸木的根皮和叶，可用治外感发热，热病发斑之证。民间经验多用于麻疹初期，以解毒透疹，有一定疗效。

【配方选例】

（1）治咳嗽出血：盐麸木根 45`60g。合猪肉炖服。（《泉州本草》）

（2）治慢性痢疾：五倍子根 15g，苍耳子根 15g，臭草根、黄豆、生姜各3g。煎水服。（《贵州本草》）

（3）治腰骨酸痛，风湿性关节炎：盐麸木鲜根 30g，猪脊椎骨或脚节不拘量。酌加水、酒各半炖服。（《闽东本草》）

（4）治骨折：脂麸木根、前胡。捣烂敷伤处。（《湖南药物志》）

（5）治瘰疬：盐麸木根、破凉伞、凌霄根、酒糟。共捣烂服。（《湖南药物志》）

（6）治麻疹不易出或出而不透：盐肤木根切片，取 9~15g，水煎服。（《江西民间草药验方》）

（7）治毒蛇咬伤：盐肤木鲜根 60g。水煎，加醋少许内服，余下的药液洗伤口。（《福建中草药》）

天明精

《神农本草经》

本品又名天门精、豕首、皱面草、天芜菁、臭草、地菘、杜牛膝、蚵蚾草。为菊科植物天明精的全草。多产于河南、湖南、河北、江苏、浙江、四川、云南、江西、贵州、福建、台湾、陕西等地。其味苦、辛，性寒。归肝、肺经。具有清热解毒，祛痰，截疟，散肿止痛之功效。主治疟疾，咽喉肿痛，痰涎壅滞，湿热疮疹，瘰疬，蛇伤。用法为内服，煎汤，9～15g，捣汁或入丸、散；外用捣敷或煎水熏洗。

使用注意：脾胃虚弱者慎用，过量能引起呕吐。

【配伍应用】

配紫花地丁，土牛膝煎水泛紫花地丁末为丸，内服，治急性扁桃体炎，咽喉肿痛。

【单味应用】

（1）单味煎服，一般用来截疟，在疟发前两小时服。亦可捣鲜根敷贴于内关穴，外敷则至局部皮肤起泡为度。

（2）民间用法还有用桃、柳的嫩枝尖煎服用来截疟。若配入复方，辨证用药，疗效可加强，复发率可减低。

（3）有较强的清热解毒作用，适用于热病发热，咽喉肿痛及痈肿疮毒，湿热痒疹，蛇咬伤等症。

（4）单味煎汤洗患处，治湿热疮疹。本品内服、外用均有疗效。

（5）单味鲜叶，绞汁，和醋滴喉中，治急性喉炎，喉中痰声辘辘，即喉风险证。

【配方选例】

（1）治咽喉肿塞，痰涎壅滞，喉肿水不可下者：地菘捣汁。鹅羽扫入，去痰最妙。（《伤寒蕴要》）

（2）救生丸　治缠喉风：蚵蚾草，细研，用生蜜和丸弹子大，嚼化1～2丸。如无新者，只有干者为末，以生蜜为丸，不必成弹子，但如弹子大1块。

（《经效济世良方》）

（3）治吐血疾：皱面草，不以多少，为细末。每服3~6g，用茅花泡汤调服，不以时候。（《履巉岩本草》）

（4）治产后口渴气喘，面赤有斑，大便泻，小便闭，用行血利水药不效：天明精根叶，煎汤膏饮。下血，小便通而愈。（《本草从新》）

（5）治风毒瘰疬，赤肿痛硬：地菘1斤。捣如泥，敷瘰疬上，干即易之，以瘥为度。（《太平圣惠方》）

第四章 化痰、止咳、平喘药

一、温化寒痰药

半夏

《神农本草经》

本品又名地文、守田、羊眼半夏、蝎子草、麻芋果、三步跳、和姑、老鸹头。为天南星科植物半夏的块茎。多产于四川、湖北、安徽、江苏、浙江、河南等地。其味辛，性温，有小毒。归脾、胃、肺经。具有燥湿化痰，降逆止呕，消痞散结之功效。主治湿痰冷饮，呕吐，反胃，咳嗽痰多，胸膈胀满，痰厥头痛，头晕不眠。外消痈肿。用法为内服，煎汤，4.5～9g，或入丸、散；外用研末调敷。

使用注意：反乌头。

【配伍应用】

（1）配陈皮，治湿痰壅滞的咳嗽痰多、胸闷、脘腹胀满、恶心呕吐。

（2）配黄连，治寒热互结的胃脘痞满、食欲不佳等症。

（3）配黄芩，治邪热与湿浊痞结的痞满、泛恶、口苦、咽干。

（4）配瓜蒌，治痰热内结胸脘痞满，咳吐黏痰。热甚者加黄连（为小陷胸汤），可治热痰互结、心下痞满。

（5）配厚朴，治痰气凝结的胸闷气憋，脘腹胀满，呕吐等症。

（6）配夏枯草，治痰热为患的失眠，夜寐不宁。

（7）配生姜，治痰湿中阻，胃失和降的恶心、呕吐、咳嗽痰多、不渴、苔腻。

（8）配干姜，治干呕呃逆，痰吐清稀。

（9）配秫米，治湿痰中阻，胃气不和的失眠，嗽稀痰，心悸，癫痫病。

（10）配硫黄，治老年脏寒虚冷的便秘，肾虚头痛，胃气下降，呃逆，寒湿久泻。

（11）配竹茹，治脾胃不和所致的胃气上逆、恶心、呕吐、呃逆；痰浊为患的眩晕，虚烦不眠；妊娠呕吐等症。

（12）配人参，治气短乏力，食欲不振，咳痰白稀者。

（13）配葛根，治脾虚泄泻，呕吐呃逆。

（14）配柴胡，治胸闷胁痛，头晕呕吐。

（15）配天麻，治风痰眩晕，头痛。

（16）配神曲，治脾虚难运，食积痞胀，咳嗽痰喘，霍乱吐逆，舌苔腐腻等症。

（17）配麦冬，治肺痿。

（18）配吴茱萸，治呕吐吞酸，脘腹胀痛，小腹痛。

（19）配紫苏、生姜，治妊娠呕吐，锑剂等药物中毒呕吐。倘有发热，佐黄连即可。

（20）配竹沥、白芥子，治经络四肢、皮里膜外之痰。

（21）配陈皮、茯苓，治痰饮所致的咳嗽痰多，咳喘气逆或痰逆头晕等症。

（22）配瓜蒌、黄芩，治肺热咳嗽。

（23）配白术、天麻，治痰饮上逆，眩晕头痛。

（24）配黄连、竹茹，治胃热呕吐。

（25）配党参、白蜜，治胃虚呕吐。

（26）配厚朴、紫苏，治痰结咽中之梅核气。

（27）配茯苓、生姜，治急性消化不良引起的呕吐，兼有心下痞满。

（28）配细辛、干姜，治咳嗽气逆，兼有寒象，痰多清稀者。

（29）配紫苏梗、砂仁，治妊娠呕吐。

（30）配黄连、瓜蒌，治痰热互结所致的胸脘痞闷，呕吐等症。

（31）配皂角、天麻、天南星等，治风痰。

（32）配黄连、黄芩、干姜，治痰湿内阻、寒热互结所致的腹脘痞闷。

（33）配陈皮、甘草、茯苓，治咳嗽痰多。

（34）配生姜、川黄连、党参，治妊娠呕吐。

（35）配天麻、白术、陈皮，治痰厥头痛所致的咳嗽痰多，时吐清涎，头痛畏寒，或有眩晕。

（36）生半夏配生南星、生川乌、生草乌，用50%的酒精浸泡，外擦，治类风湿性关节炎。

（37）配黄芩、知母、瓜蒌，治咳嗽气逆，兼有热象，痰稠色黄者。

（38）配常山、槟榔、乌梅，水煎服，治疟疾。

（39）配厚朴、紫苏叶、茯苓，治气郁痰结，咽中如有物阻的梅核气证，但无热象者。

（40）姜半夏配炒黄芩、生姜、藿香，水煎服，治发芽马铃薯中毒所致腹痛吐泻，下痢。

（41）配昆布、海藻、浙贝母，治瘿瘤，痰核。

（42）配知母、夏枯草、昆布、海藻，治瘰疬，痰核。

（43）配旋覆花、赭石、生姜、竹茹，治神经性呕吐，兼有神经官能症状者。

（44）配厚朴、生姜、紫苏、茯苓，治梅核气。

（45）配陈皮、茯苓、甘草、生姜，治慢性气管炎，痰多咳嗽。

（46）配生姜、干姜、苍术、橘红，治寒痰。

（47）配厚朴、茯苓、紫苏、生姜、大枣，治梅核气，七情郁结，痰涎凝聚，胸中满闷，咽喉不利等症。

（48）配生赭石、旋覆花、生大黄、生甘草、瓜蒌、槟榔、桃仁泥等随证加减，治疗顽固的神经呕吐。

（49）生半夏配生南星，研末，醋调外敷，治痈肿未溃。

（50）生半夏配五倍子（与面粉炒熟）、生黄柏、伸筋草，为末，醋调为糊，外涂，治带状疱疹。

【单味应用】

（1）单味捣烂外敷，治疮疡肿毒及外伤出血。

（2）单味生品与醋磨汁外搽，治癣。

（3）单味生品研末，鸡蛋白调敷，治痈疽发背，乳疮等症。

【配方选例】

（1）半夏散 治少阴病，咽中痛：半夏、桂枝、炙甘草各等份。为末，每次服1g，每日3次，冲服。(《伤寒论》)

（2）半夏厚朴汤　治痰气郁结，咽中如有炙脔，咳吐不出，吞咽不下，及胸胁满闷，或湿痰咳嗽，或呕吐等症：半夏 6g，厚朴 10g，茯苓 12g，生姜 15g，紫苏叶 6g，水煎，分 4 服，日 3、夜 1 服。（《金匮要略》）

（3）半夏麻黄丸　治寒饮停留，心下悸：半夏、麻黄各等份。为末，炼蜜为丸，小豆大，每服 3 丸，每日 3 次。（《金匮要略》）

（4）半夏散及汤　治少阴寒邪外束，阳邪郁聚所致之咽喉疼痛。包括上呼吸道感染所致之咽炎，咽喉炎及上火咽痛：半夏（洗）、桂枝（去皮）、甘草（炙）各等份。上 3 味，分别捣筛，合治之，白饮和服 1g，每日 3 服。若不能制散者，以水 1 升，煎 7 沸，内散 2g，更煮 3 沸，下火令小冷，少少咽之。（《伤寒论》）

（5）小青龙汤　治伤寒表不解，心下有水气，干呕发热而咳，或渴，或利，或噎，或小便不利，少腹满，或喘者。并治溢饮，身体疼痛重，肌肤悉肿。近代也用于慢性支气管炎、支气管哮喘，肺气肿而见喘咳痰白清稀者：麻黄（去节）、芍药、细辛、干姜、炙甘草、桂枝（去皮）各 10g，五味子、半夏各 6g。先以水煮麻黄，去上沫，再入诸药同煎，分 3 次服。若口渴，去半夏，加天花粉 10g；微痢，去麻黄，加荛花（炒令赤色）鸡子大；噎者，去麻黄，加炮附子 1 枚；小便不利，少腹满，去麻黄，加茯苓 12g；气喘，去麻黄，加杏仁（去皮尖）6g。方中麻黄、桂枝发汗解表，兼能宣肺平喘；芍药配桂枝以调和营卫；干姜、细辛内以温化水饮。外以发散风寒；半夏燥湿化痰，蠲饮降浊；五味子敛肺止咳，并防温药耗散肺气；甘草缓和药性。共成散寒解毒，化饮平喘之剂。（《伤寒论》）

（6）半夏白术天麻汤　治痰厥头痛，咳痰稠黏，头眩烦闷，恶心吐逆，身重肢冷，不得安卧：黄柏、干姜各 6g，天麻、苍术、茯苓、黄芪、泽泻、人参各 15g，白术、炒神曲各 3g，半夏、麦芽、橘皮各 45g。为粗末，每服 15g，水煎，食前热服。（《脾胃论》）

（7）半夏藿香汤　治温疫下后，胃气虚寒，呕吐转甚，进食反酸者：半夏 4.5g，藿香、炒干姜、茯苓、陈皮、炒白术各 3g，甘草 1.5g。加生姜少许，水煎服。（《温疫论补注》）

（8）半夏茯神散　治癫妄，因思虑不遂，妄言妄见。神不守舍，初病神气未衰者：半夏、茯神各 36g，煨天麻、天南星、远志、炒酸枣仁、陈皮、乌

药、木香、煅礞石各 2.4g。为粗末，每服 9g，水煎数沸，加生姜汁数匙，空腹和滓服。(《张氏医通》)

（9）半夏茯苓汤 治妊娠恶阻，心中溃闷，空烦吐逆，恶闻食气，头眩重，四肢节疼烦沉重，多卧少起，恶寒汗出，疲极黄瘦：半夏 5g，茯苓、干地黄各 3g，橘皮、细辛、人参、芍药、旋覆花、川芎、桔梗、甘草各 15g，生姜 5g。为粗末，水煎，分 3 次服。(《备急千金要方》)

（10）半夏温肺汤 治脾胃虚寒，痰饮内阻，胸腹气冷，肠鸣，口吐清水，胁肋胀痛，不欲饮食，脉沉弦细迟：细辛、橘皮、桂心、人参、旋覆花、甘草、桔梗、芍药、半夏各 15g，赤茯苓 1g。为粗末，每服 12g，加生姜 2.1g，水煎服。(《医学发明》)

半夏曲

《韩氏医通》

本品为半夏加面粉、姜汁等制成的曲剂。其味苦、辛，性平。具有化痰止咳，消食化积之功效。主治纳食不消，心下痞满，湿痰咳嗽，泄泻，腹胀。用法为内服，煎汤（纱布包煎），6～9g。

【配伍应用】

（1）配旋覆花，治咳嗽气逆，痰吐清稀，或不易咳出；支饮，胸闷短气，咳嗽倚息不能平卧，或兼见头晕目眩，面色黧黑，心下痞硬。

（2）配枇杷叶，治日久咳嗽，痰吐稀薄。

（3）配沉香曲，治湿阻中脘，气机不畅，脘腹胀痛，呕吐气逆。

（4）配六神曲，治胃弱食滞，消化不良，胃中嘈杂，脘腹胀痛，嗳气，呕逆。

（5）配冬瓜子、青橘叶、葶苈子、大枣，治渗出性胸膜炎。

【配方选例】

（1）蠲饮六神汤 治产后痰迷神昏，谵语如狂，恶露仍通，甚至半身不遂，口眼歪斜：半夏曲 15g，橘红 9g，茯神 9g，胆南星 6g，旋覆花 9g，石菖蒲 6g。(《女科撮要》)

（2）五芝丸　治风痰咳嗽：半夏曲180g，人参、茯苓、薄荷叶、明矾（枯）、南星（制）各60g，为细末，姜汁打糊为丸，梧桐子大，每服30丸，食后姜汤下。风盛，薄荷汤下。（《医部全录·痰门》）

（3）白术汤　治脾中虚损及吐痰者：半夏曲15g，白术、木香、甘草各3g，茯苓6g，槟榔2.5g，为细末，每服3g，生姜汤调下，食前服。（《拔萃方》）

（4）开胃丸　治干呕气逆不止：半夏曲（微炒）90g，人参45g，白豆蔻（去皮）、陈皮（去白、焙）、白术各30g。上为细末，用生姜汁同枣肉和丸，如梧桐子大，每服20丸，加至30丸，不拘时用粥饮送下。（《奇效良方》）

（5）敌痰丸　治翻胃呕噎：半夏曲（炒）、枯矾各30g，皂角（火炙，刮去皮弦子）60g，黑牵牛（取头末）90g。上为细末，用萝卜煮熟捣烂和丸，如梧桐子大，每服50丸，食远用生姜汤送下。（《奇效良方》）

天南星

《神农本草经》

本品又名虎掌、半夏精、南星、蛇包谷。为天南星科植物天南星、东北天南星或异叶天南星等的块茎。多产于河北、河南、广西、山西、湖北、四川、陕西、云南、贵州等地。其味苦、辛，性温，有毒。归肺、肝、脾经。具有燥湿化痰，祛风定惊，消肿散结之功效。主治中风痰涌，眩晕，面瘫，肢体麻木，肩背四肢作痛，癫痫，小儿惊风，破伤风，气喘，痰多有沫，胸膈胀闷，呕吐，瘰疬痰核。用法为内服，煎汤，2.4～4.5g，或入丸、散；外用研末撒或调敷。

使用注意：阴虚燥痰及孕妇忌服。

【配伍应用】

（1）配旋覆花，治顽痰咳嗽，湿痰壅滞，气逆痰喘，胸膈胀闷，风痰入络，肢体麻木。

（2）配茴香，治风痰头痛。

（3）配雄黄，治小儿走马疳，蚀透损骨。

（4）配苍术，治痰湿所致的右边臂痛。

（5）配生大黄，研末，醋调，敷两足心，治咽喉痛，由痰热上扰者。

（6）配生姜研自然汁，调药末，摊纸上贴之，左㖞贴右，右㖞贴左，才正便洗去，治中风口眼㖞斜。

（7）配防风，治破伤风，症见口噤强直，牙关紧闭，角弓反张及跌仆损伤；亦可外敷创口。

（8）生南星配生地黄，共研成膏，贴两太阳穴，治眼睑疔肿。

（9）配半夏、天麻，治风痰眩晕。

（10）配三七、大蓟，治中风引起的瘫痪病初起。

（11）配蜈蚣、鸡血藤，治中风后引起的半身不遂。

（12）配全蝎、蜈蚣，治破伤风。

（13）配防风、天麻，治破伤风。

（14）配牛黄、珍珠末，治破伤风，小儿热病抽搐。

（15）配全蝎、僵蚕，治癫痫。

（16）配老姜、生石菖蒲，捣烂外敷，治类风湿性关节炎之肿痛。

（17）配天竺黄、石菖蒲，治中风眩晕，口眼歪斜，半身不遂，抽搐惊痫。

（18）配防风、乌糖，煎水洗患处，渣外敷，亦可煎饮，治狂犬咬伤。

（19）配陈皮、半夏，治湿痰内阻，气机不畅，咳嗽胸闷，咳吐白沫等症，如玉粉散。

（20）配柏子仁、防风，研细末，猪胆汁调，敷囟门，治解颅，肾虚髓热者。

（21）配黄芩、半夏，治热痰咳嗽，痰多色黄等症，如小黄丸。

（22）配肉桂、半夏、生姜，治寒痰咳嗽，痰多气急等症，如姜桂丸。

（23）配半夏、禹白附、防风，治眩晕，癫痫，手足抽搐，中风，破伤风。

（24）生南星配生半夏、生川乌、生草乌，用50%的酒精浸泡，外擦，治类风湿性关节炎。

（25）配防风、天麻、白附子，治破伤风，牙关紧急，身体强直，角弓反张等症，如玉真散。

（26）配天花粉、生地黄、蒲公英，焙干研细末，用醋或液体石蜡油调膏，敷贴局部，治眼睑疔肿。

（27）配半夏、附子、乌头，治癫痫，中风，风痰阻络，口角流涎，口眼㖞斜，半身不遂等症，如青州白丸子。

【单味应用】

（1）生南星，以米泔或醋磨取浓汁外涂，可治肿毒疮疖，毒蛇咬伤等症。如有鲜根，捣烂外敷亦可。

（2）单味研末与生姜自然汁、叶和做薄饼，置小儿头顶心处，治婴儿伤风鼻塞，不能吮乳。

（3）单味捣烂醋调，晚敷足心，男左女右，治小儿口角流涎。

（4）生南星，醋磨，敷咽喉外部，治咽喉疼痛，肿大色红，舌强不能食物，舌下生个小舌，或喉蛾肿延颈外。

（5）单味苗，捣泥，包腮下，治乳蛾（扁桃腺炎）。

（6）单味研末，醋调敷足心涌泉穴，治口角流涎。

【配方选例】

（1）三生饮　治卒中昏不知人，口眼㖞斜，半身不遂，咽喉作声，痰气上壅，无问外感风寒，内伤喜怒，或六脉沉伏，或指下浮盛，并宜服之。兼治痰厥气逆，及气虚眩晕：南星（生用）30g，木香0.3g，川乌（生，去皮）、附子（生，去皮）各15g。上细切，每服15g，水2大盏，姜15片，煎至八分，去滓，温服，不拘时服。（《太平惠民和剂局方》）

（2）天南星丸　治急风，筋脉紧急，身背强直，面黑鼻干，口噤不语，须臾则通身壮热，汗出如油，直视唇青，咽嗌壅塞，如泄锯声，脉阴阳俱细缓：炮天南星、炮白附子、全蝎（酒炒）、白花蛇肉（酒浸炙）、肉桂、炮附子（去皮脐）各15g。为末，炼蜜为丸，梧桐子大，铅粉为衣，每服3丸，热酒送下，衣覆汗出，避风。（《圣济总录》）

（3）天南星散　治妇人中风，牙关紧急，四肢强直，痰涎不利：天南星、半夏、麻黄、天麻各15g，炒蝎尾、炒乌头、桂心各0.3g，麝香0.15g。为细末，每服10g，豆淋酒调下，不拘时服。（《圣济总录》）

（4）清痰丸　专清中脘食滞热痰：南星（制）、半夏、神曲（炒）、山楂、香附子（制）、陈皮（去白）各30g，青皮、枳实、苍术、黄芩、乌梅、枯矾、干姜（炮）各15g，为末，汤浸，蒸饼为丸服。（《医部全录·痰门》）

胆南星

《本草纲目》

本品又名胆星。为天南星用牛胆汁拌制而成的加工品。其味苦，性凉。归心、肝、肺经。具有清火，化痰，镇惊，定痫之功效。主治中风痰迷，惊风癫痫，痰稠喘嗽，头风眩晕。用法为内服，煎汤，3～6g，或入丸剂。

【配伍应用】

（1）配半夏，治风痰留滞经脉的关节痹痛麻木，咳嗽，胸膈满闷。

（2）配旋覆花，治顽痰咳嗽，胸膈胀满，气逆痰喘，肢体麻木。

（3）配天竺黄，治风热痰涌，中风昏迷，小儿惊痫等症。

（4）配白附子，治口眼㖞斜，偏正头痛，风湿痹痛及破伤风。

（5）配天麻，治风痰眩晕，抽搐。

（6）配苍术，治风湿痹痛。

（7）配赤小豆，研末，以姜汁调膏贴太阳穴，治急性结膜炎。

（8）配瓜蒌、贝母，治痰热。

（9）配天竺黄、钩藤，治惊风抽搐。

（10）配全蝎、蜈蚣，治破伤风。

（11）配牛黄、珍珠米，治小儿热病抽搐。

（12）配全蝎、僵蚕，治癫痫。

（13）配防风、天麻，治破伤风。

（14）配半夏、黄芩，治肺热咳嗽。

（15）配琥珀、朱砂，治心悸怔忡，失眠多梦及风痰或风热引起的中风、癫痫、小儿惊痫等症。

（16）配天竺黄、朱砂、白僵蚕，治痰热惊搐。

（17）配旋覆花、半夏曲、茯神、橘红、石菖蒲，治热痰或风痰引起的急惊痰喘，抽搐，惊痫等症。

（18）配天竺黄、牛黄、朱砂，治小儿惊风，身热神昏，抽搐等症。

【配方选例】

（1）抱龙丸　治小儿风热壅毒，关膈滞塞，凉心压惊：胆南星30g，入金、银箔小者各 10 片，朱砂 4.5g，龙脑、麝香各一字。同研极细，炼蜜和丸如鸡头实大。每服 1 丸，竹叶水化下。(《圣济总录》)

（2）胆星丸　治小儿痰迷不醒，口流涎沫，手足拘挛：陈胆南星 45g，犀角、羚羊各 30g，生龙齿 21g，白芥子 15g，朱砂 3g，陈米汤丸，金箔衣。临用以 1 丸擦胸背敷脐。(《理瀹骈文》)

（3）牛黄丸　治痰涎喘急：胆南星、天竺黄各 9g，雄黄 1.5g，朱砂 1.5g，牛黄、麝香各 1.2g。共为末，甘草水为丸，如梧桐子大。每服 2 丸，淡姜汤稍冷服。(《痧症汇要》)

（4）摧肝丸　治颤振：胆南星、钩藤、黄连（酒炒）、滑石（水飞）、铁华粉各 30g，青黛 9g，炒僵蚕、朱砂（飞）各 15g，天麻（酒洗）60g，甘草 6g。上为末，以竹沥 1 碗，姜汁少许，打糊为丸，绿豆大，每服 4.5g，食后茶水送下。(《证治准绳·类方》)

白附子

《中国药用植物志》

本品又名牛奶白附、禹白附、鸡心白附。为天南星科植物独角莲的块茎。主产于河南、陕西、四川、甘肃、湖北、山西等地。其味辛、甘，性大温，有毒。归脾、胃经。具有燥湿化痰，祛风止痉，解毒散结之功效。主治中风失音，心痛血痹，偏正头痛，喉痹肿痛，瘰疬，破伤风，风痰壅盛，抽搐，口眼㖞斜，蛇虫咬伤。用法为内服，煎汤，3～9g，或浸酒；外用捣烂或研末调敷。

使用注意：实热中风，火热上犯诸证禁用。

【配伍应用】

（1）配天麻，治痰厥头痛，头晕等症。加半夏效果更佳。

（2）配川乌，治慢性关节炎肿胀不仁，疼痛屈伸不利等症。

（3）配雄黄，用姜汁调，擦患处，治汗斑。

（4）配白芷、猪牙皂角，治偏正头痛，三叉神经痛。

（5）配白芷、川芎，治风邪或寒湿所致的偏正头痛。

（6）配天南星、半夏，治中风痰壅，口眼㖞斜，破伤风等症。

（7）配全蝎、僵蚕，治口眼㖞斜，半身不遂。

（8）配天麻、半夏、僵蚕，治中风痰壅，半身不遂。

（9）配南星、防风、天麻，治破伤风所引起的口噤痉挛等症。

（10）配半夏、南星、全蝎，治头风头痛，中风口眼歪斜，半身不遂，破伤风。

（11）配僵蚕、全蝎、白蒺藜、白芍，治三叉神经痛。

（12）配天南星、半夏、天麻、全蝎，治风痰壅盛，抽搐或口眼㖞斜。

（13）配藜芦、蜀椒、蛇床子、煅明矾、水银，研细末外用，治擦烂型、水泡型、混合型足癣。

【单味应用】

（1）单味捣烂外敷，治瘰疬。

（2）单味研粉，同白面粉水调成糊，搽面部（干后再涂蜂蜜），治黄褐斑、粉刺。

【配方选例】

（1）牵正散　治风痰壅滞，口眼㖞斜：白附子、僵蚕、全蝎（去毒）各等份，生用为末，每服9g，热酒调下。（《杨氏家藏方》）

（2）上清白附子丸　治诸风痰甚，头痛目眩，眩晕欲倒，呕哕恶心，恍惚不宁，神思昏愦，肢体倦痛，颈项强硬，手足顽麻，常服除风化痰，清利头目：白附子（炮）、半夏（汤洗）、川芎、菊花、南星、僵蚕（炒）、陈皮（去白）、旋覆花、天麻各30g，全蝎（炒）15g，为细末，用生姜汁浸蒸饼为丸，如梧桐子大，每服30丸，食远，生姜汤下。（《奇效良方》）

（3）玉真散　治破伤风，牙关紧急，口撮唇紧，身体强直，角弓反张；亦治狂犬咬伤：白附子、南星、天麻、羌活、防风、白芷各等份，为末，每次服6g，热酒1钟调服，并以药末调敷患处。若牙关紧急，腰脊反张者，每次服9g，用热童便调服。（《外科正宗》）

（4）小白附子天麻剂　治风痰阻滞经络，惊风抽搐，口眼歪斜，喉间痰鸣，面白睛青，唇舌淡白，苔白腻，指纹青：小白附子6g，天麻2.5g，全蝎5枚，蜈蚣1条，僵蚕1.5g，防风6g，细辛1g，猪牙皂1g，生姜3g，甘草2.5g

（1.5～3岁量），水煎，成汤，分8次，微温服，1日量。（康成之方）

（5）治三叉神经痛，偏头痛，齿痛：独角莲根、细辛、白芷、藁本，研末蜜丸。（《江西中草药学》）

白芥子

《名医别录》

本品又名辣菜子、芥菜子。为十字花科植物白芥的种子。多产于河南、河北、安徽、陕西、山西、四川、山东等地。其味辛，性温。归肺、胃经。具有温肺祛痰，理气散结之功效。主治痰饮咳喘，胸胁胀满疼痛，反胃呕吐，中风不语，肢体痹痛麻木，阻疽，脚气，肿毒，跌打肿痛。用法为内服，煎汤，3～9g，或入丸、散；外用研末调敷。

使用注意：外用过量，可引起皮肤水泡，内服过量亦可引起胃肠炎症。

【配伍应用】

（1）配莱菔子，治老人气实，痰多喘咳，纳差。

（2）配紫苏子，治喘咳，寒痰，胸胁胀满，疼痛。

（3）配肉桂，治湿痰郁阻经络引起的关节疼痛、阻疽肿痛。

（4）配龙眼叶，共捣烂，调黄糖外敷，治跌打损伤疼痛。

（5）配面粉，温开水调泥状，敷患儿左、右肺俞穴，治小儿支气管肺炎后遗症。

（6）配白术、大枣，治风痰。

（7）配杏仁、牛蒡子，治百日咳。

（8）配紫苏子、莱菔子，治痰气互结，咳逆上气，胸脘满闷等症，如三子养亲汤。

（9）配甘遂、大戟，治痰阻皮里膜外、胸胁、背部或四肢疼痛、肿痛，或痰核石硬等症，如控涎丹。

（10）配肉桂、没药，治湿痰郁阻经络引起的关节疼痛，阴疽肿痛等。

（11）配莱菔子、地肤子，共炒微黄，研末，入煮沸冷却之食醋中调膏，贴两足涌泉穴，治舌疮。

（12）配熟地黄、鹿角胶、肉桂，治阴证疮疡，漫肿无头等症，如阳和汤。

（13）配木鳖子、桂心、没药，治痰滞经络所致的肩臂肢体疼痛，麻痹，不能屈伸者。

（14）配肉桂、炮姜、鹿角胶，治寒湿流注肌肉，凝聚不散而引起的阴疽肿痛者。

（15）配鹿角胶、肉桂、炮姜、熟地黄，治痰湿流注，阴疽肿痛。

（16）配木鳖子、没药、桂心、木香，治痰滞经络，肩臂肢体疼痛麻痹。

【单味应用】

（1）单味焙，存性，研末，放牙缝中，治齿痛。

（2）单味捣烂外敷，治胸胁刺痛，寒痰哮喘等轻证（凡皮肤过敏者不可用）。

（3）单味研末，温水调（可加醋或酒少许）糊，敷患侧（地仓、下关、颊车穴之间）12～24小时取下，治面神经麻痹。

（4）单味研末，醋调外涂，治肿毒初起。

（5）单味研末，与面粉加水调和，贴背部，治小儿肺炎。

【配方选例】

（1）白芥子散　治臂痛牵引背胛，或辍或作，由荣卫循行失度，痰滞经络，或似瘫痪：真白芥子、木鳖子各90g（麸炒），没药（另研）、桂心、木香各15g。上为末，每服3g，温酒下。（《妇人良方》）

（2）痰嗽化痰丸　治痰湿咳嗽：白芥子、滑石各15g，贝母、南星各30g，风化硝7.5g，黄芩酒浸45g，右为末，汤浸，蒸饼丸。（《医部全录·咳嗽门》）

（3）黑芥丸　治冷痰痞满：黑芥子（炒）、白芥子（炒）、大戟、甘遂、胡椒、桂心各等份。为末，糊丸梧子大，每服10丸，姜汤下。（《普济方》）

（4）芥子膏　治风湿脚气肿疼无力：白芥子、芸薹子、蓖麻子、木鳖子（去壳）、白胶香各30g，胡桃5枚（去壳）。上6味，一处捣3千杵，成膏。每用皂子大，摩疼处。（《圣济总录》）

（5）白芥子吹鼻散　治牙痛：白芥子、帕上莎罗、芸薹子各30g。捣细罗为散，每用一字，如患左边疼，即吹右鼻中，如患右边，即吹左鼻中。仍先净洗鼻中，吹药。（《太平圣惠方》）

白前

《名医别录》

本品又名石蓝、嗽药。为萝藦科植物柳叶白前或芫花叶白前的根及根茎。多产于浙江、安徽、江苏、江西、广东、广西、湖南、湖北、云南、贵州、四川等地。其味辛、甘，性微温。归肺经。具有祛痰，降气止咳之功效。主治肺实喘满，咳嗽多痰，胃脘疼痛。用法为内服，煎汤，4.5～9g。

【配伍应用】

（1）配前胡，治肺气上逆，咳嗽吐痰，咳吐不爽，咽痒，胸闷，气促等症。

（2）配百部，肺气上逆，久咳不已，胸闷气喘等症。

（3）配紫菀，治湿痰壅肺，咳嗽气促等症。

（4）配苍术，治湿肿。

（5）配甘草，治咽喉肿痛。

（6）配桑白皮，治肺热咳嗽，痰稠咳吐不爽等症。

（7）配桔梗，治外感风寒，痰气壅结的咳喘。

（8）配桑白皮、地骨皮，治肺气壅实，痰多而咳嗽不爽，气逆喘促，偏热者。

（9）配桑白皮、桔梗，治久嗽，痰多。

（10）配半夏、紫菀，治肝气壅实所致的咳嗽痰多，胸闷气逆，喘息等症。

（11）配桑白皮、地骨皮、海浮石，治肺热咳嗽。

（12）配紫菀、半夏、大戟，治肺气壅阻，胸膈逆满，咳嗽上气，倚息不得平卧，喉中痰声辘辘等症。

（13）配荆芥、桔梗、陈皮，治外感风寒咳嗽。

（14）配甘草、穿山甲片、皂角刺，托里排脓。

（15）配百部、桔梗、甘草，治新久咳嗽，肺气不利，咳嗽咽痒，胸闷气促等症，如止嗽散。

（16）配紫苏、紫菀、百部、甘草，治感冒咳嗽，胸闷，喉痒。若气急喉鸣，加炙麻黄。

（17）配芦根、桃仁、冬瓜仁、生薏苡仁，治肺痈咳脓痰。

（18）配荆芥、桔梗、百部、紫菀，治风寒咳嗽，痰多气喘等症。

（19）配桑白皮、地骨皮、黄芩、瓜蒌、知母，治肺热咳嗽，气逆，痰多。

【配方选例】

（1）白前汤 治咳逆上气，身体浮肿，短气胀满，昼夜不得平卧，喉中如水鸣声：白前、紫菀、半夏、大戟各6g。为粗末，水煎，分3次服。（《备急千金要方》）

（2）治久患喉喉呷咳嗽，喉中作声，不得眠：白前，捣为末，温酒调4g，频服。（《梅师集验方》）

（3）治久嗽兼唾血：白前10g，桑白皮、桔梗各6只，甘草（炙）3g。上4味切，以水2大升，煮取0.5大升，空腹顿服。若重者，10数剂，忌猪肉、海藻、菘菜。（《近效方》）

（4）治跌打胁痛：白前15g，香附9g，青皮3日。水煎服。（《福建中草药》）

旋覆花

《神农本草经》

本品又名蕧、盗庚、金钱花、伏花、满天星。为菊科植物旋覆花、线叶旋覆花或大花旋覆花的头状花序。多产于河南、河北、浙江、江苏、安徽及东北等地。其味苦、辛、咸，性微温。归肺、脾、胃、大肠经。具有消痰行水，降气止呕之功效。主治胸膈痞闷，噫气，呕吐，心下痞满，大腹水肿。用法为内服，煎汤（包煎或滤去毛），4.5～9g，或入丸、散；外用煎水洗，研末干撒或调敷。

【配伍应用】

（1）配赭石，治痰浊内阻，呕吐，呃逆，噫气，胃疼，吐血，衄血，头晕，便秘。

（2）配沉香曲，治胸腹气滞，胀闷作痛，喘急呕吐，呃逆。

（3）配黛蛤散，治肺热咳嗽，痰多，咽痒。

（4）配半夏，治痰饮呕逆，咳喘，心下痞满。

（5）配前胡，治咳嗽清稀。与半夏、茯苓等同用，疗效较好。

（6）配鲤鱼，治单腹胀。

（7）配浮海石，治痰热咳嗽，痰吐不易，以及胸闷不舒等症。

（8）配半夏曲，治咳嗽气逆，痰湿壅滞，咳吐稀痰，而吐不易，痰饮为患，症属支饮，症见胸闷短气，咳逆倚息不能平卧，外形如肿，或兼见头晕目眩，面色黧黑，心下痞坚等。

（9）配胆南星，治顽痰咳嗽，痰窜经络，肢体麻木等症。

（10）配天麻、甘菊花，治风湿痰饮上攻，头目眩胀眵矇。

（11）配皂荚、大黄，治积年上气。

（12）配桔梗、败酱草、蜂蜜，治慢性气管炎。

（13）配桔梗、桑白皮、大黄，治痰热咳喘，属实证者。

（14）配杏仁、桑白皮、紫苏子，治咳嗽多痰，胸闷气急。

（15）配桔梗、桑皮、槟榔，治痰壅气逆，或痰饮蓄结所引起的咳喘痰多，胸膈痞满等症。

（16）配生姜、半夏、细辛，治寒痰咳喘，兼有表证者。

（17）配赭石、半夏、党参，治胃气虚弱，痰浊上逆，中脘痞满，噫气或呕吐等症。

（18）配荆芥、半夏、杏仁、麻黄，治风寒咳嗽，胸闷气促等症。

（19）配荆芥、前胡、法半夏、细辛，治咳嗽痰喘，发冷发热。

（20）配桔梗、桑白皮、半夏、瓜蒌仁，治慢性气管炎。

（21）配赭石、半夏、生姜、人参，治脾胃气虚，痰湿上逆所致的呕吐噫气，心下痞满等症。

（22）配冬瓜子、青橘叶、葶苈子、大枣，治渗出性胸膜炎诸证。

（23）配蒲公英、甘草、白芷、青皮，治乳岩，乳痈。

【配方选例】

（1）旋覆代赭汤　治伤寒发汗，若吐若下，解后，心下痞硬，噫气不除者：旋覆花10g，人参6g，生姜15g，赭石3g，甘草10g（炙），半夏12g（洗），大枣12枚（擘），上7味，以水1斗，煮取6升，去渣，再煎取3升，温服1升，每日3服。（《伤寒论》）

（2）旋覆花汤　治肝着，亦治妇人半产漏下：旋覆花10g，葱14茎，新

绛少许，以水 3 升，煮取 1 升，顿服之。(《金匮要略》)

（3）旋覆半夏汤 治痰饮在胸膈呕不止，心下痞硬者：旋覆花、半夏、茯苓、青皮。水煎服。(《产科发蒙》)

（4）旋覆花汤 治风痰呕逆，饮食不下，头目昏闷：旋覆花、枇杷叶、川芎、细辛、赤茯苓各 3g，前胡 4.5g。姜、枣水煎服。(《妇人良方》)

（5）旋覆花丸 治腰以下发热，热极则汗出，汗已而凉，移时如故，反复不止，兼有昏晕腹膨，其气上攻，时时咳嗽，嗽引胁下牵痛，睡则惊悸，其脉弦急：旋覆花、桂心、炒枳实、人参各 1.5g，干姜、芍药、白术各 1.8g，茯苓、狼毒、炮乌头、煅矾石各 2.4g，炒甘遂 1g，细辛、煨大黄、黄芩、炒葶苈子、炒芫花、橘皮、炒吴茱萸、厚朴（姜制）各 120g。为细末，炼蜜为丸，梧桐子大，每服 3 丸，米饮送下，不效加至 7 丸。(《全生指迷方》)

金沸草

《神农本草经》

本品又名金佛草、白芷胡、旋覆梗、黄花草、毛柴胡、黄柴胡。为菊科植物旋覆花、线叶旋覆花或大花旋覆花的茎叶。多产于江苏、四川等地。其味咸，性温。归肺、大肠经。具有散风寒，化痰饮，消肿毒之功效。主治风痰咳嗽，伏饮痰喘，胁下胀痛，疔疮，肿毒。用法为内服，煎汤，4.5 ～ 9g，或鲜用捣汁；外用捣敷或煎水洗。

使用注意：阴虚劳咳及温热燥嗽者慎用。本品外表有很细的毛，入药作煎剂前需用布包。

【配伍应用】

（1）配半夏，治咳嗽痰多。

（2）配赭石，治咳喘，噫气，呕吐等症。

（3）配麻黄、荆芥、生姜，治感冒。

（4）配麻黄、前胡、桔梗、荆芥，治外感咳嗽，上呼吸道炎。

【单味应用】

单味外用，治外伤出血及痈肿。

【配方选例】

（1）金沸草散　治外感风寒，咳嗽痰多气急：金沸草9g，前胡6～9g，荆芥6～9g，细辛3g，制半夏6～9g，茯苓9g，甘草3g，生姜3片，大枣5枚。日服1剂，水煎，分2次服。（《南阳活人书》）

（2）金沸草散　治肺经受风，头目昏痛，咳嗽声重，涕唾稠黏，时疫寒热；金沸草、前胡、甘草（炙）各3g，麻黄（去节）、芍药各4.5g，荆芥穗、半夏各6g。作1服，水2钟，生姜3片，红枣2枚，煎1钟，不拘时服。（《奇效良方》）

（3）五花丸　治漏睛脓出，目停风热，在胞中结聚脓汁，和泪相杂，常流涎水，久而不治，至乌珠坠落：金沸草120g，巴戟天90g，川椒皮、枸杞子、白菊花各60g，为末，炼蜜丸梧桐子大，每服20丸，空腹盐汤下。（《医部全录·目门》）

（4）金沸草散　治外感咳嗽，上呼吸道炎：金沸草9g，麻黄1.5g，前胡6g，桔梗、赤芍各3g，法半夏4.5g，荆芥9g，薄荷（后下）4.5g，甘草3g。水煎服。（《太平惠民和剂局方》）

注：金沸草为旋覆花的全草，功效、用量与旋覆花相同，但利水化湿的功效较花为强。其配伍应用，可参旋覆花条。

皂荚

《神农本草经》

本品又名鸡栖子、皂角、大皂角、长皂角。为豆科植物皂荚的果实。主产于四川、河北、河南、山东、山西等地。其味辛，性温，有小毒。归肺、大肠经。具有祛痰，开窍之功效。主治顽痰阻塞，胸闷咳喘，咳痰不爽，猝然昏迷，口噤不开，癫痫痰盛，关窍阻闭。用法为内服，研末或入丸剂，0.9～1.5g；外用煎汤洗、捣烂或烧存性研末敷。

使用注意：虚证有痰，痈疮已破者，孕妇忌用。

【配伍应用】

（1）配石菖蒲，治中恶证或痰多喘息，不得卧，或鼻塞不得喘息。

（2）配白矾，治中风闭证，痰涎壅盛，喉中痰声辘辘。

（3）配皮硝，治热结便秘。

（4）配细辛，各炒，共研细末，捣大蒜汁为丸，用雄黄入前末和丸一半为衣，左牙痛塞右耳内，右牙痛塞左耳内，治牙痛。

（5）配半夏，治猝然昏迷，口噤不开，喉中痰声辘辘之中风痰厥之证；痰湿壅滞，胸闷咳喘，痰多黏白难出之证。

（6）配细辛，治中风痰厥，癫痫窍闭等属闭证、实证者；研末吹鼻取嚏，治猝然昏迷，口噤不开，不省人事等。

（7）配麻黄，治慢性气管炎，咳喘胸闷，痰黏不易咳出者。

（8）配莱菔子，研末，清水煎服，治风痰内结胸中之证。

（9）配瓜蒌、桃仁泥，治中风痰盛及大便秘结者。

（10）配细辛、蜂蜜，制成通便条，塞入肛门，治便秘和轻症动力性肠梗阻。

（11）配猪胆汁、拳参，治慢性气管炎，咳喘胸闷，痰黏不易咳出者。

（12）配制半夏、麻黄，治哮喘。

（13）炮品配明矾、川黄连，研粉，吹喉，治咽喉肿痛，喉蛾胀大，饮食不下，痰胶黏不易唾出。

（14）配细辛、半夏各等份，共研细末，吸入鼻内取嚏，治晕厥。

（15）炙品配白矾、僵蚕、硼砂，细末吹喉中，治急喉风，咽喉疼痛，喉中有膜，有阻塞感。

（16）配天南星、细辛、半夏、薄荷，共研细末，吹鼻取嚏，治猝然中风，口噤不开，不省人事。

（17）配大风子仁、明矾、红花、荆芥、防风，醋浸，泡患处，治足癣、手癣、指癣等。

（18）配紫苏子、半夏、橘红、茯苓、莱菔子、杏仁，治痰多阻塞气道，咳嗽多痰、痰白黏难出者。

【单味应用】

（1）鲜品切碎，加水2倍，浸泡12小时，将皂荚和浸出液薄薄的洒于粪面，灭蛆。

（2）单味干果实捣碎，加水20倍，浸泡48小时，取适量放入孑孓中，灭子了。

（3）单味熬膏，加醋煮半夏及明矾，合柿饼捣为丸，治胸中痰结之证。

（4）单味熬膏外涂，治疮肿未溃者。

（5）单味作蜜丸，用枣膏汤服下，治咳逆上气，时时唾浊不得眠。

（6）单味烧灰研末，用茶油调，涂伤口及周围，治马咬伤。

（7）单味去皮、籽，研末过 500 目筛，入铜锅或铜勺（忌铁器），用微火炒至焦黄色，入醋收匀成膏，外贴口角处，左歪贴右，贴药时稍向患侧牵拉固定，治面神经炎。

（8）单味末，用鸡蛋清调如胶，口含徐徐咽之，吐痰即愈，治因痰盛引起的喉肿，欲化脓气塞，汤水难下。体虚者宜慎用。

（9）单味末，吹鼻，取嚏即下，治鱼骨鲠咽。

【配方选例】

（1）皂荚丸　治咳逆上气，时时吐浊痰：皂角（刮去皮，酥炙）240g。为末，炼蜜为丸，梧桐子大，每服 3 丸，以枣膏和汤送下，日 4 次（昼 3 夜 1）。（《金匮要略》）

（2）皂荚散　治妇人黄瘕，症见经行不利，左胁气结，阴中刺痛，淋露黄汁：炙皂角（去皮子，炒焦黄）60g，川椒 30g，细辛 45g。为末，盛于胶囊中，大如指，纳入阴中。（《太平圣惠方》）

（3）皂角丸　治风秘：皂角、枳壳、羌活、桑白皮、槟榔、制杏仁、火麻仁、防风、白芷、陈皮各等份。为末，炼蜜为丸，梧桐子大，每服 35 丸，温水或蜜汤吞下。（《世医得效方》）

（4）皂荚丸　治沉翳，疼痛昼轻夜重，及内外障膜，翳嫩不宜针拔者：蛇蜕 7 条，蝉蜕、白术、龙胆草、玄精石、当归、白菊花、茯苓、木贼、连翘、赤芍、刺猬皮、穿山甲、谷精草各 45g，猪蹄 30 枚，川芎 15g，人参 30g。一半加皂角 12 个（烧存性），为细末，炼蜜为丸，梧桐子大，每服 4.5g，空服杏仁汤送下；一半加淫羊藿 30g，为细末，每服 9g，用猪肝 3 片，劈开，夹药煮熟，睡前细嚼，用原汁送下。（《医宗金鉴·眼科心法要诀》）

二、清化热痰药

桔梗

《神农本草经》

本品又名白药、梗草、房图、苦梗、大药。为桔梗科植物桔梗的根。多产于安徽、河北、河南、湖北、辽宁、吉林、内蒙古等地。其味苦、辛，性平。归肺经。具有开宣肺气，祛痰排脓之功效。主治咳嗽鼻塞，痰多咳吐不利，胸膈满闷，咽痛音哑，肺痈胸痛，咳吐脓血，痰黄腥臭，疮疡肿毒，脓疡。用法为内服，煎汤，3~6g，或入丸、散。

【配伍应用】

（1）配杏仁，治痢疾初起，症见半痢半粪者。

（2）配紫苏，治风寒犯肺，咳嗽痰稀。并可与白前、杏仁同用，治气逆咳嗽。

（3）配半夏，治风寒犯肺，湿痰咳嗽，吐痰清稀量多者。

（4）配枳壳，治湿痰咳嗽，胸膈痞闷，大便不利、肠鸣，如枳桔汤。

（5）配贝母，治咳嗽吐痰黏稠，胸痛，痰核瘰疬等症。并可与茅根、桃仁、薏苡仁配伍，治肺痈胸痛，咳吐脓血；与郁金、红花、赤芍相配，治胸胁刺痛。

（6）配白芷，治疮痈已溃而脓出不畅者。若脓成不溃者，可与穿山甲、皂角刺同用，疗效显著。

（7）配生甘草，治肺痈咳嗽，痰多有脓，胸满咽痛，音哑等症。

（8）配鱼腥草，治肺失宣畅，热毒壅滞，或痰热蕴蓄之肺痈成脓，症见咯血腥臭，黄痰，或吐脓血如米粥状。

（9）配山豆根，治肺脓疡，咳吐脓血。

（10）配远志、款冬花，治外感咳嗽，咳痰不爽等症。

（11）配诃子、甘草，治音嘶，音哑诸证及慢性喉炎，喉头结节（息肉）等喉部疾患。

（12）配川贝母、巴豆（去油），共研细末，吹患处，治喉风，喉痹，单双喉蛾。

（13）配浙贝母、巴豆，治肺痈，咳吐脓血。

（14）配瓜蒌仁、薏苡仁，治肺痈咳吐腥臭痰。

（15）配甘草、乌梅，水煎服，治声哑日久。

（16）配蝉蜕、胖大海，治音哑。

（17）配枳壳、瓜蒌皮，治气滞痰阻，胸闷不舒。

（18）配桑叶、菊花，治风热犯肺，咽喉痛痒，口干等症。

（19）配桑叶、菊花、杏仁，治风热咳嗽，痰稠难咳。

（20）配牛蒡子、射干、薄荷，治咽痛失音。

（21）配荆芥、薄荷、甘草，治急性扁桃体炎，急性咽炎，喉炎。

（22）配荆芥、白前、甘草，治感冒咳嗽痰多。

（23）配金银花、连翘、甘草，治咽喉肿痛。

（24）配黄芪、柴胡、升麻，治中气下陷，胃下垂，子宫脱垂，脱肛等症。

（25）配薄荷、牛蒡子、蝉蜕，治咽痛音哑。

（26）配鱼腥草、薏苡仁、冬瓜子，治肺痈胸痛，咳吐脓血，痰黄腥臭等症。

（27）配薄荷、牛蒡子、生甘草，治咽喉肿痛。

（28）配蒲公英、紫花地丁、连翘，治肺痈，疮毒。

（29）配甘草、穿山甲片、皂角刺，治痈疮已溃，排脓不畅。

（30）配诃子、乌梅、广台乌，水煎服，治声哑。

（31）配枳壳、薤白、杏仁，治胸膈满闷，甚则疼痛，纳差，大便不畅。

（32）配玄参、麦冬、甘草，制成冲剂，开水冲服，治阴虚火旺所致的乳蛾。

（33）配蒲公英、紫花地丁、鱼腥草，治肺痈，可用于肺热壅盛。

（34）配芦根、桃仁、冬瓜仁、生薏苡仁，治肺痈咳吐脓痰。

（35）配桑叶、紫苏叶、杏仁、枳壳，可降气利尿。

（36）配芦根、薏苡仁、冬瓜仁、鱼腥草，治痰热壅滞所致的肺痈胸痛，咳吐脓血。

（37）配黄连、栀子、半夏、陈皮，治痰火咳嗽。

（38）配紫苏叶、杏仁、前胡、半夏，治风寒咳嗽，痰稀色白，鼻流清涕者。

（39）配麦冬、生地黄、玄参、炙鳖甲，治阴虚火旺，虚火上炎而咽喉疼痛（没有明显红肿），夜晚口渴，手足心热等症。

（40）配黄芪、杏仁、知母、远志，治急、慢性气管炎。

（41）配杏仁、紫苏叶、陈皮、生姜，治风寒咳嗽。

（42）配半夏、陈皮、黄芩、炒栀子、黄连，治痰热咳嗽，胸闷气喘，恶心呕吐等症。

（43）配生甘草、薄荷、射干、牛蒡子，治咽喉红肿疼痛，口渴，喜冷饮等症。

（44）配荆芥、防风、僵蚕、甘草、薄荷，水煎服，治慢性咽炎，咽部干痒不适。

（45）配荆芥、薄荷、甘草、诃子、木蝴蝶，治急性咽炎，喉炎，失音者。

【配方选例】

（1）桔梗汤　又名甘桔汤。治少阴病，咽痛：桔梗 3g，甘草 3g。水煎，分 2 次服。（《伤寒论》）

（2）三物白散　治虚实结胸，无热证者：桔梗 1g，巴豆 0.3g（去皮、心，熬黑，研如脂），贝母 1g。上 3 味为散，以白饮和服，强人 1.5g，羸者减之。病在膈上必吐，在膈下必利，不利，进热粥 1 杯，利过不止，进冷粥 1 杯。（《伤寒论》）

（3）桔梗杏仁煎　治咳嗽吐脓，痰中带血，或心膈隐痛，将成肺痈：桔梗、杏仁、甘草各 3g，阿胶、金银花、麦冬、百合、夏枯草、连翘各 6g，贝母、大血藤各 9g，枳壳 4.5g。水煎，食远服。若火盛兼渴者，加天花粉 6g。（《景岳全书·新方八阵》）

（4）桔梗饮子　治心气不足，劳倦，或喘嗽痰多：炒桔梗、炒甘草、炒黄芪、人参、麦冬各 3g，青皮 1g。水煎服。（《校注妇人良方》）

（5）桔梗散　治肺痿，痰唾稠黏，暮即寒热，面色赤，胁肋胀满：桔梗、知母、柴胡、炒杏仁、人参、鳖甲（酥炙）、郁李仁（微炒）、赤茯苓、白前、半夏各 30g，槟榔、陈皮（微炒）各 15g。为粗末，每服 12g，加生姜 0.15g，水煎，食后服。（《太平圣惠方》）

川贝母

《滇南本草》

本品又名蚩、黄蚩、蘭、贝母、苦花。为百合科植物卷叶贝母、乌花贝母或棱砂贝母等的鳞茎。多产于四川、云南、甘肃、青海、西藏等地。其味苦、甘，性凉。归肺经。具有润肺止咳，化痰散结之功效。主治虚劳咳嗽，吐痰咯血，肺痿，肺痈，瘿瘤，瘰疬，疮痈肿毒，乳痈，喉痹。用法为内服，煎汤，3～9g，或入丸、散；外用研末撒或调敷。

使用注意：反乌头。

【配伍应用】

（1）配浙贝母，治虚人风热犯肺，咳嗽痰少，黄稠，乳痈，瘰疬，瘿瘤。

（2）配连翘，治项下瘿瘤（甲状腺肿大）。

（3）配知母，治肺燥或阴虚咳嗽，吐痰黏稠量少者及妊娠阴虚咳嗽。

（4）配厚朴，治气逆较明显者。

（5）配杏仁，治咳嗽气喘，痰多。

（6）配丁香，研细末，乳汁调匀，点眼，治目生胬肉。

（7）配蛇胆汁，治热痰较盛者。

（8）配炒葶苈子，研细末，用枇杷叶（去毛）煎水冲服，治肺热型百日咳。

（9）配白前、前胡，治咳嗽气喘，痰多。

（10）配巴豆（去油）、桔梗，共研细末，吹喉，治喉风，喉痹、单双喉蛾。

（11）配乌贼骨、甘草，治胃及十二指肠溃疡。

（12）配连翘、栀子、金银花，治急性呼吸道炎之咳嗽，咽部肿痛者。

（13）配百合、白及、五灵脂，治肺痈，肺结核咯血。

（14）配生地黄、熟地黄、百合，治咳嗽有带血者。

（15）配杏仁、麦冬、紫菀，治肺虚久嗽，痰少，咽燥，口干等症。

（16）配沙参、麦冬、天冬，治肺虚久咳，痰少咽干等症。

（17）配枇杷叶、桑叶、麦冬、玉竹，治肺结核、慢性气管炎之咳嗽。

（18）配黄精、当归、百部、紫菀、杏仁、全蝎，治顽咳。

【单味应用】

（1）单味研末，温开水送下，治鼻血不止。

（2）单味研末吞服，治慢性咳嗽，干咳无痰或少痰，慢性支气管炎及肺结核等症。

（3）单味去心，麸炒令黄，研末，拌砂糖为丸，治孕妇咳嗽。

（4）单味研极细末，搽患处，治热郁所致的牙宣出血不止。

注：用治瘰疬、痈疮、乳腺炎等初起未破溃的，其功效比浙贝母略差。

【配方选例】

（1）贝母丸　治肺热咳嗽，或肺痈，或肺痿等症：贝母30g。为末，以砂糖、蜜和丸，龙眼大，噙化或嚼服。若久嗽，每贝母30g加百药煎、硼砂、天竺黄各3g；肺痈，加白矾3g。（《景岳全书·新方八阵》）

（2）贝母丸　治肺热咳嗽多痰，咽喉中干：贝母（去心）45g，甘草（炙）1g，杏仁（汤浸去皮、尖、炒）45g。上3味，捣罗为末，炼蜜为丸如弹子大。含化咽津。（《圣济总录》）

（3）贝母丸　治伤寒后暴嗽、喘急、欲成肺痿、劳嗽：贝母45g（煨令微黄），桔梗30g（去芦头），甘草30g（炙微赤、锉），紫菀30g（洗去苗土），杏仁15g（汤浸，去皮、尖、双仁，麸炒微黄）。上药捣罗为末，炼蜜丸如梧桐子大。每服不计时候，以粥饮下20丸；如弹子大，绵裹1丸，含咽亦佳。（《太平圣惠方》）

（4）贝母瓜蒌散　治燥热伤肺，咳嗽痰黄，咳痰不爽，咽干喉痛：贝母4.5g，瓜蒌3g，天花粉、茯苓、橘红、桔梗各2.4g。水煎服。（《医学心悟》）

（5）贝母散　治小儿久咳气急：煨贝母、杏仁（去皮尖、炒）、麦冬（去心）、款冬花各0.3g，紫菀15g。为末，每服1.5g，乳汁调下。（《证治准绳·幼科》）

（6）加味贝母瓜蒌散　治慢性支气管炎，属肺热者：贝母9g，瓜蒌15g，天花粉15g，茯苓15g，橘红9g，桔梗6g，枳壳6g，黄芩9g，桑白皮9g。水煎，每日1剂。（时振声方）

浙贝母

《神农本草经》

本品又名象贝母、大贝母、元宝贝、浙贝、土贝母。为百合科植物浙贝母的鳞茎。多产于浙江、江苏、安徽、湖南等地。其味苦，性寒。归肺、胃经。具有清热化痰，散结解毒之功效。主治风热感冒，肺痈，肺痿，咽喉肿痛，肺热咳嗽痰多，消化道溃疡，瘰疬，瘿瘤，痈疖肿毒。用法为内服，煎汤，4.5～9g，或入丸散；外用研末敷。

使用注意：反乌头。

【配伍应用】

（1）配杏仁，治咳嗽痰多，气喘。

（2）配夏枯草，治瘰疬，瘿瘤。

（3）配知母，治肺热咳嗽，咳痰不爽等症。

（4）配乌贼骨，治胃疼，呕泛酸水等症。

（5）配大黑枣、五倍子，治咽喉十八证。

（6）配海藻、牡蛎，研末，白酒送下，治甲状腺肿大。

（7）配玄参、牡蛎，治瘰疬结核，如消瘰丸。

（8）配金银花、菊花、蒲公英，治痈肿，乳腺炎。

（9）配煅牡蛎、广郁金、海藻，焙干研末，黄酒送服，治地方性甲状腺肿。

（10）配鱼腥草、鲜芦根、薏苡仁，治肺痈。

（11）配蒲公英、金银花、连翘，治乳腺炎，痈肿初起。

（12）配杏仁、白前、紫菀，治感冒咳嗽痰多。

（13）配玄参、夏枯草、牡蛎，治瘰疬。

（14）配天花粉、连翘、蒲公英，治乳痈肿痛等症。

（15）配夏枯草、海藻、昆布、莪术，治甲状腺肿瘤。

（16）配桑叶、杏仁、牛蒡子、前胡，治风热咳嗽痰多，或痰火郁肺而咳者。

（17）配玄参、牡蛎、夏枯草、生地黄，治瘰疬。

（18）配连翘、牛蒡子、山栀皮、瓜蒌皮，治风热感冒，急性上呼吸道炎，气管炎，肺炎之咳嗽，有口干喉痒，痰稠色黄者。

（19）配桑叶、杏仁、菊花、牛蒡子，治风热感冒，咳嗽。

（20）配天花粉、连翘、蒲公英、橘叶，治乳痈肿痛等症。

（21）配知母、桑叶、杏仁、紫苏，治感冒咳嗽。

【单味应用】

单味研末，频频掺之，治耳窍肉破烂（耳疮）。

【配方选例】

（1）消瘰丸　治瘰疬，痰核，咽干口燥，舌红，脉滑数：浙贝母、玄参、牡蛎。水煎服。(《医学心悟》)

（2）治感冒咳嗽：浙贝母、知母、桑叶、杏仁各9g，紫苏6g。水煎服。(《山东中草药手册》)

（3）改容丸　治雀斑：浙贝母、白附子、菊花叶、防风、白芷、滑石各15g。上为细末，用皂角10荚，蒸熟去筋膜，同药捣丸，早、晚擦面。(《疡医大全》)

（4）贝薄饮　治白喉初期，急性咽喉炎：浙贝母、薄荷、玄参。水煎服。(《药物与方剂》)

（5）颈淋巴结炎方　治颈淋巴结核，慢性淋巴结炎：浙贝母18g，夏枯草、生地黄、玄参各15g，生牡蛎（先煎）30g。水煎服。(《中药临床应用》)

（6）治肺热咳嗽，痰多胸满：浙贝母、知母、桑白皮、栀子、茯苓、黄芩各9g，石膏12g，瓜蒌仁、陈皮、枳实各6g。共研细粉，炼蜜为丸，每丸重9g，每服1丸，每日2次。(《全国中草药汇编》)

前胡

《名医别录》

本品为伞形科植物白花前胡或紫花前胡的根。多产于浙江、湖南、安徽、江西等地。其味苦、辛，性微寒。归肺经。具有降气祛痰，宣散风热之功效。主治痰稠咳喘，风热郁肺及咳嗽不爽。用法为内服，煎汤，4.5～9g，或入丸、散。

使用注意：无实热与外感者慎用。

【配伍应用】

（1）配杏仁，治风热犯肺，咳逆痰壅。

（2）配紫菀，治风热或风燥袭肺，咳嗽有痰，胸满。

（3）配桑白皮，治气逆痰盛，咳嗽气短，胸闷等症。

（4）配白前，治肺气不宣之咳嗽气逆。

（5）配桔梗，治感冒咳嗽，痰多，咽痒等症。

（6）配牛蒡子、桔梗，治风热犯肺，咳嗽痰稠，咳吐不利。

（7）配桑白皮、贝母，治痰热咳喘。

（8）配杏仁、桑白皮，治肺热咳嗽，痰黄黏稠，胸部满闷不舒，肺气不降等症。

（9）配紫苏、炒僵蚕，水煎候温，以棉花蘸，滴儿口中，频滴以口开为度，勿令吮乳盖，治小儿撮口脐风。

（10）配紫苏子、陈皮、枳实，治咳嗽胸闷痰多。

（11）配羌活、柴胡、川芎，治外感寒湿，形寒发热，咳嗽头痛少汗等症。

（12）配杏仁、紫苏子、桔梗，治感冒，咳嗽，气喘等症。

（13）配白前、桑叶、薄荷，治风热郁肺所致的咳嗽痰多、气急等症。

（14）配桑白皮、贝母、杏仁，治肺热咳嗽，痰稠气逆，胸闷烦热，舌苔黄腻。

（15）配牛蒡子、桔梗、薄荷，治风热感冒的头痛、发热、鼻塞流涕，咳嗽等症。

（16）配紫菀、百合、百部，治肺结核。

（17）配薄荷、牛蒡子、杏仁、桔梗，治感冒咳嗽痰多。

（18）配薄荷、牛蒡子、桔梗、甘草，治外感风热，咳嗽咽痛等症。

（19）配桑白皮、杏仁、浙贝母、麦冬、甘草，治肺热痰阻，肺气不降，咳嗽痰稠，气急胸闷等症。

（20）配半夏、紫苏子、杏仁、枳实、陈皮，治痰气互阻，胸膈不利，脘痞胸闷，呕吐不食等症。

【配方选例】

（1）前胡汤　治胸中逆气，心痛彻背，少气不食：前胡、甘草、半夏、芍药各6g，黄芩、当归、人参、桂心各3g，生姜10g，大枣20枚，竹叶10g。为粗末，水煎，分4次服。（《备急千金要方》）

（2）前胡散　治小儿腹内癖结，壮热羸瘦，多啼：前胡、炒大黄各1g，赤茯苓、犀角、枳实（麸炒）、炒郁李仁、鳖甲（酥炙）各15g。为粗末，每服3g，水煎服。（《太平圣惠方》）

（3）前胡饮 治暴急成劳，痰盛喘嗽：前胡、官桂、人参、茯苓（去皮）、柴胡、炒枳壳、黄芩（去黑心）、生地黄、旋覆花、炙甘草、玄参各30g，麦冬（去心）、半夏（洗7次）、白术各45g，厚朴（去粗皮，生姜汁炒）60g。为粗末，每服12g，加生姜7片，水煎去滓，不拘时服。（《奇效良方》）

（4）前胡丸 治心气劳，心胸噎塞，不下食，渐加羸瘦：前胡、赤茯苓、桃仁（麸炒）、陈皮，鳖甲（酥炙）、煨诃子各30g，木香、枳实（麸炒）、桂心、槟榔、半夏（汤浸7遍去滑，微炒）各1g。为细末，炼蜜为丸，梧桐子大，每服30丸，生姜、橘皮煎汤送下。（《太平圣惠方》）

（5）参苏饮 治发热头疼体痛，痰气上壅，咽喉不利：前胡、人参、紫苏叶、干葛根、半夏、茯苓各1g，枳壳、陈皮、甘草、桔梗各15g，水煎服。（《易简方》）

（6）前胡犀角汤 治伤寒两目昏暗，或生浮翳：前胡（去芦）、犀角（屑）、蔓荆子、青葙子、菊花、防风、栀子仁、麦冬（去心）、生地黄（焙）、羌活（去芦）、决明子（微炒）、车前子（微炒）、细辛、甘草（炙）各30g，黄芪45g，上锉每服15g，水1.5盏，煎至八分，去滓，食后温服。（《医部全录·目门》）

（7）金沸草散 治肺风疮：前胡、旋覆花各30g，赤芍（炒）、甘草各3g，半夏（制）15g，荆芥穗45g，赤茯苓20g，上为粗末，每服3～6g，姜3片，水煎服，每日3次。（《医部全录·鼻门》）

瓜蒌

《名医别录》

本品又名栝楼、果裸、王菩、地楼、泽巨、泽冶、泽姑、杜瓜、药瓜、天瓜、天圆子。为葫芦科植物瓜蒌的果实。全国大部分地区均产。其味甘，性寒。归肺、胃、大肠经。具有清热化痰，润肠止咳，利咽喉，滑肠之功效。主治肺热咳嗽，痰胶黏不易咳出，胸痹，结胸，胸膈满闷或作痛，肠燥便秘，乳痈肿痛。用法为内服，煎汤，9～12g，捣汁或入丸、散；外用捣敷。

使用注意：反乌头。

【配伍应用】
（1）配漏芦，治乳汁不下，乳房胀痛。

（2）配穿山甲，治痈肿疮毒初起未成脓，或成脓促其破溃排脓。

（3）配薤白，治胸痹，咳嗽痰多，心痛彻背，不得卧，大便干燥。

（4）配甘草，治肠燥便秘。

（5）配乳香，治产后乳汁不通，乳痈初起，壅滞肿痛，乳房焮胀。

（6）配枳实，治心下（胃脘）痞满，胀痛，食欲不振，大便不利，便秘等症。

（7）配蒲公英，治热毒所致的乳痈早期；亦可外用。

（8）配枳壳，治气滞津亏的便秘。

（9）配海蛤壳，治咳嗽，咳痰黄稠，胸胁满闷，或隐隐胀痛。

（10）配贝母，治痰热咳嗽，胸闷，咳吐不利。

（11）配僵蚕、甘草，治咽喉肿痛。

（12）配杏仁、桔梗，治痰热壅肺，咳嗽气短。

（13）配贝母、制半夏，治慢性气管炎。

（14）配火麻仁、当归，治血虚便秘。

（15）配连翘、玄参、牡蛎，治壅肿疮毒，瘰疬。

（16）配贝母、桔梗、杏仁，治痰热阻肺，咳嗽胸闷，咳痰不爽等症。

（17）配蒲公英、鹿角霜，治急性乳腺炎。

（18）配薤白、半夏，治胸痹痛甚，不得安卧，咳嗽气短等症，如瓜蒌薤白半夏汤。

（19）配黄连、半夏，治胸膈满闷、按之则痛之结胸证，如小陷胸汤。

（20）配杏仁、桔梗，治痰热壅肺，咳嗽气短。

（21）配连翘、玄参、牡蛎，治壅肿疮毒，瘰疬。

（22）配黄芩、枳实、胆南星，治痰热内结所致的咳嗽痰多，色黄黏稠。不易咳出，胸中痞闷等症。

（23）配金银花、鱼腥草、芦根，治肺痈咳吐脓血。

（24）配金银花、败酱草、大血藤，治肠痈。

（25）配金银花、蒲公英、连翘，治乳痈初起，红肿热痛，脓未成者。

（26）配火麻仁、郁李仁、枳壳，治肠燥便秘。

（27）配穿山甲、皂角刺、金银花、赤芍，治痈肿初起，未成脓者。

（28）配穿山甲、皂角刺、生黄芪、当归，治痈肿疮毒溃烂者。

（29）配金银花、蒲公英，治乳腺炎。

（30）配知母、浙贝母，治肺热咳嗽，痰黏稠不易咳出等症。

（31）配贝母、黄芩、杏仁，治热咳，燥咳，痰稠咳吐不利。

（32）配鱼腥草、芦根、冬瓜仁，治肺痈咯吐脓血。

（33）配牛蒡子、连翘、皂角刺、金银花，治乳痈乳疽，寒热交作等症。

（34）配薤白、桂枝、郁金、桃仁，水煎服，治非化脓性肋软骨炎。

注：全瓜蒌可用治乳痈肿痛，常与蒲公英、乳香、没药等同用。

【配方选例】

（1）瓜蒌薤白白酒汤 治胸痹喘息咳唾，胸背痛，短气，寸口脉沉而迟，关上小紧数者：瓜蒌实1枚，薤白10g，白酒50mL。水煎，分2次服。（《金匮要略》）

（2）瓜蒌汤 治产后口渴：瓜蒌12g，麦冬、人参、干地黄各9g，炙甘草6g，土瓜根15g，大枣20枚。水煎，分3次服。（《外台秘要》）

（3）瓜蒌散 治乳痈及各种痈疽：瓜蒌1个，金银花、当归各9g，炒乳香、炒没药、甘草、青皮各1.5g，白芷3g。水煎服。（《傅青主女科》）

（4）加味瓜蒌薤白汤 治胸痹气寒，痰瘀作痛：瓜蒌30g，薤白、桂枝、陈皮、法半夏各9g，茯苓、党参各15g，丹参30g，川芎、郁金各9g，制香附6g。水煎，每日1剂，分2次服。（时振声方）

瓜蒌皮

《雷公炮炙论》

本品又名栝楼壳、瓜壳、栝楼皮。为葫芦科植物栝楼或双边栝楼等的果皮。全国大部分地区均产。其味甘，性寒，归肺、胃经。具有润肺化痰，利气宽胸之功效。主治肺热咳嗽，咽痛，胸痛，吐血，衄血，消渴，便秘，痈疮肿毒。用法为内服，煎汤，9~12g，或入散剂；外用烧存性研末调敷。

使用注意：脾虚湿痰不宜用。

【配伍应用】

（1）配丝瓜络，治痰热阻膈之胸痛。

（2）配橘络，治热痰阻络，胸胁疼痛，咳嗽有痰。

（3）配天花粉，治肺燥咳嗽，干咳痰少，口干，口渴，胸闷气逆等症。

（4）配桔梗、杏仁，治肺热咳嗽，痰黄稠。

（5）配甘草、炒僵蚕，为细末，姜汤吞服，治喉痛，声音不出。

（6）配天花粉、南沙参、北沙参，治肺燥咳嗽。

【配方选例】

（1）发声散　治咽喉语声不出：瓜蒌皮（细锉、慢火炒赤黄）、白僵蚕（去头，微炒黄）、甘草（锉、炒黄色）各等份。上为细末，每服 3～6g，用温酒调下，或浓生姜汤调服；更用 1.5g 绵裹，含化咽津亦得，并不计时候，每日 2～3 服。（《御药院方》）

（2）治牙齿疼痛：瓜蒌皮、露蜂房。烧灰擦牙；以乌臼根、荆柴根、葱根煎汤漱之。（《世医得救方》）

（3）治肺热咳嗽，咳吐黄痰或浓痰，肺痈：瓜蒌皮 6～12g，大青叶 9g，冬瓜子 12g，生薏苡仁 15g，前胡 4.5g。煎汤服。（《上海常用中草药》）

（4）治温病初起，热重咳嗽：瓜蒌皮、杏仁、前胡、蝉蜕、牛蒡子、甘草。煎汤服。（《四川中药志》）

瓜蒌仁

《本草经集注》

本品又名地楼仁、栝楼仁、瓜蒌子。为葫芦科植物栝楼、双边栝楼或大子栝楼等的种子。全国大部分地区均产。其味甘，性寒。归肺、胃、大肠经。具有润肺，化痰，滑肠之功效。主治痰热咳嗽，燥结便秘，痈肿，乳少。用法为内服，煎汤，9～12g，或入丸、散；外用研末调敷。

使用注意：反乌头。

【配伍应用】

（1）配瓜蒌皮，治痰热咳嗽，黄痰且黏，胸闷气逆，胁痛，肠燥便秘。

（2）配郁李仁，治肠燥津枯之便秘。

（3）配火麻仁，治津少肠燥，大便干结等症。

（4）配金银花、蒲公英，治乳腺炎。

（5）配黄连、姜半夏，治胸胁胀痛不舒。

【单味应用】

单味煎汤服，治大便燥结不通。

【配方选例】

（1）清气化痰丸　治痰热内结，咳嗽痰黄，稠厚胶黏甚则气急呕恶，胸膈痞满，舌质红，苔黄腻，脉滑数者：瓜蒌仁、黄芩、茯苓、枳实、杏仁、陈皮各30g，胆南星、半夏各45g。为细末，姜汁为丸，每服6～9g，温开水送下。（《医方考》）

（2）瓜蒌牛蒡汤　治乳痈，红肿热痛，寒热往来者：瓜蒌仁、炒牛蒡子、天花粉、黄芩、栀子、连翘、皂角刺、金银花、甘草、陈皮各3g，青皮、柴胡各1.5g。水煎，入煮酒1杯和匀，食远服。（《医宗金鉴·外科心法要诀》）

（3）瓜蒌枳实汤　治痰结咳吐不出，胸膈作痛，不能转侧，或痰结胸膈满闷，寒热气急，及痰迷心窍，不能言语者：瓜蒌仁、枳实（麸炒）、桔梗、茯苓、贝母、陈皮、黄芩、栀子各3g，当归1.8g，朱砂、木香各1.5g，甘草1g。为粗末，加生姜，水煎去渣，入竹沥、姜汁少许和服。若神昏不语，去木香，加石菖蒲；气喘，加桑白皮、紫苏子。（《增补万病回春》）

（4）瓜石汤　治破伤风下后，里急不解者：瓜蒌仁27g，滑石4.5g，炒苍术、天南星、赤芍、陈皮各3g，白芷、黄芩、黄柏、黄连各1.5g，甘草0.6g，生姜3片。水煎服。（《医宗金鉴·外科心法要诀》）

竹茹

《名医别录》

本品又名竹皮、淡竹茹、竹二青、青竹茹。为禾本科植物青秆竹、头典竹或淡竹的茎秆除去外皮后刮下的中间层。我国大部分地区均产。其味甘，性微寒。归肺、胃、胆经。具有清热化痰，除烦止呕之功效。主治肺热咳嗽，咳痰黄稠，心烦不安，胃热，呕吐，烦闷呕逆。用法为内服，煎汤，4.5～9g；外用熬膏贴。

【配伍应用】

（1）配芦根，治胃虚呕逆属热证者。

（2）配半夏，治肺热咳嗽，痰吐黏稠、不易咳出，胃热呕吐。

（3）配生姜，治呕吐，痰多。

（4）配枳实，治痰热交阻，气机壅塞之胸脘痞闷，胃热噎膈，干呕恶心及痰涎酸水等；胆郁痰扰而见惊悸怔忡，心烦躁乱及睡卧不宁等症。

（5）配石斛，治胃阴不足，胃虚有热，气失和降所致的饥而不食，反复呕吐，或干呕不止，口干烦渴；妇女妊娠恶阻，胃气受胎热上扰而见恶心呕吐等症。

（6）配黄连，治胃热所致的噎膈，恶心，干呕；痰热阻胃所致的呕吐痰涎，吞酸，吐水之证。

（7）配炒栀子，水煎服，外用百草霜搽之，治火热所致牙痛及出血。

（8）配橘皮，治呕吐，呃逆。

（9）配生石膏（研末），开水泡服，治鼻血，壮热。

（10）配黄连、半夏，治湿热阻胃，呕吐脘闷等症。

（11）配陈皮、半夏，治痰热互结，烦闷呕逆等症。

（12）配黄芩、瓜蒌，治热痰咳嗽。

（13）配柿蒂、枇杷叶，治胃虚呃逆而夹热者。

（14）配黄芩、瓜蒌、海浮石，治肺热咳嗽，咳痰黄稠等症。

（15）配丝茅草、陈向日葵花朵，水煎合淘米水服，治鼻衄。

（16）配栀子、陈皮、半夏，治胃热呕吐，急性胃炎，妊娠呕吐等症。

（17）配茯苓、甘草、黄芩，治心烦发热。

（18）配灶心土、石膏、生姜，治胃热呕吐。

（19）配黄芩、芦根、牛蒡子，治肺热咳嗽，痰稠不易咳出，口干胸闷等症。

（20）配枳实、陈皮、半夏，治痰热内扰，惊悸，虚烦不眠等症。

（21）配陈皮、党参、生姜，治胃虚哕逆，胸闷脘痞等症。

（22）配竹叶、石膏、芦根，治胃热呕吐。

（23）配生地黄、黄芩、蒲黄，治血热妄行，咯血，衄血等症。

（24）配半夏、黄连、橘皮、生姜，治胃热烦扰呕吐。

（25）配萹蓄、侧柏叶、甘草、大枣，治急性肾炎，肾盂肾炎。

（26）配枳实、半夏、陈皮、茯苓，治痰热郁结，烦闷不宁，惊悸失眠等症。

（27）配橘皮、党参、甘草、生姜，治胃虚夹热之呕吐。

（28）配橘皮、生姜、人参、甘草、大枣，治胃虚哕逆。

（29）配石膏、白薇、桂枝、甘草、大枣，治产后虚火上逆而致的呕逆。

【单味应用】

（1）单味，水煎兑京墨服，治鼻血，吐血。

（2）单味，治妊娠内热烦躁，胎动不安。

（3）单味刮取如屑片，捏团为柱，置伤口点燃，燃尽再续灸，治新鲜蛇咬伤。

（4）单味浸醋，塞鼻内，治鼻衄。

（5）单味浸醋中，3~4小时，涂患处，治牙根缝出血不止（含漱亦佳）。

【配方选例】

（1）竹茹汤　治支饮咳嗽，涎涌气逆，胸满膈痛：桔梗 6g，竹茹 9g，萝卜子、枳实、紫苏子、白芥子各 6g，青皮 3g，杏仁 6g，桑白皮 9g，竹沥 9g，姜汁 3g。水煎，每日 1 剂，分 2 次服。（《医经会解》）

（2）竹茹散　治小儿伤寒鼻衄，烦热头痛：竹茹、黄芩、炙甘草各 15g，灶心土、麦冬、石膏各 30g。上为粗末，每服 3g，水煎服，量儿大小，加减服用。（《太平圣惠方》）

（3）橘皮竹茹汤　治胃虚呃逆、干呕（恶心）：橘皮（即陈皮）6~9g，竹茹 6g，生姜 3 片，人参（或党参）6~9g，炙甘草 3g，大枣 3 枚。水煎，日服 1 剂，分 2 次服。（《金匮要略》）

（4）治恶阻方　治妇人妊娠恶阻，呕吐不下食：青竹茹、橘皮各 10g，生姜、茯苓各 12g，半夏 9g。水煎，分 2 次服。（《外台秘要》）

竹沥

《本草经集注》

本品又名竹油、竹汁、淡竹沥。为新鲜淡竹经火烤而沥出的液汁。多产于长江流域和南部各省。其味甘，性大寒。归心、肺、胃经。具有清热化痰、镇惊利窍之功效。主治中风痰迷，肺热咳嗽，癫痫，壮热烦渴，子烦，破伤风。用法为内服，冲服 30 ～ 60g，入丸剂或熬膏。

使用注意：寒嗽及脾虚便溏者忌服。

【配伍应用】

（1）配生姜汁，治中风昏迷，痰涎壅塞，口噤不语等或风郁阻经络所致半身不遂等症。

（2）配半夏，治痰热咳嗽，气喘胸闷等症。

（3）配茯苓，治子烦。

（4）配黄柏，渍之，时时点用，治小儿重舌。

（5）配人乳，炖温 1 次服，治癔病失语。

（6）配姜汁、鲜石菖蒲（捣汁），治中风口噤，昏迷不语，或痰涎壅塞等症。

（7）配石菖蒲、丹参、三七，治中风。

（8）配半夏、黄芩、礞石、大黄，治痰火内阻，喘咳胸闷等症。

【单味应用】

（1）单味内服，治中风口噤不知人。

（2）单味恣饮数日，治卒消渴，小便多。

（3）单味代茶饮，治乙脑、流脑高热，呕吐。

（4）单味微微暖服之，治金疮中风，口噤欲死。

（5）单味点之，或入人乳，治小儿目赤。

【配方选例】

（1）竹沥汤　治风痱四肢不收，心神恍惚，不知人，不能言：竹沥 2 升，生葛汁 1 升，生姜汁 3 合。上 3 味相和温暖，分 3 服，平旦、日晡、夜各 1 服。（《千金方》）

（2）治小儿惊风天吊，四肢抽搐：竹沥 1 盏，加生姜汁 3 匙，胆南星末 1.5g，牛黄 0.06g。调服。（《全幼心鉴》）

（3）治小儿大人咳逆短气，胸中吸吸，咳出涕唾，嗽出臭脓涕黏：淡竹沥

1合服之，日3～5服，大人1升。(《兵部手集方》)

（4）治小儿吻疮：竹沥和黄连、黄柏、黄丹，敷之。(《全幼心鉴》)

蕈菜

《本草拾遗》

本品又名野油菜、塘葛菜、干油菜。为十字花科植物蕈菜的全草或花。多产于华东及河南、陕西、甘肃、湖南、广东等地。其味辛、苦，性平。归肺、肝经。具有祛痰止咳、解毒、利湿之功效。主治咳嗽，咽红肿痛，痈肿疮毒，黄疸。用法为内服，煎汤，15～30g（鲜者30～60g）；外用捣敷。

【配伍应用】

（1）配葱白，治风寒感冒。

（2）配鱼腥草、蒲公英，治肺热咳嗽。

（3）配紫苏子、白芥子，治肺寒咳嗽，慢性气管炎。

（4）配鸭跖草、葎草，治咽喉肿痛，发热。

（5）配茵陈、虎杖、地耳草，治湿热黄疸。

【单味应用】

（1）单味鲜品60g，煎汤内服，治关节风湿痛。

（2）单味鲜品，洗净，捣烂敷患处，治痈肿疮毒。

（3）单味鲜品，捣汁外涂，治漆疮。

【配方选例】

（1）经验方　治干血劳：每天用蕈菜30g，酌加红糖。水煎服。(《上海常用中草药》)

（2）经验方　治麻疹不透：鲜蕈菜全草，1～2岁每次30g，2岁以上每次60g。捣汁，调食盐少许，开水冲服。(《福建中草药》)

（3）经验方　治鼻窦炎：鲜蕈菜适量，雄黄少许，捣烂，塞鼻腔内。(《福建中草药》)

（4）经验方　治蛇伤：野油菜45g，小火草30g。水煎服。外用：偷油婆(蟑

蜋）、小火草、雄黄、野油菜捣烂，敷患处。(《贵阳民间药草》)

<h1 style="text-align:center">礞石</h1>

<h2 style="text-align:center">《嘉祐补注神农本草》</h2>

本品为变质岩类岩石绿泥石片岩（青礞石）或云母岩的石块或碎粒（金礞石）。前者主产于湖南、湖北、四川、江苏、浙江等地；后者主产于河南、河北等地。其味甘、咸，性平。归肺、肝经。具有下气消痰，平肝镇惊之功效。主治顽痰，老痰浓稠胶结，气逆喘咳，痰积惊痫，惊风抽搐，大便秘结。用法为内服，煎汤（布包）9～15g，或入丸、散。

【配伍应用】

（1）配焰硝，治急、慢惊风，痰潮壅滞，塞于咽喉。急惊风痰发热者，用薄荷自然汁入蜜调服；慢惊脾虚者，以青州白丸子再研，煎稀糊入熟蜜调下。

（2）配硝石、赤石脂，治诸积癥块，攻刺心腹，下痢赤白，及妇人崩中漏下，一切虚冷之疾，尤治饮食过多，脏腑滑泄，久积久痢。

（3）煅礞石末配薄荷汁和白蜜调服，治热痰壅塞引起的惊风抽搐。

（4）配沉香、黄芩、大黄，治顽痰，老痰浓稠胶结者。

（5）配滑石、青黛、轻粉，治一切积，不问虚实冷热酒食，远年日久。

（6）配竹茹、半夏、陈皮，可使礞石药性稍缓和，适于慢性病而又病体虚弱者服用。

【配方选例】

（1）滚痰丸　治痰火头眩目远，如坐舟车胸满背胀：青礞石（煅醋碎7次）30g，沉香15g，黄芩、大黄（酒蒸）各250g。上为细末，滴水如梧桐子大，每服70～80丸，量人强弱加减。(《医部全录·头门》)

（2）礞石化痰丸　治中痰并一切痰证：礞石（煅，浮淬）60g，大黄（酒蒸）60g，沉香30g，半夏（姜，矾制）、陈皮、黄芩（酒制）各60g。为末，陈米糊为丸，绿豆大。每服9g。(《惠直堂经验方》)

（3）礞石丸　治妇人食癥，块久不消，攻刺心腹疼痛：青礞石0.6g，木香（末）0.3g，硇砂（不夹石者，细研）15g，朱砂（细研）0.3g，粉霜（研入）0.6g，巴豆（去皮、心，研，纸裹压去油）1g。上药都研令匀，以糯米饭为丸，如绿豆大。每服空腹以温酒下2丸，取下恶物为效。（《太平圣惠方》）

（4）治大人小儿食积成痰，胃实多眩晕者：青礞石、火硝（同研炒，以火硝过性为度）各2g，枳实、木香、白术各60g。共为末，红曲60g为末打糊，丸梧子大。每早服9g，白汤下。（《方脉正宗》）

海浮石

《日华诸家本草》

本品又名浮海石、水花、海石、水泡石、浮水石、半肚石。为火成岩类岩石浮石的块状物或胞孔科动物脊突苔虫、瘤苔虫等的骨骼。分布我国南方沿海地区。其味咸，性寒，归肺经。具有清肺化痰，软坚散结之功效。主治咳嗽，咳痰稠黏，瘰疬结核，砂淋。用法为内服，煎汤，9～15g，或入丸、散；外用研末撒或水飞点眼。

【配伍应用】

（1）配海蛤壳，治痰热咳嗽，咳痰稠黏等症。

（2）配滑石，治石淋、砂淋所致的小便淋沥不畅，尿道疼痛及前列腺肥大诸证。

（3）配贝母，治肺热痰稠，咯血。

（4）配旋覆花，治痰热咳嗽，顽痰凝结，咳痰不爽，瘰疬结结，还能消不通淋，用治砂淋、石淋、血淋、尿痛等症。

（5）配海金沙，治石淋，砂淋，膏淋，热淋，肾炎水肿，肝炎，痢疾，湿疹等症。

（6）配瓦楞子，治各种结石证，如胆结石、肾结石、输尿管结石、膀胱结石，肝、脾肿大诸证。

（7）配黛蛤散，治胸胁疼痛，痰热咳嗽，痰稠咳吐不爽，甚则带血。

（8）配香附，治心痛。

（9）配没药，治疔疮，发背，恶疮。

（10）配甘草梢，治砂淋，小便涩痛等症。

（11）配昆布、海藻，治淋巴结结核，慢性淋巴结炎。

（12）配煅海蛤壳粉、海蛤壳粉，治慢性气管炎。

（13）配瓜蒌仁、黑山栀、诃子，治慢性咳嗽，痰稠难出，或痰中带血者。

（14）配连翘、昆布、玄参，治单纯性甲状腺肿。

（15）配瓜蒌、青黛、山栀，治肺热久咳，痰热带血者。

（16）配牡蛎、浙贝母、昆布、海藻，治瘰疬结核。

（17）配瓜蒌仁、炒栀子、青黛、诃子，治肝火灼肺，咳嗽，痰中带血，心烦口干等症。

（18）配瓜蒌仁、川贝母、青黛、栀子，治肺热喘咳，痰稠黏腻，难以咳出及咯血等症。

（19）配海藻、昆布、牡蛎、玄参，治痰火郁结所致的痰核，瘰疬等症。

【配方选例】

（1）海浮石滑石散　治小儿风湿燥热而致的咳嗽痰喘：海浮石、杏仁、滑石各 12g，薄荷 6g。上为细末，每服 6g，百部煎汤送下。（《医学从众录》）

（2）惠眼观证海螵蛸散　治小儿定喘：海浮石、牡蛎、马兜铃各 6g，牵牛子 4.5g。上为末，每服 1.5g，生姜煎汤调下。不得近盐醋。（《幼幼新书》）

（3）神效散　治渴疾饮水不止：白浮石、蛤粉、蝉壳（去头、足）各等份。上为细末，用鲫鱼胆 7 个，调 9g，不拘时服。（《本事方》）

（4）六郁汤　治痰郁，动则气喘，寸口脉沉滑者：海浮石、香附、天南星（姜制）、瓜蒌（一方无天南星、瓜蒌，有苍术、川芎、栀子）。水煎服。（《丹溪心法》）

海蛤壳

《神农本草经》

本品又名海蛤、蛤壳。为帘蛤科动物青蛤等几种海蛤的贝壳。我国沿海均有分布。其味苦、咸，性寒。归肺、胃经。具有清肺化痰，软坚散结之功效。主治肺热痰稠，咳嗽气喘，胸胁疼痛，瘿瘤，痰核，小便不利。用法为内服，煎汤，6～12g，或入丸、散。

【配伍应用】

（1）配瓜蒌仁，治痰饮心痛。

（2）配蜜水，调服，治血痢内热。

（3）配海浮石、猪胆粉，治慢性气管炎合并感染症。

（4）配黄柏、椿根白皮，治白带。

（5）配甘遂、郁李仁，治水气头面浮肿，坐卧不安或咳喘者。

（6）配樟丹、冰片，共研细末，用液体石蜡合成膏，外用，治外阴炎，外阴湿疹，外阴溃疡。

（7）配黄芩、瓜蒌、橘红，治肺火偏盛，痰稠胶黏，咳嗽喘满，以及痰火郁结，胸胁疼痛等症。

（8）配滑石、甘草（炙）、芒硝，鸡子清调下，治妇人伤寒血结胸膜，揉而痛不可抚近。

（9）配泽泻、防己、莱菔子，治小儿疳水，肿满气急。

（10）配滑石、冬葵子、木通，治淋浊。

（11）配天冬、黄芩、瓜蒌仁，治痰火内阻，咳喘气急，胸闷、胸痛等症。

（12）配木通、猪苓、泽泻，治浮肿，小便不利等症。

（13）配海浮石、白前、桑白皮，治气热痰稠，咳嗽气喘等症。

（14）配青黛、栀子、瓜蒌，治痰火郁结，胸胁疼痛。

（15）配海藻、昆布、瓦楞子，治瘿瘤，痰核。

（16）配海藻、昆布、浙贝母、夏枯草，治瘰疬，瘿瘤。

（17）配海带、海藻、海螵蛸、昆布，治气肿，瘿瘤。

（18）配海螺、海藻、海螵蛸、昆布，治甲状腺癌。

（19）配轻粉、青黛、黄柏、煅石膏，外搽，治酒渣鼻。

【配方选例】

（1）海蛤散 治脚气，变成水肿，小便不通，喘息：海蛤、泽漆叶（新者）、防己、木通、百合各30g，桑白皮（炒）45g，槟榔、牵牛子（炒）、郁李仁（去皮尖，双仁，炒）各15g。上挫碎，每服9g，水1盏，煎至六分，去滓，日午温服。（《奇效良方》）

（2）海蛤丸 治石水，四肢细瘦，腹独肿大：海蛤（研）、防己各1g，陈皮（去白，炒）、郁李仁（去皮，炒）各15g。赤茯苓（去皮）、桑白皮、葶苈

子(隔纸炒)各30g。上为细末，炼蜜和丸，梧桐子大，每服20丸，加至30丸，米饮送下，早晚各1服。(《奇效良方》)

（3）张涣海蛤散　治小儿疝疾偏坠：海蛤、茴香子各1g，薏苡仁、白术、槟榔各15g。研，为散。每服1.5g，温酒下。(《幼幼新书》)

（4）海蛤丸　治癫疝：海蛤、当归、海金沙、铅粉、硇砂、青黛、滑石、乳香各3g，海藻、粉霜各15g，水蛭（炒）、地胆各21个。上为细末，盐煮面糊为丸，小豆大，朱砂6g为衣，每服10丸，空腹灯草煎汤送下。(《洁古家珍》)

（5）海青丸　治火郁肺胀，气急息重，咳嗽痰少，面赤烦渴，脉洪数：海蛤粉、青黛、瓜蒌仁、诃子皮、香附（童便制）、半夏各30g。上为末，姜汁打糊为丸，梧子大，每服30丸，姜汤送下。(《杂病源流犀烛·脏腑门》)

（6）海蛤散　治小儿痦水，肿满气急；海蛤、泽泻、防己各0.3g，莱菔子30粒。上为末，3岁3g，酒调下，连进2服，小便利，即效。(《普济方》)

（7）海蛤散　治瘿瘤：海蛤（研）、海藻（马尾者，汤洗去咸，焙）、白茯苓（去黑皮）、半夏（水煮1～2沸，去滑，切，焙）各15g。上5味，捣罗为散。每服3g，入猪靥子末3g，甜藤1尺（去根5寸取之），甘草1寸，水5盏，同煎取1.5盏，分3次。每次调散4g，临卧服。(《圣济总录》)

（8）神白散　治鼻衄不止：蛤粉（研极细，罗5～7遍）30g，槐花（炒令焦，碾为末）15g。上研令极匀细。每服3g，新汲水调下。如小可只用1.5g。兼治便血不止，不拘时候。(《杨氏家藏方》)

（9）治淋巴结结核，甲状腺肿大：海蛤壳12g，海藻、牡蛎各15g，夏枯草18g。水煎服。(《山东中草药手册》)

瓦楞子

《名医别录》

本品又名蚶壳、瓦垄子、蚶子壳、魁蛤壳。为蚶科动物魁蚶、泥蚶或毛蚶的贝壳。多产于浙江、江苏、山东、广东、辽宁等地的海滨地带。其味咸，性平。归肺、胃、肝经。具有消痰化瘀，软坚散结之功效。主治痰核，瘿瘤，癥瘕痞块，煅用治胃痛泛酸，溃疡。用法为内服，煎汤（宜久煎），9～15g，或入丸、散；外用研末调敷。

【配伍应用】

（1）配半夏曲，治嗳气，吞酸，嘈杂，胃脘痞闷，疼痛等症。

（2）配滑石，治肾结石，输尿管结石，膀胱结石等症。

（3）配鱼脑石，治各种结石症。

（4）配甘草，治胃痛吐酸，脘腹胀满，胃及十二指肠溃疡。

（5）配元胡、五灵脂，治胃痛部位不移者。

（6）配大黄、番泻叶，治大便干秘。

（7）配海藻、昆布，治痰核，瘿瘤。

（8）配莪术、三棱、鳖甲，治癥瘕痞块。

【配方选例】

（1）瓦垄子丸　治一切气血癥瘕，能消痰：瓦垄子烧，以醋淬3度，埋令坏，醋膏丸。（《万氏家抄方》）

（2）瓦楞子丸　治临经阵痛血不行，按之硬满，属实痛者：瓦垄子（煅红色，醋淬7次）、香附、桃仁、牡丹皮、川芎、川大黄、当归、红花。酒糊丸。（《女科指掌》）

（3）治胃痛吐酸水，噫气，甚则吐血者：瓦楞子（醋煅7次）270g，乌贼骨180g，广陈皮（炒）90g。研极细末，每日3次，每次服6g，食后开水送下。（《经验方》）

枇杷叶

《名医别录》

本品又名杷叶。为蔷薇科植物枇杷的叶。多产于广东、江苏、浙江、福建、湖北等地。其味苦，性平。归肺、胃经。具有化痰止咳，和胃降逆之功效。主治咳嗽，胃热口渴，呕哕。用法为内服，煎汤，4.5～9g（鲜者15～30g）；熬膏或入丸、散。

【配伍应用】

（1）配黛蛤散，治肺热痰结，咯血，咳嗽，呕哕，胁痛。

（2）配六一散，治肺痈轻症，咳喘，呕吐，痰涎。

（3）配杏仁，治肺热咳嗽。

（4）配芦根，治热病伤津的烦咳呕吐。

（5）配白茅根，治热病的呕吐，吐血。

（6）配半夏，治咳喘日久，吐痰稀薄。

（7）配芦根、竹茹，治胃热呕吐，口干等症。

（8）配赭石、旋覆花，治胃热呕吐。

（9）配前胡、桑叶，治风热咳嗽。

（10）配桑白皮、沙参，治燥热咳嗽。

（11）配麦冬、竹茹、芦根，治胃热口渴，呕哕等症。

（12）配竹茹、芦根、黄连，治胃热呕吐，呃逆，口渴等症。

（13）配生姜、半夏、茯苓，治胃逆呕哕，脘痞胸闷等症。

（14）配石斛、天花粉、麦冬，治热病伤津之烦咳呕吐。

（15）配沙参、炒栀子、桑白皮，治肺热咳嗽，气喘胸闷等症。

（16）配石膏、麦冬、杏仁、冬桑叶，治肺燥咳嗽，咽喉干燥，或痰中带血等症。

（17）配桔梗、杏仁、桑叶、前胡，治咳嗽，痰黏不爽。

（18）配竹沥、半夏、芦根、茅根，治胃热恶心呕吐，口渴。

（19）配菊花、杏仁、茅根、川贝，治肺热咳嗽，干咳无痰，或痰少黏稠，不易咳出，或时有胸痛，口渴咽干，苔黄脉数等症。

（20）配布渣叶、香附、条芩、鸡内金，治胃热噫呕，胃脘胀闷。

（21）配野菊花、白茅根、旱莲草、柏子仁，治支气管炎。

【单味应用】

（1）单味新叶，除去背毛、洗净，加水煮沸 1 小时，浓缩过滤，每 200mL 药液含生药 100g，于睡前及次晨空腹各服 100mL，治小儿蛲虫症。

（2）单味果肉，水煎服，治肺痿咳嗽吐血，衄血，燥渴，呕逆等症。

（3）单味去毛，煎汤，冲白蜜，内服，治慢性咽炎，喉部有红丝状，并有异物感，泛泛欲呕。

【配方选例】

（1）甘露饮　治胃中客热，牙宣口臭，齿龈肿烂，时出脓血，目赤肿痛，口舌生疮，咽喉肿痛，疮疹黄疸，肢体微肿，胸满气短，二便秘涩，或时身热：枇杷叶、熟地黄、天冬、炒枳壳、茵陈蒿、干地黄、麦冬、石斛、炙甘草、黄芩各等份。为粗末，每服6g，水煎，临卧服。（《太平惠民和剂局方》）

（2）枇杷叶丸　治鼻渣初起红色，久则肉胞发肿：枇杷叶（去毛刺）240g，黄芩（酒炒）、花粉各120g，甘草30g。共为末，用新安酒丸，桐子大，每服4.5g，食后并临睡，白滚汤、茶汤俱可送下。忌火酒煎炒。（《外科正宗》）

（3）黄芪六一汤　治诸虚不足，胸中烦悸，时常消渴，或先渴而欲发疮，或病瘤疽而后渴者：枇杷叶、瓜蒌根、黄芪、干葛、莲房、甘草各6g。上作1服，水2钟，煎至1钟，空腹服。小便不利加茯苓。（《奇效良方》）

（4）正胃汤　治霍乱吐利不止：枇杷叶（拭去毛，炙）、厚朴（去粗皮，姜汁制）、陈橘皮（去白，焙）、桂心（去粗皮）各15g。上为粗末，每服4g，水1盏，入生姜3片，煎至六分，去渣，不拘时热服。（《奇效良方》）

（5）杷叶汤　治肺热咳嗽，干咳无痰，或痰少黏稠，不易咳出，或咳时有胸痛，口渴咽干，见于急性支气管炎：枇杷叶12g，杭菊花、北杏仁、川贝母各9g，生地黄12g，茅根24g，甘草4.5g。水煎服。（《中药临床应用》）

天竺黄

《开宝重定本草》

本品又名竹黄、天竹黄、竹膏、竹糖。为禾本科植物青皮竹等因被寄生的竹黄蜂咬洞后，而于竹节间贮积的创口分泌物，经干涸凝结而成的块状物质。多产于云南、广东、广西等地。其味甘，性寒。归心、肝、胆经。具有清热化痰，清心定惊之功效。主治痰热惊搐，中风痰壅。用法为内服，煎汤，3～9g，或入丸、散。

【配伍应用】

（1）配胆南星，治痰热闭阻清窍，高热神昏谵语，惊痫等症。

（2）配半夏曲，治咳嗽吐痰不爽，呕吐，胸闷，夜寐不安。

（3）配石菖蒲，治热病神昏，中风痰热壅盛等症。

（4）配半夏，治咳嗽吐痰不爽，胸痛等症。

（5）配白僵蚕，治风热痰喘，惊痫抽搐。

（6）配竹沥，治痰热惊搐，中风痰壅等症。

（7）配胆南星、钩藤，治惊风抽搐。

（8）配僵蚕、地龙，治中风痰壅，神志不清，口眼歪斜等症。

（9）配牛黄、胆南星、朱砂，治小儿惊风，身热神昏，抽搐等症。

（10）配川贝母、枳壳、郁金，治痰热壅盛，胸闷痰嗽，神志时昏、时清等症。

（11）配胆南星、朱砂、白僵蚕，治痰热惊搐。

（12）配黄连、僵蚕、朱砂，治痰热壅盛所致的咳嗽气喘，烦躁不安等症。

（13）配牛黄、钩藤、朱砂，治痰热蒙闭清窍或肝热动风的神昏谵语、小儿惊风抽搐及中风痰壅等症。

（14）石配菖蒲、丹参、三七，治中风痰厥之突然昏倒，不省人事，两拳紧握，鼾睡，呼吸不爽，痰出困难等症。

【配方选例】

（1）抱龙丸　治伤风、温疫，身热昏睡，气粗，风热痰塞壅嗽，惊风抽搐，中暑，亦治室女白带：天竺黄30g，雄黄（水飞）30g，朱砂、麝香（各别研）各15g，天南星（腊月酿牛胆中，阴干百日，如无，只将生者去皮脐，炒干用）120g。上为细末，煮甘草水和丸，皂子大，温水化下服之。百日小儿，每丸分作3～4服，5岁1～2丸，大人3～5丸。伏暑用盐少许，嚼1～2丸，新水送下。腊月中，雪水煮甘草和药尤佳。（《小儿药证直诀》）

（2）天竺黄散　治虚劳，心肺烦热，吐血：天竺黄、川大黄（微炒）、人参（去芦）、鹿角胶（槌碎，炒令黄燥）、犀角屑、白茯苓、马兜铃、生干地黄、麦冬（去心，焙）、黄芪、知母各30g，甘草（炙）15g。上㕮咀，每服9g，水1中盏，煎至7分，去滓，不拘时温服。（《奇效良方》）

（3）天竺黄散　治小儿干疳，烦热盗汗，眼目赤涩，皮肤干燥，羸瘦不食：天竺黄15g，冰片3g，牛黄、雄黄、朱砂、芦荟、炙蟾头、麝香、胡黄连、犀角、木香、钩藤、炙甘草各0.3g。上为细末，每服15g，温水调下，每日3次。（《太平圣惠方》）

（4）天竺黄散　治小儿诸热：天竺黄、郁金（皂角水煮干）、茯苓（去皮）、麦冬各15g，蝉蜕（去足）、全蝎、僵蚕各14个，炙甘草30g，朱砂0.3g，冰片、

麝香各适量。上为细末，每服 1.5 ~ 3g，蜜水调下。(《证治准绳·幼科》)

（5）安神镇惊丸　治急惊风；并惊退后的调理：天竺黄、人参、茯神、天南星（姜制）各 15g，炒酸枣仁、麦冬、当归（酒洗）、生地黄（酒洗）、炒赤芍各 9g，薄荷、木通、黄连（姜制、炒）、炒栀子、朱砂、牛黄、煅龙骨各 6g，青黛 3g。上为细末，炼蜜为丸，绿豆大，每服 3 ~ 5 丸，淡姜汤送下。(《证治准绳·幼科》)

（6）四制抱龙丸　治小儿阳痫，痰涎壅盛者：天竺黄 15g，胆南星 30g，朱砂、雄黄各 6g，麝香 0.45g。为细末，另用麻黄、款冬花、甘草各 15g，煎汤去渣，慢火熬成膏，合药末为丸，芡实大，每服 1 丸，薄荷煎汤送下。(《医宗金鉴·幼科心法要诀》)

猫爪草

《中药材手册》

本品又名小毛茛。为毛茛科植物小毛茛的块根。多产于浙江、江苏、安徽、江西、广西、河南、湖北、四川、云南、贵州等地。其味辛、苦，性平。有小毒。归肺、肝经。具有化痰散结，解毒之功效。主治瘰疬痰核，肺痨，咽喉肿痛。用法为内服，煎汤，15 ~ 30g；外用研末撒。

【配伍应用】

（1）配夏枯草，治瘰疬。

（2）全草配乌梅，研烂成泥，贴患处，治龋齿。

（3）配天葵子，治瘰疬。

（4）配夏枯草、玄参，治颈淋巴结核。

（5）配八角枫叶、鹅不食草、白花蛇舌草（全为鲜品），捣烂置患齿洞内，治龋齿，遇冷热刺激而感疼痛。

【单味应用】

（1）单味 60g，水煎分 2 次服，治肺结核。

（2）单味鲜根，揉碎，纱布包，塞鼻孔内，左眼塞右，右眼塞左，治眼生翳膜。

【配方选例】

（1）治瘰疬：猫爪草 120g。加水煮沸后，改用文火煎半小时，过滤取汁，加黄酒或江米甜酒（忌用白酒）为例，分 4 次服。第 2 天，用上法将原药再煎，不加黄酒服。2 日 1 剂，连服 4 剂。间隔 3~5 天再续服。（《河南中草药手册》）

（2）治肺结核：猫爪草 60g。水煎，分 2 次服。（《河南中草药手册》）

（3）治颈淋巴结结核：猫爪草、夏枯草各 15g，皂角 9g，天冬、麦冬、百部各 6g。水煎服；肝肾阴虚者加生地黄、熟地黄各 9g，何首乌、白芍各 9g；气血不足或溃久不收者加党参、黄芪、当归各 9g；肝火亢盛者加牡丹皮 9g。每日 1 剂，连服 30 剂。此外尚可用内消瘰疬丸，每服 9g，每日 2 次，温开水吞服。（《全国中草药汇编》）

海藻

《神农本草经》

本品又名蒜、落首、薄、乌菜、海带花。为马尾藻科植物羊栖菜或海蒿子的全草。多产于辽宁、山东、福建、浙江、广东等沿海地区。其味苦、咸，性寒。归肝、胃、肾经。具有消痰软坚，利水之功效。主治瘿瘤，瘰疬，睾丸肿大，脚气浮肿，水肿。用法为内服，煎汤，4.5~9g，浸酒或入丸、散。

使用注意：反甘草。

【配伍应用】

（1）配昆布，治淋巴结结核，甲状腺肿大。

（2）配白僵蚕，治瘿瘤，瘰疬。

（3）配甘草，治瘰疬，瘿瘤。

注：二药相反。明·李时珍引用金·李杲的"散肿溃坚汤"，治瘰疬马刀。后世证明确有良效，并无副作用。

（4）配车前草，治脚气浮肿及水肿，小便不利等症。

（5）配大生地黄，治慢性颈淋巴结炎。

（6）配昆布、浙贝母，治瘿瘤，瘰疬。

（7）配浙贝母、牡蛎，研末，白酒送下，治甲状腺肿大。

（8）配栗子壳、屈头鸡，治慢性颈淋巴结炎。

（9）配连翘、僵蚕，治瘰疬结核。

（10）配紫草、海带，常服，治高血压病、动脉硬化证，属肝阳上亢者。

（11）配泽泻、猪苓、防己，治水肿脚气，小便不利等症。

（12）配夏枯草、玄参、白僵蚕，治瘿瘤，瘰疬。

（13）配昆布、贝母、青皮，治瘿瘤，瘰疬。

（14）配浙贝母、煅牡蛎、广郁金，研末，黄酒送服，治地方性甲状腺肿。

（15）配夏枯草、连翘、玄参，治瘰疬，睾丸肿大等症。

（16）配昆布、海螵蛸、夏枯草，研末，炼蜜为丸，治单纯性甲状腺肿。

（17）配土贝母、香附、夏枯草，治颈淋巴结结核未溃破者。

（18）配昆布、牡蛎、小茴香、橘核，治睾丸肿痛，疝气等症。

（19）配桃仁、红花、山楂、昆布，治心绞痛。

（20）配赤芍、延胡索、川楝子、黄精，治心绞痛。

（21）配昆布、浙贝母、青皮、半夏、海浮石，治单纯性甲状腺肿。

（22）配橘核、桃仁、延胡索、肉桂、金铃子，治疝气卵核，偏肿疼痛，痛引脐腹等症。

【配方选例】

（1）海藻丸　治瘿瘤：海藻、川芎、当归、官桂、白芷、细辛、藿香、白蔹、昆布、枯矾各30g，煅海蛤粉、菘萝各23g。上为细末，炼蜜为丸，梧桐子大，每服1丸，食后含咽下。（《证治准绳》）

（2）海藻玉壶汤　治瘿瘤初起，或肿或硬，而未破者：海藻、贝母、陈皮、昆布、青皮、川芎、当归、半夏、连翘、甘草、独活各3g，海带1.5g。水煎服。（《外科正宗》）

（3）海藻散坚汤　治肝经瘿瘤：海藻、昆布、龙胆草各60g，小麦（醋煮炒干）120g，为细末，炼蜜为丸，梧桐子大每服20~30丸，临睡前服。（《证治准绳·疡医》）

（4）海藻溃坚丸　治瘰疬，马刀，坚硬形瘦，潮热不食及瘿气等：海藻、昆布、龙胆草、海蛤粉、通草、贝母、松罗茶、枯矾各9g，半夏6g，神曲12g。为细末，炼蜜为丸，临睡服。（《杂病源流犀烛·身形门》）

（5）消核散　治颈项痰凝瘰疬：海藻90g，牡蛎、玄参各120g，糯米

240g，甘草 30g，红娘子（同糯米炒至枯黄色，去红娘子用米）28 个。上为细末，每服 3 ~ 4.5g，酒调服。（《医宗金鉴·外科心法要诀》）

昆布

《吴普本草》

本品又名纶布、海昆布。为海带科植物海带、翅藻科植物昆布或裙带菜的叶状体。多产于山东、辽宁、浙江一带沿海地区。其味咸，性寒。归肝、胃、肾经。具有消痰软坚，利水之功效。主治瘿瘤，瘰疬，胸膈满塞，咽喉项、颈渐粗，水肿，脚气浮肿。用法为内服，煎汤，4.5 ~ 9g，或入丸、散。

使用注意：脾胃虚寒蕴湿者忌用。

【配伍应用】

（1）配通草，治脚气浮肿。

（2）配海藻，治甲状腺肿大，淋巴结结核。

（3）配海藻、海蛤壳，治瘿气，胸膈满塞，咽喉颈项渐粗等症。

（4）配槟榔、海藻，治瘿气初结，咽喉中壅闷，不治即渐渐肿大者。

（5）配夏枯草、牡蛎，治慢性颈淋巴腺炎。

（6）配夏枯草、海藻、海螵蛸，研末，炼蜜为丸，治单纯性甲状腺肿。

（7）配海蛤壳、海藻、通草，治瘿瘤，瘰疬等症。

（8）配海藻、泽泻、桑白皮、防己，治水肿，脚气，浮肿尿少等症。

（9）配海藻、玄参、牡蛎、夏枯草，治地方性甲状腺肿大。

【配方选例】

（1）海龙丸　治瘰疬：昆布（酒炒）、海藻（酒炒）、茯苓（炒）、山甲珠各 60g，全蝎 100 个，龙胆草（酒炒）45g，当归（炒）30g，桃核（劈开去肉，将全蝎嵌在核内，合紧，煅存性）50 个。为细末，荞麦面打糊为丸，桐梧大，每服 9g，早晚各 1 次。（《疡医大全》）

（2）昆布丸　治五噎，咽喉妨塞，食引不下，宜服：昆布（洗去碱水）、麦冬（去心，焙）、天冬（去心，焙）、诃子（去核）各 45g，木通、川大黄（微炒）、川朴硝、郁李仁（汤浸，去皮，微炒）、桂心、百合各 30g，羚羊角（屑）、杏仁（汤浸，去尖皮，麸炒黄）、紫苏子（微炒）、射干各15g，柴胡（去芦）、陈皮（汤浸去白，焙）、槟榔各1g。上为细末，炼蜜和捣200～300杵，丸如梧桐子大，每服30丸，不拘时热酒送下，夜饭后用绵裹弹子大1丸嚼化。(《奇效良方》)

（3）治腹部肿块、卵巢囊肿或输卵管积水，宜服：昆布、海藻、山慈菇各12g，赤芍9g，荆芥穗4.5g，白芷、乳香、没药各3g，车前子9g（包），生鳖甲12g。水煎服。(《实用中医学》)

皂荚根皮

《本草纲目》

本品又名木乳。为豆科植物皂荚的根皮。主产于河北、河南、四川、山东、山西等地。其味辛，性温，无毒。具有通利关窍，除风解毒之功效，主治风热痰气，风湿骨痛，疮毒，无名肿毒。用法为内服，煎汤或研末，3～15g。

【配方选例】

（1）皂角化痰丸 治劳风，心脾壅滞，痰盛涎多，喉中不利，涕唾稠黏，嗌塞吐逆，不思饮食，或食后昏愦者：皂荚树白皮（酥炙）、白附子（炮）、半夏（汤洗）、天南星（炮）、枯矾、赤茯苓、人参各30g，枳壳（麸炒）60g。为细末，生姜汁煮面糊为丸，梧桐子大，每服30丸，食后温水送下。(《内外伤辨惑论》)

（2）木乳散 治肺脏风毒：木乳（阴干，炙黄）、蒺藜子（炙，去角）、黄芪（锉）、人参、枳壳（去瓤，麸炒）、甘草（炮）等份。上为散，每服3g，沸汤点服。(《普济方》)

（3）治产后肠脱不收：皂角树皮25g，皂角核3g，川楝树皮25g，石莲子（炒，去心）3g。为粗末，煎汤，趁热以物围定，坐熏洗之，挹干，便吃补气丸药1服，仰睡。(《妇人良方》)

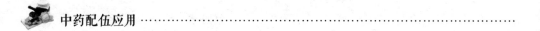

三、止咳平喘药

紫金牛

《本草图经》

本品又名平地木、叶底红、雪里珠、矮茶子、野枇杷叶等。为紫金牛科植物紫金牛的茎叶。多产于福建、江西、湖南、四川、江苏、浙江、贵州、广西、云南等地。其味苦，性平。归肺、肝经。具有止咳祛痰，利水渗湿，活血祛瘀之功效。主治咳嗽，喘促痰稠，发热，黄疸，水肿，跌打损伤，风湿痹痛，经闭腹痛。用法为内服，煎汤，9～12g，大剂30～60g，或捣汁；外用捣敷。

【配伍应用】

（1）配甘草梢，治脚气肿痛。

（2）配鱼腥草，治肺痈。

（3）配红枣，治急性黄疸型肝炎。

（4）配枇杷叶、陈皮，治小儿肺炎。

（5）配茯苓、泽泻，治水肿。

（6）配菝葜、白马骨，治肺结核。

（7）配茵陈、金钱草，治湿热黄疸。

（8）配胡颓叶、猪胆汁，治肺热咳嗽，喘促痰稠或发热等症。

（9）配麻黄、细辛、干姜，治寒痰咳嗽。

（10）配十大功劳叶、百部、天冬，防治肺结核，结核性胸膜炎。

（11）配川芎、当归、红花，治损伤疼痛。

（12）配威灵仙、防己、八角枫，治风湿痹痛。

（13）配枇杷叶、陈皮、旱莲草，治小儿肺炎咯血或痰中带血。

（14）配益母草、当归、川芎，治经闭腹痛。

（15）配胡颓子叶、鱼腥草、桔梗，治慢性支气管炎。

【单味应用】

鲜品煎汤服，治血痢，肿毒等症。

【配方选例】

（1）治跌打胸部伤痛：紫金牛全草30g，酒、水各半煎，分2次服。（《江西民间草药》）

（2）治吐血：叶底红（洗净，捣烂）60g，猪肺（洗净）1个。将叶底红入肺管内，河、井水各3碗煮烂，至五更，去叶底红，连汤食之。（《杨春涯经验方》）

（3）治肿毒：紫金牛茎叶。水煎服。（《浙江民间草药》）

（4）治肺结核：紫金牛7.5g，五指毛桃、穿破石、百部、白及各3g，桑白皮1.5g。和蜜为丸，每丸重3g，含生药2.5g，每次服1丸，每日3次，饭后温开水送下。小儿酌减。（《全国中草药汇编》）

桑白皮

《药性论》

本品又名桑根白皮、桑皮、桑根皮、白桑皮。为桑科植物桑除去栓皮的根皮。多产于安徽、河南、浙江、江苏、湖南等地。其味甘，性寒。归肺经。具有泻肺平喘，利尿消肿之功效。主治咳嗽，喘逆痰多，面目浮肿，水肿，高血压病。用法为内服，煎汤，6～15g，或入散剂；外用捣汁涂或煎水洗。

【配伍应用】

（1）配地骨皮，治肺热咳嗽，气逆作喘，痰吐黏稠，身热口渴等症。

（2）配桑叶，治肺热受风，肺气失宣，咳逆上气，痰黄，头昏。

（3）配枇杷叶，治邪热犯肺的咳嗽气喘。

（4）配大腹皮，治水肿，小便不利。

（5）配黄芩，治肺热咳嗽。

（6）配葶苈子，治痰稀咳喘。

（7）配橘皮，治肺热咳嗽，喘逆痰多等症。

（8）配车前子，治下肢浮肿，小便不利。

（9）配枸杞子，治糖尿病。

（10）配瓜蒌，治咳喘上逆。

（11）配侧柏叶，泡水代茶饮，治孕妇咯血，鼻血。

（12）配冬瓜仁、葶苈子，治小便不利，面目浮肿。

（13）配地骨皮、生甘草，治肺热咳嗽，皮肤蒸热。

（14）配枇杷叶、黄芩，治肺气肿合并感染及急性支气管炎之咳喘。

（15）配大腹皮、茯苓皮，治水肿，尿少。

（16）配贝母、杏仁，治肺热咳嗽，痰多。

（17）配生姜皮、杏仁，治痰湿咳嗽。

（18）配羌活、石决明，治高血压病。

（19）配茯苓皮、生姜皮、大腹皮，治水肿，小便不利，脘腹胀满，胸闷气短等症。

（20）配胡颓子叶、桑叶、枇杷叶，治咳嗽，气喘。

（21）配柘桑内皮、姜皮、芝麻油，捣如泥状，外敷患处，并用小套固定，治骨折，复位后用。

【单味应用】

（1）单味蜜炙水煎服，治鼻塞不通，日久不闻香臭。

（2）单味蜜炙水煎服，治鼻衄。

（3）单味鲜品，捶烂入眼，拔之自出，治杂物迷眼。

【配方选例】

（1）治水饮停肺，胀满喘急：桑根白皮6g，麻黄、桂枝各4.5g，杏仁（去皮）14粒，细辛、干姜各4.5g。水煎服。（《本草汇言》）

（2）加味泻白散　治肺炎喘嗽：桑白皮、地骨皮、白茯苓各12g，知母、黄芩各9g，人参6g，甘草4.5g，糯米100粒。水煎，食后服。（《麻科活人全书》）

（3）五皮散　治全身水肿，胸腹胀闷，小便短少，以及妊娠期水肿：桑白皮9~12g，陈皮6~9g，生姜皮3~6g，大腹皮6~9g，茯苓皮12~30g。日服1剂，水煎，分2次服。（《中藏经》）

（4）桑白皮散　治肺气壅塞，毒热上攻，眼目白睛肿胀，日夜疼痛，心胸烦闷：桑白皮、玄参、升麻、旋覆花（去枝梗）、杏仁、赤芍、甘菊花（去枝梗）、甜葶苈子（炒）、防风、黄芩、枳壳（去瓤麸炒）、甘草（炙）各30g。

上㕮咀，每服 12g，水 1.5 盏，生姜 3 片，煎至 8 分后，去滓，食后温服。（《济生方》）

（5）加减泻白散　治口臭：桑白皮 9g，桔梗 6g，五味子 21 粒，地骨皮、炙甘草各 4.5g，黄芩、麦冬各 1.5g。上㕮咀，水 2 盏煎至 1 盏，去渣，食远，温服，1 日 2 服。忌酒温麸及辛热之物。（《医部全录·唇口门》）

（6）桑白皮汤　治目生花翳白点，状如枣花：桑白皮、木通各 45g，泽泻、犀角屑、黄芩、茯神、玄参、旋覆花、大黄（炒）各 30g，甘菊花 15g，甘草（炙）7.5g。上为细末，每服 4g，水 1 盏，煎至 6 分，连滓温服。（《医部全录·目门》）

荔枝草

《本草纲目拾遗》

本品又名水羊耳、虾蛤草、凤眼草、皱皮葱、膨胀草、过冬青、雪里青、癞子草。为唇形科植物雪见草的全草。多产于山东、河南、江苏、安徽、湖北、四川、贵州、浙江、江西、福建、广东、广西、云南、台湾等地。其味辛，性凉。归肺、肝经。具有祛痰止咳，清热解毒，利尿，止血之功效。主治咳嗽痰稠，胸闷，咽喉肿痛，痈肿疮毒，疥疮，痔疮，黄疸，水肿，咯血，皮下出血。用法为内服，煎汤，9～30g，（鲜者 15～60g），或入丸、散；外用捣敷，捣汁含漱、滴耳或煎水洗。

【配伍应用】

（1）配墨斗草，治红白痢疾。有坠胀感者，加土地榆、臭椿根皮。

（2）配槐米，治痔疮。

（3）配白茅根，治尿血。

（4）配黄芩，治吐血。

（5）配板蓝根、点地梅，治咽喉肿痛，痈肿疮肿等症。

（6）配蒲公英、紫花地丁，治痈肿。

（7）配玉米须、车前草，治肾炎水肿，小便不利。

（8）配车前草、瓜蒌、射干，治肺热咳嗽。

【单味应用】

（1）单味（或加乌梅）水煎，先熏后洗，治痔疮；亦治脱肛。

（2）单味含口中，治风火牙痛。

（3）单味捣烂，加米醋，绢包裹，缚箸头上，点入喉中，治喉痛或生乳蛾。

（4）单味捣汁滴耳，治耳心痛。

（5）根配瘦猪肉，炖汤服，治咯血、吐血、尿血。

（6）单味鲜草同酒酿糟捣烂，外敷患处，治红肿痈毒。

（7）单味晒干研末，同鸡蛋清调敷，治红肿痈毒。

（8）鲜草叶2片，揉软后塞鼻，如右侧患塞左鼻孔，左侧患塞右鼻孔，每次塞20分钟，治乳痈初起。

（9）鲜草嫩尖叶捣烂取汁涂，治疔疮，诸种奇痒疮。

（10）单味捣汁，以滚甜酒冲服，其渣杵烂，敷伤处，治跌打伤。

（11）单味汁入茶杯内，用不见水鸡软肝1个，将银针钻数孔，浸于汁内，汁浮于肝，放锅蒸熟食，治小儿疳积。

【配方选例】

（1）冬青汁 治鼠疮：过冬青5～6枚，同鲫鱼入锅煮熟，去草及鱼，饮汁数次。(《经验广集》)

（2）治蛇咬、犬伤及破伤风：荔枝草1握，约90g，以酒2碗，煎1碗服，取汗出，效。(《卫生易简方》)

（3）治白浊：雪里青草。生白酒煎服。(《本草纲目拾遗》)

（4）治急惊：荔枝草半钟（水飞），朱砂0.15g。和匀服之。(《医方集听》)

（5）治红白痢疾：癫子草（有花全草）60g，墨斗草1把，过路黄30g，水煎服。(《重庆草药》)

葶苈子

《神农本草经》

本品又名大适、大室、草蒿、丁历。为十字花科植物独行菜、北美独行菜或播娘蒿的种子。多产于东北、河北、内蒙古、山东、山西、甘肃、青海、云南、四川等地。其味辛、苦，性大寒。归肺、膀胱经。具有泻肺平喘，利水消肿之功效。主治咳嗽喘促，水肿，面目浮肿，水肿喘满。用法为内服，煎汤，4.5～9g，或入丸、散；外用煎水洗或研末调敷。

使用注意：肺虚喘咳，脾虚肿满者忌服。

【配伍应用】

（1）配大枣，治痰饮咳逆上气，不能平卧等症。

（2）配牵牛子，治小便不利之浮肿。

（3）配桑白皮，治气壅喘咳。

（4）配雄黄，为末，腊月猪脂和成，以绵裹槐枝蘸点，治疳虫蚀齿。

（5）配紫苏子，治饮停三焦，喘满不得卧，面身水肿，小便不利者。

（6）配杏仁，治卒大腹水病。

（7）配防己，治水肿咳嗽。

（8）配荠菜根，治肿满腹大，四肢枯瘦，小便涩浊。

（9）配吴茱萸，治水肿。

（10）配茯苓、泽泻，治小便不利。

（11）配防己、大黄，治面目胸腹水肿，小便不利者。

（12）配附子、黄芪，治肺心病，心力衰竭，水肿喘满等症。

（13）配千金子、干笋末，治小便不利，四肢浮肿。大便利者禁用。

（14）炒葶苈子配川贝母，研细末，用枇杷叶（去毛）煎水冲服，治肺热型百日咳。

（15）配知母、贝母，治嗽。

（16）配莱菔子、白芥子，治咳嗽痰多。

（17）配半夏、巴豆，治咳嗽痰涎喘急。

（18）配防己、椒目、大黄，治胸腹积水，腹满气促等症。

（19）配大枣、杏仁、炙麻黄，治咳嗽实喘，气急，痰多，面目浮肿。

（20）配牵牛子、汉防己、炒杏仁，治小儿乳食冲肺，咳嗽，面赤痰喘。

（21）配大黄、芒硝、杏仁，治胸腹积水。

（22）配大枣、桑白皮、党参，治肺源性心脏病，胸积液等症。

（23）配大枣、杏仁、贝母，治咳喘，小便不利，浮肿。

（24）配桔梗、瓜蒌、桑白皮、葛根，治肺痈。

【配方选例】

（1）葶苈丸　治肺气咳嗽，面目浮肿，喘促不安，小便赤色：甜葶苈子（隔纸炒）、贝母（煨黄色）、木通各30g，杏仁（去皮尖，双仁，炒）、防己各60g。上为细末，用枣肉和丸，如梧桐子大，每服50丸，桑白皮煎汤，食前送下。（《医部全录·面门》）

（2）葶苈散　治肺气，喘满痰嗽，眠卧不安：苦葶苈子（炒）、蛤粉各3g，桑皮、山栀、赤茯苓、杏仁（去皮尖，炒）、人参、荆芥、薄荷、陈皮、桔梗（炒）、甘草（炙）各4g。作2贴，每贴用水2钟，生姜3片，煎至七分，不拘时服。（《奇效良方》）

（3）葶苈散　治咳嗽，面目浮肿，不得安卧，涕唾稠粘：甜葶苈（隔纸炒）、郁李仁（汤去皮，炒）、桑白皮各30g，紫菀（去苗，土）、旋覆花、槟榔、木通各15g，大腹皮1g。上为散，每服9g，水1中盏，生姜0.15g，煎至6分，去渣，不拘时温服。（《奇效良方》）

（4）葶苈散　治过食煎博，或饮酒过度，致肺壅喘不卧，及肺痈，咽燥不渴，浊唾腥臭：炒葶苈子、桔梗、瓜蒌仁、升麻、薏苡仁、桑白皮、葛根各30g，炙甘草15g。为粗末，每服12g，加生姜5片，水煎服。（《济生方》）

（5）葶苈薏苡泻肺汤　治肺痈，唾浓血：桔梗、甘草节、薏苡仁、贝母、橘红、黄芪、金银花、白及、葶苈子、生姜。水煎，缓缓服。若初起，去黄芪，加防风；溃后脓血多，加人参；溃久不敛，去葶苈子，加合欢皮。（《张氏医通》）

千日红

《植物名实图考》

本品又名百日红、吕宋菊、沸水花、长生花、蜻蜓红、球形鸡冠花。为苋科植物千日红的花序或全草。多产于江苏、福建、四川、广西等地。其味甘，性平。归肺、肝经。具有止咳平喘，清肝明目之功效。主治咳嗽气喘，百日咳，眼目昏糊。用法为内服，煎汤，花3～9g，全草15～30g；外用捣敷或煎水洗。

【配伍应用】

（1）配马鞭草，治头风痛。

（2）配蝉蜕、菊花，治小儿夜啼。

（3）配胡颓叶、四季青，治咳喘、百日咳等。

（4）配桑叶、菊花、女贞子，治眼目昏糊。

【配方选例】

（1）治小儿惊痫：千日红花 10 朵，蚱蜢 7 个。酌加开水炖服。（《福建民间草药》）

（2）治气喘：千日红花头 10 个。煎水，冲少量黄酒服，连服 3 次。（《中国药植志》）

（3）治白痢：千日红花序 10 个。煎水，冲入黄酒少量服。（《江西草药手册》）

杜鹃花叶

《本草纲目》

本品为杜鹃花科植物杜鹃花的叶。多产于河南、湖北及长江以南各地。其味甘、酸，性平。归肺经。具有祛痰止咳，平喘之功效。主治痰热咳嗽气喘，疮肿疔毒。用法为内服，煎汤，9～15g，捣敷或煎水洗浴。适量。

【配伍应用】

（1）配侧柏叶，等量捣烂，调鸡蛋清或蜜，敷患处，治对口疮。

（2）配鱼腥草、荔枝草，治痰热咳嗽，气喘等症。

【单味应用】

（1）鲜品捣烂外敷，治痈肿。

（2）单味嫩叶，捣烂，加入人乳，外敷，治眼外伤红肿。

【配方选例】

（1）治指疗，各种阳性肿毒：新鲜杜鹃枝头的嫩叶适量。捣烂为泥，敷患处，1日换2次药。（《江西民间草药验方》）

（2）治外伤出血：鲜杜鹃花叶。捣烂，外敷伤口。（《浙江民间常用草药》）

（3）治荨麻疹：鲜杜鹃花叶。煎汤，洗浴。（《福建中草药》）

（4）治慢性气管炎：杜鹃枝叶30g，五指毛桃60g，鱼腥草24g，胡颓子叶15g，羊耳菊9g。用温水3碗，先将药浸泡30分钟，然后用小火煎煮40分钟左右，约煎至1碗，分2次服。10天为1个疗程。（《全国中草药汇编》）

胡颓叶

《本草拾遗》

本品又名胡颓子叶、蒲颓叶。为胡颓子科常绿灌木胡颓子的叶。多产于安徽、江西、四川等地。其味酸、微苦，性微温。归肺经。具有止咳平喘之功效。主治肺寒咳嗽或肺虚久咳，气喘。用法为内服，煎汤，9~15g（鲜者24~30g），或研末；外用捣敷或研末调敷。

【配伍应用】

（1）配枇杷叶，治支气管哮喘，慢性支气管炎。

（2）配人参，治气虚喘咳。

（3）配冰糖，治肺结核吐血。

（4）配紫苏、细辛、生姜，治肺寒咳嗽，肺虚久咳，气喘。

【单味应用】

鲜品捣烂敷患处，治痈疽发背，金疮出血。

【配方选例】

（1）治咳嗽：鲜胡颓子叶30g。煎汤，加少许白糖，内服。（《泉州本草》）

（2）治蜂、蛇咬伤：鲜胡颓叶捣烂绞汁和酒服，渣敷患处。（《泉州本草》）

（3）治一切肺喘剧甚者：胡颓叶焙研为细末。米饮调服 4g，并服取瘥。
（《中藏经》）

紫苏子

《药性论》

本品又名苏子、黑苏子、野麻子、铁苏子。为唇形科植物皱紫苏、尖紫苏等的果实。多产于湖北、江苏、河南、山东、江西、浙江、四川等地。其味辛，性温。归肺、大肠经。具有降气消痰，止咳平喘之功效。主治咳嗽气喘，痰涎壅盛，胸膈满闷，肠燥便秘。用法为内服，煎汤，4.5～9g，捣汁饮或入丸、散。

使用注意：气虚久嗽，阴虚喘逆，脾虚便滑者皆不可用。

___

【配伍应用】

（1）配紫苏梗，治痰壅气滞。

（2）配半夏，治气逆痰盛的喘咳。

（3）配莱菔子，治胸腹胀闷，痰喘食积。

（4）配陈皮，治肺失肃降，痰多气逆而喘咳并作，胸闷膈满诸证。

（5）配葶苈子，治痰壅喘咳，胁痛，痰鸣不得平卧。

（6）配杏仁，治肺气不利，痰壅气逆之咳喘，大便干燥，便秘难下等症。

（7）配桑皮，治肺热痰嗽，水肿腹胀。

（8）配火麻仁，治胸膈不利，肠燥便秘。

（9）配藿香，治外感风寒夹湿，腹痛，吐泻。

（10）配砂仁，治气机不畅之胸腹满闷，胎动不安。

（11）配白前，治气壅痰结的气喘咳嗽。

（12）配黄连，治妊娠呕吐，心烦不安。

（13）配紫菀，治咳嗽气喘，咳痰不爽，胸膈满闷，亦可用于慢性支气管炎，支气管哮喘等症。

（14）配款冬花，治慢性咳嗽。

（15）配贝母，治痰气壅滞的喘咳，痰多，痰稠等症。

（16）配白芥子、莱菔子，治咳嗽痰喘，胸闷气逆。

（17）配火麻仁、杏仁，治便秘腹胀。

（18）配葶苈子、莱菔子，治支气管炎，咳嗽多痰。

（19）配大麻仁、杏仁、枳壳，治中焦气滞，肠中郁积，脘腹满胀，大便秘结等症。

（20）配厚朴、陈皮、半夏，治痰涎壅盛，喘咳上气，胸膈满闷。

（21）配火麻仁、瓜蒌仁、杏仁，治肠燥便秘。

（22）配香附、陈皮、甘草，治外感风寒，内伤饮食。

（23）配杏仁、半夏、前胡、桔梗，治风寒感冒，咳嗽痰稀。

（24）配厚朴、半夏、茯苓、生姜，治气滞痰阻，咽喉不利，胸满喘急。

（25）配大腹皮、陈皮、当归、白芍，治妊娠子悬，胎动不安。

（26）配藿香、陈皮、半夏、生姜，治鱼蟹中毒所引起的呕吐，腹胀。

（27）配半夏、藿香、丁香、枳壳，治痰浊中阻，胃气上逆而见呕恶，吐哕等症。

（28）配半夏、藿香、茯苓、陈皮、丁香、焦三仙（焦山楂、焦神曲、焦麦芽）、枳实，治胃气上逆，痰浊上泛而致的呕恶，吐哕等症。

【单味应用】

单味炒，水煎服，治鼻出血，痰多气不平。

【配方选例】

（1）苏子汤　治气上迫满，或气不通，烦闷喘呕：紫苏子 10g、半夏（洗）10g，桂心、炙甘草、人参各 3g，陈皮、干姜、茯苓各 90g，水煎，分 3 次服。若虚热，去干姜，用生姜 18g，并加黄芩 6g。（《外台秘要》）

（2）苏葛汤　治麻疹初起：紫苏、葛根、甘草、赤芍、陈皮、砂仁、前胡、枳壳、生姜、葱白。水煎服。（《杂病源流犀烛·脏腑门》）

（3）补肺汤　治肺气不足，咳逆上气，咳嗽喘息不能卧，吐沫唾血，不能饮食：紫苏子 30g，桑白皮 15g，半夏 12g，紫菀、人参、甘草、五味子、杏仁各 6g，射干、款冬花各 3g，麻黄、干姜、桂心各 10g，细辛 3g。为粗末，水煎，分 5 次（昼 3 夜 2）服。（《备急千金要方》）

（4）苏子降气汤　治痰涎壅盛，咳喘气短，胸膈满闷，咽喉不利等症：紫苏子、半夏（汤洗）各75g，肉桂、当归各45g，炙甘草60g，前胡、厚朴（姜汁炒）各30g。为粗末，加生姜2片、大枣1枚、紫苏5叶。每服6g，水煎，去渣热服。(《太平惠民和剂局方》)

（5）华盖散　治肺感寒邪，咳嗽上气，痰气不利，胸膈烦满，项背拘急，声重鼻塞，目眩晕：炒紫苏子、赤茯苓、炙桑白皮、炒杏仁、麻黄各30g，炙甘草15g。为粗末，每服6g，水煎食后服。(《太平惠民和剂局方》)

（6）苏葶滚痰丸　治小儿食积生痰，气促痰壅，咳嗽频作，便秘者：炒紫苏子、炒苦葶苈子各30g，大黄（酒蒸）、黄芩各120g，煅青礞石、沉香各15g。上为末，水泛为丸，姜汤送下。(《医宗金鉴·幼科心法要诀》)

（7）苏葶丸　治小儿停饮，喘急不得卧：炒紫苏子、炒苦葶苈子各等份。为细末，蒸枣肉为丸，麻子大，每服5~7丸，淡姜汤送下。(《医宗金鉴·幼科心法要诀》)

（8）苏子降逆汤　治嗳气不舒，胃脘胀满：紫苏子、法夏、陈皮各9g，威灵仙12g，厚朴、当归各6g，香附、旋覆花各9g，生姜3g，大枣4枚。水煎，每日1剂，日服2次。(时振声方)

苦杏仁

《本草经集注》

本品又名杏核仁、杏子、木落子、杏仁、杏梅仁。为蔷薇科植物杏或山杏等味苦的干燥种子。多产于我国东北、内蒙古、华北、西北、新疆及长江流域各省。其味苦，性微温，有小毒。归肺、大肠经。具有止咳平喘，润肠通便之功效。主治咳嗽上气，喘急，便燥。用法为内服，煎汤，4.5~9g，或入丸、散。外用捣敷。

使用注意：阴虚咳嗽及大便溏泄者忌服。

【配伍应用】

（1）配桔梗，治外感咳嗽痰多。

（2）配前胡，治感冒，咳嗽。

（3）配紫苏，治外感风寒咳嗽。

（4）配麦冬，治燥热伤肺咳嗽。

（5）配麻黄，治风寒束表的咳嗽。

（6）配川贝母，治肺虚久咳无痰，或痰黏，痰核，瘰瘤。

（7）配小茴香，治疝气冲逆作痛。

（8）配升麻，治肺气不宣，咳喘，小便不利，水肿，便秘。

（9）配薏苡仁，治湿瘟，肺痈，咳吐脓血样痰。

（10）配桃仁，治胸腹少腹疼痛，气秘，血秘，噎膈等症。

（11）配瓜蒌仁，治肠燥，气滞便秘。

（12）配厚朴，治湿痰内结，兼感外邪，气逆咳喘。

（13）配蜂蜜，治肺燥干咳，肺虚久嗽，或肠燥便秘；老年体弱，津液亏损所致的肺气失宣，上逆咳喘兼见腑气不通，便秘难下者。

（14）配紫苏叶，治外感引起的燥咳，偏于风寒者。

（15）配橘红，治痰湿壅肺，气逆喘咳，胸膈不舒，消化不良，便秘。

（16）配冬瓜仁，治痰热咳嗽，气逆，便秘。

（17）配雄黄，将鲜杏仁捣如泥，调入雄黄，敷扎伤口，治犬咬伤，伤口化脓，久不愈合。

（18）配芦根，煎水，加白酒服，治食马肉中毒。

（19）甜杏仁配苦杏仁，治老人肺虚咳嗽，气逆，肠结便秘。

（20）配火麻仁、柏子仁，治气虚和肠燥所致的便秘。

（21）配豆豉、芦根，煮汁饮，并浴，治食马肉血欲死。

（22）配荆芥、防风，治外感风寒。

（23）配百合、阿胶，水煎服，治干嗽。

（24）配紫苏、荆芥，治感冒咳嗽，气喘。

（25）配白石脂、白蔹、细末，鸡蛋清调敷，治痤疮、酒渣鼻。

（26）配桑叶、菊花，治外感风热。

（27）配甘草、花椒，常水煎液，绿色透明，滴眼，治凡眼内外所生遮蔽视线之目障。

（28）配鱼腥草、桔梗，治肺炎，咳嗽痰多。

（29）配桃仁、紫菀，炼蜜为丸，治咳嗽失音。

（30）配麻黄、生石膏，治肺热咳嗽。

（31）配炙麻黄、生甘草，治感冒咳嗽，气喘。

（32）配桃仁、郁李仁，治老人或妇女产后的肠燥，大便秘结。

（33）配火麻仁、桃仁、当归，治老年或产后之肠燥便秘。

（34）配桑叶、贝母、沙参，治肺热咳嗽。

（35）配麻黄、石膏、甘草，治肺热喘咳，身热口渴等症。

（36）配火麻仁、当归、枳壳，治肠燥便秘。

（37）配桑叶、牛蒡子、前胡，治感冒咳嗽，气喘。

（38）配前胡、桔梗、甘草，治感冒咳嗽，气喘。

（39）配白芷、辛夷、甘遂、麻油，前4味药入油浸，炸至黑黄色，加入液体石蜡、冰片、薄荷霜少许，搅匀过滤，仰滴鼻中，治鼻息肉。

（40）配瓜蒌、桃仁泥、槟榔、枳实，治肺气不降而致的大肠气秘，大便干结者。

（41）配桃仁、火麻仁、松子仁、郁李仁，治大便秘结。

（42）配紫苏子、麻黄、贝母、甘草，治咳嗽气喘等症。

（43）配桃仁、火麻仁、当归、枳壳，治老人及产后之肠燥便秘。

（44）配旋覆花、紫苏子、白前、炒莱菔子、枇杷叶，治肺气上逆导致的咳嗽。

（45）配黄精、当归、百部、紫菀、川贝母、全蝎，治顽咳。

【单味应用】

（1）单味杏仁皮，不拘量，水煎服，治杏仁中毒。

（2）单味去皮，研碎，敷脐，治小儿脐烂成风。

（3）单味苦杏仁，火煅存性，压磨出油，外搽，治黄水疮。

（4）单味苦杏仁，入陈醋煎沸，文火续煎15~20分钟，涂擦患处，治足癣。

（5）单味捣烂，与人乳调匀，敷患处，治鼻前生疮，糜烂。脑漏。

（6）生杏仁捣烂，以鸡子清调如饼，夜洗面敷之，治面部生疮。

（7）单味1个，以火点着，吹灭后，咬在牙痛处，如此法可连用2~3个，治虫牙。

（8）单味研末，以人乳化开，日点目3次，治伤目生瞖。

注：杏仁有苦杏仁、甜杏仁两种，处方上一般只写杏仁，即苦杏仁。甜

杏仁味甘，性平。苦杏仁性急，适用于壮人，实证者；甜杏仁力较缓，适用于老人、体虚及虚劳咳喘者。

【配方选例】

（1）杏子汤　治阳明伤风，能食，口苦咽干，腹满微喘，发热恶风，自汗，嗜卧身重，小便难，潮热而哕，其脉浮弦长而数：杏仁（去皮尖）、半夏（汤洗去滑）、五味子各 7.5g，芍药、桂心、细辛、炮姜、大黄（蒸）、炙甘草各 9g，茯苓 12g。上为末，每服 12g，水煎去渣，食前服。（《三因极一病证方论》）

（2）杏仁煎　治小儿咳嗽，心烦，喘急气粗：炒杏仁、寒食饧、天冬各 30g，蜜、酥油各 1 合，生地黄汁 1 大盏，煨贝母 15g。先捣研杏仁如膏，次用地黄汁煎贝母、天冬，绞取汁，入杏仁膏等，同熬如稀饧，每服 1.5g，温水调下。（《太平圣惠方》）

（3）杏仁汤　治伏暑而致的肺疟，症见口渴引饮、咳嗽频作、舌白：杏仁、滑石、茯苓各 9g，黄芩、连翘、桑叶各 4.5g，白豆蔻壳 2.4g，梨皮 6g。水煎服，日 2 次。（《温病条辨》）

（4）杏仁膏　治久咳失音者：杏仁 90g，姜汁、砂糖、白蜜各 45g，桑白皮、木通各 37.5g，紫菀、五味子各 30g。将后 4 味先熬 3 炷香，再入前 4 味炼成膏，含化。（《杂病源犀流烛·脏腑门》）

（5）杏苏饮　治伤风，发热憎寒，头疼有汗，咳嗽喷嚏，鼻塞声重，脉浮缓：炒杏仁、紫苏、前胡、桔梗、枳壳（麸炒）、炒桑白皮、黄芩、生甘草、麦冬、浙贝母、橘红。加生姜，水煎服。（《医宗金鉴·幼科心法要诀》）

（6）杏仁滑石汤　治暑温伏暑，症见胸膈痞闷，潮热呕恶，烦渴自利，汗出尿少，舌苔灰白：杏仁、半夏、滑石各 9g，黄芩、郁金、厚朴各 6g，橘红 4.5g，黄连、通草各 3g。水煎，分 3 次服。（《温病条辨》）

（7）加减杏仁煎　治咳嗽痰多，脉数，口渴，舌红，苔薄黄者：杏仁 6g，贝母 9g，桔梗 6g，枇杷叶 9g，郁金 6g，牛蒡子 9g，紫苏子 6g，前胡 6g，白前 9g，茯苓 12g。水煎，每日 1 剂，日服 2 次。（时逸人方）

百部

《本草经集注》

本品又名嗽药、百条根、野天门冬、百奶、九丛根、九虫根、一窝虎、九十九条根、山百根、牛虱鬼。为百部科植物蔓生百部、直立百部或对叶百部的块根。蔓生百部产于我国北部、中部、东南部各省；对叶百部产于长江流域至海南岛；直立百部产于山东、河南至长江流域中下游各省及福建。其味甘、苦，性平。归肺经。具有润肺止咳，灭虱杀虫之功效。主治新久咳嗽，百日咳，肺痨咳嗽，蛲虫，头虱，体虱，荨麻疹，皮炎，体癣，蚊虫叮咬。用法为内服，煎汤，3～9g，浸酒或入丸、散；外用煎水洗或研末调敷。

使用注意：热嗽，阴亏热盛者禁用。

【配伍应用】

（1）配沙参，治肺热气津两伤的咳嗽，肺痨久嗽。

（2）配白前，治外感或内伤肺气的久咳气喘等症。

（3）配川贝母，治热痰凝结的咳嗽，胸痛，吐痰黄稠量少等症。

（4）配苦参，治蛲虫病；煎汤熏洗，治头虱、体虱、阴虱等症。

（5）配车前子（草），治湿热痰嗽。

（6）配麻黄、杏仁，治小儿风寒咳嗽。

（7）配紫菀、白前，治痰阻于肺，咳嗽不止，咳痰不爽等症。

（8）配苦楝根皮、乌梅，治蛲虫病。

（9）配白前、沙参，治百日咳。

（10）配紫菀、桔梗、白前，治风寒咳嗽及顿咳，或微恶风寒，头痛。

（11）配紫菀、贝母、寒水石，治小儿肺热咳嗽。

（12）配沙参、麦冬、山药，治肺虚咳嗽。

（13）配荆芥、白前、桔梗，治咳嗽，喉痒，痰少。

（14）配沙参、杏仁、贝母，治小儿顿咳。

（15）配麦冬、沙参、百合，治咳嗽少痰，或痰中带血等症。

（16）配荆芥、桔梗、紫菀，治伤风咳嗽。

（17）配沙参、川贝、白前，治百日咳。

（18）配苦楝皮、槟榔、鹤虱，煎服。也可将药研末装胶囊，睡前纳入肛门，每次 1 粒，连用 1 周，治蛲虫症。

（19）配苦参、蛇床子、千里光，煎汤，先熏后洗，治疥疮结节。

（20）配麦冬、生地黄、山药，治肺痨咳嗽。

（21）配白及、牡蛎、炮山甲，研粉，如病灶有活动，百部加倍，治肺结核。

（22）配天冬、麦冬、地骨皮、桃仁，治小儿顿咳久嗽。

（23）配黄精、白及、黄芩、丹参，治肺结核。

（24）配使君子、大黄、鹤虱、槟榔、苦楝皮，治蛔虫。

（25）配黄精、当归、紫菀、杏仁、川贝母、全蝎，治顽咳。

【单味应用】

（1）单味入 50% 酒精内浸泡，外擦患处，治皮肤瘙痒症。

（2）单味煎汤外洗，治头虱，疮疥，阴道滴虫。

（3）单味入 70% 酒精或白酒浸泡，涂擦患处，治头虱、阴虱。

【配方选例】

（1）百部散　治小儿咳嗽，头热：百部、煨贝母、紫菀、葛根各 30g，石膏 60g。上为末，每服 3g，加竹叶 27 片，水煎，食后服。（《太平圣惠方》）

（2）百部丸　治久新咳嗽，唾稠黏，气息不通，嗽有脓血，咽中腥臭，喘息有音：百部 90g，五味子、干姜、紫菀、甘草、桂枝各 30g，升麻 15g。为细末，炼蜜和丸，梧桐子大，每服 2～3 丸，食后，睡前开水送下。（《鸡峰普济方》）

（3）百部汤　治热嗽气满：百部、百合、桑白皮、柴胡、枳壳（麸炒）、木通各 30g，赤芍、郁李仁（去皮，炒）各 1g，炙甘草 15g，赤茯苓 60g。为粗末，每服 10g，加生姜(枣大)1 块(拍碎)，水煎，不拘时服。（《圣济总录》）

（4）百部膏　治牛皮癣：百部、白鲜皮、鹤虱、蓖麻仁、生地黄、黄柏、当归各 0.3g。用麻油 240g，入药熬枯去渣，复熬至滴水成珠，下黄蜡 60g，以试水不散为度，再入雄黄末少许和匀，敷患处。（《疡医大全》）

（5）百部清金汤　治尸疰：百部、地骨皮、麦冬、茯苓、人参、桔梗、牡丹皮、炙甘草。水煎服。（《理虚元鉴》）

紫菀

《神农本草经》

本品又名青菀、紫茜、返魂草根、夜牵牛、紫菀茸、小辫儿、夹板菜、驴耳朵。为菊科植物紫菀的根及根茎。多产于东北、河北、安徽等地。其味苦、甘，微温。归肺经。具有化痰止咳，温肺，下气之功效。主治咳嗽气喘，痰吐不利，肺虚久咳，痰中带血。用法为内服，煎汤，1.5～9g。或入丸、散。

使用注意：有实热者忌服。

【配伍应用】

（1）配橘红，治咳嗽吐痰，胸闷不舒，寒热不明显的咳嗽。

（2）配紫苏子，治咳嗽有痰，气逆，胸膈满闷。

（3）配款冬花，治气逆咳嗽痰多，慢性气管炎等症。

（4）配百部，治外感咳嗽，或久咳不止，痰中带血等症。

（5）配茜草根，治吐血，咯血。

（6）配五味子，治咳嗽痰多，气喘自汗等症。

（7）配款冬花、百部，治久嗽不瘥。

（8）配茯苓、通草，治小便不利，尿少短赤者。

（9）配百部、白前，治痰阻于肺之咳嗽，咳痰不爽等症。

（10）配桃仁、杏仁，炼蜜为丸，开水冲服，治咳嗽失音。

（11）配荆芥、白前、桔梗，治感冒咳嗽痰多。

（12）配款冬花、百部、五味子，治久咳不止。

（13）配知母、麦冬、五味子，治阴虚咳嗽，咯血。

（14）配川贝母、知母、阿胶，治肺阴不足，痰火壅滞，咳嗽咯血或痰中带血等症。

（15）配白前、桔梗、甘草，治咳嗽气逆，咳痰不爽。

（16）配百部、桔梗、荆芥，治寒咳，有痰涎壅塞，咳吐不爽，或痰中带血。

（17）配天冬、黄芩、桑白皮，治慢性咳嗽而偏于劳热，甚至吐咳脓血。

（18）配桔梗、甘草、杏仁，治风寒咳嗽，支气管炎。

（19）配杏仁、细辛、款冬花，治小儿咳逆上气，喉中有声，喉中不通利。

（20）配荆芥、白前、陈皮，治外感风寒，痰多咳嗽。

（21）配麻黄、款冬花、杏仁、细辛，治冷哮喘咳胸闷，倚息不得平卧者。

（22）配黄精、当归、百部、杏仁、川贝母、全蝎，治顽咳。

【配方选例】

（1）门冬清肺饮　治脾胃虚弱，气促气弱，精神短少，衄血吐血：紫菀茸4.5g，黄芪、白芍、甘草各3g，人参、麦冬各1.5g，当归身1g，五味子3个。为粗末，分作2服，水煎，食后服。（《内外伤辨惑论》）

（2）万病紫菀丸　治脐腹久患痃癖如碗大，及诸黄病，每地气起时，上气冲心，绕脐绞痛，一切虫咬，水病，蛊病，反胃吐食，呕逆恶心，饮食不消，天行时病，妇人多年月露不通，或腹如怀子多血，天阴即发；又治风疾，顽痹不知年岁，昼夜不安，梦如鬼交，头白多屑，或哭或笑，如鬼魅所着，腹部生疮；并治小儿惊厥，大人癫狂，妇人身上顽麻，状如虫行，四肢俱肿，呻吟等疾：紫菀、石菖蒲、吴茱萸（汤洗7次，焙干）、柴胡、厚朴（姜制）各30g，炒桔梗、茯苓（去皮）、皂角（去皮弦子，炙）、桂枝、炮姜、黄连、炮川乌（去皮）各24g，川椒（去目及闭口者，微炒出汗）、巴豆（去皮膜、油、研）、人参、羌活、独活、防风各15g。为末，入巴豆研末，炼蜜为丸，梧桐子大，每服3~7丸，食后，临卧生姜煎汤送下。痔漏肠风（酒送下），赤白痢（诃子煎汤送下），脓血痢（米饮送下），堕伤血闷、四肢不收（酒送下），蛔虫咬心（槟榔煎汤送下），气噎、忧噎（荷叶煎汤送下），打扑伤损（酒送下），中毒（帚灰、甘草煎汤送下），一切风（升麻煎汤送下），寸白虫（槟榔煎汤送下），霍乱（干姜煎汤送下），咳嗽（杏仁煎汤送下），腰肾痛（豆淋汤送下），阴毒伤寒（温酒送下），吐逆（生姜煎汤送下），食饮气块（面汤送下），时气病（井华水送下），脾风（陈皮煎汤送下），头痛（白开水送下），心痛（温酒送下），大小便不通（灯心草煎汤送下），吐水（梨汤送下），小儿天风吊搐（防风或防己煎汤送下），小儿疳痢（葱白煎汤送下），小儿乳食所伤（白开水送下），妇人月经不通（酒煎红花送下），妇人腹痛（川芎煎汤送下），怀孕半年后胎漏（艾叶煎汤送下），有子气冲心（酒送下），产后血晕痛（酒送下），血气痛（酒煎当归送下），产后心腹胀满（豆淋汤送下），难产（益智煎汤送下），产后血痢（当归煎汤送下），赤白带下（艾叶煎汤送下），内外伤寒（粥饮送下），室女血气不通（酒送下），子死腹中（莱菔子煎汤送下）。（《医垒元戎》）

（3）太平膏　治火烁肺金，气失清化，致干咳烦嗽，痰红咯血，呕血吐血，咽痛喉哑，喉痹，梅核，肺痿等：紫菀、款冬花、杏仁霜各90g，知母、川贝母、茜草根、薄荷末各60g，百药煎、粉草、海粉（飞净）各30g，诃子、儿茶各15g。研极细末，炼白蜜和药，不拘时噙化。（《类证活人书》）

（4）紫菀汤　治妊娠咳嗽不止，胎动不安：紫菀30g，桔梗15g，甘草、杏仁、桑白皮各7.5g，天冬30g。上细切，每服9g。竹茹1块，水煎，去滓，入蜜半匙，再煎2沸，温服。（《伤寒保命集》）

款冬花

《神农本草经》

本品又名冬花、款花、艾冬花、九九花。为菊科多年生草本植物款冬的花蕾。多产于河北、河南、湖北、四川、山西、陕西、甘肃、内蒙古、新疆、青海、西藏等地。其味辛，性温。归肺经。具有润肺下气，止咳化痰之功效。主治咳嗽气逆，痰涎壅盛，咳吐白沫。用法为内服，煎汤，1.5～9g，熬膏或入丸、散。

使用注意：杏仁为使。得紫菀良。恶皂角、消石、玄参。畏贝母、辛夷、麻黄、黄芩、黄连、黄芪、青葙子。

【配伍应用】

（1）配百合（蒸），治咳嗽不已，或痰中有血。

（2）配黄连等份为末，用唾津煨成饼子，先以蛇床子煎汤漱口，乃以饼子敷之，治口中疳疮。

（3）配紫菀，治咳嗽痰多，肺虚久咳，劳嗽咯血。

（4）配杏仁，治痰气郁结的咳嗽气喘。

（5）配五味子，治湿痰、水饮的咳嗽气喘，吐痰清稀量多等症。

（6）配百部，治久咳。

（7）配白前，治气滞痰郁的咳嗽。

（8）配白及、百合，治肺结核，痰多，咯血。

（9）配百合、藕节，治久咳，痰中带血。

（10）配五味子、半夏，治湿痰、水饮的咳嗽气喘，吐痰清稀量多等症。

（11）配紫菀、知母，治慢性咳嗽气急，痰中带血。

（12）配桔梗、薏苡仁，治肺痈咳嗽而胸满振寒，脉数，咽干，大渴，时唾腥臭脓痰。

（13）配百合、麦冬、阿胶，治肺虚久咳，痰中带血等症。

（14）配杏仁、知母、桑白皮，治暴咳。

（15）配麻黄、细辛、紫菀，治寒饮咳喘。

（16）配桑白皮、知母、黄芩，治肺热咳嗽。

（17）配麻黄、杏仁、紫苏子，治痰嗽气喘，遇冷即发。

（18）配紫菀、知母、蜂蜜，治慢性咳嗽气急。

（19）配紫菀、桔梗、甘草，治急、慢性气管炎，咳吐脓痰。

（20）配杏仁、麻黄、桑白皮、制半夏，治哮喘。

（21）配川贝、甜杏仁、紫菀、麦冬，治久咳劳嗽。

（22）配紫菀、五味子、肉桂、麻黄，治肺寒痰嗽，咳嗽气喘等症。

（23）配浙贝母、杏仁、知母、桑白皮，治肺热咳嗽，咳痰不爽，气急胸闷，口干等症。

注：款冬花偏于治日久咳嗽，蜜炙能增强润肺之功效，温肺宜生用。

【配方选例】

（1）款冬花汤　治暴发咳嗽：款冬花 60g，贝母、甘草、桑白皮各 15g，知母 0.3g，杏仁 1g，五味子 15g。水煎。每日 1 剂，分 2 次服。（《圣济总录》）

（2）安眠散　治上喘咳嗽，久而不愈者：款冬花、麦冬（去心）、乌梅肉、佛耳草各 7.5g，陈皮（去白）15g，罂粟壳（蜜炙）23g，甘草（炙）12g。上为细末，每服 9g，水 1 盏，入黄腊如枣核许，同煎至 8 分，去滓，临睡温服。（《奇效良方》）

（3）百花丸　治肺热虚火，咳嗽痰喘，口干声哑，痰中带血：款冬花、五味子（炙）、紫菀、天花粉、牡丹皮、桔梗、橘皮、麦冬、前胡、百合、玄参、沙参、薄荷、蒲黄（炒）、杏仁（炒）、柿霜、川贝母各 90g。为细末，炼蜜为丸。每丸重 7.5g，每服 1 丸，温开水送下，每日 2 次。（《北京市中药成方选集》）

（4）芦吸散　治冷哮寒嗽，喘促痰清：款冬花、川贝母、肉桂、甘草（炙）各 9g，煅鹅管石 15g。细为末，每次少许。噙化，每日 5～7 次。（《张氏医通》）

第五章　芳香化湿药

藿香

《名医别录》

本品又名土藿香、广藿香、枝香。为唇形科多年生草本植物广藿香和藿香的全草。广藿香产于广东、台湾；藿香国内各地均产。其味辛，性微温。归脾、胃、肺经。具有芳香化湿，和中止呕，发散表邪之功效。主治暑湿病，湿温病，胸脘痞闷，少食作呕，神疲体倦，呕吐，妊娠呕吐。用法为内服，煎汤，4.5～9g，或入丸、散；外用煎水含漱，或烧存性研末调敷。

使用注意：阴虚火旺，胃弱欲呕及胃热作呕，中焦火盛热极，温病热病，阳明胃家邪实作呕作胀者慎用。

【配伍应用】

（1）配佩兰，治夏日中暑，症见头昏、头胀、胸闷腹满、恶心呕吐，甚则腹胀、腹泻等症。

（2）配陈皮，治胃失和降的呕吐，中气不运的脘痞懒食，湿郁三焦的吐泻交作。

（3）配郁金，治湿阻气滞，胸脘痞闷。

（4）配紫苏，治外感风寒，内伤暑湿。

（5）配龙骨，为末，外敷，治刀伤流血。

（6）配半夏，治寒湿内阻，停食气滞，脘腹疼痛，呕吐等症。

（7）配细茶，烧灰，油调涂叶上贴之，治冷露疮烂。

（8）配砂仁，治妊娠呕吐，气滞脘闷，胃纳不佳。

（9）配枯矾，为末，搽牙根上，治小儿牙疳溃烂出脓血，口臭，嘴肿。

（10）配白术，治脾胃虚弱，呕吐，泄泻。

（11）配高良姜，治疟。

（12）配黄连，治湿热呕吐。

（13）配猪胆汁，为丸服，治鼻渊、鼻流浊涕之证。

（14）配砂仁、木香，治腹痛泄泻。

（15）配生姜、半夏，治胃寒呕吐。

（16）配党参、白术，治脾胃虚弱，呕吐泄泻。

（17）配半夏、陈皮，治寒湿内阻，脘痞呕吐。

（18）配苍术、厚朴，治胸脘痞闷，少食作呕，神疲体倦等症。

（19）配连翘、半夏，治中暑而发热，烦渴，恶心，呕吐。

（20）配丁香、白豆蔻，治寒湿呕吐。

（21）配黄连、竹茹，治湿热呕吐。

（22）配砂仁、香附，治妊娠呕吐及气滞脘闷的胃纳不佳。

（23）配砂仁、法半夏，治妊娠呕吐。

（24）配黄芩、连翘，治寒湿内阻，停食气滞，脘腹疼满，呕吐，有热者。

（25）配紫苏叶、白芷，治外感风寒，内伤湿滞之证。

（26）配滑石、通草，治小便短赤。

（27）配丁香、半夏，治胃中虚寒，湿阻中焦，呕逆不止等症，偏于寒盛者。

（28）配半夏、苍术，治寒湿内阻，停食气滞，脘腹疼满，呕吐，偏于湿盛者。

（29）配甘草、香附，治妊娠呕吐。

（30）配葫芦茶、矮地茶，外用治念珠菌性阴道炎。

（31）配丁香、滑石，治暑月吐泻。

（32）配姜半夏、炒黄芩、生姜，水煎服，治发芽马铃薯中毒所致腹痛吐泻，下痢。

（33）配滑石、茵陈蒿、黄芩，治暑湿病，湿温病。

（34）配陈皮、厚朴、苍术，治由饮食生冷或不洁引起的急性胃炎。

（35）配厚朴、苍术、半夏，治脾湿内阻，运化失常所致的脘腹胀满，食少作恶，大便溏薄等症。

（36）配砂仁、香附、紫苏梗，治妊娠呕吐。

（37）配紫苏、半夏、厚朴，治暑月外感风寒，内伤生冷，寒热头痛，脘腹痞满，呕恶泄泻等症。

（38）配黄精、大黄、皂矾，米醋浸泡，取汁浸泡患处，每次30分钟，治手、足癣。

（39）配佩兰、白豆蔻、厚朴，治夏令伤暑，湿浊中阻之胸闷，腹满，呕恶或热病夹湿之脘腹胀满，恶心欲吐诸证。

（40）配苍术、厚朴、陈皮、半夏曲，治痰食积滞，胸脘痞满，不思饮食等症。

（41）配苍术、厚朴、陈皮、紫苏，治夏秋暑湿发热，头痛呕恶，胸闷腹泻等症。

（42）配半夏、紫苏叶、厚朴、白芷，治夏季感冒兼有头痛，腹痛，呕吐，腹泻。

（43）配紫苏、白芷、陈皮、半夏，治暑令感冒风寒，内伤饮食，寒热头痛，呕逆胀闷等症。

（44）配葛根、党参、白术、木香，治脾虚，呕吐腹泻，口渴不喜饮。

（45）配青蒿、薄荷叶、荷叶、甘草，治中暑、伤暑。

（46）配紫苏、制半夏、厚朴、苍术，治夏秋暑湿发热，头痛呕恶，胸闷腹泻等症。

（47）配佩兰、金银花、白芷、厚朴，治夏令感冒。

（48）配丁香、陈皮、制半夏、生姜，治胃寒呕吐，胃腹胀痛。

（49）配陈皮、制半夏、茯苓、党参，治食减倦怠。

【单味应用】

（1）单味于6月底生长茂盛时采收，晒干或阴干，切碎，放蒸馏器内，水蒸2次，收集蒸馏液，温饮，每次60g，治中暑。

（2）单味洗净煎汤，时时含漱，治口臭。

（3）单味水煎，以猪胆汁兑入汤内，临卧服，治鼻窦炎。

（4）单味（枝叶梗）研细末，用猪胆汁拌匀，酌加白糖内服，治鼻息肉。

【配方选例】

（1）六和汤　治夏月饮食不调，内伤生冷，外伤暑气及伏暑烦闷，倦怠嗜卧等症：藿香3g，砂仁（研）、半夏（洗）各1.5g，杏仁3g，人参1.5g，厚朴、木瓜、赤茯苓、白扁豆各3g，甘草1.5g。上10味，清水2杯，加生姜2～5

片，红枣 1 枚，煎至 1 杯，不拘时温服或入盐半字同煎，寒加紫苏，暑加香薷。(《大同方剂学》)

（2）藿香正气散　治外感风寒，内伤湿滞，寒热头痛，胸膈满闷，脘腹疼痛，恶心呕吐，肠鸣泄泻，舌苔白腻等：藿香 9g，紫苏、白芷、大腹皮、茯苓各 30g，白术（土炒）、陈皮（去白）、厚朴（姜汁炙）、桔梗、半夏曲、甘草（炙）各 60g。上为末，水 1 盏，姜 3 片，枣 1 枚，煎至 7 分，热服，每服 6g，如欲出汗，衣被盖，再煎并服。(《太平惠民和剂局方》)

（3）藿香养胃汤　治胃虚不食，四肢痿弱，行立不能：藿香、白术、茯苓、神曲、乌药、缩砂仁、薏苡仁、半夏曲、人参各 15g，荜澄茄、甘草各 10g。生姜、大枣适量，水煎。每日 1 剂，分 2 次服。(《三因方》)

（4）补脾藿香散　治脾受水气，吃转药后，便服此药以补之：藿香、丁香、羌活、红豆蔻、川芎、独活、木香、草豆蔻（去皮）、甘草（炙）各 0.3g，干姜 3 片，陈皮 15g。上为细末，每服 6g，水 1 盏，煎 3～4 沸，空腹和滓服。(《奇效良方》)

（5）泻黄散　治脾胃伏火，热在肌肉，口燥唇干，口疮口臭，烦热易饥，及脾热弄舌等症：藿香叶 21g，栀子 3g，石膏 15g，甘草 90g，防风 120g。上药同蜜、酒微炒香，为末，每服 3～6g，水煎服。(《小儿药证直诀》)

佩兰

《本草再新》

本品又名兰草、水香、都梁香、大泽兰、燕尾香、香水兰、孩儿菊、千金草、香草、醒头草。为菊科植物兰草的茎叶。多产于江苏、浙江、河北、山东等地。其味辛，性平。归脾、胃经。具有芳香化湿，疏散表邪之功效。主治脘闷呕恶，口中甜腻，多涎口臭，外感暑湿，恶寒发热，头胀胸闷。用法为内服，煎汤，4.5～9g（鲜者 9～15g）。

使用注意：阴虚、气虚者忌服。

【配伍应用】

（1）配滑石，治夏令暑证。

（2）配黄连，治脾胃湿滞，症见胸闷、消化不良、口苦苔腻者。

（3）配藿香，治胃肠型流感。

（4）配荷叶，治暑湿之头晕、头胀等症。

（5）配砂仁，治湿阻气滞，呕恶，食欲不振，胸脘胀满。

（6）配木香，治胃脘胀闷，腹胀肠鸣，吐泻痢疾。

（7）配泽兰，治湿阻血瘀，大腹水肿，小便不利，睾丸血肿。

（8）配茯苓，治暑湿内蕴，呕恶脘痞，泄泻，小便不利。

（9）配石菖蒲，治气滞胁痛胀满，不思饮食，胃脘胀痛不舒，恶心，口中甜腻泄泻。

（10）配黄连、芦根，治热性病或吃肥腻过多而致的消化不良。

（11）配黄连、黄芩，治湿热郁于中焦，口臭脘闷，不思饮食，口甜苔腻等症。

（12）配滑石、薏苡仁，治湿温初起，恶寒发热，头胀胸闷。

（13）配藿香、厚朴、肉豆蔻，治湿浊内阻、中气不运所致脘闷、呕恶、口中甜腻、多涎口臭等症。

（14）配葛根、黄芩、厚朴，治夏季外感，发热头痛，全身骨痛，两目刺痛，胸闷恶心，大便不畅等症。

（15）配藿香、白豆蔻、厚朴，治夏令伤暑，湿浊中阻之胸闷、腹满呕恶，或热病恶心呕吐。

（16）配黄芩、茵陈、大豆卷，治湿热初起之证。

（17）配藿香、鲜荷叶、厚朴，治外感暑湿。

（18）配藿香、青蒿、荷叶，治外感暑湿的恶寒发热，头胀胸闷等症。

（19）配鲜荷叶、滑石、甘草，治夏季伤暑。

（20）配苍术、藿香、陈皮、荷叶，治暑湿胸闷，食减，口甜腻。

（21）配藿香、半夏、厚朴、白豆蔻，治湿热阻于脾胃，胸脘胀闷，食少恶心呕吐，泄泻等症。

（22）配藿香、陈皮、半夏、厚朴、荷叶，治暑湿内蕴，寒热头痛，胸腹胀闷，不思饮食。

【单味应用】

单味鲜叶，开水冲泡代茶饮，治暑湿胸闷，食减，口甜腻。

【配方选例】

（1）治脾瘅口甘：兰草。煎汤服。（《黄帝内经·素问》）

（2）鲜佩兰露　治感冒，头痛鼻塞，神经性头痛，恶心呕吐，食欲不振等：鲜佩兰1斤。为粗末，用蒸汽蒸馏法，制成露2斤。每服120g，隔水温服，小儿酌减。（《中药成方配本》）

（3）佩兰芩补汤　治夏季外感，发热、头痛、全身骨痛、两目刺痛、胸闷恶心、大便不畅等症：佩兰9g，条黄芩、厚朴各6g，野菊花、白术各9g，葛根12g，秦艽4.5g，桔梗6g。水煎服。（《中药临床应用》）

（4）治急性胃肠炎：佩兰、藿香、苍术、茯苓、三颗针各9g。水煎服。（《全国中草药汇编》）

白豆蔻

《本草纲目拾遗》

本品又名多骨、壳蔻、白蔻、蔻米。为姜科植物白豆蔻的果实（用时去果壳）。主产于泰国、越南等地。其味辛，性温。归脾、胃经。具有化湿行气，温中止呕之功效。主治胸脘痞满，食欲不振，呕吐，湿温初起。用法为内服，煎汤（不宜久煎），1.5～6g，或入丸、散。

使用注意：阴虚血燥而无寒湿者忌服。

【配伍应用】

（1）配砂仁，治气滞湿阻，胸闷腹满，呕吐泄泻。

（2）配陈皮，治脾胃虚弱，湿浊郁滞的胸腹满闷，泛恶纳呆，吐泻等症。

（3）配半夏，治湿阻中焦的呕吐。

（4）配杏仁，治胸胁满闷，湿痰壅盛。

（5）配厚朴，治脾胃气滞，寒湿胀满者。

（6）配藿香，治气滞湿郁或寒湿内停的呕吐，胃脘满闷，不思饮食等症。

（7）配黄连，治湿热阻于中焦的脘腹胀闷，纳差，胃痛，恶心呕吐等症。

（8）配藿香、丁香，治寒湿呕吐。

（9）配厚朴、陈皮，治胃脘胀满。

（10）配陈皮、半夏，治寒湿呕吐。

（11）配砂仁、甘草，治小儿胃寒吐乳。

（12）配藿香、半夏、陈皮，治胸腹满闷，反胃呕吐。

（13）配薏苡仁、茯苓、通草，治胸闷不饥，舌苔浊腻。

（14）配黄芩、黄连、滑石，治湿温或湿热所致的倦怠，身疼，发热，不思饮食，小便黄等症。

（15）配陈皮、生麦芽、香稻芽，治食欲不振。

（16）配砂仁、丁香、生姜，治脾胃虚寒，气逆反胃，恶心呕吐，胸腹胀闷等症。

（17）配厚朴、陈皮、苍术，治湿阻脾胃所致的胸脘痞满，湿温病，胸闷不饥，舌苔浊腻等症。

（18）配滑石、薏苡仁、通草，治湿温病初起，湿邪偏重者；热邪偏盛者配黄芩、滑石、通草。

（19）配藿香、陈皮、生姜，治急性胃炎。

（20）配党参、半夏、生姜，治脾胃虚寒。

（21）配人参或党参、白术、干姜、炙甘草、丁香，水煎，治脾胃虚寒，呕恶反胃者。

（22）配生薏苡仁、杏仁、厚朴、通草，治湿温病初起时头重胸闷，体倦，小便短赤，大便溏泄，舌苔白腻。

（23）配佩兰、藿香、半夏、厚朴，治脾胃湿热，胸脘胀闷，食少恶心呕吐，泄泻等症。

【配方选例】

（1）豆蔻汤　治虚劳，不思饮食，中满痞塞，大便或秘或泄：白豆蔻（去皮）、白术（砂炒）、陈皮（去白）、人参各30g，干姜（炮）、甘草（炙）、丁香各15g，槟榔（锉）2枚，厚朴（去粗皮，姜汁制）60g。上㕮咀，每服9g，水1盏，生姜3片，枣2枚，擘破同煎至7分，去渣，不拘时温服。（《奇效良方》）

（2）白豆蔻丸　治霍乱后脾胃尚虚，谷气未实，津液内燥，睡卧不安：白豆蔻（去皮）、陈橘皮（去白）、草豆蔻（去皮）、厚朴（去粗皮，姜汁炙）、官桂（去粗皮）、干木瓜、白术（炒）、半夏（汤泡7次，去滑）、人参各60g，高良姜（炒）、缩砂仁（去皮）、陈曲（炒）、麦蘖（炒）、白茯苓、干姜（炮）、木香、桃仁（去皮尖，双仁，炒）、甘草（炙）各120g。上为细末，炼蜜和丸，如梧桐子大，每服30～40丸，空腹用米饮送下。（《奇效良方》）

（3）木香调气散　治七情内伤，气逆为病，痰潮昏塞，牙关紧急，与中风相似，但身冷，脉沉应气口，经灌服苏合香丸醒后，无痰体实者，及寒湿气滞，脘胀腹痛等症：白豆蔻、丁香、檀香、木香各60g。藿香、炙甘草各240g，砂仁120g。为细末，每服6g，加盐少许，沸汤点服。（《医宗必读》）

（4）太仓丸　治脾胃虚弱，不进饮食，及反胃呕吐：白豆蔻、砂仁各60g，丁香30g，陈仓米（土炒）1升。为细末，姜汁为丸，梧桐子大，每服60～70丸，生姜煎汤送下。（《证治准绳·女科》）

（5）加减仁香汤　治脘闷腹胀，饮食停滞：白蔻仁、砂仁、藿香、木香各6g，枳壳9g，陈皮、厚朴各6g，泽泻15g，赤茯苓12g。水煎，每日1剂，日服2次。（时逸人方）

砂仁

《本草原始》

本品又名缩砂仁、缩砂蜜、春砂仁。为姜科植物阳春砂或缩砂的成熟果实或种子。多产于广东、广西、越南、泰国、缅甸、印度尼西亚等地。其味辛，性温。归脾、胃、肾经。具有化湿行气，温脾止泻，安胎之功效。主治胸脘痞闷，腹胀食少，腹痛泄泻，胎动不安，妊娠恶阻。用法为内服，煎汤（不宜久煎），1.5～6g，或入丸、散。

使用注意：阴虚有热者忌服。

【配伍应用】

（1）配白蔻仁，治食少，胸闷，脘腹胀痛，胃寒反胃呕吐，消化不良。

（2）配干姜，治虚寒泄泻。

（3）配厚朴，治气滞痞满，胁肋胀痛等症。

（4）配草果，治寒湿停滞的腹胀，呕吐，不食等症。

（5）配桑寄生，治胎动不安，腰坠痛。

（6）配白术，治脾胃虚寒气滞之脘腹胀满，食滞不消，呕吐，泻痢等症。

（7）配藿香，治妊娠呕吐，气滞脘闷，胃纳不佳。

（8）配甘草，共研细末，含服或开水冲匀频服，治骨鲠。

（9）配佩兰，治湿阳气滞，呕恶，食欲不振，胸脘胀满。

（10）配续断，治肝肾阳虚，胞宫寒冷。

（11）配黄芩，治胎动不安，脾虚有热者。

（12）配苍术，治急性肠炎。

（13）配肉桂，治脾阳不振，脘腹冷痛，食少便溏等症。

（14）配木香，治消化不良。

（15）配藿香、法半夏，治妊娠呕吐。

（16）配枳壳、木香，治胃腹胀痛。

（17）配藿香、木香，治腹痛泄泻。

（18）配陈皮、半夏，治呕吐。

（19）配藿香、香附，治妊娠呕吐及气滞脘闷的胃纳不佳。

（20）配白术、紫苏梗，治气滞胎动不安，妊娠恶阻等症。

（21）配白豆蔻、甘草，治小儿胃寒吐乳。

（22）配党参、茯苓，治脾虚湿滞所致的胸脘痞闷，腹胀食少，气短懒言。

（23）配白豆蔻、丁香、生姜，治脾胃虚寒，气逆反胃，恶心呕吐，胸腹胀闷等症。

（24）配陈皮、木香、枳壳，治胸脘痞闷，腹胀食少等症。

（25）配干姜、熟附子、陈皮，治脾胃虚寒的腹痛泄泻。

（26）配藿香、香附、紫苏梗，治妊娠呕吐。

（27）配白术、桑寄生、续断，治胎动不安。

（28）配儿茶、百草霜、威灵仙，为末，蛋清调，灌下，治诸骨鲠喉。

（29）配木香、枳实、白术，治胸胁胀痛，消化不良，泄泻食少等症。

（30）配厚朴、木香、陈皮、枳实，治湿阻中焦及脾胃气滞之脘腹胀满，不思饮食。

（31）配干姜、木香、吴茱萸、肉豆蔻，治脾虚寒湿积滞，泄泻，腹中疼痛，不思饮食。

（32）配党参、白术、干姜、木香，治脾虚寒湿气滞的泻痢。

（33）配木香、党参、白术、陈皮、半夏，治痰湿内停，呕吐痞闷等症。

（34）配紫苏叶、藿香、黄芩、白术、木香、当归，治妊娠呕吐，胎动不安。

【单味应用】

（1）单味煎浓汁服，治误食铁物。

（2）单味去皮、炒干、研细末，以热黄酒送下，觉腹中温暖胎即安，治孕妇偶因跌倒致胎动不安而腹痛者。

【配方选例】

（1）理中汤　治寒喘，四肢逆冷，脉沉细：砂仁、干姜、紫苏子、厚朴、官桂、陈皮、甘草各3g，沉香、木香各1.5g。生姜适量，水煎。磨沉香、木香同服。(《万病回春》)

（2）治伤饮食方　治伤饮食油腻瓜果，酒面乳茶等物：砂仁、苍术、草果、干葛根、陈皮、茯苓、生姜各3g。水煎。分2次服。(《本草汇言》)

（3）消食丸　治小儿宿食不消：砂仁、陈皮、三棱、莪术、神曲、麦芽各15g，香附30g。为末，面糊为丸，绿豆大。紫苏汤下。(《婴童百问》)

（4）龙脑饮子　治蕴积邪热，咽喉肿痛，赤眼口疮，心烦鼻衄，咽干多渴，睡卧不宁，痰热咳嗽，中暑烦躁：砂仁、天花粉各90g，藿香叶72g，石膏120g，炙甘草500g，炒栀子仁360g。为细末，每服3~6g，白水调蜜送下。治伤寒余毒，潮热虚汗，每服6g，加竹叶5~6片，水煎服。(《太平惠民和剂局方》)

（5）十将军丸　治疟疾，疟疾不善调理，经吐下日久，荣卫亏损，邪气伏藏胁腹，结为癥癖，名为疟母：砂仁、槟榔、常山、草果各60g，三棱、莪术、青皮、陈皮、乌梅、半夏各30g。将草果、常山以酒、醋各1碗浸1夜，后入余药同浸至晚，煮干为末，酒、醋各半打糊为丸，每服30~40丸，白开水送下，每日2次。(《杂病源流犀烛·六淫门》)

（6）舒肝丸　治肝气郁滞，两胁刺痛，饮食无味，消化不良，呕吐酸水，倒饱嘈杂，周身串痛：砂仁、延胡索、牡丹皮、厚朴、柴胡、青皮各1斤，香附、白芍各1.5斤，木香、香橼、甘草各0.5斤，姜黄、佛手各180g，沉香、豆蔻仁各150g，檀香120g。上为细末，炼蜜为丸，每服9g。(《全国中药成药

处方集》)

（7）盐煎散 治男子妇人一切冷气攻冲，胸膈刺痛不已，及脾胃虚冷，呕吐泄泻，膀胱小肠气，妇人血气，并皆治之：缩砂仁（去壳）、苍术（米泔水浸2宿）、茯苓（去皮）、草果（去皮，煨）、川芎、肉豆蔻、茴香（炒）、荜澄茄、大麦芽、槟榔、高良姜（炒）、枳壳（麸炒）、厚朴（去皮，姜制，炒）、陈皮（去白）、羌活（去芦）、甘草（炙）各3g。上作1服，用水2钟，入盐少许，煎至1钟，空腹热服。（《奇效良方》）

草豆蔻

《雷公炮炙论》

本品又名豆蔻、草果、偶子。为姜科植物草豆蔻的种子团。主产于广西、广东等地。其味辛，性温。归脾、胃经。具有燥湿健脾，温胃止呕之功效。主治胸腹满闷，食欲不振，胃痛呕吐。用法为内服，煎汤，2.4～4.5g，或入丸、散。

【配伍应用】

（1）配吴茱萸，治脾胃气滞，寒湿所致之腹痛、呕吐。

（2）配高良姜，治食欲不振，脘腹胀满，疼痛。

（3）配木瓜，治脾胃虚弱，寒湿阻滞所致之食欲不振。

（4）配干姜，治寒湿郁滞中焦所致的腹满，呕吐，泄泻。

（5）配吴茱萸、香附，治寒湿郁滞中焦所致的呕吐，胃脘痛等症。

（6）配煨木香、煨诃子，治虚寒久泻。

（7）配白术、砂仁、陈皮，治脾胃虚弱，寒湿郁滞，不思饮食等症。

（8）配吴茱萸、半夏、生姜，治寒湿阻胃，气逆作呕。

（9）配砂仁、厚朴、制半夏，治寒湿阻滞中焦所致的胸腹满闷，不思饮食，苔厚滑腻等症。

（10）配高良姜、生姜汁、吴茱萸，治寒湿郁滞中焦而致的气逆作呕，胸闷脘痛者。

（11）配缩砂仁、木瓜、乌梅、生姜，治湿郁寒滞中焦所致的不思饮食。

（12）配吴茱萸、延胡索、高良姜、香附，治胃寒腹痛呕吐，唇舌淡白，口泛清涎，食欲不振。

【配方选例】

（1）草豆蔻汤　治干呕，和胃下气：草豆蔻（去皮）、藿香、枳壳（去瓤，麸炒）、陈皮（汤浸去白焙），白术、山芋各15g，桂心（去皮）、丁香各0.3g，上咬咀，每服9g，水1盏，枣2枚，擘破，粟米少许同煎煮至7分，去渣，食前温服。（《奇效良方》）

（2）匀气丸　治气虚浊升，多嗳：草豆蔻、橘皮、沉香各15g，益智30g，人参15g，檀香、大腹子各30g。上为末，泛丸，梧子大。每服80丸，淡姜汤下。（《医学入门》）

（3）草豆蔻散　治脾虚胃弱，不思饮食：草豆蔻30g，青皮（汤浸去白）、高良姜、炮诃子各15g，白术1g，炙甘草0.3g。上为末，每服6g，食前米饮调下，每日3次。（《圣济总录》）

（4）草豆蔻汤　治厥逆冷气，上攻心痛，不食：草豆蔻仁75g，姜厚朴（去粗皮，姜汁炙）60g，肉桂（去粗皮）、高良姜、当归各30g。为粗末，每服12g，水煎，去渣，稍热不拘时服。（《圣济总录》）

（5）草豆蔻散　治肠痹，风寒湿内攻，腹痛飧泄：草豆蔻、陈皮（去白）各30g，官桂（去粗皮）、白豆蔻仁、肉豆蔻、当归、木香、白术、丁香、高良姜各15g。为细末，每服3g，食前生姜、大枣煎汤调下。（《证治准绳·类方》）

（6）草豆蔻散　治妇人血风冷气攻脾胃，呕逆不纳饮食：草豆蔻仁、茯苓（去皮）、炙枇杷叶、半夏（汤洗7次）各23g，高良姜、白术、砂仁、桂心、木香、青皮（去白）、炙甘草各15g，人参30g。为粗末，每服15g，加生姜7片，水煎，去渣，不拘时服。（《证治准绳·女科》）

草果

《本草品汇精要》

本品又名草果仁。为姜科植物草果的果实。多产于云南、广西、贵州等地。其味辛，性温。归脾、胃经。具有温中燥湿，除痰截疟之功效。主治湿浊郁伏，苔白厚浊腻，胸闷，瘴疟，温疟，脘闷腹胀，疼痛食少。用法为内服，煎汤，2.4～4.5g，或入丸、散。

【配伍应用】

（1）配槟榔，治瘟疫或疟疾邪伏膜原，症见憎寒化热，胸闷呕恶，头痛烦躁，舌苔白厚浊腻，脉弦数等症。

（2）配知母，治疟疾，症见太阴湿浊熏蒸，烦热汗多。

（3）配常山，治疟疾反复发作，寒湿内阻，伏邪阴伤而表现胸胁痞满，食欲不振，神疲肢倦，苔浊腻等症。

（4）配厚朴、高良姜，治寒湿困脾之脘腹胀痛。

（5）配威灵仙、红糖，共煎，加醋少许服之，治鱼骨卡喉。

（6）配常山、知母、浙贝母，治疟疾。

（7）配熟附子、生姜、枣肉，治脾胃虚寒，反胃呕吐。

（8）配槟榔、厚朴、黄芩，治瘴疟或温疟，症见湿浊郁伏的苔白厚浊腻，胸闷。

（9）配常山、槟榔、乌梅，治寒多热少之疟疾。

（10）配草豆蔻、厚朴、苍术，治脾胃不运所致的脘闷腹胀，疼痛食少之证。

（11）配苍术、厚朴、陈皮、生姜，治消化不良，尤其消肉积较好。

（12）配槟榔、厚朴、知母、黄芩、白芍，治温疫初起，憎寒发热，或但发热不恶寒，苔白厚浊腻等症。

（13）配藿香、砂仁、木香、生姜、半夏、吴茱萸、高良姜、香附，治中焦运化失司所致的胃痛，腹胀，腹痛，呕吐，泄泻，中焦满闷，食欲不振等症。

（14）配厚朴、陈皮、草豆蔻、麦芽、茯苓、苍术，治胸脘痞闷，食欲不振。

（15）配柴胡、黄芩、半夏、苍术、佩兰、草豆蔻、槟榔、常山、厚朴，治山岚瘴气，秽浊湿邪所致的瘴疟。

【配方选例】

（1）草果饮　治肠胃冷热不和，下痢赤白，伏热泄泻，脏毒便血：草果

仁、甘草、炒地榆、枳壳（麸炒，去瓤）各等份。上为粗末，每服6g，加煨姜1块，水煎，去渣，不拘时服。（《传信适用方》）

（2）顺胎散　治胎气不顺：草果1个，延胡索、滑石各2.4g，五灵脂3g。酒煎，半饥时服。（《验方新编》）

（3）缩脾饮　解伏热，除烦渴，消暑毒：草果仁120g，乌梅90g，甘草75g。生姜适量，水煎。冷服。（《易简方》）

（4）果附汤　治脾寒疟疾不愈，振寒少热，面青不食，或大便溏泄，小便反多：草果仁、附子各等份。生姜、大枣适量，水煎。疟疾发作前服用。（《济生方》）

（5）草果饮　治寒热，疟疾初愈，服此进食理脾：草果仁、紫苏、高良姜（炒）、川芎、青皮（去白，炒）、白芷、甘草（炒）各4.5g。上作1服，水2钟，生姜3片，煎至1钟，食远服。（《奇效良方》）

石菖蒲

《本草图经》

本品又名菖蒲、昌阳、尧韭、水剑草。为天南星科植物石菖蒲的根茎。主产四川、浙江、江苏等地。其味辛，性温。归心、胃经。具有芳香化湿，开窍宁神之功效。主治胸脘闷胀，食欲不振，神志昏乱，耳鸣，健忘，癫狂，痴呆。用法为内服，煎汤，3~6g（鲜者9~24g），或入丸、散；外用煎水洗或研末调敷。

【配伍应用】

（1）配郁金，治热痰蒙闭心窍，癫、痫狂，症见神昏谵语，苔垢腻者，亦治疗气血瘀滞的胸痹。

（2）配远志，治湿浊蒙闭清窍，精神恍惚，健忘等症。

（3）配厚朴，治脾胃呆滞，湿浊不化，腹胀不思饮食。

（4）配石莲子，治久痢不止。

（5）配香附，治中寒气滞所致的脘腹胀痛。

（6）配蝉蜕，治头晕，耳鸣，耳聋。

（7）配竹沥，治流脑呕吐。

（8）配皂角，研末，绵裹塞鼻孔，治鼻息肉。

（9）配厚朴、陈皮，治消化不良，肚腹胀痛，肠鸣多气。

（10）配吴茱萸、香附，治胸腹胀闷或疼痛。

（11）配石莲子、黄连，治噤口痢。

（12）配陈皮、香附，治脘腹胀闷，食欲不振。

（13）配远志、龟甲，治心神不宁，健忘等症。

（14）配郁金、白矾，治狂躁型精神分裂症，属痰气郁结者。

（15）配郁金、半夏，治湿浊蒙闭清窍，神志昏乱，苔厚腻者。

（16）配牛黄、竹沥，治痰热壅闭心包所致的神志不清者。

（17）配厚朴、苍术、陈皮，治湿浊阻滞中焦所致的胸脘痞闷，不思饮食。

（18）配远志、龟甲、龙骨，治心神不宁，健忘，失眠等症。

（19）配牛黄、天竺黄、胆南星，治痰热蒙闭清窍。

（20）配党参、石莲子、茯苓，治久痢不止。

（21）配郁金、竹沥、半夏，治痰湿蒙闭清窍，清阳不升所致的神志昏迷之证。

（22）配藿香、厚朴、陈皮，治湿浊阻滞中焦所致的胸脘闷胀，不思饮食等症。

（23）配吴茱萸、木香、香附，治湿浊气滞所致的脘腹胀痛等症。

（24）配远志、茯苓、龙齿，治耳鸣，耳聋，健忘。

（25）配腊梅花、桔梗、石斛，治声音嘶哑而见喉炎或声带水肿者。

（26）配栀子、菊花、琥珀，治眼角膜溃疡。

（27）配茯苓、胆南星、陈皮、远志，治湿痰内阻，神志有时不清，耳聋，胸闷，多梦。

（28）配丹参、远志、硫黄，研末，用时白酒调成膏，贴肚脐，治失眠。

（29）配犀角、生地黄、金银花、板蓝根，治温热暑疫，发热口干，神昏谵语，发斑衄血等症。

（30）配生半夏、天麻、乌梅、白芷，研细末水调，涂患处，治蜂、蝎蛰伤。

（31）配黄芩、黄连、竹茹、半夏，治痰浊壅闭，神志昏迷等症。

【单味应用】

（1）单味研末，口服，治食牛肉中毒。

（2）单味捣成汁液，饮服，治食巴豆中毒。

（3）石菖蒲根，水煎顿服，治神经性耳聋。

（4）鲜石菖蒲，捣烂，用纱布滤汁，滴耳，治耳中憋胀，耳鸣，听力下降。

（5）单味自然汁，文武火熬作膏，点目，治诸般赤眼，攀睛云翳。

（6）单味洗净，捣烂，取汁，滴耳中，治中耳炎。

【配方选例】

（1）中和汤　治时毒，脉浮在半表半里者：石菖蒲、牛蒡子、川芎、羌活、防风、漏芦、荆芥、麦冬、前胡、甘草各等份。上吹咀，每服30g，水煎服。（《医部全录·面门》）

（2）菖蒲散　治耵聍栓塞耳聋，不可强挑：石菖蒲（焙）、狼毒、磁石（火煅醋淬）、附子（炮去皮）、枯矾各15g。上为细末，以羊髓和少许，绵裹塞耳中。（《医部全录·耳门》）

（3）定心丸　治胬肉攀睛：石菖蒲、枸杞子、白菊花各15g，朱砂6g，远志7.5g，麦冬（去心）30g。上为末，炼蜜为丸，如梧桐子大，每30丸，食后热水下。（《医部全录·目门》）

（4）六生散　治周痹，身体疼痛，腰脚瘅痹：生石菖蒲（九节者，去毛，切焙）、生地黄（焙）、生商陆根（洗净，切焙）、生枸杞根（切焙）各1斤，生姜（去皮，切焙）2斤，生乌头（去皮脐）120g。上先焙了，各称分两，以醇酒1.5斗，淹浸1宿，漉出曝干，复内酒中，令酒尽，再曝干，捣为细末，每服1.5g，以清酒1盏调下，渐加至3g，空腹临卧各1服。（《奇效良方》）

（5）塞耳丹　治气壅塞聋聩：石菖蒲1寸，巴豆肉1粒，全蝎1个，上为末，葱涎和，如枣核大，绵裹塞耳。（《世医得效方》）

（6）补肾丸　治眼目有黑花，芒芒如蝇翅者：石菖蒲、枸杞子、茯苓、人参、山药、泽泻、菟丝子、肉苁蓉各30g。上为细末，炼蜜为丸，每服50丸，盐汤送下。（《银海精微》）

苍术

《经史证类备急本草》

本品又名赤术、仙术、枪头菜。为菊科植物南苍术或北苍术的根茎。多产于江苏及东北、华北地区。其味辛、苦，性温。归脾、胃经。具有燥湿健脾，祛风除湿之功效。主治脘腹胀满，食欲不振，关节肢体疼痛或肿，湿疹发痒，黄水疮。用法为内服，煎汤，4.5～9g，熬膏或入丸、散。

【配伍应用】

（1）配黄柏，治湿热下注，脚膝肿痛，痿弱无力等症。

（2）配玄参，治消渴，有降血糖之功。

（3）配白术，治食欲不振，消化不良，呕恶脘腹胀闷，泄泻。

（4）配陈皮，治体虚浮肿。

（5）配白芷，治妇女湿浊带下。

（6）配神曲，治饮食所伤，脾失健运，湿滞食积之胸膈痞闷，心腹胀满，食欲不振，呕恶，泄泻等症。

（7）配生石膏，治暑温，湿温，壮热烦渴，溺短。

（8）配防风，治湿热水泻，风湿痹痛。

（9）配香附，治胸膈痞闷，饮食不消，泄泻。

（10）配地榆，治脾经湿热，痢疾下血。

（11）配黑芝麻，治噎膈脘痞。

（12）配厚朴，治食欲不振，呕吐，烦闷，腹胀泄泻。

（13）配白脂麻（又名白麻油），治呃逆，证属脾胃虚弱，津液不足，胃气上逆，呃逆频频者。

（14）配木贼草，治目昏涩。

（15）配熟地黄，治气血不足的头昏，目暗，下肢无力等症。

（16）配猪肝煮食，治青盲，雀目，眼目昏涩等症。

（17）配独活、秦艽，治湿痹。

（18）配金银花、茯苓，治夏季水泻，湿热较重者。

（19）配黄柏、牛膝，治下焦湿热，足膝软弱或肿。

（20）配熟地黄、干姜，治精神不振，肢体无力，偏于湿寒者。

（21）配厚朴、陈皮，治食欲不振，胸闷呕恶，腹胀泄泻，苔白腻浊等症。

（22）配苍术、黄柏，治湿热痹痛。

（23）配羌活、防风，治外感风寒湿邪的头痛，身痛，无汗等症。

（24）配石膏、知母，治湿温胸闷，自汗身重等湿与热并之证。

（25）配独活、防风、秦艽，治风湿或寒湿所致的关节肢体疼痛，尤宜寒湿偏重的痹痛。

（26）配黄柏、牛膝、薏苡仁，治湿热下注之足膝肿痛，痿软无力以及湿热带下等症。

（27）配香附、神曲、栀子，治偏于热滞的消化不良证。

（28）配麻黄、桂枝、薏苡仁，治肌肉风湿疼痛。

（29）配陈皮、厚朴、甘草，治消化不良，呕吐，腹泻等症。

（30）配莪术、川乌、枯矾，共研极细末，取少许吹入鼻腔内（患侧），治周围性面神经麻痹（面瘫）。

（31）配神曲、香附、川芎、栀子，治气、血、痰、火、湿、食六郁之证。

（32）配黄精、秦艽、丹参、萆薢，治痛风及高尿酸血症。

【单味应用】

单味水煎服，治夜盲。

【配方选例】

（1）加味平胃散　治一切恶疮，头上疮：苍术6g，厚朴、陈皮、甘草各3g。上为细末，加入轻粉，清油调敷之，甚妙。（《医部全录·头门》）

（2）不换金正气散　治耳疮出脓水：苍术（炙）、橘皮（去白）、半夏曲、厚朴（姜炙）、藿香各6g，甘草（炙）3g，生姜5片，红枣2枚，煎服。（《医部全录·耳门》）

（3）灵园丹　治男人妇人攀睛翳膜，痒涩羞明，赤筋碧晕，内外障，瘀肉，风赤眼：苍术（米泔浸）120g，川芎、柴胡、羌活、独活、白附子、远志（去心）、甘菊花、石膏、青葙子、防风、全蝎、青皮、陈皮、荆芥、木贼（去节）、淫羊藿（酥炙）、楮实、黄芩、甘草各30g。上为细末，水浸，蒸饼丸如弹子大，每服1丸，食后细嚼，荆芥汤或茶清送下，每日2服，忌酒面。（《医

部全录·目门》)

（4）救睛丸 治睛肿旋螺突出，青盲有翳：苍术、枳实、甘草（生）、川芎、荆芥穗、蝉蜕、薄荷、当归、木贼、草决明、谷精草各等份。上为末，炼蜜丸，弹子大，每服1丸，食后茶清磨下。(《医部全录·目门》)

（5）苍术散 治一切风寒湿热，令足膝痛或赤肿，骨间作热痛，及腰膝臀髀大骨疼痛，令人痿躄，一切脚气，百用百效：苍术（用米泔浸1日夜，盐炒）、黄柏（去粗皮，酒浸1日夜，炙焦）各120g。锉碎，每服30g，水2钟，煎至1钟，食前服，日进2~3服。(《奇效良方》)

（6）越鞠丸 治诸郁：苍术、香附、川芎、六曲、栀子各等份。上为末，水丸，如绿豆大。丸剂：每服6~9g，温开水送下。也可作汤剂：用量按原方比例酌情增减。(《丹溪心法》)

注：治诸郁，如气、血、痰、火、湿、食等郁结所致的胸膈痞闷、脘腹胀痛、吞酸呕吐、饮食不化等症。

（7）苍牛防己汤 治水臌患者，大腹如鼓，小便不利，全身浮肿，合并腹水：苍术、白术各30g，川牛膝、怀牛膝各30g，汉防己、大腹皮各30g。每天1剂，每剂煎2次，每次煎50分钟，空腹服。服药期间，绝对忌盐忌咸。服药后，小便如增加至每日1000mL以上，腹水消去大半时，即应停药。不宜长服、久服。(方药中经验十三法)

第六章　消食药

鸡内金

《本草蒙筌》

本品又名鸡膍胵里黄皮、鸡肫内黄皮。为雉科动物家鸡的砂囊内膜。产于全国各地。其味甘，性平。归脾、胃、小肠、膀胱经。具有消食积，止遗尿，化结石之功效。主治水肿腹胀，泻痢，食积，反胃吐酸，小儿疳疾，泌尿系结石，遗尿。用法为内服，煎汤，3～9g，或入丸、散；外用焙干研末调敷或生贴。

【配伍应用】

（1）配丹参，治胃痛少食，肝脾肿大，癌症放疗后食少等症。

（2）配神曲，治饮食停滞，腹满，吐泻等症。

（3）配白术，治脘腹痞闷，腹胀满不舒等症。

（4）配芒硝，治尿路结石。

（5）配鳖甲，治小儿疳积，腹胀，胁下癥瘕痞硬。

（6）配海金沙，治石淋。

（7）配干姜，治胃寒积滞腹疼。

（8）配麦芽（或谷芽），治消化不良，食欲不振，纳呆。

（9）配桑螵蛸，治小儿遗尿。

（10）配莱菔子，研末水泛为丸，开水送服，治脾虚食少，厌食、不食、嗳腐、脘胀，脉滑有力，舌苔薄。

（11）配白术、木香，治慢性腹泻。

（12）配白术、干姜，治脾胃虚寒，饮食不消，食欲不振，腹泻等症。

（13）配神曲、山楂，治食积，呕吐，腹泻等症。

（14）配金钱草、郁金，治胆结石。

（15）配益智、桑螵蛸，治肾虚或小儿肾气不充，小便频数或遗尿等症。

（16）配海金沙、川牛膝，治泌尿系结石。

（17）配元明粉、滑石、甘草，治石淋，砂淋。

（18）配建曲、楂炭、枳实，治食积泄泻。

（19）配茯苓、山药、白术，治小儿脾虚疳积。

（20）配桑螵蛸、黄芪、牡蛎，治小儿遗尿。

（21）配芡实、莲肉、菟丝子，治遗精。

（22）配车前草、海金沙、川牛膝，治尿路结石诸证。

（23）配金钱草、郁金、硝石，治胆结石。

（24）配山楂、六神曲、麦芽，治饮食积滞，消化不良及小儿疳积。

（25）配白术、茯苓、山药，治小儿脾虚疳积。

（26）配桑螵蛸、山药、牡蛎，治遗尿，尿频。

（27）配麦芽、山楂、白术、陈皮，治消化不良，腹胀，口臭，大便不成形等症。

（28）配桑螵蛸、龙骨、牡蛎、浮小麦，治小儿遗尿，或成人之小便频数，夜尿等症。

【单味应用】

（1）单味焙干研末，每服 3～6g，治小儿遗尿。效果比煎剂好。

（2）单味烧存性，以蜂蜡配成膏剂，外涂，治冻疮。

（3）单味烧存性，研末外用，治口腔炎，齿龈炎等症。

（4）单味焙干，研末，含口内，频咽其药津，治鱼骨及异物刺喉。

（5）单味研末，外用，治皮肤病损。

（6）单味炒研，饭前温开水送服，治斑秃。

（7）单味焙粉，清晨和临睡前开水送服 3g，治体虚遗精。

（8）单味瓦焙黄，研末，或加山楂水煎服，治疳积。

【配方选例】

（1）二金散　治大人小儿蚀透腮颊，初生如米豆，名含腮疮：鸡内金、郁金等份。为末，先用温浆水盥漱后，贴之。（《医部全录·面门》）

（2）内金丸　治喘：鸡内金 21 个，信石 7.5g，黄丹 15g。上各研细末，露星 7 宿，再入白牵牛末 15g，葶苈子末 15g，半夏末 7.5g。共研匀，用蒸枣

肉为丸，如麻子大，露星2宿，以朱砂末为衣，每服7丸，临睡用冷茶清送下。(《奇效良方》)

（3）鸡胵汤　治气郁而致的鼓胀；兼治脾胃虚弱之郁滞，饮食不能运化：生鸡内金、白芍各12g，生姜、白术各9g，柴胡、陈皮各6g。水煎服。(《医学衷中参西录》)

（4）鸡胵茅根汤　治水臌、气臌并病；兼治单腹胀，及单气鼓胀、单水鼓胀：生鸡内金15g，白术适量，鲜茅根60g。先将茅根煎汤数钟，加生姜5片，水煎服，早晚各1次。(《医学衷中参西录》)

（5）治小儿疳病：鸡肫皮20个（勿落水，瓦焙干，研末），车前子（炒，研末）12g。二物和匀，以米汤溶化，拌入与食。忌油腻、面食、煎炒。(《寿世新编》)

（6）治痟肾，小便滑数白浊，令人羸瘦：鸡膍胵（微炙）30g，黄芪、五味子各15g。上药粗捣，以水3大盏，煎至1盏半，去渣，食前分温3服。(《太平圣惠方》)

（7）治虚劳，上焦烦热，小便滑数，不可禁止：鸡膍胵黄皮（微炙）60g，菟丝子（酒浸3宿，曝干，捣为末）60g，鹿茸（去毛，涂酥炙微黄）30g，桑螵蛸（微炒）15g。上药捣细罗为散，每服以温清粥饮调下6g。(《太平圣惠方》)

（8）治走马牙疳：鸡肫黄皮（不落水者）5枚，枯矾15g。研搽。(《经验方》)

（9）治骨结核，肠结核：鸡内金炒焦研末，每次9g，日服3次，空腹用温黄酒送下。(《吉林中草药》)

麦芽

《本草纲目》

本品又名麦蘖、大麦芽。为发芽的大麦颖果。产于全国各地。其味甘，性平。归脾、胃经。具有消食健胃，回乳之功效。主治食滞腹胀，食欲不振，乳胀。用法为内服，煎汤，9～15g，或入丸、散。

【配伍应用】

（1）配干姜，治脾胃虚弱，饮食不化。

（2）配鸡内金，治脾胃虚弱，消化不良，食欲不振及久病胃气不和，不饥少纳或毫无食欲。

（3）配神曲，治食积，脘腹胀闷，回乳。

（4）配谷芽，治食积，不思饮食。

（5）配生稻芽，治食积，呕吐。

（6）配炒稻芽，治腹胀满，食欲不佳，口臭。

（7）生麦芽配炒麦芽，研末，红糖水冲服，断奶回乳，治乳房胀痛。

（8）配山楂、六神曲，治饮食积滞，消化不良，食欲不振，脘腹胀闷。

（9）配党参、白术，治脾虚不运，食欲不振。

（10）配山楂、陈皮，治肉、谷积滞，脘腹痞满，嗳腐吞酸，泄泻等症。

（11）配六神曲、陈皮，治食积不消诸证。

（12）配厚朴、陈皮，治食积，腹胀满。

（13）配神曲、白术、陈皮，治一般消化不良。

（14）配党参、白术、干姜，治脾胃虚寒，饮食不消等症。

（15）配茯苓、山药、党参，治脾虚不运，食欲不振。

（16）配党参、白术、山药，治脾胃虚弱，食欲不振。

（17）配党参、白术、茯苓，治脾胃虚弱，消化不良等症。

（18）配神曲、半夏、炒莱菔子、炒鸡内金、焦山楂、槟榔、苍术，治饮食积滞（包括米、面、果实、薯类食物等）。

【单味应用】

单味生麦芽，微火炒黄，水煎服，治乳母断乳后乳汁滞留，消除胀痛。

注：生麦芽消食偏于胃中有热，兼能疏肝；炒麦芽消食偏于胃中寒湿，兼能退乳；焦麦芽消食积之力更大。

【配方选例】

（1）治快膈进食：麦芽120g，神曲60g，白术、橘皮各30g。上为末，蒸饼丸，梧子大，每人参汤下30～50丸。（《医学纲目》）

（2）五疳消食丸　治小儿疳积，面黄肌瘦，肚大青筋，牙疳口臭，或虫积下痢，腹痛等症：麦芽、使君子（炒）、炒黄连、橘红、龙胆草、芜荑各等份。上为细末，粟米糊为丸，粟米大，每服20～30丸，空腹米饮送下。（《太

平惠民和剂局方》）

（3）保和汤　治伤于饮食，心痛，心胸胀闷，手不可按，或吞酸嗳腐，脉紧滑：麦芽、山楂、莱菔子、厚朴、香附各3g，甘草、连翘各1.5g，陈皮4.5g。水煎服。（《医学心悟》）

（4）臌症神效散　治臌证：炒麦芽、槟榔、甘遂各3g。上为细末，每服1.5g，黄酒冲服；忌盐、醋百日，到80天用猪肝1付，去净白皮，以竹刀切片，放砂锅内焙干为末，开水冲服；到百天吃鲫鱼补养。（《揣摩有得集》）

（5）小儿伤食方　治米、面食积和果积而致的消化不良：麦芽、谷芽各6g，山楂4.5g，莱菔子3g，陈皮2.4g，连翘3g，神曲6g，白术3g。水煎服。（《中药临床应用》）

谷芽

《本草纲目》

又名稻蘖、谷蘖、蘖芽。为禾本科植物稻的成熟果实经加工而发芽者。产于全国稻产区。其味甘，性平。归脾、胃经。具有消食健胃之功效。主治食滞腹胀，食欲不振。用法为内服，煎汤，9～15g。

【配伍应用】

（1）配陈皮，治胸脘痞满，不思饮食。

（2）配鸡内金，治脾胃虚弱，消化不良及久病胃气不和，不饥少纳等症。

（3）配稻芽，治食积腹胀满闷，不思饮食，口臭。

（4）配厚朴、陈皮，治食积胀满。

（5）配陈皮、砂仁，治食欲不振，胸脘痞满等症。

（6）配麦芽、山楂，治食积满痞，不思饮食等症。

（7）配山楂、麦芽、六神曲，治消化不良，脘腹胀满。

（8）配党参、白术、山药，治脾胃虚弱，食欲不振等症。

（9）配党参、白术、砂仁，治脾胃虚弱，食欲减退。

（10）配白术、砂仁、甘草，治脾胃虚弱，食谷不化，食欲不振。

注：生谷芽和胃生津，炒谷芽健脾消食，焦谷芽消食化积。

【配方选例】

（1）谷神丸　启脾进食：谷芽120g，为末，入姜汁、盐少许，和作饼，焙干；入炙甘草、砂仁、白术（麸炒）各30g。为末，白汤点服之，或丸服。（《澹寮方》）

（2）谷芽露　治病后脾土不健者：谷芽蒸露。代茶饮。（《中国医学大辞典》）

（3）外感风滞方　治小儿外感风滞，有呕吐，发热者：谷芽15g，藿香6g，蝉蜕、防风各4.5g，云茯苓9g，紫苏梗15g，薄荷（后下）3g，川黄连2.1g。水煎服。（《中药临床应用》）

神曲

《药性论》

本品又名六曲、六神曲。为辣蓼、青蒿、杏仁等药加工后与面粉或麸皮混合，经发酵而成的曲剂。全国各大中药店均有加工、出售。其味甘、辛，性温。归脾、胃经。具有消食健胃之功效。主治食积不消，脘腹胀满，食少泄泻。用法为内服，煎汤，6~12g，或研末入丸、散。

【配伍应用】

（1）配鸡内金，治食滞内停，食欲不振。

（2）配茯苓，治湿滞中阻，胃气不和，呕恶，便溏。

（3）配苍术，治食积内停，脾阳不运的水泻。

（4）配陈皮，治饮食积滞，胃中失和及痰湿停滞，咳逆呕恶，胸闷脘胀等症。

（5）配白术，治脾虚食滞，消化不良。

（6）配枳壳，治气滞食郁的脘腹痞满。

（7）配槟榔，治食积，小儿疳积，脘腹胀满。

（8）配木香，治食积腹痛。

（9）配山楂，治肉食积滞。

（10）配藿香、紫苏叶，治感冒食滞之证。

（11）配山楂、莱菔子、陈皮，治饮食积滞，呕吐，泄泻等症。

（12）配山楂、麦芽，治饮食积滞，消化不良，脘腹胀闷及泄泻等症。

（13）配白术、枳实、麦芽，治内伤饮食，腹胀泄泻等症。

（14）配白术、陈皮、砂仁，治脾虚泄泻（常伴有消化不良证）。

（15）配干姜、麦芽、乌梅，治脾胃虚弱，饮食不化等症。

（16）配山楂、麦芽、党参、白术，治消化不良，属饮食不振，饮食积滞，胸腹胀满者。

（17）配枳实、青皮、山楂、麦芽，治食积属实证者。

（18）配党参、白术、茯苓、甘草、陈皮、谷芽、麦芽，治食积属虚证者。

【单味应用】

（1）陈久神曲，烧通红，淬老酒，去神曲，送服青娥丸；1方不用青娥丸，只服淬过的老酒，治挫闪腰痛，不能转侧。

（2）单味炒焦研末，开水吞服，治小儿不思饮食。

注：建曲又名范志曲，系神曲加厚朴、香附、紫苏、苍术、枳实、大腹皮、藿香、白芷、莱菔子、麦芽、山楂等制成，并不发酵。功能祛寒燥湿，消食和中，治感冒食滞，胸闷脘痞，纳呆，泄泻等症。用量9~15g。

采云曲，为神曲加桔梗、紫苏、陈皮、谷芽、山楂、藿香、白芷、厚朴、苍术、槟榔、干姜等制成。其功能、主治、用量与建曲近似。

【配方选例】

（1）神曲丸　治膈气不下食，纵食不能消化：神曲（炒）、麦芽（炒）各120g，厚朴（去粗皮，生姜汁炙令香熟）60g，干姜（炮）、槟榔、桂心各30g，诃梨勒皮、陈皮（汤浸去白，焙）各45g。上为细末，炼蜜和捣200~300杵，丸如梧桐子大，每服20丸，不拘时服，用淡生姜汤送下。（《奇效良方》）

（2）神曲丸　治脾胃冷气不和，心腹疗痛，胁肋气滞，不思饮食，四肢少力：神曲（炒微黄）30g，干姜（炮锉）、附子（炮裂，去皮脐）、橘皮（汤浸去白，焙）、甘草（炙微赤，锉）、桂心各15g，当归（锉，微炒）、人参（去芦）各1g，槟榔30g。上为细末，炼蜜和捣200~300杵，丸如梧桐子大，每服20丸，不拘时生姜、橘皮煎汤下。（《奇效良方》）

（3）磁朱丸　治心悸失眠，耳鸣耳聋，视物昏花；亦治癫痫：神曲 120g，磁石 60g，朱砂 30g。上为末，炼蜜为丸，如梧子大，饮服 3 丸，每日 3 次。常服益眼力。（《千金方》）

（4）肥儿丸　治虫积腹痛，消化不良，面黄体瘦，肚腹胀满，发热口臭，大便稀溏等症：神曲（炒）、黄连（去须）各 300g，肉豆蔻（面裹煨）、使君子（去皮）、麦芽（炒）各 150g，槟榔（细锉，晒）20 个，木香 60g。上为细末，猪胆汁为丸，如粟米大，每服 30 丸，量岁数加减，热水下，空腹服。（《太平惠民和剂局方》）

（5）中和汤　治痢下赤白，里急后重：神曲、生莱菔子、黄芩（酒炒）、姜半夏、茯苓、山楂、苍术、黄连（酒炒）各 4.5g。水煎服。若时痢身热，加藿香、薄荷、桔梗各 3g，生姜 3 片；痢下白沫，加木香 2.4g；赤痢，加桃仁 10 粒；赤白相兼，加桃仁 10 粒，红曲 2.4g，木香 1.5g；醉饱受邪，加葛根 3g，紫金锭（冲入）0.6g；挟怒挟食，加柴胡、厚朴各 3g。（《医方简义》）

（6）六神丸　治食积兼热，赤白痢疾，或腹痛不食，或日久不愈：神曲、炒麦芽、茯苓、枳壳（麸炒）、煨木香、炒黄连各等份。上为末，神曲打糊为丸，梧桐子大，每服 50~70 丸，白开水送下。（《景岳全书·古方八阵》）

（7）曲术丸　治中脘宿食留饮而致的脘痛，吞酸嘈杂，或口吐清水：炒神曲 90g，苍术（泔浸炒）45g，陈皮 30g。上为末，生姜汁煮神曲糊为丸，每服 70 丸，姜汤送下。（《丹溪心法》）

（8）黑神丸　治五膈，痃癖，疝坠，血崩，难产，死胎不下，产后诸血，漏下赤白：神曲、茴香各 120g，木香、川椒（炒香出汗）、丁香各 15g，槟榔 4 枚，蜀漆 180g（一半生用，一半用重汤煮半日令香）。除川椒、蜀漆外，余皆半生、半炒，为末，生、熟和丸，弹子大，用茴香末 360g 铺地上阴干，连茴香贮器中，追极干，去茴香。若疗痃癖、疝坠、五膈、血崩、产后诸血、漏下赤白，每服 1 丸，分 4 服；死胎不下，每服 1 丸，皆无灰酒送下；难产，每服 1 丸，用冬葵子 49 粒（炒、捣），酒煎送下。（《苏沈良方》）

山楂

《本草衍义补遗》

本品又名朹子、鼠查、赤爪实、棠梂子、山里红果、酸查。为蔷薇科植物山里红或山楂的成熟果实。多产于东北、华北、江苏等地。其味酸、甘，性微温。归脾、胃、肝经。具有消食健脾，活血化瘀之功效。主治胸腹胀痛，泻痢脓血，疝气偏坠疼痛，高血压病，冠状动脉硬化性心脏病。用法为内服，煎汤，6～12g，或入丸、散；外用煎水洗或捣敷。

使用注意：不宜多服、久服，以免损伤脾胃生发之气，故脾胃虚弱、无积滞者慎用。

【配伍应用】

（1）配白术，治食欲不振，精神疲惫，泄泻等症。

（2）配神曲，治肉食积滞及饮食所伤之泄泻。

（3）配益母草，治血瘀闭经，经期绝按腹痛，产后腹痛等症。

（4）配麦芽，治消化不良，饮食停滞的腹滞，嗳气，不思饮食等症。

（5）配莱菔子，治食滞所致的胃脘痞胀，嗳腐吞酸，腹痛泻痢。

（6）配木香，治食积，腹满胀痛。

（7）配枳壳，治食滞脘腹所致的胀满。

（8）配川芎，治妇女产后下腹部瘀血疼痛，恶露不尽等症。

（9）配青皮、木香，治肉食积滞，脘腹满胀疼痛等症。

（10）配当归、益母草，治产后恶露不尽，腹痛拒按。

（11）配鸡内金、炒建曲，治食积，泄泻。

（12）配木香、枳壳，治肉食不消，腹胀腹痛，食积腹泻，急性细菌性痢疾。

（13）配蒲黄、茜草根，治滞积出血，肝脾肿大，癥瘕等症。

（14）配橘核、小茴香，治疝气偏坠胀痛。

（15）配当归、川芎、益母草，治气滞血瘀之腹胀疼痛等症。

（16）配夏枯草、黄芩、菊花，治高血压病，偏于肝阳上亢者。

（17）配丹参、桃仁、瓜蒌，治冠心病属瘀血阻滞者；治高脂血症亦有疗效。

（18）配何首乌、丹参、白果叶，治心脉瘀滞而致的心绞痛。

（19）配煨肉蔻、炒扁豆、煨木香，治腹泻。

（20）配当归、川芎、延胡索、益母草，治妇女月经痛，产后下腹瘀痛等症。

（21）配禹余粮、川黄连、金银花炭、煨诃子，治血痢。

（22）配桃仁、红花、炮姜、川芎、当归，治产后下腹部瘀血疼痛，恶露不尽。

（23）配白芍、陈棕榈炭、当归炭、党参、金樱子，治胃出血。

（24）配鸡内金、神曲、麦芽、炒槟榔、莱菔子，治中焦痰湿阻滞而久生积块。

（25）山楂核配小茴香，治疝气，偏坠疼痛等症。

（26）山楂核配橘核，治睾丸肿痛。

【单味应用】

（1）单味去核，研泥，敷患处，治复发性冻疮。

（2）单味鲜品，捣烂，加白糖煎，吃山楂饮汤，治高血压症。

（3）单味捣烂，煎服，治鸡、鱼骨鲠喉。

注：焦山楂消肉食，偏于兼腹痛者；生山楂消瘀血；山楂炭化瘀血、止泻痢。

【配方选例】

（1）佐脾丸　治食不消化成积痞闷：山楂肉90g，莱菔子、连翘、陈皮各15g，赤茯苓、半夏各6g。上为末，粥糊为丸。（《杂病源流犀烛·六淫门》）

（2）保和丸　治食积痞闷者：山楂肉、姜半夏、黄连、陈皮各15g，神曲9g，麦芽6g。上为末，神曲打糊为丸。（《杂病源流犀烛·六淫门》）

（3）保和丸　治食积停滞，胸脘痞满，腹胀时痛，嗳腐厌食，大便不调，舌苔厚腻而黄，脉滑：山楂180g，神曲60g，半夏、茯苓各90g，陈皮、连翘、莱菔子各30g。上为末，煮糊为丸，梧桐子大，每服70~80丸，食远服。（《丹溪心法》）

（4）消食丸　治脾胃先弱，饮食失调，生冷不化，日渐成块，发为食癥；及食滞胁下胀痛者：山楂肉、神曲、麦芽、莱菔子、青皮、陈皮、香附各60g，阿魏（醋浸）30g。上为末，以汤泡蒸饼为丸，姜汤送下。（《类症治载》）

莱菔子

《本草衍义补遗》

本品又名萝卜子。为十字花科植物莱菔的成熟种子。产于全国各地。其味辛、甘，性平。归肺、脾、胃经。具有消食去胀，祛痰降气之功效。主治胸腹胀满，气滞作痛，下痢后重，痰喘咳嗽。用法为内服，煎汤 4.5～9g，或入丸、散；外用研末调敷。

【配伍应用】

（1）配莱菔缨，治消化不良，嗳气食臭，腹胀，腹痛等症。

（2）配山楂，治食滞的胃脘痞胀，嗳腐吞酸，腹痛泻痢。

（3）配半夏，治湿痰咳嗽气喘，食积胀满呕吐。

（4）配牙皂荚，治中风口噤。

（5）配枳壳，治停食痞满，嗳气，不思饮食等症。

（6）配杏仁，治痰气不利的慢性咳嗽。

（7）配白芥子，治痰壅气滞，肺失肃降之咳嗽喘逆，胸膈痰痞等症。

（8）配鸡内金，研末，水泛为丸，开水送服，治脾虚食少，厌食、不食、嗳腐、脘胀，脉滑有力，舌苔薄。

（9）配紫苏子、白芥子，治中运不健，痰气互结，咳嗽多痰，胸闷气喘，食欲不振等症。

（10）配葶苈子、紫苏子，治久咳痰喘，咳嗽气急多痰。

（11）配当归、荞麦蜜（或蜂蜜），治习惯性便秘。

（12）配白芥子、地肤子，共炒微黄，研末，入煮沸冷却之食醋中调膏，贴两足涌泉穴，治舌疮。

（13）配生姜汁、麝香，滴鼻中嗜入，治风头痛，偏头痛。

（14）配神曲、麦芽、山楂，治食积停滞，胃脘胀闷，嗳气吞酸等症。

（15）配白果、陈皮、熟地黄，治咳嗽痰喘，对慢性喘息性气管炎，症见偏热、偏实者较合适。

（16）配神曲、山楂、陈皮，治食积停滞，胸脘痞满，腹胀腹痛，呕吐泄泻等症。

（17）配厚朴、白术、赤茯苓，治痰湿内阻，水肿腹胀，小便不利等症。

（18）配陈皮、半夏、茯苓、炙甘草，治咳嗽，气喘，痰多，胸闷等症。

（19）配焦三仙（焦山楂、焦麦芽、焦神曲）、槟榔、枳实、木香，治饮食积滞所致的脘部堵闷，嗳气吞酸，腹部肿胀等症。

（20）配山楂、神曲、陈皮、半夏，治食积气滞，胸闷腹胀，嗳气吞酸，泻痢不爽等症。

（21）配炒山楂、炒神曲、炒谷芽、炒麦芽，治食积气滞。

（22）莱菔根配茯苓皮、炒白术、陈皮，治浮肿面黄，腹胀尿少。

【单味应用】

莱菔子微炒，加水煎3滚服，治肚腹肿胀。

【配方选例】

（1）清金丸　治齁喘痰促，遇厚味即发者：莱菔子，淘净，蒸熟，晒研，姜汁浸，蒸饼丸绿豆大，每服30丸，以口津咽下，每日3服。（《医学集成》）

（2）治痢疾有积，后重不通：莱菔子15g，白芍9g，大黄3g，木香1.5g。水煎服。（《方脉正宗》）

（3）治小儿盘肠气痛：莱菔子，炒黄，研末，每服1.5g，乳香汤送下。（《仁斋直指方》）

（4）治风秘气秘：莱菔子（炒）30g，擂水，和皂荚末6g服。（《寿域神方》）

（5）治轻型肠粘连，不完全性肠梗阻：炒莱菔子、厚朴各9~15g，木香、乌药、桃仁、赤芍、番泻叶各9g，芒硝（冲服）6g。水煎服。可随证加减。（《全国中草药汇编》）

（6）治停食腹痛，腹泻：莱菔子、橘皮、连翘各4.5g，神曲、山楂、清半夏、茯苓各9g。水煎服。（《陕甘宁青中草药选》）

鸡矢藤

《生草药性备要》

本品又名斑鸠饭、女青、主屎藤、臭藤根、鸡屎藤。为茜草科植物鸡矢藤的全草及根。多产于长江流域以及其以南各地。其味甘、苦，性微温。归脾、胃、肺、肝经。具有消食健胃，止痛，化痰止咳，清热解毒之功效。主治消化不良，小儿疳积，胃肠瘀痛，胆绞痛，肾绞痛，各种外伤骨折，手术后的疼痛，神经痛，风湿痛，痰热咳嗽，痢疾，肝炎，咽喉肿痛，疮疖痈肿，烫火伤，毒蛇咬伤。用法为内服，煎汤，9～15g（大剂量30～60g），或浸酒；外用捣敷或煎水洗。

【配伍应用】

（1）配绿豆，治有机磷农药中毒。服药后有呕吐或腹泻反应。

（2）配小飞扬，共研细末，浸酒精中，24小时后过滤即可使用，湿敷患处，治疖肿及蜂窝组织炎。

（3）配皂角刺，共捣烂外敷患处，治腮腺炎。

（4）配山薄荷、猪小肠，治慢性气管炎。

（5）配百部、枇杷叶，治慢性气管炎。

（6）配党参、白术、隔山消，治消化不良，小儿疳疾。

（7）配神曲、佩兰、藿香，治中暑及夏月伤食。

（8）配瓜蒌皮、枇杷叶、矮地茶，治热痰咳嗽。

（9）配金银花、蒲公英、紫花地丁，治咽喉肿痛。

（10）配茵陈、黄芩、栀子，治肝炎。

（11）配黄连、白头翁、黄柏，治痢疾。

【单味应用】

（1）单味注射液，每次肌注2～5mL，治各种疼痛。

（2）鲜品叶或嫩芽适量，捣烂搽患处，治皮肤溃疡久不收口。

（3）本品叶，加白糖或红糖，共炒焦，水煎服，治痢疾。

（4）本品根加冰糖，水煎服，治感冒咳嗽，百日咳。

（5）单味鲜品捣烂外敷患处，治腮腺炎，外伤瘀滞肿痛，疮疖肿痛，烫火伤及毒虫咬伤等症。

【配方选例】

（1）治红痢：鸡矢藤根120g，路边姜60g。炖肉服。（《重庆草药》）

（2）治妇女虚弱咳嗽，白带腹胀：鸡矢藤根120g，红小芭蕉头120g，炖鸡服。（《重庆草药》）

（3）治小儿疳疾：鸡矢藤干根 15g，猪小肚 1 个。水炖服。(《福建中草药》)

（4）治有机磷农药中毒：鸡矢藤 90g，绿豆 30g。水煎成 3 大杯，先服 1 大杯，2~3 小时服 1 次。药后有呕吐腹泻反应。(《单方验方调查资料选编》)

<h2 style="text-align:center">隔山消</h2>

《本草纲目》

本品又名隔山撬、隔山锹、赤地榆、飞来鹤。为萝摩科植物耳叶牛皮消的块根。多产于四川、江苏、江西等地。其味甘、苦，性平。归脾、胃、肝经。具有消食健脾，理气止痛之功效。主治食欲不振，消化不良，腹满腹泻，脘腹胀痛，胁痛食少。用法为内服，煎汤 6~9g（鲜者 15~30g）或入丸、散；外用捣敷或磨汁涂。

【配伍应用】

（1）配鸡矢藤、陈皮，治脾虚食少，消化不良，胀满腹泻等症。

（2）配鸡矢藤、猪肉，治多年老胃病。

（3）配青木香、砂仁，治脾胃气滞的脘腹胀痛。

（4）配党参、山药，治虚劳。

（5）配柴胡、香附、白芍，治肝郁气滞的胁痛食少。

（6）配淫羊藿、山药、党参，治阳痿。

【单味应用】

（1）单味 30g，水煎加白糖当茶饮，治小儿痞块。

（2）单味 30g，炖肉吃，治产后乳少。

（3）单味 30g，水煎服，治痢疾。

【配方选例】

（1）治气膈噎食，转食：隔山消 60g，鸡肫皮 30g，牛胆南星、朱砂各 30g，急性子 6g。上为末，炼蜜丸，小豆大，每服 3g，淡姜汤下。(《孙天仁集效方》)

（2）治小儿疳疾，隔食，并能开胃健脾：隔山消、苦荞头、鸡矢藤、马蹄

草、鱼鳅串、侧耳根。上药研末，加石柑子叶、鸡内金。蒸鸡子服。(《四川中药志》)

（3）治食疟：隔山消（细末）1.5g，地牯牛（去头、脚，焙焦，研末）3个。上2味混合，用米汁送下。(《贵阳民间草药》)

（4）治胃气痛，年久未愈：隔山消 6g，万年荞 3g。打成细粉，每日 3 次，每次 3g，开水吞服。(《贵州常用民间草药手册》)

第七章　行气药

枳实

《神农本草经》

本品为芸香科植物枸橘、酸橙或香橼等的幼果。多产于福建、陕西、广西、广东、贵州、四川、江西等地。其味苦，性微寒。归脾、胃经。具有破气化痰，散结消痞之功效。主治脘腹痞满胀痛，便秘，泻痢后重，饮食不消，咳嗽。用法为内服，煎汤，3～6g，或入丸、散；外用研末调涂或炒热熨。

【配伍应用】

（1）配白术，治胸腹胀痛，痰食停滞，大便秘结或里急后重。

（2）配厚朴，治气滞食积的痞满胀痛等症。

（3）配竹茹，治胃热挟痰气逆，恶心呕吐，胸脘满闷，胆怯心悸。

（4）配枳壳，治胸胁脘腹痞满疼痛，大便不畅，内脏下垂，脱肛。

（5）配大黄，治气食停之腹胀便秘等症。

（6）配瓜蒌，治痰气互结的胸痹胸痛。

（7）配白芍，治气血积滞的腹痛。

（8）枳实炭配赤芍，治产后气滞血瘀，腹痛，烦满不得卧及痈脓等症。

（9）配神曲、麦芽，治急性消化不良。

（10）配黄芪、党参，治子宫脱垂，脱肛，胃下垂等症。

（11）配赤芍、当归，治胸胁刺痛。

（12）配陈皮、生姜，治脾胃气滞，痰湿水饮所致之脘腹满闷，饮食不消，心下坚痞或咳嗽等症。

（13）配大黄、厚朴，治热病气滞热结，腹满便秘。

（14）配苍术、白术，治脾虚湿阻之痞满胀痛。

（15）配大黄、芒硝，治肠中结实。

（16）配白术、木香、砂仁，治慢性消化不良，属脾胃功能衰弱者。

（17）配瓜蒌、薤白、桂枝，治痰浊停滞胸中，阳气阻结之胸痹证。

（18）配黄连、瓜蒌、半夏，治痰热结胸而见痰黄稠难咳，胸脘痞闷疼痛，苔黄腻者。

（19）配大黄、黄连、神曲，治湿热积滞，泻痢后重，胸脘痞闷者。

（20）配半夏、厚朴、麦芽，治偏于湿痰食停者。

（21）配黄芪、升麻、枳壳，治子宫脱垂，胃下垂，脱肛。

（22）配白术、茯苓、神曲、大黄，治食积不消所致的胸腹胀痛。

（23）配枳壳、白术、香附、神曲，治消化不食，胸膈胀闷。

（24）配大黄、黄连、神曲、茯苓，治湿热积滞，脘腹胀满，大便秘结，或下痢腹痛，里急后重等症。

（25）配白术、黄芩、泽泻、神曲、大黄，治脾胃湿热，胸闷腹痛，积滞泄泻。

【单味应用】

单味研末，每服 1 匙，治奔豚气疼痛。

【配方选例】

（1）枳实薤白桂枝汤　治胸痹心中痞气，气结在胸，胸满胁下逆抢心：枳实 3 枚，厚朴 12g，薤白 10g，桂枝 6g，瓜蒌实（捣）1 枚。上以水 500mL，先煮枳实、厚朴，取 200mL，去渣，纳诸药煮数沸，每日 3 次，温服。（《金匮要略》）

（2）治卒患胸痹痛：枳实。捣末，宜服 1g，日 3，夜 1 服。（《补缺肘后方》）

（3）枳实散　治少小久痢淋沥，水谷不调，形羸不堪大汤药者：枳实 60g。治下筛，3 岁以上饮服 1g，若儿小，以意服，每日 3 次。（《千金方》）

（4）枳实栀子豉汤　治大病瘥后劳复：枳实（炙）3 枚，栀子（劈）14 个，豉 1 升（绵裹）10g。上以清浆水 500mL，空煮取 300mL，纳枳实、栀子，取 150mL，下豉，更煮 5～6 沸，去渣，温分再服，覆令微似汗。若有宿食者，加大黄如博棋子大 5～6 枚。（《伤寒论》）

（5）枳实芍药散　治产后腹痛，烦满不得卧：枳实（烧令黑，勿太过）、芍药等份。杵为散，服 10g，每日 3 服。并治痈脓，以麦粥下之。（《金匮要略》）

枳壳

《雷公炮炙论》

本品为芸香科小乔木植物酸橙及香橼接近成熟的果实。多产于江苏、浙江、江西、广东、贵州、四川、西藏等地。其味苦、酸，性微寒。归脾、胃经。具有破气，行痰，散积，消痞之功效。主治食积痰滞，胸腹胀满，腹胀腹痛，胃下垂，脱肛，子宫脱垂。用法为内服，煎汤，3~9g，或入丸、散；外用研末调涂及煎水洗或炒热熨。

【配伍应用】

（1）配郁金，治肝郁气滞，两胁胀痛，刺痛，胃脘不适等症。

（2）配桂枝，治胸胁肋间刺痛。

（3）配竹茹，治胆胃有热之气逆呕吐，恶心干呕。

（4）配枳实，治纳食不消，气机失调，胸腹胀满，疼痛，大便不畅，胃扩张，胃下垂，子宫下垂，脱肛等症。

（5）配茺蔚子，浓煎服（可加糖），治1度子宫脱垂。

（6）配厚朴、大腹皮，治肝气郁结引起的胸胁胀痛。

（7）配黄芪、升麻，治子宫脱垂，胃下垂，脱肛等症。

（8）配香附、甘草，治胎气壅滞的胎下不畅。

（9）配黄芪、升麻、桔梗，治气机不调，胸腹胀满等症。

（10）配青皮、陈皮、郁金，治肝气犯胃，两胁胀痛。

（11）配益母草、炙黄芪、升麻，治轻度子宫脱垂。

（12）配白术、香附、槟榔，治胸腹胀满。

（13）配生大黄、白芍、厚朴，治痢疾腹痛，里急后重。

（14）配白术、香附、神曲，治消化不良，胸膈胀闷。

（15）配当归尾、桃仁、红花，治跌打损伤而致的气滞血瘀诸证。

（16）配木香、鸡血藤、黄芪，治呃逆。

（17）配紫苏子、半夏、陈皮，治肺气壅滞之咳嗽。

（18）配白术、黄连、黄芩，治脾胃湿热，胸闷腹痛，大便泄泻。

（19）配柴胡、白芍、甘草，治胁肋疼痛。

（20）配香附、槟榔、山楂，治脾胃运化失健，气机不畅，脘腹痞闷胀满，噫败卵气或胸胁胀痛等症。

（21）配防风、荆芥、黄芩、连翘，治风热眼病（急性结膜炎）。

（22）配党参、炒黄芪、炙升麻、炙甘草，治久泻脱肛，子宫下坠等症。

【单味应用】

（1）单味炒，150mL水煎，分2份，1份内服，另1份外搽脱出部位，治轻度子宫脱垂。

（2）单味煎服，治产后子宫脱垂或久泻脱肛。

【配方选例】

（1）行气活血汤　治属肝气郁结引起的胸胁胀痛：枳壳6g，木香2.4g（后下），砂仁3g，厚朴6g，香附3g，赤芍、当归尾各9g，桃仁6g，红花4.5g，苏木6g。水煎服，或水酒各半煎服。（《中药临床应用》）

（2）枳壳散　治五种积膈气，三焦痞塞，胸膈满闷，背膂引疼，心腹鼓胀，胁肋刺痛，饮食不下，噎塞不通，呕吐痰逆，口苦吐酸、羸瘦少力，短气烦闷：枳壳（去瓤，麸炒）、三棱、橘皮（去白）、益智、莪术、槟榔、肉桂各30g或180g，炮姜、厚朴（去粗皮，姜汁炙）、炙甘草、青皮（去白）、肉豆蔻、木香各15g或90g。上为细末，每服6g，加生姜5片，大枣1枚，水煎热服，或盐汤点服。（《普济本事方》）

（3）枳壳散　治痂疥，瘙痒麻痹：枳壳（麸炒，去瓤）60g，白蒺藜250g，苦参、蔓荆子各30g。上为细末，每服9g，温酒调下，每日2次。（《证治准绳》）

（4）枳桔二陈汤　治小儿停饮呃乳，胸膈膙满，呕吐痰涎：枳壳（麸炒）、桔梗、陈皮、姜半夏、茯苓、炙甘草。加生姜，水煎服。（《医宗金鉴》）

（5）如意丸　治虚中积冷，气弱有伤，不能传化，心下坚痞，两胁胀满，心腹疼痛，噫宿腐气，及治霍乱吐泻，米谷不化，久痢赤白，脓血相杂，久病黄色羸瘦，及腹中一切食癥之疾：枳壳（去瓤，麸炒）、槟榔、橘红、京三棱、半夏（汤泡）、干姜（炮）、黄连（去须）、蓬莪术各60g，巴豆（连壳）3～7枚。上除巴豆外，锉如豆大，用好醋煮干，去巴豆，余药焙干为末，薄糊为

丸，如绿豆大，每服 10 丸，加至 15 丸，用茶清姜汤任下，食后临卧服。孕妇不可服。(《奇效良方》)

橘皮

《神农本草经》

本品又名陈皮、红皮、黄橘皮。为芸香科植物橘及其变种的成熟果皮。主产于广东、福建、四川、湖南、云南等省。其味辛、苦，性温。归脾、肺经。具有行气健脾，燥湿化痰，降逆止呕之功效。主治脘腹气痛，食滞胀满，不思饮食，呕吐，腹泻，咳嗽痰多，胸膈满闷。用法为内服，煎汤，3～9g，或入丸、散。

【配伍应用】

（1）配生姜，治胃寒呕吐，中脘不舒等症。

（2）配桑白皮，治肺热咳嗽，喘逆痰多等症。

（3）配竹茹，治脘腹胀满，呕吐，呃逆，妊娠恶阻等症。

（4）配半夏，治中焦痰湿上犯之胸膈胀满，咳嗽痰多及脾胃失和，湿浊内停而致的脘腹胀闷，恶心呕吐等症。

（5）配蛇胆汁，治小儿支气管炎和上呼吸道炎。

（6）配甘草，治产后吹奶。

（7）配诃子，治咽喉不爽，声音嘶哑等症。

（8）配沉香，治消化不良，脘腹胀满，疼痛等症。

（9）配枳实，治脘腹胀满，疼痛等症。

（10）配橘叶，治两胁胀痛。

（11）配生姜，加冰糖水煎，滤汁服，治突然失音。

（12）配白术，治脾胃湿滞之胃纳不佳。

（13）配九香虫，研细末，用水或酒送服，治腰肌劳损。

（14）配青皮，治两胁胀痛，胸腹满闷等症。

（15）配杏仁，为末，炼蜜成条状，粗如手指，长 3 厘米，纳肛门内，治便秘。

（16）配木香，治脘腹胀满，食欲不振，吐泻等症。

（17）配粳米，先煎橘皮取汁，入米同煮粥，治脾虚痰湿阻滞之咳嗽痰多。

（18）配木香、砂仁，治脘腹胀闷，纳呆，吐泻等症。

（19）配半夏、茯苓，治咳嗽多痰，痰湿呕吐。

（20）配苍术、厚朴，治气滞脾胃，脘腹胀满等症，属气滞偏寒者。

（21）配党参、白术，治气逆喘咳无力，痰多而稀等症。

（22）配竹茹、瓜蒌，治肺热喘咳，痰热偏重者。

（23）配竹茹、党参，治腹胀，呕吐呃逆较甚者。

（24）配大黄、朴硝，水煎顿服，治鱼蟹中毒。

（25）配枳实、生姜，治胸痹，胸中气塞短气。

（26）配生姜、枣肉，治反胃吐食。

（27）配白术、木香，治胃腹胀满疼痛。

（28）配竹茹、生姜，治呕吐呃逆，腹胀食少。

（29）配党参、白术、炙甘草，治脾胃气滞所致的脘腹胀满，疼痛，不思饮食，属虚寒者。

（30）配厚朴、木香、生姜，治脾胃气滞所致的脘腹胀满，恶心呕吐，不思饮食等症。

（31）配白术、白芍、防风，治腹泻泻后仍痛。

（32）配芦根、竹茹、黄连，治痰热咳嗽，呃逆，呕吐。

（33）配党参、半夏、竹茹，治虚实夹杂之呃逆，呕哕。

（34）配党参、白术、茯苓，治饮食减少，泄泻等症。

（35）配紫苏叶、前胡、杏仁，治风寒感冒，咳嗽痰多。

（36）配清半夏、茯苓、甘草、生姜，治咳嗽痰多，眩晕，心悸。

（37）配生姜、旋覆花、姜半夏、赭石，治呕吐，胸闷，食少等症。

（38）配青皮、丁香、诃子、甘草，治小儿脾胃不和，腹大形瘦，呕吐泄泻。

（39）配麦芽、谷芽、蔻衣、神曲、山楂，治中焦气滞，食欲不振等症。

【单味应用】

单味水煎，顿服，治声音不扬，失音。

【配方选例】

（1）橘皮竹茹汤　治哕逆：橘皮、竹茹各 10g，大枣 10 枚，生姜 10g，甘草 6g，人参 3g。上药以水 500mL，煮取 150mL，温服 50mL，每日 3 服。(《金匮要略》)

（2）橘连丸　治疳瘦，久服消食和气，长肌肉：陈橘皮 30g，黄连（去须，米泔浸 1 日）45g。上为细末，研入麝香 1.5g，用猪胆 7 个，分药入胆内，浆水煮，候临熟，以针微扎破，以熟为度，取出以粟米粥和丸，绿豆大，每服 10～30 丸，米饮下，量儿大小与之，无时。(《小儿药证直诀》)

（3）舒肝调气丸　治两胁胀满，胸中烦闷，恶心呕吐，气逆不顺，倒饱嘈杂，消化不良，大便燥结：陈皮、延胡索、郁金、石菖蒲、牵牛子、五灵脂（醋炒）、莪术（醋炒）、牡丹皮、白芍各 1 斤，枳实（麸炒）3 斤，龙胆草、青皮各 2 斤，郁李仁、沉香各 250g，厚朴花 27g，姜黄 360g，香附（醋炒）、厚朴（姜制）各 3 斤，木香、豆蔻仁各 1.5 斤，炒莱菔子 12g。上为末，水泛小丸，桃胶 6g，化水，滑石 90g 为衣，每服 6g。(《全国中药成药处方集》)

（4）二陈汤　治痰泻：陈皮、半夏（姜汁炒）、茯苓、白术、苍术（米泔制）、砂仁、炒山药、车前子、木通、厚朴（姜汁炒）、甘草各等份。上为粗末，加生姜 3 片，乌梅 1 个，灯心草 1 团，水煎服。若泻不止，加肉豆蔻、诃子、去厚朴；腹痛，加木香、茴香，去人参、山药；渴，加葛根、乌梅；小便赤短，加木通、车前子；呕吐恶心，加藿香、乌梅、半夏；夏月加炒黄连、扁豆；冬月加煨姜。(《增补万病回春》)

橘红

《本草纲目》

本品又名芸皮、芸红。其味辛、苦，性温。归小肠、膀胱、脾、胃经。具有消痰，利气，宽中，散结之功效。主治风寒痰嗽，恶心，呕吐，胸痛胀闷等症。

【配伍应用】

（1）配杏仁，治胸闷，咳嗽吐痰。

（2）配橘络，治咳嗽痰多，胸闷，胸胁痛等症。

（3）配竹茹，治痰热犯肺，咳嗽痰多，泛恶。

（4）配贝母，治心胸郁闷，咳嗽痰黏，瘰疬痰核。

（5）配紫菀，治虚劳咳嗽，内伤，外感，寒嗽，热咳等症。

（6）配麝香，治乳痈，未结即散，已结即溃，极痛不可忍者。

【配方选例】

（1）二贤散　治积块少食：橘红1斤，甘草120g，盐15g。水煮烂，晒干为末，每服10g，日服2次。淡姜汤调服。若有块，加姜黄15g，同前药煮；气滞，加香附6g，同前药煮；气虚，加沉香5g，于药末中同研；噤口痢，加莲子肉6g，于药末中同研。（《证治准绳》）

（2）苏子降气汤　治气嗽，脉浮洪滑数，兼上气喘急；痰涎凝结，或如败絮，或如梅核，滞塞咽喉，吐不出，咽不下，甚而多吐脓血，渐成肺痿：橘红、半夏、当归、前胡、厚朴各3g，炙甘草、沉香各1.5g。加生姜，水煎服。（《杂病源流犀烛》）

（3）润下丸　治小儿咳嗽，痰甚气弱：橘红（盐水炒）、炒枳壳、桔梗、姜半夏、甘草、炒紫苏子、炒莱菔子、茯苓各3g。上为细末，神曲打糊为丸，黍米大。（《幼科发挥》）

（4）加味二陈汤　治胃咳，咳而呕，呕甚则长虫出：橘红、白术、枳壳、砂仁、紫苏梗各3g，半夏4.5g，茯苓6g，薏苡仁12g，花椒子24粒，生姜3片。水煎服。（《医醇賸义》）

橘叶

《本草纲目》

本品又名橘子叶。其味辛、苦，性平。归肝经。具有行气疏肝，消肿散结之功效。主治胁肋胀痛，乳房肿痛等症。

【配伍应用】

（1）配郁金，治气滞血瘀引起的胸胁胀闷，刺痛等症。

（2）配瓜蒌、青皮，治乳痈初起，红肿热痛者。

【配方选例】

（1）橘叶散　治妇人乳结肿痛，寒热交作，甚者恶心呕吐；柴胡、陈皮、川芎、栀子、青皮、石膏、黄芩、连翘各3g，甘草1.5g，橘叶20片。水煎，食远服，渣再煎服。（《外科正宗》）

（2）治疝气：橘子叶10个，荔枝核（焙）5个。水煎服。（《滇南本草》）

（3）治蛔虫、蛲虫：鲜橘叶120g。熬水服。（《重庆草药》）

橘核

《日华子本草》

本品其味辛、苦，性平。归肝经。具有行气，散结，止痛之功效。主治睾丸肿胀、作痛，疝气肿痛等症。

【配伍应用】

（1）配荔枝核，治疝气，阴囊、睾丸肿痛，少腹刺痛等症。

（2）配川楝子、小茴香，治虚寒疝痛。

（3）配海藻、金铃子、延胡索，治小肠疝气，阴囊肿胀，睾丸疼痛等症。

（4）配川楝子、海藻、桃仁，治睾丸肿胀作痛，疝气肿痛等症。

（5）配桃仁、栀子、吴茱萸，治疝气，睾丸肿痛。

（6）配吴茱萸、川楝子、延胡索、肉桂、枳实，治疝气，睾丸肿痛。

【配方选例】

（1）治腰痛：橘核、杜仲各60g。炒，研末，每服6g，盐酒下。（《简便单方》）

（2）橘核丸　治癞疝，卵核肿胀，偏有大小，或坚硬如石，或引脐腹绞痛，甚则肤囊肿胀，或成疮毒，轻则时出黄水，甚则成痈溃烂：炒橘核、海藻、昆布、炒川楝子、桃仁（麸炒）各30g，厚朴（姜汁炒）、木通、枳实（麸炒）、炒延胡索、桂心、木香各15g。上为细末，酒糊为丸，梧桐子大，每服70丸，空腹盐酒或盐汤送下。若虚寒甚者，加炮川乌30g；坚胀久不消者，加硇砂6g，醋煮旋入。（《济生方》）

（3）橘核散　治溃疝肿痛之初起者：橘核4.5g，桃仁15枚，栀子3g，川

乌、吴茱萸各 1.5g。各炒，为粗末，水煎服。(《杂病源流犀烛》)

（4）橘香丸　治腰痛经久不瘥：橘核（炒）、茴香（炒）、胡芦巴（炒）、荜茇子（炒）、补骨脂（炒）、附子（炮）各等份。上为细末，酒煮麸糊和丸，如梧子大，每服 30～40 丸，食前用盐汤送下。(《奇效良方》)

橘络

《本草求原》

本品又名橘丝、橘筋。其味苦，性平。归肝、肺经。具有行气通络化痰之功效。主治痰滞经络之咳嗽，胸胁作痛。

【配伍应用】

（1）配紫苏子、杏仁、枳壳，治咳嗽，胸胁作痛。

（2）配枳壳、丝瓜络、柴胡，治因咳嗽或挫伤而致的胸胁作痛。

【配方选例】

治感冒咳嗽，胸胁痛：鲜橘络 6g，桔梗 9g，前胡 6g，紫苏叶 3g，生姜 3 片。水煎服。(《陕甘宁青中草药选》)

青皮

《图经本草》

本品又名小青皮、青橘皮、青柑皮。为芸香科常绿小乔木植物橘树的未成熟果实或青色果皮。主产于福建、浙江、四川等地。其味苦、辛，性温。归肝、胆、胃经。具有疏肝破气，消积化滞之功效。主治胁肋胀痛，乳房肿痛，疝气疼痛，胃脘肿痛，肝脾肿大，肝硬化。用法为内服，煎汤，3～9g，或入丸、散。

【配伍应用】

（1）配陈皮，治胸胁胀满疼痛，胃脘胀痛不舒。

（2）配香附，治胸胁疼痛、胀闷。

（3）配鳖甲，治胁下痞块，胁肋疼痛。

（4）配白芥子，治痰饮咳嗽，胸胁疼痛。

（5）配橘核，治疝气疼痛，睾丸肿痛。

（6）配莪术，治食积气滞，痞块腹痛。

（7）配柴胡、香附，治胁肋胀痛。

（8）配乌药、橘核，治疝气肿痛。

（9）配草果、山楂，治食积气滞，胃脘胀痛。

（10）配香附、郁金，治肝气郁结之胸胁闷胀。

（11）配王不留行、丹参，治乳房胀痛。

（12）配鳖甲、郁金，治肝经气滞，血瘀或胁下痞块，胁肋疼痛等症。

（13）配陈皮、砂仁，治胸腹胀满，消化不良，泄泻，痢疾。

（14）配白菊花、川芎，水煎服，治眼睑疖肿，红肿疼痛。

（15）配橘核、乌药、川楝子，治疝气疼痛，睾丸肿痛。

（16）配使君子、香附子、莲子，水煎服，治黑睛生细小星翳。

（17）配瓜蒌、香附、橘叶，治乳房肿痛。

（18）配木香、乌药、砂仁，治由精神因素引起的胸胁气郁胀痛。

（19）配三棱、郁金、莪术，治气滞血瘀疼痛。现代用以治疗肝脾肿大，肝硬化等症。

（20）配赤芍、肉桂、枳壳，治由跌打外伤引起的胸胁疼痛。

（21）配柴胡、香附、郁金，治肝气郁结，胸胁肿痛，乳房肿痛等症。

（22）配香附、王不留行、丹参，治乳房胀痛。

（23）配莪术、山楂、麦芽，治食积气滞，痞块腹痛。

（24）配金铃子、小茴香、橘核，治疝气疼痛，睾丸肿痛等症。

（25）配神曲、山楂、麦芽，治食积脘腹作痛，嗳腐吞酸等症。

（26）配金银花、蒲公英、浙贝母、炒穿山甲，治乳痈，乳房结核。

（27）配陈皮、丁香、诃子、甘草，制散剂，治小儿脾胃不和，腹大形瘦，呕吐泄泻者。

【配方选例】

（1）小温中丸　治积聚：青皮、陈皮、黄连（姜汁炒）各30g，香附（童便浸）120g，苍术、半夏、针砂（醋炒）各60g，白术、苦参各15g。上为细末，

面糊为丸。(《丹溪心法》)

（2）内消沃雪汤　治发背，五脏内痛，尻臀诸肿，大小肠痛，肛门脏毒初起，但未成脓，坚硬疼痛不可忍者：青皮、陈皮、乳香、没药、连翘、黄芪、当归、甘草节、白芷、射干、天花粉、穿山甲、贝母、白芍、金银花、皂角刺各2.4g，木香1.2g，大黄6g。水、酒各半煎，病在上食后服，病在下食前服。(《外科正宗》)

（3）化肝煎　治怒气伤肝，气逆动火，胁痛胀满，烦热动血等症：青皮、陈皮、芍药各6g，牡丹皮、炒栀子、泽泻（血见下部者用甘草）各4.5g，土贝母6~9g。水煎服，食远服。若大便下血，加地榆4.5g；小便尿血，加木通4.5g；恶寒发热，加柴胡3g；火盛，加黄芩3~6g；胁腹胀痛，加白芥子3g；胀甚者，去芍药。(《景岳全书》)

（4）平气散　治湿热而致的腹胀喘满，大小便涩滞：青皮（去白）、鸡心槟榔各9g，大黄21g，陈皮（去白）15g，白牵牛子（半生，半炒，取头末）30g。上为末，每服9g，生姜煎汤调下。(《卫生宝鉴》)

（5）青阳汤　治肝胀，胁下满而痛引小腹：青皮（醋炒）4.5g，柴胡（醋炒）、乌药、陈皮、延胡索各3g，炮姜、木香各1.5g，蒺藜12g，郁金6g，花椒子（打碎）24粒。水煎服。(《医醇賸义》)

（6）枳壳青皮饮　治三焦胀，气满腹中，空空然响：青皮、枳壳、大腹皮各等份。水煎服。若上焦胀加桔梗；中焦胀加紫苏梗；下焦胀加木通。(《症因脉治》)

佛手

《滇南本草》

本品又名佛手柑、佛手香橼、福寿柑、蜜罗柑。为芸香科植物佛手的果实。主产于四川、广东等地。其味辛、苦，性温。归肝、脾、肺经。具有行气止痛，和胃化痰之功效。主治胸胁胀满作痛，食欲不佳，呕吐，咳嗽痰多。用法为内服，煎汤，2.4~9g，或泡茶。

【配伍应用】

（1）配败酱草，治传染性肝炎。

（2）配青皮、川楝子，治肝气郁结所致之胃脘痛。

（3）配竹茹、黄芩，治妊娠呕吐。

（4）配降香、沉香曲，治呕吐。

（5）配半夏、茯苓，治湿痰停滞所致的喘咳，胸闷，痰多之证。

（6）配木香、青皮，治肝郁气滞所致的胁肋胀痛，胸腹痞满，食欲不振等症。

（7）配香附、厚朴花、白豆蔻，治胸腹痞满，胁肋胀痛，呕吐，噫气，少食等症。

（8）配香附、陈皮、枳壳，治胸脘闷痛。

（9）配郁金、白芍、香附，治肝气郁滞所致的胁肋胀痛，肝胃气痛等症。

（10）配白豆蔻、半夏、木香，治脾胃气滞，食少脘胀，嗳气，呕吐等症。

【单味应用】

（1）单味切片，口嚼，治梅核气病，是气结于喉间，常不舒畅，或长期不愈者。

（2）单味用白酒泡，蒸后覆盖一层白糖，用酒饮，并吃佛手片，治梅核气。

【配方选例】

（1）治痰气咳嗽：陈佛手 6～9g。水煎饮。（《闽南民间草药》）

（2）治妇女白带：佛手 15～30g，猪小肠 1 尺。水煎服。（《闽南民间草药》）

（3）治鼓胀发肿：香橼（去瓤）120g，人中白 90g。共为末，空腹白汤下。（《岭南采药录》）

（4）佛手露　治胁肋疼痛，心烦易怒，胸闷不舒，嗳气泛恶，纳谷不香，消化不良等症：佛手 120g，五加皮 30g，木瓜、青皮各 12g，栀子、陈皮各 15g，高良姜、砂仁、肉桂各 9g，木香、公丁香各 6g，当归 18g，苦酒 20 斤，冰糖 5 斤。上药为粗末，装入绢袋内，入酒浸，文火煮之，滤清入冰糖即成。每服约 30g，1 日 3 次。孕妇忌服。（《全国中药成药处方集》）

厚朴

《神农本草经》

本品又名厚皮、重皮、川朴、赤朴。为木兰科植物厚朴或凹叶厚朴的树皮或根皮。主产于四川、湖北、浙江、贵州、湖南等地。其味苦、辛，性温。归脾、胃、肺、大肠经。具有行气燥湿，降逆平喘之功效。主治脘闷腹胀，腹痛，便秘，胸闷咳嗽。用法为内服，煎汤，3～9g，或入丸、散。

【配伍应用】

（1）配干姜，治中焦气机壅滞所致之脘腹胀满，消化不良，时作疼痛，呕逆泄泻。

（2）配贝母，治痰滞气逆之咳嗽，胸闷腹胀者。

（3）配郁金，治肝郁气逆，腹满胀痛。

（4）配枳实，治胃腑实邪积滞，腹满胀痛者。

（5）配枳壳，治气滞食积，脘腹胀满者。

（6）配黄芩，治脾胃湿热，胀满痞闷，苔垢黄腻者。

（7）配半夏，治胃气不和，气滞湿停的脘腹胀满，呕逆等症。

（8）配杏仁，治气逆喘咳者。

（9）配苍术，治脘腹胀满，腹痛，呕吐，泻痢或便秘，偏湿热郁滞者。

（10）厚朴花配代代花，治肝郁气滞，脾胃不和，胸胁胀痛，串痛，胃痛食少，苔白腻者。

（11）配半夏、茯苓，治肠炎，肝炎，胃肠神经官能症之气胀。

（12）配枳实、大黄，治食积，腹胀痛，便闭等症。

（13）配豆蔻、干姜，治胃实偏寒者。

（14）配桂枝、杏仁，治外感风寒所致的喘咳等症。

（15）配陈皮、蔻仁，治舌苔白腻，食欲不振。

（16）配苍术、陈皮，治湿阻气机所致的脘腹胀满疼痛，呕恶泻痢等症。

（17）配麻黄、杏仁，治痰饮喘咳，胸满，苔白腻者。

（18）配青皮、川楝子，治肝胃气滞而痛。

（19）配苍术、茯苓，治腹脘胀满，宿食不消，吞酸嗳腐，呕吐者。

（20）配黄连、栀子，治呕吐泄泻，胸闷，不思饮食，舌苔黄腻等症。

（21）配山楂、麦芽、神曲，治饮食过度引起的消化不良。

（22）配苍术、陈皮、甘草，治消化不良，胸闷腹胀，食少口腻，呕吐，便溏者。

（23）配大黄、枳实、芒硝，治便秘，腹胀，疼痛。

（24）配杏仁、白芍、桂枝，治咳嗽气急，怕冷，腹胀。

（25）配苍术、陈皮、甘草，治消化不良，胸闷腹胀，食少口腻，呕吐，便溏。

（26）配麻黄、杏仁、半夏，治湿痰壅逆，咳嗽气喘等症。

（27）配杏仁、白芍、桂枝，治咳嗽气急，怕冷，腹胀。

（28）配陈皮、紫苏子、半夏，治湿痰内阻，胸闷咳喘等症。

（29）配杏仁、茯苓、陈皮，治气逆喘咳，湿痰盛者。

（30）配人参、半夏、生姜、甘草，治脾胃虚弱，痞满呕逆等症。

（31）配苍术、陈皮、干姜、草豆蔻，治胃部胀痛，呕吐吞酸。

（32）配杏仁、麻黄、生石膏、制半夏，治咳嗽气喘。

（33）配党参、白术、茯苓、肉蔻、五味子，治泄泻。

【单味应用】

（1）单味研末，开水送服，治泄泻下痢，痰壅呕逆等症。

（2）厚朴注射液肌注，每次 2mL，治急性肠炎，细菌性痢疾。

【配方选例】

（1）实脾散　治阴水，先实脾土：厚朴、白术、木瓜、木香、草果仁、大腹子、附子、茯苓、干姜各 3g，甘草 5g。生姜、大枣适量，水煎，每日 1 剂，分 2～3 次服。（《济生方》）

（2）清脾汤　治胃疟，或痰聚胸中，烦满欲呕：厚朴 12g，乌梅、半夏、青皮、高良姜各 6g，草果 3g，甘草 5g。生姜、大枣适量，水煎服。（《三因方》）

（3）藿香散　治诸疟胸中痞闷，痰逆呕哕：厚朴、半夏、生姜、藿香、甘草、橘皮、草豆蔻仁各 3g。水煎，每日 1 剂，饭前半小时服用。（《御药院方》）

（4）厚朴汤　治干霍乱：厚朴、槟榔、枳实、朴硝各 1g，大黄 6g，高良姜 1g。水煎，顿服，不下再服，以下为度。（《圣济总录》）

（5）连朴饮　治湿热内蕴，升降失常，霍乱吐利，胸脘痞满，舌苔黄腻，小便短赤：厚朴 6g，黄连、石菖蒲各 3g，香豉、山栀各 9g，半夏（制）3g，芦根 60g。水煎，每日 1 剂，重症 1～2 剂，分温服。（《霍乱论》）

（6）厚朴麻黄汤　治咳而脉浮等症：厚朴 10g，麻黄 6g，石膏如鸡子大，杏仁、半夏各10g，干姜、细辛各3g，五味子10g，小麦32g。上9味以水500mL，先煮小麦熟，去渣，内诸药煮取30mL，温服10mL，每日3服。(《大同方剂学》)

（7）厚朴大黄汤　治支饮胸满：厚朴1尺，大黄10g，枳实4枚。水煎，分2次服。(《金匮要略》)

木香

《神农本草经》

本品又名蜜香、青木香、南木香、广木香。为菊科植物云木香、越西木香、川木香等的根。多产于云南、四川等地。其味辛、苦，性温。归脾、胃、大肠、胆经。具有行气止痛之功效。主治腹满胀痛，肠鸣泄泻，下痢腹痛，黄疸，胆绞痛。用法为内服，煎汤，1.5～4.5g，磨汁或入丸、散；外用研末调敷或磨汁涂。

【配伍应用】

（1）配青皮，治脾胃气滞，脘腹痞痛等症。

（2）配黄连，治肠胃湿热积滞所致的痢疾，症见下痢腹痛，里急后重，痢下赤白等症。

（3）配砂仁，治脘腹痞满。

（4）配槟榔，治下痢之里急后重，肠胃气滞，脘腹胀痛。

（5）配莱菔子，治腹胀，肠鸣，消化不良，矢气频频等。

（6）配小茴香，治疝痛。

（7）配麝香，共为散末，吹鼻，治腰肌劳伤，外伤性腰痛。

（8）配大盐，共研细末，左边牙痛吹入左鼻孔，右边牙痛吹入右鼻孔，治牙痛。

（9）配乌药，治小腹气逆作痛。

（10）配白术，治食欲不振，脘腹胀痛。

（11）配白芍、当归，治腹痛重或大便脓血多者。

（12）配白术、枳壳，治气滞腹胀。

（13）配九子连，研末，用醋冲服，治各种毒蛇咬伤和无名肿毒。

（14）配山楂、麦芽、陈皮，治食积，呕吐，下痢等症。

（15）配党参、白术、陈皮，治饮食不化，脘腹痞闷，大便溏薄者。

（16）配槟榔、厚朴、神曲，治脾胃气滞所致的腹满胀痛。

（17）配党参、白术、砂仁，治慢性泄泻。

（18）配砂仁、豆蔻仁、藿香，治肠胃气滞所致的脘腹胀痛，食少呕吐，泄泻腹痛，里急后重等症。

（19）配大黄、茵陈、金钱草，治肝胆湿热气滞所致脘胁疼痛或痛剧辗转反侧，口苦，苔黄，甚或黄疸；现代多用于胆绞痛。

（20）配槟榔、青皮、大黄，治食积，脘腹胀满，大便秘结，赤白痢疾，里急后重等症。

（21）配白蔻仁、藿香、缩砂仁、丁香，治湿热气滞，胸闷腹痛等症。

（22）配乌药、香附、当归、甘草，治妇女产后营血虚弱，小腹绞痛，喜得热按以及中焦虚寒，营血不足等症。

（23）配龙胆草、生大黄、延胡索、白芍，治急性胰腺炎上腹部急痛拒按、口苦、舌苔黄腻，大便秘结、尿黄赤等症。

【配方选例】

（1）木香分气汤　治气滞肿满，虚气上冲，神思不爽：木香、茯苓各30g，泽泻、半夏、枳壳、紫苏子、槟榔各15g，猪苓1g。入灯心草5寸，水煎，麝香半字和服。（《叶氏录验方》）

（2）南木香丸　治大便秘结：南木香、槟榔、火麻仁、枳壳各30g。先将枳壳去瓤，每个切作4片，用不蛀皂角3寸，生姜5片，巴豆3粒，略捶碎不去壳，用水1盏，将枳壳同煮沸，滤去生姜、巴豆、皂角不用，只将枳壳锉细焙干为末，入前木香、槟榔、火麻仁，同为末，炼蜜丸，蜜汤下。（《朱氏集验方》）

（3）神妙列仙散　治饮酒所伤，以致遍身疼痛，腰脚强跛，手足顽麻，胃脘疼痛，胸膈满闷，肚腹鼓胀，呕吐泻痢，黄疸热鼓：木香、沉香、茴香、槟榔各3g，萹蓄9g，大黄30g，麦蘖45g，瞿麦15g。上为末，每服9～15g，五更热酒调下，仰面卧，手叉胸前，至天明取下，大便如鱼脑，小便如血为效。（《丹溪心法》）

（4）木香丸　治水气心腹鼓胀：木香、槟榔各15g，硇砂、青橘皮各1g，吴茱萸 15g，巴豆(去皮心研，纸裹压去油)20 枚。上为细末，以醇醋 1 大盏，熬硇砂、巴豆为膏，入末相和丸，如绿豆大，每服 5 丸，煎青橘皮汤下。(《太平圣惠方》)

（5）集效丸　治蛔虫动作，心腹搅痛，往来上下，口吐涎沫：木香、鹤虱、诃子、槟榔、芜荑、附子、干姜各 230g，大黄 450g。上为末，蜜丸，梧子大，食后橘皮汤下。(《太平惠民和剂局方》)

（6）老奴丸　此方成都府崔磨去无子，欲服此药，修合未服，而崔先已卒，有老奴七十之上，腰脚疼痛，曲脊而行，褚氏与此药服之，其老奴语褚氏曰，自服此药，深有灵验，诸病悉痊，房事如少壮之人，于是与褚氏通，后有孕，一日褚氏事显，其家母视之，切究其由，得其实道，打死此老奴，因折其腿，骨髓皆满如金色，多试有效，故是名曰老奴丸：木香 15g，灯心草 6g，大蜘蛛 7 个，胡桃肉（另研）、荜澄茄、车前子（炒）、马蔺花（酒浸）、牡蛎（火淬）、草薢、韭子、木通各 30g，山茱萸（去核）、补骨脂（酒浸）、桑螵蛸（酒浸）、全蝎（去毒）、龙骨各 45g，母丁香、紫稍花、肉苁蓉（酒浸）、菟丝子（酒蒸）、蛇床子、白茯苓（去皮）、淫羊藿、八角茴香、巴戟天（去心）、远志（去心）、当归各 60g，沉香 21g，干漆（炒，去烟）90g，熟地黄 150g。上为细末，炼蜜和丸，如梧桐子大，每服 30 丸，空腹用温酒送下，7 日见效，无妇人者勿服，此药专兴阳事，如善解者，饮凉水 3 口，年高气衰，虚耗风湿，腰脚疼痛，并宜服之，此药最灵验，添精补肾虚，祛寒除风湿，扶经更起阳，老诚好修合，秘密莫传扬，假之保元气，延寿得安康。一方无桑螵蛸、当归、沉香。(《奇效良方》)

香附

《本草纲目》

本品又名香附子、莎草根、雷公头、三棱草根。为莎草科植物莎草的块茎。主产于山东、浙江、湖南、河南等地。其味辛、微苦，性平。归肝、胃经。具有疏肝理气，调经止痛之功效。主治胸胁及胃腹胀痛，月经不调腹痛，呕吐吞酸，乳房肿痛，疝痛。用法为内服，煎汤，4.5～9g，或入丸、散；外用研末撒、调敷或做饼热熨。

【配伍应用】

（1）配高良姜，治肝胃气痛等症。

（2）配紫苏梗、治肝郁气滞，胸腹胀闷不适，或兼感冒，妊娠呕吐，腹胀等症。

（3）配黄连，治火郁胸满痛。

（4）配神曲，治情志不遂，肝气郁结，横逆脾土所致的胸胁胀满，胃脘痞闷，嗳腐吞酸，纳谷不香等症。

（5）配乌药，治脐腹气寒作痛，而有肠鸣或便泻等症。

（6）配木香，治胃肠气滞，胃脘疼痛，腹中肠鸣作痛等症。

（7）配檀香，治肝气郁滞，脾胃失和之胸胁闷胀，嗳气叹息，不思饮食，胃脘疼痛等症。

（8）配白芍，治妇女为七情所伤，气血不和而致的月经不调，经行腹痛，或见乳胀胁痛等症。

（9）配延胡索，治肝郁气滞，血行不畅所致的胸痛，乳痛，胃脘疼痛，疝气痛及妇人行经腹痛等症。

（10）配当归，治经行腹痛，月经延期或先后不定，胁肋胀痛等症。

（11）配川芎，治气郁血滞所致的胁痛，头痛或经痛等症。

（12）配旋覆花，治伏暑湿温所致的胁痛，或咳，或不咳，无寒但潮热。

（13）配柴胡，治胸胁胀痛等症。

（14）配紫苏，治感冒鼻塞，脘腹胀闷不适。

（15）配木贼，煎汤，先熏后洗，治寻常疣。

（16）配当归、川芎，治妇女经期或产后气血不和，少腹疼痛。

（17）配高良姜、吴茱萸，治胃脘气痛，兼有吞酸呕吐，嗳气食少，偏于寒者。

（18）配当归、艾叶，治月经不调，痛经。

（19）配苍术、神曲，治消化不良，胁胀腹痛，呕吐吞酸等症。

（20）配柴胡、青皮，治胸胁痛。

（21）配木香、槟榔，治食积气滞，脘腹满闷，大便秘结等症。

（22）配吴茱萸、乌药，治寒疝腹痛。

（23）配使君子、莲子、青皮，水煎服，治黑睛生细小星翳。

（24）配柴胡、白芍、川芎，治肝气郁滞之胁肋胀痛等症。

（25）配栀子、川黄连、陈皮，治胃脘气痛，兼有吞酸呕吐，嗳气食少，偏于热者。

（26）配柴胡、当归、川芎，治肝气郁结之月经不调，痛经等症。

（27）配川芎、苍术、神曲，治肝气郁结，胸腹痞闷，呕吐吞酸，饮食少思等症。

（28）配柴胡、郁金、瓜蒌皮，治肝郁气滞，胸闷，胁痛等症。

（29）配益母草、丹参、白芍，治痛经，月经不调。

（30）配当归、川芎、延胡索，治气血不和，冲任失调，经来腹痛等症。

（31）配枳壳、炒白芍、甘草，治气滞胁痛。

（32）配干姜、木香、姜半夏，治胃寒作痛，嗳气，胸闷，呕吐清水等症。

（33）配橘叶、蒲公英、赤芍，治乳房胀痛，如属乳痈初起者。

（34）配当归、川芎、杜仲、艾叶，治妇女经来后期，少腹虚寒作疼。

（35）配苍术、川芎、神曲、柴胡，治气郁不舒，胸膈满闷，呕吐吞酸，食滞腹痛等症。

（36）配柴胡、当归、陈皮、蒲公英，治乳腺炎，乳房胀痛。

（37）配乌药、延胡索、柴胡、炒莱菔子，治胁痛腹胀。

【配伍应用】

（1）香芎散（《中藏经》）治一切头风：香附子25g，川芎6g，甘草、石膏各3g。上为细末，每服6g，腊茶荆芥汤点服。

（2）附术汤（《得效方》）治脾积气，妇人诸般气痛：香附子150g，莪术（醋煮）、甘草各60g。上为末，每服6g，入盐少许，百沸汤，空腹点服。

（3）香苏散（《太平惠民和剂局方》）治四时温疫伤寒：香附子、紫苏叶各120g，陈橘皮60g，甘草30g。上为末，每服9g，分2次服。

（4）越鞠丸（《大同方剂学》）治六郁，胸膈痞闷，吞酸呕吐，饮食不消等症：香附（醋炒）、苍术（米泔浸炒）、川芎各60g，神曲（炒）、栀子（炒黑）各30g，上为末，曲糊为丸，如梧子大，每服6～9g，每日2次。如湿郁加茯苓、白芷；火郁加青黛；痰郁加南星、半夏、瓜蒌、海浮石；血郁加红花、桃仁；气郁加木香、槟榔；食郁加麦芽、山楂、砂仁；夹寒加吴茱萸；春加防风；夏加苦参；冬加吴茱萸。

（5）宽快汤（《直指方论》）治气不下降，六脏涩滞：香附 6g，乌药、枳壳各 5g，缩砂仁 3g，紫苏子 5g，青木香 3g，甘草 3g。水煎，分 2 次服。

（6）通经导滞汤（《外科正宗》）治妇人产后，败血流注经络，结成胀块疼痛：香附、赤芍、川芎、当归、熟地黄、陈皮、紫苏、红花、牡丹皮、牛膝、枳壳各 3g，甘草节、独活各 1.5g。水酒煎，分 2 次服。

乌药

《本草纲目拾遗》

本品又名台乌药、旁其、鳑魮、矮樟。为樟科植物乌药的块根。多产于浙江、湖南、安徽、广东、广西等地。其味辛，性温。归胃、肾、膀胱经。具有行气，散寒，止痛之功效。主治胸腹胀痛，寒疝腹痛，下焦虚寒、小便频数。用法为内服，煎汤，4.5～9g，磨汁或入丸、散。

【配伍应用】

（1）配益智，治下元虚寒所致的小便频数，失禁及小儿遗尿。

（2）配当归，治感寒受冷，气血不和之腹中冷痛，妇人痛经，产后腹痛。

（3）配木香，治下腹气逆疼痛。

（4）配官桂，治脾肾虚寒腹痛，小腹冷痛等。

（5）配香附，治一切气痛。

（6）配益智、山药，治肾及膀胱感寒所致的小便频数，遗尿等症。

（7）配沉香、生姜，治胸闷腹痛。

（8）配香附、木香，治胸腹胀痛。

（9）配小茴香、橘核，治寒疝，阴囊肿痛。

（10）配吴茱萸、小茴香，治脾肾虚寒腹痛，呕吐，泄泻及寒疝小腹拘急引痛等症。

（11）配香附、元胡，治胃脘及小腹胀痛。

（12）配香附、木香、延胡索，治妇女肝郁气滞之月经前或月经初行时少腹胀痛。

（13）配当归、丹参、赤芍，治气滞血瘀，经行腹痛。

（14）配木香、砂仁、香附，治妇女经前腹痛。

（15）配小茴香、川楝子、青皮，治寒疝腹痛。

（16）配香附、当归、木香，治肝郁气滞所致的经行腹痛。

（17）配当归、炒延胡索、炒白芍，治痛经。

（18）配益智、山药、桑螵蛸，治小儿遗尿，成人肾虚有寒所致的小便频数，遗尿。

（19）配槟榔、沉香、党参，治肝气横逆，脾胃不和，胸膈不利，上气喘促，不思饮食。

（20）配高良姜、小茴香、青皮，治寒疝作痛。

（21）配沉香、延胡索、当归、肉桂，治气滞引起的月经后期疼痛。

（22）配当归、吴茱萸、小茴香、炮姜，治男子寒疝，睾丸偏坠冷痛。

（23）配香附、当归、木香、甘草，治妇女产后营血虚弱，小腹绞痛，喜得热按以及中焦虚寒，营血不足等。

（24）配木香、小茴香、青皮、高良姜、槟榔、川楝子、巴豆，治小肠疝气，小腹痛引至睾丸（先把巴豆打破，同川楝子用麸皮炒黑，去巴豆及麸皮）。

【单味应用】

单味乌药根，晒干切片，煎水含口中，治牙痛。

【配方选例】

（1）乌药顺气散　治风气不顺，手脚偏枯，流注经络，并湿毒侵袭腿膝挛痹，筋骨疼痛：乌药、麻黄、橘皮各6g，甘草、川芎、枳壳、桔梗、白芷各6g，白姜3g，白僵蚕6g。生姜、大枣适量，水煎，分2次服。（《三因方》）

（2）缩泉丸　治脬气不足，小便频多，及老年阳虚遗溺等症：乌药、益智、川椒、吴茱萸各等份。上为细末，酒面糊丸，如梧子大，每服30～50丸，临卧盐汤下。（《大同方剂学》）

（3）加味乌沉汤　治妇人经水欲来，脐腹痛：乌药、缩砂、木香、延胡索各3g，香附子6g，甘草5g。生姜，水煎，分2次服。（《奇效良方》）

（4）肝气犯胃方　治食痹，胃痛上支两胁，里急，饮食不下，膈咽不通，食入即痛，吐出乃止：乌药汁7匙，灶心土3g，炒砂仁1g。将后2味煎汤，冲诸汁服。（《杂病源流犀烛》）

（5）天台乌药散 治小肠疝气，少腹引控睾丸而痛，偏坠肿胀：天台乌药12g，木香、小茴香、青皮各6g，高良姜、槟榔各9g，川楝子10个，巴豆70粒。先将巴豆微打破，同川楝子用麸炒黑，去巴豆及麸皮不用，合余药共研为末，和匀，每服3g，温酒送下。(《医学发明》)

大腹皮

《开宝本草》

本品又名槟榔皮、大腹毛。为棕榈科植物槟榔的果实。多产于广东、海南岛、云南、台湾等地。其味辛，性微温。归脾、胃、大肠、小肠经。具有行气导滞，利水消肿之功效。主治脘腹饱胀，嗳腐吞酸，大便秘结不爽，水肿胀满，脚气。用法为内服，煎汤，6～9g，或入丸剂；外用煎水洗或研末调敷。

【配伍应用】

（1）配槟榔，治腹水，腹胀，下肢水肿，小便不利，及气滞停食，脘腹胀满。

（2）配葫芦，治气滞水停之腹水。

（3）配厚朴、藿香梗，治气滞湿阻的脘腹胀痛，恶心呕吐，肠鸣泄泻等症。

（4）配木瓜、紫苏，治湿浊不化，腹满水肿，小便不利，脚气肿满等症。

（5）配茯苓皮、五加皮，治水湿内停所致的水肿胀满及脚气。

（6）配茯苓皮、生姜皮，治轻症水肿，属所谓肌肤中之水气浮肿者。

（7）配茯苓皮、桑白皮，治水湿外溢所致的周身浮肿，小便不利。

（8）配厚朴、藿香、陈皮，治湿阻气滞所致的脘腹胀满，大便不爽。

（9）配厚朴、山楂、麦芽，治食滞气阻所致的脘腹饱胀，嗳腐吐酸，大便秘结不爽。

（10）配藿香、陈皮、茯苓，治内伤湿滞，气机受阻之证。

（11）配厚朴、陈皮、麦芽、茵陈，治慢性肝炎，消化不良引起的脘腹胀满，而大便不爽。但虚胀则不宜用大腹皮。

（12）配藿香、厚朴、杏仁、茯苓，治湿温邪郁三焦，脘腹痞胀，大便不爽等症。

【配方选例】

（1）大三脘散　治三焦气逆，解大便秘滞，下胸胁满胀：大腹皮、紫苏、独活、沉香、木瓜、川芎各3g，白术、木香、甘草、槟榔各1g，陈橘皮0.6g。水煎，每日1剂，分2次服。（《传家秘宝方》）

（2）无碍丸　治病喘手足皆肿，脾病横泻四肢：大腹皮60g，蓬莪术、三棱各30g，槟榔0.3g，木香15g。上为末，炒麦蘖捣粉，丸如梧子大，每服20～30丸，生姜汤下。（《苏沈良方》）

（3）紫苏饮　治胎气不和，凑上心腹，胀满疼痛，谓之子悬，兼治临产惊恐，气结连日不产：大腹皮、人参、川芎、白芍、陈皮各6g，当归12g，紫苏茎叶15g，甘草3.5g。生姜，葱白，水煎，每日1剂，分2次服。（《产经》）

（4）九宝散　治积年肺气：大腹皮、肉桂、甘草各6g，麻黄6g，杏仁、紫苏、桑白皮各10g，陈皮、薄荷各6g。童便0.5盏，乌梅2个，姜5片同煎，每日1剂，分2次服。（《苏沈良方》）

（5）木瓜散　治脚气冲心，胸膈烦闷，得效：大腹皮3g，紫苏、干木瓜、甘草、木香、羌活各0.3g。水煎，每日1剂，分3次服。（《传家秘宝方》）

（6）达生散　治气血虚弱，胎产不顺：大腹皮9g，紫苏、人参、陈皮各1.5g，当归、白术、白芍各3g，炙甘草6g。上为粗末，加青葱叶、黄杨树叶梢7个，或加枳壳、砂仁。水煎，食后服（于怀胎8～9个月时服10数贴）。夏季加黄芩；春季加川芎；气虚倍人参、白术；气滞加香附，倍陈皮；血虚倍当归，加地黄；形实倍紫苏；湿痰加滑石、半夏；食积加山楂；腹痛加木香、肉桂。（《丹溪心法》）

檀香

《名医别录》

本品又名白檀、浴香。为檀香科植物檀香的心材。主产于印度、印度尼西亚、马来西亚等国，我国台湾也有出产。其味辛，性温。归脾、胃、肺、心经。具有行气止痛，散寒开胃之功效。主治胃寒气滞作痛，胸痛，心绞痛。用法为内服，煎汤，3～6g，或入丸、散；外用磨汁涂。

【配伍应用】

（1）配丹参，治心绞痛。

（2）配干姜，治心腹冷痛。

（3）配砂仁、丁香，治胃寒气滞作痛者。

（4）配砂仁、丹参，治气滞血瘀而致的心腹诸痛之证。

（5）配石菖蒲、毛冬青，治气滞血瘀所致的胸痛，心绞痛。

（6）配丁香、石菖蒲，治胃寒呃逆，呕吐恶心等症。

（7）配藿香、白豆蔻、乌药，治寒湿内阻，气机不畅，脘腹疼痛，呕恶胸闷等症。

（8）配砂仁、枳壳、沉香，治胸腹疼痛，包括胃寒引起的痉挛性疼痛，小腹虚寒疝痛及心绞痛等症。

（9）配紫苏梗、瓜蒌皮、枳壳，治脾肺之气失调所致的胸膈胀闷。

（10）配陈皮、生麦芽、沙参、麦冬，治脾肺之气失调所致的饮食少进，噎膈吐食等症。

（11）配苏合香、安息香、沉香、麝香，治寒邪或痰湿闭塞气机，卒倒昏迷等症。

（12）配丹参、砂仁、乌药、百合、高良姜，治脾肺之气失调引起的心腹疼痛。

（13）配丹参、砂仁、高良姜、香附、百合、乌药，治久治不愈的胃脘痛，包括溃疡病。

【配方选例】

（1）香砂二陈汤 治胃有停饮，或伤冷食，胸痞脘痛，呕吐黄水：檀香、炙甘草各1.5g，姜半夏、茯苓各9g，砂仁2.4g，炒陈皮6g。水煎服。若痛甚加白豆蔻末0.6g，瓦楞子末3g；呕甚加控涎丹2.4g包煎。（《重订通俗伤寒论》）

（2）治阴寒霍乱：白檀香、藿香梗、木香、肉桂各4.5g。为极细末，每用3g，炮姜15g，汤调下。（《本草汇言》）

（3）檀香饮治恶毒风肿：白檀香、沉香各1块，重0.3g，槟榔1枚。上3味，各于砂盆中以水3盏细磨取尽，滤去渣，银石铫内煎沸，候温，分作3服。（《圣济总录》）

（4）治噎膈饮食不入：白檀香4.5g，茯苓、橘红各6g。为极细末，人参

汤调下。(《本草汇言》)

沉香

《名医别录》

本品又名蜜香、沉水香。为瑞香科植物沉香或白木香的含有树脂的心材。多产于台湾、广东、广西、印度、马来西亚等地。其味辛、苦，性温。归脾、胃、肾经。具有行气止痛，温中散寒，降逆平喘之功效。主治胸腹气滞，胀闷作痛，手足厥冷，脐部疼痛，呕吐呃逆，气逆痰喘。用法为内服，煎汤，1.5～3g，磨汁或入丸、散。

使用注意：气虚下陷，或阴虚火旺者均不宜用。

【配伍应用】

（1）配香附，治下焦气机失调所致的下腹胀满，大肠气秘，小便气淋，妇人转胞等症。

（2）配乌药，治虚寒腹胀，胸闷，气短，呕吐等症。

（3）配木香，治脾胃气机失于和降，气逆不顺所致的脘腹胀痛，满闷呃逆，呕吐泄泻等。

（4）配莱菔子，治肾虚不纳的痰气上逆之腹胀，气喘。

（5）配侧柏叶，共研末，临睡前顿服，治支气管哮喘。

（6）配马宝，治呃逆诸证；亦试治食道癌诸证。

（7）配肉苁蓉，治气虚便秘。

（8）配紫苏，治脾胃虚寒的呕逆，呕吐及妊娠恶阻。

（9）配香附、砂仁，治寒凝气滞，胸胁痞满胀痛之证。

（10）配附子、生姜，治气逆，喘促属肾虚者。

（11）配高良姜、丁香，治胃寒所致的呃逆，呕吐等症。

（12）配丁香、肉桂（或紫苏、豆蔻），治胃寒所致的呃逆，呕吐（急性胃炎）。

（13）配冬葵子、白头翁，治血管神经性水肿，症见面目浮肿，小便不畅。

（14）配葶苈子、杏仁、紫苏子，治气逆，喘促属肺实者。

（15）配白豆蔻、丁香、柿蒂，治脾胃虚寒，呕吐呃逆等症。

（16）配乌药、木香、延胡索，治虚寒血滞所致的小腹疼痛，脐下觉有气动和冷感。

（17）配附子、黑锡、补骨脂，治肾气不足，摄纳无权，浊阴上泛，咳逆喘息等症。

（18）配乌药、木香、槟榔，治寒凝气滞，脘腹疼痛等症。

（19）配乌药、槟榔、人参，治精神抑郁的腹满胸闷，嗳气频作，体倦乏力诸证。

（20）配砂仁、延胡索、川楝子，治气滞的脘腹疼痛。

（21）配附子、肉桂、干姜、五味子，治老年虚寒气喘。

（22）配熟地黄、紫苏子、莱菔子、橘红、桑白皮，治肺气壅滞所致的气逆喘息。

【配方选例】

（1）沉香消痞丸　治胃肺积热在中，胸腹胀满，噫声不绝，饭食后，气闭不通，必须吐去所咽之物，候腹胀空虚，气方稍通，病势将深，连日呕吐：沉香、芦荟、枳壳、硇砂、广莪术各9g，木香6g，胡黄连15g，麝香3g，黑牵牛（末）30g。上为末，好醋熬肥皂角子膏和药，丸如梧子大，每服40～50丸，加至80～90丸，临卧时，嚼胡桃仁1个，极烂嗡温水与药一处送下。（《经验秘方》）

（2）沉香四磨汤　治冷气攻冲，心腹疼痛：沉香、木香、槟榔、乌药各3g。浓磨水，分3～5次服。（《传家秘宝方》）

（3）沉香降气汤　治阴阳壅滞，气不升降，胸膈痞塞，喘促嗜卧，又治脚气上冲，心肠坚满：沉香18两半，香附400两（炒，去毛），甘草120两（爁），缩砂仁48两。上为末，每服3g，盐少许，沸汤点服。（《太平惠民和剂局方》）

（4）化气汤　治一切气逆胸膈噎闷，心脾疼痛，呕吐酸水：沉香、胡椒各3g，木香、砂仁、桂心各6g，丁皮、干姜、莪术、茴香、青皮、陈皮、甘草各12g。生姜，大枣适量，水煎，每日1剂，分2次服。（《太平惠民和剂局方》）

（5）三脘痞气丸　治三焦痞滞，水饮停积，胁下虚满，腹时刺痛：沉香、大腹皮各1.5g，槟榔1.5g，缩砂仁15g，青皮、木香、白豆蔻、三棱各30g，

半夏60g。上为细末，糊丸桐子大，每服30丸，陈皮汤下。(《卫生宝鉴》)

（6）沉香散　治和聚心腹胀满，四肢逆冷：沉香、槟榔、青橘皮、附子各30g，茴香、吴茱萸各15g，上为散，每服3g，食前热酒调下。(《太平圣惠方》)

（7）沉香饮　治腹胀气喘，坐卧不得：沉香、木香、枳壳各15g，莱菔子30g。姜，水煎，分2次服。(《得效方》)

薤白

《本草图经》

本品又名薤白头、野蒜、小独蒜。为百合科植物小根蒜的鳞茎。多产于东北、河北、江苏、湖南等地。其味辛、苦，性温。归肺、心、胃、大肠经。具有温中通阳，下气散结之功效。主治胸阳不通，胸闷疼痛，脘腹疼痛，泻痢，里急后重。用法为内服，煎汤，4.5～9g（鲜者30～60g），或入丸、散；外用捣敷或捣汁涂。

【配伍应用】

（1）配瓜蒌，治胸闷，疼痛，喘息，咳唾等症，亦可用于冠心病心绞痛。

（2）配黄柏，治赤痢。

（3）配四逆散，治胃肠气滞，泻痢下垂者。

（4）配猪脂，苦酒浸，外敷，治灸疮肿痛。

（5）配瓜蒌仁、白酒，治胸痹，喘息咳唾，胸背痛，短气，寸口脉沉而迟，关上小紧数。

（6）配五灵脂、丹参，治气滞血瘀、络脉痹阻之心痹胸痛。

（7）配黄连、木香，治肠胃气滞，痢疾之后重。

（8）配瓜蒌、半夏，治胸痛，咳嗽痰多。

（9）配黄柏、秦皮，治大肠湿滞所致的下痢，里急后重，属热者。

（10）配木香、神曲，治大肠湿滞所致的下痢，里急后重，属寒者。

（11）配瓜蒌、桂枝，治胸阳不通，心胸疼痛。

（12）配瓜蒌、络石藤、宽筋藤，治肋间神经痛。

（13）配瓜蒌、川芎、红花，治胸痹，属气滞血瘀者。

（14）配紫丹参、葛根、降香，治胸痹，属血瘀者。

（15）配郁李仁、桃仁、木香，治气滞便秘。

（16）配柴胡、白芍、枳实、甘草，治痢疾。

（17）配半夏、贝母、瓜蒌、枳壳，治胸痹。

（18）配瓜蒌仁、桂枝、枳实、厚朴，治胸胁胀满刺痛。

（19）配桂枝、郁金、桃仁、瓜蒌，水煎服，治非化脓性肋软骨炎。

（20）配瓜蒌、半夏、枳实、桂枝，治胸痹刺痛，痰饮胁痛，咳嗽气喘等症。

【单味应用】

单味细嚼、吞服均可，治骨卡喉。

【配方选例】

（1）薤白汤　治霍乱，干呕不止：薤白（切细）1握，生姜（切细）15g，陈皮（去白）9g。上用水2大盏，煎至7分，去渣，分2次温服。（《奇效良方》）

（2）薤白粥　治反胃，无问久新冷热皆治：薤白2茎，鸡子（去黄）3个，人参（细切，以水1大升，煎取3合），白粟米10g。上3味（薤白、鸡子白、白粟米）同煮熟，搅匀，与温热人参汤相和调，不拘早晚，顿服，如思食，即与粟米粥饮，渐渐加粳米和之。（《奇效良方》）

（3）治妊娠胎动，腹内冷痛：薤白6g，当归12g。水500mL，煮200mL，分2次服。（《古今录验方》）

（4）治灸疮肿痛：薤白（切）10g，猪脂（细切）10g。以苦酒浸经宿，微火煎3上3下，去渣，敷上。（《梅师集验方》）

（5）治鼻渊：薤白、木瓜花各9g，猪鼻管120g。水煎服。（《陆川本草》）

（6）治心绞痛：薤白、三棱各18g，赤芍、川芎、红花、延胡索、降香各15g，鸡血藤30g，急性子12g。1日量。制成冲剂或浸膏内服。（《全国中草药汇编》）

荔枝

《本草拾遗》

本品又名离支、丹荔、火山荔、丽枝、勒荔。为无患子科植物荔枝的果实。多产于福建、广东、广西、云南、四川、台湾等地。其味甘、酸，性温。归脾、肝经。具有生津，益血，理气，止痛之功效。主治烦渴，呃逆，胃痛，瘰疬，疔肿，牙痛，外伤出血。用法为内服，煎汤，5～10枚，烧存性研末或浸酒；外用捣敷或烧存性研末制散。

【配伍应用】

（1）荔枝肉配食盐，将盐放入肉内，火煨研末，擦痛处，立止，治牙痛。

（2）配金樱子、红枣、仙茅，同装入猪尿泡，蒸熟服食，治小儿遗尿，虚寒者。

【单味应用】

（1）单味荔枝壳，焙干，极细末，吸鼻中，治鼻渊，鼻流臭水。亦有用全荔枝烧灰存性者，乃绍兴习用之法。

（2）单味连壳烧，存性，外搽，治牙痛。

【配方选例】

（1）治瘰疬溃烂：荔枝肉敷患处。（《泉州本草》）

（2）治外伤出血，并防止疮口感染溃烂，得以迅速愈合：荔枝。晒干研末，擦患处。（《泉州本草》）

（3）治老人五更泻：荔枝干5粒，春米1把。合煮粥食，连服3次；酌加山药或莲子同煮更佳。（《泉州本草》）

（4）治呃逆不止：荔枝7个。连皮核烧存性，为末，白汤调下。（《医方摘要》）

（5）治疔疮恶肿：荔枝肉、白梅各3个。捣作饼子，贴于疮上。（《济生秘览》）

（6）治风火牙痛：大荔枝1个，切开，填盐满壳，煅研，搽之。（《孙天仁集效方》）

荔枝核

《本草衍义》

本品又名荔仁、枝核。为无患子科植物荔枝的种子。多产于广东、广西等地。其味甘，性温。归肝、肾经。具有理气散寒之功效。主治疝痛，睾丸肿痛，胃脘痛，腹痛。用法为内服，煎汤，4.5～9g，或入丸、散。

【配伍应用】

（1）配橘核，治男子疝痛。

（2）本品烧存性，配香附子，盐酒送下，治血气刺痛。

（3）配木香，治心腹胃脘久痛，屡触屡发者。

（4）配炒香附，治妇女腹部血气凝滞而刺痛。

（5）配炒小茴香、吴茱萸，治小肠疝气，阴囊、睾丸肿痛者。

（6）配香附、乌药，治气滞血瘀，胃脘疼痛，少腹疼痛等症。

（7）配舶上茴香、青皮（全者），锉散，炒，出火毒，为末，酒下，治肾大如斗。

（8）配川楝子、白芍，治疝痛，睾丸肿痛，有热象者。

（9）配高良姜、香附、五灵脂，治胃脘痛。

（10）配小茴香、木香、吴茱萸、肉桂，治奔豚气（病人自觉有气发于小腹，向上攻冲，冲至心下或上腹部即疼痛发作）。

（11）配小茴香、橘核、青皮、陈皮，治睾丸肿痛明显者。

（12）配小茴香、川楝子、青皮、橘核，治肝郁气滞所致的疝气，睾丸肿痛等症。

（13）配小茴香、橘核、青皮、乌药、川楝子，治疝气疼痛，睾丸坠胀疼痛等症。

【单味应用】

（1）单味烧炭存性，研末，搽牙痛处，治牙痛，百药不效。

（2）单味烧存性，酒调服，治心痛及小肠气。

（3）单味捣烂，煎服，单侧患，煎服1个，双侧患煎服2个，治小儿阴囊水肿。

【配方选例】

（1）荔香散　治疝气疼痛，及小腹疼痛：荔枝核（炮微焦）、大茴香（炒）各等份，为末，每服6～9g，酒调下。若寒加制吴茱萸，药量减半。（《景岳

全书》)

（2）荔枝散　治疝气阴核肿大，痛不可忍：荔枝核（用新鲜者，烧灰存性）14枚，八角茴香（炒）、沉香、木香、青盐、食盐各3g，川楝子肉、小茴香各6g。上为细末，每服9g，空腹时热酒调下。（《证治准绳》）

（3）荔橘香散　治男子疝痛：荔枝核、橘核各9g，小茴香4.5g。水煎服。（《中药临床应用》）

（4）玉环来复丹　治疝气肿：荔枝核49个，陈皮（连白）27g，硫黄12g。为末，盐水打面糊丸，绿豆大，遇痛时，空腹酒服9丸，良久再服；亦治诸气痛。（《坦仙皆效方》）

柿蒂

《本草拾遗》

本品又名柿钱、柿丁、柿子把、柿萼。为柿科植物柿的宿存花萼。多产于河南、山东等地。其味苦，性平。归胃经。具有降逆止呃之功效。主治胸满呃逆。用法为内服，煎汤，6～12g，或入散剂。

【配伍应用】

（1）配丁香，治胃寒气滞所致的呃逆。

（2）配乌梅核中之白仁，治百日咳。

（3）配党参、丁香，治胃虚呃逆胸痞等症。

（4）配丁香、生姜，治胃寒呃逆。

（5）配竹茹、橘皮，治胃热呃逆。

（6）配竹茹、木香、赭石，治呃逆。

（7）配丁香、沉香、旋覆花，治呃逆。

（8）配芦根，竹茹、赭石，治胃热呃逆。

【单味应用】

（1）单味10个，水煎服，治草乌、附子中毒。

（2）单味5～6个，煎水煮至剩半量为止，用水漱口，治口舌生疮。

（3）单味烧炭研末，香油调，涂即愈，治旋耳疮。

（4）单味瓦上焙干，研细末，吹耳中，治耳内流脓，久久不愈。

【配方选例】

（1）柿钱散　治呃逆：柿钱、丁香、人参各等份。上为细末，水煎，食后服。（《洁古家珍》）

（2）柿蒂散　治血淋：干柿蒂（烧灰存性）。为末，每服6g，空腹米饮调服。（《奇效良方》）

（3）柿蒂汤　治胸满咳逆不止：柿蒂、丁香各30g。上细切，每服12g，水1.5盏，姜5片，煎至7分，去渣，热服，不拘时。（《济生方》）

（4）柿蒂汤　治伤寒呕哕不止：干柿蒂7枚，白梅3枚。上2味粗捣筛，只作1服，用水1盏，煎至半盏，去渣，温服，不拘时。（《圣济总录》）

（5）柿蒂散　治胃神经官能症引起的呃逆、呕吐：柿蒂2份，丁香、生姜各1份。水丸，每次6g，每日2次。（《药物与方剂》）

第八章 泻下药

一、攻下药

大黄

《神农本草经》

本品又名将军、川军、锦纹大黄。为蓼科植物掌叶大黄、药用大黄或鸡爪大黄的根及根茎。多产于甘肃、青海、四川等地。其味苦，性寒。归脾、胃、大肠、肝、心包经。具有泻热通便，破积行瘀，清湿热之功效。主治燥结，积滞，吐血，衄血，咽喉肿痛，目赤口疮，牙痛，经闭，癥瘕积聚，血瘀阻滞，黄疸，下痢，里急后重，小便淋漓短赤。用法为内服，煎汤，3～12g，或入丸、散；外用研末，水或醋调敷。

使用注意：不宜久服。孕妇及月经期妇女应慎用或忌用。用于泻下，不宜久煎。

【配伍应用】

（1）配芒硝，治阳明实热便秘，腹痛拒按，大便坚结，壮热，神昏谵语，苔黄燥，脉滑数者。

（2）配当归，研末，酒调服，治跌打损伤。

（3）配附子，治阳虚寒凝，腹痛便秘，胁下及腰胯痛。

（4）配肉桂，治肝郁气滞吐血，衄血，寒热错杂，胃脘疼痛，习惯性便秘。

（5）配荆芥穗，治风热内蕴，腹胀且痛，二便不通，肛门肿痛。

（6）配䗪虫，治血瘀经闭，干血虚劳，肌肤甲错，癥瘕肿块，跌打瘀血肿痛。

（7）配桃仁，黄酒浸泡，外涂患处，治跌打损伤，局部瘀血肿痛。

（8）配桃仁，治痛经，闭经，产后恶露不下之少腹疼痛，肠痈初起及跌打损伤，大便秘结等。

（9）配雄黄，研末，鸡蛋清调敷，治丹毒。

（10）配厚朴，治大便秘结，腹满胀痛之胃热实证及热痢下重或泻而不爽，肛门灼热之肠热实证。

（11）配硫黄，研细末，冷开水调敷，治痤疮。

（12）配枳实，治大便秘结，肠胃食积化热，腹满疼痛。

（13）酒大黄配露蜂房，研末蜂蜜调，外敷，治瘩背疮（蜂窝组织炎）。

（14）配甘草，治疮疡痈疽，心下胃脘灼热，得食即吐。外敷时用酒调，治痈肿初起疼痛；醋调治下肢溃疡。

（15）配黄连，治热痢，症见腹痛下利，或里急后重，或大便不爽及目赤涩痛，口疮龈肿，或发斑、吐衄，发狂等。

（16）配地榆，研末油调外敷，治烫火伤及热毒疮疡。

（17）配生地黄，治鼻出血兼有便秘者。

（18）配石灰，同炒至桃红色，去石灰后研末撒布伤口，治创伤出血。

（19）生大黄配南星，研末，醋调，敷两足心，治咽喉痛，由痰热上扰者。

（20）配煅石膏，研末外敷，治烫伤。

（21）配白芷，研末，鸡蛋清调，涂患处，治耳道疖肿，红肿疼痛。

（22）配茵陈，治湿热壅结的发黄，胁痛诸证。

（23）配茜草根，粗末布包，煮汤，先洗后敷包，治软组织损伤，踝关节扭伤。

（24）配海绵、明胶，研末外敷，治外伤出血。

（25）配生石膏、儿茶，研细末，香油调糊，外敷，治皮肤水烫伤。

（26）配柴胡、黄芩，治胆胃热结，胁下疼痛，脘腹痞满，大便不通等症。

（27）配芒硝、僵蚕，为细末，开水泡服，以利为度，治喉痹。

（28）配桂枝、桃仁，治经闭，积聚，热入血室。

（29）配芒硝、胆矾，研极细末，吹喉中，治实热关下喉痹。

（30）配木香、槟榔，治痢疾里急后重。

（31）配桃仁、红花，治跌打损伤，瘀阻作痛。

（32）配附子、干姜，治寒积便秘。

（33）配附子、细辛，治便秘而有腹痛和全身虚寒证者。

（34）配生地黄、麦冬，治热性感染性疾病（如大叶性肺炎，流行性脑膜炎）的中期或极期出现的失水严重者。

（35）配枳实、厚朴，治热性感染性疾病中期出现的胸腹满闷，高热，谵语，口渴，舌苔老黄之实热证。

（36）配黄芩、黄连，治火热亢盛，迫血上溢的吐血，衄血，目赤暴痛，热毒疮疡等症。研细，搽患处，治牙缝出血。

（37）配桃仁、䗪虫，治产后腹痛，腹中有瘀血者。

（38）配茵陈、栀子，治湿热黄疸。

（39）配巴豆、干姜，治心腹胀满，痛如锥刺，中恶暴厥，面青口噤，脉沉实有力之证。若实中夹虚者，不可妄用。

（40）大黄炭配神曲，治食积不化。

（41）配丁香、甘草，治胃中有热，食后即吐（上药研末过筛，于黑膏药中，敷脐部或配胃俞、中脘穴）。

（42）配芍药、黄连、黄芩，治积滞泻痢，里急后重，溏而不爽者。

（43）配当归、红花、益母草，治血瘀经闭。

（44）配桃仁、红花、当归，治跌打损伤，瘀阻疼痛。

（45）配桃仁、牡丹皮、冬瓜皮，治肠痈。

（46）配金钱草、栀子、枳壳，治胆管结石。

（47）配当归、红花、赤芍，治血瘀经闭。

（48）配芒硝、枳实、厚朴，治胃肠实热积滞，便秘腹痛，甚至高热，神昏谵语。

（49）配黄连、芍药、木香，治湿热下痢腹痛，泻而不爽者。

（50）配茵陈、栀子、黄柏，治阳证黄疸。

（51）配黄连、木香、槟榔，治热痢初起，由肠胃湿热积滞而里急后重，大便不爽。

（52）配当归、桃仁、土鳖虫，治血瘀经闭。

（53）配黄芩、黄连、黄柏，研末蜜水调敷，治丹毒。

（54）配大蓟、小蓟、牡丹皮、茜草炭，治血热妄行的出血证。

（55）配茵陈、栀子、车前子、黄柏，治黄疸。

（56）配赤芍、当归尾、金银花、连翘、牡丹皮，治头背部的痈毒。

（57）配牡丹皮、桃仁、芒硝、冬瓜子、赤芍，治肠痈。

（58）生大黄配炙甘遂、冰片，共研末，加凡士林赋形，敷于脐上，外扎纱布，治腹部手术后或其他疾病属阳明腑实证，腹胀，大便不通。

（59）生大黄配生石灰（陈久者佳），同炒至石灰呈粉红色，大黄焦褐色，研细末备用，治一切外伤出血证。

（60）生大黄配龙胆草、木香、延胡索、白芍，治急性胰腺炎上腹部急痛拒按、口苦、舌苔黄腻、大便秘结、尿黄赤者。

（61）生大黄配陈醋，调成膏状敷脐，治胃热吐血。

（62）酒制大黄配马蜂窝，治瘩背疮（蜂窝组织炎）。

（63）炒大黄配热蜂蜜，治各种烧烫伤。

（64）大黄粉配大蒜，共捣如泥，将足底用猪油搽过，贴于足心，治鼻衄、咯血、吐血。

（65）川大黄配川黄柏、华细辛，研细末，左侧疼吹右鼻孔，右侧疼吹左鼻孔，治牙疼。

【单味应用】

（1）单味研末，茶汁或米醋调敷，治疮疖疔毒。

（2）单味研末，麻油调敷，治烫伤。

（3）单味炒黑，水煎服，治大便热结，肠有热滞而引起的痔疮出血。

（4）单味生大黄粉，睡前吞服，治习惯性便秘；外撒，治黄水疮，湿疹。

（5）单味上等洗净研粉，分装于小瓶灭菌备用。治鼻衄。

（6）单味生大黄切碎，每 10g 或 20g（5 岁以下 10g，5 岁以上 20g）煎汁，待凉用于灌肠（次数视病而定）。治小儿急性肾炎，小儿高热。

（7）单味炒黄焦，用醋喷，研末，月经来前 10 日服，每次 9g，治痛经。

（8）单味研细，用清油调擦患处，治湿疹水泡期，症见患处丘疹水泡，瘙痒，黄水淋漓。

（9）单味生品，研细面，口服，治鼻出血（鼻出血时，可用消毒棉球蘸药面，用于鼻腔局部外涂）。

（10）单味生品，开水冲泡，待温慢慢下咽，治咽肿喉痛。

（11）单味研碎末，水调，贴患处外用，治风火牙痛。

（12）单味生捣，研细粉，涂患处，治胃中实热所致的牙龈出血。

【配方选例】

（1）大黄䗪虫丸　治五劳，虚极羸瘦，腹满不能饮食，食伤、忧伤、饮伤、房室伤、饥伤、劳伤、经络营卫气伤，内有干血，肌肤甲错，两目暗黑等症：大黄（蒸）30g，黄芩60g，甘草90g，桃仁、杏仁各1升，芍药120g，干漆30g，虻虫1升，干地黄300g，水蛭100枚，蛴螬100枚，䗪虫0.5升。上12味末之，炼蜜和丸，小豆大，酒服5丸，每日3服。（《大同方剂学》）

（2）三黄汤　治下焦热结，不得大便：大黄、黄芩各10g，甘草3g，栀子2~7枚。水煎，分2次服。若大便秘，加芒硝6g。（《备急千金要方》）

（3）逐火丹　治烫火伤，内治妙法：大黄10g，当归12g，荆芥（炒黑）、黄芩、防风各9g，生甘草5g，黄芪、茯苓各10g。水煎，分2次服。（《石室秘录》）

（4）大黄散　治腕折瘀血：大黄（如指节大）1枚，桃仁40枚，乱发1握。以布方广4寸，以绕乱发烧之，㕮咀大黄、桃仁，以酒3升，煮取1升，尽服之。（《备急千金要方》）

（5）九物大黄薄贴　治痈疽发背：大黄、黄芩各90g，白芷60g，寒水石、白蔹各150g，黄柏60g，石膏、赤石脂、黄连各90g。上药下筛，以3合投粉糜2升中和之，薄涂纸贴肿上，燥易之，肿不止，可下厚敷之。忌生冷，热面，大酢。（《外台秘要》）

（6）导药方　治妇人血瘕，攻刺腹胁，时痛：大黄、当归各0.15g，山茱萸、皂荚（去皮子炙）各30g，细辛、戎盐各15g。上6味捣，以香脂丸如脂大，每以绵裹阴内，正坐良久，瘕当下，养如乳妇之法。（《外台秘要》）

（7）通梗汤　治幽门梗阻：大黄、芒硝各9g，枳实15g，半夏9g，干姜6g，竹茹、附子、木香各9g，甘草3g。上9味，加水500mL，先煎附子，从开始沸腾时计算时间，煎1小时后加入大黄等7味（除芒硝），煮沸30分钟，过滤，残渣再加水煮沸30分钟，以2次煎出液合并为300mL为度，趁热烊入芒硝，煮沸消毒即得。每日1剂，分2次温服，可连服3~5剂，至得大便通畅，主要症状消失为度。（《冉氏经验方》）

芒硝

《名医别录》

本品又名盆硝、芒消、马牙硝、皮硝、朴硝。为矿物芒硝经煮炼而得的精制结晶。其味苦、咸，性大寒。归胃、大肠经。具有软坚泻下，清热泻火之功效。主治实热积滞，大便燥结，腹满胀痛，咽喉肿烂，目赤肿痛，停痰积聚，丹毒，痈肿。用法为内服，溶入汤剂，4.5～9g，或入丸、散；外用研细点眼或水化涂洗。

使用注意：宜开水溶化后服。孕妇忌用。畏三棱，恶硫黄。

【配伍应用】

（1）配玄明粉，置豆腐上蒸化，取汁点眼，治目赤肿痛。

（2）配白矾，沸水溶化外洗，治皮肤湿疹。

（3）配马齿苋，水煎熏洗，治痔疮肿痛。

（4）配胆矾，研细末，吹喉，治咽喉炎肿痛及喉蛾。

（5）配蜂蜜，开水化服，治便秘。

（6）配鲜萝卜，水煎服，治急性肠梗阻而一般情况较好，无明显脱水，属于实证者。

（7）配麝香，将芒硝煎汤，加麝香冲服，治诸菜中毒。

（8）配新鲜葱白，捣泥，外敷神阙穴（天冷时将药泥加温后再敷），治肝硬化腹水充血性心衰、肠功能紊乱等腹水。

（9）配大黄，治胃肠实热积滞、大便秘结、积食不下、腹痛痞满等症，及烦躁谵语、口干、舌苔焦黄起刺、脉沉实有力等症。

（10）配大黄、胆矾，研极细末，吹喉中，治实热关下喉痹。

（11）配大黄、甘遂，治热邪与水饮结聚、心下至少腹硬满而痛者。

（12）配熟大黄、大蒜，用醋调成糊状，敷腹部最疼处，治急性阑尾炎。

（13）配大黄、萝卜汁，取大黄煎汤合萝卜汁入芒硝，炼蜜，搅拌，凉后饮用，治肠梗阻。

（14）配硼砂、冰片，研极细末外用，治咽喉肿痛，口舌生疮。

（15）配地肤子、黄柏，外用，治黄水疮。

（16）配大黄、甘草，治实热积滞，大便燥结，腹满胀痛等症。

（17）配大黄、僵蚕，研细末，开水泡服，以利为度，治急性喉痹。

（18）配冰片、硼砂、朱砂，研末外撒患处，治咽喉肿痛，口舌糜烂等症。

（19）配半夏、茯苓、枳壳，治痰阻气滞，引致臂痛肢麻等症。

（20）配皮硝、大蒜、大黄末，共捣敷患处，治腹中痞块。

（21）配大黄、厚朴、枳实，治内热炽盛，症见上腹硬闷、腹部胀满、大便燥坚、热积便秘等。

（22）配板蓝根、金银花、连翘、大黄，治胆囊炎。

（23）配艾叶、紫苏叶、白矾、蛇床子，煎汤坐浴，再以棉花浸液塞肛门坐紧，吸气时提肛，治脱肛。

（24）配当归、红花、桃仁、川芎，治妇人血瘀经闭。

【单味应用】

（1）单味调敷乳头周围，退乳散结。

（2）单味置铜器中，急火炼之，冷后以生绢细罗，点眼角中，治眼翳。

（3）单味溶于水中涂擦，治皮肤疮肿，疹疮赤热，痛痒。

（4）单味外敷，能回乳。

【配方选例】

（1）治关隔大小便不通，胀满欲死：芒硝90g，纸裹3、4重，炭火烧之，令内1升汤中尽服，当先饮汤1升，已吐之，乃服之。（《肘后方》）

（2）治食物过饱不消，遂成痞膈：马牙硝（碎）30g，吴茱萸（陈者）0.5升。煎取吴茱萸汁投入马牙硝，趁热服，良久未转，更进1服。（经验方）

（3）治火丹毒：芒硝。水调涂之。（《梅师集验方》）

（4）治小儿重舌：马牙硝。涂舌下。（《延龄至宝方》）

（5）治漆疮：芒硝150g。汤浸以洗之。（《备急千金要方》）

（6）滴金散　化痰止嗽：马牙硝15g，黄丹、白矾各9g。上研细入小罐内，用赤石研细，调成糊涂缝，用泥固济，放火中烧，通红，取出，冷却，兑入朱砂3g研细为散，每服二字末，甘草汤下。（《叶氏录验方》）

（7）泻肝饮子　治旋螺外障，气轮之内乌睛色变青白，如螺蛳之壳，其色初青久黑，其形尖圆：芒硝、大黄、桔梗、柴胡、黄芩、炒知母、细辛、车前子各3g。上为粗末，水煎，去渣，食后服。（《医宗金鉴》）

番泻叶

《饮片新参》

本品又名旃那叶、泻叶、泡竹叶。为豆科植物狭叶番泻或尖叶番泻的叶。

主产于印度、埃及等地。其味甘、苦，性寒。归大肠经。具有泻热导滞之功效。主治泻下通便，热结便秘。用法为内服，煎汤（后入），3～6g，研末，1.5～3g，或泡水服。

使用注意：宜开水泡服，孕妇忌服。

【配伍应用】

（1）配陈皮，治热结肠胃，腑气不通所致的便秘，矢气臭恶，腹胀食少等症。

（2）配蜂蜜，治老年人便秘。

（3）配枳实、厚朴，治热结便秘，宿食积滞，脘腹胀满等症。

（4）配牵牛子、大腹皮，治腹水胀满之证。

（5）配黄连、丁香、生姜，治食积便秘，脘腹痞满等症。

【单味应用】

单味开水浸泡饮用，治回乳。

【配方选例】

（1）番泻叶茶　健胃导滞：番泻叶、橘皮各3g，生大黄、丁香各1.8g，黄连1.5g。上为粗末，用沸开水温浸2小时，去渣，滤过，每日分3次服。（《现代实用中药》）

（2）泻叶饮　治大便燥结：番泻叶、陈皮。水煎服。（《药物与方剂》）

（3）治火热内结的便秘：番泻叶6～9g。用开水浸泡约半小时，取汁分两次饮服。隔4～5小时服1次（服第1次如即泻下，第2次即可停服）。习惯性便秘者，可于每日睡前（或早晨）服1次。（《用药心得十讲》）

芦荟

《开宝重定本草》

本品又名草芦荟。为百合科植物芦荟或同属植物叶汁浓缩后的制成品。多产于广东、广西、福建等地，其味苦，性寒。归肝、胃、大肠经。具有清热，通便，杀虫之功效。主治头晕，头痛，耳鸣，烦躁，大便秘结，虫积，痞积，癥瘕。用法为内服，入丸、散，1.5 ~ 4.5g；外用研末调敷。

使用注意：不宜入汤剂，孕妇忌服。

【配伍应用】

（1）配朱砂，治肝胆实火，大便秘结，兼见狂躁易怒，夜寐不安，面红耳赤。此 2 药均不宜入煎剂，只作丸、散剂应用。

（2）配龙胆草，治惊悸抽搐。

（3）配使君子，研末，米汤调下，治小儿疳疾。

（4）配甘草，研末敷患处，治癣疮。

（5）配龙胆草、栀子、青黛，治大便秘结而兼见肝经实热所致的头晕、头痛、耳鸣、烦躁等症。

（6）配当归、川芎、熟地黄、茜草、红花，治妇女经闭。

（7）配草决明、青葙子、生地黄、白芍、夜明砂、石斛，治血热目昏。

【单味应用】

（1）单味花，煎水，洗眼，治月内婴儿眼不开。

（2）单味调服，治虫积，疳疾。

（3）单味极细末，吹鼻内，治鼻孔发痒，如有虫爬。

【配方选例】

（1）芦荟散　治头风头痛：芦荟、防风、朱砂、龙脑各 15g，天麻、白附子（炮炙）、白芷、白术各 30g。上为细末，每服 1.5g，食后葱白、薄荷、茶清调下。（《奇效良方》）

（2）更衣丸　治津液不足，大便不通等症：芦荟 21g，朱砂 15g。上 2 味，滴好酒少许为丸，每服 3.6g，好酒下。（《大同方剂学》）

（3）芦荟丸　治小儿疳积，面目萎黄，头发成穗，鼻痒口干，脘腹虚胀，青筋暴露，四肢壮热：芦荟、丁香各 15g，麝香、胡黄连、木香、牛黄、牛蒡子各 0.3g，熊胆 1.5g，狗胆、猪胆、蟾头（酥炙）各 1 枚，鸡胆 10 枚，刺猬皮 7 枚，冰片 3g。上为细末，猪胆汁和丸，麻子大，每服 1 丸，冷水送下。（《太平圣惠方》）

（4）芦荟散　治小儿鼻疳，痒痛不止：芦荟、黄柏末各 0.3g，青黛、雄黄

各 0.15g。上为细末，另敷疮上，日 3 次。(《太平圣惠方》)

（5）芦荟散　治走马牙疳：芦荟 3g，黄柏末 15g，砒石（用红枣 5 枚去核，每枣纳砒石 0.3g 火烧存性）1.5g。上为细末，先用米泔水洗净疳毒，后敷患处。(《医宗金鉴》)

（6）芦荟丸　治伤中，赤白带下：青皮（去瓤）、陈皮（去白，炙）、使君子、槟榔、麦蘖、蓬术、神曲（炒）各 30g，石三棱、熊胆、木香、芦荟、南星各 15g，胡黄连 45g，芜荑 4.5g，雷丸(炒)9g。上为末，炼蜜为丸，梧子大，每服 30 丸，陈仓米汤送下。(《普济方》)

（7）芦柏地黄丸　治阴虱疮、瘙痒难忍，抓破色红，中含紫点：芦荟 15g，黄柏 30g，熟地黄 240g，牡丹皮、泽泻、茯苓各 90g，山茱萸、山药各 120g。上为细末，炼蜜为丸，梧子大，每服 9g，白开水送下。(《疡医大全》)

二、润下药

火麻仁

《日用本草》

本品又名麻子、麻子仁、大麻仁。为桑科植物大麻的种仁。多产于东北三省(吉林、辽宁、黑龙江)，四川、甘肃、云南、江苏、浙江等地。其味甘，性平。归脾、胃、大肠经。具有润燥滑肠之功效。主治老年津枯，病后津亏，产后血虚所致的肠燥便秘。用法为内服，煎汤，9~15g，或入丸、散；外用捣敷或榨油涂。

【配伍应用】

（1）配瓜蒌仁，治肠燥便秘。

（2）配郁李仁，治津枯肠燥，大便秘结，习惯性便秘。

（3）配紫苏子，治老年阴血不足，或产妇，或产后虚弱之肠燥气闭、大便秘而不通，及老年肠燥气闭便结难下，兼有肺气不降之咳喘者。

（4）配皂角刺，水煎冲蜂蜜，顿服，治麻痹性肠梗阻。

（5）配当归，治血虚便秘。

（6）配吴茱萸，研末，醋调，涂脚心（左痛涂右，右痛涂左），治牙痛。

（7）配当归、生地黄，治老年津枯，病后津亏及产后血虚所致的肠燥便秘。

（8）配郁李仁、瓜蒌仁，治病后、产后者，及孕妇、老人之肠燥便秘。

（9）配金银花、甘草，治胃热所致的口腔炎。

（10）配大黄、枳实，治肠燥便秘。

（11）配肉苁蓉、当归，治老人或妇女产后血虚津枯之便秘。

（12）配当归、柏子仁，治产后便秘。

（13）配瓜蒌仁、杏仁，治妊娠期便秘。

（14）配当归、柏子仁、生地黄，治产后血虚便秘。

（15）配杏仁、柏子仁、枳壳，治热病后肠燥便秘。

（16）配杏仁、大黄、芍药，治胃热肠燥，大便秘结，或痔疮便秘等症。

（17）配当归、生地黄，治血虚肠燥，心悸失眠，大便难解。

（18）配瓜蒌仁、郁李仁、杏仁、枳壳，治习惯性便秘。

（19）配郁李仁、桃仁、瓜蒌仁、熟大黄、蜂蜜，治老年人热病后、产后等由津液不足所致的大便燥结。

【单味应用】

（1）单味捣烂，加冰糖煮成糊状，治老年人、体弱者及产后等便秘。

（2）单味捣烂外敷，治未成脓的疖肿。

【配方选例】

（1）麻仁苏子粥　治产后大便不通及老人风秘等症：火麻仁、紫苏子各等份。上2味，洗净合研，再水研取汁，煮粥服用。（《大同方剂学》）

（2）麻仁汤　治痢后四肢浮肿：火麻仁、商陆、防风、附子、陈橘皮、防己各3g，赤小豆100粒。水煎，分2～3次服。（《圣济总录》）

（3）保生丸　治妊娠将理失宜，或因劳役，胎动不安，腰腹痛重，胞阻漏胎，恶露时下，子脏挟疾，久不成胎；或受妊不能固养，痿燥不长，过年不产；日月虽满，转动无力；或致损堕；或恶露先下，胎胞枯燥，致令难产；或横或逆，痛极闷乱，连日不产，子死腹中，腹中冰冷，口唇青黑，吐出冷沫，往来寒热，新产恶血上冲，晕闷不省，喘促汗出，及瘀血未尽，脐腹疠痛，或因产劳损，虚赢未复，面黄体瘦，心忪盗汗，饮食不进，渐成蓐劳：火麻仁（去皮）45g，贝母、黄芩、大豆黄卷、粳米、炙甘草、炮姜、肉桂（去粗皮）、石斛（去根）、石膏、川椒（炒出汗）各30g，当归（炒）15g。上为细末，炼蜜为丸，弹子大，每服1丸，空腹温酒或枣汤送下。（《太平惠民和剂局方》）

（4）润泽丸　治大便不通：火麻仁、当归、桃仁、生地黄、枳壳各30g。上为细末，炼蜜为丸，梧桐子大，每服50丸，空腹服。（《丹溪心法》）

（5）麻子仁丸　治脾约，大便硬，小便数，趺阳脉浮而濇：火麻仁2升，芍药、枳实（炙）各0.5斤，大黄（去皮）1斤，厚朴（炙，去皮）1尺，杏仁（去皮尖，炒）1升。上为细末，炼蜜和丸，梧桐子大，每服10丸，每日3次，渐加，以知为度。（《伤寒论》）

（6）麻仁丸　治产后大便秘涩：麻仁（研和泥）、枳壳、人参各30g，大黄15g。上为细末，炼蜜为丸，梧桐子大，每服20丸，空腹温酒送下。（《证治准绳》）

郁李仁

《神农本草经》

本品又名郁子、郁里仁、李仁肉。为蔷薇科植物欧李或郁李的种子。多产于辽宁、河北、内蒙古等地。其味甘、苦，性平。归大肠、小肠经。具有润肠通便，利水消肿之功效。主治肠燥便秘，小便不利，腹满喘促，脚气，浮肿。用法为内服，煎汤，3～9g，或入丸、散。

【配伍应用】

（1）配胡麻，治年老体弱，病后体虚，妇人产后血虚津枯而引起的肠燥便秘。

（2）配火麻仁，治肠燥便秘。

（3）配薏苡仁，治脚气，慢性肾炎，水肿胀满，二便不利等症。

（4）配葶苈子，治宿积肿胀，二便不通。

（5）配薏苡仁、杏仁，治水肿，脚气，小便不利等症。

（6）配火麻仁、柏子仁，治大肠气滞，肠燥便秘。

（7）配薏苡仁、茯苓，治水湿内停所致的水肿，小便不利，大便秘结。

（8）配瓜蒌、风化硝，治大便秘结，粪便状如羊屎。

（9）配火麻仁、杏仁，治肠燥便秘。

（10）配槟榔、桔梗，治水气浮肿。

（11）配鲜鱼腥草、厚朴，治胃痛，恶心。

（12）配桃仁、杏仁、柏子仁，治肠燥便秘。

（13）配火麻仁、杏仁、柏子仁，治习惯性便秘及老人，或妇人产后肠燥便秘，气虚便秘。

（14）配薏苡仁、赤茯苓、滑石，治脚气水肿，而大小便不畅者。

（15）配火麻仁、柏子仁、桃仁，治大便秘结。

（16）配薏苡仁、茯苓、冬瓜皮，治水肿，小便不利，腹满喘促及脚气浮肿。

（17）配火麻仁、全瓜蒌、番泻叶，治习惯性便秘。

（18）配大黄、滑石、薄荷，治小儿实热壅盛，二便不通。

（19）配桃仁、杏仁、松子仁、柏子仁、陈皮，治大肠气滞燥涩不通，大便秘结。

（20）配黄芪、肉苁蓉、牛膝、川厚朴、阿胶、枳实、薏苡仁、白芍，炼蜜为丸，治虚证便秘。

【配方选例】

（1）郁李仁丸　治婴儿大、小便不通，惊热痰实：郁李仁、大黄（酒浸半日，炒，为末）各30g，滑石（研细）15g。将郁李仁研成膏，和大黄末、滑石为丸，黍米大，食前乳汁或薄荷煎汤送下。（《小儿药证直决》）

（2）当归郁李仁汤　治痔漏大便硬，脱肛作痛而出血者：郁李仁、皂角仁（另研）各3g，枳实2.1g，秦艽、火麻仁、当归尾、生地黄、苍术各1.5g，煨大黄、泽泻各1g。上为粗末，水煎，去渣，入皂角仁末调，食前服。（《兰室秘藏》）

（3）木香槟榔丸　治痰食停积，三焦气滞，脘腹痞满，大便秘结：郁李仁、皂角（酥炙）、半夏曲各60g，槟榔、枳壳（麸炒）、木香、杏仁（去皮尖，麸炒）、青皮（去白）各30g。上为细末，另用皂角120g，以浆水搓揉熬膏，更入熟蜜少许和丸，梧桐子大，每服50丸，食后生姜煎汤送下。（《太平惠民

和剂局方》)

（4）郁李仁散　治小便不利，浮肿：郁李仁、陈皮、槟榔、茯苓、白术各8g，甘遂3g。水2钟，生姜3片，红枣1枚，煎至1钟，食远服。（《奇效良方》）

蜂蜜

《本草纲目》

本品又名白蜜、蜜糖、蜂糖。为蜜蜂科昆虫中华蜜蜂或意大利蜜蜂所酿的蜜糖。全国大部分地区均有生产。其味甘，性平。归脾、大肠经。具有润肠通便，润肺止咳，滋养补中之功效。主治肠燥便秘，脘腹疼痛，干咳或吐痰不爽，解毒，缓和药性。用法为内服，冲调，9～30g，或入丸剂、膏剂；外用涂局部。

使用注意：不须煎煮。

【配伍应用】

（1）配生姜，治肺虚久咳或肺燥干咳少痰等症。

（2）配葱白，捣烂外敷，治疮痈肿毒，蛇咬伤，蝎、蜂蛰伤等。

（3）配乌贼骨，治胃脘疼痛，呕泛酸水等症。

（4）蜜浸大青叶，含之，治口疮。

（5）蜜煎甘草末，涂之，治男子阴疮。

（6）配白酒，将酒温稍热，冲入蜂蜜，在病发前半小时服用，治疟疾。

（7）顶白蜜配猪油，炼油入蜜成膏，开水冲服，治身羸瘦，声哑、喉干。

（8）配白矾，炼蜜丸，治失音。

（9）配茯苓，涂之，治面䵏。

（10）配甘草粉末，煎如薄粥，治蛔虫病，吐涎心痛，发作有时。

（11）配附片，用蜜炒碎附片，随时口含，如噙出津液须咽下，治虚寒喉痛，屡服凉药不效，口不干而涎多，不能食，或微肿。

（12）配胆汁、食盐，治红眼病（三味调匀，消毒后滴眼，一日数次）。

（13）配生地黄、茯苓、人参，治虚劳咳嗽，咯血。

（14）配生磁石（未煅），新炭末（木炭末），用蜜调服，治误吞金属异物。

（15）配杏仁、生姜、猪膏，治上气咳嗽，喘息，喉中有物，唾血。

【单味应用】

（1）单味少许，涂于患处，治口舌生疮。

（2）单味生品，将血泡刺破，用生蜜扫喉，治血泡闭喉（外治法）。

【配方选例】

（1）贴喉膏　治伤寒舌强，喉痛方：蜜1升，甘草120g，猪膏250g。上3味，微火煎甘草、猪膏，令数沸，去渣，乃入蜜，温令销相得如枣大，含化稍稍咽之。忌海藻、菘菜。（《外台秘要》）

（2）治咳嗽：白蜜1斤，生姜（取汁）2斤。上2味，先秤铜铫，知斤两讫，纳蜜复秤知数，次纳姜汁，以微火煎，令姜汁尽，惟有蜜斤两在，止。旦服如枣大，含1丸，日3服。禁一切杂食。（《千金方》）

（3）百花膏　治痘疮痒甚，误搔成疮，及疮痂欲落不落者：白蜜不拘多少，涂于疮上，其痂自落，且无疤瘢，亦不臭秽。（《普济方》）

（4）蜜酒　治风疹，风癣：沙蜜、糯饭各1斤，面曲150g，熟水5升。同入瓶内封7日成酒，寻以蜜入酒代之亦良。（《本草纲目》）

（5）治胃及十二指肠溃疡：蜂蜜54g，生甘草9g，陈皮6g。水适量，先煎甘草、陈皮，去渣，冲入蜂蜜，每日3次分服。（《现代实用中药》）

（6）治高血压病，长期便秘：蜂蜜54g，黑芝麻45g。先将黑芝麻蒸熟捣如泥，搅入蜂蜜，用热开水冲化，每日分2次服。（《现代实用中药》）

皂荚子

《雷公炮炙论》

本品又名皂角子、皂子、皂儿、皂角核。为豆科植物皂荚的种子。主产于河北、河南、四川、山东、山西等地。其味辛，性温，有小毒。具有润燥通便，散结消肿的功效。主治大便燥结，肠风下血，下痢里急后重，疝气，瘰疬，肿毒，疮癣。用法为内服，煎汤，4.5～9g，或入丸、散。

【配伍应用】

配蚕砂，治头昏，头晕，胃胀，腹痛，属清浊升降失调者，及大便硬结、排便困难或大便初硬后溏者。

【配方选例】

（1）神效散　治肠风下血：皂角子、槐实各 30g。用粘谷糠炒香，去糠为末，陈粟米饮下 3g。（《太平圣惠方》）

（2）治大肠风秘：皂角子 300 粒。破作 2 片，慢火炒燥，入酥一枣大，又炒燥，又入酥至焦黑为度，为末，蜜丸桐子大。每服 30 丸，煎蒺藜、酸枣仁汤，空腹下，良久未利，渐加至百丸，以通为度。（《妇人良方》）

（3）治瘰疬满项不破，及肿疼痛：不蛀皂子 300 个，酒 1.5 升，化硇砂 30g，同浸皂子 7 日，以文武火熬成，候酒尽为度，每至临卧，含化 3 粒。（《博济方》）

（4）治气毒结成瘰疬，肿如硬石，疼痛：皂荚子 30g（烧灰），槲白皮末 30g。同研令细，每于食前以温酒调下 6g。（《太平圣惠方》）

三、峻下逐水药

甘遂

《神农本草经》

本品又名甘泽、肿手花根。为大戟科植物甘遂的块根。多产于陕西、甘肃、河南等地。其味苦，性寒，有毒。归肺、肾、大肠经。具有泻水逐饮、消肿散结之功效。主治重证水肿，胸腹积水，温热肿毒。用法为内服，煎汤，1.5 ~ 3g，或入丸、散；外用研末调敷。

使用注意：反甘草。体弱者及孕妇忌服。

【配伍应用】

（1）配牵牛子，治水肿胀满，胸腹积水。

（2）配甘草，治水饮内停之证（甘草量等于或小于甘遂量）。

（3）配商陆，治各种重证水肿鼓胀，二便不利，腹大胀满者。

（4）配苍术，治肝硬化腹水，肾炎浮肿。

（5）配茴香，治湿热壅结，疝气偏坠疼痛。

（6）配红大戟，治胸腔积水。

（7）配大黄，治水饮与热邪结聚的结胸证。

（8）配牵牛子、红枣，治腹水胀满，二便不通。

（9）配大戟、白芥子，治痰饮内伏，咳嗽气促，胸胁作痛等症。

（10）配大戟、芫花，治渗出性胸膜炎。

（11）配大黄、芒硝，治水饮与热邪结聚者。

（12）配大黄、芒硝，治渗出性胸膜炎所致的胸水，急性期兼有实热症状者（如潮热，胁痛，便秘，口燥而渴，心烦，属"结胸"证）。

（13）配芫花、葶苈子、杏仁，治水饮停聚胸胁。

（14）配大黄、黄芩、青皮，治宿食积聚，腹满胀痛，大便秘结等症。

（15）配大戟、芫花、大枣，治胸水，腹水。

（16）配黄芩、木香、砂仁，治肝硬化腹水，血吸虫病腹水。

（17）配大黄、槟榔、牵牛子、牙皂角，共为细末，每次6g，姜汤送下，早空腹服，服后除大便泻水外，无不良反应，治水肿、气臌（孕妇忌服，禁食盐、碱、生冷食物120天，满期后，用盐必须从少而多）。

（18）配白芷、辛夷、杏仁、麻油，前4味药入油浸，炸至黑黄色，加入液体石蜡、冰片、薄荷霜少许，搅匀过滤，仰滴鼻中，治鼻息肉。

（19）配人参（或党参）、冬笋尖、黑牵牛、沉香、肉桂，治肝硬化腹水。

（20）外敷甘遂末于丹田或神阙穴，内服甘草汤，分途进药，治疟疾，小便癃闭或水饮内停等症。

【单味应用】

（1）单味放入雄猪肾中，外用竹纸包裹，用水沾湿竹纸，以火煨之，煨熟后，把猪肾切成7片，每日服1片，治肾炎水肿。

（2）单味研末，水调外敷，治湿热肿毒。

【配方选例】

（1）圣饼子 治伤寒结胸：甘遂、大戟（去皮）各15g，黑牵牛（生用）45g，轻粉2g，粉霜3g，巴豆（去皮醋煮黄）14枚，水银（3g入黑锡，3g结砂子)6g。上7味先将前3味为末，入白面15g，水和做饼子，文武火煨焦黄，再为末，入后4味，拌匀，水和丸如绿豆大捏作饼子，每服3饼茶清下。(《圣

济总录》）

（2）三花神祐丸　治中满腹胀，一切水湿肿满等症：甘遂、大戟、芫花（醋拌炒）各15g，牵牛60g，大黄（为细末）30g，轻粉3g。上为末，滴水为丸，如小豆大，初服5丸，温水下，每日3服，加至快利病去为度。（《大同方剂学》）

（3）甘遂半夏汤　治病者脉伏，其人欲自利，利反快，虽利下心下续坚满，此为留饮去故也：甘遂（大者）3枚，半夏12枚，芍药5枚，甘草（如指大，炙）1枚。水煎，和蜜服。（《金匮要略》）

（4）甘遂七脔散　治水肿等症：甘遂0.3g，猪肾1枚。上分猪肾为7脔，甘遂末，筛为散，以粉肾，微火炙令熟，食之至3~4脔，乃可止，当觉腹中鸣转，攻两胁下，小便利，去水即愈，若3~4脔不觉，可食7脔尽。（《大同方剂学》）

（5）控涎丹　治人忽患胸背手脚、头项腰胯隐痛，此乃是痰涎在心膈，变为此疾：甘遂、大戟、白芥子各30g。上为末，糊丸如梧子大，每服5~7丸，至10丸，姜汤或熟水下。（《三因方》）

大戟

《神农本草经》

本品又名下马仙、龙虎草、鼓胀草、天平一枝香。为大戟科植物大戟的根。主产于江苏等地。其味苦，性寒，有毒。归肺、肾、大肠经。具有泻水逐饮，消肿散结。主治水饮泛溢，水肿喘满，胸腹积水，痰饮结聚，痈肿疮毒，痰凝结核。用法为内服，煎汤，1.5~3g，或入丸、散；外用煎水熏洗。

使用注意：反甘草。

【配伍应用】

（1）配木香，治水饮内停，胸腹积水，腹大胀满，小便不利。中病即可，不能久用。

（2）配甘遂，治重证水肿，胸水，腹水。外用于颈、腋淋巴结肿大。

（3）配炮姜，治腹水腹胀，小便不利。

（4）配牵牛子，治水肿腹大体实者。

（5）配白芥子、甘遂，治痰饮喘咳，胸胁引痛等症。

（6）配甘遂、葶苈子，治晚期血吸虫病腹水。

（7）配甘遂、芫花，治水饮泛溢所致的水肿喘满、胸腹积水及痰饮结聚等症。

（8）红大戟（泡透去骨晒干）配甘遂、炒白芥子，共研末，炼蜜丸，治鹤膝风（体虚者慎用，孕妇忌服。脓肿已成者，用之无效）。

（9）配山慈菇、雄黄，外用，治热毒壅滞所致的痈肿疮毒及痰凝结核。

（10）配芫花、甘遂、大枣，治晚期血吸虫病腹水。

（11）配甘遂、芫花、牵牛子，治腹水胀满。

（12）配芫花、甘遂、白芥子、大枣，治渗出性胸膜炎、肾炎腹水。

（13）配山慈菇、千金子、五倍子、雄黄、麝香，外用，消疮肿；内服，治瘀胀、腹痛、呕吐、泄泻等症。

【单味应用】

单味熬膏外敷，治疮肿结核。

【配方选例】

（1）大戟丸　治十种水气，肿胀喘满，寒热咳嗽，心胸痞闷，背项拘急，膀胱紧，肿于小腹，小便不通，反转大便溏泻，不能坐卧等症：大戟、芫花、甘遂、海带、海藻、郁李仁、千金子各15g，樟柳根30g，针砂、轻粉、粉霜各3g，水银砂子1皂大，龙脑1.5g，巴豆21个。芫花醋炒，巴豆生用去皮，其余微炒。上8味，以下同研匀，用枣肉为丸，如绿豆大，每服5~7丸，龙脑茶送下，食后临卧，虚实加减。（《大同方剂学》）

（2）苍戟丸　治水肿，行水燥脾，奏捷甚速：大戟、苍术各60g，沉香15g。陈米糊丸，酒下9g。（《证治大还》）

（3）范汪四物丸　治心腹积聚，食苦不消，胸胁满，除去五脏邪气：大戟1.5g，芫花1.2g，杏仁0.6g，巴豆100枚。捣筛，蜜和丸，如小豆大，日3，日增1丸，觉勿复益，欲下顿服7丸，下如清漆陈宿水。（《外台秘要》）

（4）大戟丸　治脚气攻注，心腹胀硬，小便赤涩：大戟、芫花、苦葶苈各15g，巴豆、千金子各0.3g。上为末，蜜丸，梧子大，每服10丸，灯心草汤

下。(《圣济总录》)

（5）濬川丸　治水肿，及单腹胀满，气促食减：大戟、芫花（醋炒）、沉香、檀香、木香、槟榔、莪术、大腹皮、炒桑白皮各15g，牵牛子（研取生末）30g，巴豆（去壳，心）35粒。上为细末，水煮面糊为丸，麻仁大，每服17丸，浓煎葱汤五更空腹送下；如再服可酌减，证退即止。(《证治准绳》)

芫花

《神农本草经》

本品又名药鱼草、头痛花。为瑞香科植物芫花的花蕾。多产于安徽、江苏、浙江、四川、山东、湖南等地。其味辛、苦，性温，有毒。归肺、肾、大肠经。具有泻水逐饮，祛痰止咳，杀虫疗疮之功效。主治喘咳，痛引胸胁，心下痞硬，水肿胀满，杀虫，头疮，白秃，顽癣。用法为内服，煎汤，1.5～3g，或入丸、散；外用研末调敷或煎水含漱。

使用注意：反甘草。

【配伍应用】

（1）配雄黄，治蛔虫。亦可研末，用猪脂调膏外敷，治头疮，白秃，顽癣。

（2）配甘草，煎汤外洗，治冻疮。

（3）配大枣，治猝得咳嗽及慢性气管炎属寒湿证者。

（4）配黑胡椒，共研细末，加凡士林调和外擦，治疔疮。

（5）配甘遂、大戟，治痰饮喘咳，胸胁引痛或水肿腹水等症。

（6）配大黄、葶苈子，治痰浊水饮引起的喘逆喘满。

（7）配大戟、甘遂、大枣，治痰饮停聚所致的喘咳、痛引胸胁、心下痞硬及水肿胀满等症。

（8）配甘遂、大戟、大黄，治痰癖，饮癖。

（9）本品煮鸡蛋，吃蛋，治骨髓炎。

（10）本品根皮以童便拌浸，晒干，反复7次，再用甜酒浸泡1夜，晒干，每次用4.5g，水、酒各半煎服，治跌打损伤。

【单味应用】

鲜芫花根白皮（二层皮），切碎捣烂，视鼻孔大小，搓成小团，塞鼻孔内，约 20 分钟即有热辣感，再等 5 分钟即可取出，治急性乳腺炎。孕妇忌用。

【配方选例】

（1）芫花莪术丸　治脾癖胁痛，用健脾散，并进此丸：芫花、半夏、南星、莪术各 30g。锉碎和合，以苦油竹 1 截留节，以药置竹内，用好醋 1 碗，入竹内，浸湿纸塞紧，却入文武火中，煨 1 日夜，不可著猛火，待醋干，取出药，焙干为末，糊丸梧子大，空腹热水吞 50 丸。（《虚实辨疑示儿仙方》）

（2）芫花散　治蛲虫：芫花、狼牙、雷丸、桃仁（去皮尖）各 0.9g。上 4 味，捣散，宿勿食，平旦以饮服 1g，当下虫也。（《大同方剂学》）

（3）十枣汤　治表解里未和，头痛，心下痞硬满，引胁下痛，干呕气短等症：芫花、甘遂、大戟各等份。上 3 味，捣筛，以水 1.5 升，先煮肥大枣 10枚，取 8 合，去渣，纳药末，强人服 2g，赢人服 1g，平旦温服之，不下者，明日更加 1g，快利后，糜粥自养。（《大同方剂学》）

（4）定喘饼子　治咳喘胸满：芫花（醋浸炒）、桑白皮、吴茱萸（炒）、马兜铃、陈皮各 30g，寒食面、白牵牛子（半生、半炒，取净末 60g）各 90g，上为末和匀，作小丸，樱桃大，再捏作饼子，每服 1 饼，嚼烂，睡前马兜铃煎汤送下。（《卫生宝鉴》）

（5）芫花丸　治妇人血分，四肢浮肿，脘腹气滞，不思饮食：芫花、大戟、甘遂、大黄各 30g，青皮（汤浸）45g。上药醋炒，再为细末，面糊和丸，梧桐子大，每服 7 丸，食前温酒送下。（《太平圣惠方》）

（6）芫花丸　治积聚停饮，痰水生虫，久则成反胃，及变为胃痛：芫花（醋制）30g，干漆（炒令烟尽）、狼牙根、炒桔梗、炒藜芦、槟榔各 15g，炒巴豆 10 个。上为细末，醋糊为丸，赤豆大，每服 2～7 丸，食前姜汤送下。（《普济方》）

牵牛子

《雷公炮炙论》

本品又名草金铃、黑牵牛、白牵牛、黑丑、白丑。为旋花科植物牵牛或毛牵牛等的种子。产于全国大部分地区。其味苦，性寒，有毒。归肺、肾、大肠经。具有泻下祛积，逐水退肿，杀虫之功效。主治水肿腹满实证，及蛔虫、绦虫。用法为内服入丸、散，0.3～1g，煎汤，4.5～9g。

使用注意：孕妇忌用，畏巴豆。

【配伍应用】

（1）配小茴香，治诸水饮病。

（2）配槟榔，治虫积腹痛，舌上有碎末样红点，口苦苔黄，小便黄短。

（3）配大黄，治三焦气滞血结，湿热壅结之实肿胀满、二便不利；亦可用于腹中攻撑作痛，大便秘结之虫积证。

（4）配茴香，治下焦虚寒，气滞水停所致的阴囊肿胀坠痛，二便不利之寒湿水疝。

（5）配胡桃仁，治大便秘结。

（6）配木香，治小儿腹胀，水气流肿，膀胱实热，小便赤涩。

（7）配厚朴（去皮，姜汁制炒），生姜、大枣汤调下，治四肢肿满。

（8）配桃仁，治肠风结涩，大便不通等症。

（9）配葶苈子、杏仁，治痰壅气滞，咳逆喘满。

（10）配南瓜子、槟榔，治绦虫病。

（11）配茴香、木香，治停饮肿满。

（12）配川大黄、槟榔，治小儿肺胀喘满，胸高气急，两肋扇动，陷下作坑，两鼻窍张动，闷乱嗽渴，声嗄不鸣，痰涎潮塞，俗云马脾风。

（13）配槟榔、使君子肉，治一切虫积。

（14）配大黄、芒硝、枳实，治肝硬化腹水。

（15）配山楂、麦芽、莱菔子，治饮食积滞，嗳气食臭，腹中胀满疼痛，大便不利等症。

（16）配生姜、大枣、红糖，治水肿，腹水，二便不利等症。

（17）配甘遂、芫花、大戟，治腹水胀满。

（18）配杏仁、厚朴、葶苈子，治痰饮咳喘。

（19）配甘遂、大戟、大黄，治水肿胀满属实证者。

（20）配大黄、槟榔、雄黄、使君子，治虫积腹痛，腹胀，大便秘结。

（21）配枳实、槟榔、焦三仙（即焦山楂、焦神曲、焦麦芽）、木香，治三焦气滞，湿热郁结肠胃积滞的便秘、腹胀等症。

（22）配大黄、甘遂、芫花、青皮，治形气俱实，水肿胀满，口渴气粗，二便不畅等症。

（23）炒牵牛子配炒芝麻，为细末，掺饭中吃，1岁每次1.5g，每增1岁加1g，治小儿食欲不振。

【单味应用】

（1）单味研末，姜汤送服，治肠胃实热壅滞，大便不通。

（2）牵牛子和大麦面为烧饼，临卧以茶汤1杯送服，降气为验，治水气鼓胀。

（3）牵牛子生研，青皮汤空腹送服，治小儿腹肿，水气流肿，膀胱实热，小便赤涩。

（4）牵牛子炒熟研粉，撒于煎至将成块的鸡蛋上，卷筒，待鸡蛋煎成块，早上空腹服用，成人每次3~4.5g，小儿每次1.5~3g，隔3日1次，治蛲虫症。

（5）单味研细，入面粉烙成薄饼，空腹食，治小儿蛲虫症。

（6）单味牵牛花，捣烂塞鼻孔内，治鼻渊。

（7）单味2~3粒，捣烂，用布紧扎于手腕上（男左女右），治牙齿痛。

（8）单味研末，葱白汤调敷患处，治风热赤眼。

（9）单味焙黄，研面，吹在牙根里，治龋齿（蛀牙）。

【配方选例】

（1）牵牛大黄丸　治内热腹痛，热气上冲而呕：牵牛子（炒半生，取头末36g）120g，马蹄大黄（酒拌炒）45g，槟榔、枳实、厚朴、三棱、莪术各18g。上为末，米饮为丸，如菜籽大，饥服9g。（《奇效医述》）

（2）牵牛汤　治水肿：牵牛子、槟榔、木香、陈皮、茯苓各9g。水煎，每日1剂，分2次服。（《圣济总录》）

（3）追虫丸　治一切虫积：牵牛子（取头末）、槟榔各240g，雷丸（醋炙）、木香（为末）、茵陈各60g，皂角、川楝皮各30g，上后3味，煎浓汁，和前4味，水丸绿豆大，大人每服12g，小儿6g或4.5g，量人虚实，用砂糖水吞下，待追去恶毒虫积2~3次，方以粥补之。（《大同方剂学》）

（4）柿灵丹　治十种蛊胀，屡验：牵牛子(生、炒)各9g，大黄18g，木香、阿魏（焙）、丁香、槟榔各7.2g，香附（生用）12g。上共为细末，用柿饼7个，每个开孔，入药末1g，仍以柿饼合口，放老米饭上，蒸过慢火，瓦上焙干，每服1饼，早午晚各嚼食1枚，能饮，烧酒送下，不能饮白汤下。忌盐醋百日。（《寿世仙丹》）

（5）利膈丸　治三焦气逆，胸膈壅塞，头眩目昏，涕唾痰涎，精神不爽：牵牛子（半生半熟）120g，皂角（酥炙）60g。上为末，生姜汁煮米糊为丸，梧桐子大，每服20丸，荆芥、生姜煎汤送下。（《博济方》）

商陆

《神农本草经》

本品又名见肿消、章柳根、牛大黄、山萝卜。为商陆科植物商陆或垂序商陆的根。多产于河南、湖北、安徽、陕西等地。其味苦、辛，性平。有毒。归肺、大肠、肾经。具有泻下利水，祛痰止咳，消肿毒之功效。主治水肿胀满，大便秘结，小便不利，疮疡，肿毒未溃。用法为内服，煎汤，4.5～9g，或入散剂；外用捣敷。

使用注意：孕妇忌服。

【配伍应用】

（1）配食盐，捣糊，外敷，治痈肿疔毒，疮疡未溃者。

（2）配猪肉，治急慢性肾炎水肿，心包积液，腹水等症。

（3）配鲤鱼，煎汤，治各种水肿（肾炎水肿，心源性水肿等）。

（4）配泽泻、车前子，治水肿。

（5）配泽泻、杜仲，治慢性肾炎水肿而体质尚好者。

（6）配绿豆、大米，煮稀粥食，治腹水型晚期血吸虫病。

（7）配茯苓皮、椒目、赤小豆，治水肿胀满，二便不利。

（8）配泽泻、木通、茯苓皮，治遍身水肿，二便不利等症。

（9）配茯苓、槟榔、赤小豆，治水肿胀满，大便秘结，小便不利等症。

（10）配红大戟、槟榔、茯苓、泽泻，治水肿腹胀实证，大、小便不利。

（11）配冬瓜皮、赤小豆、泽泻、茯苓皮，治腹水。

【单味应用】

生品蒸后，烤干，研粉，口服，治牛皮癣（妊娠期妇女慎用）。

【配方选例】

（1）千金治水气方　治水肿利小便，酒客虚热，当风饮冷水，腹肿，阴胀满：商陆120g，甘遂30g，芒硝、吴茱萸、芫花各60g。研末蜜丸，如梧子大，饮服3丸，每日3次。（《备急千金要方》）

（2）塌胀汤　治水病，浑身肿胀喘息，小便不利：商陆9g，赤小豆15g，陈皮6g，木香3g，水煎，分2～3次服用。（《杨氏家藏方》）

（3）商陆丸　治水肿，小便不通：商陆30g，黄连15g。上为末，姜汁煮面糊为丸，绿豆大，每30～50丸，空腹用紫苏煎汤或温葱汤送下。（《证治准绳》）

（4）商陆膏　治疮毒：商陆180g，牛蒡子、防风、金银花、荆芥、当归尾、连翘、赤芍、红花、苍术、甘草各15g，麻油2斤。共入油内，熬枯去渣，用密陀僧1斤收膏，摊贴患处。（《疡医大全》）

千金子

《开宝本草》

本品又名千两金、菩萨豆、打鼓子、小巴豆、续随子、联步。为大戟科植物续随子的种子。多产于河北、河南、浙江等地。其味辛，性温，有毒。归肝、肾、大肠经。具有逐水退肿，破血消癥之功效。主治水肿实证，二便不利，瘀血癥瘕，妇女血瘀经闭。用法为内服，入丸、散，1.5～3g；外用研敷。

使用注意：孕妇忌服，中气不足、大便溏泄者忌服。

【配伍应用】

（1）配重台，治蛇咬肿毒，闷欲死。

（2）配轻粉、青黛，治癥块。

【配方选例】

（1）摘玄联步丸　治阳水肿胀：千金子 60g，大黄 30g。上为末，水丸绿豆大，每服 50 丸，白汤下。(《本草纲目》)

（2）续随子丸　治通身虚肿，喘闷不快：千金子、汉防己、赤茯苓（麸蒸）、海金沙、人参、槟榔、木香各 15g，苦葶苈（炒）120g。上为细末，用枣肉和丸，如梧桐子大，每服 20 ~ 30 丸，食前桑白皮煎汤送下。(《奇效良方》)

（3）续随子丸　治小便不通，脐腹胀痛不可忍：千金子（去皮）30g，铅丹 15g。上 2 味，先研细千金子，次入铅丹，同研匀，用少许蜜和作团，盛瓷罐内密封，于阴处掘地坑埋之，上堆冰雪，惟多是妙，腊月合，至春末取出，研匀，别炼蜜丸，如梧子大，每服 15 ~ 20 丸，煎木通汤下，不拘时，甚至不过再服，要效速，即化破服。病急即旋合亦得。(《圣济总录》)

（4）续随子丸　治积聚癥块及涎积等：千金子（去皮）30 枚，轻粉 6g，青黛（炒研）3g。上 3 味，先研千金子令烂，次下 2 味，合研匀细，以烧糯米软饭为丸，如鸡头大，每服先烧大枣 1 枚，剥去皮核，嚼烂，取药 1 丸，捶破并枣同用，冷腊茶清下，服后便卧并不搜搅，至中夜后，取下积聚恶物为效。(《圣济总录》)

（5）治阳水肿胀：千金子（炒，去油）60g，大黄 30g。上为末，酒、水为丸，绿豆大，每服 50 丸，以白汤送下，以去陈莝。(《摘元方》)

（6）治水气：千金子 30g。去壳研，以纸裹，用物压出油，重研末，分作 7 服，每治 1 人，只可 1 服，丈夫生饼子下，妇人荆芥汤下。凡五更服之，至晚自止，后以厚朴汤补之，频吃益善，仍不用吃盐、醋一百日。(《斗门方》)

乌桕根皮

《本草纲目》

本品又名卷子皮、卷根皮、乌白。为大戟科植物乌桕的根皮。多产于华东、西南、华南及湖南、湖北、陕西、甘肃、河南等地。其味苦，性微温，有毒。归肺、肾、大肠经。具有逐水退肿，杀虫之功效。主治水肿胀满，二便不利。用法为内服，煎汤，9 ~ 15g（鲜者 30 ~ 60g），或入丸、散；外用煎水洗或研末调敷。

使用注意：孕妇，溃疡患者忌用。

【配伍应用】

（1）配大蓟，研末，棉籽油调擦患处，治烫伤。

（2）配槟榔、木通，治水肿，小便涩。

【单味应用】

（1）单味煎水洗，治湿疹，荨麻疹，腋臭，疥癣。

（2）单味水煎服，治肝硬化腹水，血吸虫病晚期腹水。亦治毒蛇咬伤。

【配方选例】

（1）二便关格2～3日则杀人：乌桕东南根白皮。干为末，热水服6g，先以芒硝60g，煎汤服，取吐。（《肘后方》）

（2）治大便不通：乌桕木根方长1寸。劈破，以水煎取小半盏服之。不用多吃，兼能利水。（《斗门方》）

（3）治脚气湿疹，极痒有虫：乌桕根。为末，敷。（《摘元方》）

（4）治水气，小便涩，身体虚肿：乌桕皮60g，木通（锉）、槟榔各30g。上药捣细罗为散，每服6g，以粥饮调下，不拘时服。（《太平圣惠方》）

（5）治鼓胀：乌桕木根90g，桑树根30g。用水5碗，煎至1碗，分3次服。（《岭南草药志》）

（6）治癥瘕积聚，水肿：乌桕树根鲜二层皮，每次9g，水煎服。（《闽东本草》）

巴豆

《神农本草经》

本品又名刚子、江子、巴果、双眼龙。为大戟科植物巴豆的种子。多产于广东、广西、福建、台湾、四川、云南、湖北等地。其味辛，性热，有大毒。归胃、大肠、肺经。具有泻下冷积，逐水退肿，祛痰，利咽，蚀疮之功效。主治里寒冷积便秘，腹满胀痛，水臌腹满，气急喘促，疮痈脓熟未溃。用法为内服，入丸、散，0.15～0.3g（用巴豆霜）；外用棉裹塞耳鼻，捣膏搽或以绢包擦患处。

使用注意：畏牵牛。

【配伍应用】

（1）配杏仁（炙黄），治水臌腹满及血吸虫病晚期的腹水。

（2）配胆星，治小儿痰壅喘咳等症。

（3）配朱砂，将巴豆仁包住压碎去油，与朱砂粉掺匀，贴印堂穴，治白喉。

（4）配绛矾，治血吸虫病晚期腹水。

（5）配姜黄、红枣，捣泥作2丸，1丸握手心（男左女右），1丸塞鼻，治急慢性扁桃体炎、咽炎。

（6）配黄柏、蛤粉，治一切积滞。

（7）配大黄、干姜，治冷食积滞，腹痛便秘等症。

（8）配胆南星、神曲，治小儿痰食壅滞，疳积等症。

（9）配桔梗、贝母，治肺痈之咳嗽胸痛，痰多腥臭等症。

（10）配牛黄、朱砂，治痰迷心窍，癫痫痴狂。

（11）巴豆去油配桔梗、川贝，研细末，吹喉，治喉风，喉痹，单双喉蛾。

（12）配乳香、没药、木鳖子，外用贴患处，治疮疡脓熟未溃者。

（13）配胡桃仁、大风子、水银，捣如泥膏状外擦，治疥疮（摸过巴豆的手，不可揉眼，误揉之，可使眼睑肿胀）。

（14）巴豆霜配雄黄等份为末，置耳郭上方乳突处，外贴膏药，治疟疾。

（15）巴豆霜配桔梗，治寒实结胸胁痞痛，大便不通诸证。

（16）巴豆霜配雄黄、郁金，醋糊丸，绿豆大，热茶清下7丸，吐出顽涎即愈，治急喉风，双蛾肿痛。

【单味应用】

（1）单味去皮，线穿纳入喉中，牵出即苏。治喉痹垂死，只有余气者。

（2）单味去油研末吹喉，治白喉及喉炎引起的喉梗阻。

（3）单味去壳，纸包，用笔杆碾出油，用蘸油之纸作燃条，燃之，烟出熏入鼻中，涕出，牙关可开，堵塞可通，治咽喉急症，牙关紧闭，不能吞咽，气堵将窒。

【配方选例】

（1）妙香丸 治时疾伤寒，解五毒，治潮热，及小儿百病惊痫等症：巴豆（去壳心膜，炒热，研如粉）350枚，牛黄（研）、龙脑（研）、轻粉（研）、麝香各90g，朱砂270g，金箔（研）90片。上7味，合研匀，炼黄腊180g，入白蜜1g，同研匀为丸，每30g作30丸。可服1～3丸，如须药行速，用针刺1孔，冷水浸少许，服之则速。(《大同方剂学》)

（2）千金三物备急丸 治心腹诸卒暴百病，寒食冷积，心腹胀满痛，如锥刺，气急口噤，如猝死等症：巴豆（去皮尖，熬研如脂）30g，干姜、大黄各60g。上3味，先捣大黄、干姜为末，入巴豆合捣千杵，和蜜为丸，如小豆大，密器贮藏，勿泄气。每服3～4丸，暖水或苦酒下。(《大同方剂学》)

（3）分肢散 治小儿卒风，大人口眼㖞斜，风涎裹心，惊痫天吊，走马喉闭，急惊，一切风热等症：巴豆、朴硝各15g，大黄30g。先把大黄为末，后入巴豆霜，朴硝一处细研。用油贴起。每服1.5g，熟茶下，大人1.5g，小儿1字。看虚实加减。(《宣明论》)

（4）九华散 治小儿腹中有积滞，不拘食积、水积、气滞、寒凝、血滞或血瘀；又或诸种积滞兼同为患，症见胸闷、腹胀、腹痛、食少、肠鸣、便溏或便秘，或大便不畅、便中带血、日久不愈：巴豆9g，肉豆蔻霜、广木香、孩儿茶、血竭、乳香、没药各6g，冰糖15g，红糖6g。上药除冰糖、红糖外，其余各药混合研细筛净，然后将冰糖、红糖加水熬化滤净，和药粉搓为丸，每丸约豌豆大，晾干，灌入宽口瓶内备用。2～3岁，每服1丸，开水调化，每日服3次，空腹服；3～5岁，每服1～2丸，每日3次，空腹，开水调化服；5～7岁，每服2～3丸，每日3次，空腹，开水调化服；7～10岁，每服3～4丸，每日3次，空腹，开水调化服。(《海峰验方集》)

（5）外台走马汤 治飞尸鬼击，中恶心痛，腹胀，大便不通等症：巴豆（去皮心）、杏仁（去皮尖）各2枚。上2味，取棉裹缠捶，令极碎，投热汤2合，捻取白汁，服之，当下，未下再进1服，老少量之。(《大同方剂学》)

第九章　驱虫药

使君子

《开宝重定本草》

本品又名留求子、五棱子、索子果、史君子、冬均子。为使君子科植物使君子的果实。多产于四川、广东、广西等地。其味甘，性温。归脾、胃经。具有杀虫消积之功效。主治腹胀，消化不良，形瘦发稀，腹痛，喜食异物。用法为内服，煎汤，9～15g，或入丸、散。

使用注意：大量服用能引起呃逆、眩晕、精神不振、恶心，甚至呕吐、腹泻等反应。不可与茶同服，若同服亦能引起呃逆。

【配伍应用】

（1）配芦荟，治虫积于肠，热壅便秘，小儿虫疳。

（2）配槟榔，治小儿虫积（蛔虫病）。

（3）配百部，外用熏洗肛门，治蛲虫病。

（4）配苦楝根皮，治蛔虫病，蛲虫病。

（5）配榧子，治钩虫病。

（6）配党参、白术，治小儿形体消瘦，腹胀如臌，面色萎黄等症。

（7）配黄连、芜荑，治疳积。

（8）配苦楝皮、槟榔，治蛔虫较多，病情轻重皆可用。

（9）配百部、大黄（使君子、大黄水煎服；再加百部煎汤灌肠），治蛲虫病。

（10）配槟榔、苦楝皮、乌梅，治蛔虫病，蛲虫病。

（11）配党参、白术、当归，治由虫积引起的小儿形体消瘦，面色萎黄者。

（12）配党参、炒白术、炙甘草，治小儿疳积，面黄肌瘦，肚腹膨大。

（13）配乌梅、白芍、槟榔，治虫积腹痛。

（14）配槟榔、大黄、榧子，治肠道蛔虫病及小儿消化不良。

（15）配莲子、香附子、青皮，水煎服，治黑睛生细小星翳。

（16）配苦楝根皮、白芍、槟榔，治虫积腹痛。

（17）配苦楝皮、槟榔、乌梅、枳壳，治虫积腹痛，厥逆。

（18）配山楂、麦芽、木香，治疳积腹痛，面黄肌瘦。

（19）配苦楝子、芜荑、甘草、猪胆汁，治蛔虫病。

【单味应用】

（1）使君子仁炒香嚼服，治蛔虫病，蛲虫病。

（2）单味煎服，治蛔虫病，蛲虫病。

【配方选例】

（1）使君子丸　治小儿五疳，心腹膨胀，腹痛，渐至羸瘦等症：使君子（汤浸去黑皮）30g，厚朴（姜汁制）、陈皮、川芎各0.3g。上为细末，炼蜜为丸，如皂角子大，3岁以下半粒，3岁以上1粒，陈米饮化下。（《大同方剂学》）

（2）使君子散　治小儿蛔虫攻痛，口吐清沫：使君子（去壳）。为极细末，用米饮调，五更早空腹服。（《补要袖珍小儿方论》）

（3）使君子散　治小儿疳蛔：使君子（瓦上炒，为末）10个，甘草（胆汁浸1夕）、白芜荑各0.3g，苦楝子（炮，去核）5个。上为末，每服3g，水煎服。（《幼科准绳》）

（4）治黄病爱吃生米、茶叶、桴炭、泥土、瓦屑之类：使君子肉（切碎，微炒）、槟榔各60g，南星（俱用姜汁拌炒）90g。共为末，红曲打糊为丸，如梧桐子大，每服百余丸，乌梅、花椒汤送下。（《万病回春》）

（5）治头瘟面疮：使君子仁。以香油少许，浸3~5个，临卧时细嚼，香油送下，久而自愈。（《普济方》）

（6）治小儿痞块腹大，肌瘦面黄，渐成疳疾：使君子仁9g，木鳖子仁15g。上为末，水丸龙眼大，每次1丸，用鸡子1个破顶，入药在内，饭上蒸熟，空腹食。（《简便单方》）

（7）治虫牙疼痛：使君子。煎汤频漱。（《濒湖集简方》）

苦楝皮

《经史证类备急本草》

本品又名楝皮、楝根木皮、双白皮。为楝科植物楝树的根皮或树皮。多产于华北、华东、中南及西南各地。其味苦，性寒。有毒。归肝、脾、胃经。具有杀虫，疗疥癣之功效。主治蛔虫，钩虫，疥癣。用法为内服，煎汤，6～9g（鲜者30～60g），或入丸、散；外用煎水洗或研末调敷。

使用注意：体虚、肝病慎用。孕妇不可用。

【配伍应用】

（1）配槟榔，制成糖浆，睡前空腹服，小儿剂量酌减，治钩虫病。

（2）配芜荑，治蛔虫病。

（3）配乌梅、使君子，治蛔虫、蛲虫病。

（4）配乌梅、使君子、榧子，治蛔虫病。

（5）配槟榔、使君子、乌梅，治蛔虫病。

（6）配百部、槟榔、鹤虱，煎服。也可将药研末制胶囊，睡前纳肛门内，每日1粒，连用1周，治蛲虫症。

（7）配芜荑、雷丸、鹤虱，治虫积腹痛。

（8）配茵陈蒿、郁金、青皮、木香，治胆道蛔虫病。

（9）配乌梅、槟榔、木香、枳壳，治虫积腹痛。

【单味应用】

（1）单味煎剂或栓剂，治阴道滴虫病。

（2）单味研末，以醋或猪脂调涂患处，治头癣、疥癣。

（3）单味煎汤顿服或制成糖浆服，治蛔虫腹痛。

【配方选例】

（1）治疥疮风虫：苦楝根皮、皂角（去皮子）等份。为末，猪脂调涂。（《奇效良方》）

（2）坐肉膏　治瘘疮：楝树白皮、鼠肉、当归各60g，薤白90g，生地黄150g，腊月猪脂3升。煎成膏，敷之孔上，令生肉。（《刘涓子鬼遗方》）

（3）治小儿秃疮及诸恶疮，蠼螋疮：楝树枝皮烧灰，和猪膏敷之。（《千金方》）

（4）治钩虫病：苦楝皮（去粗皮）10斤，加水50斤，熬成10斤；另用石榴皮240g，加水5斤，熬成2斤。2种药水混合搅匀，成人每次服30g。（《湖

南药物志》)

（5）抵圣散　治小儿虫痛不可忍者：苦楝根白皮 60g，白芜荑 1.5g。上为末，水 1 小盏，煎取半盏，放冷，每服 3g，待发时服。(《小儿卫生总微论方》)

川楝子

《本草正》

本品又名楝石、金铃子、苦楝子、楝实。为楝科植物川楝的果实。多产于四川、湖北、贵州、河南等地。其味苦，性寒。归肝、小肠、膀胱经。具有杀虫、行气止痛之功效。主治虫积腹痛，胁痛，疝痛，胸脘满闷。用法为内服，煎汤，4.5 ~ 9g，或入丸、散；外用研末调敷。

使用注意：有毒，不可过量。

【配伍应用】

（1）配郁金，治肝郁气滞，胁痛，胃痛，腹痛。

（2）配延胡索，治胸胁、胃脘痛，属热证者。

（3）配香附，治情绪不畅，肝气郁滞所致的胸闷、善叹息、胁痛、乳胀、疝气疼痛及胃脘闷痛等症。

（4）配小茴香，治疝气肿痛初起，兼见寒热交作者。

（5）配吴茱萸，治寒湿腹痛，寒疝疼痛。

（6）烧灰存性配生盐，共研末，吹喉，治喉蛾。坚如桂圆核者，亦称喉瘤。

（7）配乌梅、川椒，治蛔虫所致的腹痛。

（8）配枳壳、香附，治肝热胁痛。

（9）配青皮、槟榔，治气滞湿停的少腹胀痛、疝气腹痛。

（10）配当归、生地黄，治肝、胆、胁肋疼痛。

（11）配槟榔、鹤虱，治蛔虫病及肠道寄生虫病。

（12）配使君子、槟榔，治虫积腹痛。

（13）配吴茱萸、小茴香，治睾丸鞘膜积液，附睾炎，小肠疝气等引起的局部疼痛、牵引至脐腹者。

（14）配当归、川芎、香附，治月经痛。

（15）配小茴香、吴茱萸、橘核，治小肠疝气。

（16）配鹤虱、白矾、槟榔，治虫积腹痛。

（17）配小茴香、吴茱萸、木香，治寒疝气痛。

（18）配小茴香、青皮、乌药，治寒凝气滞，疝痛，腹痛。

（19）配当归、白芍、柴胡、红花，治妇女行经胸腹胀痛。

（20）配元胡、木香、青皮、厚朴、香附，治肝气胀痛，胁痛，疝痛，胸脘满闷疼痛。

（21）配小茴香、荔枝核、吴茱萸、肉桂、乌药，治寒疝疼痛。

【单味应用】

（1）单味烤黄研末，与等量猪油拌成膏，外擦患处，治头癣。

（2）单味去皮，水泡至手捏成浆，或加水捣膏，用凡士林调，厚涂患指，治甲癣。

【配方选例】

（1）川楝子丸　治疝气及一切下部之疾，肿痛缩小等症：川楝子（净肉）1斤，木香（不见火）30g，补骨脂（炒香为度）30g。上为细末，酒糊丸，梧子大，每服50丸，盐汤下。甚者日进90丸，空腹服。（《大同方剂学》）

注：川楝子净肉1斤分4处,120g用麸1合，斑蝥49个同麸炒黄色，去麸，斑蝥不用；120g用麸1合，巴豆49粒，同麸炒黄色，去麸，巴豆不用；120g用麸1合，巴戟30g，同麸炒黄色，去麸，巴戟不用；120g用盐30g，茴香1合，同炒黄色，去盐及茴香不用。

（2）下虫丸　用以追虫取积：苦楝子（根皮为上树面皮，次之去面上粗皮）。上为末，面糊丸，弹子大，如欲服药，宜戒午饭，晡时予食油煎鸡蛋饼1～2个，待上床时，白滚汤化下1丸，至五更，取下异虫为度。（《大同方剂学》）

（3）金铃子散　治热厥心痛，时发时止，久不愈者：金铃子、延胡索各30g。上为细末，每服6～9g，酒调下，温汤亦得。（《活法机要》）

（4）金铃子散　治膀胱疝气，闭塞下元，大小便不通，疼痛不可忍者：金铃子肉（锉碎如豆大，不令研细，用巴豆49枚，去皮不令碎，与金铃子肉同炒至金铃子深黄色，不用巴豆）49 枚，茴香（炒）30g。上除巴豆不用外，将 2 味为细末，每服 6g，温酒调下，食前服。（《杨氏家藏方》）

（5）导气汤　治寒疝，以及偏坠，小肠疝痛：川楝子 9g，小茴香 1.5g，木香、淡吴茱萸各 3g。长流水煎服。（《医方简义》）

<h2 style="text-align:center">鹤虱</h2>

《新修本草》

本品又名北鹤虱、鹄虱、鬼虱。为菊科植物天名精的果实。多产于海南、山西等地。其味苦、辛，性平。有毒。归脾、胃经。具有杀虫之功效。主治蛔虫、蛲虫、绦虫。用法为内服，煎汤，9～15g，或入丸、散。

【配伍应用】

（1）配苦楝皮、槟榔，治蛔虫、蛲虫、绦虫等多种肠道寄生虫病。

（2）配槟榔、使君子，治蛔虫、蛲虫病。

（3）配槟榔、使君子、苦楝皮，治蛔虫、蛲虫、绦虫、钩虫等虫积腹痛之证。

（4）配百部、苦楝皮、槟榔，煎服。也可将药研末制胶囊，睡前纳肛门内，每日 1 粒，连用 1 周，治蛲虫症。

（5）配川楝子、铅粉、白矾、槟榔，治虫积腹痛，口吐清水等症。

【配方选例】

（1）张文仲鹤虱散　治蛔虫心痛：鹤虱 0.6g。为末，温酢 1 盏，和服之。（《外台秘要》）

（2）化虫丸　治小儿诸虫，发作肿聚，往来上下，痛无休止，心神闷乱，呕吐涎沫，四肢羸困，面色青黄，或寒或热，沉沉嘿嘿等症：鹤虱（去土）、苦楝皮（去粗皮）、槟榔、胡粉（炒）各 1500g，白矾（飞枯）375g。上为末，以面糊为丸，如梧子大，一岁儿服 5 丸，温浆水入生麻油一两点，调匀下之，温米饮下亦得。（《大同方剂学》）

（3）鹤虱丸　治痔瘘，脓血不止，积年不瘥：鹤虱、雷丸、白矾灰各 30g，皂角刺、硫黄各 15g。上为末，醋煮面糊为丸，如梧子大，雄黄为衣，

每服 20 丸，麝香温酒送下，食前服。(《圣济总录》)

（4）鹤虱散　治小儿多吐蛔虫：鹤虱、大黄各 0.3g，朴硝 15g。水煎，每日 1 剂，分 2 次服。(《太平圣惠方》)

（5）治蛔咬痛：鹤虱 300g。捣筛，蜜和丸，如梧子大，以蜜汤空腹吞 40 丸，日增至 50 丸，慎酒肉。(《古今录验方》)

（6）治齿痛：鹤虱 1 枚。擢置齿中。(《本草纲目》)

（7）治大肠虫出不断，断之复生，行坐不得：鹤虱末 15g。水调服。(《怪证奇方》)

榧子

《新修本草》

本品又名彼（柀）子、榧实、赤果、玉榧。为红豆杉科植物香榧的种子。多产于浙江、湖北、江苏、安徽、湖南等地。其味甘、涩，性平。归胃、大肠经。具有杀虫，缓泻之功效。主治钩虫，蛲虫，绦虫，姜片虫病。用法为内服，煎汤 4.5~9g，或入丸、散。

【配伍应用】

（1）配槟榔，治绦虫病。

（2）配使君子，治蛔虫病及小儿黄瘦而有虫积腹痛者。

（3）配百部，治钩虫病。

（4）配萹蓄，治蛲虫病。

（5）配使君子、苦楝皮，治蛔虫病。

（6）配南瓜子、槟榔，治绦虫病。

（7）配槟榔、茶枯，制成榧子合剂，治钩虫病。

（8）配槟榔、芜荑，治绦虫病、钩虫病。

（9）配槟榔、贯众、鹤虱，治蛔虫、绦虫、蛲虫、姜片虫病均有效。

【配方选例】

（1）杀虫散　治小儿虫证：广榧子 30g，花椒（微炒香）、乌梅各 9g，川楝子肉、鹤虱各 15g，枯矾 9g，雷丸 30g。上药混合碾细筛净，灌入宽口瓶内备用。晨起后空腹，取散剂，略加白糖，开水调化灌服，连续服 3～5 天，按年龄大小酌定。1～3 岁每次服 1.5～3g；3～5 岁每次服 3～4.5g；5～7 岁每服 4.5～6g；7 岁以上按 5～7 岁量，不必增加。若患儿体质瘦弱用量可按标准酌减。(《海峰验方集》)

（2）治卒吐血出：先食蒸饼 2～3 个，以榧子末，白汤服 9g，每日 3 服。(《圣济总录》)

（3）治寸白虫：榧子。日食 7 颗，满 7 日。(《食疗本草》)

（4）治白虫：榧子 100 枚。去皮，火燃啖之，能食尽佳，不能者但啖 50 枚亦得，经宿虫消自下。(《救急方》)

（5）治十二指肠虫、蛔虫、蛲虫等：榧子（切碎）、使君子（切细）、大蒜瓣（切细）各 30g。水煎，去渣，每日 3 次，食前空腹服。(《现代实用中药》)

（6）子午丸　治心肾俱虚，梦寐惊悸，体常自汗，烦闷短气，悲忧不乐，消渴引饮，小便白浊，四肢无力，面黄肌瘦，耳鸣眼昏头晕，恶风怯寒：榧子仁 60g，莲子肉（去心）、枸杞子、龙骨、巴戟天（去心）、炒补骨脂、琥珀、楮实（去壳）、枯矾、赤茯苓（去皮）、白茯苓（去皮）、莲花须（盐蒸）、芡实、煅牡蛎、文蛤各 30g，朱砂 45g。为细末，用苁蓉 1 斤，酒蒸烂，研为膏和丸，梧子大，朱砂为衣，每服 50 丸，空腹，草薢煎汤送下。(《证治准绳》)

雷丸

《神农本草经》

本品又名竹苓、雷实、竹铃芝、雷矢、竹铃子。为多孔菌科植物雷丸菌的菌核。多产于四川、贵州、云南等地。其味苦，性寒，有小毒。归胃、大肠经。具有杀虫之功效。主治绦虫，钩虫，蛔虫。用法为内服，煎汤，6～9g。或入丸、散；外用研末敷或煎水洗。

使用注意：研末吞服。

【配伍应用】

（1）配使君子，治小儿虫积。

（2）配榧子，治钩虫、蛔虫病。

（3）配榧子肉、槟榔，治钩虫病。

（4）配干漆、炮山甲，黄酒为引，治脑囊虫病。

（5）配槟榔、木香，治钩虫、蛔虫病。

（6）配槟榔、牵牛、木香，治绦虫、蛔虫、钩虫等虫积腹痛。

（7）配干漆、雄黄、炙穿山甲，治脑囊虫病。

（8）配槟榔、苦楝皮、牵牛子，治蛔虫、蛲虫病。

（9）配白果仁、砂仁、槟榔，治绦虫病。

（10）配使君子、槟榔、乌梅，治胆道蛔虫症。

【配方选例】

（1）雷丸散　治钩虫病，杀虫驱虫：雷丸300g。将雷丸洗净，低温干燥，研为细粉，过筛即得，每服6g，每日3次，每2日为一疗程，温开水送下。密闭防潮，勿令受热。入汤剂无效。（《冉氏经验方》）

（2）雷丸散　治三虫：雷丸（炮）、芎䓖各30g。上2味，捣罗为细散，每服3g，空腹煎粟米调下，日午、近晚各1服。（《圣济总录》）

（3）雷丸散　治消疳杀虫：雷丸、使君子（炮，去壳）、鹤虱、榧子肉、槟榔各等份。上为细末，每服3g，乳食前，温米饮调下。（《杨氏家藏方》）

（4）雷丸散　治风瘙痒、皮肤隐疹疼痛：雷丸、人参、苦参、牛膝（润、浸、切、焙）、白附子（炮）、防风（去叉）、白花蛇（润、浸，去皮、骨，炙）、甘草（炙，锉）各60g，丹参45g。上9味，捣罗为散，每服4g，食前，温酒调下。（《圣济总录》）

（5）雷丸散　治牡痔生鼠乳疮：雷丸、鹤虱（炒）、白矾灰各30g，皂荚针灰、舶上硫黄（研）各15g。上5味，捣研为散，醋煮面糊丸，如梧子大，以雄黄末为衣，每服20丸，空腹麝香温酒下。（《圣济总录》）

（6）二物通汗散　治少小有热不汗：雷丸120g，粉250g。捣和下筛，以粉儿身。（《千金方》）

（7）雷丸浴汤　治小儿寒热，惊啼不安：雷丸、牡蛎、黄芩、细辛各1g，蛇床子30g。上药以水1斗，煎取7升，去渣，分为两度，看冷暖用，先令浴儿头，勿令水入耳目，次浴背膊，后浴腰以下，浴讫避风，以粉扑之。（《太平圣惠方》）

鹤草芽

《全国中草药汇编》

本品又名仙鹤草根芽、狼牙草根芽。为蔷薇科植物龙芽草带短小根茎的冬芽。生于荒地、山坡、路旁等我国大部地区。其味苦、涩，性凉。归肝、小肠、大肠经。具有杀虫之功效。主治绦虫，阴道滴虫。用法为粉剂：成人30～50g，小儿 0.7～0.8g/kg。晨空腹一次顿服，无需另服泻药。浸膏剂：成人1.5g，小儿45mg/kg。鹤草酚结晶：成人0.7g。鹤草酚粗晶片：成人0.8g，小儿25mg/kg。以上 3 种均在晨空腹一次顿服，服用 1.5 小时后用硫酸镁导泻。

【单味应用】

（1）用仙鹤草根芽全粉、浸膏及其提取物——鹤草酚结晶和鹤草酚粗晶片，治绦虫病。

（2）用根芽石灰乳浸提物灌肠，治滴虫性肠炎、人毛滴虫。

（3）服根芽提取物，治贾第氏滴虫。

（4）本品研粉，顿服50g，可驱绦虫。

南瓜子

《现代实用中药》

本品又名白瓜子、北瓜子、倭瓜子。为葫芦科植物南瓜的种子。全国各地均有栽培。其味甘，性温。归胃、大肠经。具有杀虫之功效。主治牛肉绦虫，血吸虫病。用法为内服，煎汤，30～60g，研末或制成乳剂；外用煎水熏洗。

【配伍应用】

（1）配槟榔，治绦虫病、急性期及晚期血吸虫病。尤宜于不适合锑剂治疗者。

（2）配冬瓜子、使君子、槟榔，治蛔虫病。

（3）鲜品配蓖麻子（去壳）、赤石脂、天南星、蛴螬，醋调外敷患处，治枪伤弹丸未出。

【单味应用】

（1）单味鲜品（不用水洗，晒干），用冰糖煎汤，每天服 6～9g，治小儿咽喉痛。

（2）单味瓦上炙焦，研细粉，赤砂糖汤调服，治百日咳。

（3）单味生品，去壳捣成泥，早晚各服 1 次，治产后缺乳。

（4）单味连壳研细，用净水调服，或加蜜调服，成人每天半斤，儿童减半，连服 1 周，治血吸虫病。

（5）单味捣烂冲服，治乳少。

（6）单味去皮生食，或微炒研粉，早晨空腹服下，30～60 分钟后，再用槟榔水煎服。排便时坐在温水盆上。2 小时后如不排便，可用芒硝开水冲服，治绦虫病。

（7）单味去壳生食，每日 1 次 30g，治前列腺炎。

【配方选例】

（1）治蛔虫：南瓜子（去壳留仁）30～60g。研碎加开水、蜜或糖成为糊状，空腹服。（《闽东本草》）

（2）治内痔：南瓜子 2 斤。煎水熏之，每日 2 次，连熏数天。（《岭南草药志》）

（3）治血吸虫病：南瓜子。炒黄、研细末，每日服 60g，分 2 次服，加白糖开水冲服。以 15 日为 1 疗程。（《验方选集》）

（4）驱除绦虫：南瓜子、石榴根皮各 30g。日服 3 次，连服 2 日。（《四川中药志》）

（5）治营养不良，面色萎黄：南瓜子、花生仁、胡桃仁同服。（《四川中药志》）

（6）驱绦汤　治绦虫病：南瓜子肉、槟榔片。先将南瓜子内略炒香，嚼烂吞服，隔 1～2 小时再服槟榔煎成的浓汁，约 4 小时后腹泻排出虫体。如无腹泻，可加玄明粉，开水冲服；如头节未驱下，隔半月后再服。（《方剂学》）

槟榔

《药录》

本品又名大腹子、椰玉、仁频、宾门、橄榄子。为棕榈科植物槟榔的种子。多产于广东海南岛；福建、台湾、广西、云南等地。其味辛、苦，性温。归胃、大肠经。具有杀虫消积，行气利水之功效。主治腹胀痛，大便下绦虫节片，腹胀水肿、脚气，小便不利、泻痢后重，便秘。用法为内服，煎汤，4.5～9g（如单味驱虫，可用至60～90g），或入丸、散；外用煎水洗或研末调敷。

【配伍应用】

（1）配大腹皮，治气滞水壅，脘腹胀满，水肿，尿少，脚气及食积内阻，嗳腐酸臭，腹胀食少，大便秘结等症。

（2）配南瓜子，治绦虫病。

（3）配沉香，治肾虚肺逆，痰浊壅塞于上所致的胸闷喘咳，或脾胃虚寒，食积气滞而见的胸脘胀痛、呕逆嗳气，以及七情气厥所致的气上喘急、满闷妨食者。

（4）配牵牛子，治蛔虫、绦虫、钩虫等各种肠道寄生虫病，症见腹痛、腹胀、大便干秘者。

（5）配木香，治下痢腹痛。

（6）配葶苈子，治痰喘。

（7）配山楂，治食积胸腹饱胀。

（8）配高良姜，治心痹疼痛。

（9）配橄榄核（煅炭），与槟榔同服，治骨鲠。

（10）配赤芍，治五淋。

（11）烧灰存性配生盐，研末，吹喉，治喉蛾坚硬如瘤。

（12）配橘皮，治醋心。

（13）配黄柏，共为末，猪油熬热调敷，治鼻中生疮。

（14）配山楂核、莪术，治痰食积聚，胸腹胀满等症。

（15）配木瓜、紫苏叶，治寒湿下注，脚气水肿。

（16）配南瓜子、使君子，治绦虫、姜片虫、蛔虫、蛲虫等多种肠道寄生虫病。

（17）配常山、草果，治疟疾。

（18）配乌梅、甘草，治姜片虫、蛔虫、绦虫病。

（19）配木香、川黄连，治痢疾初起及消化不良而胸腹胀满，大、小便不利等症。

（20）配陈皮、木瓜，治脚气病而两脚肿重。

（21）配苦楝皮、雷丸，治血吸虫病。

（22）配商陆、椒目，治腹部水肿。

（23）配香附、乌药，治泻痢腹痛，里急后重诸证。

（24）配谷麦芽、焦山楂，治消化不良，脘腹胀满疼痛等症属积滞甚者。

（25）配厚朴、木香，治气滞食积的腹胀及痢疾腹胀、大便不爽等症。

（26）配黄柏、猪油，药为末，猪油熬热调敷，治鼻前皮肤生疮。

（27）配木香、大黄、黄连，治食积气滞，脘腹胀痛，便秘或痢疾等症。

（28）配吴茱萸、木瓜、紫苏，治脚气肿痛。

（29）配商陆、泽泻、木通，治水肿属实证者。

（30）配百部、苦楝皮、鹤虱，煎服，也可将药研末制胶囊，睡前纳肛门内，每日1粒，连用1周，治蛲虫症。

（31）配木香、青皮、大黄，治食积气滞，腹胀便秘，痢疾里急后重等症。

（32）配木香、香附、陈皮，治食积气滞，腹胀腹痛，呕恶便秘等症。

（33）配常山、半夏、乌梅，水煎服，治疟疾。

（34）配厚朴、枳实、生大黄，治腹满大便难。

（35）配枳壳、紫苏梗、藿香梗、厚朴花，治胸腹胀闷。

（36）配苦楝皮、使君子、鹤虱、铅粉，治虫积腹痛等症。

（37）配吴茱萸、木瓜、紫苏叶、陈皮，治脚气疼痛等症。

（38）配紫苏、陈皮、木瓜、防己，治脚气水肿。

（39）配木香、黄柏、枳实、生大黄，治痢疾。

（40）配甘遂、大黄、牵牛子、牙皂角，研细面，每次6g，姜汤送下，早晨空腹服，服后除大便泻水外，无不良反应，治水肿、气臌（孕妇忌服，禁盐、碱、生冷食物120天，满期后，用盐必须从少而多）。

【单味应用】

（1）单味30g，击碎加水浸泡1夜后，浓煎1小时，空腹1次服，治蛲虫症。

（2）单味60～120g，切碎文火煎2小时，清晨空腹顿服，服后4小时无大便排出者，可服芒硝10g，治绦虫症。

【配方选例】

（1）达原饮　治温邪从口鼻入，初起邪伏募原，以此方透达使出，故曰达原：槟榔6g，厚朴、知母、黄芩、芍药、甘草各3g，草果1.5g。上7味，以清水2盏，煮取1中盏，去渣，温服，日2，夜1。（《大同方剂学》）

（2）旋覆花汤　治支饮胸膈实痞，呼吸短气：槟榔、柴胡、旋覆花、桔梗各30g，鳖甲、桑根白皮、大黄各15g，甘草15g。水煎，分2次服。（《圣济总录》）

（3）槟榔散　治胸膈痰饮，腹中虚鸣，食不消化，或呕逆：槟榔、半夏、杏仁、桔梗、橘红、干姜、白术、旋覆花各30g，人参、甘草各1.5g。姜，水煎，分2次食前服。（《济生全书》）

（4）秘方万应丸　治诸虫：槟榔150g，大黄240g，牵牛子（末）120g，皂角10定，苦楝皮1斤。先以皂角、苦楝皮2味，用水1大碗，熬成膏子，和前3味，丸如桐子大，后用雷丸、沉香、木香各30g，碾细为衣，先用沉香衣，后用雷丸、木香衣。（《袖珍方》）

（5）槟榔散　治奔豚气逆冲心、满闷，并治阴阳二毒、伤寒及脚气：槟榔、诃子(煨，去核)各60g，吴茱萸(陈者，汤洗，焙干，炒)45g，牵牛子(微炒)90g。为末，每服3g，童便半盏，空腹调下。（《圣济总录》）

（6）加减乌梅丸　治胆道蛔虫症：槟榔片9g，胡黄连3g，乌梅炭4.5g，赤小豆12g，败酱草、晚蚕砂、炒皂角各9g，桃仁泥3g，杏仁泥6g，南红花3g，旋覆花（包）、赤芍、白芍各9g，苦桔梗4.5g，台乌药6g，炒牡丹皮9g，煨木香、炙甘草各3g。水煎，每日1剂，分2次服。（《北京市老中医经验选编》）

（7）槟榔散　治脚气春夏即发，宜服此，疏风调气：槟榔、枳壳、大黄各3g，独活、羚羊角屑、沉香、川芎、甘草各5g。姜，水煎，每日1剂，分2次服。（《太平圣惠方》）

（8）槟榔汤　治风毒脚气，无力瘙痹，四肢不仁：槟榔15g，防风、桂枝、当归、赤茯苓各30g，犀角屑0.3g，火麻仁6g。水煎，每日1剂，分2次服。（《圣济总录》）

第十章　开窍药

麝香

《神农本草经》

本品又名寸香、元寸、当门子、臭子、香脐子。为鹿科动物麝雄体香囊中的干燥分泌物。多产于四川、西藏、云南、陕西、甘肃等地。其味辛，性温。归心、肺经。具有开窍醒神，活血散结，催产下胎之功效。主治神昏惊厥，中风痰厥，惊痫，经闭，癥瘕，跌打损伤，痹证，胎死腹中，胞衣不下。用法为内服，入丸、散，0.1～0.15g；外用吹喉、鼻、点眼、调敷或入膏药中贴敷。

使用注意：孕妇忌服。

【配伍应用】

（1）配肉桂，治胞衣不下或胎死腹中，或寒凝血滞难产等症。

（2）配牛黄，治温病热入心包或痰火上蒙，见神昏谵语，痰壅肢厥，或癫狂神志错乱等症。

（3）配血竭，治跌打损伤、骨折、创伤等瘀血疼痛。

（4）配血竭，研末贴脐部，治伤后尿潴留。

（5）配雄黄，治疮疡肿毒。

（6）配进口肉桂粉，研末贴肚脐，治伤后尿潴留。

（7）配皂角末，纸包置痛处，炒盐热敷，治偏头痛。

（8）配熊胆，研匀，用开水化服，治小儿腺病毒肺炎（中病即止），主热毒里郁之重证，不可轻用。

（9）配青州白丸子，治卒中风。

（10）配青油，和匀灌之，治中风不醒。

（11）配雌黄，外涂疮孔中，治鼠瘘。

（12）配冰片，研末，睡前棉球蘸末塞入耳内，早起去掉，治精神病幻听。

（13）配人中白，治小儿疳，常渴，饮冷水不休。

（14）配芒硝，将芒硝煎汤，加入麝香冲服，治诸菜中毒。

（15）配雄黄、珍珠，治痈疽肿毒。

（16）配雄黄、青黛，水调和抹患处，治毒蜘蛛咬伤。

（17）配巴豆、细辛末，以枣肉和丸咬之，治牙痛。

（18）配白芷、胆矾，治蛇咬伤溃烂、百药不愈。

（19）配犀角、牛黄，治热病神昏惊厥、中风痰厥、气厥等猝然昏迷之内闭证。

（20）配冰片、胆矾，研细末，鼻吸微量，治脑膜炎引起的头痛、昏迷、呕吐。

（21）配木香、桃仁，治厥心痛。

（22）配红花、乳香、没药，治跌打疼痛及疮疡肿痛等症。

（23）配雄黄、矾石、蔄茹，治痈疽发背及诸恶疮，去恶肉（捣如泥外涂，恶肉尽，止，再敷生肉膏）。

（24）配阿魏、干蝎、桃仁，治肾脏积冷，气攻心腹疼痛，频发不止。

（25）配雄黄、乳香、没药，治疮疡肿毒。

（26）配五灵脂、乳香、没药，治疮疡肿毒。

（27）配牛黄、冰片、朱砂，治热病高热，神志昏迷，惊厥抽搐，或中风痰厥。

（28）配空青、朱砂、雄黄，治中恶客忤垂死。

（29）配牙皂、北细辛、南星、冰片，治跌打气闭（吹鼻用）。

（30）配白僵蚕、天竺黄、真牛黄、龙脑，治小儿诸痫初发，不省，困重。

（31）配硼砂、猪牙皂、明矾、雄精，治痰迷心窍。

（32）配木香、桃仁、吴茱萸、槟榔，治厥心痛。

（33）配赤芍、丹参、三棱、莪术，治癥瘕、经闭、痛经、血瘀气滞之心腹疼痛及痹痛等症。

（34）配牛黄、珍珠、蟾酥、雄黄，内服或外用，治咽喉肿痛及疔疮肿毒等症。

（35）配血竭、红花、乳香、没药，治跌打损伤。

（36）配犀角、牛黄、琥珀、冰片，治邪陷心包或邪入营血之高热、神昏谵语、惊厥、抽搐，或中风，、中恶、风痰壅盛、清窍闭塞、猝然昏迷等症。

（37）配肉桂、桃仁、当归、没药，治血瘀经闭，小腹疼痛等症。

【单味应用】

（1）单味 0.3g，置口内，治饮酒醉死。

（2）单味入大田螺内，自化成水，滴入耳中，治耳胀、耳闭，听力减退。

【配方选例】

（1）大麝香丸　治三焦决漏，水在胁外，名曰水病，腹独肿大，水在腹里等症：麝香 3.75g，雄黄 7.5g，甘遂、芫花各 15g。芫花熬，上 4 味，捣合下筛，和以白蜜，丸如大豆，2 丸酒下，每日 3 服，可至 4 丸。（《大同方剂学》）

（2）麝香膏　治诸恶疮及痈疽发背上恶肉方：麝香（研）、雄黄（研）、珍珠（研）、矾石（熬）各 30g。上 4 味细筛，以猪膏搅令如泥，涂恶肉尽止，更敷生肉膏佳。（《外台秘要》）

（3）麝香丸　治小儿疳瘦，面黄发穗，骨立减食，肌热，疳虫疳痢等症：麝香、芦荟各 0.6g，胡黄连 1.2g。上 3 味，共研令匀，水泛丸，如黄米大，1 岁 3 丸，3 岁 5～7 丸，参汤下。（《大同方剂学》）

（4）定痛接骨紫金丹　治骨折疼痛：麝香、没药、红娘子各 4.5g，乌药、地龙、茴香、陈皮、青皮各 7.5g，川乌、草乌（炮）各 30g，五灵脂、木鳖子（去壳）各 15g，生牵牛子 1.5g，骨碎补、威灵仙、金毛狗脊、防风、自然铜（醋淬）各 15g，禹余粮 12g。上为细末，醋糊为丸，梧桐子大，每服 10～20 丸，温酒送下，病在上食后服，病在下食前服。（《证治准绳》）

（5）黍米寸金丹　治暴中急症，忽然猝倒，及发背、脑疽、遍身壅肿、附骨疽等初起憎恶壮热，四肢倦怠沉重者：麝香 1.5g，乳香、没药、雄黄、狗宝、轻粉、乌金石（即石炭）各 3g，蟾酥 6g，粉霜、黄蜡各 9g，硇砂 6g，鲤鱼胆（阴干）3 个，干狗胆 1 个，白丁香 49 个，炙蜈蚣（全者）7 条，乳汁 1 合。上为末，黄蜡、乳汁 2 味熬成膏，同诸药末和丸，绿豆大，每服 3 丸，病重者 5 丸，寒病用葱汤、热病用白开水送下，以盖被出汗为度。（《外科正宗》）

冰 片

《本草纲目》

本品又名梅片、梅花冰片、龙脑香。为龙脑香科植物龙脑香树脂的加工品，或为樟脑、松节油等用化学方法合成的加工制成品。多产于广东、广西、北京、上海、广州等地。其味辛、苦，性微寒。归心、脾、肺经。具有开窍醒神，清热止痛之功效。主治神昏惊厥，咽喉肿痛，疮痛，口疮，目疾。用法为内服入丸、散，0.15～0.3g；外用研末撒或调敷。

使用注意：孕妇忌用。

【配伍应用】

（1）配麝香，治神昏，惊厥等症。

（2）配黄柏，治火热内郁上攻所致的口腔糜烂，溃疡或口舌生疮，咽部焮肿疼痛。可研末吹散于患处。

（3）配天南星，研末揩牙，治中风内闭，牙关紧闭，口噤不开。

（4）配萝卜汁，调匀滴鼻中，治鼻渊。

（5）配枯矾，共研粉外用，治中耳炎，外耳道炎，耳部湿疹。

（6）配黄连，研粉，凉开水泡，取液滴耳，治急、慢性中耳炎。

（7）配樟脑，沸水冲，趁热坐浴，每次半小时，治痔疮。

（8）配核桃油，调匀滴耳，治化脓性中耳炎。

（9）配青黛，共研细末，撒于疮面，闭口10分钟，治口舌生疮。

（10）配南蓬砂末，频嗜两鼻，治头目风热上攻。

（11）配生石灰，共研末，用食醋调糊，外敷，治带状疱疹。

（12）配雄雀粪，研如粉，以人乳汁调匀成膏点眼，治眼赤痛，卒生浮白翳。

（13）配田螺，两味化水服，治附子中毒。

（14）配朱砂，研末，揩之，治牙齿疼痛。

（15）配硼砂、元明粉，共为细末外用，治小儿鹅口疮，咽喉肿痛及口疮。

（16）配川黄连、细辛，研细末，涂患处，治舌疮，溃烂疼痛。

（17）配硼砂、朱砂，治咽喉肿痛，小儿鹅口疮，中耳炎，外耳道炎。

（18）配蒲公英、生地黄，煎汤去渣，入冰片收膏，外敷，治急性腰、胸挫伤；软组织损伤，肿痛，有瘀血者。

（19）配硼砂、胆矾，共研末，搽患处，治鼻息肉。

（20）配天南星、乌梅，治中风，牙关紧闭，口噤不开等症。

（21）配熊胆、炉甘石，研极细末点眼，治目赤肿痛、畏光流泪。

（22）配白矾、青黛、硼砂，研细末，吹患处，治蛾喉及重舌。

（23）配硼砂、元明粉、朱砂，研极细末外用，治咽喉肿痛、口舌生疮、牙龈肿痛等症。

（24）配灯心草、黄柏（并烧存性）、白矾（煅过），共研末吹患处，治风热喉痹。

（25）配犀角、牛黄、麝香，治热病邪入心营，昏迷惊厥等症。

（26）配薄荷水、炉甘石粉、滑石粉，共研细粉，搽患处，治痱子。

【单味应用】

（1）单味与真酥调涂敷，治酒渣鼻，赤疱上注脸面者。

（2）单味用苋菜汁调匀滴鼻，治脑漏，鼻发痒。

（3）单味与凡士林调成软膏，热敷（用热水袋）心窝部，治老年慢性气管炎。

（4）单味研细，用鸡蛋清调后，再加少许芝麻油拌匀，涂患处，治烫伤。

（5）单味研末，葱汁化，搽患处，治内外痔疮。

（6）单味30g，用1斤白酒泡，用溶液外涂痛处（溃烂处禁用），治晚期癌疼。

（7）单味研细点鼻，治鼻中息肉。

【配方选例】

（1）黎明霜 治咽喉肿痛：冰片3g，樟脑6g，川椒12g，青蒿、薄荷各18g，上共为末，置大瓷碗中，碗面用白纸1层封闭，碗上另扣1碗，碗边用绵纸密封，纸外涂以盐泥固脐，于酒精灯上文火加热，上碗温度40~50℃时，碗底可加冷水助其结晶凝固，加热2~3小时，去火，俟冷，开封，上碗凝固的结晶即黎明霜，刮下研细备用，每用0.3~1g，视患处大小而定，吹点患处，每日2~3次。密闭贮存，勿令受热。（骆兆平方）

（2）冰梅丸 治痰结咽喉，咳之不治，唾之不出：冰片（别研）0.9g，薄荷叶120g，孩儿茶60g，硼砂6g，乌梅肉120g，诃子10个，白砂糖250g。上为末，用白砂糖化开为丸，如芡实大，外用葛根为衣，含化甚妙。（《医经会解》）

（3）黑灵丹　治臁疮，流黄水发痒，发痛；咽喉红肿疼痛，或口腔炎，牙龈溃破，虫类（蜂、蚊、壁虱或其他毒虫）叮咬皮肤，起疹块发痒发疼：冰片3g，硼砂9g，青黛15g，薄荷、北细辛各9g，蝉蜕、蛇蜕（烧灰存性）各6g，山慈菇、射干各9g，枯矾、明雄黄各15g。上药植物类及动物类混合碾细筛净；矿物类另捣碎研细，将3类粉末混合拌匀乳细，灌入深色玻璃瓶内备用。臁疮流黄水，取本粉末撒罨在流黄水部位；若流脓血，将此粉末用凡士林调匀，敷擦患处，外用纱布包护。口腔炎及咽喉红肿疼痛等，用细竹管削一斜口，或用稻草剪一斜口，蘸药粉吹于患处。虫咬伤，将粉末用温开水稀释，用棉签蘸药液涂擦患部。（《海峰验方集》）

（4）泉州冰硼散　治百日咳：冰片15g，硼砂、玄明粉各30g，朱砂15g。共研粉末，每瓶重0.3g，1～3岁，每次服1／4瓶；4～7岁，每次服半瓶；8岁以上每次服1瓶，日服2次。（《外科正宗》）

（5）十宝散　治跌打金刃损伤，或青肿疼痛，或破损出血，或骨碎折断，或昏迷不醒者：冰片、麝香各0.36g，朱砂、乳香（去油）各3～6g，红花、雄黄各12g，血竭4.8g，儿茶0.72g，当归尾30g，没药4.2g。上为细末，已破者干擦；未破者醋调敷；昏迷者冲服。（《种福堂公选良方》）

（6）回生丹　治咽喉肿痛：冰片0.18g，麝香0.12g，硼砂3g，牙硝0.9g。上为细末，每次少许，吹患处。用瓷瓶封固。（《重楼玉钥》）

樟脑

《本草品汇精要》

本品又名潮脑、树脑。为樟科植物樟的根、干、枝、叶经加工提炼成的颗粒状结晶。多产于台湾、贵州、广西、福建、江西、四川等地。其味辛，性热，有毒。归心经。具有内服开窍辟秽，外用除湿杀虫、散肿止痛之功效。主治突然昏倒，神志昏迷，跌打损伤，瘀滞肿痛。用法为内服入散剂，0.06—0.15g，或以酒溶化；外用研末撒或调敷。

【配伍应用】

（1）配酒精或白酒外擦，治跌打瘀肿，寒湿关节痛等症。

（2）配麝香，治中恶，猝然昏倒或热病神志昏迷及吐泻腹痛等症。

（3）配朱砂，外搽，治牙痛。

（4）配乌头，醋糊丸，置足心踏之，下以微火烘之，衣被围覆，汗出如涎，治脚气肿痛。

（5）配细辛，放患牙处，治风火牙痛。

（6）配花椒，共研末置铜锅内封闭用火焙几分钟，用飞粉吹入口中，治大人小孩满口糜烂。

（7）配冰片，沸水冲，趁热坐浴，治痔疮。

（8）配黄柏末，外涂，治远年烂脚，皮蛀作痒，臭腐疼痛，日渐痒大，难以收敛。

（9）配川乌、草乌，研末，醋调敷于压痛点，治冻结肩。

（10）配硫黄、枯矾，研末外用，治疥癣瘙痒。

（11）配花椒、芝麻，外擦，治小儿秃疮。

（12）配黄丹、肥皂，制蜜丸塞牙孔中，治牙齿虫痛。

（13）配乳香、没药、麝香，治霍乱吐泻，腹痛转筋，或热病神志昏迷等症。

（14）配大风子仁、杏仁、核桃仁、红粉，捣3仁，入红粉、樟脑。研如泥，外涂患处，治黄褐斑。

（15）配硫黄、枯矾、苦参、黄柏，研末外用，治疥癣疮痒。

【单味应用】

（1）单味末与豆腐调成糊状，敷患处（豆腐干时，及时更换），治下肢丹毒。

（2）单味研末，搽患齿，治龋齿牙痛。

【配方选例】

（1）梅氏如圣丸　治肺痛：樟脑（另研）、牛黄（别研）、桔梗、甘草（生用）各3g。上为细末，炼蜜丸，每30g作20丸，每服1丸嚼化。（《医学纲目》）

（2）樟脑散　治疥疮有脓者：樟脑24g，硫黄4.5g，川椒（炒）、枯矾各3g。共研末，真芝麻油调匀，不可太稀，摊在新粗夏布上，包好，线扎紧，先将疥疮针刺去脓，随以药包，炭火烘热，对患处按之，日按数次，俟其不

能复起脓，用药包，趁热擦之。(《不知医必要》)

（3）樟脑膏　治臁疮：樟脑15～18g，猪脂油、葱白。共捣烂，厚敷疮上，油纸裹好，旧棉花扎紧，每日1换，不可见风。(《经验广集》)

（4）樟脑丹　治疬疮溃烂，牵至胸前两腋，块如芥子大，或牵至两肩上，四五年不能疗者：樟脑、雄黄各9g。为末，先用荆芥根下一段，剪碎，煎沸汤，温洗良久，看烂破处紫黑，以针一刺去血，再洗3～4次，然后用樟脑、雄黄末，麻油调，扫上，出水，次日再洗扫，以愈为度。专忌酒色。(《洞天奥旨》)

（5）治痧秽腹痛：樟脑0.3g，净没药0.6g，明乳香1g。研匀，茶调服0.1g。(《本草正义》)

（6）蟾酥饼　治疔疮，脑疽，乳痈，附骨疽，臀痛，一切恶证：樟脑、朱砂各3g，蟾酥（酒化）、乳香（去油）、没药（去油）、雄黄、巴豆霜各6g，轻粉1.5g，麝香1g。为末，同蟾酥酒和为丸，绿豆大，每服1丸，口涎调贴患处。(《疡医大全》)

苏合香

《名医别录》

本品又名苏合油、苏合香油。为金缕梅科植物苏合香树所分泌的香树脂。主产于土耳其。我国广西亦有生产。其味辛、温。归心、脾经。具有开窍辟秽之功效。主治中风痰厥，猝然昏倒，胸腹满闷冷痛。用法为内服，入丸剂；外用溶于酒精，涂敷。

【配伍应用】

（1）配冰片，制为滴丸，治冠心病心绞痛。

（2）配麝香、丁香、安息香，治由寒邪、痰浊内闭所致的中风痰厥、惊痫等症。

（3）配檀香、冰片、乳香、青木香，治冠心病心绞痛。

（4）配安息香、麝香、檀香、冰片、犀角，治痰盛气结，神昏暴厥，中风口噤不语等症。

【配方选例】

（1）苏合香丸　治传尸骨蒸，殗殜肺痿，痓忤邪气，卒心痛，霍乱吐利，时气瘴疟，赤白带下，瘀血月闭，痃癖疔肿，惊痫，小儿吐乳，大人狐疝，及一切冷气，胸膈噎塞等症：苏合香（入安息香内）、熏陆香（别研）、龙脑（别研）各30g，青木香、白术、白檀香（镑）、丁香、朱砂、沉香、香附子、乌犀、荜茇、安息香（别为末同酒1升熬膏）、麝香（别研，勿见火）、诃子各60g。上为细末，入安息香膏，炼蜜合丸，如梧子大，每服4丸，空腹，用沸汤化下，温酒下亦得，一本作丸如芡实大，朱砂为衣，蜡壳封固，每服1丸。(《大同方剂学》)

（2）治卒大腹水病：真苏合香、水银、白粉等份。蜜丸，服如大豆2丸，日3次，当下水。节饮，好自养。(《补缺肘后方》)

（3）治冻疮：苏合香溶解于酒精中涂敷之。(《现代实用中药》)

（4）苏合香丸　治中风昏迷，痰壅气塞，牙关紧闭；近年用于治疗急性心肌梗死剧烈胸痛者：苏合香、冰片、乳香、丁香、沉香、麝香、安息香、犀角、朱砂、诃子、荜茇、白术。为丸，每次1丸（3g），温开水送服。(《太平惠民和剂局方》)

注：苏合香丸为成药，药店有售。

安息香

《新修本草》

本品又名白花榔。为安息香科植物安息香树（青山安息香或粉背安息香）等的树干受伤后分泌出的香树脂。多产于广东、广西、云南等地。其味辛、苦，性平。归心、脾经。具有开窍祛痰，行气活血之功效。主治神志昏迷，痰涎壅盛，中风痰厥，心腹疼痛。用法为内服，研末0.3～1.5g，或入丸、散；外用烧烟熏。

使用注意：孕妇慎用。

【配伍应用】

（1）配五灵脂（水飞净末），炒姜汤调下，治妇人产后血晕、血胀、口噤垂死者。

（2）配精猪肉，裹安息香，以瓶盛灰，大火上著1铜板片隔之，安息香以上烧之，以瓶口对痛处熏之，勿令透气，治历节风痛。

（3）配人参、制附子，治寒湿冷气，霍乱阴证者。

（4）配沉香、木香、丁香，治小儿肚痛曲脚而啼之证。

【单味应用】

（1）单味研末，沸汤服下，治猝然心痛，或心痛经年频发。

（2）单味研末外敷，治疮疡溃烂，有促其溃面愈合之功。

【配方选例】

（1）回生再造丸　治男妇中痰中风，口眼㖞斜，手足拘挛，言语不清，左瘫右痪，筋骨疼痛，半身不遂，步履艰难。初起气绝者：安息香、蕲蛇（去骨、头尾3寸，酒浸炙，取净末）各120g，当归、川芎、川黄连、羌活、防风、玄参各60g（以上俱酒浸），藿香、白芷、茯苓、麻黄、天麻、萆薢、片姜黄各60g（以上俱炒），炙甘草、肉桂（研不见火）、白蔻仁（研不见火）、何首乌（料豆水拌蒸9次）、琥珀（研）、黄芪（蜜炙）、大黄（酒蒸）、草蔻仁（研）、两头尖、熟地黄各60g，穿山甲（前后四足各用15g，麻油浸炙）90g，全蝎（去头尾足）、威灵仙（酒炒）、炒葛根、桑寄生各7.5g，细辛、炒赤芍、乌药（酒炒）、青皮（面炒）、炒白术、炒僵蚕、乳香（去油）、没药、朱砂、骨碎补（酒炒）、香附（去皮毛，酒炒）、天竺黄、制附子、生龟甲、沉香、母丁香、胆南星各30g，红花（酒浸，烘干）、犀角尖各24g，厚朴、地龙（炙干）、松香（煮9次）各15g，广木香（不见火）12g，冰片、犀黄各2.5g，血竭2.4g，虎胫骨（炙酥）1对。上为细末，炼蜜和匀，捣数千槌为丸，每丸重3g，金箔为衣，每服1丸，生姜汤送下。（《验方新编》）

（2）通耳丹　治耳聋：安息香、桑白皮、阿魏各45g，朱砂1.5g。用巴豆、蓖麻仁、大蒜各7个研烂，入前药末和匀，枣核大，每用1丸，绵裹纳入耳中，如觉痛即取出。（《证治准绳》）

（3）安息香煎　治小儿物忤逆触：安息香、苏合香、檀香、藿香叶、甘草、胆南星各等份。上为细末，姜汁调做小饼，每用磨化涂奶上，及焚烟，避一切客忤及物触。（《古今医统》）

（4）安息香丸 治小儿肚痛，曲脚而啼：安息香（酒蒸成膏）、沉香、丁香、藿香叶、茴香各9g，香附、缩砂仁、炙草各15g。上为末，以膏和蜜丸，芡实大，每服1丸，紫苏汤化下。（《全幼心鉴》）

（5）安息香丸（一名炼阴丹） 治阴气下坠肿胀，卵核偏大，坚硬如石，痛不可忍：安息香，阿魏各7.5g（以上用酒1盏、醋1盏，研开，淘去砂石，再用酒醋各1盏熬成膏子，和掺药），青皮（去白）、延胡索（微炒）、海藻（洗）、昆布（炒）、茴香（炒）、川楝子（去核）、马兰花（炒）各30g，木香（不湿）15g，巴戟天（酒浸3宿，切焙）、没药（另研）各7.5g，麝香（另研）3g。上为细末，研匀，与前膏和丸，如绿豆大，每服10~15丸，空腹用棉子灰调酒送下。（《奇效良方》）

（6）治大人小儿卒中风，恶气：安息香（为末）3g，鬼臼6g，犀角2.4g，牛黄1.5g，丹砂乳香、雄黄各3.6g（俱研极细末），石菖蒲、生姜各3g。每次泡汤调服1.5g。（《方脉正宗》）

蟾酥

《本草衍义》

本品又名蛤蟆酥、蛤蟆浆、蟾蜍眉脂。为蟾蜍科动物中华大蟾蜍或黑眶蟾蜍的耳后腺及皮肤腺所分泌的白色浆液，经加工而成。多产于河北、山东、四川、湖北、江苏、浙江等地。其味辛，性温，有毒。归心经。具有解毒，止痛，开窍之功效。主治昏厥，辟秽解疫，痈肿疔毒，咽喉肿痛，肿毒疼痛。用法为内服，0.015~0.03g，多入丸、散用；外用研末调敷或掺膏药内贴患处。

使用注意：孕妇慎用。

【配伍应用】

（1）配黄连，治热毒痈疽，疔疮，无名肿毒；亦可局部外抹患处。

（2）配石灰，外贴疮头，治肿毒。

（3）配麝香，外敷，治疮疡揪肿木硬。

（4）配乳香、朱砂，治痈肿疔毒，疼痛。

（5）配乳香、雄黄，治痈肿疔疮，恶寒发热，周身疼痛。

（6）配朱砂、麝香，治小儿疳瘦。

（7）配牛黄、麝香，治疮痈肿毒及咽喉肿痛等症。

（8）配皂角、草乌头，外用点患处，治喉痹。

（9）配巴豆、杏仁，纳牙蛀处，治风蛀诸牙疼痛。

（10）配干全蝎、天麻，治破伤风。

（11）配薄荷、甘油，混合调匀，涂患处，治外耳道红肿疼痛。

（12）配雄黄、苍术、丁香，治中暑昏厥，呕吐，泄泻，腹中绞痛等症。

（13）配牛黄、冰片、麝香，治咽炎，扁桃体炎或疮疖。

（14）配麝香、牛黄、雄黄，治一切痈疽疮肿，咽喉肿痛，无名肿毒。

（15）配麝香、丁香、苍术，治饮食不洁或感受秽浊不正之气，而见暴发吐泻腹痛，甚则昏厥之症。

（16）配雄黄、麝香、丁香、朱砂，治时疫吐泻，腹痛转筋，昏迷不醒等症。

（17）配白丁香、寒水石、巴豆、寒食面，为末，调蜜为丸，外用纳针窍中，治瘰疬。

（18）配关西黄、上辰砂、粗珍珠、麝香，治时邪疔毒，一切无名肿毒，喉风喉痈、痈疽。

【单味应用】

单味1只，置沸水中煮汤，洗患处，治寻常疣或扁平疣。

【配方选例】

（1）蟾酥丸 治破伤风等症：蟾酥6g，干全蝎（酒炒）、天麻各15g。上3味，将蟾酥用汤化开为糊，合捣丸，绿豆大，每服1～2丸，豆淋酒下。（《大同方剂学》）

（2）蛤蟆丸 治急劳，烦热干瘦：蛤蟆（所用蟾酥之强心和脱敏作用）1枚，胡黄连1g，麝香、龙脑各1个。米糊合丸，每服3g，每日2次。（《太平圣惠方》）

（3）治破伤风方 治破伤风：蟾75g，花椒30g。将蟾切剁如泥，入花椒，同酒炒熟，再入酒2.5盏，温热服之，少顷通身汗出，神效。（《本草纲目》）

（4）蟾酥丹 治疔疮：蟾酥1枚。为末，以白面和黄丹为丸，麦粒大，针

破患处，用 1 粒纳入疮口中。(《济生方》)

（5）治肾炎腹水：蟾蜍 1 只（剖腹去内脏），将生乌头粉 30g，放入蟾蜍腹内，黄泥包住，焙干，去黄泥，再研末，分成 7 包，每日 1 次，每次 1 包，连服 7 日为 1 疗程。(《陕甘宁青中草药选》)

第十一章　温里药

附子

《神农本草经》

本品又名生附子。为毛茛科植物乌头（栽培品）的旁生块根（子根）。多产于四川、陕西等地。其味辛、甘，性大热，有毒。归心、肾、脾经。具有回阳救逆，温肾助阳，祛寒止痛之功效。主治心肾阳虚，四肢厥冷，胃脘疼痛，泄泻，寒湿痹证，关节痛，形寒肢冷。用法为内服，煎汤，3～9g，或入丸、散；外用研末调敷。

使用注意：先煎30～60分钟。反半夏、瓜蒌、白蔹、白及、贝母。畏犀角。非阴盛阳衰之证不宜服用；阴虚内热患者及孕妇忌用。

【配伍应用】

（1）配干姜，治阳气衰微，阴寒内盛，或因大汗、大吐、大泄而致的四肢厥冷，脉微欲绝的亡阳虚脱证。

（2）配黄芪，治阳虚而表不固，汗出不止者。

（3）配人参，治因大出血而致亡阳者。

（4）配桂枝，治风寒湿痹，周身骨节疼痛，属于寒湿偏胜者。

（5）配茯苓，治阳虚水停，小便不利，四肢沉重，肢体浮肿，苔白不渴，心下悸，头眩，脉沉。

（6）配肉桂，治肾阳不足，腰痛膝冷，脾阳不振，寒冷腹痛，肺寒喘咳。

（7）配黄连，治热结心下，脘腹痞闷作痛，泄泻不畅，呕恶心烦，兼见阳虚不固，汗多恶寒，肢冷脉弱等症。

（8）配大黄，治寒实积滞所致的便秘腹痛等症。

（9）配桑白皮，治肾阳不足，肺气不降而见的水气浮肿、小便不利，兼见喘咳上气者；亦治慢性肾炎，心力衰竭所致的水肿。

（10）配白术，治肾阳不足，脾阳亦虚，或脾虚寒盛，水湿内停之证；亦治风寒湿邪侵袭经络、关节、肢体关节疼痛之痹证。

（11）煨附子配补骨脂（盐水炒），共为细末，用青布包足心，1~2小时，治咽喉肿胀痛。

（12）配熟地黄，治元阳元阴两虚之面色少华，头晕耳鸣，腰膝酸痛，阳痿、遗精，脉细而弱等症。

（13）配人参、山茱萸，治汗脱亡阳。

（14）配白术、茯苓，治阳虚水肿，小便不利等症。

（15）配山萸肉、熟地黄，治阳虚体衰，久患慢性病者或年老体弱者。

（16）配干姜、炙甘草，治脾阳不运，阴虚内盛，脘腹冷痛等症。

（17）生附子配丁香、吴茱萸，研末，醋炒成饼，温贴足心，治虚火喉痛。

（18）配熟地黄、当归，治贫血。

（19）配桂枝、白术、甘草，治风寒湿痹，周身关节疼痛等症。

（20）配干姜、党参、白术，治肠鸣腹痛，胃脘痛，口吐清水或黏痰，大便稀烂或泄泻，手足欠温等症。

（21）配杜仲、枸杞子、怀山药，治肾阳虚弱，下半身常觉冷，腰膝酸软冷痛，小腹冷而有牵扯痛等症。

（22）配人参、龙骨、牡蛎，治大汗淋漓，手足厥冷，气促喘急等阳气暴脱之证。

（23）配桂枝、白芍、黄芪，治阳虚自汗。

（24）配肉桂、熟地黄、山茱萸，治肾阳不足，命门火衰，畏寒肢冷，阳痿，尿频等症。

（25）配人参、麦冬、五味子，治各种休克。

（26）配人参、白术、干姜，治阴寒内盛，脾阳不振，脘腹冷痛，大便溏泄等症。

（27）配肉桂、干姜、炒白术，治心腹冷痛，食少便溏，畏寒肢冷。

（28）配肉桂、熟地黄、菟丝子、山萸肉，治肾阳不足所致的腰膝酸痛，畏寒足冷，阳痿，滑精，小便频数等症。

（29）配茯苓、白术、生姜、白芍，治阳虚水肿。

（30）配肉桂、干姜、炒白术、炒黄芪，治慢性肾炎，面白，浮肿，尿少。

（31）制附子配薏苡仁，治胸腹冷痛。

（32）制附片配淡干姜，治中寒吐泻，腹痛，阳虚欲脱，四肢逆冷，脉微细无力等症。

（33）制附子配肉苁蓉、甘草，治肾阳不足而致的腰膝冷痛，阳痿，水肿等症。

【配方选例】

（1）回阳救急汤　治寒邪直中三阴，恶寒蜷卧，四肢厥冷，身寒战栗，腹痛吐泻，不渴，或手足指甲唇青，或口吐涎沫，脉来沉迟无力，甚至无脉者：附子（熟）9g，干姜4.5g，肉桂3g，人参6g，白术（炒）、茯苓各9g，陈皮6g，甘草（炙）4.5g，五味子3g，半夏（制）9g。水2钟，姜3片，煎之，临服之麝香0.1g调服。中病以手足温和即止，不得多服。（《伤寒六书》）

（2）附子汤　治少阴病，得1~2日，口中和，其背恶寒者，当灸之，此汤主之。及身体痛，手足寒，骨节痛，脉沉者此汤主之：附子（炮）2枚，茯苓9g，人参6g，白术12g，芍药9g。上5味，以水8升，煮取3升，去渣，温服1升，每日3服。（《大同方剂学》）

（3）十味锉散　治中风血弱，筋骨疼痛，举动艰难：附子90g，黄芪（炙）、芍药、当归各30g，川芎、防风、白术各45g，肉桂30g，茯苓、熟地黄各23g。共研为粉，每服12g，水1碗，姜8片，枣3枚，煎至6分。（《医宗必读》）

（4）趁痛丸　治腰痛不可转侧：附子（炮）15g，牵牛末0.3g。酒糊丸，如梧桐子大，每服20丸，盐汤下。（《卫生家宝》）

（5）鹿角丸　治肾虚伤冷，冷气入肾，其痛如掣：附子（炮炙）30g，桂心1g，鹿角屑（酥炙黄）30g。上为细末，酒糊丸，如梧子大，每服30~50丸，空腹，盐酒下。（《三因方》）

（6）生附除湿汤　治寒湿交攻，身体冷痛：附子30g，苍术45g，白术、厚朴各15g，木瓜、甘草各10g。生姜，水煎，每日1剂，分2次服。（《直指方论》）

（7）治风湿体痛方　治风湿体痛欲折，内如锥刀所刺：附子、干姜、芍药、茯苓、人参、甘草、桂心各10g，白术12g。水煎，每日1剂，分3次服用。（《备急千金要方》）

（8）附子大黄汤　治慢性附睾丸炎：附片9g，大黄3g，元胡、荔枝核、橘核、川楝子各9g，小茴香6g，桂枝3g，广木香、黄柏各9g，甘草6g，红花 9g。荔枝核、橘核、川楝子分别碎为粗末；附片、元胡、荔枝核、橘核、川楝子、红花等 6 味，加水 1000mL。加热沸煮 1 小时（以开始沸腾时计算时间），加入大黄、小茴香、桂枝、广木香、黄柏、甘草等，再加热 30 分钟，过滤，药渣再加水 350mL，煮沸 30 分钟，过滤，合并 2 次滤出液即得，每日 1 剂，2～3 次温服。急性期局部肿大、疼痛，体温升高同时有精索肿胀和压重者，去附片、桂枝，加金银花、大青叶各 15g，牡丹皮 9g；坠痛者加黄芪 9g，升麻 3g；硬块难消者加红花 9g。(《冉氏经验方》)

干姜

《神农本草经》

本品又名白姜、淡干姜。为姜科植物姜的干燥根茎。多产于四川、贵州等地。其味辛，性热。归心、肺、肝、胃经。具有回阳，温中，温肺化痰之功效。主治脘腹冷痛，呃逆呕吐，泄泻，痢疾，肺寒咳嗽，痰白清稀，脉微欲绝，肢冷。用法为内服，煎汤，1.5～4.5g。

使用注意：孕妇不宜服。

【配伍应用】

（1）配黄连，治胃气不和，寒热互结，嘈杂泛酸，胃脘疼痛，呕吐泄泻，痢疾。

（2）配附子，治阳气衰微，阴寒内盛，四肢厥冷，脉微欲绝之亡阳虚脱证。

（3）配甘草，治误汗后厥逆，咽干，烦躁吐逆等，亦治虚寒性肺痿。

（4）配五味子，治寒痰停饮，咳逆上气之证。

（5）配高良姜，治脘腹冷痛。

（6）配半夏，治里寒干呕，吐涎沫。

（7）配辣椒，煎水浸洗，治冻疮未破者。

（8）配厚朴，治寒饮内停之胃脘胀闷，痞痛。

（9）配白术，治脾虚泄泻。

（10）配薤白，治胸痹。

（11）配制诃子，治心腹冷痛，呃逆呕吐，寒饮喘咳，肢冷汗出等症。

（12）配绿茶，以沸水加盖浸泡，代茶频饮，治寒湿所致泄泻。

（13）配黄柏，共为细末，外敷口腔，治口腔炎，口疮溃烂，疼痛，口气臭秽。

（14）配硼砂，共研细末，吹鼻中，治风火牙痛。

（15）配肉桂、丁香，共研粉末，置脐内，治婴儿秋冬季腹泻。

（16）配党参、白术，治脾胃虚寒，脘腹冷痛，呕吐，泄泻等症。

（17）配细辛、五味子，治肺寒咳嗽，痰多清稀等症。

（18）配附子、甘草，治下利清谷，阳虚欲脱，手足厥逆，脉微欲绝证等。

（19）配人参、白术、甘草，治脾胃虚寒，腹痛泄利，呕吐食少。

（20）配麻黄、细辛、五味子，治寒湿性痰喘。

（21）配党参、白术、甘草，治脾胃虚寒，脘腹冷痛，吐逆下利。

（22）配川椒、人参（党参）、饴糖，治胸腹冷痛，大寒，呕吐不能食，腹中寒气上冲，上下痛者。

（23）配麻黄、五味子、细辛、甘草，治风寒痰喘。

（24）配炙甘草、肉桂、半夏、附子、高良姜，制散剂，加浆水（为炊粟米熟，投冷水中，浸5～6天，待酢生白花，色类浆者，故名）煎服，治暴泻如水，周身汗出，身上尽冷，脉微而弱，气少不能语，甚则呕吐等症候。

【单味应用】

（1）单味炒炭，治脾虚不能统血之便血、崩漏。

（2）单味研末，米饮调服，治中寒水泻、脘腹猝痛。

（3）单味削尖煨，塞鼻中，治鼻衄。

（4）单味末，水调贴足心，治暴发赤眼。

（5）单味研粉，泡汤点洗之，治冷泪目昏。

【配方选例】

（1）毛彬银白散 治小儿胃虚吐泻，成慢脾：干姜、人参、茯苓、扁豆各15g，半夏0.3g，糯米（用姜汁浸1宿）1合。水煎，每日1剂，分2次服。（《幼幼新书》）

（2）干姜人参半夏丸 治妊娠呕吐不止：干姜、人参各30g，半夏60g。

为末，以生姜汁糊为丸，如梧子大，饮服 10 丸，每日 3 服。(《金匮要略》)

（3）干姜附子汤　治下之后，复发汗，昼日烦躁不得眠，夜而安静，不呕，不渴，无表证，脉沉微，身无大热者：干姜 3g，附子（生用，去皮，切八片）1 枚。上 2 味，以水 3 升，煮取 1 升，去渣，顿服。(《伤寒论》)

（4）僧深方温脾汤　治脾气不足，虚弱下利，上入下出：干姜、甘草、大黄各 10g，人参、附子各 6g。水煎，温服，应得下，去毒温甚良。(日本丹波康赖)

（5）干姜黄芩黄连人参汤　治寒格，呕吐频作，或食入即吐，下利，舌淡苔薄黄：干姜、黄芩、黄连、人参各 9g。上 4 味，以水 6 升，煮取 2 升，去渣，分温再服。(《伤寒论》)

（6）干姜丸　治酒癖两胁满，时呕吐：干姜、葛根、枳壳各 30g，白术 60g，甘草 15g，陈橘皮 1g。炼蜜丸，如梧子大，每服 30 丸，粥饮下。(《太平圣惠方》)

（7）必效四神丸　治霍乱冷实不除，及痰饮百病：干姜、桂心、附子各 30g，巴豆（熬研如脂）60 枚。末，蜜丸如小豆大，饮服 2 丸，取快下，不下又服 1 丸。(《外台秘要》)

（8）鲁公酿酒　治风偏枯半死，行劳得风，若鬼所击，四肢不遂，不能行步，不自带衣，挛躄五缓六急，妇人带下，产乳中风，五劳七伤：干姜、踯躅、桂心、甘草、芎䓖、续断、细辛、附子、秦艽、天雄、石膏、紫菀各 150g，葛根、石龙芮、石斛、通草、石南、柏子仁、防风、巴戟天、山茱萸各 120g，牛膝、天冬各 240g，乌头 20 枚，蜀椒 10g。上 25 味㕮咀，以水 5 升渍 3 宿，法曲 1 斤合渍，秫米 320g 合酿，3 宿去渣，饮糯米 160g，酝 3 宿药成，先食服 20mL，日再，待米极消尽，乃去渣暴干末服。(《备急千金要方》)

肉桂

《新修本草》

本品又名牡桂、玉桂、官桂、辣桂、桂皮。为樟科植物肉桂的树皮，除去栓皮者为桂心。多产于广东、广西、福建、云南等地。其味辛、甘，性大热。归肝、肾、脾经。具有温中补阳，散热止痛之功效。主治虚寒性胃痛，腹痛，经痛，寒痹腰痛，肾阳虚衰，腹冷久泻，四肢发凉。用法为内服，煎汤，1.5 ～ 4.5g，或入丸、散；外用研末调敷或浸酒涂擦。

使用注意：不宜久煎，孕妇忌服。

【配伍应用】

（1）配附子，治慢性病或体质衰弱而致的大便溏泄，虚喘，腰痛脚软，尺脉虚细者。

（2）配黄芪，治虚劳气血不足。

（3）配白胡椒，研末和匀，放脐内，治消化不良性腹泻，寒证腹痛。

（4）配干姜、吴茱萸，治脘腹冷痛。

（5）配干姜、丁香，共研粉末，置脐内，治婴儿秋冬季腹泻。

（6）配知母、黄柏，治糖尿病，肾虚小便不利，尿闭。

（7）配熟地黄、人参，治心肾不足，气血两虚的心悸、气短等症。

（8）配熟地黄、当归，治虚寒腹痛，经闭，痈疽脓成不溃等症。

（9）配熟地黄、当归、干姜，治妇人气滞血寒，经闭腹痛。

（10）配艾叶、当归、川芎，治气血虚寒，经行腹痛。

（11）配独活、桑寄生、杜仲，治寒痹腰痛。

（12）配干姜、蕲艾、补骨脂，治月经后期小腹冷痛。

（13）配赤芍、桃仁、当归，治月经前小腹疼痛。

（14）配延胡索、当归、川芎，治小腹冷痛。

（15）配附子、熟地黄、山萸肉，治肾阳不足，命门火衰，畏寒肢冷，腰膝软弱，阳痿，尿频等症。

（16）配附子、干姜、白术，治脾肾阳虚，脘腹冷痛，食少便溏等症。

（17）配当归、川芎、吴茱萸，治妇女任冲虚寒，经闭，痛经等症。

（18）配附子、干姜、吴茱萸，治阴寒盛者。

（19）配桑寄生、杜仲、狗脊，治寒痹腰痛。

（20）配熟地黄、白芥子、鹿角胶，治阴疽，白陷漫肿，不溃或溃久不敛等症。

（21）配附子、山萸肉、泽泻，治肾阳不足所致的体倦怯冷，尿频或小便不利。

（22）配附子、干姜、肉豆蔻，治脾肾阳虚所致的食少便溏，完谷不化等症。

（23）配附子、干姜、党参，治虚寒腹痛，肠胃疝痛等症。

（24）配党参、炒白术、干姜，治慢性消化不良，便溏、小便清长。

（25）配艾叶、当归、制香附，治受寒经闭，小腹隐痛。

（26）配附子、熟地黄、山药、山茱萸，治下元虚冷，小便不利，虚喘等症。

（27）配白芍、炙甘草、生姜、大枣，治外感风寒，头痛汗出，恶风发热。

【单味应用】

（1）单味研末，温水冲服，治胃腹冷痛。

（2）单味煎汤内服，治马钱子中毒。

【配方选例】

（1）桂附汤　治白带腥臭，多悲不乐：肉桂 3g，附子 9g，黄柏、知母各 1.5g。水煎，分 2 次服，亦以外洗用。（《东垣试效方》）

（2）玄胡苦楝汤　治脐下冷撮痛，阴冷大寒带下：肉桂、附子各 0.9g，熟地黄 3g，甘草 1.5g，玄胡、苦楝子各 0.6g，黄柏 0.3g。水煎，每日 1 剂，分 2 次服。（《东垣试效方》）

（3）配匙丸　治产后瘀露未畅：肉桂 15g，细辛 12g（按此比例）。研末泛丸，每服 6g，日 2 服。（《张仲华医案精华》）

（4）双解汤　治便毒，内蕴热气，外夹寒邪，精血交滞，肿结疼痛：肉桂、大黄、芍药、泽泻、牵牛、桃仁各 0.3g，甘草 0.15g。姜，水煎，分 2 次服，小便出后大便利，皆是稠毒。（《直指方论》）

（5）当归散　治癫疝阴核气结肿大而吊痛：肉桂、牵牛各 15g，当归、大黄、桃仁各 7.5g，全蝎 3g。蜜煎服，每日 1 剂，分 2 次服，服后大便利，用青皮、陈皮、茯苓、木香、砂仁、甘草和胃。（《直指小儿方论》）

（6）少腹逐瘀汤　治月经前期，小腹疼痛：肉桂（焗服）3g，小茴香（炒）7 粒，干姜 0.6g，延胡索、没药各 3g，当归 9g，川芎 3g，赤芍 6g，蒲黄 9g，五灵脂 6g。水煎服。（《医林改错》）

小茴香

《本草纲目》

本品又名怀香、谷香、茴香。为伞形科植物茴香的成熟果实。多产于山西、内蒙古等地。其味辛，性温。归肝、肾、脾、胃经。具有祛寒止痛，理气和胃之功效。主治寒疝少腹痛，睾丸偏坠疼痛，白带，脘腹疼痛，胀闷，不思饮食，呕吐。用法为内服，煎汤，3~9g，或入丸、散；外用研末调敷或炒热温熨。

【配伍应用】

（1）配生姜，治脘腹冷痛，呕逆食少等症。

（2）配胡芦巴，治寒疝阴肿，少腹冷痛。

（3）配荔枝核，治小腹寒疝疼痛。

（4）配茯苓，研末水为丸，开水下，或奔豚上气疼痛。

（5）配生姜、厚朴，治消化不良。

（6）配木香、川楝子，治寒疝。

（7）配橘核、荔枝核，治小肠疝气，小腹寒痛，睾丸偏坠。

（8）配生姜、半夏，治胃寒作痛，呃逆，呕吐等症。

（9）配干姜、木香，治胃寒呕吐食少，脘腹胀痛等症。

（10）配橘核、山楂，治睾丸偏坠肿痛。

（11）配车前子30g，食盐6g，日服2次，温黄酒下，治小便不畅、睾丸疼痛等症。

（12）配附子、木香、党参，治气虚积冷，脘腹疼痛等症。

（13）配橘核、荔枝核、川楝子，治寒疝腹痛。

（14）配胡芦巴、补骨脂、木瓜，治寒湿脚气，腿膝酸痛，步履无力等症。

（15）配吴茱萸、木香、延胡索，治寒疝小腹作痛，属重证者。

（16）配川楝子、吴茱萸、橘核，治疝痛。

（17）配肉桂、沉香、乌药，治寒疝少腹作痛。

（18）配当归、炒白芍、制香附、延胡索，治痛经。

【单味应用】

（1）单味炒热，布包温熨下腹部，治寒证腹痛。

（2）单味 15g，加食盐 4.5g，同炒焦研末，同两个鸭蛋合煎为饼内服，治睾丸鞘膜积液。

（3）用茴香叶捣汁，每次服 30mL，每日 3 次，并用渣敷睾丸，治急性睾丸肿痛。

（4）单味炒黄，浸入黄酒内，煮数沸候凉，每食前温饮，治寒疝、少腹疼痛、睾丸偏坠、妇人带下、脘腹胀痛、呕吐、不思饮食等症。

（5）单味 15g，同盐（4.5g）炒焦，研成细末，再加青壳鸭蛋（去壳）2 个，同煎为饼，睡前以温米酒送服，治鞘膜积液。

【配方选例】

（1）万和散　治一切气刺气闷气胀，心腹痞塞诸证：茴香、蓬莪术、萝卜子、桂心各 30g，陈皮 30.3g，麦糵 0.3g，干姜 1g，甘草 39g，白术、牵牛各 15g，三棱 105g，水煎，每日 1 剂，分 2 次服。（《奇效良方》）

（2）少腹逐瘀汤　治少腹积块疼痛或不痛，或疼痛无积块，或少腹胀满，或经期腰酸小腹胀，或月经日三五行，其色或紫，或黑，或有血块，或崩漏兼少腹疼痛，或粉红兼白带：小茴香（炒）7 粒，干姜（炒）0.6g，玄胡、没药（研）各 3g，当归 9g，川芎、官桂各 3g，赤芍 6g，蒲黄 9g，五灵脂（炒）6g。水煎，每日 1 剂，分 2 次温服。（《医林改错》）

（3）通气散　治耳聋，气闭不通：茴香、木香、全蝎、陈皮、石菖蒲、延胡索各 3g，羌活、僵蚕、川芎、蝉蜕各 1.5g，甘草 4.5g，穿山甲 6g。上为细末，每服 9g，温酒调服。（《奇效良方》）

（4）金锁丹　治梦泄遗精，关锁不固等症：茴香、胡芦巴、补骨脂、白龙骨各 30g，木香 45g，胡桃（研膏）30 个，羊肾（切开盐擦，炙熟捣膏）3 对。上 7 味，前 5 味为末，和二膏研匀，酒浸煮，丸如梧子大，每服 30～50 丸，盐汤下。（《大同方剂学》）

（5）撞气阿魏丸　治五种噎疾，九般心痛，瘀癖气块，冷气攻刺，及胸满膨胀，腹痛呕吐，丈夫小肠气痛，妇人血气等症：茴香（炒）、陈皮（去白）、青皮（去白）、川芎、丁香（炒）、莪术（炮）、甘草各 30g，砂仁、肉桂、白芷各 15g，胡椒 7.5g，生姜（盐腌炒）120g，阿魏（醋浸 1 宿，以面同为糊）7.5g。上为末，用阿魏糊和丸，如鸡头大，每药丸 1 斤，用朱砂 21g 为衣。丈夫气痛，炒盐汤下，1～2 粒；妇人气血，醋汤下，常服 1 粒烂嚼，茶酒任下。

（《大同方剂学》）

花椒

《日用本草》

本品又名川椒、蜀椒、点椒。为芸香科植物青椒或花椒的果皮。多产于辽宁、河北、山西、陕西、甘肃、河南、四川等地。其味辛，性热，有小毒。归脾、胃、肾经。具有温中，止痛，杀虫之功效。主治脘腹冷痛，呕吐，泄泻，蛔虫，湿疹瘙痒。用法为内服，煎汤，1.5～4.5g，或入丸、散；外用研末调敷或煎水浸洗。

【配伍应用】

（1）配乌梅，治虫积腹痛或吐蛔。

（2）配附子，治胃脘冷痛，泛吐清水，或寒积阳遏，胃痛暴痛等症。

（3）配肉豆蔻，治脾胃虚寒，腹痛久泻，胃脘冷痛，腹中拘急，水泻不止等症。

（4）炒花椒配煅蜗牛，研细粉，吹喉中，治喉癣。

（5）配苍术，治中宫虚寒，脘腹冷痛，寒湿内蕴，泄泻日久不愈，食欲不振，纳食不消及妇女下焦虚寒，寒湿带下等症。

（6）配炙蜂房，水煎汤，趁热漱口，治各种牙痛。

（7）配麻油，将麻油120g放锅内煎熬，投入花椒9g至微焦，去花椒冷却，将油一次服完，治蛔虫性肠梗阻。如梗阻时间过长，中毒症状明显，并有肠坏死或有阑尾蛔虫可能者，不宜服用。

（8）配明矾，同浸入食醋，外搽，治头癣、体癣，及各种癣。

（9）配党参、干姜，治脘腹冷痛。

（10）配丝瓜藤、灯心草，煎浓汁，频频漱口，治牙龈脓肿。

（11）配川厚朴、半夏，治寒饮脘胀。

（12）配杏仁、甘草，用常水煎液，绿色透明，点眼，治凡眼内外所生遮蔽视线之目障。

（13）配轻粉、枯矾（煅）、铜绿（炒），共研细末，调香油擦患处，治脂溢性皮炎。

（14）配干姜、党参、饴糖，治脘腹冷痛，吐泻不止等症。

（15）配苍术、陈皮、木香，治寒湿泄泻。

（16）配生姜、榧子、乌梅，治虫积腹痛。

（17）配苦参、地肤子、白矾，外用煎汤熏洗，治皮肤湿疹瘙痒。

（18）配黄连、黄柏、乌梅，治虫积腹痛夹热者。

（19）细辛、干姜、五味子，治寒饮喘咳。

（20）配苍术、厚朴、陈皮，治寒湿泄泻。

（21）配干姜、吴茱萸、党参、饴糖，治虚寒腹痛，恶心呕吐而寒象较著者。

（22）配乌梅、白芍、使君子、雷丸，治蛔虫引起的腹痛呕吐。

（23）配乌梅、榧子、干姜、细辛，治蛔虫引起的腹痛、呕吐或吐蛔，属寒证者。

（24）配藜芦、蛇床子、白附子、煅明矾、水银，细末外用，治擦烂型、水泡型、混合型足癣。

（25）配干姜、党参（人参）、饴糖、高良姜、香附，治因寒所致的胃痛，腹痛，腹中冷气攻胀等症。

（26）配煅龙骨、透骨草、黄柏、苍术、地骨皮、羌活，煎汤，先熏后洗，治阴囊湿痒。

【单味应用】

（1）单味用冷水浸泡后煎煮，加红糖后饮用，可用于回乳。

（2）单味与醋共煎10分钟，待温含漱，治牙痛。

（3）单味去目及杂质，小火微炒约10分钟，磨成细粉，装入胶囊备用，成人每日服5g，分3次服完，小儿酌减，治早、中期血吸虫病。

（4）单味1粒，放患处用力咬住，治龋齿，牙龈疼痛，患牙得热痛减。

【配方选例】

（1）蜀椒汤　治产后心痛，此大寒冷所为：蜀椒6g，芍药30g，当归、半夏、甘草各60g，桂心30g，人参、茯苓各60g。蜜1升，生姜汁5合。水煎，临服内姜汁及蜜。(《备急千金要方》)

（2）椒艾丸　治久痢食不消化，四肢沉重，骨肉消尽：蜀椒300粒，熟艾30g，干姜90g，赤石脂60g，乌梅100枚。下筛，乌梅蒸饭下，合捣丸如梧桐子，服10丸。(《备急千金要方》)

（3）大建中汤　治心胸中大寒，痛呕，不能饮食，腹中寒上冲，皮起，出现有头足，上下痛，不可触近，以汤主之：蜀椒0.6g，干姜120g，人参60g。上3味，以水4升，煮取2升，去渣，内胶饴1升，微火煮取1.5升，分温再服，如一饮顷，可饮粥2升，后更衣，当1日食糜，温覆之。(《大同方剂学》)

（4）川椒丸　治夏伤湿冷，泄泻不止：川椒（去目并闭口者，慢火炒香熟为度）30g，肉豆蔻（面裹，煨）15g。上为细末，粳米饭和丸，黍米大，每服10丸，米饮下，无时。(《小儿卫生总微论方》)

（5）椒梅汤　治虫积腹痛，四肢冷，面白唇红，舌有点白：川椒、乌梅、枳实、木香、肉桂、厚朴、干姜、川楝子、槟榔、砂仁各等份。水煎服。(《增补百病回春》)

胡椒

《新修本草》

本品又名昧履支、浮椒、玉椒。为胡椒科植物胡椒的果实。多产于广东、广西、云南等地。其味辛，性热。归胃、大肠经。具有温中散寒之功效。主治胃寒呕吐，腹痛泄泻。用法为内服，煎汤，1.5～3g，或入丸、散；外用研末调敷或置膏药内贴之。

【配伍应用】
（1）配绿豆，治呕吐，腹泻属寒证者。
（2）配生姜，治反胃呕哕吐食，数日不定。
（3）配红枣7个，将枣去核，每个内入胡椒7粒，线扎好，饭锅上蒸7次，共捣为丸，治寒食痰饮之胃痛。
（4）配高良姜、荜茇，治胃寒呕吐，腹痛泄泻等症。
（5）配半夏，共研细末，姜汁为丸，姜汤送服，治反胃及不欲饮食。

（6）配朴硝，捣罗为散，温汤调服，治小肠淋，沙石难出，疼痛。

（7）白胡椒碾细粉，装入瓶内勿泄气，再用蝉蜕研末，亦以瓶装之（蝉蜕要用全的，连头、足用）。用时每药分量只要如黄豆大，合成1处，用普通膏药1张，将药放在中间，发病前2～4小时以内贴于背后天柱穴，治一日或隔日疟疾。

（8）胡椒酒服之，治五脏风冷，冷气心腹痛，吐清口水。

（9）配老白干酒，酒用水温热，冲入轧碎的胡椒上趁热服用，治缩阳证。

（10）配白酒及麦面粉，调拌成糊状，敷患处，治无名肿毒、痈疽、淋巴结核、急性扭伤。

（11）配龙眼核，研细末，涂于患处，治狐臭。

（12）配肉桂末，和匀放脐内，治消化不良性腹泻及寒证腹痛。

（13）配荆芥、防风、乳香、没药，研细末，装入布袋，袋表面用食醋喷洒，热敷患处，治火热毒邪，血瘀阻滞型肋软骨炎。

【单味应用】

（1）单味研末置膏药中，外贴脐部，治受寒腹痛，泄泻等症。

（2）单味放入洗净的猪肚中，头尾用线扎紧煮汤，治胃寒、心腹冷痛、口吐清水等症。

（3）单味醋浸之，晒干再浸，不计遍数，愈多愈好，碾末，醋糊为丸，淡醋汤送服，治反胃。

（4）单味研末，泛丸如梧子大，米饮下，治夏月冷泻及霍乱。

（5）白胡椒20粒，鸡蛋皮2个，共焙黄研粉，开水冲服，治缺钙抽搐。

（6）单味研粉，加水煮沸，外洗患处，治阴囊湿疹。

（7）单味浸酒，7天后过滤使用，涂于患处，治冻伤。

（8）单味研末调敷外用，治蜈蚣咬伤。

（9）单味研末敷患处，治家犬咬伤。

【配方选例】

（1）胡椒理中丸　治三焦咳，肺胃虚寒，咳逆呕吐，腹胁胀满，不能饮食：胡椒、荜茇、款冬花、甘草、干姜、陈橘皮各60g，白术75g，细辛、高良姜各60g。上为末，炼蜜丸，如梧子大，每服15丸，温水下。（《圣济总录》）

（2）胡椒汤 治霍乱烦闷欲死：胡椒 30 粒，陈皮、高良姜、桂心各 15g，麦冬（去心，焙）、木瓜（干者）各 30g。上捣筛，每服 9g，水 1 中盏，煎至 6 分，去渣，不拘时温服。（《奇效良方》）

（3）红豆丸 治诸呕逆膈气，反胃吐食：胡椒、砂仁、丁香、红豆各 21 粒。上为细末，姜汁为丸，皂角子大，每服 1 丸，以枣 1 个去核，填药，面裹煨熟，空腹细嚼，白水送下，每日 3 次。（《卫生宝鉴》）

（4）二拗散 治小肠淋，沙石难出，疼痛：胡椒、朴硝各 30g，上捣罗为细散，每服 6g，温汤调下，日 2 服。（《圣济总录》）

（5）治心下大痛：胡椒 49 粒，乳香 3g。研匀，男用生姜、女用当归，酒下。（《寿域神方》）

（6）治风虫牙痛：胡椒、荜茇各等份。为末，蜡丸，麻子大，每用 1 丸，塞蛀孔中。（《卫生易简方》）

荜茇

《开宝重定本草》

本品又名荜拨、鼠尾、蛤蒌、椹圣、荜拨梨。为胡椒科植物荜茇的未成熟果穗。多产于云南河口、广东、海南岛等地。其味辛，性热。归胃、大肠经。具有温中散寒之功效。主治胃寒呃逆，脘腹疼痛，腹泻。用法为内服，煎汤，1.5～3g，或入丸、散；外用研末嗜鼻或置蛀牙孔中。

【配伍应用】

（1）配高良姜，治胃寒腹痛，呕吐，腹泻。

（2）配牛乳，同煎减半，空腹顿服，治气痢。

（3）配蒲黄，治妇人血气不和，疼痛不止，及下血无时，月水不调等症。

（4）配胡椒，治牙齿疼痛（将纳蛀孔中）。

（5）配吴茱萸、肉桂，治虚寒久泻等症。

（6）配丁香、小茴香，治胃寒呕吐腹痛。

（7）配大黄、麝香，治瘴气成块，在腹不散。

（8）配川芎、白芷、川椒，水煎服，治三叉神经痛。

（9）配厚朴、木香、高良姜，治胃寒呕吐，脘腹疼痛。

（10）配诃子、党参、干姜、肉桂，治虚寒久泻。

（11）配高良姜、檀香、玄胡、细辛、冰片，治冠心病心绞痛。

【单味应用】

（1）单味为末，外用涂搽，治寒邪外束，火郁于内之牙痛。

（2）单味细末，水酒各半煎干，做饼状，外敷神阙穴，治虚寒性腹痛。

【配方选例】

（1）荜茇丸　治脾虚呕逆，心腹痛，面色青黄，腰胯冷疼：荜茇、木香、附子（炮裂，去皮脐）、胡椒、肉桂（去粗皮）、干姜（炮）、诃子皮（焙）各15g，厚朴（去粗皮、生姜汁炙）45g。上捣罗为末，炼蜜和丸，如梧桐子大，每服15丸，空腹粥饮下，每日3次。（《圣济总录》）

（2）荜茇散　治飧泄气痢，腹胀满，不下食：荜茇15g，肉豆蔻（去壳，半生半煨）30g，干姜（炮）15g，诃子（半生半炮，去核）30g，白术1g，甘草（半生半炙，锉）15g，木香（半生半炒）30g。上捣罗为散，每服4g，空腹米饮调下，日晚再服。（《圣济总录》）

（3）二神丸　治妇人血气不和，疼痛不止，及下血无时，月水不调：荜茇（盐炒）、蒲黄（炒）各等份。上为末，炼蜜和丸，梧桐子大，每服30丸，空腹温酒吞下，如不能饮，米汤下。（《普济方》）

（4）大已寒丸　治伤寒积冷，脏腑虚弱，心腹疗痛，胁肋胀满，泄泻肠鸣，自利自汗，米谷不化：荜茇4斤，高良姜、干姜（炮）各6斤，肉桂（去粗皮）4斤。上为细末，水煮面糊为丸，梧桐子大，每服20丸，米饮汤下，食前。（《太平惠民和剂局方》）

（5）荜茇散　治虚劳，大肠久冷，泄泻不止：荜茇、肉豆蔻（去壳）、缩砂（去皮）、厚朴（去粗皮，姜汁炙）、人参（去芦）、龙骨各1g，白茯苓（去皮）、陈皮（汤浸去白，焙）、阿胶（捣碎，炒令黄）、桂心、当归、丁香各90g，诃子（煨，去皮）、赤石脂各30g，甘草（炙微赤）0.3g。上为细末，每服6g，空腹煎艾粥饮调下，及晚食前服。（《奇效良方》）

（6）一粒金嗜鼻法　治风涎偏正头痛：荜茇（末，入猪胆内，拌匀候干）9g，川芎、白芷、藁本、青黛、延胡索各6g。上为末，水和为丸，如芡实大，

令病人卧、用1丸水化灌入鼻中，觉药味至喉少酸，令病人坐，口咬铜钱1个，当涎出盈盈即愈。(《医部全录·头门》)

荜澄茄

《开宝本草》

本品又名澄茄、毕澄茄、毗陵茄子。为胡椒科植物荜澄茄或樟科植物山鸡椒的果实。前者产于印度尼西亚、马来西亚；后者产于我国广西、浙江、江苏、安徽等地。其味辛，性温。归脾、胃、肾、膀胱经。具有温中散寒，行气止痛之功效。主治胸腹疼痛，呕吐反胃，食欲不佳，寒疝腹痛，寒湿郁滞引起的小便混浊。用法为内服，煎汤，1.5～3g，或入丸、散；外用研末擦牙或鼻。

【配伍应用】

（1）配姜汁，打神曲末煮糊为丸，食后淡姜汤下，治脾胃虚弱，胸膈不快，不进饮食等症。

（2）配高良姜，治伤寒呃噫，日夜不定者。

（3）配白豆蔻，为末，干舔之，治噎食不纳。

（4）配胡颓子叶、地黄，治支气管哮喘。忌食酸、辣。

（5）配高良姜、白豆蔻，治胃寒所致的呃逆呕吐，脘腹疼痛等症。

（6）配吴茱萸、香附，治寒疝腹痛。

（7）配萆薢、白术、茯苓，治寒证小便不利，以及小儿寒湿郁滞引起的小便混浊。

【单味应用】

（1）单味为丸内服，治反胃吐食。

（2）单味果实水煎服，治中暑。

（3）单味鲜果实，捣烂外敷，治无名肿毒。

【配方选例】

（1）丁沉透膈散　治水寒停滞的胸腹绞痛，虚寒性的腹胀水泻，脾胃湿寒的痢疾，食积不化的胸腹饱胀，胃寒呕酸，外感风寒发热，恶寒，身痛兼消化不良，急慢性胃炎（中医辨证属于寒实证者）：荜澄茄300g，公丁香、炒吴茱萸各1斤，荜茇240g，香樟子1斤，茴香子（炒香）、黑胡椒、槟榔、草果子（炒香）各240g，云木香、沉香各60g，肉桂（去皮）1斤，北细辛60g，高良姜1斤，白芷240g，牙皂（砂拌炒泡）、川楝子（捣碎炒黄）各120g，干姜500g，石菖蒲120g，炒枳实1斤，土碱、食盐、猪苓各240g，葛根700g，茯苓1斤，麻黄720g。除土碱、食盐、猪苓、葛根、茯苓、麻黄等品外，其余各药混合碾细筛净；将猪苓、葛根、茯苓、麻黄等品入锅加水煮熬，接连煮3道，将3道药汤混合，然后加土碱、食盐搅拌溶化净，用棕皮（或纱布）衬垫，滤去渣滓，然后再煮，浓缩药汁，拌入前述已碾细筛净的粉末中，拌匀搓碎，铺在簸箕内晾干，然后再碾细筛净，灌入深色玻璃瓶（或瓦罐）中，塞紧口待用。成人每次3~6g，开水送下，每日3次，空腹服。儿童按年龄大小酌减。（《海峰验方集》）孕妇慎用或忌服；属实热证或阴虚内热证者忌服，服药后忌生、酸、冷饮食物。

（2）四神丸　治寒疝胀痛不已：荜澄茄、木香各15g，吴茱萸（半酒浸，半醋浸）、香附各30g。上为细末，打糊为丸，梧桐子大，每服70~80丸，盐汤或乳香葱汤送下。（《景岳全书》）

（3）荜澄茄散　治气劳，心腹冷痛，饮食减少，四肢羸瘦：荜澄茄、附子（炮、去皮脐）、草豆蔻（去皮）、黄芪、蓬莪术、牛膝（去苗）、当归各1g，柴胡（去苗）、白术各30g，桂心、川芎、吴茱萸（汤泡）、木香、甘草（炙）各15g。上㕮咀，每服9g，水1中盏，生姜0.15g，枣3枚，煎至6分，去渣，不拘时稍热服。（《奇效良方》）

（4）神效散　治远年近日一切痹疼，或阴寒作痛，引入背膂痛：荜澄茄、丁香各12g，补骨脂（炒）、延胡索、白芍、官桂、香白芷、神曲（炒）、蓬莪术（煨）、三棱（煨）、枳壳（炒）、麦蘗（炒）、陈皮、木香、青皮、甘草（炙）各3g。上㕮咀作2贴，每帖用水2盏，生姜3片，红枣1枚，水煎，空腹日午临卧各1服。（《奇效良方》）

（5）荜澄茄丸　治中焦痞塞，气逆上攻，心腹痛：荜澄茄15g，高良姜60g，神曲（炒）、青皮（去白）、官桂（去皮）各30g，阿魏（醋、面裹煨熟）15g。上为末，醋、面糊为丸，如桐子大，每服20丸，生姜汤下，不计时服。

（《宣明论方》）

（6）荜澄茄散　治脾胃虚满，寒气上攻于心，心腹刺痛，两胁作胀，头昏，四肢困倦，吐逆，发热，泄泻，饱闷：荜澄茄、高良姜、肉桂、丁香、厚朴（姜汁炒）、桔梗（去芦）、陈皮、三棱（泡醋炒）、甘草各45g，香附（制）90g。上为细末，每服12g，生姜3片，水1盏，煎至7分，和渣服。（《扁鹊心书》）

<h2 style="text-align:center">高良姜</h2>

《名医别录》

本品又名良姜、蛮姜、小良姜。为姜科植物高良姜的根茎。多产于广东、广西、台湾等地。其味辛，性热。入脾、胃经。具有散热止痛，温中止呕之功效。主治脘腹冷痛，呕吐，胀满。用法为内服，煎汤，2.4～4.5g，或入丸、散。

【配伍应用】

（1）配香附，治寒邪伤胃，气机不畅，胃脘冷痛。

（2）配香附子，治气滞胃寒，胃脘痛，胸闷不舒，喜温喜按。

（3）配五灵脂，治中焦脾胃寒侵，先伤于经则滞，后及于络则血停，气滞不行则血愈瘀，血瘀不除则气愈滞，症见胃脘疼痛之得寒则甚、得温则缓，经久难愈。

（4）配荜澄茄，治胃寒呃逆之证；亦治寒伤脾胃引起的脘腹冷痛，呃逆呕吐，或胃中无火，食入反出之朝食暮吐、完谷清澈之反胃证。

（5）配干姜，治脾胃实所致的脘腹冷痛，恶心呕吐，或大便稀溏泄泻等症。

（6）配大枣，治吐泻，呕吐不止等症。

（7）配荜茇，治胃寒疼痛，呕吐。

（8）配槟榔，治心痹痛。

（9）配白姜，二味火上煅，留性，雄猪胆汁调下，治诸寒疟疾。

（10）配粳米，治虚寒型腹痛（取汁入米共煮成粥，即可服用）。

（11）配地骨皮，共研细末，吹鼻内，左痛吹左，右痛吹右，治牙齿疼痛。

（12）配全蝎，治风牙疼痛，不拘新久，亦治腮颊肿痛。

（13）配半夏、生姜，治胃寒气逆，呕吐清水。

（14）配附子、白芍，治腹痛寒泻，完谷不化等症。

（15）配荜茇、肉桂，治冷泄呕吐。

（16）配肉桂、厚朴，治腹部冷痛，胀满。

（17）配肉桂、小茴香、延胡索，治胃脘寒痛，口泛清涎，喜温喜按者。

（18）配荜澄茄、党参、茯苓，治胃寒呃逆。

（19）配厚朴、当归、桂心，治卒心腹绞痛如刺，两胁支满，烦闷不可忍。

（20）配甘松、山奈、白芷，研细末外贴患处，治跌打损伤、风寒湿痹。

（21）配当归、炒白芍、桂枝、炮姜，治寒性腹痛。

（22）配厚朴、当归、桂心、生姜，治胸胁胀痛，胃肠绞痛。

（23）配香附、吴茱萸、砂仁、藿香、神曲，治寒性胃痛。

（24）配半夏、生姜、丁香、茯苓、紫苏子，治寒性呕吐。

（25）配砂仁、焦三仙（焦山楂、焦神曲、焦麦芽）、炒槟榔、草豆蔻、炒鸡内金，治胃寒食滞。

（26）配木香、茯苓、泽泻、肉桂、炒山药、芡实，治寒性泄泻。

【配方选例】

（1）调中汤　治产后怵，腹痛阵作，或如锥刀所刺，洞泻肠鸣：高良姜、当归、桂心、芍药、附子、川芎各10g，甘草5g。水煎，每日1剂，分2次服。（《产育宝庆集》）

（2）高良姜汤　治肠胃受风，久为飧泄，下痢呕逆，腹痛：高良姜、木香、赤茯苓、槟榔、人参各1g，肉豆蔻、吴茱萸、陈橘皮各15g，干姜0.3g，缩砂蜜15g。水煎，每日1剂，分2次服。（《圣济总录》）

（3）鸡舌香散　治餐食生冷，久为积：高良姜、肉桂、香附、乌药、益智各30g，甘草15g。上为末，每服6g，入少许盐沸汤点服。（《直指方论》）

（4）良附丸　治肝郁气滞，胃有寒凝之胃脘痛、胸闷胁痛、经痛等：高良姜(酒洗，焙研)、香附(醋洗，焙研)各3g。为末，以米饮汤加入生姜汁1匙，盐1撮为丸，每服6g，每日2次，温水下。（《良方集腋》）

吴茱萸

《神农本草经》

本品又名吴萸、茶辣、曲药子、臭泡子、伏辣子。为芸香科植物吴茱萸将近成熟的果实。多产于贵州、广西、湖南、云南、陕西、浙江、四川等地。其味辛、苦，性热，有小毒。归肝、脾、胃、肾经。具有温中止痛，降逆止呕之功效。主治脘腹冷痛，疝痛，头痛，呕吐吞酸，脚气疼痛。用法为内服，煎汤，1.5～6g，或入丸、散；外用蒸热熨，研末调服或煎水洗。

【配伍应用】

（1）配黄连，治肝火犯胃以致肝胃失调所致的呕吐，吞酸，口苦，胁痛等症。

（2）配黄连，用醋调成膏，敷涌泉穴，治急性扁桃体炎。

（3）配宣木瓜，治寒湿困脾，霍乱吐泻转筋，或下肢痿软无力，疝气腹痛。

（4）配雄黄，细末，香油调搽，治疥疮。

（5）配当归，治妇人胞宫虚寒之月经延期，量少，色黑，少腹冷痛及疝气疼痛等症。

（6）配丁香，共研末醋调做饼，敷于神阙穴，治小儿脾肾阳虚泄泻。

（7）配五味子，治脾肾两虚，五更泄泻。

（8）配小茴香，治寒性胃痛、腹痛、疝痛等症。

（9）配党参，治厥阴肝寒犯胃之呕逆吞酸，或寒气上犯巅顶疼痛。

（10）配干姜，治胃寒腹痛，呕吐，嘈杂吞酸。

（11）配苦楝子，治寒热郁结，肝胃不和之疼痛，疝气等症。

（12）配丹参，治经行后期，行经腹痛。

（13）配火麻仁，研末，醋调，涂脚心（左痛涂右，右痛涂左），治牙痛。

（14）配橘核，治疝痛。

（15）配雄黄、薏苡仁，研末，冷开水调糊外搽，治带状疱疹。

（16）配党参、生姜，治肝胃虚寒，浊阴上逆所致的头痛或胃痛，而见呕吐涎沫、口淡、舌质淡、脉弦等症。

（17）配生附子、丁香，研末，醋炒成饼，温贴足心，治虚火喉痛。

（18）配生姜、半夏，治肝胃不和所致的胁痛、呕吐、吞酸等症。

（19）配干姜、党参，治虚寒胃痛，嗳酸，干呕吐涎，手足冷而苔白脉迟。

（20）配乌贼骨、硫黄，共研细末，撒患处，治湿疹渗出液多者；用蓖麻油或猪板油化开调抹，治湿疹无渗出液者。

（21）配乌药、小茴香，治寒疝疼痛。

（22）配当归、肉桂，治虚寒头痛。

（23）配干姜、木香，治脘腹冷痛。

（24）配煨木香、肉桂，治过食生冷食物引起的脘腹疼痛、呕吐、腹泻。

（25）配补骨脂、肉豆蔻，治脾肾阳虚之久泻或五更泄。

（26）配小茴香、青皮，治下焦寒湿所致的腹痛、疝痛、女子胞宫寒冷等症。

（27）配小茴香、川楝子，治中寒腹痛，疝痛等症。

（28）配黄连、白芍，治肝胃失和之热呕吞酸。

（29）配当归、艾叶，治妇女小腹冷痛，宫冷不孕，崩中漏下，经行后期等症。

（30）配小茴香、川楝子，治寒疝少腹痛。

（31）配小茴香、木香、川楝子，治寒疝少腹痛。

（32）配当归、川芎、桂枝，治妇女少腹冷痛，经行后期。

（33）配木瓜、槟榔、生姜，治寒湿脚气疼痛。

（34）配补骨脂、五味子、肉豆蔻，治脾肾虚寒之五更泄泻。

（35）配川楝子、小茴香、橘核，治寒疝，睾丸肿硬，局部冷痛。

（36）配党参、大枣、生姜，治呕吐胸满或干呕，吐涎沫，头痛。

（37）配生姜、人参、甘草，治胃寒呕吐，厥阴头痛，少阴吐利等症。

（38）吴茱萸（炮炒）配炮姜等份，研末冲服或水煎温服，治虚寒更甚、干呕不止者。

【单味应用】

（1）单味研细末，用热醋调敷两足心，布包扎紧，对日一换，治牙齿疼痛。

（2）单味研末，醋调外敷足心，治小儿口舌生疮而致口角流涎，高血压病，及由内火上炎所致的喉蛾、咽痛。

（3）单味研末，醋调如稀糊状，涂右脚心，治孕妇鼻血不止。

（4）单味炒盐热敷腹部，治腹部气胀。

（5）单味煎汤，缓缓服下，治鱼骨卡喉及卡食道。

（6）单味研末吞服，治胃寒作痛，呕吐酸水或清水。

（7）单味炒焦研末，醋调糊，敷双足涌泉穴，治口疮溃烂疼痛，对咽痛亦有一定疗效。

【配方选例】

（1）治上热下寒呕吐　治热寒呕吐：吴茱萸、干姜、黄连各3g。水煎，分2次服。（《伤寒论本义》）

（2）吴茱萸汤　治腹胀阴盛生寒，腹满腹胀，常常如饱，不欲饮食，进之无味：吴茱萸、厚朴、官桂、干姜各6g，白术、陈皮、蜀椒各6g。加生姜3片，水煎，分2次食前服。（《宣明论》）

（3）扶老强中丸　久服温五脏，健脾胃，逐宿食，除痰饮，化水谷，壮气进食：吴茱萸、干姜各120g，大麦蘖300g，神曲600g。上为细末，炼蜜丸，如梧子大，每服40～50丸，不拘时米饮下。（《是斋百一选方》）

（4）萸瓜汤　治霍乱吐泻，其证饮冷失饥，或乘舟车，动伤胃气，头旋眼晕，手脚转筋，须臾不救；吴茱萸、木瓜、食盐各15g，同炒焦，水煎，冷热随意予，服药入喉即止。（《卫生家宝》）

（5）吴茱萸汤　治阳明证，食谷欲呕与少阴病，吐利，手足逆冷，烦躁欲死者及干呕，吐涎沫，头痛等症：吴茱萸6g，人参10g，生姜20g，大枣12枚。上4味，以水300mL，煮取150mL，去渣，温服50mL，每日3服。（《大同方剂学》）

（6）温经汤　治妇人病下利数十日不止，暮即发热，少腹里急腹满，手掌烦热，唇口干燥，此病属带下：吴茱萸10g，当归、川芎、芍药、人参、桂枝、阿胶、生姜、牡丹皮、甘草各6g，半夏6g，麦冬10g。水煎，分2次服。亦主妇人少腹寒，久不受胎；兼治崩中去血，或月水来过多，及至期不来。（《金匮要略》）

丁香

(《药性论》)

本品又名雄丁香、公丁香、子丁香。为桃金娘科植物丁香的花蕾。多产于广东等地。其味辛，性温。归脾、胃、肾经。具有温中降逆，温肾助阳之功效。主治胃寒呕吐，呃逆，腹泻，阴冷，阳痿。用法为内服，煎汤，1～3g，或入丸、散；外用研末调敷。

使用注意：畏郁金。

【配伍应用】

（1）配柿蒂，治胃寒呃逆，呕吐，腹脘痞满。

（2）配半夏，治呕吐。

（3）配贝母，研细末，乳汁调匀，点眼，治目生翳肉。

（4）配吴茱萸，治胃寒腹痛呕吐。

（5）配吴茱萸，共研末醋调做饼，敷于神阙穴，治小儿脾肾阳虚泄泻。

（6）配肉桂，治阳痿。

（7）配马钱子，共研细末，填纳脐孔，治痢疾，泄泻。

（8）配白术、砂仁，治脾胃虚寒，食少呕吐。

（9）配肉桂、干姜，共研粉末，置脐内，治婴儿秋冬季腹泻。

（10）配草豆蔻、干姜，治胃寒呕吐，腹痛。

（11）配吴茱萸、生附子，研末，醋炒成饼，温贴足心，治虚火喉痛。

（12）配柿蒂、干姜，治胃寒呃逆，呕吐。

（14）配附子、肉桂、巴戟天，治肾虚阳痿，阴冷，寒湿带下等症。

（15）配柿蒂、人参、生姜，治虚寒呃逆，胸痞脉迟等症。

（16）配小茴香、雄蚕蛾、淫羊藿，治男子阳痿，女子阴冷带下等症。

（17）配小茴香、附子、肉桂，治肾虚阴冷，阳痿等症。

（18）配柿蒂、旋覆花、吴茱萸、藿香梗，治呃逆。

（19）配砂仁、白术、党参、陈皮、生姜，治消化不良，急性胃肠炎而有腹痛、冷厥、反胃、吐泻等症。

【单味应用】

（1）单味公丁香1～2个，含口中，时时含之，治口臭。

（2）单味煎液涂擦患部，治头癣、股癣、手癣、体癣等，可减轻痒感、减少落屑。

（3）单味研细末，病发作前放入肚脐，用药膏盖好（用量小儿减半），治疟疾。

（4）单味研末，外撒于趾间，治足癣。

（5）单味入生酒，煎，热敷患处，治冻疮。

【配方选例】

（1）顺气汤　治呃逆神验，亦治久痢：丁香49粒，柿蒂27个。水煎，每日1剂，分2次服。（《卫生家宝》）

（2）红豆丸　治呕逆膈气，反胃吐食：丁香、胡椒、砂仁、红豆各21粒。上为末，姜汁糊丸，皂角子大，每服1丸，以大枣1枚，去核填药，面裹煨熟，去面细嚼，白汤下，每日3服。（《医宗必读》）

（3）丁香茯苓汤　治久积陈寒，流滞肠胃，呕吐痰沫，或有酸水，全不入食：丁香、茯苓、木香、附子、半夏、陈皮、肉桂各6g，干姜10g，缩砂仁3g。生姜、大枣，水煎，分2次服。（《杨氏家藏方》）

（4）治魂痊方　治鬼痊，身似痛非痛，似痒非痒，似寒非寒，似热非热，似醒非醒，形神默默，语言懒出，病名鬼痊，此心胃有伏痰所致：丁香3g，胆星、半夏、茯苓各6g。上为末，每早晚服3g，灯心草汤下。（《本草汇言》）

（5）丁香散　治膈气呕逆，不能下食，脾胃气弱，四肢乏力：丁香、枇杷叶各6g，青皮、茯苓、人参、桂心、半夏各12g。生姜、大枣，水煎，每日1剂，分2次食前服。（《太平圣惠方》）

（6）丁香柿蒂汤　治久病体虚，胃中虚寒所致之呃逆、呕吐、口淡、食少、脘闷胸痞、舌淡、苔白、脉沉迟等症：丁香、柿蒂各6g，党参3g，生姜5片。水煎，每日1剂，分2次温服。（《症因脉治》）

（7）感应丸　治虚中积冷，饮食停滞，虫痊胀满，气弱有伤，久痢久疟，沉冷积寒等症：丁香45g，木香75g，豆蔻20枚，巴豆（去心膜，研除油，净如面）70枚，干姜（炮）30g，杏仁（勿研极烂）140枚，百草霜60g。除巴豆粉、百草霜、杏仁外，余4味捣为细末，与前3味同拌研细，用好蜡180g，焙化

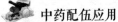

棉滤，更以好酒1升，于银器内煮蜡数沸，顷出候冷，去酒去蜡，用清油30g
于铫内，熬令末散香熟，次下前已酒煮蜡，就锅内趁热拌和为丸，如绿豆大，
每服20～30丸。(《大同方剂学》)

第十二章　平肝药

一、平肝息风药

羚羊角

《神农本草经》

本品为牛科动物赛加羚羊的角。多产于新疆等地。其味咸，性寒。归肝、心经。具有平肝息风，清肝明目，清热解毒之功效。主治高热抽搐，肝火炽盛，头晕，头痛，目赤，温热病壮热神昏、谵语、躁狂。用法为内服，磨汁，1～1.5g，煎汤，1.5～3g，或入丸、散。

【配伍应用】

（1）配钩藤，治热病壮热神昏，手足抽搐及小儿痫证。

（2）配石决明，治肝火上亢及肝阳浮越的头晕，头痛。

（3）配夏枯草，治肝阳上亢，肝火内盛的头痛、头晕、目赤等症。

（4）配生石膏，治温热病壮热发斑，神昏谵语等症。

（5）配犀角，治热病发狂。

（6）配金银花，治血虚筋脉挛急，或历节掣痛。

（7）配黄芪、金银花，治痘瘡后余毒未清，随处肿痛。

（8）配钩藤、菊花，治温病热盛，引动肝风，痉挛抽搐，甚至角弓反张之证。

（9）配全蝎、蜈蚣，治温病热盛，引动肝风，痉挛抽搐，甚至角弓反张之证。

（10）配菊花、石决明，治肝阳上亢所致的头晕目眩等症。

（11）配黄连、犀角，治温热病壮热神昏，谵语，躁狂等症。

（12）配甘草、灯心草，治伤寒时气，寒热伏热，汗、吐、下后余热不退或心惊狂动、烦乱不宁，或谵语无伦，人情颠倒，脉仍数急，迁延不愈。

（13）配石决明、黄芩、菊花，治肝火炽盛所致的头痛，头晕，目赤羞明等症。

（14）配犀角、石膏、玄参，治温热病，高热神昏，谵语狂躁或热毒发斑等症。

（15）配钩藤、生地黄、菊花，治热性抽搐。

（16）配石决明、黄芩、龙胆草，治肝火炽盛所致的头痛，目眩等症。

（17）配黄连、石决胆、龙胆草，治肝火炽盛所致的高血压病。

（18）配黄芩、朱砂、琥珀，治肝热抽搐。

（19）配黄芩、柴胡、升麻、甘草，治心肺风热冲目，目生胬肉。

（20）配鲜生地黄、川贝、钩藤、茯神，治高热肝风内动，手足抽搐。

（21）配钩藤、菊花、鲜生地黄、白芍，治壮热不退，热极动风之证。

（22）配酸枣仁、麦冬、桑寄生、阿胶、牡蛎，治孕妇子痫之抽搐，属肝阳不足者。

（23）配钩藤、茯神、鲜生地黄、白芍、桑叶，治肝风内动，头晕胀痛，耳鸣心悸，手足躁扰，甚则瘛疭，狂乱惊厥，舌赤无苔等症。

（24）配犀角、麝香、沉香、石膏、磁石，治热病邪入心包或邪入营血，神昏谵语，四肢抽搐等症。

【单味应用】

单味研粉，冲服，治癫痫持续状态。

【配方选例】

（1）羚羊角散　治一切风热毒，上攻眼目，暴发赤肿，或生疮疼痛：羚羊角、川升麻、黄芩、车前子、甘草各 300g，决明子 600g，龙胆草、栀子仁各 150g。上为末，每服 3g，温水调下。（《太平惠民和剂局方》）

（2）羚羊角散　治葡萄疫，其患多生小儿，感受四时不正之气，郁于皮肤不散，结成大小青紫斑点，色若葡萄，发在遍体，邪毒传胃，牙龈出血，初起宜服之：羚羊角、防风、麦冬、玄参、知母、黄芩、牛蒡子各 2.4g，甘草 0.6g，竹叶 10 片，水煎，分 2 次服。（《外科正宗》）

（3）加减羚羊角散　治鹤膝风：羚羊角 3g，当归身 9g，白芍 12g，杏仁 9g，羌活 6g，知母、桂枝各 9g，薏苡仁 18g，秦艽 12g，僵蚕 1.5g，茯苓、竹

沥、桑枝各 15g。水煎，每日 1 剂，分 2 次服。(《曹仁伯医案精华》)

（4）羚羊角饮 治肺热胸背痛，时时干咳，不能饮食：羚羊角（屑）6g，贝母、生姜、茯苓各 10g，橘皮、人参、芍药各 6g。水煎，每日 1 剂，分 2 次服。(《外台秘要》)

（5）羚羊钩藤汤 治热病邪传厥阴，壮热神昏，烦闷躁扰，手足搐搦，发为惊厥，舌质干绛，脉弦而数：羚羊角片 1.5g，桑叶 6g，川贝母 12g，鲜生地黄 15g，双钩藤、滁菊花、生白芍各 9g，生甘草 2.4g，淡竹茹 15g，茯神木 9g。羚羊片先煎，桑叶经霜，双钩藤后入，鲜刮淡竹茹与羚羊角先煎代水，水煎，每日分 2 次温服。(《通俗伤寒论》)

（6）羚羊角散 治风邪乘于阳经，上注头面，遂入于脑，亦治痰水结聚胸膈，上冲头目令头旋：羚羊角 1.5g，茯神 3g，芎䓖、防风、半夏、白芷、甘草各 6g，枳壳、附子各 10g。生姜，水煎，分 2 次远食服。(《本事方》)

（7）羚羊角散 治妊娠中风，头项强直筋脉挛急，言语謇涩，痰涎不利，或发搐，不省人事，名曰子痫：羚羊角、独活、酸枣仁、五加皮各 1.5g，薏苡仁、防风、当归、川芎、茯神、杏仁各 1.2g，木香、甘草各 0.75g。生姜，水煎，分 2 次服。(《济生方》)

山羊角

《本草新编》

本品又名青羊角。为牛科动物青羊的角。产于东北、内蒙古及我国大部分地区。其味咸，性寒。归肝经。具有平肝、镇惊之功效。主治头目眩晕，目赤肿痛，惊风抽搐。用法为内服，磨粉或烧焦研末 3~6g。

【配方选例】

（1）复方羊角冲剂 治偏头痛，血管性头痛，紧张性头痛，神经痛：羊角 300g，川芎、白芷各 90g，制川乌 75g。先将羊角镑成片或锉碎，加水煮 2 次，每次 3 小时，合并煎液过滤，浓缩成膏状。其余 3 味粉碎成粗粉，用乙醇渗漉，渗漉液加入羊角稠膏中，搅匀，静置，过滤，浓缩，另加糖粉 390g 与白糊精 135g，制成颗粒，干燥，分装，每袋 9g。每服 1 袋，每日 3 次，白开水

冲服。(《中华人民共和国药典》)

（2）治小儿惊痫：山羊角，烧焦研末。每次1.5g，日服2次。(《吉林中草药》)

（3）羊角散　治耳内脓汁不干：山羊角（烧，存性）为末，每次0.6~1g入内，1日2次。(《证治准绳》)

牛黄

《神农本草经》

本品又名西黄、丑宝。为牛科动物黄牛或水牛胆囊中的结石。产于我国各地。其味苦、甘，性凉。归肝、心经。具有息风止痉，化痰开窍，清热解毒之功效。主治热入心包，发狂，谵语，神志昏迷，痉挛，抽搐，中风不语，咽喉肿痛，口舌生疮，痈疽疔疮。用法为内服，或入丸、散，0.15~0.45g；外用研末撒或调敷。

使用注意：孕妇慎用。

【配伍应用】

（1）配朱砂，治温邪内陷，热入心包之神昏谵语，烦躁不安或中风痰热窍闭或小儿热盛惊风等症。

（2）配珍珠，治热毒风痰，蒙蔽清窍所致的高热神昏、惊悸抽搐等；外用可治热毒疮痈，喉痹，牙疳蚀烂。

（3）配麝香，治热病神昏。

（4）配犀角，治温病热扰，神昏谵语，壮热不退者。

（5）配黄连，治温病壮热炽盛，神昏谵语，烦躁等症。

（6）配麝香、犀角，治清窍蒙蔽，神昏，惊厥等症。

（7）配黄连、栀子、朱砂，治高热，烦躁不安。

（8）配麝香、钩藤、全蝎，治热病中热甚所致的痉挛抽搐。

（9）配黄连、黄芩、栀子，治感染性疾病，毒血症期，有高热神昏，惊厥等神经系统症状者。

（10）配朱砂、胆星、全蝎，治小儿高热抽搐。

（11）配朱砂、天竺黄、钩藤，治小儿惊痫，痉挛抽搐。

（12）配麝香、乳香、没药，治痈毒，乳岩，瘰疬。

（13）配黄连、山栀、麝香、冰片，治小儿惊厥，中风窍闭及热邪内陷心包，神昏谵语。

（14）配胆南星、白僵蚕、全蝎、蜈蚣、天竺黄，治中风痰厥昏迷，小儿急慢惊风，神志不清，痉挛抽搐及疯癫狂乱等症。

【单味应用】

（1）单味研末，淡竹沥化服，治婴儿口噤。

（2）单味研末，治急性热病，高热神昏，抽搐。

【配方选例】

（1）安宫牛黄丸　治热入心包，神昏谵妄，兼治飞尸晕厥，五痫中恶，大人小儿惊厥之因于热者：牛黄、郁金、犀角、黄连、朱砂各30g，冰片、麝香各7.5g，珍珠15g，山栀、雄黄、黄芩各30g，金箔30张。上为极细末，炼老蜜为丸，每丸3g，金箔为衣，蜡护，每服1丸，脉虚者人参汤下，脉实者金银花、薄荷汤下。(《大同方剂学》)

（2）牛黄丸　治小儿大便不通，心中烦热：牛黄0.3g，大黄1g。上为末，炼蜜为丸，麻子大，以粥饮下7丸，以利为度。(《太平圣惠方》)

（3）千金疗大腹水肿方　治大腹水肿，气息不通，命在旦夕等症：牛黄0.6g，昆布(洗)、海藻(洗)各3g，牵牛子(熬)、桂心各2.4g，椒目、葶苈(熬)各1.8g。上7味，另捣葶苈如膏，合丸，如梧子大，饮服10丸，日再稍加，以小便利为度。(《大同方剂学》)

（4）牛黄凉膈丸　治风壅痰实，蕴结不散，头痛面赤，心烦潮躁，痰涎壅塞，咽膈不利，精神恍惚，睡卧不安，口干多渴，唇焦咽痛，颌颊赤肿，口舌生疮等症：牛黄(研)30.3g，紫石英、麝香、龙脑各150g，寒水石(研粉)、牙硝各600g，天南星(牛胆制)230g，石膏600g，甘草30g。上为末，炼蜜丸，每30g作30丸，每用1丸，温薄荷人参汤嚼后吞服，小儿常服0.5丸，治急惊1丸以薄荷水化下。(《大同方剂学》)

（5）牛黄膏　治热入血室，发狂不认人：牛黄7.5g，朱砂、郁金各9g，牛脑子、甘草各3g，牡丹皮6g。上为末，蜜丸皂子大，新水化下。(《玉机

微义》)

地龙

《本草图经》

本品又名蚯蚓、曲蟮、广地龙、蜞蚓、土蟺。为巨蚓科动物参环毛蚓的干燥全体。多产于广东、广西、福建等地。其味咸，性寒。归肝、脾、膀胱经。具有清热息风，平喘，通络，利尿之功效。主治热病抽搐，肢体屈伸不利，小便不利，哮喘，高血压病。用法为内服，煎汤，4.5~9g，或入丸、散；外用捣烂、化水或研末调敷。

【配伍应用】

（1）配僵蚕，治风痰入络，经络瘀滞，头痛日久不愈，口眼歪斜，三叉神经痛，痉挛，身热惊风，气喘痰鸣等症。

（2）配杏仁，研末冲服，治支气管炎，哮喘。

（3）配胆南星，治风湿痹阻之关节疼痛，屈伸不利，麻木等症。

（4）配蜗牛，捣烂敷肚脐，每日1换，治膏淋、血淋。

（5）配䗪虫，研末吞服，治急性腰肌扭伤，掣痛，活动艰难，入夜甚，睡眠不安。

（6）配夏枯草、钩藤，治高血压病。

（7）配牙皂、蜂蜜，研末调匀，涂患处，治鼻息肉。

（8）配车前子、木通，治热结膀胱，小便不利。

（9）配石膏、朱砂，治温病壮热烦躁，惊痫抽搐等症。

（10）干地龙配五倍子、生姜，前2味研末，先以生姜搓过，后敷患牙，治牙齿松动。

（11）配川乌、草乌、南星，治寒湿痹痛，肢体屈伸不利等症。

（12）配黄芪、当归、红花，治气虚血滞，经络不利所致的半身不遂。

（13）配全蝎、土鳖虫、蜈蚣，研末，装胶囊，每服1g，治瘰疬、阴疽、脱疽。

（14）配麻黄、杏仁、石膏，治肺热哮喘，不能平卧等症。

（15）配葶苈子、车前草、冬瓜皮，治水湿停滞，小便不利，水肿，气促胸闷等症。

（16）配猪胆粉、大枣、紫河车粉，治慢性气管炎。

（17）配钩藤、僵蚕，治壮热惊痫，抽搐等症。

（18）配川乌、南星、乳香，治痹证，关节疼痛，屈伸不利。

（19）配黄芪、当归、川芎，治中风半身不遂。

（20）配地榆、大黄、白糖，外敷，治带状疱疹，烧烫伤。

（21）配麻黄、杏仁、黄芩，治肺热咳喘。

（22）配牛膝、冬葵子、金钱草，治热结尿闭，沙淋，石淋等症。

（23）配毛冬青、丹参、磁石，治高血压病。

（24）配桑枝、忍冬藤、络石藤、赤芍，治热痹关节红肿热痛，屈伸不利。

（25）配僵蚕、天麻、白术、半夏，治风痰头痛。

（26）配当归尾、桃仁、苏木、肉桂，治跌打损伤，有积瘀疼痛，急性腰背损伤疼痛及腰腿痛等症。

（27）配全蝎、钩藤、金银花、连翘，治高热惊厥。

（28）配蒲公英、金银花、皂角刺、穿山甲，治荨麻疹，湿疹等症。

（29）配木瓜、防己、吴茱萸、槟榔、紫苏，治脚气所致的足跗浮肿，脚缝湿痒，顽麻足软等症。

（30）配当归、赤芍、黄芪、川芎、红花，治半身不遂。

（31）配黄芪、当归、桃仁、红花、赤芍，治中风后遗症，表现肢体瘫痪者。

（32）配全蝎、钩藤、僵蚕、金银花、连翘，治热病动风，四肢抽搐，角弓反张等症。

【单味应用】

（1）单味鲜品，用水洗净捣成糊状，加少量白糖及少许冰片，溶解后外敷伤口周围，治骨折。

（2）单味洗净捣烂，加白糖，冲水服，治肝火上冲，血热头晕之鼻出血。

（3）单味白糖浸出液，局部涂布，治流行性腮腺炎及带状疱疹。

（4）单味烤干研粉，麻油调，搽患部，治带状疱疹。

（5）单味水煎服，治热结尿闭。

（6）鲜地龙 100g，水煎，治 6 个月内的乙脑后遗症患者。

【配方选例】

（1）地龙散　治风头痛及产后头痛：地龙（去土，炒）、半夏（生姜汁捣作饼，焙令干，再捣为末）、赤茯苓（去黑皮）各 15g。上 3 味，捣罗为散，每服 1 字即 1g，生姜、荆芥汤调下。(《圣济总录》)

（2）治阳毒结胸，按之极痛，或通而复结，喘促，火躁狂乱：生地龙 4 条，洗净，研如泥，入生姜汁少许，蜜 1 匙，薄荷汁少许，新汲水调服。若热炽者，加冰片少许，即与揉心下，片时自然汗出而解，不效再服 1 次。(《伤寒蕴要》)

（3）治齿断血出不止：干地龙末、白矾灰各 3g，麝香末 1.5g。上药同研令匀，于湿布上涂药，贴于患处。(《太平圣惠方》)

（4）治中风半身不遂：地龙 9g，全蝎 6g，赤芍 12g，红花 9g，牛膝 12g。水煎服。(《山东中草药手册》)

（5）地龙散　治腰脊痛或打扑损伤，从高坠下，留在太阳经中，令人腰脊或胫腨臂腰中痛不可忍：地龙、官桂、苏木各 2.7g，麻黄 2.1g，黄柏、当归（梢）、甘草各 4.5g，桃仁 9 个。上为 1 服，水 2 钟，煎至 1 钟，食前服。(《医部全录·外科跌打金刃竹木破伤门》)

钩藤

《本草原始》

本品又名钓藤、嫩双钩、钩丁。为茜草科植物钩藤或大叶钩藤的带钩茎枝。多产于广西、江西、湖南、广东、四川、云南等地。其味甘，性微寒。归肝、心包经。具有息风止痉、清热平肝之功效。主治发热，小儿惊啼，四肢抽搐，头目眩晕，头痛，烦躁不安。用法为内服，煎汤，4.5 ～ 9g，或入散剂。

使用注意：不宜久煎。

【配伍应用】

（1）配牛膝，治肝阳上亢，头晕目眩，头胀头痛，半身麻木，膝软乏力等症。

（2）配薄荷，治风热初起，或风阳上扰之头胀头痛，头晕目眩。小儿夜寐不安，惊抖，咳嗽。

（3）配菊花，治风热头痛，肝经风火上炎的头痛目眩等症。

（4）配秦皮、天麻，治头晕头痛，目眩等症。

（5）配僵蚕、鲜九节菖蒲，治小儿急惊风。

（6）配滑石、甘草，治小儿高烧惊厥。

（7）配夏枯草、黄芩，治肝经有热所致的头胀头痛。

（8）配石决明、白芍，治肝经有热或肝阳上亢的眩晕，头痛，目赤等症。

（9）配夏枯草、菊花，治肝热目赤，头痛。

（10）配桑叶、蝉蜕，治外感风热之发热，头痛，目赤等症。

（11）配石膏、茯神，治肝阳上亢较重者，兼有面红目赤，心烦易怒，苔黄，脉弦数。

（12）配麻黄、五味子，治痰喘型慢性气管炎。

（13）配菊花、石决明，治肝阳上亢所致的头晕目眩。

（14）配苦参、僵蚕，为细末，或加少许青黛备用，温开水合 0.3g 药末含咽，可通关，进食，治喉闭，宜小儿。

（15）配全蝎、蜈蚣，治风痰阻络的四肢拘急挛痛及小儿惊痫，顽固性头痛等症。

（16）配天麻、羚羊角、全蝎，治肝热生风所致的惊痫抽搐，小儿急惊风证。

（17）配桑叶、菊花、夏枯草，治高血压病。

（18）配美人蕉根、紫苏、豨莶草，炼蜜丸，治高血压病。

（19）配羚羊角、龙胆草、菊花，治惊痫抽搐属热盛动风者。

（20）配天麻、石决明、全蝎，治惊痫抽搐之证。

（21）配金银花、僵蚕、菊花，治小儿发热惊风，抽搐。

（22）配桑寄生、苦丁茶、荷叶，治高血压病。

（23）配桑叶、菊花、石决明、白芍，治高血压所致的头晕目眩。

（24）配琥珀、朱砂、牛黄、犀角，治小儿痰热惊痫，抽搐。

（25）配金银花、酒黄芩、连翘、僵蚕，治高热之抽搐。

（26）配菊花、防风、川芎、石决明，治肝风头晕头痛。

（27）配金银花、薄荷、菊花、地龙，治小儿发热惊风，四肢抽搐。

【配方选例】

（1）钩藤散　治肝厥头晕：钩藤、陈皮、半夏、麦冬、茯苓、人参、甘菊花、防风各 15g，甘草 0.3g，石膏 30g。生姜，水煎，每日 1 剂，分 2 次服。（《本事方》）

（2）治胎动不安方　治妊娠经八九个月，或胎动不安，因用力劳乏，心腹痛，面目青冷汗出，气息欲绝，由劳动惊胎之所致也：钩藤、茯神、人参、当归各 10g，桔梗 12g，桑寄生 3g。水煎，每日 1 剂，分 2 次服。烦热，加石膏；临产月，加桂心。（《产育宝庆集》）

（3）延令散　治小儿惊热：钩藤 30g，芒硝 15g，甘草 0.3g。上为散，温水调下 1.5g。（《太平圣惠方》）

（4）葛氏肘后治卒得痫　治卒得痫：钩藤、甘草各 0.6g。水煎，每日 1 剂，分 3 次服。（《幼幼新书》）

（5）钩藤饮　治天钩：钩藤、茯苓各 5g，大黄、防风、朱砂、蝉蜕、羌活、独活、青皮、甘草各 1.5g。生姜、大枣，水煎。（《直指小儿方论》）

（6）钩藤散　治内钩：钩藤、人参、犀角、甘草各 1.5g，全蝎 1.5g，天麻 0.3g。水煎，每日 1 剂，分 3 次服。（《直指方附遗》）

天麻

《雷公炮炙论》

本品又名赤箭、明天麻、定风草。为兰科植物天麻的块茎。多产于云南、四川、贵州等地。其味甘，性平。归肝经。具有息风、平肝之功效。主治眩晕，头痛，痉挛，抽搐，风湿痹痛，肢体麻木，手足不遂，口眼歪斜，语言謇涩。用法为内服，煎汤，4.5～9g，或入丸、散。

【配伍应用】

（1）配钩藤，治肝风内动之头晕抽搐，肢体麻木等症。

（2）配川芎，治肝虚眩晕，头痛。

（3）配茺蔚子，治肝风内动，惊痫抽搐，亦治高血压头昏头痛。

（4）配防风，治肢体麻木，风湿痹痛。

（5）配半夏，治痰饮上逆之眩晕头痛。

（6）配钩藤、决明子，治肝阳上亢，头痛头晕。

（7）配钩藤、菊花，治肝虚、肝风所致的眩晕。

（8）配半夏、白术，治痰湿较重所致的眩晕。

（9）配全蝎、僵蚕，治流脑、乙脑等传染病引起的脑神经刺激症状。

（10）配南星、白附子，治破伤风。

（11）配天南星、防风，治破伤风。

（12）配半夏、白术、泽泻，治痰饮眩晕，头痛。

（13）配半夏、白术、茯苓，治痰湿眩晕。

（14）配羚羊角、钩藤、全蝎，治急惊风。

（15）配桑寄生、牛膝、杜仲，治肢体麻木，手足不遂。

（16）配人参、白术、僵蚕，治小儿慢惊风。

（17）配南星、防风、白附子，治破伤风之痉挛抽搐，角弓反张。

（18）配钩藤、黄芩、牛膝，治肝阳上亢所致的眩晕，头痛。

（19）配当归、川芎、牛膝，治血虚头痛眩晕，或四肢麻木，手足不遂等症。

（20）配半夏、茯苓、白术、甘草，治中风痰盛，半身不遂等症。

（21）配黄芩、夏枯草、槐花、牛膝，治肝风内动之惊痫抽搐及高血压引起的头昏头痛。

（22）配地龙、白花蛇、白芷、川芎，治肝风、痰湿之偏头痛。

（23）配秦艽、羌活、牛膝、杜仲，治风寒湿痹，肢体麻木瘫痪及慢性风湿性关节炎。

（24）配秦艽、羌活、牛膝、桑寄生，治风湿痹痛及肢体麻木，手足不遂等症。

（25）配全蝎、桑叶、菊花、钩藤，治小儿高热惊厥。

（26）配当归、川牛膝、羌活、木瓜，水、酒各半煎服，治肢体麻木不仁。

（27）配生半夏、乌梅、石菖蒲、白芷，研细末，水调涂患处，治蜂、蝎蜇伤。

（28）配僵蚕、全蝎、白附子、荆芥、白芷，治中风口眼歪斜，口角流涎。

【配方选例】

（1）天麻半夏汤　治风痰内作，胸膈不利，头旋眼黑，兀兀欲吐，上热下寒，不得安卧：天麻、半夏各30g，橘皮、柴胡各2.1g，黄芩、甘草、茯苓、前胡各1.5g，黄连1g。生姜，水煎，分2次服。（《卫生宝鉴》）

（2）王氏惺惺散　治久泻脾困，不思乳食，恐作脾风：天麻、全蝎各1.5g，木香、糯米、人参、茯苓、扁豆、山药、甘草各3g。大枣，水煎，每日1剂，分3次服。（《幼幼新书》）

（3）斑秃汤　治斑秃：天麻9g，黄芪15g，当归9g，生地黄、玄参各15g，栀子、牡丹皮各9g，荆芥6g，麦冬12g，红花3g，白茅根30g，旱莲草、何首乌各15g，甘草6g，山甲珠3g。以上12味，加水800mL，煮取200mL，过滤，残渣再加水500mL，煮取150mL，过滤，合并2次滤液即得，每日1剂，连服20～30剂，分2～3次温服。本品宜新制，不宜久贮。（《冉氏经验方》）

（4）半夏白术天麻汤　治脾胃虚弱，痰厥头痛：天麻、黄芪、人参各1.5g，半夏4.5g，白术3g，炒面6g，干姜、黄柏各0.6g。生姜，水煎，分2次服。（《东垣试效方》）

（5）大青膏　治惊痫触翼，惊神气，吐舌急叫，面白红发作如人将捕状，安神，大青惊镇灵：天麻9g，白附子6g，青黛（研）、蝎尾（去毒）、朱砂（研）各3g，天竺黄6g，麝香1g，乌梢蛇肉（酒浸焙干）3g。上药同研细末，炼蜜合膏，每服大儿1.5g，小儿1g，薄荷汤送下。（《医宗金鉴》）

（6）定痫丸　治男、妇、小儿痫证，亦治癫狂证：明天麻、川贝母各30g，胆南星（九制者）15g，茯苓（蒸）、半夏（姜汁炒）、茯神（青木蒸）各30g，陈皮（洗去白）21g，丹参（酒蒸）、麦冬（去心）各60g，石菖蒲（杵碎取粉）15g，远志（去心，甘草水泡）21g，全蝎（去尾，甘草水洗）、僵蚕（甘草水洗，去嘴炒）、真琥珀（腐煮灯草研）各15g，朱砂（细研，水飞）9g。用竹沥1小碗（约100mL），姜汁1杯（约10mL），再用甘草120g熬膏，和药为丸，如弹子大，朱砂为衣，每服1丸，照五痫分引下。犬痫，杏仁5枚，煎汤送下；羊痫，薄荷1g，煎汤化下；马痫，麦冬6g，煎汤化下；牛痫，大枣2枚，煎汤化下；猪痫，黑料豆9g，煎汤化下。日再服。本方内加人参9g尤佳。（《医学心悟》）

僵蚕

《备急千金要方》

本品又名白僵蚕、天虫、僵虫。为蚕蛾科昆虫家蚕4~5龄的幼虫因感染或人工接种白僵菌而致死的干燥全体。多产于浙江等地。其味咸、辛，性平。归肝、肺经。具有息风止痉，祛风止痛，化痰散结之功效。主治惊痫抽搐，中风口眼歪斜，头痛，目赤，咽喉肿痛，瘰疬痰核，风疹瘙痒。用法为内服，煎汤，4.5~9g，或入丸、散。

【配伍应用】

（1）配荆芥穗，治感冒头痛，发热恶寒，风疹，失音，或赤白带下及风热乘脾之崩漏。

（2）配夏枯草，治瘰疬结核。

（3）配高良姜，治头风。

（4）配川黄连，研细末，吹入喉中，治咽喉肿痛，其色红紫，重点在关下，痰多。

（5）配白及，治空洞性肺结核。

（6）配南星，共研末，以生姜汁调灌，涎出即愈，治急风喉痹（儿童药量减半）。

（7）配衣中白鱼，治妇人崩中下血不止。

（8）配煅明矾，共研细末，吹喉，同时可用金银花煎汤内服，治单双蛾。

（9）配乌梅肉，治肠风下血。

（10）炒白僵蚕配蚕蜕纸（烧），研细末，擦患处，良久，盐汤漱口，治龋齿牙痛。

（11.）配黄连，治重舌，木舌。

（12）配枯矾，以矾炒蚕，细末，生姜蜜水调，细饮，治扁桃体红肿疼痛。

（13）配脂麻茶，治产后乳汁不下。

（14）末配蜂蜜，调膏涂敷脐上，治脐风。

（15）配白附子、全蝎，治中风，口眼㖞斜。

（16）配钩藤、珍珠末，治小儿急、慢惊风。

（17）配全蝎、蜈蚣，治破伤风，小儿急、慢惊风。

（18）炒僵蚕配瓜蒌皮、甘草，为细末，姜汤吞服，治喉痛声音不出。

（19）配天竺黄、半夏，治癫痫。

（20）配苦参、钩藤，为细末，或加少许青黛备用，温水合药0.3g，含咽，可通关，进食，治喉闭。宜小儿。

（21）配贝母、夏枯草，治瘰疬痰核。

（22）配大黄、芒硝，为细末，开水泡服，以利为度，治急性喉痹。

（23）配蝉蜕、薄荷，治风疹瘙痒。

（24）配枯矾、雄黄，研末，吹喉，治喉蛾闭塞。

（25）配蝉蜕、胆南星，治小儿破伤风。

（26）配前胡、紫苏，水煎候温，棉花蘸滴儿口中，频滴，以口张为度，勿令吸乳盖，治小儿撮口风。

（27）配牛黄、胆星、全蝎，治痰热壅盛所致的急惊风。

（28）配骨碎补、红花、白芷，制酊，外涂患处，治斑秃、脱发。

（29）配党参、白术、天麻，治脾虚久泻，慢惊抽搐。

（30）配白矾、硼砂、炙皂角，研细末，吹喉中，治急喉风，咽喉疼痛，喉中有膜，有阻塞感。

（31）配蝉蜕、全蝎、蜈蚣，治癫痫。

（32）配桑叶、荆芥、木贼，治头痛目赤，迎风泪出等症。

（33）配桔梗、薄荷、甘草，治风热咽痛。

（34）配夏枯草、贝母、牡蛎，治瘰疬痰核。

（35）配连翘、板蓝根、黄芩，治乳腺炎，流行性腮腺炎，疔疮痈肿等症。

（36）配全蝎、天麻、胆星，治痰热壅盛所致的惊痫抽搐。

（37）配甘草、桔梗、荆芥，治风热外邪所致的喉痛，属初起者。

（38）配全蝎、制白附子、制南星，治面神经麻痹。

（39）配桔梗、板蓝根、甘草，治风热时毒，咽喉红肿，痄腮疼痛等症。

（40）配蝉蜕、防风、薄荷、牡丹皮，治风疹瘙痒。

（41）配全蝎、蜈蚣、天竺黄、甘草，治小儿惊风。

（42）配麻黄、苦参、地肤子、刺蒺藜，治荨麻疹，皮肤瘙痒。

（43）配天麻、陈胆南星、石菖蒲、陈皮，治小儿痰热惊风。

（44）配木贼、荆芥、桑叶、生甘草，治风热头痛，迎风流泪。

（45）配蜈蚣、全蝎、白芷、白附子，治头面受风，口面歪斜。

（46）配荆芥、防风、薄荷、桔梗、甘草，水煎服，治慢性咽炎，咽部干痒不适。

【单味应用】

（1）单味研粉，每次以温开水送服 10g，治多发性疖肿（对较大的疖肿，可辅以金黄软膏，调适量冰片粉外敷）。

（2）单味去嘴研末，煎汤浴之，治小儿乳癣。

（3）单味煎汤服，治喉痹，咽喉肿痛，碍于咽饮，痰涎胶着难出者。

（4）单味 6g，煎汤服，治喉头炎或扁桃体炎（痰涎多，咽中不爽，声音起变化者）。

（5）单味研细末，吹耳内，治中耳炎，耳痛或流脓。

【配方选例】

（1）清神散　治风气壅上，头目不清，耳常重听：僵蚕、菊花各 30g，荆芥、羌活、木通、川芎、防风各 15g，木香 3g，甘草、石菖蒲各 9g。上为末，每服 9g，食后临卧，茶清调下。（《丹溪心法》）

（2）川芎散　治偏头痛神效：白僵蚕 18g，甘菊花、石膏、川芎各 9g。上为细末，每服 9g，茶清调下。（《东医宝鉴》）

（3）白僵蚕散　治缠喉风并急喉闭喉肿痛者：白僵蚕（新瓦上炭火略炒微黄色）、天南星（炮裂，刮去粗皮，锉）各 30g。上为细末，每服 1 字，用生姜自然汁少许调药末，以热水投之，呷下，吐出涎痰即快，不时服之。（《魏氏家藏方》）

（4）治小儿惊风：白僵蚕、蝎梢等份，天雄尖、附子尖（微炮过）共 3g。为细末，每服 1 字或 1.5g，以生姜温水调，灌之。（《本草衍义》）

全蝎

《开宝本草》

本品又名全虫、蝎子。为钳蝎科昆虫钳蝎的全虫。产于我国各地。其味辛，性平。有毒。归肝经。具有息风止痉，解毒散结，通络止痛之功效。主治惊痫抽搐，中风而瘫，破伤风，瘰疬疮毒，顽固性偏正头痛，风湿痹痛。用法为内服，煎汤，全蝎2.4～4.5g，蝎尾1～1.5g，或入丸、散；外用研末调敷。

使用注意：*血虚生风者慎用。*

【配伍应用】

（1）配钩藤，治风热所致的顽固性头痛、口眼歪斜、三叉神经痛、面部痉挛等。

（2）配蜈蚣，治肝风内动，痉挛抽搐，疮疡肿毒，瘰疬，风湿痹痛，甚至手指关节变形，顽固性偏、正头痛，以抽掣疼痛为主者及小儿急惊风（属风热者）。

（3）配朱砂，治小儿天钓惊风及破伤风；四肢抽搐，项背强急，发热惊厥，烦躁不安等急、慢惊风。

（4）配甘草，共研细末，冲服，治偏头痛。

（5）配栀子，用麻油煎熬，加黄蜡为膏，敷于患处，治诸疮肿毒，痰核作痛。

（6）配白术、麻黄，共研细末，薄荷汤送下，治小儿慢脾风（即呕吐泻痢之后而出现的慢惊风）。

（7）配钩藤、高丽参，共研末，治高血压病、动脉硬化引起的头痛。

（8）配天麻、天竺黄，治癫痫。

（9）配羚羊角、川黄连，治高热惊风。

（10）配蜈蚣、钩藤，治破伤风。

（11）配防风、胆南星，治中风口眼㖞斜。

（12）配党参、白术，治脾虚慢惊风。

（13）配蜈蚣、土鳖虫，微焙研末，小儿用量酌减，治骨结核及结核性瘘管。

（14）配蜈蚣、僵蚕，治急慢惊风、中风、破坏风等痉挛抽搐之证。

（15）配麝香、朱砂，治破伤风。

（16）配白僵蚕、白附子，治中风口眼歪斜。

（17）配乌梢蛇、蜈蚣，焙干研粉，首次上下午各3.75g，后上午1次，7

日为1疗程，治坐骨神经痛。

（18）配山栀、蜂蜡，治疮疡肿毒，瘰疬结核等症。

（19）配地龙、土鳖虫、蜈蚣，研末装胶囊，每次服1g，治瘰疬、阴疽、脱疽。

（20）配僵蚕、地龙、天麻，治小儿惊风，痉挛抽搐。

（21）配羚羊角、钩藤、黄连，治高热动风。

（22）配党参、白术、天麻，治脾虚慢惊风。

（23）配僵蚕、南星、白附子，治破伤风。

（24）配天麻、钩藤、山羊角，治小儿急惊风。

（25）配白术、钩藤、薄荷，治小儿慢脾风。

（26）配蜈蚣、天南星、蝉蜕，治破伤风。

（27）配僵蚕、蝉蜕、天竺黄，治破伤风或小儿高热抽搐和其他急惊风。

（28）配僵蚕、蝉蜕、天竺黄、蜈蚣，治破伤风，小儿高热抽搐及其他急惊风症状重者。

（29）配僵蚕、制白附、钩藤、天麻，治中风后半身不遂，口眼㖞斜，属实证者。

（30）配制白附、蜈蚣、钩藤、白芷，共研细末，治面神经麻痹。

（31）配黄精、当归、百部、紫菀、杏仁、川贝母，治顽咳。

【单味应用】

（1）单味研末吞服，治顽固性偏、正头痛，风湿痹痛及中风口眼㖞斜。

（2）蝎油外敷，治烧烫伤。

【配方选例】

（1）治腹股沟肿核，初起寒热如疟，有时愈而复发，每次增剧，终成象皮腿：①初起即用干蝎去脚头，火焙研末，泡酒内服。每次3～4.5g。②全蝎7只（去头足），放鸡蛋内蒸熟去蝎，单食鸡蛋。（《泉州本草》）

（2）宣风散 治初生小儿脐风撮口，多啼不乳，口出白沫：全蝎21个，用好酒涂炙为末，麝香1字（另研）。上为细末，用半字，煎汤调服。（《摄生众妙方》）

（3）治乙型脑炎抽搐：全蝎、蜈蚣各30g，僵蚕60g，天麻30g。上为细末，每服 0.9 ~ 1.5g；严重的抽搐惊厥，可先服 3g，以后每隔 4 ~ 6 小时，服 0.9 ~ 1.5g。(《湖北中草医药经验交流》)

（4）治诸疮毒肿：全蝎 7 枚，栀子 7 个。麻油煎黑去渣，入黄蜡，化成膏敷之。(《谵寮方》)

（5）治耳暴聋闭：全蝎去毒，为末，酒服 3g，以耳中闻水声即效。(《志雅堂杂钞》)

（6）破伤风方　治破伤风或小儿高热抽搐，急惊风：全蝎 9g，蜈蚣 4 条，僵蚕 6g，川芎 9g，当归 18g，木瓜 24g，防风 12g，法半夏 9g，炙草 6g。水煎，可加猪胆 1 个，另炖和药服。(《中药临床应用》)

<h2 style="text-align:center">蜈蚣</h2>

<h3 style="text-align:center">《神农本草经》</h3>

本品又名百脚、天龙。为蜈蚣科昆虫少棘巨蜈蚣的全体。多产于江苏、浙江、湖北、湖南、安徽、河南、陕西等地。其味咸，性温。有毒。归肝经。具有镇惊息风，解蛇毒之功效。主治急慢惊风，破伤风，痉挛抽搐，疮疡肿毒、瘰疬溃烂、顽固性头痛或抽掣疼痛，风湿痹痛。用法为内服，煎汤，1.5 ~ 4.5g，或入丸、散；外用研末调敷。

使用注意：孕妇忌用。

【配伍应用】

（1）配雄黄，共研细末，猪胆汁调敷，治疮疡肿毒。

（2）配茶叶，共研末外敷，治瘰疬溃烂等症。

（3）配全蝎，治破伤风和小儿急惊风（属风热者）。

（4）配防风，治口眼㖞斜。

（5）配甘草末，调蜜蜡外涂，治疮疡，瘰疬，蛇虫咬伤；内服治百日咳。

（6）配生鱼胆汁，调敷患处，治化脓性指头炎。

（7）配冰片，调敷，治痔疮疼痛。

（8）配乌梢蛇，治风癣。

（9）配白僵蚕，治破伤风及热病痉挛，抽搐，口噤，项强，角弓反张等症。

（10）配黄丹少许，香油调，滴耳内，治中耳炎，远年出脓不止。

（11）配朱砂，治小儿惊风。

（12）配香油，将蜈蚣头身用针刺，浸入油中没为度，蘸油擦患处，治蜂蜇伤。

（13）配南星、防风，治破伤风。

（14）配乌梢蛇、全蝎，焙干研粉，每首次上、下午各服 3.75g，以后只上午 1 次，7 日为 1 疗程，治坐骨神经痛。

（15）配全蝎、钩藤，治惊痫。

（16）配全蝎、白芷，治风邪痹着经络，头痛，骨节疼痛等症。

（17）配全蝎、䗪虫，治骨与关节结核。

（18）配朱砂、轻粉，乳汁和丸，乳汁下，治小儿急惊风。

（19）配全蝎、地龙、土鳖虫，研末装胶囊，每服 1g，治瘰疬、阴疽、脱疽。

（20）配乌头尖、附子底、蝎梢，治破伤风。

（21）配白芷、雄黄、樟脑，以香油调搽，治蛇咬伤。

（22）配全蝎、僵蚕、钩藤，治急、慢惊风，破伤风之痉挛抽搐，角弓反张及口眼喎斜等症。

（23）配全蝎、大黄、冰片，研末用陈醋调外敷，治多发性疖肿，急性乳腺炎。

（24）配钩藤、僵蚕、全蝎、地龙，治小儿惊风。

（25）配天南星、半夏、白芷、麝香，治口眼喎斜，口内麻木者。

（26）配僵蚕、全蝎、朱砂、钩藤，治小儿惊风抽搐。

（27）配全蝎、钩藤、白附子、僵蚕，治口眼喎斜。

（28）配蝎尾、生石膏、知母、石决明，治小儿急惊风。

（29）配乳香、没药、儿茶、雄黄，外用，治疮毒，烫火伤，瘰疬等症。

（30）配羌活、独活、秦艽、防风、威灵仙，治风寒湿痹的筋肉疼痛，麻木，僵板不灵活等症。

【单味应用】

单味焙干研末，与鸡蛋 1 个同蒸熟食之，治瘰疬。

【配方选例】

（1）治小儿脐风撮口，面赤喘急，啼声不出：蜈蚣（赤足金头）1枚，蝎梢4尾，僵蚕7个，瞿麦1.5g。上为末，先用鹅毛管吹药入鼻内，使喷嚏啼叫为可医，后用薄荷汤调服之。（《袖珍方》）

（2）蜈蚣星风散　治破伤风邪在表，寒热拘急，口噤咬牙：蜈蚣2条，江鳔9g，南星、防风各7.5g。上为细末，每用6g，黄酒调服，每日2服。（《医宗金鉴》）

（3）治丹毒瘤：蜈蚣（干者）1条，白矾皂子大，雷丸1个，百步6g。同为末，醋调涂之。（《本草衍义》）

（4）蜈蚣散　治蛇头疔初起，红肿发热，疼痛彻心者：大蜈蚣1条，全蝎7个，雄黄9g。上为末，用鸡子清调敷患处，外以猪胆皮套上。（《疡医大全》）

二、平肝潜阳药

石决明

《名医别录》

本品又名鲍鱼壳、九孔螺、千里光。为鲍科动物杂色鲍或皱纹盘鲍等的贝壳。多产于广东、福建、辽宁、山东等地。其味咸，性寒。归肝经。具有平肝潜阳，清肝明目之功效。主治头痛，头目眩晕，目赤肿痛，翳膜遮睛，视物昏糊。用法为内服，煎汤（宜久煎），9~30g，或入丸、散；外用研末水飞点眼。

【配伍应用】

（1）配草决明，治肝热头昏，视物不明，目赤，头痛，目痛。

（2）配灵磁石，治阴虚阳亢，头晕，耳鸣，耳聋，头重脚坠。

（3）配黑山栀，治肝火上炎之头目眩晕，心烦不安。

（4）配紫石英，治肝阳上逆所致的头晕，头胀，头痛，目眩，脉弦。

（5）配菊花，治肝火目痛，目赤，羞明。

（6）配牡蛎，治肾阴不足，肝阳上亢的眩晕，头痛。

（7）配蝉蜕、蛇蜕，治陈旧性翳膜（如角膜白斑）。

（8）配密蒙花、夜明砂，治陈旧性翳膜（如角膜白斑）。

（9）配密蒙花、谷精草，治风热目疾，翳膜遮睛。

（10）配旱莲草、桃胶，治泌尿系炎症。

（11）配决明子、菊花，治肝火上炎，目赤肿痛。

（12）配枸杞子、菊花、谷精草，治青盲内障，视物模糊。

（13）配菟丝子、熟地黄、山萸肉，治肝虚血少，日久目昏等症。

（14）配生地黄、白芍、牡蛎，治肝肾阴虚，肝阳上亢所致的眩晕。

（15）配干地黄、牡丹皮、鳖甲，治结核病，自主神经功能紊乱之神经性低热。

（16）配地黄、枸杞子、山萸肉，治肝肾阴虚，视物模糊。

（17）配龙胆草、桑叶、菊花，治目赤翳障，青盲雀目，视物模糊。

（18）配夏枯草、钩藤、菊花，治肝阳亢盛而有热象者。

（19）配生地黄、白芍、菊花、生牡蛎，治阴虚阳亢之眩晕，头痛等症。

（20）配蝉蜕、茺蔚子、密蒙花、苍术，治青盲雀目。

（21）配生地黄、生白芍、女贞子、菊花，治肝阳上亢之头目眩晕。

（22）配菊花、青葙子、桑叶、生甘草，治青盲内障。

【单味应用】

单味煅末，兑阴阳水服，治肝阳上亢，肝火上冲所致的鼻衄。

【配方选例】

（1）七宝丸 治内障冰翳，如水冻，坚结睛上，先以针拨取之，后以此药散翳：石决明60g，茺蔚子、人参各30g，琥珀1g，龙脑0.3g，熊胆、珍珠各15g。上为细末，蜜丸梧子大，每服15丸，加至20丸，茶清下。（《奇效良方》）

（2）石决明丸 治肝虚血弱，日久昏暗：石决明、五味子、菟丝子（酒浸1宿，另捣为末）各30g，熟地黄、山茱萸、知母、细辛各45g。上为末，炼蜜丸，如梧子大，每服30丸，米饮下。（《奇效良方》）

（3）解毒天浆散 治脑疽积毒日深，坚肿木硬，口燥舌干，恶心烦渴，六脉沉实有力，大便闭结：石决明（生研）、僵蚕、穿山甲、金银花、防风、连翘、羌活、乳香各3g，天花粉（新鲜未晒者120g，石臼内捣烂，投水1碗搅匀，绞去渣用）120g，甘草、黄连各3g，大黄9g。天花粉净汁1.5碗，同药煎至8分，入酒1杯，分2次服。（《外科正宗》）

（4）万应蝉花散　治睑皮肤炎，睑缘炎：石决明24g，蝉蜕、蛇蜕各4.5g，羌活、防风各9g，甘草6g，当归9g，赤芍15g，川芎6g，苍术、茯苓各9g。水煎，每日1剂，分2次服。（《元机启微》）

赭石

《神农本草经》

本品又名血师、赭石、赤土、赤赭石。为氧化物类矿物赤铁矿的矿石。多产于山西、河北、河南、山东、四川、湖南等地。其味苦，性寒。归肝、心经。具有平肝潜阳，降逆，止血之功效。主治头痛，头晕目眩，嗳气，呃逆，呕吐，吐血，衄血，崩漏。用法为内服，煎汤，9～30g，或入、丸散。

使用注意：孕妇慎用。

【配伍应用】

（1）配旋覆花，治痰浊内阻，心下痞硬，嗳气频频，呃逆不止，恶心呕吐及咳嗽痰喘。

（2）配白芍，治血热妄行所致的吐血，衄血。

（3）配党参、山茱萸，治肺肾两虚所致的气逆喘息。

（4）配牡蛎、怀牛膝，治肝阳上亢之头晕目眩。

（5）配旋覆花、半夏，治恶心，呕吐。

（6）配白芍、白茅根，治血热气逆吐血。

（7）配紫苏子、杏仁，治气逆喘息，属实证者。

（8）配党参、山茱萸、山药，治气逆喘息，属虚证者。

（9）配旋覆花、半夏、生姜，治气逆不降所致的呕吐，噫气，呃逆等症。

（10）配旋覆花、党参、干姜，治胃气虚弱，呕吐，呃逆，噫气，胃脘满实等症。

（11）配党参、当归、知母，治噎膈，咽食时觉有梗阻而不下，属食道下贲门痉挛者。

（12）配牛膝、牡蛎、玄参，治高血压病，兼有心悸，脚步虚浮，手足震颤，烦躁，不欲卧床，大便不畅者。

（13）配旋覆花、桑白皮、紫苏子，治肺热咳喘。

（14）配旋覆花、牡丹皮、生地黄，治病在肝胃而吐血，胃脘气逆，咳而欲呕，或痰中带血。

（15）配禹余粮、赤石脂、五灵脂，治崩漏日久，头晕眼花者。

（16）配白芍、竹茹、牛蒡子，治血热妄行所致的吐血、衄血。

（17）配龙骨、牡蛎、白芍，治肝阳上亢所致的头痛、眩晕。

（18）配白芍、白茅根、生地黄，治血热气逆之吐血、咯血。

（19）配旋覆花、党参、半夏，治胃虚气逆，嗳气呕吐。

（20）配怀牛膝、白芍、牡蛎，治肝阳上亢之头目眩晕。

（21）配紫菀、款冬花、杏仁、枇杷叶，治病在肺而痰中带血者。

（22）配牛膝、龟甲、牡蛎、龙骨，治肝阳上亢之眩晕、脑转、耳鸣、目胀头痛等症。

（23）配龙骨、牡蛎、白芍、牛膝，治肝阳上亢之头晕，眩晕，耳鸣等症。

（24）配生地黄、白芍、侧柏叶、茜草根，治血热妄行之吐血、衄血等症。

【单味应用】

（1）单味煅用外敷，治外伤出血。

（2）生赭石研末内服，治脱发症。

【配方选例】

（1）紫金丹　治产后败血冲心，胁肋痛：赭石（烧红醋蘸7遍，研细）30g，桃仁9g，大黄15g。上为末，薄荷水打面糊为丸，每服30丸，加至50丸，脐痛，煎四物汤送下；血癖，酒煎四物汤，加延胡索。（《观聚方要补》）

（2）代赭石汤　治逆气上冲奔逼，息道滞塞不通：赭石（打碎）9g，陈皮6g，桃仁、肉桂、吴茱萸各5g。加姜，水煎。（《御药院方》）

（3）赭遂攻结汤　治宿食结于肠间，不能下行，大便多日不通，其证或因饮食过度，或因恣食生冷，或因寒水凝结，或因呕吐既久，胃气冲气皆上逆不下降：生赭石（轧细）60g，朴硝15g，干姜6g，甘遂4.5g（轧细，药汁冲服）。若热多者，去干姜；寒多者，酌加干姜数克；呕多者，可先用赭石30g，干姜1.5g煎服，以止其呕吐，呕吐止后，再按原方煎汤，送甘遂末服之。(《医学衷中参西录》)

（4）治诸丹热毒：赭石、青黛各6g，滑石、荆芥各3g。上为末，每服4.5g，蜜水调下，仍外敷之。(《仁斋直指方》)

（5）旋覆代赭汤　治喘，对实证喘为合适，尤其心性哮喘患者，当出现有气促，胸膺等哮喘发作迹象时，用此方防其发作：旋覆花（包）、赭石（打碎先煎）、党参各9g，半夏、炙甘草各6g，生姜9g。水煎，每日分3次温服。(《伤寒论》)

珍珠母

《海药本草》

本品又名真珠母。为蚌科动物褶纹冠蚌或三角帆蚌、射线裂脊蚌等贝壳的珍珠层。多产于江苏、浙江、湖北、安徽等地。其味咸，性寒。归肝、心经。具有平肝潜阳，清肝明目之功效。主治头痛，眩晕，耳鸣，烦躁，失眠，目赤羞明，目昏，夜盲，湿疮瘙痒。用法为内服，煎汤，9～30g，或入丸、散。

使用注意：先煎。

【配伍应用】

（1）配苍术（与猪肝或羊肝蒸熟服用），治肝虚目昏。

（2）配磁朱丸，治肝肾不足，肝阳上亢，头昏目花，瞳孔散大，视物不明，耳聋，耳鸣，失眠等症。

（3）配龙齿，治邪气凌心，神不内守而见心悸怔忡，惊狂烦躁，失眠健忘，神昏谵语等症；亦治肝阳上亢所致的头目眩晕，目赤耳鸣，心烦易怒等症。

（4）配乌贼骨，共研为粉，拌少许白糖，口服，治佝偻病。

（5）配青黛、冰片，外用，治湿疹瘙痒。

（6）配制女贞子、旱莲草，治肝阳上升，头晕头痛，眼花耳鸣，面颊燥热。

（7）配苍术、人参，治内眼疾患（晶体混浊，视神经萎缩）。

（8）配冬桑叶、甘菊花、夏枯草，治肝阳上升，头晕头痛，眼花耳鸣，面颊燥热。

（9）配龙骨、白芍、生地黄，治肝阳上亢所致的烦躁，失眠，头痛，眩晕等症。

（10）配酸枣仁、远志、炙甘草，治心悸失眠。

（11）配菊花、千里光、车前子，治目赤羞明。

（12）配首乌、女贞子、旱莲草，治肝阳上亢，头晕头痛，目眩耳鸣等症。

（13）配菊花、夏枯草、决明子，治肝胆实火，头痛眩晕，目赤，目翳等症。

（14）配木贼、菊花、青葙子、夏枯草，治肝热目赤羞明之证。

（15）配远志、酸枣仁、当归、丹参，治血虚心神不宁，惊悸失眠，健忘等症。

（16）配远志、首乌藤、酸枣仁、柏子仁，治失眠。

（17）配柏子仁、酸枣仁、当归、熟地黄，治心悸失眠。

【配方选例】

（1）紫珠膏　治颈淋巴结结核（溃烂后期外用药）：珍珠母3g，夏枯草、血竭各15g，黄连素30g，当归、紫草各60g，炉甘石30g，麝香0.6g，冰片6g。将珍珠贝壳外面的棱柱层及氧化层污物等，用砂轮、电钻处理干净，粉研为粗末后，用球磨机研成细末，过120目筛；夏枯草、当归加水煎煮，每次1小时，过滤，共煮4次，合并4次滤出液，浓缩呈软膏状，于70℃以下温度干燥，研为细末，过80目筛；血竭研为细粉，过80目筛；黄连素、煅炉甘石、麝香、冰片共研细粉，过100目筛；另取香油1斤，放锅中加热，加入紫草，保持80～100℃温度1～2小时，过滤，加入蜂蜡90g，溶化后，放冷至50℃左右，加入珍珠母、夏枯草、当归、黄连素、血竭、炉甘石、麝香、冰片等粉末，搅拌均匀，再加入羊毛脂1斤，搅拌均匀，广口瓶贮，即得。摊涂于消毒纱布上，贴患处，每1～2天换药1次，以愈合为度。如脓液多，有残留的坏死组织或瘘管，可在坏死组织处撒布少许白降丹，然后敷盖本品，坏死组织全部脱落后立即停止使用白降丹。注意本品应密闭贮存，放于阴凉

干处。(《冉氏经验方》)

（2）珍珠母丸　治肝经因虚而受风邪，卧则魂散而不宁，状如惊悸等症：珍珠母90g，地黄、当归、柏子仁、酸枣仁、茯神、犀角、龙齿、沉香各15g。上为细末，炼蜜为丸，如梧子大，朱砂为衣，每服40～50丸，金银花薄荷汤送下，日午后卧服。(《大同方剂学》)

（3）珍珠散　治化脓性伤口感染和疔疮：珍珠层粉、炉甘石、龙骨、赤石脂、轻粉。研极细末，每3g加入冰片0.6g，外敷患处。(《中药临床应用》)

白芍

《药品化义》

本品又名白芍药、金芍药。为毛茛科植物芍药的根。多产于浙江、四川、安徽等地。其味苦、酸，性微寒。归肝经。具有平抑肝阳、养血敛阴、柔肝止痛之功效。主治头胀，头痛，眩晕，耳鸣，烦躁易怒，月经不调，痛经，崩漏，自汗，盗汗，胸胁疼痛，手足拘挛疼痛。用法为内服，煎汤，6～12g，或入丸、散。

使用注意：反藜芦。

【配伍应用】

（1）配赤芍，治月经不调，痛经及血分有热，低热不退，阴虚津亏，口干舌燥。

（2）配木香，治气血凝滞，腹痛下痢。

（3）配桂枝，治自汗，盗汗。

（4）配甘草，治脘腹疼痛，四肢拘挛。

（5）配川附片，治邪伏下焦，腹痛便溏如痢，汗多肢寒，舌红苔白，脉弦数。

（6）配合欢皮，治神情抑郁，焦虑恍惚，失眠不安等症。

（7）配钩藤，治头痛，眩晕，急躁易怒，失眠多梦等属肝血肝阴不足，肝阳偏亢之证。

（8）配龟甲，治腰膝酸软，胸胁隐痛，遗精，妇女月事不调，头目眩晕，耳鸣耳聋，烦躁易怒等症。

（9）配枸杞子，治头目眩晕，口干目涩，心悸失眠，或妇女月经过多等症。

（10）配熟地黄，治肝肾不足，阴血两虚所致的月经延期，量少色淡等症。

（11）配生姜，治血虚有寒，行经腹痛或产后腹痛。

（12）配柴胡，治腹痛并有热者。

（13）配白茅花，水煎服，治鼻衄。

（14）配当归、熟地黄，治月经不调，崩漏而有小腹不适或疼痛。

（15）配甘草、黄芩，治痢疾腹痛。

（16）配黄连、木香，治痢疾腹痛。

（17）配乌药、枳实，治气血郁滞，痞满腹痛。

（18）配麦冬、当归、熟地黄，治慢性肝炎，贫血，高血压，动脉硬化等症。

（19）配防风、白术、陈皮，治腹痛泄泻，泻后仍痛。

（20）配生地黄、菊花、钩藤，治阴虚阳亢，头痛，眩晕。

（21）配当归、熟地黄、川芎，治月经不调，痛经，崩漏等症。

（22）配龙骨、牡蛎、五味子，治阴虚阳浮所致的自汗、盗汗等症。

（23）配柴胡、香附、川芎，治胁痛。

（24）配乌药、枳实、大黄，治里实便燥腹痛。

（25）配赭石、生牡蛎、牛膝，治肝阳上亢所致的头痛、眩晕等症。

（26）配龙骨、牡蛎、浮小麦，治阴虚盗汗。

（27）配柴胡、川楝子、鳖甲，治胸胁刺痛。

（28）配柴胡、枳壳、香附，治肝气郁滞，胸胁疼痛。

（29）配甘草、牛膝、木瓜，治阴液受伤所致的腓肠肌痉挛及腿足挛缩难伸。

（30）配桑寄生、白术、炒黄芩，治胎动不安。

（31）配石决明、钩藤、生地黄、女贞子，治肝阴不足，肝阳上亢所致的头胀、头痛、眩晕、耳鸣或烦躁易怒。

（32）配桂枝、甘草、生姜、大枣，治表虚自汗。

（33）配当归、熟地黄、香附、川芎，治月经不调，痛经。

（34）配桑叶、菊花、钩藤、生地黄，治肝热头痛，目花头晕。

（35）当归、甘草、桂枝、饴糖，治血虚肝旺或虚寒所致的腹中疼痛。

（36）石决明、阿胶、生地黄、钩藤、牡蛎，治热病伤津及津亏血少的阴虚阳亢、筋脉挛急等症。

（37）生白芍配木香、槟榔、黄芩、川黄连，治痢疾引起的腹痛，里急后重。

（38）酒炒白芍配胡椒、葱白，治感受寒湿所致的呕吐（上药捣膏贴于心窝处）。

（39）配龙胆草、生大黄、木香、延胡索，治急性胰腺炎上腹部急痛拒按，口苦，舌苔黄腻，大便秘结，尿黄赤者。

（40）配大黄、芒硝、厚朴、延胡索，治急性胰腺炎有出血、坏死等倾向，腹满痛而坚实，大便秘结者。

【配方选例】

（1）黄芪劫劳散　治劳嗽寒热盗汗，唾中有红线，名曰肺痿：白芍18g，绵黄芪、甘草、人参、白茯苓、当归、五味子、半夏、阿胶、熟干地黄各6g。生姜，大枣，水煎，每日1剂，分2次服。（《选奇方后集》）

（2）白芍药散　治虚损唾血吐血：白芍、当归、附子、黄芩、白术、甘草各3g，阿胶6g，生干地黄12g。水煎，每日1剂，分2次服。（《太平圣惠方》）

（3）大定风珠　治温病邪热久羁，灼烁真阴，或因误用攻下，重伤阴液，神倦瘈疭，脉气虚弱，舌绛苔少，有时时欲脱之势：生白芍18g，阿胶9g，生龟甲12g，干地黄18g，火麻仁、五味子各6g，生牡蛎12g，麦冬（去心）18g，炙甘草12g，鸡子黄2枚，鳖甲（生）12g。水8杯，煮取3杯，去渣，再入鸡子黄搅令相得，分3次服。（《温病条辨》）

（4）平肝消瘕汤　治人肝气甚郁，结成气块，在左胁之下，动则痛，静则宁，日渐壮大，面黄吐痰：白芍、白术各30g，当归身15g，鳖甲9g，柴胡、神曲、山楂、枳壳、半夏各3g。水煎，每日1剂，分2次服。（《辨证录》）

龙骨

《神农本草经》

本品又名花龙骨、白龙骨。为古代哺乳动物象类、犀牛类、三趾马等骨骼化石。多产于河南、河北、山西、陕西、山东、内蒙古、湖北、四川、云南、广西等地。其味苦，涩，性微寒。归心、肝经。具有平肝潜阳，镇静安神，收敛固涩之功效。主治烦躁易怒，头晕目眩，神志不宁，心悸失眠，惊痫癫狂，遗精，带下，虚汗，崩漏，湿疮痒疹。用法为内服，煎汤，9～15g，或入丸、散；外用研末撒或调敷。

【配伍应用】

（1）配牡蛎，治心神不宁，惊悸，健忘，失眠，虚汗，遗精，久痢久泻，崩漏，白带及虚阳上越之头昏目花、胁下疼痛、咯血吐血，久不愈者。

（2）配黄连，治湿热泄泻。

（3）配五味子，煎水，分3次送服桂附地黄丸，每次10g，治尿崩证。

（4）煅龙骨配五倍子，研末，冷开水调糊，外涂敷脐上，勿令泄气，治小儿遗尿。

（5）配牡蛎、桑螵蛸，治遗精，遗尿，崩漏，白带等症。

（6）配牡蛎、五味子，治虚汗。

（7）配牡蛎、山萸肉，治阴虚盗汗，如肺结核、体虚贫血等由自主神经功能紊乱所致的夜间睡眠时出汗。

（8）配牡蛎、山药，治肾虚下元不固，遗精，崩漏，白带，遗尿。

（9）配乌药、桑螵蛸，治遗尿。

（10）配黄连、干姜，治脾胃虚寒，湿热内郁的久痢不止。

（11）煅龙骨配牡蛎、枯矾，研细面，炼蜜为丸，每次9g，开水冲服，治外阴瘙痒。

（12）配龙齿、五味子、朱砂，治神志不安，惊悸不眠。

（13）配牡蛎、桂枝、甘草，治阳虚欲脱，四肢厥冷，汗出，脉微等症。

（14）配远志、石菖蒲、龟甲，治心神不安，心悸，健忘，失眠，多梦。

（15）配白芍、牡蛎、赭石，治阴虚阳亢所致的烦躁易怒、目眩、头晕等症。

（16）配桂枝、白芍、千金子，治遗精，滑泄，腹泻，白带，崩漏属肾阳虚弱者。

（17）配朱砂、远志、酸枣仁，治神志不安，心悸，失眠及惊痫，癫狂。

（18）配牡蛎、沙苑、蒺藜、芡实，治肾虚遗精。

（19）配牡蛎、海螵蛸、山药，治赤白带下及月经过多。

（20）配莲须、芡实、益智，治肾虚遗精早泄。

（21）配樟丹、寒水石、冰片，共研细末，撒布疮面，治骨结核皮肉溃烂。如久不封口，可加黄连。

（22）配桂枝、白芍、牡蛎、甘草，治遗精。

（23）配青橘叶、郁金、白蒺藜、合欢皮，治胁下疼，兼见肝脾肿大者。

（24）配牡蛎、钩藤、牛膝、赭石，治阴虚阳亢证的高血压病和神经衰弱。

（25）配莲须、煅牡蛎、黄芪、白术，治遗精，滑精，自汗，盗汗，崩漏，带下等症。

（26）配牡蛎、白芍、赭石、龟甲，治阴虚阳亢，肝风内动，头晕头胀或耳鸣目眩，烦躁失眠，惊悸不宁，肢体麻木等症。

（27）生龙骨配生牡蛎、山萸肉、三七，治咯血，吐血，久不愈者。

（28）煅龙骨配枯矾，研末外敷或外撒，治痈疮久不收口。

【单味应用】

煅龙骨研末外用，治湿疮痒疹及疮疡溃后久不愈合。

【配方选例】

（1）龙虎膏方　治风湿着痹，肌肉厚，不知痛痒：龙骨60g，虎骨（酥涂焙）90g，当归（切焙）、肉桂（去粗皮）各30g，皂荚（肥者去子）250g。上捣罗为末，先另用好肥皂荚10挺，以苦酒3升，绞取汁，去渣，入锅下煎减半，即入前药同煎如稀汤，入瓷合盛，每用少许，揩摩麻痹处。(《圣济总录》)

（2）龙骨散　治因损娠，下恶血不止：龙骨、当归、地榆、阿胶、犀角屑各1g，艾叶、蒲黄各15g，熟干地黄30g。上为散，以粥饮，调下6g。(《太平圣惠方》)

（3）治诸痢脱肛方　治诸痢脱肛：龙骨、艾叶、黄连各30g，鳖头骨2个，阿胶1g。上为末，食前以粥饮，调下6g。(《神巧万全方》)

（4）三白丸　治小便滑数，遗精白浊，及盗汗：龙骨、牡蛎各30g，鹿角霜60g。上为细末，滴水为丸，如梧桐子大，以滑石为衣，每服10丸，加至15丸，盐汤吞下，空腹服。(《魏氏家藏方》)

（5）秘元丹 治内虚里寒，自汗时出，小便不禁：白龙骨90g，诃子（去核）15个，缩砂仁30g，上为末，糯米粥丸，梧子大，每服50丸，空腹盐酒下。（《得效方》）

（6）龙骨散 治大肠虚，肛门脱出：龙骨、诃子各7.5g，没石子2枚，罂粟壳、赤石脂各6g。上为末，每服3g，米饮调下。（《证治准绳》）

牡蛎

《神农本草经》

本品又名海蛎子壳、左壳、牡蛤、蛎房、蠔莆。为牡蛎科动物近江牡蛎、长牡蛎、大连湾牡蛎的贝壳。多产于我国沿海、河口、内湾地区。其味咸，性微寒。归肝、肾经。具有平肝潜阳，软坚散结，收敛固涩之功效。主治潮热盗汗，头痛眩晕，烦躁失眠，瘰疬肿块，多汗，遗精，带下，崩漏，泄泻，胃酸过多。用法为内服，煎汤，9～30g，或入丸、散；外用研末撒、调敷或作扑粉。

【配伍应用】

（1）配苍术，治小儿钙质缺乏的佝偻病。

（2）配白芍，治阴虚或血热所致的自汗，盗汗。

（3）配金樱子，治遗精。

（4）配山茱萸，治自汗，盗汗，遗精，滑精，女子带下等症。

（5）配龙骨，治神志不安，胆怯惊恐，心悸怔忡，失眠多梦。

（6）配生葛根，治阴虚阳亢，头晕目眩，心悸怔忡，烦闷失眠，舌质暗而少津。

（7）配鳖甲，治阴虚阳亢之头目眩晕，烦躁不安，心悸失眠；热病伤阴，肝风内动之四肢抽搐；妇女崩中漏下。

（8）配玄参，治阴亏火旺，灼津化痰，痰火凝结，郁而不散所致的瘰疬；阴虚火旺之头痛，咽痛，眩晕，耳鸣，盗汗及遗精等症。

（9）配龟甲，治阴虚阳亢之头晕，耳鸣，腰膝酸软，潮热盗汗及血热之崩漏，骨蒸劳热。

（10）配茜草，治崩漏，赤白带下。

（11）煅牡蛎（研末），配煅鸡蛋壳（或煅石决明，研末），治胃和十二指肠溃疡病。

（12）煅牡蛎配生石膏、鸡蛋清，2药共为末，用蛋清调成糊状，敷患侧，治小儿鞘膜积液。

（13）配玄参，夏枯草，治瘰疬。

（14）配煅龙骨、枯矾，研细面，炼蜜为丸，治外阴瘙痒。

（15）配浙贝、玄参，治瘰疬，瘿瘤。

（16）配黄芪、生地黄，水煎服，治小儿汗证。

（17）配烟茜根、白茄根，治甲状腺腺瘤。

（18）配浙贝母、海藻，研末，白酒送下，治甲状腺肿大。

（19）配龟甲、鳖甲，治热病伤阴，肝风内动，四肢抽搐等症。

（20）配黄芪、小麦、生白芍，治自汗或盗汗。

（21）配麻黄根、浮小麦、黄芪，治肺结核盗汗，体弱自汗。

（22）配沙苑、蒺藜、莲须、芡实，治遗精，滑精。

（23）配阿胶、续断、当归，治营血不足，冲任不固，崩漏带下等症。

（24）煅牡蛎配浙贝母、广郁金、海藻，焙干研末，黄酒送下，治地方性甲状腺肿。

（25）配龙骨、酸枣仁、远志，治阴虚肝旺烦躁，心悸失眠，头晕，目眩，耳鸣等症。

（26）配阿胶、赤石脂、续断，治崩漏带下。

（27）配柴胡、青皮、夏枯草，治慢性肝炎，肝大作痛者。

（28）配玄参、海藻、夏枯草，治瘰疬，瘿瘤。

（29）配龙骨、龟甲、白芍，治阴虚阳亢所致的烦躁不安，心悸失眠，头晕，目眩及耳鸣等症。

（30）配丹参、泽兰、鳖甲，治肝脾肿大。

（31）配煅龙骨、乌贼骨、山药，治崩漏带下。

（32）配白及、百部、炮山甲，研粉，如病灶有活动，百部加倍，治肺结核。

（33）配沙苑、蒺藜、芡实、莲须、龙骨，治肾虚遗精滑泄。

（34）配生龟甲、生赭石、怀牛膝、生白芍，治阴虚肝旺，头昏头痛，耳鸣眼花。

（35）配龙骨、赭石、龟甲、白芍，治阴虚阳亢，头痛，头晕，耳鸣，耳聋等症。

（36）配龟甲、鳖甲、阿胶、白芍，治邪热伤阴，虚风内动者。

（37）配柴胡、赤芍、丹参、穿山甲，治肝脾肿大，胁下疼痛。

（38）配龙骨、石决明、牛膝、钩藤，治肝阴不足，肝阳上亢而致的心烦、易怒、头晕、目赤、头部似有热气上冲、失眠、心悸，多见于高血压病者。

（39）配龙骨、芡实、莲须、千金子，治遗精，崩漏，白带等症。

（40）配玄参、生地黄、天花粉、白芍、石斛，治阴虚所致的夜间口渴，虚热烦躁等症。

【单味应用】

（1）单味研细面，开水服之，治鱼刺刺入咽喉。

（2）单味煎服，治盗汗，自汗，胃痛反酸之证。

（3）单味鲜品，经常与主食煮熟同食，治佝偻病。

【配方选例】

（1）牡蛎汤　治疟多寒者，名曰牡疟：牡蛎、麻黄各 6g，甘草 6g，蜀漆（若无，用常山代之）10g。水煎，疟疾未发前顿服或分 2 次服。（《外台秘要》）

（2）汗出少气方　治风，汗出少气：牡蛎 1g，白术 2.7g，防风 3g。上为散，以酒服 1g，每日 3 服。（《外台秘要》）

（3）治遗尿小便涩方　治遗尿小便涩：牡蛎、鹿茸各 6g，阿胶 3g。水煎，每日 1 剂，分 2 次服。（《备急千金要方》）

（4）牡蛎散　治体虚自汗，夜卧尤甚，心悸惊惕，短气烦倦：牡蛎、黄芪、麻黄根各 30g。上为粗末，每用 9g，浮小麦 15g，同煎，去渣，每日 2 次温服。（《太平惠民和剂局方》）

（5）疗毒复生汤　治疗毒走黄，头面发肿，毒气内攻，烦闷欲死：牡蛎、山栀、金银花、木通、连翘、牛蒡子、乳香、没药、皂角刺、天花粉、大黄、地骨皮各 2.4g。水酒煎，便秘者加朴硝。（《外科正宗》）

磁石

《神农本草经》

本品又名吸铁石、玄石、吸针石、元武石、慈石。为磁铁矿的矿石。多产于江苏、山东、辽宁、河北等地。其味咸，性寒。归肝、心、肾经。具有潜阳安神，聪耳明目，纳气平喘之功效。主治烦躁不宁，心悸，失眠，头晕头痛，癫痫，耳鸣，耳聋，目昏，气急虚喘。用法为内服，煎汤，9～30g，或入丸、散；外用研末撒或调敷。

【配伍应用】

（1）配紫石英，治肾气不足，肝阳上逆之头晕、耳鸣、失眠、多梦等症。

（2）配石菖蒲，治阴虚阳亢，头晕头痛，心悸，烦躁，失眠或阴虚火炎之耳鸣、耳聋、目花。

（3）配猪肾，做粥，空腹食之，治久患耳聋，养肾脏，强骨气。

（4）配干蜗牛子，治大肠虚冷脱肛。

（5）配滑石，白米饮调服，治金疮肠出欲入。

（6）配熟地黄、五味子，治肾虚不能纳气所引起的气喘。

（7）配龙骨、牡蛎，治浮阳上越引起的头晕、目眩。

（8）配朱砂、六神曲，治心神不宁，视物不清。

（9）配熟地黄、肉桂，治肾虚气喘。

（10）配神曲、光明砂，治肾脏风虚，眼生黑花。

（11）配石决明、龙齿，治失眠，惊悸等症。

（12）生磁石（未煅）配新炭末（木炭末）、蜂蜜，调服，治误吞金属异物。

（13）配赭石、五味子、胡桃肉，治肾虚摄纳无权，气逆作喘之证。

（14）配熟地黄、山萸肉、五味子，治肝肾阴虚所致的耳鸣，耳聋及目昏等症。

（15）配熟地黄、山萸肉、山药，治肾阴虚引起的耳鸣、耳聋。

（16）配忍冬藤、铅丹、香油，熬膏贴之，治诸般肿毒。

（17）配当归、生地黄、白芍，治血虚头晕。

（18）配熟地黄、山茱萸、柴胡，治肾虚耳聋。

（19）配石决明、白芍、生地黄，治阴虚阳亢所致的烦躁不宁、心悸、失眠、头晕头痛及癫痫等症。

（20）配牛膝、杜仲、龙齿、石决明，治肝肾阴虚、肝阳上亢而致的眩晕、头重、面赤、心悸。

【配方选例】

（1）磁石丸 补暖水脏，强益气力，明耳目，利腰脚：磁石300g（大火烧令赤，投于醋中淬之7度，细研，水飞过，以好酒1升，煎如饧），肉苁蓉（酒浸1宿，刮去皱皮，炙干）、木香、补骨脂（微炒）、槟榔、肉豆蔻（去壳）、蛇床子各60g。捣罗为末，与磁石煎相和为丸，如梧子大，每服20丸，空腹温酒下。（《太平圣惠方》）

（2）磁石丸 补肝肾虚，止冷泪，散黑花：磁石（煅，醋炙）30g，石菖蒲、川乌（焙，去皮、尖）、巴戟天、黄芪、肉苁蓉、玄参各等份。上为细末，炼蜜和丸，如梧子大，每服20丸，空腹，盐酒汤下。（《卫生家宝方》）

（3）磁石酒 治耳聋耳鸣，常如风水声：磁石（捣碎，绵裹）15g，木通、石菖蒲（米泔浸1～2日，切，焙）各250g。上3味，以绢囊盛，用酒1斗浸，寒7日，暑3日，每饮3合，日2服。（《圣济总录》）

（4）磁石丸 治子宫不收，名㿗疾，痛不可忍：磁石（酒浸，煅，研末）。米糊和丸，梧子大，每卧时滑石汤下40丸，次早用磁石散，米汤服6g。（《本草纲目》）

注：磁石散为磁石（酒浸）15g，铁粉6.5g，当归15g。为末。

罗布麻

《陕西中草药》

本品又名吉吉麻、野茶、红花果。为夹竹桃科植物罗布麻的全草或叶。多产于东北、华北、西北等地。其味甘、苦，性微寒。归肝经。具有平肝，清热，降血压之功效。主治头痛，眩晕，烦躁失眠，高血压病，小便不利，水肿。用法为内服，煎汤，6～9g，或泡茶饮。

【配伍应用】

配夏枯草、钩藤、野菊花，治头痛，眩晕，烦躁失眠之高血压病。

【单味应用】

（1）单味开水冲泡当茶饮，治高血压，神经衰弱，眩晕，脑震荡后遗症，心悸，失眠，浮肿。

（2）单味500g，加水5000mL，煎至2500mL，再加苯甲酸0.25g。每日服100mL，分2次服。连服2天，每周1次，防治感冒。

【配方选例】

（1）治肝炎腹胀：罗布麻6g，甜瓜蒂4.5g，延胡索6g。公丁香3g，木香9g。共研末，每服1.5g，每日2次，开水送服。（《新疆中草药手册》）

（2）治神经衰弱，眩晕，脑震荡后遗症，心悸，失眠，高血压，肝硬化腹水，浮肿：罗布麻3~9g。开水冲泡当茶喝，不可煎煮。（《新疆中草药手册》）

蒺藜

《本草衍义》

本品又名白蒺藜、刺蒺藜、茨、蒺藜子、休羽、三角刺、杜蒺藜。为蒺藜科植物蒺藜的果实。多产于河南、河北、山东、安徽等地。其味苦、辛，性平。归肝经。具有平肝疏肝，祛风明目之功效。主治目赤多泪，头目疼痛，风疹瘙痒，胸胁不舒或胀痛，乳闭。用法为内服，煎汤，6~9g，或入丸、散；外用捣敷或研末撒。

【配伍应用】

（1）配蝉蜕，治风邪郁表的皮肤瘙痒等症。

（2）配木贼，治风热所致的目赤肿痛，翳膜遮睛。

（3）配川楝子，治肝气横逆犯胃，胁痛，胃脘痛等症。

（4）配白僵蚕，治肝风上扰头痛，头晕，眼花，痰热壅盛之惊痫抽搐、风疹瘙痒、面黚（色素沉着）。

（5）配制首乌，治用脑过度，血虚肝旺，头痛头昏，失眠健忘，身体瘙痒。

（6）配滁菊花，治肝风上扰头痛目昏。

（7）配参三七，治冠心病心绞痛。

（8）配苍耳子，治白癜风，风疹瘙痒等症。

（9）配防风、地肤子，治皮肤瘙痒，荨麻疹。

（10）配菊花、蔓荆子，治肝风所致的眼病，头目眩晕及上焦风热诸证。

（11）配蝉蜕、防风，治荨麻疹，神经性皮炎，慢性湿疹等症。

（12）配牛膝、钩藤，治肝阳上亢之高血压引起的头痛头晕。

（13）配菊花、钩藤，治肝阳上亢所致头晕头痛，胸胁胀痛。

（14）配女贞子、旱莲草，治肝肾不足，精血亏损，水不涵木，肝阳上扰诸证。

（15）配橘叶、郁金，治肝气郁结，乳房胀痛，胸胁不舒等症。

（16）配王不留行、通草，治肝气失疏，乳闭不通等症。

（17）配黄芩、菊花，治目赤肿痛。

（18）配青皮、香附、柴胡，治肝气郁结之胸胁不舒或胀痛，以及乳闭不通等症。

（19）配菊花、青葙子、决明子，治肝经风邪所致的目赤、多泪。

（20）配菊花、蔓荆子、决明子，治风热所致的目赤多泪、头目疼痛等症。

（21）配草决明、菊花、蔓荆子，治肝经风热所致的目赤肿痛、流泪。

（22）配菊花、蔓荆子、木贼，治风火赤眼，红肿疼痛。

（23）配木贼、决明子、谷精草，治风热较轻的角膜炎，角膜炎退行期，或急性结膜炎。

（24）配钩藤、菊花、白芍、珍珠母，治肝阳上亢所致的头痛、眩晕。

（25）配钩藤、珍珠母、草决明、菊花，治肝阳上亢所致的头痛、眩晕等症。

（26）配菊花、木贼、青葙子、决明子，治风火眼红，肿痛多泪。

（27）配蝉蜕、僵蚕、荆芥、防风、川芎，治风疹瘙痒及白癜风。

（28）配柴胡、青皮、橘叶、香附、川芎，治肝气郁结之胸胁不舒、乳闭不通等症。

【单味应用】

（1）单味研细末，开水送服，每服 6g，每日 2 次，治白癜风。

（2）蒺藜草，煎浓汁滴鼻，治急、慢性鼻炎。

【配方选例】

（1）治身体风痒，燥涩顽痹：蒺藜（带刺炒，磨为末）120g，胡麻仁（泡汤去衣，捣如泥）60g，玉竹90g，金银花（炒，磨为末）30g。上4味，炼蜜为丸，早晚各服9g，白汤下。（《方龙潭家秘》）

（2）治奔豚疝瘕：蒺藜（带刺炒）300g，小茴香（炒）90g，乳香、没药（瓦上焙出汗）各15g。上药共为末，每服9g，白汤调服。（《方龙潭家秘》）

（3）白蒺藜散　治疥癣风痒等症：白蒺藜、秦艽、炒枳壳、独活、防风各60g，人参、苦参、玄参、丹参、沙参、菊花、栀子仁、黄芩、茯神、山茱萸、细辛、麻黄各75g，乌梢蛇（酒浸）120g。上为细末，每服6g，食前温酒调下。（《证治准绳》）

（4）白蒺藜散　治肝肾虚热生风，目赤多泪：炒蒺藜、菊花、蔓荆子、决明子、炙甘草、连翘各等份，青葙子量减半。共为粗末，水煎，每服9～12g。（《张氏医通》）

（5）蒺藜消风饮　治风热所致的皮肤瘙痒和皮疹，如荨麻疹、神经性皮炎、慢性湿疹等：蒺藜9g，防风6g，荆芥9g，蝉蜕、川芎各3g，赤芍6g，首乌、当归各9g，生地黄12g，甘草3g。水煎服。（《中药临床应用》）

第十三章　安神药

朱砂

《本草经集注》

本品又名丹砂、辰砂。为天然的辰砂矿石。多产于贵州、湖南、四川、广西、云南等地。其味甘，性寒。归心经。具有清心，定惊，安神，解毒之功效。主治惊痫，癫狂，心悸，失眠，多梦，疮疡肿毒，疥疮，咽肿。用法为内服，研末，0.3～1g，或入丸、散；外用合他药研末干撒。

使用注意：本品内含汞，不宜多服。忌用火煅。

【配伍应用】

（1）配磁石，治癫痫，惊痫，怔忡，或神志不安，惊悸失眠，耳鸣，耳聋等症。

（2）配雄黄，研末外敷，治疮疡肿毒。

（3）配琥珀，治心肝蕴热，心神不安，失眠多梦。

（4）配芒硝，调湿外敷患处，治痈肿初起；研末吹喉，治口舌生疮，咽喉肿痛。

（5）配黄连，治心火亢盛所致的心神不安、惊悸不眠、胸中烦热等症；外涂，治疮疡肿毒。

（6）配蛤粉，治风痰眩晕，肺热吐血。

（7）配冰片研末吹喉，治咽喉肿痛发炎。

（8）配巴豆仁，将巴豆仁包住压碎去油，与朱砂粉搅匀，贴印堂穴，治白喉。

（9）配冰片、西瓜霜，作散剂吹喉，治虚火上炎，咽喉肿痛。

（10）配飞滑石、生甘草，研末，开水冲服，治中暑后烦渴、小便不利，或暑湿泄泻。

（11）配黄连、生地黄，治心火亢盛引起的胸中烦热、心神不宁等症。

（12）配当归、丹参，治心血不足引起的惊悸、失眠。

（13）配雄黄、麝香，治瘴疟，疮疡肿毒等症。

（14）配远志、龙骨，治心神不宁，失眠多梦等症。

（15）配琥珀、茯神，治心悸，失眠，或寐而不实。

（16）配黄连、甘草，治心火亢盛所致的心神不安、胸中烦热、惊悸不眠等症。

（17）配冰片、硼砂，研末吹喉，治咽喉肿痛、口舌生疮。

（18）配黄连、地黄、当归，治心火亢盛所致的心神不安、烦躁不寐、心悸怔忡，癫狂惊痫等症。

（19）配当归、柏子仁、酸枣仁，治血虚心悸，失眠多梦等症。

（20）配远志、龙骨、牡蛎，治心神不宁及惊痫，癫狂等症。

（21）配犀角、牛黄、麝香，治高热，神昏，惊厥。

（22）配远志、麦冬、茯神，治心悸，失眠等症。

（23）配冰片、硼砂、西瓜霜，研末外吹，治咽喉肿痛、口舌生疮。

（24）飞品配焙指甲、焙灯心草、煅硼砂，共研细末，吹患处，治单蛾日久。

（25）配竺黄精、天南星、咸竹蜂，治惊痫，小儿急、慢惊风。

（26）配煅硼砂、青黛、黑栀子，研细末，吹喉，治喉中生疮、肿痛及喉痹。

（27）配牛黄、黄连、炒栀子，治热入心包，烦躁不安，神昏谵语等症。

（28）配当归、生地黄、酸枣仁、茯神，治心血虚所致的心神不宁，时有惊悸、怔忡、遗精等症。

（29）配黄连、甘草、当归、生地黄，治心火亢盛所致的心神不安、胸中烦热、惊悸不眠，并兼有心血虚者。

【单味应用】

（1）单味调水，外敷，治毒蛇咬伤。

（2）用猪心1个，剖开，放入朱砂1g，炖2小时，猪心、朱砂同服，治心神不宁，时有惊悸、怔忡、遗精等症。

（3）单味研末，睡前热水洗脚，贴涌泉穴，治不寐。

【配方选例】

（1）鹤顶丹　治大人小儿，风壅痰实，咽膈不利，口干烦渴，睡卧不安，及中暑头痛，燥渴不解等症：朱砂（飞研）300g，麝香（研）7.5g，甘草（锉，炒，研末）105g，牙硝（枯过研）750g，寒水石（粉）333g。上为细末，研匀，炼蜜搜和，每36g作10丸，大人温生姜汤化下1丸，小儿1丸分作4服，量大小加减。如中暑加入龙脑少许同研，新汲水化下；治小儿脏腑积热，心神不宁，夜卧狂叫，口舌生疮，薄荷自然汁化下，并食后服。（《大同方剂学》）

（2）神效绞肠痧散　治肠绞痛：朱砂、雄黄、明矾、芒硝各9g，麝香、冰片各0.6g，荜茇0.09g，金箔12张，上为细末，每服3g，温开水送下，不效再服。（《证治大还》）

（3）济生茸珠丸　治因虚头痛，服诸药不效其痛愈甚：朱砂15g，鹿茸（去毛酒浸）30g。上为细末，煮枣肉丸，如梧桐子大，每服40丸，炒酸枣仁煎汤送下，午前临卧服。（《妇科要诀》）

（4）金珠化痰丸　治痰热咳嗽，咽嗌不利，神志不安，头痛眩晕，心忪恍惚，胸膈烦闷，涕唾稠黏等症：朱砂（研飞）60g，龙脑（细研）15g，皂荚子(炒黄色)、白矾(光明者，于石铁器内，熬汁、尽放冷研)、松白霜(细研)、天竺黄（研）各30g，金箔（为衣）20片，半夏（汤洗7次，用生姜60g去皮，同捣细作饼，炙微黄色）120g。上以半夏、皂荚仁为末，与诸药研匀，生姜汁煮麦糊，丸如梧子大，每服10~15丸，生姜汤，食后临卧服。（《大同方剂学》）

（5）合口脂法　口脂：好熟朱砂90g，紫草150g，丁香末60g，麝香末30g，口脂50挺，沉香3升，上苏合135g，麝香60g，甲香150g，白胶香210g，雀头香90g，丁香30g，蜜1升。上14味，并大称大两，粗捣碎，以蜜搅和，分为2分，1分内瓷器瓶内，其瓶受大4升，内讫，以薄绵幕口，以竹篾交络蔽瓶口。藿香60g，苜蓿30g，零陵香120g，茅香30g，甘松香45g。上5味，以水1斗酒1升渍1宿，于胡麻油1斗2升内煎之为泽，去渣，均分著2坩，各受1斗掘地著坩令坩口与地平，土塞坩四畔令实，即以上甲煎瓶器覆中间1尺，以糠火烧之，常令著火糠作火，即散著糠，3日3夜，烧十石糠即好，冷出之，绵滤即成甲煎蜡7斤，上朱砂650g，研令精细，紫草330g，于蜡内煎紫草令色好，绵滤出停冷，先于灰火上消蜡，内甲煎，及搅看色好，以甲煎调，硬即加煎，软即加蜡，取点刀子刃上看硬软，著紫草于铜铛内消之，取竹筒合面，纸裹绳缠，以镕脂注满，停冷即成口脂，模法取干竹径头 1.5 寸，1.2 尺锯截下两头，并不得节坚头，3 分破之，去中，分前两相著合令蜜，先以冷甲煎涂模中合之，以四重纸裹筒底，又以纸裹筒，令缝上不得漏，以绳子牢缠，消口脂泻中令满，停冷解开，就模出 4 分，以竹刀子约筒截割齐整，所以约筒者，筒口齐故也，作口脂用。(《外台秘要》)

（6）返魄丹　治卒中风不语：朱砂、雄黄、生玳瑁、白芥子各 15g。同研如面，酒煎安息香 30g 为膏，和丸如绿豆大，每服以童子便下 5 丸。(《太平圣惠方》)

琥珀

《雷公炮炙论》

本品又名血珀、光珀、育沛、江珠。为古代松科植物的树脂的化石。多产于云南、河南、广西、福建、贵州、辽宁等地。其味甘，性平。归心、肝、膀胱经。具有定惊安神，活血散瘀，利尿通淋之功效。主治心悸不安，失眠多梦，惊痫，经闭，癥瘕疼痛，小便不利，血淋，石淋，热淋。用法为内服，入丸、散，1 ~ 1.8g；外用研末点、撒。

【配伍应用】

（1）配朱砂，治惊痫不眠。

（2）配胆南星，治惊风，神志不宁，痰饮。

（3）配三七，治冠心病。

（4）配葱白，治砂石诸淋。

（5）配首乌藤、酸枣仁，治失眠和睡眠不宁。

（6）配莪术、当归，治血瘀经闭，癥瘕疼痛。

（7）配三棱、鳖甲，治癥瘕疼痛，尤适用于血瘀腹痛。

（8）配防风、朱砂，治小儿胎惊。

（9）配朱砂、全蝎，治小儿胎痫。

（10）配白僵蚕、全蝎，治小儿惊风。

（11）配茯神、远志，治多梦，神志不宁。

（12）配海金沙、滑石，治血淋，小便淋沥，涩痛。

（13）配朱砂、远志、石菖蒲，治心神不安，惊悸失眠，健忘等症。

（14）配全蝎、钩藤、胆南星，治惊风，癫痫。

（15）配旱莲草、冬葵子、猫爪草，治肾结石，血淋，热淋。

（16）配猪苓、萹蓄、木通，治石淋，热淋，血淋，偏于热而口渴者。

（17）配枸杞子、菊花、夜明砂，治角膜翳。

（18）配生地黄、木通、海金沙，治热淋，血淋，尿痛，尿血等症。

（19）配当归、桃仁、乌药，治气阻血滞，月经不通。

（20）配当归、莪术、芍药，治血滞气阻之月经不通及外伤瘀肿疼痛。

（21）配金钱草、木通、萹蓄，治热淋，石淋。

（22）配全蝎、胆南星、天麻，治小儿急惊风。

（23）配海金沙、白茅根、木通、金钱草，治小便癃闭及血淋，热淋，石淋等症。

（24）配合欢花、首乌藤、白芍、酸枣仁，治惊痫，不眠。

（25）配珍珠末、朱砂末、铅霜、赤芍末，治天吊惊风发搐。

（26）配乳香、没药、朱砂、麝香，治经水或前或后或血崩及瘀血死胎，并养胎，镇心安神。

【 配方选例 】

（1）沉香琥珀丸　治水肿，小便不通，小腹青紫筋绊，喘急胀痛，及腰膝两足皆肿等症：琥珀（一作 30g）、杏仁（一作桃仁）、紫苏子（一作苏木）、赤茯苓、泽泻各 15g，葶苈、郁李仁、沉香各 45g，陈皮、防己各 23g。上为细末，炼蜜和丸，如梧子大，麝香 3g 为衣，每服 25～50 丸，空腹热汤送下，虚者人参煎汤下，量虚实加减之。（《大同方剂学》）

（2）琥珀散　治石淋，水道涩痛，频下砂石：琥珀、磁石、桂心、滑石、冬葵子、大黄、轻粉、木通、木香各 15g。磁石烧淬 7 遍，细研，水飞净，为散，每服 6g，食前葱白灯心汤调下。（《太平圣惠方》）

（3）琥珀煎　治眼生丁翳，久治不瘥：琥珀、龙脑各 7.5g，贝齿、朱砂各 15g，马牙硝（炼过者）23g。上同研如面，以水 1 大盏，另入白蜜 30g，搅和，入通油瓷瓶内，用重汤煮，以柳木篦煎 1 合，已来即住，以绵滤于不津瓷瓶盛之，或铜器亦得，每取少许点之（一方为细末点）。（《医部全录·目门》）

（4）琥珀散　治五淋涩痛，小便有脓血出：琥珀、海金沙、没药、蒲黄各

等份。上为细末，每服 3g，食前通草煎汤调服。(《奇效良方》)

(5) 琥珀抱龙丸　治小儿诸惊，四时感冒，风寒温疫邪热，致烦躁不宁，痰嗽气急及疮疹欲出发搐：真琥珀、天竺黄、檀香、人参、白茯苓各 45g，粉草 90g，枳壳 (麸炒)、枳实 (麸炒) 各 30g，水飞朱砂 150g，山药 (锉成小块，慢火炒令热透) 1 斤，胆南星 30g，金箔百片 (去护纸，取见成药 30g，同在乳钵内极细杵，仍和匀前药末用) 前 12 味，除朱砂、金箔不入研，内余 10 味，檀香不过火外，9 味或晒或焙，同研为末，和匀，朱砂、金箔每 30g 重，取新汲井水 30g，重入乳钵内略杵匀，随手丸如绿豆大，阴干用葱汤化服，百日内婴儿每丸分 3 次服，2 岁以上儿童每次 1~2 丸。(《活幼心书》)

酸枣仁

《雷公炮炙论》

本品又名枣仁，为鼠李科植物酸枣的种子。多产于山东、河北、河南、陕西、辽宁。其味甘、酸，性平。归心、肝经。具有养心益肝，安神，敛汗之功效。主治失眠，惊悸怔忡，体虚自汗，盗汗。用法为内服，煎汤，6~15g，或入丸、散。

【配伍应用】

(1) 配生栀子，治心火过盛之烦躁、多梦、失眠。

(2) 配远志肉，治心肾不交之失眠、惊悸、胆怯等症。

(3) 配柏子仁，治血虚心悸怔忡，惊悸，失眠，肠燥便秘。

(4) 配知母，治神经衰弱，虚烦不眠等症。

(5) 配山栀仁，治烦热盗汗，失眠多梦，心悸怔忡等症。

(6) 配浮小麦，治心血不足或虚热内生，心液外泄所致的虚烦失眠、自汗、盗汗等症。

(7) 配全梃腊茶，治胆风毒气，虚实不调，昏沉睡多。

(8) 配五味子，治失眠心悸之虚证。

(9) 配丹参，治心、肝血虚有热，失眠心烦不宁等症。

(9) 生酸枣仁配茶叶，治神经衰弱。

（10）配火麻仁、郁李仁，治血虚肠燥大便干者。

（11）配龙胆草、分心木，治心脏病兼见心胸疼痛者。

（12）配茯神、龙眼肉，治血虚而致的心烦、不眠，兼有心悸不安、虚汗等症。

（13）配珍珠母、首乌藤，治血虚失眠，症状较重者。

（14）配人参、茯苓，治睡中盗汗。

（15）配知母、白芍，治心烦。

（16）配北沙参、五味子，治盗汗。

（17）配茯神，治心虚少眠。

（18）配知母、茯苓，治肝虚有热之虚烦失眠。

（19）配生地黄、党参、茯苓，治阴虚失眠多汗。

（20）配柏子仁、卧胆草、仙鹤草，治心脏病之心悸者。

（21）配五味子、茯神、远志，治失眠心悸之虚证。

（22）配党参、五味子、山茱萸，治体虚自汗，盗汗等症。

（23）配知母、茯苓、川芎，治肝虚有热之失眠。

（24）配五味子、白芍、党参，治体虚多汗。

（25）配合欢花、远志、柏子仁，治神经衰弱，心悸，头晕，失眠。

（26）配生白芍、五味子、牡蛎，治手足心发热，盗汗，头昏。

（27）配生地黄、玄参、柏子仁，治心肾不足，阴虚阳亢所致的虚烦失眠、心悸、健忘、口燥咽干、舌红少苔。

（28）配地黄、当归、麦冬、柏子仁，治血虚所致的虚烦失眠，心悸怔忡之证。

（29）配党参、当归、茯苓、龙眼肉，治心脾两虚之失眠。

（30）配黄芪、五味子、白芍、牡蛎，治自汗，盗汗。

（31）配知母、茯苓、川芎、甘草，治心烦，头晕，多汗。

（32）配当归、白芍、何首乌、龙眼肉，治心肝血虚引起的失眠、惊悸怔忡等症。

（33）配黄芪、白术、当归、白芍，治心脾不足，气血两虚者。

（34）配当归、五味子、怀山药、龙眼肉，研末制蜜丸，每丸5g，治美尼尔综合征。

（35）配牡蛎、浮小麦、白术、五味子，治体虚自汗，盗汗等症。

（36）酸枣核配橄榄核，烧炭研末，吹喉内，治咽门有肿块、喉蛾僵肿。

【配方选例】

（1）卧佛汤　治阳亢性失眠：酸枣仁（碎）15g，鲜生地黄30g，麦冬9g，鲜石斛12g，杜仲、桑寄生、牛膝各9g，丹参15g，龟甲（碎）30g，槐花米、钩藤、铁锈各9g。上药加水1000mL，加热煮沸1.5小时，滤过，残渣再加水500mL，煮沸1小时，滤过，合并两次滤出液即得，每日1剂，分2~3次温服。孕妇去牛膝，慎用活血化瘀药。高血压者加青木香15g；虚热上逆者加龙胆草、黄柏各9g；胃呆少纳者加厚朴9g，广木香6g；大便干结者加生大黄6~9g，玄明粉9~15g。（《冉氏经验方》）

（2）宁志膏　治心脏亏虚，神志不守，恐怖惊惕，常多恍惚，健忘，睡卧不宁，梦涉危险，一切心疾并治：酸枣仁（微炒去皮）、人参（去芦）各30g，朱砂（研细水飞）15g，乳香（细研）0.3g。上各研合，炼蜜丸如弹子大，每服1粒，温酒化下，枣汤亦得，空腹临卧服。（《太平惠民和剂局方》）

（3）平补镇心丹　治心气不足，神志恍惚，惊悸多梦，及肾气耗伤，四肢倦怠，足胫酸疼，遗精白浊等：酸枣仁（隔纸炒）7.5g，车前子、茯苓、五味子、肉桂、麦冬、茯神各38g，天冬、龙齿、熟地黄（酒蒸）、山药（姜汁制）、远志、炙甘草各45g，人参、朱砂各15g。上为细末，炼蜜为丸，梧桐子大，每服30丸，空腹米饮或温酒送下。（《太平惠民和剂局方》）

柏子仁

《新修本草》

本品又名柏实、侧柏子。为柏科植物侧柏的种仁。多产于山东、河南、河北、陕西等地。其味甘，性平。归心、肾、大肠经。具有养心安神，润肠通便之功效。主治惊悸怔忡，虚烦不眠，肠燥便秘。用法为内服，煎汤，3~9g，或入丸、散；外用炒研取油涂。

【配伍应用】

（1）配酸枣仁，治失眠症。

（2）配火麻仁，治阴虚、产后及老人的肠燥便秘。

（3）配五味子，治虚烦不寐，怔忡，心悸及阴虚盗汗等症。

（4）配火麻仁、松子仁，治阴虚、年老及产后津少肠燥、大便秘结等症。

（5）配煅牡蛎、五味子、麻黄根，治阴虚盗汗等症。

（6）配松子仁、郁李仁，治心虚血少、老年体弱及产后血虚引起的肠燥便秘。

（7）配肉苁蓉、当归，治体虚者之便秘。

（8）配郁李仁、桃仁，治老年人及产后肠燥便秘。

（9）配火麻仁、松子仁，治老年体虚便秘。

（10）配炒酸枣仁、知母，治失眠健忘，心悸，心慌。

（11）配防风、天南星，研细末，猪胆汁调，敷囟门，勿令干，治解颅，肾虚髓热者。

（12）配酸枣仁、五味子、茯神，治血不养心的惊悸，怔忡，虚烦不眠等症。

（13）配酸枣仁、远志、五味子、茯苓，治心血不足所致的心悸，怔忡，失眠等症。

（14）配首乌藤、炒酸枣仁、茯苓、远志，治心悸，失眠。

（15）配当归、熟地黄、制首乌、牡蛎，治血虚失眠。

（16）配党参、当归、茯苓、远志、酸枣仁，治心气不足，惊悸，失眠，健忘等症。

【配方选例】

（1）柏子养心丸　治劳欲过度，心血亏损，精神恍惚，夜多怪梦，怔忡惊悸，健忘遗泄，常服宁心定志、补肾滋阴：柏子仁（蒸晒去壳）120g，枸杞子（酒洗晒）90g，麦冬（去心）、当归（酒浸）、石菖蒲（去毛洗净）、茯神（去皮心）各30g，玄参、熟地黄（酒蒸）各60g，甘草（去粗皮）15g。先将柏子仁、熟地黄蒸过，石器内捣如泥，余药研末和匀，炼蜜为丸，如梧桐子大，每服40～50丸，早晚灯心草汤或龙眼汤送下。（《体仁汇编》）

（2）柏子仁丸　治血虚有火，月经耗损，渐至不通，羸瘦而生潮热，及室女思虑过度，经闭成痨：柏子仁（炒，另研）、牛膝、卷柏各15g（一作各60g），泽兰叶、川续断各60g，熟地黄90g。研为细末，炼蜜和丸，如梧桐子

大，每服 30 丸，空腹时米饮送下，兼服泽兰汤。（《妇人良方》）

（3）治老人虚秘：柏子仁、火麻子仁、松子仁各等份。同研，熔白蜡丸，桐子大，以少黄丹汤服 20～30 丸，食前服。（《本草衍义》）

（4）柏子仁丸　戢阳气，止盗汗，进饮食，退经络热：新柏子仁（研）、半夏曲各 60g，牡蛎（甘锅子内火煅，用醋淬 7 次，焙）、人参（去芦）、白术、麻黄根（慢火炙拭去汗）、五味子各 30g，净麸（慢火炒）15g。上为末，枣肉丸，如梧子大，空腹米饮下 30～50 丸，每日 2 服。作散调亦可。（《普济本事方》）

灵芝

《嵇中散集》

本品又名灵芝草、三秀、茵、芝、虎乳灵芝。为多孔菌科植物紫芝或赤芝的全株。多产于陕西秦岭以南各地。其味甘、微苦，性微温。归心、脾、肺、肝、肾经。具有养心安神、补气养血、止咳平喘之功效。主治失眠多梦，心悸怔忡，健忘呆滞，咳喘，高血压病。用法为内服，研末，1.5～3g。或浸酒服。

【配伍应用】

（1）配瘦猪肉，煎服，治神经衰弱，头晕，失眠等症。

（2）配龙眼肉、桑椹，治心气虚或心血虚所致的失眠多梦、心惊怔忡、健忘呆滞等症。

（3）配甘草、生姜、大枣，治各种菌类中毒。

（4）配五倍子、党参、白术、陈皮、鸡内金、春砂仁、生姜、大枣，治胃溃疡，消化不良。

（5）配鸡血藤、石菖蒲、田七、牡丹皮、金狗脊、杜仲、菟丝子、黄精、大蓟，治动脉硬化，高血压病，脑血管病等症。

【单味应用】

（1）单味内服，治高血压病，高血脂病，冠心病，心律不齐，白细胞减少症，各种肝炎，病后体虚等症。

（2）单味灵芝酊，治神经衰弱，高血压病，风湿性关节炎等症。

（3）单味1斤，切碎，小火水煎2次，每次3~4小时，合并煎液，浓缩后用多层纱布过滤，滤液加蒸馏水至500mL，滴鼻，治鼻炎。

（4）单味灵芝液，治过敏性哮喘。

（5）单味灵芝合剂，或灵芝菌丝培养基液，治慢性气管炎。

【配方选例】

（1）治积年胃病：木灵芝1.5g。切碎，用老酒浸泡，服用。（《杭州药植志》）

（2）治高血压病：灵芝6g，甘草5g，水煎服，日服2次，10日为1疗程。（便方）

（3）灵芝参合汤 治慢性支气管炎：灵芝15g，南沙参、北沙参各10g，百合15g，水煎服。（《偏方大全》）

（4）铁破紫虎汤 治肺结核，肺癌，咳嗽咯血，胸痛：铁包金、穿破石各30g，北紫草12g，虎乳灵芝9g。水煎服。（《中药临床应用》）

首乌藤

《本经逢原》

本品又名夜交藤、棋藤。为蓼科植物何首乌的茎藤。多产于浙江、湖北、河南、江苏等地。其味甘，性平。归心、肝经。具有养心安神，祛风通络之功效。主治虚烦不眠，多梦，风湿痹痛，风疮痒疹。用法为内服，煎汤，6~12g；外用煎水洗或捣敷。

【配伍应用】

（1）配合欢花，治阴虚血少，心神失养，忧郁不乐，虚烦不眠，多梦易醒等症。

（2）配酸枣仁、柏子仁，治血虚失眠，多梦而易惊者。

（3）配丹参、珍珠母，治虚烦不眠，多梦等症。

（4）配何首乌、大枣，治精神病。

（5）配五加皮、鸡血藤，治风湿痹痛。

（6）配炒酸枣仁、丹参、五味子，治神经衰弱。

（7）配丹参、当归、白蒺藜，治血虚所致的肌肤麻木和四肢酸软或疼痛。

（8）配柏子仁、枣仁、远志，治阴虚血少所致的虚烦不眠，多梦等症。

【单味应用】

单味连叶煎汤外洗，治皮肤痒疹。

【配方选例】

（1）甲乙归脏汤　治彻夜不寐，间日轻重，如发疟：首乌藤（切）12g，珍珠母24g，龙齿6g，柴胡（醋炒）、薄荷各3g，生地黄18g，当归身6g，白芍(酒炒)4.5g，丹参、柏子仁、夜合花各6g，沉香1.5g，红枣10枚。水煎服。（《医醇賸义》）

（2）治腋疽：首乌藤、鸡尿藤叶各适量。捣烂，敷患处。（《广西民间常用草药》）

（3）治痔疮肿痛：首乌藤、假蒌叶、杉木叶各适量。煎水，洗患处。（《广西民间常用草药》）

（4）交藤饮　治血虚所引起的失眠，神经衰弱及贫血等症：首乌藤30g，酸枣仁15g，柏子仁6g，龙眼肉9g。水煎服。（《中药临床应用》）

远志

《神农本草经》

本品又名小草根、棘菀、苦远志。为远志科植物细叶远志或宽叶远志的根。多产于山西、陕西、河北、河南等地。其味苦、辛，性微温。归肺、心经。具有宁心安神，祛痰开窍，消痈肿之功效。主治惊悸健忘，失眠多梦，咳嗽、瘰疬痰核。用法为内服，煎汤，3～9g，浸酒，或入丸、散。

使用注意：溃疡病、胃炎慎用。

【配伍应用】

（1）配五味子，加适量糖，治神经衰弱，心悸，失眠。

（2）配酸枣仁，治虚而夹滞的惊悸，怔忡，不寐等症。

（3）配茯苓，治心气虚弱的心悸，多梦等症。

（4）配郁金，治痰气郁滞的怔忡、惊悸、健忘及神志模糊等症。

（5）配桔梗，治咳嗽痰多。

（6）配石菖蒲，治头昏，心神不定，心烦意乱，失眠，记忆力减退，甚或表情淡漠，痴呆等症。

（7）配酸枣仁、百合，治神经衰弱，心动过速，心悸气短，失眠头晕，健忘。

（8）配贝母、天竺黄，治咳痰不爽。

（9）配五倍子、茯苓，治咳嗽吐痰，慢性气管炎等症。

（10）配茯神、酸枣仁，治神经衰弱，或病后虚烦失眠。

（11）配石菖蒲、天竺黄，治昏迷惊悸。

（12）配郁金、石菖蒲，治痰气郁滞的怔忡、惊悸、健忘及神志模糊等症。

（13）配桔梗、陈皮，治痰气壅滞的咳嗽痰多。

（14）配茯苓、龙齿、党参，治心气虚弱的心悸、多梦等症。

（15）配杏仁、浙贝母、紫菀，治痰气互阻，肺气不利，咳嗽痰多，胸闷气促等症。

（16）配石菖蒲、龙骨、龟甲，治心血不足，心悸失眠，精神不安等症。

（17）配石菖蒲、茯神、酸枣仁，治惊悸健忘。

（18）配甘草、曼陀罗（浸膏）、蜂蜜，治慢性气管炎。

（19）配朱砂、茯苓、龙齿，治心神不安，惊悸，失眠，健忘等症。

（20）配川贝母、半夏、茯苓，治寒痰喘咳，力较缓弱。

（21）配朱砂、酸枣仁、茯苓，治心神不安，心悸，失眠，健忘等症。

（22）配石菖蒲、郁金、白矾，治痰阻心窍，精神迷乱之证。

（23）配杏仁、桔梗、贝母，治痰多咳嗽，黏稠不爽。

（24）配丹参、石菖蒲、硫黄，研末，用时白酒调成膏，贴肚脐，治失眠。

（25）配杏仁、桔梗、甘草，治咳嗽痰多，难咳出者。

（26）配紫菀、桔梗、生甘草、杏仁，治咳嗽痰多。

（27）配丹参、麦冬、酸枣仁、石菖蒲，治心悸不眠，健忘等症。

（28）配天麻、全蝎、半夏、陈皮，治痫证。

（29）配天竺黄、郁金、石菖蒲、胆南星，治痰阻心窍而致的神志不清、惊痫、耳目不聪等症。

（30）配杏仁、紫菀、前胡、甘草，治支气管炎。

【单味应用】

（1）单味肉，研末，吹入喉中，治咽喉肿痛。

（2）单味为末，酒送服；并外用调敷患处，治痈肿疮毒，乳房痈肿。

【配方选例】

（1）远志散　治心虚，劳损羸瘦，四肢无力，心神昏闷：远志（去心）、白术、人参（去芦头）、天冬（去心）、杜仲（去粗皮，微炙令黄）、川椒（去目及闭口者，微炒去汗）、牛膝（去苗）、茯苓、薯蓣、山茱萸、柏子仁、干地黄、石斛（去根）、黄芪各30g，肉桂（去皱皮）、鳖甲（涂酥，炙令黄，去裙襕）各45g，炙甘草15g。上为细末，每服3g，空腹及晚饭前温酒调下。(《太平圣惠方》)

（2）远志丸　治因惊梦寐不宁，神不守舍者：远志（甘草汤泡）、石菖蒲、茯神、茯苓(一作酸枣仁)、人参、龙齿(醋煅)各30g，朱砂(水飞，一半为衣)15g。上为末，炼蜜为丸，梧子大，朱砂为衣，每服50丸，空腹沸汤，睡前温酒送下。若精髓不守，加五味子15g；阳事不举，加山药、山茱萸各30g，肉桂15g；自汗，倍酸枣仁，加黄芪30g。(《张氏医通》)

（3）远志汤　治心经受病，多汗恶风，善怒，口不能言，但得偃卧，不可倾侧，闷乱冒绝，汗出：远志（去心)7.5g，人参（去芦）、石菖蒲、羌活（去芦）、细辛（洗，去苗）、麻黄（去根）各15g，赤芍、白术各30g。上为细末，每服6g，小麦煎汤调下，不拘时服，每日2次。(《奇效良方》)

（4）远志饮子　治心劳虚寒，梦寐惊悸：远志（去心）、茯神（去木）、肉桂、人参、炒酸枣仁、黄芪、当归（酒浸）各30g，炙甘草15g。上为粗末，每服12g，加生姜5片，水煎，不拘时服。(《证治准绳》)

合欢皮

《神农本草经》

本品又名合昏、夜合、青裳、萌葛、乌赖树。为豆科落叶乔木合欢的树皮。多产于长江流域。其味甘，性平。归心、肝经。具有安神解郁，活血消痈肿之功效。主治心悸，失眠，健忘，胸闷，跌打损伤疼痛，骨折疼痛，肺痈。用法为内服，煎汤，合欢花3～9g，合欢皮9～15g；外用适量。

使用注意：合欢花安神解郁，合欢皮活血散瘀。

【配伍应用】

（1）配白蒺藜，治血虚肝郁，胸胁刺痛，肝脾肿大，周身刺痒。

（2）配白及，研末外敷，治跌打损伤瘀肿作痛；内服治肺痈。

（3）配白芍，研末，开水冲服，治头晕，心悸，失眠，神经衰弱。

（4）配芥菜子，研末，酒调服或外敷，治疮疡肿痛。

（5）配阿胶，治肺痿吐血。

（6）配蒲公英、野菊花，治痈疽疮肿。

（7）配鱼腥草、桔梗、甘草，治肺痈。

（8）配当归、川芎、赤芍，治跌打损伤，骨折肿痛等血瘀证。

（9）配柏子仁、白芍、龙齿，治心神不安，失眠等症。

（10）配鱼腥草、冬瓜子、桃仁，治肺痈。

（11）配蒲公英、皂角刺、穿山甲，治痈肿疮疡等症。

（12）配丹参、首乌藤、柏子仁，治失眠，抑郁，胸闷，胃呆，神经衰弱。

（13）配首乌藤、榆树果、白芍，治阴虚火旺，心神不安，忿怒忧郁，健忘失眠。

（14）配首乌藤、柏子仁、郁金，治七情所伤而致的忿怒忧郁，虚烦不安，健忘失眠等症。

（15）配柏子仁、首乌藤、白芍、郁金，治忿怒忧郁，精神不安，健忘失眠。

（16）配当归、赤芍、桃仁、红花，治跌打损伤，骨折，瘀肿疼痛。

（17）配乳香、没药、木瓜、赤芍、红枣，治关节肌肉的慢性劳损性疼痛。

（18）合欢花配首乌藤，治心气不足，情志不快的心神不安、失眠、心悸等症。

（19）合欢花配龙齿，治心气不足，情志不快的心神不安、失眠、心悸等症。

（20）合欢花配丹参、柏子仁，治虚烦不寐。

【单味应用】

（1）单味研末，黄酒冲服，治跌打损伤。

（2）合欢花单味泡水饮，治咽喉肿痛。

（3）合欢叶鲜品捣烂，倒入厕所内，可以灭蛆。

【配方选例】

（1）合欢饮　治肺痈久不敛口：合欢皮、白蔹。2味同煎服。（《景岳全书》）

（2）黄昏汤　治咳有微热，烦满，胸心甲错，是为肺痈：黄昏（即合欢皮）手掌大1片。细切，以水3升，煮取1升，分3服。（《千金方》）

（3）治打扑伤损骨折：合欢皮（去粗皮，取白皮，锉碎，炒令黄微黑色）120g，芥菜子（炒）30g。上为细末，酒调，临夜服；粗渣罨疮上，扎缚之。此药专接骨。（《百一选方》）

（4）治打扑伤损筋骨：合欢树皮（炒干，末之）120g，入麝香、乳香各3g。每服9g，温酒调，不饥不饱时服。（《续本事方》）

（5）治头晕，心悸，失眠，神经衰弱：合欢皮、炒酸枣仁、五味子、远志各9g，生地黄、首乌藤各15g，茯苓12g。水煎服；或单用合欢花9g。水煎服。（《陕甘宁青中草药选》）

第十四章　利水渗湿药

一、利水退肿药

茯苓

《神农本草经》

本品又名茯菟、云苓。为多孔菌科植物茯苓的干燥菌核。多产于安徽、湖北、河南、云南等地。其味甘、淡，性平。归心、肺、脾、膀胱经。具有利水渗湿，健脾补中，宁心安神之功效。主治头面肢体水肿，小便不利，淋涩作痛，食少便溏，心悸，失眠。用法为内服，煎汤，9～15g，或入丸、散。

【配伍应用】

（1）配木通，治湿热下注，小便赤涩，淋证。

（2）配白术，治脾虚停湿夹饮，痞满不食，头晕目眩，小便不利，水肿。

（3）配枳壳，治痰停中脘，胸膈不舒，两手疲软，肩背酸痛，脉沉细。

（4）配泽泻，治水饮内停之小便不利、口渴、水肿、泄泻。

（5）配猪苓，治水湿内停，水肿，水泻，泄泻便溏，淋浊带下，黄疸，脚气等症。

（6）配茯神，治心慌，心悸，少气懒言，夜寐不宁及水肿，小便不利等症。

（7）赤茯苓配白茯苓，治水湿停滞，小便不利，水肿，水饮不化，痰饮停滞，心神不安，失眠。

（8）赤茯苓配车前子，治湿热小便不利，水肿泄泻。

（9）赤茯苓配赤芍，治血热夹瘀之小便不利、浮肿、尿血、血热吐衄。

（10）白茯苓配车前子，治脾虚泄泻，心肾不交，膀胱湿热，遗精，淋浊，水肿。

（11）白茯苓配焦薏苡仁，治脾虚泄泻。

（12）白茯苓配山药，治病后气弱，或年老、小儿之调养；亦治小便多、涩、滑数不禁之证。

（13）配桂枝，治心下逆满，心悸头眩，咳逆上气，消渴吐涎，水肿腹胀，小便不利等症。

（14）配木香，治泻痢不止。

（15）配小茴香，研末水为丸，开水下，治奔豚上气疼痛。

（16）配黄芪，治泻痢，偏气虚者。

（17）配白术、猪苓，水煎服，治妊娠水肿。

（18）配木通、车前子，治湿热淋浊。

（19）配桂枝、白术，治水湿停滞，水肿胀满，小便不利而偏于寒湿。

（20）配猪苓、泽泻，治水湿停滞，水肿胀满，小便不利而偏于寒或兼有脾胃虚弱者。

（21）配党参、白术，治脾虚气弱者。

（22）配陈皮、半夏，治痰饮内停。

（23）配半夏、生姜，治上腹胀满，胃部有振水音，呕吐，清水痰涎。

（24）配苍术、金银花，治急性消化不良所致的腹泻。

（25）配甘草、桂枝，治心脾不足之心悸、气短、面浮肢肿等症。

（26）配石菖蒲、远志，治惊悸，健忘。

（27）配远志、酸枣仁、五味子，治心神不安，健忘，心悸，失眠等症。

（28）配猪苓、泽泻、白术，治水肿，小便不利。

（29）配党参、白术、山药，治脾虚泄泻。

（30）配桂枝、白术、甘草，治痰饮内停。

（31）配陈皮、半夏、川贝母，治痰饮在肺，咳嗽，痰多沫，呼吸不畅。

（32）配党参、炒白术、炙甘草，治脾胃虚弱，食少便溏，肢软无力。

（33）配白茅根、小蓟、黄芩，治尿路感染，小便不利，浮肿。

（34）配石菖蒲、远志、龙齿，治心虚惊悸，睡眠不安等症。

（35）配党参、当归、酸枣仁、龙眼肉，治心脾不足之惊悸失眠等症。

（36）配酸枣仁、远志、柏子仁、五味子，治惊悸，失眠。

（37）配陈皮、党参、炒白术、怀山药，治脾胃虚弱，食少便溏，肢软无力。

（38）配党参、白术、山药、薏苡仁，治脾虚湿滞，大便泄泻等症。

（39）茯苓皮配大腹皮、陈皮、桑白皮、生姜皮，治皮水面目四肢水肿，小便不利等症。

【单味应用】

单味细末，每开水冲服 6g，治斑秃。

【配方选例】

（1）茯苓泽泻汤　治胃反，吐而渴，欲饮水者：茯苓 3g，泽泻 12g，甘草、桂枝各 6g，白术 9g，生姜 12g。上 5 味，以水 500mL，煮取 300mL，纳泽泻再煮，取 150mL，温服 50mL，每日 3 服。（《大同方剂学》）

（2）导水茯苓汤　治水肿，遍身如烂瓜，喘满倚息，不能转侧，溺出如割而绝少，虽有而如黑豆汁者，用此即愈：茯苓、麦冬、泽泻、白术各 9g，桑白皮、紫苏、槟榔、木瓜各 3g，大腹皮、陈皮、砂仁、木香各 2g。灯心草水煎，煎此药时，要如熬阿剌吉酒相似，约加水 1 斗，取药 1 盏，每服 1 盏，服后小水渐添多，至清白色为愈。（《奇效良方》）

注："小水"即小便。

（3）泻脾汤　治脾脏气实，胃中满不能食：茯苓、厚朴各 12g，桂心 15g，生姜 24g，半夏、人参、黄芩、甘草各 6g。水煎，分 2 次服。（《千金翼方》）

（4）温经汤　治妇人小腹痛：茯苓 180g，芍药 9g，薏苡仁 6g，土瓜根 9g，上 4 味㕮咀，以酒 3 升渍 1 宿，且加水 300mL，煎取 100mL，分再取。（《备急千金要方》）

（5）茯苓丸　治初生小儿恶秽入腹，腹满气短，不能饮乳：赤茯苓 60g，川黄连、枳壳各 3g。为末，炼蜜为丸，桐子大，每服 1 丸，乳汁调下。（《直指小儿方论》）

（6）茯苓四逆汤　治恶寒，四肢不温，烦躁，心悸，或小便不利，脉沉细而微：茯苓 12g，人参 3g，附子（生用，去皮，破 8 片）1 枚，甘草（炙）6g，干姜 4g。上 5 味，以水 300mL，煮取 150mL，去渣，温服 75mL，日 2 服。（《伤寒论》）

（7）胡桃丸　治消肾，亦云内消，多因快情纵欲，唇口干焦，精溢自出，大便燥实，小便不利，而不甚渴：茯苓、胡桃肉（汤去薄皮另研）、附子（大者 1 枚，去皮脐，切作片，生姜汁 1 盏，蛤粉 0.3g，同煮干焙）。等份为末，蜜丸如梧子大，米饮下 30 ~ 50 丸，或为散，以米饮调下，食前服。（《三因方》）

（8）五神汤　治多骨痈，腿痈，下肢丹毒等症：茯苓、车前子各 30g，金银花 90g，牛膝 15g，紫花地丁 30g。水煎，每日分 2 次温服。（《洞天奥旨》）

（9）八宝饮　治肺痈咳嗽日久，痰带腥臭，身热虚羸：茯苓、桔梗、贝母、人参、北五味子、天冬、胡黄连、熟地黄各 6g。水煎，分 2 次服。（《丹台玉按》）

猪苓

《神农本草经》

本品又名野猪粪、豕零、豨苓、猪屎苓。为多孔菌科植物猪苓的菌核。多产于陕西、云南、河南、河北、山西等地。其味甘、淡，性平。归肾、膀胱经。具有利水渗湿之功效。主治小便不利，水肿。用法为内服，煎汤，6 ~ 12g，或入丸、散。

使用注意：无水湿者忌服。

【配伍应用】

（1）配半夏，治年壮气盛，梦遗白浊。

（2）配泽泻、茯苓，治小便不利，水肿，泄泻，淋浊，带下等症。

（3）配木通、滑石，治小便不利，尿痛，尿血，小腹胀满。

（4）配黄柏、益智，治白带。

（5）配白术、茯苓，治水泻尿少。

（6）配大腹皮、砂仁，治水肿胀满，小便不利。

（7）配山药、白术，治寒湿白带。

（8）配椿根皮、炒栀子，治湿热带下。

（9）配肉豆蔻、黄柏，治肠胃寒湿，濡泻无度，嗜卧不食。

（10）配茯苓、泽泻、滑石，治肾炎浮肿而有热者。

（11）配茯苓、白术、白扁豆，治腹泻。

（12）配泽泻、滑石、阿胶，治发热，口渴，小便不利，脉浮等症。

（13）配木通、萹蓄、车前子，治热淋，尿急，尿频，尿道痛。

（14）配茯苓皮、泽泻、车前子、滑石粉，治水肿，小便不利。

（15）配茯苓、泽泻、滑石、白茅根，治泌尿系感染。

（16）配茯苓、白术、泽泻、桂枝，治因肾炎、心脏病、肝硬化所致的小便不利、水肿。

（17）配茯苓、泽泻、滑石、阿胶，治热结下焦，水气不化，小便不利，渴欲饮水等症。

（18）配茵陈、车前子、黄柏、栀子、大黄，治黄疸（阳黄）。

（19）配萹蓄、瞿麦、木通、黄柏、滑石，治热淋，小便疼痛不利。

（20）配茯苓、泽泻、滑石、车前子、牛膝，治浮肿严重患者。

【单味应用】

单味研末，热水调服，治妊娠足肿，小便不利，微渴喜饮。

【配方选例】

（1）猪苓汤　治渴欲饮水，小便不利，脉浮发热等症：猪苓、茯苓、泽泻、滑石、阿胶各30g。上5味，以水4升，先煮4味，取2升，去渣，内阿胶烊消，温服7合，每日3服。（《大同方剂学》）

（2）猪苓丸　治肠胃寒湿，濡泻无度，嗜卧不食：猪苓（去黑皮）15g，肉豆蔻（去壳，炮）2枚，黄柏（去粗皮，炙）0.3g。上3味捣罗为末，米饮和丸，如绿豆大，每服10丸，食前热水下。（《圣济总录》）

（3）猪苓散　治呕吐而病在膈上，思水者：猪苓、茯苓、白术各等份。上3味，杵为末，饮服10g，每日3服。（《金匮要略》）

（4）猪苓散　治瘴毒，脚气初发，心中壅闷，四肢烦热，时时恶寒，脚膝疼痛，不欲饮食：猪苓、赤茯苓、知母、槟榔、柴胡各30g，吴茱萸（汤浸7遍，焙干、微炒）0.3g，炒甘草、木香、黄芩、犀角各1g。上为末，每服12g，加生姜3片，水煎服。（《太平圣惠方》）

（5）猪苓散　治眼目有黑花，芒芒如蝇翅者：猪苓、木通、大黄、栀子、狗脊、滑石、萹蓄、苍术各30g，车前子15g。上为末，每服9g，盐汤送下。（《银海精微》）

泽泻

《神农本草经》

本品又名水泻、芒芋、天秃、鹄泻。为泽泻科植物泽泻的块茎。多产于福建、四川、江西等地。其味甘、淡，性寒。归肾、膀胱经。具有利水渗湿，泄热之功效。主治小便不利，水肿，小便淋涩。用法为内服，煎汤，6~12g，或入丸、散。

【配伍应用】

（1）配半夏，治湿浊蕴阻中焦所致的脘腹胀满，小便短少等症。

（2）配白术，治痰饮，眩晕，小便不利，水肿，泄泻，淋浊，带下等症。

（3）配枳壳，治消渴，烦躁，咽干，面赤，二便不利，苔腻舌尖红。

（4）配泽兰，治水臌、血臌之腹水。

（5）配黄柏，治相火过旺，骨蒸盗汗，遗精，阳强。

（6）配牡丹皮，治虚火上炎，头晕目眩，骨热酸痛，遗精等症。

（7）配木通，治小便短赤，涩痛及水肿。

（8）配茯苓、白术，治肾炎水肿或脚气水肿。

（9）配茯苓、猪苓，治水湿停滞，小便不利，水肿等症。

（10）配薏苡仁、土茯苓，治湿热带下及小便淋沥涩痛等症。

（11）配木通、茯苓，治尿道涩痛，小便不利。

（12）配熟地黄、牡丹皮，治肾阳不足，虚火亢盛者。

（13）配白术、干姜，治停饮眩晕。

（14）配砂仁、白术，治小便不利，腹胀尿短等症。

（15）配茯苓、猪苓、白术，治小便不利，水肿及急、慢性肾炎浮肿，尿少等症。

（16）配熟地黄、山萸肉、山药，治肾阴虚，肾阳亢盛所致的遗精、滑精、眩晕等症。

（17）配熟地黄、牡丹皮、茯苓，治阴虚火旺之遗精、小便短赤等症。

（18）配茯苓、猪苓、车前子，治水肿，小便不利。

（19）配熟地黄、山茱萸、牡丹皮，治肾虚火旺之眩晕、腰痛、遗精。

（20）配苍术、茯苓、陈皮，治消化不良腹泻，尿少等症。

（21）配白术、茯苓、砂仁、神曲，治水湿泄泻，腹鸣便溏等症。

（22）配薏苡仁、车前子、茯苓、白术，治湿热泄泻。

（23）配白术、车前子、茯苓皮、西瓜皮，治水肿，小便不利。

（24）配车前子、通草、桑白皮、猪苓，治水肿胀满，小便不利。

（25）配茯苓、海金沙、滑石、萆薢，治小便浑浊如膏。

（26）配半夏、藿香、厚朴、佩兰，治咳嗽痰多，胸膈满闷，面浮肿等症。

（27）配生地黄、木通、猪苓、黄柏、石韦，治热淋，尿痛，小便不利。

（28）配桑白皮、枳壳、桑寄生、茯苓、大腹皮，治妊娠水肿。

【单味应用】

单味 10～12g，水煎早晚分服，治相火妄动型遗精。

【配方选例】

（1）五苓散　治发汗后不解，烦渴饮水，小便不利及水入即吐，名曰水逆等症：泽泻40g，猪苓、白术、茯苓各30g，肉桂（去皮）15g。上为末，白饮服10g，每日3次，多饮暖水，汗出愈。（《大同方剂学》）

（2）泽泻汤　治心下有支饮，其人苦冒眩：泽泻15g，白术6g。水煎，分2次服。（《金匮要略》）

（3）泽泻散　治妊娠气壅，浮肿，喘息促，大便难，小便涩：泽泻、木通、枳壳、桑根白皮、赤茯苓、槟榔各10g。生姜，水煎，分2次服。（《太平圣惠方》）

（4）杨氏酿乳方　解胎中受热，生下面赤，眼闭不开，大小便不通，不能进乳食：泽泻7g，猪苓、天花粉各4g，地黄6g，茵陈、甘草各3g。水煎，令乳母食后服，捏去宿乳却服。（《医方大成》）

赤小豆

《神农本草经》

本品又名红豆、野赤豆。为豆科植物赤小豆或赤豆的种子。多产于广东、广西、江西等地。其味甘、酸，性平。归脾、心、小肠经。具有利尿消肿，解毒排脓之功效。主治水肿，脚气，小便不利，痈肿疮毒。用法为内服，煎汤，9～30g，或入散剂；外用生研调敷。

【配伍应用】

（1）配红枣，治虚性浮肿，可长期服用。

（2）配当归，治疮疡肿毒，红肿热痛及内痈，大便下血，痔疮出血等症。

（3）配连翘，治湿热内蕴之黄疸及湿热下注之淋证。

（4）配赤茯苓，治湿热便血或如赤豆汁或兼脓液，腹中痛，尿血。

（5）配白茅根，治水肿，脚气浮肿，小便不利，淋闭尿血等症。

（6）配马科豆（又名稆豆），水煎代茶饮，治水痘。

（7）配荆芥穗，治风疹瘙痒，疮疡肿毒；亦可研末，鸡子清调涂患处。

（8）配甘草，煎浓汁服下，有催吐作用，治肉类中毒。

（9）配鲤鱼，治肾炎水肿及脚气水肿。

（10）配薏苡仁、冬瓜皮，治水肿胀满，脚气浮肿，小便不利等症。

（11）配南星，研末，以姜汁调膏，贴太阳穴，治急性结膜炎。

（12）配麻黄、连翘，治湿热黄疸，身黄，发热，无汗及小儿湿热水肿。

（13）配花生、红枣，治营养不良性水肿，脚气水肿。

（14）配商陆、椒目，治水肿胀满。

（15）配芙蓉叶、生大黄，研细末加凡士林为膏，敷患处，治痛风性关节炎。

（16）配鲫鱼、大枣，治营养不良性水肿及脚气水肿。

（17）配冬瓜皮、桃仁、薏苡仁，治肠痈。

（18）配灶心土、黄柏、白扁豆，煎水服之，治中六畜毒。

（19）配麻黄、连翘、桑白皮，治湿热黄疸轻证，如身发黄、发热、无汗等症。

（20）配生姜、大蒜、商陆，治水气肿胀，小便不利等症。

（21）配茯苓皮、桑白皮、泽泻，治水肿，脚气，小便不利等症。

（22）配赤芍、当归，连翘，治痈肿疮毒。

【单味应用】

（1）单味内服，治疮疡肿毒。

（2）单味研末，调醋外敷，治痈肿初起。

（3）单味研碎，用蛋清或水调敷，治疮肿及腮腺炎及外伤血肿瘀血型。

（4）以发芽赤小豆，煮猪脾脏，常食，治糖尿病。

【配方选例】

（1）赤小豆当归散　治下血，先血后便，此近血也，此汤主之：赤小豆（浸令芽出曝干）18g，当归 3g。上杵为散，浆水服 10g，每日 3 服。(《大同方剂学》)

（2）赤小豆汤　治年少血气俱热，遂生疮疖，变为肿满，或烦，或渴，小便不利：赤小豆、当归、商陆、泽泻、连翘仁、赤芍、汉防己、木猪苓、桑白皮、泽漆各 15g。生姜，水煎，分 2 次服。热甚者加犀角。(《济生方》)

（3）退肿塌气散　治积水，或饮水过多，积于脾，四肢肿而身热：赤小豆、陈皮、莱菔子、甘草各 15g，木香 7.5g。生姜、大枣，水煎，分 2 次服。(《丹溪心法附余》)

（4）赤小豆散　治干湿疥：赤小豆（炒干入醋中，如此 7 次）12g，升麻、薏苡仁、黄芪各 23g，人参、白蔹、瞿麦、当归、黄芩、猪苓、防风、炙甘草各 15g。上为细末，每服 9g，空腹粥饮调下，每日 3 次（昼 2 夜 1）。(《证治准绳》)

薏苡仁

《神农本草经》

本品又名薏米、米仁、苡仁。为禾本科植物薏苡的种仁。多产于福建、河北、辽宁等地。其味甘、淡，性微寒。归脾、胃、肺、大肠经。具有利水渗湿，除痹，清热排脓，健脾止泻之功效。主治脚气，小便不利，风湿，痹痛，肺痈，肠痈，泄泻。用法为内服，煎汤，9～30g，或入散剂。

使用注意：脾约便难者及妊娠期妇女慎服。

【配伍应用】

（1）配冬瓜仁，治肠痈，肺痈，痈肿成脓者。

（2）配鱼腥草，治脚气水肿。

（3）配麻黄，治风湿痹证。

（4）配郁李仁，治水肿喘急。

（5）配绿豆衣，治糖尿病，表现为上消诸证。

（6）配苇茎，治肺脓肿。

（7）配萹蓄，水煎，早晚温服，治鞘膜积液。

（8）配滑石、豆蔻仁，治湿温初起，或暑湿邪在气分，头痛身重，肢体酸楚。

（9）配雄黄、吴茱萸，研末，冷开水调搽患处，治带状疱疹。

（10）配竹叶、滑石，治湿郁肌表经络而身热身疼，胸腹白者。

（11）配车前子、滑石，治小便不利。

（12）配茯苓、车前子，治脾虚腹泻，水肿。

（13）配绿豆衣、天花粉，治糖尿病，口渴，舌燥甚者。

（14）配白术、茯苓，治脾虚湿盛的大便泄泻。

（15）配白术、车前子，治泄泻，小便短少者。

（16）配络石藤、防己，治湿滞经络的湿痹拘挛，偏热者。

（17）配麻黄、杏仁，治湿滞经络的湿痹拘挛，偏寒者。

（18）配苍术、黄柏，治湿滞经络的湿痹拘挛，偏湿重者。

（19）配败酱草、附子，治湿热壅滞的肠痈。

（20）配杏仁、白蔻仁，治湿温初起，邪在气分之证。

（21）配络石藤、豨莶草，治湿热痹痛，属偏热者。

（22）配苇茎、冬瓜仁，治肺痈胸痛，咳吐脓痰。

（23）配麻黄、苍术，治湿热痹痛，属湿重者。

（24）配桔梗，白及，治肺痈已溃，吐大量脓血者。

（25）配白术、山药，治脾虚有湿的泄泻。

（26）配冬瓜皮、赤小豆，治湿郁浮肿，小便短少。

（27）配败酱草、大血藤，治急性阑尾炎。

（28）配苍术、茯苓、白扁豆，治慢性肠炎，消化不良，腹泻。

（29）配茯苓、猪苓、木瓜，治湿热内蕴之脚气水肿、小便不利。

（30）配苇茎、桃仁、冬瓜仁，治湿热壅滞所致的肺痈。

（31）配滑石、茯苓、冬瓜皮，治湿热内蕴，小便短赤或水肿、脚气之证。

（32）配党参、白术、茯苓，治脾虚泄泻。

（33）配麻黄、杏仁、甘草，治一身尽痛，发热，日晡所剧者，名风湿，此病伤于汗出当风，或久伤取冷所致。

（34）配牡丹皮、桃仁、瓜蒌仁，治肠痈。

（35）配真桑寄生、当归身、川续断、苍术，治风湿痹气，肢体痿痹，腰脊酸疼。

（36）配冬瓜仁、芦根、桃仁、桔梗，治肺痈成脓者。

（37）配冬瓜仁、败酱草、连翘、牡丹皮，治肠痈成脓者。

（38）配败酱草、牡丹皮、冬瓜子、大血藤，治肠痈，腹中急痛，手不可按，发热等症。

（39）配车前子、猪苓、茯苓、泽泻，治水肿，小便不利。

（40）配冬瓜皮、滑石、通草、竹叶，治湿郁经脉，身热而痛，小便短赤或不利者。

（41）配大血藤、败酱草、冬瓜子、延胡索，治急性阑尾炎。

（42）配当归、独活、防风、羌活，治风湿疼痛。

（43）配白术、茯苓、炒山药、炒扁豆、芡实米，治脾虚泄泻。

（44）配木瓜、牛膝、防己、紫苏、槟榔，治足膝肿痛，湿脚气。

（45）配党参、白术、茯苓、山药、白扁豆，治脾虚湿盛，大便泄泻等症。

【配方选例】

（1）薏苡附子败酱散　治肠痈之为病，其身甲错，腹皮急，按之濡如肿状，腹无积聚。身无热，脉数，此为腹内有痈脓：薏苡仁10g，附子2g，败酱草5g。上3味，杵为末，取10g，以水200mL，煎减半，顿服，小便当下。（《金匮要略》）

（2）薏苡仁汤方　治中风肢体缓纵，精神恍惚，言语謇涩：薏苡仁（炒）150g，玉竹（切焙）、茯神（去木）各90g，犀角（镑）60g，乌梅（去核）7枚，麦冬（去心）10g。上6味，粗捣筛，每服10g，水1.5盏，入生姜3片，切，煎至8分，去渣，入竹沥白蜜各少许，再煎至3~5沸，食后，日午夜卧各1服。（《圣济总录》）

（3）薏苡竹叶散　治湿郁经脉，身热身痛，汗多自利，胸腹白疹：薏苡仁、滑石、茯苓各15g，竹叶、连翘各9g，白蔻仁、通草各4.5g。上为细末，每服15g，每日3次。（《温病条辨》）

（4）薏苡仁汤　治中风湿痹，关节烦痛：薏苡仁（姜汤泡）30g，芍药（酒洗）、当归各4.5g，麻黄、肉桂各2.4g，苍术（芝麻拌炒）3g，炙甘草2g，生

姜7片。水煎服。(《张氏医通》)

半边莲

《本草纲目》

本品又名急解索、腹水草、细米草。为桔梗科植物半边莲的全草。多产于长江中下游及其以南各地。其味辛，性微寒。归小肠、肺经。具有利水消肿，清热解毒之功效。主治大腹水肿，面足浮肿，毒蛇咬伤，蜂蝎刺蛰，疔疮。用法为内服，煎汤，9～15g，或捣汁服；外用捣敷或捣汁调涂。

【配伍应用】

（1）配决明子，治毒蛇咬伤。

（2）配薄荷(量减半)，鲜者捣汁入酒服；干者水煎服，治喉痛，汤水难下。

（3）配马鞭草，治晚期血吸虫病肝硬化腹水。

（4）配茶叶、甘草，水煎服，治细辛中毒，呼吸困难。

（5）配半枝莲、白花蛇舌草，治胃癌，直肠癌。

（6）配天胡荽、连钱草（均用鲜品），共捣烂绞汁内服，并用药渣外敷伤口，治毒蛇咬伤。

（7）配白酒、雄黄，治蛇头疔，甲沟炎，急性化脓性腱鞘炎等。

（8）配泽泻、茯苓、猪苓，治大腹水肿，面足浮肿。

（9）配紫花地丁、野菊花、金银花，治小儿多发性疖肿。

（10）配夏枯草、细辛、蜈蚣、全蝎，治毒蛇咬伤。

（11）配巴豆霜、青木香、黄柏、姜半夏、蜈蚣，治毒蛇咬伤。

（12）配马鞭草、陈葫芦、河白草、石打穿、六月雪，治鼓胀腹水证（上药任选1～3种，每味用量50g，煎汤服）。（小儿服量减半）

【单味应用】

（1）单味捣烂外敷，治疮疖初起及虫蛇咬伤等。

（2）单味水煎服，治水肿，小便不利等症。

（3）单味30g，水煎，每日分2次服，治晚期血吸虫病。能使腹水减轻或症状改善。

（4）单味捣烂，兑开水含漱，或以醋调搽蛾上，治喉疗。若喉蛾上有脓点、气秽者，以欲酿脓或痛者尤宜。

（5）单味鲜品，揉碎，作一小丸，塞鼻腔内，左眼塞右、右眼塞左。或捣烂敷眼皮上，治时行赤眼或眼起星翳。

（6）单味鲜品，捣烂取汁，热酒送服，治眼镜蛇、青竹蛇、蝰蛇咬伤；并用鲜品捣烂，加盐，围敷伤口部。

【配方选例】

（1）二莲葶苓汤　治肺癌症状出现胸水，或四肢肿胀发绀时：半边莲30g，蜂房、葶苈子各9g，半枝莲、全瓜蒌各30g，云茯苓15g，车前草、夏枯草各30g。1剂药煎2遍，合在一起，分2次服。(《癌瘤中医防治研究》)

（2）治寒痫气喘及疟疾寒热：半边莲、雄黄各6g。捣泥，碗内覆之，待青色，以饭丸，如梧子大，每服9丸，空腹盐汤下。(《寿域神方》)

（3）治疗疮一切阳性肿毒：鲜半边莲适量，加食盐数粒。同捣烂，敷患处，有黄水渗出，渐愈。(《江西民间草药方》)

（4）治单腹鼓鼓胀：半边莲、金钱草各9g，大黄12g，枳实18g。水煎，连服5天，每天1剂；以后加重半边莲、金钱草2味，将原方去大黄，加神曲、麦芽、砂仁，连服10天；最后将此方做成小丸，每服15g，连服半个月。在治疗中少食盐。(《岭南草药志》)

蝼蛄

《神农本草经》

本品又名土狗、拉拉狗、拉蛄、地蛄牛、梧鼠。为蝼蛄科昆虫蝼蛄或大蝼蛄干燥的全体。多产于江苏、浙江、山东、河北等地。其味咸，性寒。归膀胱、大肠、小肠经。具有利水消肿，通淋之功效。主治头身浮肿，大腹水肿，石淋。用法为内服，煎汤，3～4.5g，或入散剂；外用研末撒或嗜鼻。

使用注意：体虚者不宜用。

【配伍应用】

（1）配轻粉，研细末，嗜鼻中，治面浮水肿。

（2）配食盐，新瓦上焙，研末，温酒调服，治石淋，导水。

（3）配苦瓠子，治小便不通。

（4）配甘草，捣罗为散，掺敷脐中，治小儿脐风汁出。

（5）配甘遂末、商陆汁，治头身浮肿，大腹水肿，小便不利等症。

（6）配大戟、芫花，治大腹水肿。

【配方选例】

（1）治经血周岁不行方　治妇人无病，经血周岁不行：蝼蛄2个，捣烂绵帛裹，塞阴户内，1日即通。（《本草汇言》）

（2）胞衣不出方　治胞衣不出：蝼蛄1枚。水1升，煮，3沸，分2次服。（《外台秘要》）

（3）治箭镞入肉：蝼蛄，杵汁，滴上3~5度，自出。（《备急千金要方》）

（4）治小便不利，水肿：蝼蛄3~5个，焙干研粉。黄酒或温开水送服。（《全国中草药汇编》）

（5）治颈项瘰疬：带壳蝼蛄7枚，生取肉，入丁香7粒，于壳内烧过，与肉同研，用纸花贴之。（《救急方》）

泽漆

《神农本草经》

本品又名五朵云、猫儿眼睛草、五凤草。为大戟科植物泽漆的全草。产于全国大部分地区。其味甘、淡，性寒。归肾、膀胱经。具有利水渗湿、泄热之功效。主治小便不利，水肿，小便淋涩。用法为内服，煎汤，3~9g，熬膏或入丸、散；外用煎水洗、熬膏涂或研末调敷。

【配伍应用】

（1）配枣肉，制丸，治水肿。

（2）配半夏、紫菀，治肺气肿合并心力衰竭。

（3）配白术、泽泻，治腹水肿满，四肢面目浮肿。

（4）配矮地茶、鱼腥草、黄芩，治肺热咳嗽及痰饮喘咳等症。

（5）配黄药子、牡蛎、浙贝母，治瘰疬结核。

（6）配半夏、紫菀、桂枝、人参，治咳嗽脉沉。

【单味应用】

（1）全草水煎过滤，浓缩成流浸膏，直接涂于患处，盖上纱布，每日1次，治结核性肛瘘。

（2）鲜品1.5~2.5kg，熬膏外涂，治淋巴结结核。

（3）鲜泽漆茎叶，煎水煮鸡蛋，蛋熟时去壳，刺几个小孔，再煮数分钟，吃蛋服汤，治肺源性心脏病。

（4）鲜品全草0.5kg，水2斤，煮至1斤，洒污水中，灭孑孓。

（5）鲜品3~5斤，放入1立方米有水的粪坑内，1日后即可取效，灭蛆。

（6）单味研末，麻油调敷，治癣疮瘙痒。

（7）单味捣汁涂擦患处，治癣疮。

（8）单味熬膏内服，治淋巴结核及结核性瘘管。

（9）单味熬膏，温酒送服，治水气肿满。

（10）单味取中性皂苷注射液2%肌注，治食道癌。

（11）鲜品1斤，加水3斤，煎2小时过滤，滤渣加水1斤再煎，合并2次滤液，浓缩至50mL，成人每次服1~2mL，每日3次，治痢疾。

【配方选例】

（1）泽漆汤　治痢后肿满，气急喘嗽，小便如血：泽漆叶15g，桑根白皮、郁李仁各9g，杏仁、人参各4g，白术、陈橘皮各3g。生姜，水煎，分2次服。（《圣济总录》）

（2）泽漆散　治咳嗽喘急，坐卧不得，面目浮肿：泽漆、甘草各15g，桑根白皮、茯苓各45g，木通、紫苏茎叶各30g，陈橘皮、大腹皮各10g。生姜，水煎，每日1剂，分2次服。（《太平圣惠方》）

（3）泽漆汤　治咳而脉沉者：泽漆（先煎取汁）30g，半夏6g，紫参（一作紫菀）、生姜、白前各15g，甘草、黄芩、人参、桂枝各9g。上为粗末，内泽漆汁中煮取200mL，每服50mL，温服，至夜服尽。（《金匮要略》）

（4）泽漆汤　治水气通身洪肿，四肢无力，喘息不安，腹中响响胀满，眼不得视：泽漆根30g，鲤鱼1斤，赤小豆32g，生姜24g，茯苓9g，人参、麦冬、甘草各6g。上8味细切，以水1000mL，先煮鱼及豆，减500mL，去渣，内药煮取 300mL，1 次服 70mL，每日 3 次，人弱服 50mL，再服气下喘止，可至 100mL，晬时小便利，肿气减，或小溏下。(《备急千金要方》)

陆英

《神农本草经》

本品又名落得打、接骨木、蒴藋、八里麻。为忍冬科植物蒴藋的花及全草。产于全国大部分地区。其味苦、辛，性微寒。归膀胱、肝经。具有利尿退肿，活血祛瘀，祛风除湿之功效。主治水肿，脚气，小便不利，跌打损伤，产后恶露，风湿痹痛，风疹瘙疮。用法为内服，煎汤，15～30g；外用煎水洗浴。

【配伍应用】

（1）配川芎、赤芍，治跌打损伤等症。

（2）配威灵仙、五加皮、鸡血藤，治风湿痹痛，四肢拘挛。

（3）配玉米须、白术、黄芪，治气虚水肿。

（4）配乳香、没药、赤芍、三七，治跌打损伤而有瘀血肿胀作痛者。

【单味应用】

（1）单味煎汤洗浴或涂擦，治风疹瘙疮。

（2）取根捣汁，同酒服，治全身水肿。

（3）单味全草水煎服，治肾炎水肿。

（4）陆英根白皮，酒煎服，治跌打损伤，骨折。

（5）陆英叶炒熟，装布袋内，热敷患部，治风湿性关节炎，腰痛等症。

（6）陆英根白皮，水煎服，治腹中包块。

（7）鲜陆英根，去皮捣汁加水，分 3 次服，治水肿，尿闭。

【配方选例】

（1）活血止痛汤 治跌打损伤而有瘀血肿胀作痛者：落得打 9g，乳香、没药、赤芍各 6g，当归尾 9g，地鳖虫 3g，参三七末（冲）3g，茯神 12g，陈皮 6g。水煎服。(《中药临床应用》)

（2）治慢性气管炎：鲜陆英茎、叶 120g。水煎 3 次，浓缩为 1 日量，分 3

次服，10 天为 1 个疗程。（《全国中草药汇编》）

（3）治跌打损伤：陆英根 60g（鲜品加倍）。水煎服。另取鲜叶适量，捣烂敷患处。（《全国中草药汇编》）

冬瓜皮

《开宝本草》

本品又名白瓜皮、地芝、枕瓜等。为葫芦科植物冬瓜的果皮。全国大部分地区均产。其味甘，性微寒。归肺、胃、小肠经。具有利水消肿之功效。主治水肿胀满，小便不利，暑热口渴，小便赤短。用法为内服，煎汤，15 ～ 30g，或入散剂；外用煎水洗或研末调敷。

【配伍应用】

（1）配白茅根，加白糖煎服，治急、慢性肾炎，浮肿。

（2）配生黄芪，治慢性肾炎，浮肿。

（3）配赤小豆，治水肿。

（4）配西瓜皮，煎水代茶饮，治暑热口渴，小便短赤。

（5）配茯苓皮、大腹皮，治水肿，尿少。

（6）配茯苓皮、大腹皮、泽泻，治水肿胀满，小便不利。

（7）配赤小豆、生薏苡仁、红糖，治一般体弱或脚气引起的轻证浮肿、小便不利。

（8）配茯苓皮、大腹皮、车前子，治水气留滞，皮肤浮肿，小便不利。

（9）配桑白皮、茯苓皮、猪苓、泽泻、车前子，治各种水肿。

【单味应用】

单味煎汤外洗，治过敏性疾患及皮肤瘙痒症。

【配方选例】

（1）治跌仆伤损：干冬瓜皮、真牛皮胶（锉）各 30g。入锅内炒存性，研末，每服 15g，好酒热服，仍饮酒 1 瓯，厚盖取微汗。（《摘元方》）

（2）治肾炎，小便不利，全身浮肿：冬瓜皮、西瓜皮、白茅根各 18g，玉

蜀黍蕊 12g，赤豆 90g。水煎，每日 3 次分服。（《现代实用中药》）

（3）治咳嗽：冬瓜皮（要经霜者）15g，蜂蜜少许。水煎服。（《滇南本草》）

（4）治损伤腰痛：冬瓜皮（烧研）。酒服 3g。（《生生编》）

冬瓜仁

《名医别录》

本品又名冬瓜子、白瓜子。为葫芦科植物冬瓜的种子。全国各地均产。其味甘，性寒。具有清热化痰，排脓之功效。主治咳嗽，痰黄稠黏，肺痈，肠痈，白浊，白带。用法为内服，煎汤，9～15g，或研末；外用煎水洗或研膏涂敷。

【配伍应用】

（1）配冬葵子，治肠痈，肺痈，悬饮证，水肿，二便不通。

（2）配青橘叶，治水气郁滞，胸胁胀痛，咳嗽有痰。

（3）配甜瓜子，煮汤代茶饮，治肺水肿，渗出性胸膜炎。

（4）配桔梗，治肺痈及咳嗽多痰。

（5）配桃仁、赤芍，治肺痈，属血瘀者。

（6）配大黄、牡丹皮，治肠痈。

（7）配黄柏、萆薢，治下焦湿热所致的白浊、白带等症。

（8）配前胡、川贝母、杏仁，治内痈和痰热咳嗽。

（9）配桔梗、鱼腥草、金银花，治肺痈，咳嗽痰多。

（10）配芦根、桃仁、薏苡仁，治肺痈。

（11）配桔梗、前胡、瓜蒌，治肺热咳嗽，痰黄稠黏者。

（12）配苇茎、桃仁、薏苡仁，治肺痈。

（13）配大黄、牡丹皮、桃仁、芒硝，治肠痈。

（14）配知母、贝母、瓜蒌、杏仁，治肺热痰多。

（15）配桃仁、桔梗、生薏苡仁、芦根，治肺痈。

（16）配甜瓜子、青橘、葶苈子、大枣，治渗出性胸膜炎。

（17）配芦根、薏苡仁、桔梗、甘草，治肺脓肿，咳吐脓痰。

（18）配生大黄、牡丹皮、薏苡仁、连翘、赤芍、败酱草，治肠痈。

【单味应用】

单味炒研细末，开水冲服，治白带。

【配方选例】

（1）治男子白浊，女子白带：陈冬瓜仁（炒，为末）。每服 15g，空腹米饮下。（《救急易方》）

（2）治消渴不止，小便多：干冬瓜子、麦冬、黄连各 10g。水煎服。（《摘元方》）

（3）治男子五劳七伤，明目：白瓜子 100g，绢袋盛，搅沸汤中 3 通，暴干；以酢 60g 浸 1 宿，暴干；治下筛。酒服 3g，日 3 次服之。（《千金方》）

玉米须

《四川中药志》

本品又名棒子毛、玉蜀黍须。为禾本科植物玉蜀黍的花柱。产于全国各地。其味甘，性平。归膀胱、肝、胆经。具有利尿退肿，利湿退黄，降血糖，止血之功效。主治小便短赤，淋沥不尽，黄疸，糖尿病，鼻衄，齿龈出血，出血性紫癜，高血压病。用法为内服，煎汤，15 ～ 60g，或烧存性研末；外用烧烟吸入。

【配伍应用】

（1）配茵陈，治胆囊炎，胆结石，黄疸型肝炎等症。

（2）配茅根，治肾脏病，晚期血吸虫病腹水。

（3）配车前草，治血尿，高血压病。

（4）配金钱草，水煎服，治尿路结石。

（5）配楤木树皮，治糖尿病。

（6）配车前草、石韦，治热淋，小便短赤。

（7）配车前子、茅根，治血淋，水肿，鼓胀，小便不利等症。

（8）配冬瓜皮、赤小豆，治肾炎水肿。

（9）配大叶金钱草、石韦，治石淋，小便不利，茎中痛，溺下砂石等症。

（10）配半边莲、马鞭草，治肝硬化腹水。

（11）配桑白皮、茯苓皮、陈皮，治肾炎水肿。

（12）配天花粉、玉竹、山药，治糖尿病。

（13）配茵陈、黄柏、栀子，治黄疸型传染性肝炎。

（14）配生地黄、白茅根、阿胶，治鼻衄，齿龈出血，出血性紫癜。

（15）配茵陈蒿、金钱草、栀子，治黄疸型肝炎，胆囊炎，胆石症。

（16）配白花蛇舌草、白茅根、车前草、珍珠草，水煎服，治小儿急性肾炎。

【单味应用】

（1）单味泡开水服，治习惯性鼻衄。

（2）单味煎汤，漱服，治梅核膈气。

【配方选例】

（1）治糖尿病：玉米须 30g。煎服。（《浙江民间草药》）

（2）治脑漏：玉米须晒干，装旱烟筒上吸之。（《浙江民间草药》）

（3）治原发性高血压病：玉米须、西瓜皮、香蕉。煎服。（《四川中药志》）

（4）治肝炎黄疸：玉米须、金钱草、满天星、郁金、茵陈。煎服。（《四川中药志》）

（5）治水肿：玉米须 60g。水煎服。忌食盐。（《贵阳市秘方验方》）

（6）肾石二方　治泌尿系结石，如小便淋沥，痛不可忍者：玉米须 12g，金钱草 30g，通草 6g，木香（后下）、枳壳各 9g，琥珀末（冲）3g，冬葵子 30g，甘草梢 6g。水煎服。（《中药临床应用》）

二、利尿通淋药

车前子

《神农本草经》

本品又名车前实、猪耳朵穗子、蛤蟆衣子。为车前科植物车前或平车前的种子。多产于江西、河南、湖北、东北等地。其味甘，性微寒。归肺、膀胱、小肠、肾、肝经。具有利尿通淋，清热明目之功效。主治小便不利，淋沥涩痛，目赤肿痛，肺热，咳嗽。用法为内服，煎汤，3 ～ 12g，或入丸、散；外用煎水洗或研末撒。

【配伍应用】

（1）配车前草，治湿热下注之淋病，尿血，癃闭，暑湿泻痢尿少。

（2）配旱莲草，治阴虚血热，小便不利，血淋，石淋，衄血，吐血。

（3）配怀牛膝，治肾虚尿闭，小便不利，足肿，腰重。

（4）配白茅根，治水湿内停所致的小便不利，下肢水肿，及湿热内停，水热内结的尿少、尿痛、尿血等症。

（5）配木通，治尿路涩痛，小便不利。

（6）配六一散，治夏日中暑，呕吐，腹泻及淋浊，石淋等症。

（7）配泽泻，治水肿胀满，小便不利。

（8）配苍术，治妇女湿浊带下。

（9）配海金沙，治热淋，石淋。

（10）配白术，治脾虚或暑湿泄泻，小便短少。

（11）配百部，治小儿顿咳与慢性咳嗽。

（12）配半夏、橘皮，治咳嗽痰多。

（13）配沙参、桔梗，治咳嗽甚者。

（14）配厚朴、广木香，治湿郁中焦而腹胀尿少。

（15）配薏苡仁、白术，治尿少，泄泻。

（16）配海金沙、黄柏，治热淋，石淋，小便淋沥涩痛。

（17）配萹蓄、石韦，治热淋。

（18）配熟地黄、沙苑子，治肝肾不足所致的目暗障翳、视力减退。

（19）配熟地黄、菟丝子，治肝肾不足所致的眼目昏花。

（20）配泽泻、赤茯苓，治小便不利。

（21）配生地黄、枸杞子，治肝肾不足所致的眼目昏花。

（22）配草薢、黄柏，治溺赤，淋沥。

（23）配木通、滑石，治湿热下注之小便淋沥涩痛。

（24）配菊花、决明子、青葙子，治肝经风热所致的目赤肿痛。

（25）配白术、茯苓、猪苓，治湿热泄泻，小便不利。

（26）配蒲公英、菊花、栀子，治急性结膜炎。

（27）配菊花、黄芩、决明子，治肝热，目赤肿痛。

（28）配杏仁、桔梗、枇杷叶，治肺热咳嗽。

（29）配桔梗、杏仁、黄芩，治肺热咳嗽，痰多黄稠。

（30）配熟地黄、菟丝子、枸杞子，治肝肾不足所致的目暗障翳、视力减退。

（31）配茺蔚子、夏枯草、石决明，治头目眩晕，高血压病。

（32）配茯苓、泽泻、冬瓜皮，治各种水肿。

（33）配黄柏、山药、苍术，治妇女带下。

（34）配茯苓皮、泽泻、白术，治水肿，小便不利。

（35）配当归、熟地黄、枸杞子、菟丝子，治老年性白内障。

（36）配牛膝、熟地黄、萸肉、肉桂，治肾炎水肿，有小便不利并肾虚症状者。

【单味应用】

（1）单味研末，酒或水送服，治难产。

（2）单味纱布包，水煎汁，稍加白糖，频频服，治小儿夏秋腹泻。

【配方选例】

（1）治热淋方　治热淋，小便赤痛：车前子、冬葵子各10g，通草10g，芒硝（汤成下）1.8g。水煎，分2次服。（《外台秘要》）

（2）车前子散　治飞尘迷目，因此生翳障：车前子、五味子、芍药各45g，白茯苓、细辛、玄参、人参、大黄、桔梗各30g。上为末，每服9g，食后临卧，温米泔调服。（《圣济总录》）

（3）驻景丸　治肝肾俱虚，眼常昏暗，多见黑花，或生障翳，视物不明，迎风有泪。久服补肝肾，增目力：车前子、熟干地黄各90g，菟丝子（酒浸，别研为末）150g。上为末，炼蜜为丸，如梧子大，每服30丸，温酒下，每日2服。（《太平惠民和剂局方》）

（4）车前子散　治眼中生翳，血灌瞳神，羞明多眵：车前子、密蒙花、羌活、白蒺藜、黄芩、菊花、龙胆草、草决明、甘草各等份。为末，每服6g，食后饭汤送下。（《审视瑶函》）

车前草

《四声本草》

　　本品又名蛤蟆草、当道、牛舄、地胆头、车前。为车前科植物车前或平车前的全草。多产于江西、河南、湖北、东北等地。其味甘，性微寒。归肺、膀胱、小肠、肾、肝经。具有清热解毒，止血之功效。主治热毒疮肿，湿热腹泻，热痢，血热出血。用法为内服，煎汤，9～15g，或捣汁；外用捣敷。

【配伍应用】

　　（1）配旱莲草，治阴虚血热，小便不利，淋沥涩痛，尿血等症。

　　（2）配车前子，治暑热泻痢及泌尿系统疾患。

　　（3）配马鞭草，治暑热泄泻。

　　（4）配灯心草，治小儿口疮。

　　（5）配海金沙、萹蓄，治石淋。

　　（6）配土牛膝、皂角树根皮（均用鲜品），捣汁滴喉中，治喉蛾。

　　（7）配白术、茯苓，治暑湿泄泻，小便短少。

　　（8）车前草根配茅草根、枸杞根，捣汁略兑开水，频频呷服，治咽关水肿，喉蛾，喉痹等症。

　　（9）配鱼腥草、甘草，治肺热咳嗽，声哑痰稠。

　　（10）配木通、瓜子金，煎服，治口腔黏膜糜烂、疼痛。

　　（11）配蒲公英、金银花，治疮疖疔毒。

　　（12）配益母草、珍珠草，水煎服，治小儿急性肾炎。

　　（13）配茯苓皮、泽泻、白术，治水肿，小便不利。

　　（14）配茵陈、金钱草、刘寄奴，水煎服，治小儿（新生）黄疸。

　　（15）配滑石、萹蓄、甘草梢，治湿热淋浊，尿急，尿频，尿道痛，尿血，尿路结石。

　　（16）配白前、桑白皮、杏仁，治肺热咳嗽痰多，咳痰不爽。

　　（17）配白茅根、紫花地丁、黄芩，治尿路感染。

　　（18）配益母草、茯苓、泽泻，治水湿肿胀，小便不利。

　　（19）配木通、萹蓄、瞿麦、炒栀子，治热淋，尿道涩痛，小便不利。

（20）配白花蛇舌草、白茅根、珍珠草、玉米须，水煎服，治小儿急性肾炎。

【单味应用】

（1）单味煎剂，治急性支气管炎，高血压病及肠炎腹泻。

（2）单味水煎，调蜜糖内服，治湿热下痢。

（3）单味鲜草，绞汁，加冰片少许，滴耳内，治中耳炎。

（4）鲜品捣烂绞汁开水冲服，治鼻出血，尿血，热淋。

（5）单味浸醋，放在患处，治喉疔。对喉痹、乳蛾不妨试用。

（6）鲜品水煎，治热痢。

（7）鲜品榨汁，棉花吸汁塞鼻内，治鼻衄。

（8）鲜品捣烂外敷，治疮疖疔毒及无名肿毒。

（9）单味水煎，每次加白酒同服，治流行性腮腺炎。

【配方选例】

（1）治热痢：车前草叶捣绞取汁1钟，入蜜1合。同煎1～2沸，分温2服。（《太平圣惠方》）

（2）治黄疸：白车前草15g，观音螺30g，加酒1杯。炖服。（《闽东本草》）

（3）治高血压：车前草、鱼腥草各30g。水煎服。（《浙江民间常用草药》）

（4）治湿气腰痛：蛤蟆草连根7棵，葱白须7棵，枣7枚。煮酒1瓶，常服。（《简便单方》）

（5）治惊风：鲜车前根、野菊花根各7.5g。水煎服。（《湖南药物志》）

（6）治金疮血出不止：捣车前汁敷之。（《千金方》）

木通

《药性论》

本品又名通草、附支、丁翁、万年、万年藤。为木通科植物木通、三叶木通或白木通的茎。多产于四川、湖北、湖南、广西等地。其味苦，性寒。归心、小肠、膀胱经。具有清热利水，下乳通经之功效。主治口舌生疮，小便不利，淋病，乳少经闭。用法为内服，煎汤，3～9g，或入丸、散。古代木通与通草不分，现常用川木通。

【配伍应用】

（1）配灯心草，治心经有热下移小肠，或热结膀胱，或湿热下注但见小便淋沥涩痛者。若见阴伤津损、小便化源不足而短少者，不可轻用。

（2）配猪蹄，煎汤服，治产后乳少。

（3）配车前子，治水肿，淋病，小便短少，或淋沥涩痛。

（4）配防己、苍术，治风湿关节疼痛，偏于湿重者。

（5）配黄芪、当归，治产后乳汁不下。

（6）配红花、牛膝，治血瘀经闭。

（7）配猪苓、茯苓，治脚气、肾炎等引起的水肿。

（8）配生地黄、竹叶，治小便短赤，淋沥涩痛，口舌生疮，心烦不眠等症。

（9）配王不留行、穿山甲，治产后乳汁不通。

（10）配车前草、瓜子金，煎服，治口腔黏膜糜烂、疼痛。

（11）配生薏苡仁、防己，治脚重或拘挛。

（12）配猪苓、茯苓、桑白皮，治湿性脚气，遍身浮肿，小便不利。

（13）配猪苓、泽泻、桑白皮，治水肿，脚气。

（14）配生地黄、竹叶、甘草梢，治小便淋沥刺痛及口疮。

（15）配车前子、萹蓄、茯苓，治小便滞涩，尿痛，尿频。

（16）配猪苓、紫苏、槟榔，治脚气肿胀等症。

（17）配红花、当归、牛膝，治血瘀闭经。

（18）配忍冬藤、海桐皮、桑枝，治湿热痹痛，关节不利。

（19）配竹叶、黄芩、白茅根，治尿路感染，血尿。

（20）配猪苓、赤茯苓、紫苏、槟榔，治脚气肿满等症。

（21）配牛膝、生地黄、红花、延胡索，治闭经。

【单味应用】

单味煎汁，含咽，治慢性咽炎，咽痛，自觉咽中有痒感，俗称喉气。

【配方选例】

（1）木通散　治胁肋苦痛，并小腹牵引痛：木通、青皮、川楝子、莱菔子各30g，舶上茴香60g，莪术、木香、滑石各15g。川楝子去皮；以上3味，

用巴豆 15g，炒黄，去巴豆不用；茴香炒，上为末，煎葱白酒，调 9g，1 服愈，甚者不必再服。(《妇人大全良方》)

（2）分心气饮　治一切气不和，或事不随意，使郁抑之气，留滞不散，停于胸膈等症：木通、赤芍、肉桂、半夏、赤茯苓、桑白皮、陈皮、大腹皮、青皮、甘草、羌活各 3g，紫苏 12g。生姜、大枣，水煎，每日 1 剂，分 2 次服。(《太平惠民和剂局方》)

（3）木通散　治妊娠四肢浮肿，或遍身面目俱浮，谓之子肿：木通、条芩各 2.4g，木香、槟榔、紫苏、枳壳、白术、茯苓各 2.1g。生姜，水煎，分 2 次服。(《医学统旨》)

（4）万全木通散　治膀胱有热，小便难而黄：木通、滑石、茯苓、车前子叶各 30g，瞿麦 15g。水煎，分 2 次服。(《医学入门》)

（5）木通散　治脚气，肾炎等引起的水肿：木通 4.5g，紫苏叶 9g，桑白皮、猪苓各 6g，赤茯苓、槟榔各 9g。研末，加生姜、葱白，水煎服。(《证治准绳》)

通草

《本草拾遗》

本品又名寇脱、葱草、大通草、大叶五加皮、白通草。为五加科植物通脱木的茎髓。多产于云南、贵州、台湾、广西、四川等地。其味甘、淡，性寒。归肺、胃经。具有清利湿热，通乳汁之功效。主治淋病，小便不利，水肿，乳少。用法为内服，煎汤，3 ～ 6g，或入丸、散；外用研末绵裹塞鼻。

使用注意：凡气虚无湿热者不宜用，孕妇忌用。

【配伍应用】

（1）配木猪苓，治一身黄肿透明；亦治肾肿。

（2）配大腹皮，治湿热壅滞的水肿，胀满。

（3）配瞿麦，治热淋小便涩痛，尿血。

（4）配鲫鱼同煮，不加油盐，吃鱼喝汤，治乳汁极少，体虚。

（5）配陈皮、芦根，治热病口渴，肺热咳嗽。

（6）配黄芪、当归，治乳汁不通，乳少。

（7）配王不留行、黄芪，治产后乳汁不通。

（8）配萹蓄、瞿麦，治湿热淋痛诸证。

（9）配细辛、附子（炮，去皮、脐），蜜和绵裹纳鼻中，治鼻痈，气息不通，不闻香臭，并有息肉。

（10）配小人参，炖猪脚食，治乳汁不下。

（11）配山甲珠、猪蹄，共煮食之，治乳汁不下。

（12）配滑石、薏苡仁，治暑热、湿温、湿浊停滞的头痛身重，胸闷腹满，小便不爽，尿赤等症。

（13）配滑石、甘草，治膀胱炎，尿道炎，小便不利。

（14）配薏苡仁、滑石、竹叶，治湿温病，小便不利。

（15）配滑石、生地黄、淡竹叶，治烦渴，小便不利，属湿温证。

（16）配生芦根、橘皮、粳米，治伤寒后呕哕。

（17）配茯苓皮、滑石、泽泻、白术，治水肿，小便不利，淋浊。

（18）配猪蹄、穿山甲、川芎、甘草，治乳汁不通或稀少。

（19）配穿山甲、当归、川芎、黄芪，治产后乳汁不下或乳少，又治乳痈初起。

（20）配防己、茯苓、猪苓、大腹皮，治水肿，小便不利。

（21）配木通、瞿麦、连翘、竹叶，治热淋，小便不利。

【单味应用】

单味水煎服，治语音不扬，或失音。

【配方选例】

（1）文仲通草饮子　治热气淋涩，小便赤如红花汁色等症：通草、冬葵子、茅根、王不留行、蒲黄、桃胶、瞿麦、滑石各30g，甘草21g。上9味，切，以水1斗，煮取6升，去渣，分5～6次温服。（《大同方剂学》）

（2）活络流气饮　治流注块，或痛或不痛者，或发乍寒乍热，亦曰流注风：白通草、白芷、桔梗各2.1g，红兰花3g，薄荷、川芎各2.1g，威灵仙2.4g，连翘、当归各3g，生甘草1.2g，羌活、柴胡、土木鳖肉各3g，升麻0.6g，猪牙皂角3g。水煎，食远加酒半盏。素禀虚弱，而脉微细者加人参、黄芪；脉洪大者加玄参、天花粉。（《医经会元》）

（3）下乳方　治产后乳少：通草 6g，炙穿山甲、王不留行各 9g。水煎服。（《中药临床应用》）

（4）通草饮子　治热气淋涩，小便赤如红花汁者。通草 10g，冬葵子 10g，滑石（碎）12g，石韦 6g。上切，以水 6 升，煎取 2 升，去渣，分温 3 服；如人行 8～9 里，又进一服。忌食五腥、热面、炙煿等物。（《普济本事方》）

滑石

《神农本草经》

本品又名画石、番石、共石、夕冷。为矿石滑石的块状体。多产于江西、山东、江苏、陕西、山西、河北、福建、浙江、广东、广西、辽宁等地。其味甘、淡，性寒。归胃、膀胱经。具有利水通淋，清解暑热之功效。主治热淋、小便短赤涩痛，暑热烦渴，水肿，湿疮，湿疹，痱子。用法为内服，煎汤（布包），6～18g，或入丸、散；外用研末掺或调敷。

使用注意：外用适量。

【配伍应用】

（1）配甘草，治暑热烦渴，小便短赤或水泻等症。

（2）配海浮石，治湿热蕴结，尿路结石，小便不畅，尿道疼痛。

（3）配椿根白皮，治带脉失约，湿热带下等症。

（4）配山栀，治膀胱热淋，血淋，或急性肾盂肾炎，尿道炎，尿路结石，以小便赤涩热痛者为宜。

（5）配山药，治受暑感湿而见低热自汗、烦渴饮不多、小便不利、泻痢不止等症。

（6）配黄柏，内服治膀胱湿热淋证；研细末外用治湿疹，湿疮，脚趾湿痒，皮炎等湿热邪毒所致的各种皮肤病。

（7）配蒲黄，治小便不利，茎中疼痛，少腹急痛。

（8）配白矾，治热毒怪病，目赤鼻胀，大喘，浑身出斑，毛发如铁，乃因中热，毒气结于下焦。

（9）配薄荷、白芷，研末外用，治痱子。

（10）配车前子、木通，治湿热下注膀胱所致的小便不利，淋沥热痛等症。

（11）配车前子、薏苡仁，治泄泻。

（12）配薄荷、甘草，外涂，治痱子。

（13）配枯矾、黄柏，研末外用，治皮肤湿疹，湿疮。

（14）配甘草、朱砂，治小儿夏季感暑腹泻。

（15）配黄芩、通草，治湿温、暑湿等湿热较盛，出汗身热不解，肢体烦疼，小便赤短者。

（16）配石膏、炉甘石，研细末，纱布包撒患处，治湿疮，湿疹，痱子。亦可加枯矾、冰片等同用。

（17）配冬葵子、车前子，治湿热下注，小便不利或淋浊涩痛。

（18）配寒水石、冬葵子，治妇人脬转，小便数日不通。

（19）配金钱草、海金沙、木通，治石淋。

（20）配薏苡仁、豆蔻、通草，治湿温胸闷。

（21）配车前子、冬葵子、通草，治产后热淋，小便短赤涩痛。

（22）配黄柏粉、甘草粉、煅石膏，混匀敷患处，治湿疹，痱子。

（23）配石膏、枯矾、薄荷，研粉外用，治痱子，湿疹，脚趾湿痒。

【配方选例】

（1）录验延命散　治石淋，淋沥，茎中痛，昼夜百行或血出等症：滑石、牛角䚡、芒硝、瞿麦、车前子、露蜂房（并白子用）、贝子、柏子仁、鱼齿、鸡矢白、苦瓠子、牛阴头毛（烧）各30g，妇人阴毛（一本无，宜改用乱发）0.6g。上13味，捣筛为散，以葵汁服10g，每日3服，葵汁一作葵子饮。（《大同方剂学》）

（2）桂苓甘露饮　治霍乱，湿热病，烦渴引饮，小便不通，大便泄泻等症：滑石60g，石膏、寒水石、茯苓、泽泻、白术各30g，猪苓15g，甘草30g，肉桂9g。上9味为末，每服3~6g，姜汤或温汤蜜汤调下。（《大同方剂学》）

（3）六一散　解中暑：滑石180g，甘草30g，上为细末，每服9g，蜜多许，温水调下，无蜜亦可，或欲冷饮者，新井泉水调下亦得。（《伤寒直格》）

（4）益元散　治伏暑烦渴引饮，小便不利，心神恍惚：滑石180g，甘草、

朱砂各 30g。上为细末，每服 9g，蜜多许，温水调下，无蜜亦可，或欲冷饮者，新井泉水调下亦得。(《伤寒直格》)

（5）化石散 治肾结石：滑石 18g，甘草 3g，硝石 18g。滑石研细，水飞；甘草、硝石共为细末，过筛，合并上述粉末混合均匀即得，每服 1.5～2.1g，每日 1～2 次，用鸡内金煎水或用温水送下，每日 1 剂，分 2 次服。密闭，防潮。(《冉氏经验方》)

（6）滑石白鱼散 治小便不利：滑石、白鱼、乱发（烧）各 10g。上为散，饮服 3g，每日 3 服。(《金匮要略》)

萹蓄

《神农本草经》

本品又名扁竹、粉节草、牛鞭草、地蓼。为蓼科植物萹蓄的全草。产于全国大部分地区。其味苦，性微寒。归膀胱经。具有利水通淋，杀虫止痒之功效。主治小便短赤，淋沥涩痛，湿疹，阴道滴虫。用法为内服，煎汤，9～15g，外用捣敷或煎水洗。

【配伍应用】

（1）配瞿麦，治尿频涩痛，淋沥不畅，小腹胀痛，急性膀胱炎，尿道炎，急性前列腺炎等症。

（2）配米醋，煮服，治胆道蛔虫病。

（3）配地肤子，多煎汤洗浴，治皮肤湿疹，妇女湿热下注的阴痒，男子阴囊湿疹等症。

（4）配车前草，治湿热黄疸。

（5）配金银花，煎水代茶饮，治小便短赤。

（6）配生薏苡仁，水煎，分早晚温服，治鞘膜积液。

（7）配榧子、槟榔，治蛲虫病。

（8）配小蓟、茅根，治血淋。

（9）连根配生姜、鸡蛋煮食，治乳糜尿。

（10）配木通、车前子，治湿热之小便不利及淋证。

（11）配车前子、仙鹤草，治泄泻。

（12）配瞿麦、木通、车前子，治湿热下注，小便淋沥涩痛等症。

（13）配萆薢、石韦、海金沙，治乳糜尿。

（14）配瞿麦、滑石、木通，治湿热下注，小便短赤，淋沥涩痛等症。

（15）配瞿麦、海金沙、车前子，治湿热淋浊，小便不利，热淋涩痛，有砂石者。

（16）配车前草、石韦、甘草梢，治小便不利，湿热淋证，血尿。

（17）配侧柏叶、甘草、大枣，治急、慢性肾炎，肾盂肾炎。

（18）配大蓟、小蓟、白茅根、车前草，治血淋。

（19）配茵陈、车前子、黄芩、黄柏，治湿热郁蕴而致的黄疸（阳黄）。

（20）配苍术、黄柏、白鲜皮、苦参，治皮肤湿疹。

【单味应用】

（1）单味水煎服，治牙痛。

（2）单味鲜品，洗净捣烂敷患处，治小儿颜面丹毒。

【配方选例】

（1）萹蓄汤 治脱肛，肛头虫痒：萹蓄1握。水煎服。（《类证治裁》）

（2）治蛔虫心痛，面青，口中沫出：萹蓄10斤。细锉，以水1石，煎去渣成煎如饴。空腹服，虫自下，皆尽止。（《药性论》）

（3）治热淋涩痛：扁竹。煎汤，频饮。（《生生编》）

（4）八正散 治热淋，石淋，特别宜于有小便涩痛兼有大便秘结者：萹蓄9g，木通6g，瞿麦、栀子各9g，滑石12g，车前子（包煎）9g，大黄（后下）3g，甘草梢6g，灯心草1g。水煎服。（《太平惠民和剂局方》）

（5）乳糜尿方 治乳糜尿：萹蓄18g，石韦15g，川萆薢30g，海金沙（包煎）15g，木通9g，茅根30g，小蓟15g，六一散（冲）24g。水煎服。（《中药临床应用》）

（6）治泌尿系感染，尿频，尿急：萹蓄、瞿麦各15g，滑石30g，大黄12g，车前子、木通、山栀子、甘草梢各9g，灯心草3g。水煎服。孕妇禁忌。（《全国中草药汇编》）

（7）治输尿管结石伴肾盂积水：萹蓄、生地黄、萆薢各15g，川续断、补

骨脂、杜仲、丹参、泽泻、海金沙各 9g，滑石 30g。水煎服。有感染加虎杖、金银花各 15g。（《全国中草药汇编》）

瞿麦

《神农本草经》

本品又名野麦、巨句麦、大兰、山瞿麦、石竹子花、洛阳花、十样景花。为石竹科植物石竹或瞿麦的带花全草。多产于河北、河南、辽宁、湖北、江苏等地。其味苦，性寒。归心、小肠、膀胱经。具有清热、利水、通淋之功效。主治小便淋沥涩痛。用法为内服，煎汤，9 ～ 12g，或入丸、散；外用研末调敷。

【配伍应用】

（1）配蒲黄，治产后泌尿系感染而致的血淋。

（2）配菊花，治目赤肿痛。

（3）配瓜蒌仁，治便秘。

（4）配红糖，治经闭，月经不调。

（5）配滑石，治小便不利，小便赤痛及淋病。

（6）配萹蓄，治湿热淋浊，小便不利，热淋涩痛及急性肾炎，尿道感染诸证。

（7）配金钱草、海金沙，治石淋茎中痛，尿血。

（8）配山栀子、甘草，治下焦结热，小便赤黄，淋闭疼痛，或有血出，及大小便俱出血者。

（9）配白茅根、小蓟，治下焦湿热，小便淋沥热痛，血尿。

（10）配栀子、白茅根，治血尿。

（11）配萹蓄、栀子、车前子，治热淋。

（12）配丹参、赤芍、益母草，治血瘀经闭或月经不调等症。

（13）配赤芍、茅根、生地黄，治急性尿道炎，膀胱炎。

（14）配滑石、车前子、冬葵子，治湿热淋病，小便不利等症。

（15）配大蓟、小蓟、白茅根、车前草，治血淋。

（16）配瓜蒌根、茯苓、薯蓣、炮附子，治小便不利，有水气，其人苦渴。

（17）配萹蓄、蒲公英、黄柏、灯心草，治泌尿系感染。

（18）配当归、川芎、红花、桃仁、牛膝，治经闭，月经有紫黑块等症。

（19）配炒栀子、黄柏炭、海金沙、白茅根、灯心草炭，治血淋，尿血等症。

【单味应用】

单味炒黄为末，以鹅涎调，涂眦头，或捣汁涂之，治目赤肿痛，浸淫等疮。

【配方选例】

（1）南天竺饮　治血妄行，九窍皆出，服药不住者：南天竺草（生瞿麦）拇指大1把（锉），大枣（去核）5枚，生姜1块（如拇指大），灯心草如小指大1把，山栀子（去皮）30枚，甘草（炙）15g。上6味锉，入瓷器中，水1大碗，煮至0.5碗，去渣服。（《圣济总录》）

（2）加味通心饮　治肾与膀胱实热，小肠气痛，水腑不通：瞿麦穗、木通、栀子仁、黄芩、连翘、甘草、枳壳、川楝子（去核）各等份。上为粗末，每服15g，加灯心草20茎、车前草5茎。水煎，空腹服。（《世医得效方》）

（3）瞿麦汤　治气淋涩滞：瞿麦穗、黄连（去须）、大黄（蒸）、枳壳（去穰，麸炒）、当归（切焙）、大腹皮、射干各45g，桂心（去粗皮）15g。上㕮咀，每服12g，水1.5盏，生姜7片，煎至8分，去渣，不拘时温服。（《奇效良方》）

（4）瞿麦散　治黄疸，小便赤涩，心神烦闷：瞿麦、麦冬（去心）、茵陈、黄芩各30g，栀子60g，大黄45g。上㕮咀，每服12g，用水1盏，煎至6分，去渣，不拘时服，以小便利为度。（《奇效良方》）

（5）加味八正散　治心热冲眼，赤肿涩痛，热泪羞明：瞿麦、萹蓄、滑石、车前子、甘草、栀子仁、木通、大黄、桑白皮、灯心草、苦竹叶、生地黄。水煎，食后服。（《医部全录·目门》）

石韦

《神农本草经》

本品又名石皮、石韊、金星草、石兰。为水龙骨科植物或庐山石韦的叶。

多产于长江以南各地。其味苦，性微寒。归肺、膀胱经。具有利水通淋，凉血止血之功效。主治小便短赤，淋沥涩痛，血淋，咳嗽。用法为内服，煎汤，9～15g，或入散剂。

【配伍应用】

（1）配红枣，治白细胞减少症。

（2）配生蒲黄，治血淋，小便涩痛。

（3）配地榆、棕榈炭，治肺热咯血，崩漏。

（4）配瞿麦、冬葵子，治小便不利，涩痛，血淋。

（5）配车前子、滑石，治热淋，小便不利，涩痛。

（6）配金钱草、海金沙，治石淋。

（7）配萹蓄、栀子、车前子，治热淋。

（8）配丹参、赤芍、益母草，治血瘀经闭，月经困难等症。

（9）配当归、赤芍、紫珠草，治血淋或石淋而有血尿。

（10）配茅根、车前子、滑石，治小便短赤，淋沥涩痛。

（11）配蒲黄、当归、芍药，治血淋。

（12）配车前子、生栀子、甘草，水煎代茶，治泌尿系统结石，肺热咳嗽。

（13）配车前子、滑石、小蓟，治血尿。

（14）配大蓟、小蓟、白茅根、车前草，治血淋。

（15）配白茅根、当归、蒲黄、赤芍，治血尿。

（16）配滑石、瞿麦、萹蓄、木通、海金沙，治热淋，血淋，砂石淋。

（17）全鲜草、冰糖，治支气管哮喘。

【配方选例】

（1）石韦散　治血淋：石韦、当归、蒲黄、芍药各等份。上4味治下筛，酒服10g，每日3服。（《千金方》）

（2）石韦散　治咳嗽：石韦（去毛）、槟榔（锉）各等份。上2味，罗为细散，生姜汤调下4g。（《圣济总录》）

（3）治尿路结石：石韦、车前草各30g，生栀子15g，甘草9g。水煎2次，早晚各服1次。（《南昌医药》）

（4）石韦散　治肾气不足，膀胱有热，水道不通，淋沥不出，脐腹急痛，蓄作有时，劳倦即发，或尿如豆汁，或出砂石，并皆治之：石韦（去毛）、冬葵子、木通、瞿麦、芍药、白术、滑石各4.5g，王不留行、当归（去芦）、甘草各3g。上为1服，水2钟，煎至1钟，食前服，如作末，每服6g，小麦煎汤调服。（《奇效良方》）

（5）石韦散　治石淋，小腹隐痛，茎中痛，溲出砂石者，并治诸淋：石韦6g，木通4.5g，车前子9g，瞿麦6g，滑石9g，榆白皮6g，甘草3g，冬葵子6g，赤茯苓9g。水煎服。（《普济本事方》）

海金沙

《嘉祐补注神农本草》

本品又名左转藤灰、海金砂。为海金沙科植物海金沙的成熟孢子。多产于广东、浙江等地。其味甘，性寒。归膀胱、小肠经。具有清热，利水，通淋之功效。主治小便短赤，淋沥涩痛，血淋，石淋。用法为内服，煎汤（布包），6～12g，或研末服。

【配伍应用】

（1）配琥珀，治湿热蕴结之血淋，砂淋，小便癃闭。

（2）配滑石，治热淋，膏淋，石淋，茎中疼痛。

（3）配生甘草梢，治湿热蕴结于下焦膀胱所致的热淋尿痛。

（4）配海浮石，治小便淋沥不畅，尿道灼热疼痛，砂淋等症。

（5）配木鳖子，研末，浓茶汁调糊涂患处，治流行性腮腺炎。

（6）配薏苡根，兑白糖服，治痢疾。

（7）配金钱草，治泌尿道结石。

（8）配大青木叶（马鞭草科），治上呼吸道感染，扁桃体炎，肺炎，支气管炎。

（9）配腊面茶，治小便不通，脐下满闷。

（10）配滑石、甘草，治膀胱湿热，小便短赤，淋沥涩痛之热淋、血淋、石淋等症。

（11）配阴行草、车前子，治肝炎。

（12）配牵牛子、甘遂，治脾湿太过，通身肿满，喘不得卧，腹胀如鼓。

（13）配琥珀、蒲黄，治热淋涩痛，尿中有脓血者。

（14）配白茅根、金钱草、车前子，治石淋。

（15）配白术、甘草、牵牛子，治脾湿胀满。

（16）配石韦、滑石、甘草，治膀胱湿热，小便短赤，淋沥涩痛，血淋，石淋等症。

（17）配金钱草、车前草、金银花，治肾盂肾炎。

（18）配黄柏炭、白茅根、泽泻、瞿麦，治砂石淋。

（19）配忍冬藤、菊花、生石膏、瓜子金、钩藤根（或钩），治流行性乙型脑炎。

（20）配甘草、生鸡内金、石韦、木通、枳壳，治砂淋，石淋等症。

（21）配金钱草、冬葵子、鸡内金、鱼脑石、芒硝，治尿路结石。

【配方选例】

（1）惠眼观证中庸饮子　治水气肿满，黄疸：海金沙、续随子各0.3g，生姜30g，中庸（樟柳根是也，商陆，一名章陆，又名章柳或名中庸）30g，蜜60g。上5味，细研罨1宿，以次日五更时，用绢帛滤汁，只作1服，食前暖吃，下黄水，乃服匀气药补，后用樟柳根煮粥吃。（《幼幼新书》）

（2）海金沙散　治五淋涩痛：海金沙、肉桂、甘草（炙）各6g，赤茯苓、猪苓、白术、芍药各9g，泽泻15g，滑石21g，石韦3g。上为细末，每服9g，水1盏，灯心草30茎，同煎至7分克，去渣，空腹温服。（《奇效良方》）

（3）海金沙散　治脾湿太过，通身肿满，喘不得卧，腹胀如鼓：海金沙7.5g，甘遂15g，黑牵牛（炒，一半生，取末一半）共30g。上为细末，每服6g，食前用倒流水煎汤调服。（《奇效良方》）

（4）金沙流湿丸　治男子妇人杂证，及风湿酒湿：海金沙15g，木通（去皮）、木香、郁李仁各30g，泽泻、白茯苓（去皮）、大黄各45g，牵牛（头末）、滑石各150g。上为末，滴水丸，如梧桐子大，每服50～80丸，生姜汤下，忌湿面。如小便不通，灯心草汤下；伤酒，生姜汤下；酒疸食黄，萝卜汤下；痢疾，高良姜汤下；妇人血气不调，当归汤下；肢节疼痛，温酒下；心疼，韭根汤下；膈气，枳壳汤下。（《奇效良方》）

冬葵子

《神农本草经》

本品又名葵子、葵菜子。为锦葵科植物冬葵的种子。产于我国大部分地区。其味甘，性寒。归大肠、小肠经。具有利尿通淋，下乳，润肠之功效。主治小便不利，淋沥涩痛，水肿，乳汁不行，乳房胀痛，大便干燥。用法为内服，煎汤，9～15g，或入散剂。

【配伍应用】

（1）配茯苓，治水肿，小便不利，洒淅恶寒，起即头眩等症。

（2）配砂仁，治产妇乳汁稀少，乳房胀痛。

（3）配木通，治小儿小便困难，尿急胀痛。

（4）配火麻仁，治津亏之大便秘结。

（5）配冬瓜子，治肺痈，水肿，小便不利，大便不通等症。

（6）配牛膝，治产后胎盘潴留。

（7）配天花粉、通草，治乳汁不通。

（8）配金钱草、车前子，治泌尿系结石。

（9）配滑石、香薷，治夏季感受暑热所致的小便不利、尿痛。

（10）配车前草、茯苓，治水肿而有小便不利、便秘者。

（11）配车前子、海金沙，治淋证。

（12）配桃仁、郁李仁，治大便秘结。

（13）配木通、山栀子、滑石，治孕妇小便不利。

（14）配车前子、海金沙、茯苓，治小便不利，水肿，淋沥涩痛等症。

（15）配通草、王不留行、炙穿山甲，治乳汁不通。

（16）配王不留行、当归、川芎、黄芪，治产后乳汁不足。

（17）配漏芦、瓜蒌、白芷、赤芍，治乳痈初起。

（18）配穿山甲、王不留行、黄芪、猪蹄，治乳汁不通，乳房胀痛。

（19）配金钱草、海金沙、牛膝、泽兰、泽泻，治泌尿系结石。

【单味应用】

（1）单味，水、酒各半煎服，治产后乳汁稀少，或排乳困难，乳房胀痛，或乳痈初起。

（2）单味，炒焦黄研粉，开水送服，治痢疾。

（3）单味鲜叶，和蜜共捣烂外敷，治痈疽肿毒。

【配方选例】

（1）葵子茯苓散　治妊娠有水气，身重，小便不利，洒淅恶寒，起即头眩：冬葵子1斤，茯苓90g。为散饮服10g，每日3服，小便利则愈。（《金匮要略》）

（2）冬葵子汤　治妊娠，大小便不通：冬葵子6g，大黄3g。水煎，分2次服。（《圣济总录》）

（3）治横倒生方　治横倒生，手足先出：冬葵子6g，黄明胶、滑石各30g。水煎，分2次服。（《太平圣惠方》）

（4）冬葵子汤　治小便不利：冬葵子12g，滑石9g，香薷3g，藿香4.5g。水煎服。（《中药临床应用》）

（5）清热启闭汤　治前列腺增生所致急性尿潴留症，属膀胱积热者：冬葵子、车前子、瞿麦、石韦、藿香、滑石、木通、怀牛膝、王不留行、蒲公英、葫芦茶、蓬莪术、京三棱。水煎服，每日1剂。（《上海中医药杂志》）

三白草

《新修本草》

本品又名白水鸡、水木通、三点白。为三白科植物三白草的根茎或全草。多产于长江以南各地。其味苦、辛，性寒。归肺、膀胱经。具有清热利水、解毒消肿、祛痰之功效。主治小便不利，淋沥涩痛，脚气，疖疮痈肿，咳嗽。用法为内服，煎汤，9～15g，（鲜者加倍），或捣汁饮；外用捣敷或煎水洗。

【配伍应用】

（1）鲜三白草配鲜皂角刺，加适量水，煮沸直接熏蒸局部，治风湿性关节炎。

（2）配蒲公英、紫花地丁，治疖疮痈肿；并以鲜根茎捣烂外敷患处。

（3）配椿根皮、墓头回，治湿热带下。

（4）配海金沙藤、瞿麦，治尿淋涩痛。

（5）配茯苓、薏苡仁、车前子，治水肿脚气。

【配方选例】

（1）治疗疮炎肿：三白草鲜叶1握，捣烂，敷患处，日换2次。（《福建民间草药》）

（2）治绣球风：鲜三白草，捣汁洗患部。（《浙江天目山药植志》）

地肤子

《神农本草经》

本品又名扫帚子、地葵、地麦、益明。为藜科植物地肤的果实。多产于华北各地。其味苦，性寒。归膀胱经。具有清热、利尿、止痒之功效。主治小便不利，淋沥涩痛，周身瘙痒，湿疮。用法为内服，煎汤，6～12g，或入丸、散；外用煎水洗。

【配伍应用】

（1）配蛇床子，煎汤外洗，治皮肤湿病或风热，症见湿疹或痒疹。

（2）配白矾，煎汤外洗，治荨麻疹，湿疹，疥癣，皮肤痒。

（3）配牛膝，治血尿。

（4）配明矾、苦参，煎汤洗浴，治湿热引起的皮肤湿疮、周身瘙痒。

（5）配左盘龙(即鸽子粪；焙干)、紫背天葵，研末，黄酒送服,6小时1次，治狂犬咬伤。

（6）配白鲜皮、白矾，煎水熏洗，治皮肤湿疹。

（7）配黄柏、芒硝，外用，治黄水疮。

（8）配猪苓、黄柏，治膀胱湿热，淋病，小便不利等症。

（9）配白芥子、莱菔子，共炒微黄，研末，入煮沸冷却之食醋中调膏，贴两足涌泉穴，治舌疮。

（10）配生地黄、黄柏，治小便热痛。

（11）配蛇床子、白矾，煎汤外洗，治风湿热毒所致的皮肤湿疮、疥癣等症。

（12）配瞿麦、竹叶、甘草，治泌尿系感染，浮肿。

（13）配猪苓、萹蓄、木通，治小便不利，湿热淋证。

（14）配瞿麦、猪苓、通草，治热淋或水肿。

（15）配猪苓、瞿麦、冬瓜子，治湿热下注，小便不利。

（16）配白鲜皮、黄柏、滑石，治风湿热毒所致的皮肤湿疮、疥癣等症。

（17）配生地黄、野菊花、白鲜皮，治各种湿疹，痒疹。

（18）配苦参、防风、蝉蜕，治湿疮，皮肤瘙痒。

（19）配枯矾、蛇床子、川椒，煎水外洗，治皮肤湿疮瘙痒。

（20）配金银花、菊花、荆芥、防风，治丹毒。

（21）配猪苓、通草、知母、黄柏，治膀胱湿热，小便不利等症。

【单味应用】

单味水煎，可内服，亦可外洗，治皮肤湿疮，瘙痒流水。

【配方选例】

（1）治久血痢，日夜不止：地肤子30g，地榆（锉）、黄芩各0.9g。上药捣细罗为散，每服6g，不计时候，以粥饮调下。（《太平圣惠方》）

（2）地肤子丸　治雀目：地肤子150g，决明子10g。上2味捣筛，米饮和丸，每食后，以饮服20～30丸。（《广济方》）

（3）治肢体疣目：地肤子、白矾各等份。煎汤频洗。（《寿域神方》）

（4）治痈：地肤子、莱菔子各30g。文火煎水，趁热洗患处，每日2次，每次10～15分钟。（《内蒙古中草药新医疗法资料选编》）

萆薢

《神农本草经》

本品又名百枝、竹木、赤节、金刚。为薯蓣科植物粉萆薢或棉萆薢的根茎。多产于浙江、湖南、广东等地。其味苦，性微寒。归肝、胃经。具有利湿浊，祛风湿之功效。主治膏淋，妇女带下，风湿痹痛。用法为内服，煎汤，9～15g，或入丸、散。

使用注意：肾虚阴亏者忌服。

【配伍应用】

（1）配附子，治风湿痹痛，关节不利，腰膝疼痛，属寒湿者。

（2）配石菖蒲，治湿浊不化的尿浊、尿频。

（3）配威灵仙，治风湿痹痛。

（4）配牛膝，治湿痹肢节疼痛，酸软无力。

（5）配益智，治肾虚小便混浊，尿频，淋沥不畅，乳糜尿，妇人带下诸证。

（6）配杜仲，治丈夫腰脚痹，缓急，行履不稳者。禁食牛肉。

（7）配猪脊骨，治风寒湿痹，腰骨强痛。

（8）配贯众，治肠风，痔漏。

（9）配益智、乌药，治小便频数，小便失禁（尤其小儿）及慢性前列腺炎，乳糜尿等症。

（10）配黄柏、薏苡仁，治皮肤湿疹，慢性皮炎，或脓疱疮，属湿热证者。

（11）配车前子、黄柏，治急性尿道炎，膀胱炎。

（12）配茯苓、石菖蒲，治下焦湿浊郁滞所致的膏淋、小便混浊，以及妇女带下等症。

（13）配防己、威灵仙，治风湿痛。

（14）配桑枝、络石藤、牛膝，治腰背冷痛，下肢活动不利、麻木等症。

（15）配桑枝、秦艽、薏苡仁，治风湿痹痛，关节不利，腰膝疼痛，属湿热者。

（16）配石菖蒲、益智、乌药，治肾虚尿混浊。

（17）配牛膝、续断、川芎，治小肠虚冷，小便频数。

（18）配石菖蒲、益智、乌药、甘草梢，治阳虚尿浊，小便频数，膏淋等症。

（19）配黄精、秦艽、丹参、苍术，治痛风及高尿酸血症。

（20）配茯苓、石菖蒲、甘草、乌药，治白浊频数，澄下如膏等症。

（21）配凤尾草、半枝莲、连翘、黄柏，水煎服，治急性泌尿系感染（热重者加大黄、栀子；湿重者加苍术、薏苡仁；尿急痛者加六一散）。

【配方选例】

（1）萆薢汤　治结毒筋骨疼痛，头胀欲破，及已溃腐烂：萆薢6g，苦参、防风、何首乌各 15g，威灵仙、当归、白芷、苍术、胡麻、石菖蒲、黄柏各 1.8g，羌活、川椒各 1.2g，龟甲 4.5g，红花 1g，甘草 1.5g。水煎，兑入酒 1 杯服。(《外科正宗》)

（2）萆薢散　治肾脏风毒流注，腰脚疼痛，筋脉拘急：萆薢、杜仲、牛膝、五加皮、槟榔、炒当归、炒酸枣仁、独活、海桐皮、炮附子、防风、肉桂、羚羊角、木香、枳壳（麸炒）各 30g。上为末，每服 12g，加生姜 3 片，水煎，食前服。(《太平圣惠方》)

（3）萆薢散　治风中于肾，肾经受病，多汗恶风，面浮肿，脊骨疼，不能行立，肌肤变色，但坐而腰痛，胁下左右赤黄如饼：萆薢、狗脊、炒杜仲、茯苓各 30g，何首乌、炮天雄、泽泻各 15g。上为细末，每服 6g，米汤送下。(《奇效良方》)

（4）萆薢饮　治膏淋，并治诸淋：萆薢 9g，文蛤粉、石韦、车前子、茯苓各 4.5g，灯心草 20 节，莲子心、石菖蒲、黄柏各 2.4g。水煎服。(《医学心悟》)

（5）萆薢分清饮　治真元不足，下焦虚寒，小便白浊，频数无度，漩白如油，光彩不定，漩脚澄下，凝如膏糊：萆薢、乌药、益智、石菖蒲各等份（一方加茯苓、甘草）。上为粗末，每服 15g，水煎，入盐 1 捻，食前服。(《丹溪心法》)

三、利湿退黄药

茵陈

《本草经集注》

本品又名茵陈蒿、因尘、细叶青蒿。为菊科植物茵陈蒿或黄蒿的嫩苗。多产于陕西、山西、安徽等地。其味苦，性微寒。归脾、胃、肝、胆经。具有清热，利湿，退黄之功效。主治黄疸，腹满便秘。肤色晦暗，肢体逆冷。用法为内服，煎汤，9～15g；外用煎水洗。

【配伍应用】

（1）配栀子，治湿热黄疸。

（2）配附子，治寒湿阴黄，症见黄色晦暗，胸痞腹胀，神疲畏寒，大便不实，舌苔白腻。

（3）配大黄，治黄疸初起，症见发热、小便不利、大便秘结或便溏不爽、脘腹胀满者。

（4）配车前草，预防肝炎。

（5）配白鲜皮，治病人身如金色，不多语言，四肢无力，好眠卧，口吐黏液。

（6）配荷叶研末，冷蜜水调下，治风瘙隐疹，皮肤肿痒。

（7）配枳实、山楂，治黄疸或暑湿、湿浊郁阻中焦腹胀，有食滞者。

（8）配厚朴、苍术，治黄疸或暑湿，湿浊郁阻中焦腹胀者。

（9）配黄连、栀子，治湿热黄疸，身目黄色鲜明，发热，小便短赤等症。

（10）配茯苓、车前子，治小便不利。

（11）配栀子、大黄，治湿热黄疸，身目黄色鲜明，发热，小便短赤，兼有腹满便秘，热重于湿者。

（12）配滑石、木通，治伤暑或温病及发黄的湿郁小便不利者。

（13）配泽泻、猪苓，治黄疸热退后，而小便不利，湿重于热者。

（14）配附子、干姜，治寒湿阴黄，黄色晦暗，肢体逆冷者。

（15）配栀子、黄柏，治阳黄。

（16）配大青叶、车前草，制成复方茵陈糖浆，治急性传染性肝炎。

（17）配虎杖、六一散，水煎服，治急性黄疸型肝炎。

（18）配龙胆草、丹参，制成复方茵陈糖浆，治急性传染性肝炎。

（19）配栀子、大田螺、连翘，治男子酒疸。

（20）配厚朴、猪苓、泽泻，治黄疸，湿重于热者。

（21）配栀子、甘草、大枣，治小儿急性传染性肝炎。

（22）配金钱草、车前草、刘寄奴，水煎服，治新生儿黄疸。

（23）配附子、干姜、甘草，治发黄，脉沉细迟，肢体逆冷，腰以上自汗等症。

（24）配栀子、黄柏、大黄、车前子，治湿热性黄疸。

（25）配蒲公英、板蓝根、山栀子、黄连，治肝细胞性黄疸。

（26）配山栀、生大黄、滑石、海金沙、板蓝根，治黄疸型肝炎。

（27）配滑石、黄芩、石菖蒲、连翘、白蔻仁，治湿温初起，身热肢楚，胸闷腹胀，尿赤便秘等症。

（28）配附子、干姜、白术、茯苓、泽泻，治寒湿性黄疸。

【单味应用】

（1）单味大剂量煎服，治湿热黄疸，身目黄色鲜明，发热，小便短赤等症。

（2）单味煎汁，3次汁液过滤，合并，浓缩，预防肝炎。

（3）单味水煎服，治感冒，黄疸，漆疮。

（4）单味煮浓汁外洗，治遍身风痒疥疮。

【配方选例】

（1）茵陈四逆汤　治发黄肢体冷逆，腰以上自汗者，此方冷服：茵陈60g，附子1枚，干姜45g，甘草（炙）30g。水煎，分2次服。（《医垒元戒》）

（2）三物茵陈蒿汤　治黄疸身目皆黄，皮肤曲尘出：茵陈1把，栀子24枚，石膏64g。水煎前2味，去渣取汁，将石膏猛火烧令正赤，投药汁中，沸定取清汁，分作2服，先进1服，自覆令周身汗出，以温粉粉之则愈；若汗不出，更进1服，汗出乃愈。（《外台秘要》）

（3）加味柴胡汤　治酒后胃热，醉卧当风而致的酒疸；症见身目黄，腹如水状，心中懊恼不食，时欲吐，足胫满，小便黄赤，面黄而有赤斑者：茵陈、柴胡、黄芩、半夏、黄连、豆豉、葛根、大黄。水煎服。（《杂病源流犀烛》）

（4）茵陈蒿汤　治湿热黄疸，一身面目尽黄，黄色鲜明，发热，但头汗出，身无汗，口渴，腹微满，大便秘，小便短赤等：茵陈18g，栀子14枚，大黄(去皮)6g。先以水煎茵陈，后纳余药再煎，去渣，分3次服。小便当利，尿如皂角汁状，色正赤，1宿腹减，黄从小便去。（《伤寒论》）

金钱草

《本草纲目拾遗》

本品又名连钱草、大金钱草、一串钱、对座草、过路黄。为报春花科多年生草本植物过路黄的全草。多产于江苏、四川、浙江等地。其味微咸，性平。归肝、胆、肾、膀胱经。具有除湿退黄，利水通淋，清热消肿之功效。主治黄疸，热淋，砂淋，恶疮，肿毒，毒蛇咬伤。用法为内服，煎汤，30～60g（鲜者加倍）。

【配伍应用】

（1）配海金沙，治湿热蕴结所致的尿路结石及胆道结石证。

（2）配鲜车前草，加白酒捣烂，取汁外敷，治疮疡肿毒。

（3）配茵陈，治湿热发黄，胆道结石证。

（4）配虎杖根，治胆囊炎。

（5）配玉米须，水煎服，治尿路结石。

（6）配鲜马齿苋、枳壳，治痢疾。

（7）配蒲公英、板蓝根，治黄疸型肝炎。

（8）配甘草、菊花，治铅中毒。

（9）配鱼枕骨、石韦，治肾结石。

（10）配茵陈、柴胡、栀子，治胆道结石证。

（11）配茵陈、栀子、虎杖，治湿热黄疸。

（12）配海金沙、滑石、鸡内金，治热淋，石淋。

（13）配茵陈、栀子、郁金，治黄疸。

（14）配海金沙、滑石、车前子，治肾与膀胱结石。

（15）配海金沙、车前草、旱莲草，治膀胱结石，输尿管结石。

（16）配茵陈、车前草、刘寄奴，水煎服，治新生儿黄疸。

（17）配木香、香附、炒川楝子、郁金，治胆结石，属肝郁气滞者。

（18）配石韦、鱼首石、杜仲、核桃肉，治肾结石。

（19）配茵陈、黄芩、木香、枳实，治胆石证。

（20）配茵陈、虎杖根、紫金牛、仙鹤草，治黄疸型肝炎。

（21）配郁金、广木香、枳壳、黄芩，治梗阻性黄疸。若大便秘结，可加生大黄 6~9g，芒硝 6g（冲服）。

（22）配桑寄生、川续断、枸杞子、沙苑子，治泌尿系结石，肾虚腰痛，膝软乏力等症。

（23）配海金沙、郁金、滑石、鸡内金，治尿路结石。

【单味应用】

（1）单味鲜草捣汁内服，治疮痈肿毒及蛇咬伤，其渣外敷患处。

（2）鲜叶捣汁，加石灰和桐油调匀，搽伤处，治烫火伤。

（3）单味搓烂，左疼塞右耳，右疼塞左耳，治牙疼。

（4）鲜草捣烂，绞取自然汁，加童便调服，治跌仆损伤。

（5）单味水煎，代茶饮，治胆囊炎。

【配方选例】

（1）利湿排石汤　治输尿管结石：金钱草30g，萆薢、海金沙各15g，琥珀（冲服）1.5g，石韦、冬葵子、萹蓄、瞿麦、车前子、滑石各9g，甘草6g。水煎服。若腹痛重，加香附12g，乌药、延胡索各9g，川楝子6g；血尿重，加仙鹤草12g，牡丹皮、炒蒲黄、旱莲草各9g；便秘腹实，加大黄（后下）、芒硝（冲）各9g；气虚脾弱，加党参、白术、黄芪各15g；腰痛重，加续断12g，杜仲9g。（《中西医结合治疗急腹症》天津南开医院）

（2）胆道排石汤　治胆石证发作期，适宜于胆总管结石小于1厘米直径者，及肝管结石、手术后残留结石等：金钱草30g，茵陈、郁金各15g，枳壳、木香各9g，生大黄6～9g。水煎服。（《中西医结合治疗急腹症》天津南开医院）

（3）尿石一号　治气结型尿路结石病：金钱草30～60g，海金沙（全草）、石韦各30g，车前子15g，木通6g。水煎服。如因气结疼痛者加延胡索12g，川楝子9g；因血瘀疼痛者加蒲黄、五灵脂各9g；尿血者加大蓟、小蓟各9g，白茅根15～30g；肾阳虚者加肉桂4.5g，附子、补骨脂各9g；肾阴虚者加熟地黄15g，枸杞子、女贞子、旱莲草各9g。（《中西医结合治疗急腹症》遵义医学院）

（4）尿石二号　治湿热型尿路结石病：金钱草30g，石韦、萹蓄、车前子（包煎）各15g，瞿麦、栀子各12g，大黄（后下）、滑石各9g，木通、甘草梢各6g。水煎服。若阴虚，去大黄，加生地黄12g，麦冬9g；内热，加黄柏、知母各9g。（《中西医结合治疗急腹症》遵义医学院）

（5）二金排石汤　治泌尿系结石有下焦湿热者：金钱草、海金沙各30g，石韦15g，冬葵子9g，滑石15g，川牛膝12g，王不留行30g，广木香、槟榔各9g，生甘草6g，赤茯苓、车前子各15g。水煎，每日1剂，日服2次。（时振声方）

（6）治肾结石：金钱草、车前草各15g，滑石30g，生地黄、川续断、桑寄生各12g，补骨脂、杜仲、丹参、香附各9g。水煎服。（《全国中草药汇编》）

地耳草

《植物名实图考》

本品又名田基黄、香草、雀舌草、刘寄奴。为藤黄科植物地耳草的全草。多产于长江流域及其以南各地。其味苦，性平。归肝、胆经。具有利湿退黄，清热解毒，活血消肿之功效。主治黄疸，热淋，砂淋，恶疮，肿毒，毒蛇咬伤。用法为内服煎汤，15～30g（鲜品加倍），或捣汁；外用捣敷或煎水洗。

【配伍应用】

（1）配鹅不食草，研粉用黄酒吞服，治跌打损伤。

（2）配白花蛇舌草、鬼针草，治肠痈。

（3）配半边莲、鱼腥草，治毒蛇咬伤。

（4）配白茅根、金钱草、茵陈，治湿热黄疸。

（5）配山栀子、车前草、白茅根，治湿热黄疸。

（6）配蕺菜、桔梗、甘草，治肺痈。

（7）配半边莲、泽兰、青木香、蒲公英，治急性单纯性阑尾炎。

（8）配旱莲草、鸡骨草、香附子、葫芦茶、甘草，治急性黄疸型肝炎。

【单味应用】

（1）单味煎水熏洗，治急性结膜炎。

（2）单味捣烂取汁加醋，温开水调服，或水煎加酒少许温服，其渣加水酒少许再捣烂外敷伤口周围，治毒蛇咬伤。

（3）单味水酒各半煎服，其渣外敷，治跌打损伤。

【配方选例】

（1）治喉蛾：鲜地耳草21～30g，捣烂，同凉开水擂出汁服。或干草15g，水煎服。（《江西民间草药》）

（2）治跌打损伤：地耳草15～24g，酌加黄酒或酒、水各半，炖1小时，温服，日2次。（《福建民间草药》）

（3）治小儿惊风，疳积泻：地耳草30g。水煎服；疳积泻，加鸡肝煎服。（《浙江民间常用草药》）

（4）治毒蛇咬伤：地耳草 15g，天胡荽 30g，青木香 15g。水、酒煎服。（《江西民间草药》）

垂盆草

《四川中药志》

本品又名石指甲、狗牙半支、半支莲。为景天科植物垂盆草的全草。多产于东北、河北、河南等地。其味甘、淡，性凉。归心、肝、胆、小肠经。具有清热解毒，利水消肿之功效。主治黄疸，小便不利，痈肿，疮疡，毒蛇咬伤，水火烫伤。用法为内服，煎汤，15～30g。

【配伍应用】

（1）配紫金牛，制成复方垂盆草糖浆，治肝炎。

（2）配当归、红枣，治迁延性肝炎。

（3）配丹参、紫金牛、金钱草，治传染性肝炎之口苦，胃纳不佳，小便黄赤等湿热证候。

（4）鲜全草洗净捣烂加面粉少许调成糊状（或晒干研末加凡士林适量调成软膏）外敷患处，每日或隔日 1 次（脓肿已溃，中间留一小孔排脓）。同时可用鲜品捣烂绞汁冲服（肺脓疡加冬瓜仁、薏苡仁、鱼腥草同煎服；阑尾炎则去鱼腥草，再加大血藤、蒲公英、紫花地丁同煎服），治蜂窝组织炎，乳腺炎，阑尾炎，肺脓疡，痈疖，蛇、虫咬伤。

附：复方垂盆草糖浆制剂。取鲜垂盆草 125g 及紫金牛 32g，拣去杂质，洗净。分别各加水煎煮 2 次，药渣加以压榨，合并 2 次煎液及压榨液，过滤，分别浓缩。合并垂盆草与紫金牛浓缩液，加入蔗糖 30g 使其溶解，加苯甲酸钠 0.5%，最后加蒸馏水至 100mL，搅匀，过滤即得。

【配方选例】

（1）半枝莲饮　治一切大毒，如发背、对口、冬瓜、骑马等痈，初起者消，已成者溃，出脓亦少：狗牙半支 30g。捣汁，陈酒和服，渣敷留头，取汗而愈。（《百草镜》）

（2）治水火烫伤，痈肿疮疡，毒蛇咬伤：鲜垂盆草 30～120g，洗净，捣

汁服；外用鲜草适量，捣烂敷患处。(《上海常用中草药》)

（3）治喉头肿痛：鲜垂盆草。捣汁1杯，加烧酒少许，含嗽5~10分钟，每日3~4次。(《浙江民间常用草药》)

（4）复方垂盆草糖浆　适用于急性肝炎及迁延性肝炎、慢性肝炎活动期：鲜垂盆草120g，矮地茶、蔗糖各30g。水煎煮2次，分别过滤，浓缩后合并，加蔗糖，使之溶解，加苯甲酸钠0.5%，最后加蒸馏水，搅匀，过滤即得。每服50mL，每日2次。(《中国药典》)

（5）复肝煎　治慢性乙型肝炎：垂盆草、海金沙（包）、生薏苡仁各30g，平地木、蒲公英各15g，广郁金、茯苓、茜草、赤芍、白芍各12g，软柴胡、枳壳各9g，生甘草4g。水煎分2次服，每日1剂。气虚加黄芪、党参、白术；阴虚加生地黄、麦冬、女贞子、枸杞子；湿阻加苍术、川厚朴、制半夏；血瘀加丹参、红花。(《上海中医药杂志》)

虎杖

《名医别录》

本品又名苦杖、斑杖、酸汤杆、活血龙、大虫杖、蒤、斑庄根。为蓼科植物虎杖的根茎。多产于华东、华中、西南及陕西等地。其味苦，性寒。归肝、肺、胆经。具有除风湿，活血散瘀，利湿退黄，消肿止痛之功效。主治黄疸，带下，阴痒，热淋，烦渴，便秘，疮痈，肿毒，毒蛇咬伤，闭经，痛经，跌打损伤，癥块。用法为内服煎汤，9~15g（鲜者加倍），浸酒或入丸、散；外用研末、烧灰撒，熬膏涂或熬水浸渍。

使用注意：孕妇忌用。

【配伍应用】

（1）配地榆，共研末，蛋清调敷，治水火烫伤。

（2）配鸡眼草，治急性肝炎。

（3）配半边莲，治淋浊。

（4）配连钱草，治湿热黄疸，尿黄，淋浊等症。

（5）配千里光，煎水，冲洗阴道，治宫颈炎，宫颈糜烂。

（6）配茵陈蒿、金钱草，治湿热黄疸，胆囊炎，胆石证。

（7）配车前子、牛膝，治湿热下注的淋痛及带下等症。

（8）配马鞭草、鸡血藤，治风湿痹痛，跌打损伤。

（9）配乳香、没药，治风湿痹痛，跌打损伤，瘀滞疼痛等症。

（10）配十大功劳叶、枇杷叶，治急、慢性支气管炎。

（11）配车前草、萹蓄，治急性肾炎。

（12）配茵陈、六一散，水煎服，治急性黄疸型肝炎。

（13）配西河柳、鸡血藤，治风湿痹痛，跌打损伤等症。

（14）配当归、川芎、益母草，治血滞经闭，痛经等症。

（15）配黄芩、杏仁、枇杷叶，治肺热咳嗽。

（16）配茜草、马鞭草、益母草，治闭经，痛经等症。

【单味应用】

（1）单味煨炭，研细末，用食油调匀外涂，治烫伤或烧伤。

（2）单味黄酒浸7日，治风湿痹痛，跌打损伤及产后关节酸痛。

（3）单味煎服，治痈肿疮毒，湿热黄疸，毒蛇咬伤等症。

（4）虎杖根研末，蜂蜜调敷，治痈肿疮疖。

（5）虎杖根研细末，麻油或浓茶汁调涂或用干粉撒敷，治烧伤。

（6）虎杖根煎浓汁调涂创面，治烧伤重症患者。

（7）虎杖根煎汤，待温，冲洗阴道，后用鹅不食草干粉装入胶囊（每粒含0.3g），放置阴道内，治念珠菌阴道炎。

【配方选例】

（1）治妇人月水不利，腹胁满闷，背膊烦疼：虎杖90g，凌霄花、没药各30g。上药，捣细罗为散，不计时候，以热酒调下3g。（《太平圣惠方》）

（2）治筋骨痰水，手足麻木，战摇，痿软：斑庄根30g，川牛膝、川茄皮、防风、桂枝各15g，木瓜9g。烧酒3斤泡服。（《滇南本草》）

（3）治月经闭不通，结瘕，腹大如瓮，短气欲死：虎杖根百斤（去头去土，曝干，切），土瓜根、牛膝各取汁20mL。上3味细切，以水1斛，浸虎杖根1宿，明日煎取2斗，内土瓜、牛膝汁，搅令调匀，煎令如饧，每以酒服10mL，日再夜1，宿血当下，若病去，止服。（《千金方》）

（4）治红白痢：酸汤杆、何首乌、红茶花各9g，天青地白6g。煎水兑红糖吃。(《贵阳民间药草》)

（5）虎黄合剂　治重型病毒性肝炎。症见发病迅速，黄疸急速加深，高热口渴，恶心呕吐，烦躁不安或神昏谵语；或呕血、便血，身发斑疹，或腹水，嗜睡昏迷：虎杖、大黄各30g，苦参15g，茵陈、白茅根各60g，黄芩、郁金、牡丹皮各10g。水煎服，每日1剂。昏迷者可鼻饲药液。(《中西医结合杂志》)

天胡荽

《备急千金要方·食治》

本品又名翳草、肺风草、满天星、滴滴金。为伞形科植物天胡荽的全草。产于我国大部分地区。其味甘、微辛，性凉。归肝、肺经。具有清热解毒，利湿退黄，化痰止咳之功效。主治黄疸，咳嗽，目赤肿痛，蛇缠疮，湿疹。用法为内服，煎汤，9～15g（鲜者加倍），或捣汁；外用捣敷、塞鼻，或捣汁滴耳。

【单味应用】

（1）鲜品加鸡蛋一枚拌和炖服，治风火上升，火眼红肿起星。

（2）鲜品加白糖适量，治百日咳。

（3）鲜品捣烂，浸入酒精，5～6小时后，用消毒棉球蘸搽患处，治带状疱疹。

（4）鲜品加食盐少许，捣烂取汁，滴含患处，治咽喉肿痛。

（5）鲜品捣烂，外敷眼眶，治火眼红肿起星。

（6）单味揉塞鼻中，左翳塞右，右翳塞左，治眼翳，明目。

【配方选例】

（1）治痢疾：满天星、蛇疙瘩、刺梨根、石榴皮。煎服。(《四川中药志》)

（2）治风火眼痛：天胡荽、旱莲草各等份。捣烂敷。(《广西中药志》)

（3）治发斑及疔，热极，色紫黑者：天胡荽18～21g，放碗内捣烂，不使水走散，再加洗米水煮沸冲入，去渣饮之，将渣敷发斑及发疔处，热从小便

出。(《岭南采药录》)

（4）治热毒所致的齿缝出血：鲜天胡荽1握，用冷开水洗净，捣烂浸醋，含在口中；5分钟后吐出，口含3~4次。(《福建民间草药》)

（5）治跌打损伤：天胡荽（干草）6~9g，黄酒适量，加红糖60g。水煎服；药渣捣烂热敷痛处。(《中草药学》)

马蹄金

《四川中药志》

本品又名荷包草、黄疸草、小金钱草。为旋花科植物马蹄金的全草。多产于长江流域及以南各地。其味辛、淡，性微寒。具有清热利湿，解毒之功效。主治黄疸，水肿，疮疖，湿疹，跌打损伤。用法为内服，煎汤，15~30g。

【配伍应用】

（1）配车前草、冬瓜皮、玉米须，治水肿，小便不利。

（2）配茵陈、栀子、金钱草，治湿热黄疸。

【配方选例】

（1）二马散　治马痕流注，马瘟马面，马腿马挪，痈疽肿疡，乳痈胁痛，便毒头风风核等发者：马蹄金、铁马鞭、拔雪根。上水煎，入少许酒和服。(《医部全录·外科附骨流注门》)

（2）嘣骨散　治嘣骨证：马蹄金、马蹄藤、白马骨、紫金皮、钓钩藤、铁马鞭、酒坛根、马蹄香、天灯心、山苏木、赤牛膝、地茄根、紫金藤、李子根、乌苞子、臭木待根、穿山蜈蚣。水酒各半煎服。(《医部全录·外科附骨流注门》)

第十五章　祛风湿药

一、祛风湿止痹痛药

独活

《神农本草经》

本品又名独摇草、独滑、长生草。为伞形科植物重齿毛当归或毛当归的根。多产于湖北、四川、浙江、安徽等地。其味辛、苦，性微温。归肾、膀胱经。具有祛风胜湿，止痛之功效。主治风寒湿痹，腰膝酸重疼痛，外感风寒加湿。用法为内服，煎汤，3～9g，浸酒或入丸、散；外用煎水洗。

【配伍应用】

（1）配细辛，治风寒波及少阴，而见头痛如劈，痛连齿颊，腰膝寒凉，骨节酸楚。

（2）配大豆，酒浸，治产后百日中风，痉，口噤不开，亦治血气痛，劳伤，肾虚。

（3）配生地黄，以酒浸含之，治齿根动痛。

（4）配藁本，治风寒湿邪所致的头痛，头顶痛。

（5）配麻黄，治外感风寒表实无汗身痛。

（6）配羌活，治外感风寒之身痛或全身性风湿痛。

（7）配生地黄汁、竹沥，治风着人面，引口偏着耳，牙车急，舌不得转。

（8）配桑寄生、秦艽，治风湿性关节炎。

（9）配羌活、松节，用酒煮，治历节风痛。

（10）配石膏、升麻、川芎，治风火牙痛。

（11）配生地黄、牛膝、地骨皮，治风火牙痛属阴虚有热者。

（12）配桑寄生、防风、当归，治风湿关节痛，腰膝酸痛。

（13）配羌活、藁本、蔓荆子，治感冒风寒而夹湿所致的头痛。

（14）配羌活、荆芥穗、川芎，治感冒风寒，头痛。

（15）配桑寄生、防风、牛膝，治风湿性关节炎，腰腿酸痛。

（16）配黄柏炭、川续断炭、桑寄生，治子宫出血。

（17）配桑寄生、秦艽、细辛，治风寒湿痹之偏于身半以下者。

（18）配防风、秦艽、桑寄生、牛膝，治风寒湿痹，腰膝酸痛，关节屈伸不利。

（19）配羌活、防风、白芷、川芎，治风寒湿邪所致的恶寒发热、头痛身痛、肢体沉重等表寒夹湿之证。

（20）配藁本、川芎、蔓荆子、白芷，治风寒湿邪所致的头痛、头顶痛。

（21）配羌活、柴胡、前胡、川芎，治外感风寒夹湿所致的发热恶寒、头痛、身重、关节酸痛等症。

（22）配防风、秦艽、桑寄生、杜仲、当归，治风寒湿痹，腰膝酸痛等症。

【配方选例】

（1）独活汤　治脚痹：独活 12g，当归、防风、茯苓、芍药、黄芪、葛根、人参、甘草各 6g，大豆 20g，附子 1 枚，干姜 10g。水酒煎，每日 1 剂，分 3 次服。（《备急千金要方》）

（2）独活酒　治产后中风：独活 32g，桂心 10g，秦艽 15g。上 3 味咬咀，以酒 1.5 升，渍 3 日，饮 30mL，稍加至 50mL，不能多饮，随性服。（《备急千金要方》）

（3）独活汤　治肝虚受风，卧则魂散而不守，状若惊悸：独活、羌活、防风、人参、前胡、细辛、五味子、沙参、茯苓、半夏曲、炒酸枣仁、炙甘草各 30g。上为粗末，每服 12g，加生姜 3 片，乌梅半个，水煎，不拘时服。（《普济本事方》）

（4）独活汤　治因劳役腰痛如折，沉重如山：独活、防风、泽泻、煨大黄、肉桂、羌活各 9g，炙甘草 6g，当归尾、连翘各 15g，酒黄柏、酒汉防己各 90g，桃仁 30 个。上为粗末，每服 15g，水、酒煎，去渣热服。（《兰室秘藏》）

（5）独活细辛汤　治外感少阴头痛，痛连胲骨，心疼烦闷：独活、细辛、川芎、秦艽、生地黄、羌活、防风、甘草。水煎服。若有风加荆芥，倍防风；有寒加麻黄、桂枝；有暑加黄芩、石膏；有湿加苍术、白芷；有燥加石膏、竹叶；火旺加知母、黄柏。（《症因脉治》）

威灵仙

《药谱》

本品又名能消、灵仙、铁脚威灵仙、九草阶。为毛茛科植物威灵仙的根。多产于江苏、安徽、浙江等地。其味辛，性温。归十二经。具有祛风除湿，通络止痛之功效。主治风湿痹痛，肢体麻木，筋脉拘挛，跌打损伤疼痛，诸骨鲠喉。用法为内服，煎汤，3～12g，浸酒或入丸、散；外用捣敷。

【配伍应用】

（1）配桑寄生，治血虚风湿痹痛，肢节不利，周身串痛。

（2）配毛茛，取鲜品捣汁，100mL 可加95％乙醇20mL，用以防腐，用棉签蘸药液搽患处，治牙痛（注意不能多搽，避免起泡）。

（3）配羌活，治痹证，关节疼痛，尤以上半身痹痛为多用。

（4）配川牛膝，治风湿阻滞经络，关节疼痛，尤以下半身痹痛为多用。

（5）配砂仁，治鱼骨鲠喉，亦治胃疼。

（6）配鲜铁棒锤，洗净捣烂取汁，用棉签蘸药液擦患处，勿咽下，治牙痛。

（7）本品研末，配鸡蛋搅匀，用油煎后服，治急性黄疸型传染性肝炎。

（8）配楮实子，煎汤，频频服之，治误食竹木刺及诸骨鲠喉不得下。

（9）配野菊花，加水煎汁，加10％醋酸，再加苯甲酸钠1.2g，防腐，慢慢饮用，治食道异物（经X线钡餐透视或拍片证实异物多属鱼骨，部位大部分在食道上段）。

（10）配白糖（量加倍），用醋一碗煎服，治鸡骨、鱼骨鲠喉。

（11）配当归、桂心，治跌打损伤之疼痛。

（12）配草果、红糖，共煎，加醋少许服之，治鱼骨卡喉。

（13）配秦艽、桑枝，治慢性风湿性关节炎，四肢关节痛，屈伸不利，手足发麻等症。

（14）配生川乌头、五灵脂，治手足麻痹，时发疼痛；或跌仆伤损，疼不可忍（忌茶）。

（15）配苍术、制草乌，治风湿性关节炎。

（16）配木瓜、牛膝，治慢性风湿性关节炎，四肢关节痛，屈伸不利，手足发麻等症。

（17）配红花、防风，治手足麻木。

（18）配僵蚕、蝉蜕，治四肢拘挛。

（19）配海桐皮、木瓜，治风湿痛之偏于下肢者。

（20）配桂枝、当归，治风湿性关节痛，风湿腰痛。

（21）配儿茶、百草霜、砂仁，为末，蛋清调，灌下，治诸骨鲠喉。

（22）配桃仁、红花、赤芍，治跌打损伤之疼痛。

（23）配独活、当归、桑寄生，治风湿，四肢腰背酸痛，关节屈伸不灵活。

（24）配羌活、防风、独活、川芎，治风湿痹痛，肢体疼痛，拘挛不舒及跌打损伤疼痛。

【单味应用】

（1）单味水煎服，治急性胆囊炎。

（2）单味鲜叶，捣烂敷两侧太阳穴，治天行赤眼。

（3）单味研末，醋调，用鸡毛蘸搽患处，治喉蛾。

【配方选例】

（1）威灵通鲠汤　治食道异物梗阻，松弛平滑肌，通鲠：威灵仙30g，山楂6g，蔗糖15g。将威灵仙、山楂加水400mL，浸泡30分钟，加热煮沸30分钟，滤过，残渣再加水250mL，煮沸30分钟，过滤，合并2次滤出液，加入白糖，搅匀使溶即得，每日1～2剂，分多次温服，徐徐咽下。本品宜新制，不宜久贮。（《冉氏经验方》）

（2）乳香宣经丸　治体虚，风湿寒暑进袭，半身不遂，手足顽痹，骨节烦疼，足胫浮肿，肝肾不足，四肢挛急，遍身攻痒，或内跌打扑，内伤筋骨，男子疝气，妇人经脉不调等症：威灵仙、乌药、茴香、川楝子、牵牛子、橘皮、萆薢、防风各60g，五灵脂、草乌、乳香各15g。草乌、乌豆1合同煎去皮，上11味为细末，酒糊为丸，如梧子大，每服50丸，盐汤盐酒任下。妇人醋汤下。（《大同方剂学》）

（3）四蒸木瓜丸　治肝肾脾三经气虚，为风寒湿搏着，流注经络，久治不愈，凡遇六气更变，七情不宁，必至发动，或肿满，或顽痹，憎寒，壮热，呕吐，自汗：威灵仙（苦葶苈同入）、黄芪（续断同入）、苍术（橘皮同入）、乌药（茯神木同入）各15g。以大木瓜4个，切盖去瓤，入上药，用盖簪定，用酒蒸熟，3蒸3晒，取药焙干为末，研瓜为膏，搜和捣丸，如梧子大，每服50丸，空腹温酒或盐汤送下。(《三因极一病证方论》)

（4）羊肉发药　治杨梅疮初起，皮肤瘙痒，上部多者：威灵仙30g，蝉蜕、川芎、当归（原书缺量），麻黄（春用21g，秋用27g，夏用15g，冬用36g）。先用羊肉1斤，煎汤代水，去羊肉，入诸药更煎，去渣，早、中、晚分3次服完，用羊肉、好酒过口吃尽，盖被取汗，或吐或泻3~4次，以粥补养。(《医宗说约》)

（5）灵砂丹　治破伤风及一切诸风：威灵仙、黑牵牛、何首乌、苍术、香附子、川乌(去尖)、朱砂、没药、乳香、陈皂角。研为细末，皂角打破用酒2.5升，春夏浸3日，秋冬浸7日，取汁打面糊为丸，如桐子大，每服5丸。(《宣明论方》)

松节

《本草经集注》

本品又名黄松木节、油松节、松郎头。为松科植物油松或马尾松松干上的结节。产于我国大部分地区。其味苦，性温。归肝、肾经。具有祛风燥湿，止痛之功效。主治风湿痹病，筋骨关节疼痛，龋齿牙痛，阴寒腹痛，跌打损伤。用法为内服，煎汤，9~15g，或浸酒；外用浸酒涂擦。

【配伍应用】

（1）配艾叶，制成松艾酒精，涂抹患处，治水田皮炎。

（2）配桑枝、木瓜，治风湿性关节炎。

（3）配牛膝、木瓜、海桐皮，治膝关节寒湿疼痛。

（4）配羌活、独活、桑枝、川芎，治风湿痹痛，筋骨、关节酸痛。

（5）配苍术、白茄根、虎骨、牛膝，治筋骨、关节疼痛，风湿痹痛。

【单味应用】

（1）单味浸酒服，治风湿痹痛，关节、筋骨酸痛等症。

（2）单味煎水含漱，治风火牙痛。

【配方选例】

（1）治痢后痛风方　治血痢，用涩药取效，后患痛风，痢后风系血，脏腑下未尽，复还经络不得行：松节、苍术、紫葳、黄柏、桃仁各30g，乳香3g，甘草15g。生姜，水煎，每日1剂，分3次服。(《医学纲目》)

（2）松节酒　治历节风，四肢疼痛由如解落方：松节（细锉水4石煮取1石）、猪椒叶（锉煮如松节法）各960g，上2味澄清，合渍干曲150g，候发，以糯米1600g酿之，依家酝法勿令伤冷热，下后诸药，柏子仁、天雄、草薢、芎䓖各15g，防风30g，人参12g，独活45g，秦艽18g，茵芋12g，磁石（末）36g。上10味㕮咀，内饭中炊之，如常酝法，酝足讫，封头28日呷取清。适量服之，勿至醉吐。(《备急千金要方》)

（3）治大骨节病：松节15斤，蘑菇1.5斤，红花1斤。加水100斤，煎至50斤，过滤，加白酒10斤。每服20mL，每日2次。(《全国中草药汇编》)

蚕砂

《本草经集注》

本品又名原蚕沙、原蚕屎、晚蚕矢。为蚕蛾科昆虫家蚕蛾幼虫的干燥粪便。多产于浙江、四川、河南、江苏、湖南等地。其味辛、甘，性微温。归肝、脾、胃经。具有祛风除湿，和胃化浊之功效。主治风湿痹痛，腰脚冷痛，皮肤瘙疹。用法为内服。煎汤，3～9g（包煎），或入丸、散；外用炒熨、煎水洗或研末调敷。

【配伍应用】

（1）配皂角子，治湿热内蕴，腹痛，少腹硬满，大便硬结或初硬后溏。

（2）配夜明砂，治肝热血郁之目赤，头晕眼花，目生白翳。

（3）配绿豆粉，醋调外敷，治跌打损伤。

（4）生蚕砂配生黄柏，治遗精白浊，有湿热者。

（5）配巴戟（去皮，用练肉）、马蔺花（去梗），治迎风流泪。

（6）配独活、牛膝，治腰膝痹痛，手足活动不便，属风湿痛。

（7）配吴茱萸、木瓜，治湿邪所致的腹痛、呕吐、腹泻、小腿腓肠肌痉挛。

（8）配白芷、大黄，研末调葱汤外敷，治外感头痛。

（9）配黄芩、木瓜、吴茱萸，治湿浊内阻所致的霍乱吐泻、转筋腹痛。

（10）配防风、独活、木瓜、薏苡仁，治风湿痹痛。

（11）配秦艽、薏苡仁、丝瓜络、地龙，治湿热郁阻，一身尽痛，筋脉拘急。

（12）配松节、白茄根、防风、当归，浸酒服，治风湿痹痛，麻木等症。

【配方选例】

（1）蚕矢汤 治霍乱转筋，肢冷腹痛，口渴烦躁，目陷脉伏等症：蚕砂15g，薏苡仁、大豆黄卷各12g，木瓜、姜黄连各9g，制半夏、黄芩（酒炒）、通草各3g，焦栀子4.5g，吴茱萸1g。地浆水或阴阳水煎，徐服。（《随息居重订霍乱论》）

（2）立效散 治血崩，及赤白带下：晚蚕砂（醋浸1宿，焙干秤）、当归（汤浸焙干）、女子头发（焙焦）、乌龙尾（以姜自然汁浸焙干）各30g（即久壓灰），旧棕叶（烧存性）60g。上为细末，每服6g，热酒调下。（《经验良方》）

（3）治妇人血崩：蚕砂（炒）30g，灶心土15g，阿胶30g。上为末，空腹温酒调服6~9g。（《济阴纲目》）

（4）治卒暴癥，腹中有物如石，痛如刀刺，昼夜啼呼：蚕砂、桑柴灰各1斗。上2味，以水3斗，往复淋之五六度，取生鳖长1尺者，1枚，内灰汁中，煮之烂熟，取出，擘去甲及骨，于砂盆中研令细，更入灰汁中煎熬，候可作丸，如梧桐子大，每于食前，以温酒下20丸。（《太平圣惠方》）

防己

《神农本草经》

本品又名汉防己、白木香。为防己科植物粉防己的根。多产于浙江、安徽、江西、湖北等地。其味苦、辛，性寒。归肺、脾、膀胱经。具有除风湿，止痛，利水之功效。主治肢体疼痛，风湿痹痛，水肿，小便不利。用法为内服，煎汤，9~12g，或入丸、散。

【配伍应用】

（1）配桂枝，治支饮痞坚，咳逆倚息不得卧，其形如肿，喘满痞坚，面色黧黑，脉沉紧。

（2）配泽兰，治妇人经期、产后浮肿，或肝硬化腹水证的早期治疗。

（3）配威灵仙，治风湿阻络之关节、肩背疼痛。

（4）配黄芪，治发热恶风，面目、四肢浮肿，骨节疼痛，小便不利。

（5）配薏苡仁、滑石，治湿聚热郁之肢体疼痛。

（6）配牵牛子、葶苈子，治湿热壅盛，脚气浮肿，风水肿胀，小便不利，涩痛，属实者。

（7）配威灵仙、桑枝，治风湿性关节炎。

（8）配党参、桂枝，治水肿，脉浮，身重，呼吸迫促或喘息。亦治胸腔积液。

（9）配黄芪、白术，治风湿性关节炎急性发作，症见食欲不振、心悸、头昏、易倦、苔淡白。

（10）配附子、桂心，治风寒湿痹之关节疼痛。

（11）配木通、泽泻、猪苓，治膀胱湿热，小便不利等症。

（12）配薏苡仁、滑石、蚕砂，治湿热身痛。

（13）配黄芪、白术、甘草，治脾虚所致的水湿停留之水肿胀满、脚气等症。

（14）配葶苈子、大黄、椒目，治水湿停蓄属实证之水肿。

（15）配乌头、桂枝、白术，治寒湿偏胜之风湿性关节疼痛。

（16）配牛膝、木瓜、薏苡仁，治湿热阻滞经络而关节红肿疼痛者。

（17）配知母、黄柏、牛膝，治关节红肿、痛热较明显，发热，口渴较甚，属热痹者。

（18）配麻黄、黄芪、石膏，治急性肾炎诸证。

（19）配黄芪、血余炭、炒韭菜子、桂枝，治慢性肾炎诸证。

（20）配蚕砂、威灵仙、秦艽、薏苡仁，治风湿性关节炎，症见口渴、心烦、舌苔黄腻、脉滑数。

（21）配茯苓、桂枝、黄芪、甘草，治四肢浮肿疼痛。

（22）配黄芪、桂枝、白术、茯苓，治风水、皮水之头面、四肢浮肿、水肿、骨节疼痛等症。

【配方选例】

（1）防己黄芪汤 治风湿脉浮，身重汗出恶风者：防己 30g，甘草（炒）15g，白术 23g，黄芪(去芦)30.3g。上锉麻豆大，生姜 4 片，大枣 1 枚，水 1.5 盏，煎至 8 分，去渣。每服 10g，温服，良久再服，服后当如虫行皮中，从腰以下如冰，后坐被上，又以一被绕腰下，温令微汗瘥。喘者加麻黄 10g；胃中不和者加芍药 10g；气上冲者加桂枝 10g；下有陈寒者加细辛 3g。（《金匮要略》）

（2）汉防己散 治妊娠通身浮肿，喘促，小便涩：汉防己、大腹皮各 10g，桑根白皮、紫苏茎叶、赤茯苓各 30g，木香 10g。生姜，水煎，分 2 次服。（《太平圣惠方》）

（3）防己散 治结癖痃实，腹满如鼓，食即欲吐，喘息急，脉弦而紧：防己（煮）、诃子（煨，去核）、郁李仁（烫退皮，研如膏）、白术、槟榔各 45g，吴茱萸（陈者，淘 7 遍）10g。上为末，与郁李仁同研令匀，每服 21g，水煎，和渣，空腹服。（《圣济总录》）

（4）防己椒目葶苈大黄丸 治水饮停聚，水走肠间，辘辘有声，腹满便秘，小便不利，口舌干燥，脉沉弦；近代也用于肝硬化腹水，肺源性心脏病水肿及肾炎水肿属实证者：防己、椒目、葶苈子、大黄各 30g。上为末，炼蜜为丸，梧桐子大，先食饮服 1 丸，每日 3 服，稍增。（《金匮要略》）

秦艽

《神农本草经》

本品又名秦胶、秦纠、秦爪、左扭。为龙胆科植物秦艽或粗茎秦艽的根。多产于甘肃、陕西、山西、四川、云南等地。其味苦、辛，性微寒。归胃、肝、胆经。具有祛风湿、退虚热之功效。主治风湿肢节疼痛，筋脉挛急，骨蒸潮热，小儿疳热，黄疸。用法为内服，煎汤，6 ~ 12g，浸酒或入丸、散；外用研末敷。

【配伍应用】

（1）配鳖甲，治虚劳潮热，骨蒸劳热，肌瘦颊赤，困倦盗汗之风痨病者。

（2）配防己，治腰腿筋肉拘挛疼痛，关节肿胀不利，或兼发热，或兼小便不利，或兼脚气水肿等湿热痹证，及湿热黄疸之湿偏盛者。

（3）配防风，治风湿痹痛，筋脉挛急，肢体麻木等症。

（4）配白芷，制成注射液肌注，治风湿腰腿关节痛，头痛，牙痛及神经痛。

（5）配甘草，治小儿骨蒸潮热，食减瘦弱等症。

（6）配马鞭草，治黄疸型肝炎。

（7）配甘草、生姜，治消渴，除烦躁。

（8）配青蒿、鳖甲，治结核潮热。

（9）配知母、地骨皮，治骨蒸痨热，小儿疳热。

（10）配桑枝、威灵仙，治风湿性及类风湿性关节炎。

（11）配防风、羌活，治行痹，痛无定处。

（12）配鳖甲、当归，治阴虚内热，骨蒸潮热。

（13）配黄芩、苍术，治小儿急性黄疸型传染性肝炎。

（14）配茵陈、栀子，治湿热黄疸。

（15）配地骨皮、青蒿，治热病余邪不尽，邪伏阴分、血分或湿热郁伏之骨蒸潮热。

（16）配柴胡、知母、甘草，治虚劳潮热，咳嗽，盗汗不止。

（17）配茵陈、栀子、黄芩，治湿热黄疸。

（18）配当归、白芍、首乌，治中风后半身不遂，血虚及上肢拘挛者。

（19）配独活、桑寄生、威灵仙，治关节风湿痛。

（20）配知母、地骨皮、青蒿，治阴虚火旺，低热不退。

（21）配防风、党参、红花，治风湿性关节疼痛，肢节拘挛。

（22）配黄精、丹参、萆薢、苍术，治痛风及高尿酸血症。

（23）配羌活、独活、防风、桑枝，治风湿痹痛，肢节酸痛，挛急不遂。

【单味应用】

单味煎汤，饮服，治蜘蛛咬伤疼痛。

【配方选例】

（1）秦艽酒 治四肢风，手臂不收，髀脚疼弱，或有拘急，挛缩屈指，偏枯瘘躄，痹小不仁顽痹者，悉主之方：秦艽、牛膝、附子、桂心、五加皮、天冬各90g，巴戟天、杜仲、石南、细辛各60g，独活150g，薏苡仁30g。上12味㕮咀，以酒2斗渍之得气味，可服20mL，渐加至30～40mL，日3夜1服。(《备急千金要方》)

（2）秦艽散　治劳黄，心脾热壅，皮肉面目悉黄：秦艽、赤芍药、犀角各15g，黄芩1g，柴胡、茵陈蒿、麦冬各30g，大黄（微炒）60g。上为粗末，每服12g，水煎服，每日3～4次，以利为度。(《太平圣惠方》)

（3）秦艽牛蒡汤　治瘰疬痒甚：秦艽4.5g，炒牛蒡子、炒枳壳、炙麻黄、犀角、黄芩、防风、甘草、玄参、升麻各3g。水煎服。(《医宗金鉴》)

（4）秦艽苍术汤　治痔漏，大便秘结疼痛：秦艽、桃仁、皂角子（烧存性）各3g，制苍术、防风各2.1g，黄柏（酒洗）1.5g，当归尾（酒洗）、泽泻各1g，槟榔0.3g，大黄少许。上为粗末，水煎，空腹服。(《兰室秘藏》)

海桐皮

《开宝重定本草》

本品又名刺桐皮、丁皮、接骨药。为豆科植物刺桐的干皮。多产于广西、云南等地。其味苦，性平。归肝、肾经。具有祛风除湿，通络止痛之功效。主治风湿痹病，四肢拘挛，腰膝疼痛，疥癣。用法为内服，煎汤，3～12g，或浸酒；外用煎水洗或研末调敷。

【配伍应用】

（1）配秦艽，治风湿阻络，腰腿肌肉酸痛，甚则肢体挛急不遂及小儿麻痹后遗症。

（2）配豨莶草，治风湿痹痛，筋骨不利，骨节疼痛，四肢麻木，半身不遂，或小儿麻痹后遗症。

（3）配蛇床子，研末，生油调外搽，治皮癣。

（4）配片姜黄，治风湿性膝关节痛，腰膝酸痛。

（5）配木槿皮，治皮肤疥癣瘙痒。

（6）配红糖，治乳痈初起。

（7）配千斤拔、秽草（落马衣），治风湿骨痛。

（8）配宽筋藤、桂枝，外用热洗，治跌打骨折后或类风湿性关节炎所致的关节肿痛、肌肉挛缩、运动障碍等症。

（9）配牛膝、独活，治风湿性膝关节痛，腰膝酸痛。

（10）配蛇床子、木槿皮，研末以猪油调搽，治风癣湿疮。

（11）配牛膝、薏苡仁、五加皮，治腰疼痛难忍。

（12）配牛膝、羌活、川芎，泡酒饮，治腰腿风湿疼痛。

（13）配木槿皮、蛇床子、羊蹄，泡酒外用，治皮肤疥癣瘙痒。

（14）配白术、当归、赤芍，治气血凝滞、经络不行之痹痛。

（15）配防风、黑豆、附子，治伤折，辟外风，止疼痛。

（16）配蛇床子、土槿皮、大黄，浸酒外搽，治疥癣。

（17）配续断、杜仲、当归、五加皮，治风湿性关节炎，慢性而偏于寒者。

（18）配知母、贝母、乌梅肉、金毛狗脊，治大风疾（大忌酒及房事，一切发风之物，只吃淡粥一百日，皮肉自渐皆复）。

（19）配牛膝、五加皮、羌活、薏苡仁，治风湿痹痛，腰膝疼痛等症。

【单味应用】

（1）单味 15g，水煎含服，治虫牙疼痛。

（2）单味切碎，盐水洗，微炒，用滚汤泡，待温洗眼，治时行赤毒眼疾。

【配方选例】

（1）海桐皮散　治风湿两腿肿满疼重，骨节拘挛痛：海桐皮 30g，羚羊角屑、薏苡仁各 60g，防风、羌活、肉桂（去皮）、赤茯苓（去皮）、熟地黄各 30g，槟榔 30g。上为散，每服 9g，水 1 盏，生姜 5 片，同煎至 7 分，去渣，温服。(《脚气治法总要》)

（2）海桐皮散　治脚挛不能伸举：海桐皮、当归（去芦，洗净，焙干）、牡丹皮（去心）、熟干地黄、牛膝（去芦，酒浸，焙干）各 30g，山茱萸、补骨脂各 15g。上为细末，每服 3g，水 8 分，入葱白 2 寸，煎至 5 分，去渣，温服。(《小儿卫生总微论方》)

（3)海桐皮散　治伤折，辟外风，止疼痛：海桐皮(锉)30g，防风(去芦头)60g，黑豆（炒熟）、附子（炮裂，去皮、脐）各 30g。上药捣细，罗为散，每

服6g，每日3～4服，以温酒下。(《太平圣惠方》)

（4）治时行赤毒眼疾：海桐皮30g。切碎，盐水洗，微炒，用滚汤泡，待温洗眼。(《本草汇言》)

菝葜

《名医别录》

本品又名金刚根、山梨儿、铁菱角。为百合科植物菝葜的根茎。多产于浙江、江苏等地。其味甘、酸，性平。归肝、肾经。具有祛风利湿，解毒散肿之功效。主治风湿痹痛，关节不利，腰背疼痛，疮痈，风癣，痢疾，烧烫伤，癌症。用法为内服，煎汤，12～30g，或浸酒，入丸、散；外用煎水熏洗。

【配伍应用】

（1）配葱木根，治乳糜尿。

（2）配肥猪肉，治癌症，颈淋巴结结核。

（3）配土牛膝，治流火。

（4）配虎杖、寻骨风，泡酒服，治风湿性关节炎。

（5）配活血龙、山楂根，治风湿关节疼痛。

（6）配木瓜、五加皮，治风湿痹痛，关节不利，腰背疼痛等症。

（7）配腊茶、白梅肉、甘草，治下痢赤白。

（8）配车前子、三白草、冬瓜子，治淋浊，带下等症。

【配方选例】

（1）菝葜饮　治消渴，饮水无休：菝葜(锉，炒)、汤瓶内碱各30g，乌梅(并核捶碎，焙干)。上粗捣筛，每服6g，水1盏，瓦器煎7分，去渣，稍热细呷。(《普济本事方》)

（2）治下痢赤白：金刚根和好腊茶等份。为末，白梅肉丸，如鸡头大，每服5～7丸，小儿3丸。赤痢甘草汤下；白痢乌梅汤下；赤白痢乌梅甘草汤下。(《履巉岩本草》)

（3）菝葜散　治砂淋：菝葜60g。捣罗为细散，每服2g，米饮调下。服毕用地椒煎汤浴，连腰浸。(《圣济总录》)

（4）治患脚，积年不能行，腰脊挛痹及腹屈内紧急者：菝葜净洗，锉之，1斛，以水3斛，煮取9斗，以渍曲及煮去渣，取1斛渍饭，酿之如酒法，熟即取饮，多少任意。（《补缺肘后方》）

寻骨风

《植物名实图考》

本品又名清骨风、白面风、黄木香。为马兜铃科多年生攀援草本植物绵毛马兜铃的根茎。多产于江苏、河南、江西等地。其味苦，性平。归肝经。具有祛风湿，通经络，止痛之功效。主治风湿痹痛，肢体麻木，筋骨拘挛，跌打损伤疼痛。用法为内服，煎汤，9~15g，或浸酒。

【配伍应用】

（1）配威灵仙、川芎，治风湿痹痛，肢体麻木，筋骨拘挛及跌打损伤疼痛。

（2）寻骨风根配南五味根、海螵蛸，共研末服治胃痛。

（3）寻骨风根粗末配甘草粉、滑石粉加淀粉，制成片剂（名曰风湿宁片），治风湿关节痛。

【单味应用】

（1）寻骨风根，水煎服，或将药嚼烂吞服，治胃痛。

（2）单味浸酒，或制成浸膏，治风湿关节痛。

【配方选例】

（1）治风湿关节痛：寻骨风全草15g，五加根30g，地榆15g。酒水各半，煎浓汁服。（《江西民间草药》）

（2）治疟疾：寻骨风根长约4寸，剪细，放碗内，加少量水，放饭上蒸出汁，分3次连渣服。每隔4小时服1次，最后1次在疟发前2小时服下。（《江西民间草药》）

（3）治痈肿：寻骨风、车前子各30g，苍耳草6g。水煎服，1日1剂，分2次服。（《单方验方新医疗法选编》徐州）

二、舒筋活络药

木瓜

《雷公炮炙论》

本品又名宣木瓜、木瓜实、铁脚梨。为蔷薇科落叶灌木贴梗海棠和榠楂的成熟果实。多产于安徽宣城，四川、山东、江苏、湖北等地。其味酸，性温。归肝、脾经。具有舒筋活络，和胃化湿之功效。主治风湿痹痛，脚气，呕吐，腹泻，消化不良，转筋。用法为内服，煎汤，9～12g，或入丸、散；外用煎水熏洗。

【配伍应用】

（1）配牛膝，治湿痹筋络，关节不利，脾胃湿盛，霍乱转筋。

（2）配薏苡仁，治夏暑伤湿，吐泻并作，腹痛转筋，或湿滞经络之脚痛筋软，沉重麻木，脚气浮肿，湿痹等症。

（3）配乌梅，治慢性胃病，食欲不振，及胃、十二指肠溃疡。

（4）配木香，治暑湿所致的吐泻并作，腹痛转筋，及急性胃肠炎。

（5）配甘草，煎汤泡脚，治脚气。

（6）配小茴香、吴茱萸，治吐泻所致的腓肠肌痉挛。

（7）配香薷、藿香，治呕吐，腹泻，胸膈痞闷，腹痛转筋，兼有表证者。

（8）配五加皮、松节，治关节疼痛，麻木，脚气肿胀。

（9）配当归、白芍，治贫血、血虚引起的肌肉抽搐。

（10）配虎骨、独活，治由风湿引起的下肢肌肉无力、腰膝痿弱、关节疼痛。

（11）配威灵仙、防己，治风湿痹痛。

（12）配吴茱萸、槟榔、生姜，治脚气肿痛，甚或冲心烦闷。

（13）配虎骨、地龙、当归，治风湿痹痛，脚膝拘挛，筋骨无力，步履艰难。

（14）配乳香、没药、生地黄，治项强筋急，不能转侧。

（15）配吴茱萸、小茴香、生姜，治寒湿引起的腹痛、腹泻。

（16）配吴茱萸、藿香、生姜，治呕吐腹泻，腹痛转筋。

（17）配紫苏叶、吴茱萸、生姜，治寒湿脚气。

（18）配黄柏、薏苡仁、牛膝，治湿热脚气。

（19）配藿香、木香、砂仁，治夏季饮食不慎而引起的剧烈呕吐、腹泻，并有小腿腓肠肌痉挛。

（20）配防己、威灵仙、当归，治关节酸痛，麻木等症。

（21）配藿香、紫苏叶、吴茱萸，治夏天饮食不慎，腹痛、腹泻，腓肠肌痉挛。

（22）配防己、五加皮、牛膝、续断，治湿痹拘挛，腰膝酸痛。

（23）配薏苡仁、蚕砂、黄连、吴茱萸，治吐利较盛，腹痛转筋等症。

（24）配吴茱萸、小茴香、紫苏、生姜、甘草，治吐泻不止，胸脘痞闷，转筋等症。

【单味应用】

单味未熟者，晒干研粉，每早空腹服，治小儿蛔虫症。

【配方选例】

（1）舒筋保安散　治偏风，左瘫右痪，筋脉拘挛，身体不遂，脚腿少力，干湿脚气，及湿滞经络，久不能去：木瓜150g，萆薢、五灵脂、僵蚕、牛膝、续断、乌药、松节、白芍、天麻、威灵仙、黄芪、当归、防风、虎骨各30g。用好酒1升，浸药于瓶中，封口14日，取药焙干，为细末，每服6g，以所浸药酒0.5盏调服，如酒尽，以米饮送服。（《三因极一病证方论》）

（2）木瓜丸　治脚气，心腹胀满，上气喘促，脚膝浮肿：木瓜、赤茯苓、沉香、陈皮（汤浸，去白）、紫苏茎叶、柴胡、高良姜各30g，木香、赤芍各15g，桂心0.3g，槟榔60g，炒吴茱萸1g。上为细末，炼蜜为丸，梧子大，每服30丸，不拘时，温酒送下。（《太平圣惠方》）

（3）木瓜散　治筋脉拘挛缩急，唇青面白手足痛：木瓜（酒浸）23g，虎胫骨（酥炙）1具，五加皮、当归、桑寄生、炒酸枣仁、人参、柏子仁、黄芪（蜜酒炒）各30g，炙甘草15g。上为末，每服15g，加生姜5片，水煎热服。（《张氏医通》）

（4）木瓜煎 治筋急项强，不可转侧：木瓜（取盖去瓤）2个，没药末60g，乳香末0.3g。将药末放入木瓜中，盖严以竹签固定，饭上蒸3~4次，烂研成膏，每服3~5匙，地黄酒（生地黄汁0.5盏，无灰酒2盏）炖暖化下。（《普济本事方》）

伸筋草

《本草拾遗》

本品又名石松、过山龙、狮子毛草、宽筋藤、凤尾伸筋。为石松科植物石松的全草。多产于东北、华北、华中、西南各地。其味苦、辛，性温。归肝经。具有祛风除湿，舒筋活络之功效。主治风湿痹痛，筋脉拘急，跌打损伤。用法为内服，煎汤，6~15g，或浸酒；外用捣敷。

【配伍应用】

（1）配老鹳草、牛膝，治风湿疼痛。

（2）配木瓜、八角枫，治足转筋。

（3）配连钱草，酢浆草，治跌打损伤。

（4）配桑枝、威灵仙、五加皮，治风湿痹痛，筋脉拘急，跌打损伤等症。

（5）配赤芍、红花、苏木，治跌打损伤血瘀肿痛。

（6）配五倍子（与面粉炒熟）、生黄柏、生半夏，为末，醋调外涂，治带状疱疹。

（7）配苏木、土鳖虫、红花，治跌打损伤。

（8）配牛膝、防己、威灵仙、桑枝，治风湿疼痛。

（9）配制川乌、牛膝、鸡矢藤、制草乌，用白酒浸泡24小时后饮用，治风湿性腰腿痛、腰膝软弱、四肢麻木。

【配方选例】

（1）治关节酸痛：石松9g，虎杖根15g，大血藤9g。水煎服。（《浙江民间常用草药》）

（2）治水肿：过山龙1.5g（研细末），糠瓢4.5g（火煅存性），槟榔3g。槟榔、糠瓢煨汤吃过山龙末，以泄为度。气实者用，虚者忌。（《滇南本草》）

（3）治小儿麻痹后遗症：凤尾伸筋、南蛇藤根、松节、寻骨风各15g，威灵仙9g，茜草6g，杜蘅1.5g。煎服。（《江西中草药学》）

（4）治关节酸痛，手足麻痹：凤尾伸筋草30g，丝瓜络、穿山龙各15g，大血藤9g。水、酒各半煎服。（《江西中草药学》）

络石藤

《本草拾遗》

本品又名爬山虎、吸壁藤、络石、悬石、领石、鬼系腰。为夹竹桃科植物络石的带叶茎藤。多产于江苏、安徽、湖北、山东等地。其味苦，性微寒。归心、肝、肾经。具有祛风通络，凉血消肿之功效。主治风湿痹痛，筋脉拘挛，喉闭肿塞，痈疽疮肿。用法为内服，煎汤，6～15g，浸酒或入散剂；外用研末调敷或捣汁洗。

【配伍应用】

（1）配徐长卿，治腰痛，关节痛。

（2）配忍冬藤，治湿热痹痛，四肢拘急。

（3）配牡丹皮，治湿热痹痛，关节红肿等症。

（4）配蒲公英，治疗疮肿毒，乳痈等症。

（5）配海风藤，治肢体麻木，疼痛及半身不遂诸证。

（6）配射干、桔梗，治痈疽和咽喉疼痛，尤其扁桃腺炎、咽炎等症。

（7）配蒲公英、金银花，治疗疮肿毒，乳痈。

（8）配牡丹皮、鸡血藤、续断，治湿热痹痛，关节红肿等症。

（9）配皂角刺、乳香、没药，治痈肿疮毒，咽喉肿痛等症。

（10）配皂角刺、瓜蒌根、乳香，治痈疽焮痛。

（11）配桔梗、射干、甘草，治咽喉肿痛。

（12）配鸡血藤、钩藤、威灵仙，治肢体麻木，疼痛及半身不遂等症。

（13）配独活、薏苡仁、威灵仙，治关节、肌肉风湿痛。

（14）配独活、威灵仙、木瓜，治风湿痹痛，筋脉拘挛等症。

（15）配忍冬藤、地龙、秦艽，治湿热痹痛，四肢拘急。

（16）配木瓜、薏苡仁、独活、威灵仙，治风湿痹痛，筋脉拘挛。

（17）配千年健、桂枝、桑寄生、独活，治风湿关节、肌肉痛，特别是伴有四肢拘挛，屈伸不便者。

（18）配木瓜、薏苡仁、海风藤、独活，治风湿痹痛，筋脉拘挛等症。

（19）配皂角刺、乳香、没药、甘草，治痈疽焮痛。

【配方选例】

（1）止痛灵宝散　治肿疡毒气凝聚作痛：络石藤（洗净晒干）、皂角刺（锉，新瓦上炒黄）各30g，瓜蒌（大者，杵，炒，用仁）1个，甘草节1.5g，没药、明乳香各9g（另研）。每服30g，水、酒各半煎。溃后慎之。（《外科精要》）

（2）治吐血：络石藤叶30g，雪见草、乌韭各15g。水煎服。（《江西草药》）

（3）治肺结核：络石藤、地菍各30g，猪肺120g。同炖，服汤食肺，每日1剂。（《江西草药》）

（4）治关节炎：络石藤、五加根皮各30g，牛膝根15g。水煎服，白酒引。（《江西草药》）

海风藤

《本草再新》

本品又名风藤、巴岩香。为胡椒科植物细青蒌藤的藤茎。多产于福建、广东、台湾、浙江等地。其味辛、苦，性微温。归肝经。具有祛风湿，通经络之功效。主治风寒湿痹，关节不利，腰膝疼痛，筋脉拘挛，肺寒喘咳。用法为内服，煎汤，9~12g，或浸酒。

【配伍应用】

（1）配络石藤，治风湿化热，关节肿痛，全身游走性疼痛。

（2）配青风藤，治风寒湿痹，筋脉拘挛。

（3）配救必应，治胃脘寒痛，腹痛泄泻。

（4）配桂枝，治风湿痹痛，关节不利，筋脉拘挛等症。

（5）配秦艽，治风湿痹痛，关节不利，筋脉拘挛等症。

（6）配威灵仙，治风湿痹痛，肢体拘挛，麻木疼痛等症。

（7）配独活、秦艽、桑枝，治风湿关节痛，脚气浮肿，有腰膝无力而偏寒者。

（8）配威灵仙、桂枝、秦艽，治关节肌肉风湿痛。

（9）配鸡血藤、钩藤、威灵仙，治络脉不和，气血循行不畅，肢体麻木，疼痛及半身不遂诸证。

（10）配羌活、独活、当归、川芎，治风寒湿痹，关节不利，腰膝疼痛，筋脉拘挛等症。

（11）配威灵仙、秦艽、桂枝、川芎，治风寒痹痛，关节不利，腰膝疼痛，筋脉拘挛等症。

【配方选例】

（1）治跌打损伤：海风藤、大血藤、竹根七、山沉香、红牛膝、地乌龟。泡酒服。（《四川中药志》）

（2）治支气管哮喘，支气管炎：海风藤、追地风各60g。用白酒1斤，浸泡1周，日服2次，每次10mL，早晚空腹服。服时不可加温，否则失效。心脏病人及孕妇忌服，感冒及月经期暂停用。（《全展选编》）

（3）祛风骨痛露　治风热感冒，头痛目赤，咽喉肿痛，肺热咳嗽，消渴盗汗等：海风藤84.375g，鸡血藤、威灵仙各68.75g，五加皮、防己、豨莶草、苏木各50g，制草乌34.6875g，甘草18.75g。防己、苏木依法渗漉，五加皮一味水蒸气蒸馏，收集馏液，残渣与其余甘草等6味，用水煎3次，至煎出液味尽，去渣，将煎出液分次过滤合并，浓缩至稠膏状，加入上述馏液与防己、苏木的渗漉液，混合均匀，滤清，使成1000mL。每服1匙，1日3次，温开水冲服。（《浙江省药品标准》）

（4）蠲痹汤　治风湿关节痛，脚气浮肿，有腰膝无力而偏于寒者：海风藤12g，独活、羌活各3g，桂心1.5g，当归9g，川芎2.4g，桑枝9g，乳香、木香各2.4g，炙甘草1.5g。水煎服。（《医学心悟》）

桑枝

《图经本草》

本品又名桑条。为桑科落叶乔木桑树的嫩枝。产于我国大部分地区。其味苦，性平。归肝经。具有祛风通络之功效。主治风湿肢节疼痛，四肢拘挛，四肢麻木。用法为内服，煎汤，9～15g，或熬膏；外用煎水洗。

【配伍应用】

（1）配桑寄生，治风湿肾虚，腰肢酸痛，屈伸不利，阴虚阳亢，血压高，肢体麻木等症。

（2）嫩桑枝配丝瓜络，治湿热阻痹，关节疼痛，手臂指麻。

（3）嫩桑枝配石决明，治肝风入络，四肢麻木，抽动。

（4）配柽柳，治风湿性关节炎。

（5）配桑叶、茺蔚子，煎汤，在40～50℃水温时泡脚30～40分钟，浴后即寝，治高血压病。

（6）配秦艽、防己，治风湿热痹，四肢拘挛等症。

（7）配防己、威灵仙、羌活、独活，治筋骨酸痛，四肢麻木。

【单味应用】

（1）单味水煎，先熏后洗，洗过的药液，下次煮沸后仍可用，可连用3次，治手足麻木。

（2）单味柴灰，加等量白矾，将柴灰煎数沸，过滤浓汁，调入白矾，涂患处，治壁虎咬伤。

【配方选例】

（1）沈氏桑尖汤　治指尖痛麻：嫩桑枝尖15g，汉防己9g，当归身（酒炒）6g，黄芪、茯苓各4.5g，威灵仙、秦艽各3g，川芎、升麻各1.5g（或加人参）。水煎服。（《杂病源流犀烛》）

（2）桑枝煎　治紫癜风：桑枝（锉）500g，益母草（锉）150g。上药以水5斗，慢火煎至1500mL，去渣，入小铛内，熬成膏，每夜卧时，用温酒调服10g。（《太平圣惠方》）

（3）双桑降压汤　治高血压病：桑枝、桑叶、茺蔚子各15g。加水1000mL，煎至600mL。卧前洗脚30～40分钟后即卧。（《辽宁中草药新医疗法展览会资料选编》）

（4）治水气脚气：桑条60g。炒香，以水1000mL，煎至100mL，每日空

腹服之。(《圣济总录》)

（5）桑枝苡仁汤　治关节红肿剧痛或关节游走性疼痛不止，伴高热、烦渴者：老桑枝、生薏苡仁各30g，竹茹、丝瓜络各15g，芦根、冬瓜仁各30g，寮刁竹、豨莶草各15g，滑石30g。水煎，分2次服，每日1剂。(《著名中医学家的学术经验》)

丝瓜络

《本草纲目》

本品又名丝瓜筋、丝瓜网。为葫芦科植物丝瓜老熟果实的纤维。产于我国各地。其味甘，性平。入肺、胃、肝经。具有祛风，通络，行血之功效。主治风湿痹痛，筋脉拘挛，胸胁疼痛，乳汁不通。用法为内服，煎汤，4.5～9g，或烧存性研末；外用煅存性研末调敷。

【配伍应用】

（1）配威灵仙，治风湿性关节肿痛。

（2）配红花，治胸胁损伤之疼痛。

（3）配莲子，共烧灰存性，为末，绍酒调服，盖被令汗出，治乳汁不通。

（4）配防己、桑枝，治风湿性关节痛，肌肉痛，尤其急性发作，局部肿痛，小便不利，属热痹者。

（5）配冬瓜皮、生薏苡仁，治夏天外感暑湿，四肢困倦，小便短赤。

（6）配蒲公英、瓜蒌，治乳痈初起及痈疮疖肿。

（7）配枳壳、橘络、柴胡，治跌打损伤，肿痛，尤其腰背和胸胁部瘀痛。

（8）配桑枝、薏苡仁、地龙，治风湿痹痛，筋脉拘挛。

（9）配瓜蒌皮、枳壳、桔梗，治胸胁疼痛。

（10）配香附、郁金、枳壳，治胸胁部攻串疼痛。

（11）配红花、桃仁、桔梗、片姜黄，治胸胁部跌打损伤之疼痛。

（12）配乳香、没药、荔枝核、元胡，治闪腰岔气疼痛。

（13）配独活、羌活、松节、威灵仙，治风湿性关节炎之关节疼痛。

【单味应用】

（1）单味炒炭，研末内服，治崩漏，大便带血，痔疮出血等症。

（2）单味烧存性，温酒调服，治乳汁不通。

（3）单味煎水去渣，打入鸡蛋令熟，1次服，治乳汁极少。

【配方选例】

（1）通络止痛汤　治跌打损伤，肿痛，尤其腰背和胸胁部瘀痛：丝瓜络9g，橘络、枳壳各6g，白蔻壳1.5g，柴胡6g，白芍9g，乳香炭、没药炭各6g。水煎服。（《中药临床应用》）

（2）治水肿，腹水：丝瓜络60g。水煎服。（《全国中草药汇编》）

老鹳草

《纲目拾遗》

本品又名五叶草、天罡草、五齿耙、破铜钱。为牻牛儿苗科植物牻牛儿苗或老鹳草的地上部分。多产于河北、山东、山西、云南、四川、湖北等地。其味苦、甘，性平。归肝、大肠经。具有祛风除湿，舒筋活络，止泻之功效。主治风湿痹痛，肢体麻木、筋骨酸痛，湿热泻痢。用法为内服，煎汤，9～30g；外用熬膏敷。

【配伍应用】

（1）配仙鹤草，治湿热泻痢。

（2）配铁苋菜，治慢性腹泻，痢疾等症。

（3）配茜草，治腰背关节风湿酸痛，肢体麻木。

（4）配苍术，治风湿性关节炎。

（5）配桂枝、当归、红花，治风湿痹痛，肢体麻木，筋骨酸痛。

（6）配桂枝、红花、赤芍，治跌打损伤，筋骨疼痛。

【单味应用】

（1）单味水煎服，治疮疖，肠炎，痢疾。

（2）单味煎汤漱口，治咽喉肿痛。

（3）单味浸酒饮用，治关节疼痛，肢体麻木，皮肤麻痒等症。

（4）单味制成 20％眼药水，每小时点眼 1 次，同时用 1％阿托品散瞳，治疱疹性角膜炎。

【配方选例】

（1）治腰扭伤：老鹳草根 30g，苏木 15g，煎汤，血余炭 9g 冲服，每日 1 剂，口服 2 次。（《内蒙古中草药新医疗法资料选编》）

（2）治妇人经行受寒，月经不调，经行发热，腹胀腰痛，不能受胎：五叶草 15g，川芎、大戟、白芷各 6g。水、酒各 1 钟，合煎，临卧服，服后避风。（《滇南本草》）

（3）治筋骨瘫痪：老鹳草、筋骨草、舒筋草。炖肉服。（《四川中药志》）

（4）治肠炎，痢疾：老鹳草、凤尾草各 30g。加水适量，煎至 90mL，1 日分 3 次服，连服 1～2 剂。（《浙江省中草药抗菌消炎经验交流会资料选编》）

（5）治风湿性关节炎：老鹳草、透骨草各 20 斤，独活、威灵仙各 5 斤，防风 8 斤，穿山龙 10 斤，制草乌（先煎）90g。水煎 2 次，合并滤液浓缩至 40 斤，加酒 40 斤，每服 15～20mL，每日 3 次。（《全国中草药汇编》）

豨莶草

《新修本草》

本品又名豨莶、狗膏、猪膏草、黄花草。为菊科植物豨莶和腺梗豨莶或毛梗豨莶的地上部分。多产于江苏、浙江、四川等地。其味辛、苦，性微寒。归肝、心经。具有祛风湿，通经络，解毒之功效。主治风湿麻痹，筋骨疼痛，中风㖞癖，语言謇涩，半身不遂。用法为内服，煎汤，9～15g，或入丸、散；外用煎水洗或熬膏敷。

【配伍应用】

（1）配臭梧桐，治中风口眼㖞斜，语言謇涩，半身不遂及风痹走注疼痛。

（2）配夏枯草，治肝阳上亢，头痛，头晕，目眩，脚麻之高血压病。

（3）配威灵仙，治风湿筋骨疼痛，四肢麻木。

（4）配海桐皮，治风湿痹痛，中风半身不遂及小儿麻痹后遗症。

（5）配生地黄、甘草，治风湿麻痹，筋骨疼痛及中风之证，兼阴虚血燥者。

（6）配乳香、白矾，热酒调下，治痈疽肿毒，一切恶疮。

（7）配钩藤、苍耳子，治神经衰弱，失眠。

（8）配千里光、虎杖，煎水外洗，治风疹，湿疹。

（9）配夏枯草、野菊花，治高血压病。

（10）配蒲公英、野菊花，治疮痈。

（11）配白鲜皮、苍耳子，治湿热疮毒，风疹湿痒等症。

（12）配威灵仙、防己，治风湿疼痛。

（13）配牛膝、桑寄生，治高血压及高血压引起的半身麻木。

（14）配臭梧桐、五加皮、苍耳子，治风湿关节疼痛，拘挛，中风四肢麻痹等症。

（15）配苍术、威灵仙、五加皮，治风湿性关节痛，四肢麻痹，筋骨不利。

（16）配羌活、威灵仙、秦艽，治风湿痹痛，筋骨不利，肌肤麻木等症。

（17）配苍术、薏苡仁、桑枝，治风湿痹痛，筋骨不利等症。

（18）配山栀子、车前草、广金钱草，治急性黄疸型传染性肝炎，属普通型。

（19）配栀子、地耳草、车前草，治湿热黄疸。

（20）配威灵仙、桂枝、海风藤、桑寄生，治风湿筋骨疼痛，四肢麻木等症。

（21）配地耳草、黑栀子、车前草、广金钱草、一点红，治急性黄疸型传染性肝炎，属重型（接近肝坏死）。

【单味应用】

鲜草取叶洗净，加饭粒、食盐各少许，捣烂外敷患处，治阑尾周围脓肿。

【配方选例】

（1）豨莶丸　治疬风脚弱：豨莶草（五月取赤茎者，阴干，以净叶蜜酒九蒸九晒）1斤，当归、芍药、熟地黄各30g，川乌（黑豆制净）18g，羌活、防风各30g。上为末，蜜丸，每服6g，空腹温酒下。（《张氏医通》）

（2）治中风口眼㖞斜，手足不遂，语言謇涩，口角流涎，筋骨挛强，腰脚无力等症：豨莶（酒蒸，晒9次）3斤，蕲蛇2条，人参、黄芪、枸杞子、川草薢、白术、当归身各240g，苍耳子、川芎、威灵仙、半夏曲各120g（以上诸药，但用酒拌炒），沉香60g（不见火）。上13味，俱为细末，炼蜜丸，如梧桐子大，每早晚各服9g，白汤送下。（《方脉正宗》）

（3）治发背丁疮：豨莶草、五叶草（即五爪龙）、野红花（即小蓟）、大蒜各等份。擂烂，入热酒1碗，绞汁服，得汗效。（《乾坤生意秘韫》）

（4）治急性黄疸型传染性肝炎：黄花草15g，山栀子3g，铁锈钉2枚。按病情可加三叉枪（三叶鬼针草）适量。加水800mL，煎成300mL，每日1剂，分2次服。（《全展选编》）

臭梧桐

《本草纲目拾遗》

本品又名海州常山、地梧桐、凤眼子、臭芙蓉、臭牡丹、八角梧桐。为马鞭草科植物海州常山的叶及嫩枝。产于我国大多数省、区。其味辛、苦、甘，性凉。归肝、脾经。具有祛风湿，降血压之功效。主治风湿痹痛，肢体麻木，高血压，臁疮，湿疹，痔疮，鹅掌风。用法为内服，煎汤，9～15g，或研末吞服（6g）；外用煎水洗或研末撒患处。

使用注意：用以降压，须后下，不宜久煎。

【配伍应用】

（1）配豨莶草，治风湿痹痛，肢体麻木。

（2）配威灵仙，治风湿性关节疼痛。

（3）配钩藤，治肝阳上亢的头晕；亦治高血压病。

（4）配鱼腥草，煎洗，治稻田皮炎。

（5）配川椒，治半边头痛。

（6）配威灵仙、五加皮，治风湿性关节疼痛。

（7）配野菊花、夏枯草，治高血压病，属肝阳上亢者。

（8）配豨莶草、桑枝，治风湿痹痛。

（9）配菊花、钩藤，治肝阳上亢，头痛头昏。

（10）配瓦松、皮硝，煎汤熏洗，治一切内外痔。

【配方选例】

（1）治半肢风：臭梧桐叶并梗。晒燥磨末，共2斤，用白蜜1斤，为丸。早滚水下，晚酒下，每服9g。(《本草纲目拾遗》)

（2）豨桐丸　治男妇感受风湿，或嗜饮冒风，以致两足软酸疼痛，不能步履，或两手牵绊，不能仰举：地梧桐（花、叶、梗、子俱可采取，切碎，晒干，磨末子）1斤，豨莶草（炒，磨末）240g。上2味和匀，炼蜜丸，如梧桐子大，早晚以白滚汤送下12g。忌食猪肝、羊血等物。或单用臭梧桐60g，煎汤饮，以酒过之，连服10剂。或煎汤洗手足亦可。(《养生经验合集》)

（3）治一切内外痔：臭梧桐叶7片，瓦松7枝，皮硝9g。煎汤熏洗。(《本草纲目拾遗》)

（4）治风湿痛，骨节酸痛及高血压病：臭梧桐9~30g。煎服；研粉每服3g，每日3次。也可与豨莶草配合应用。(《上海常用中草药》)

（5）治高血压病：臭梧桐叶6g，野荞麦根、夏枯草（花穗）、荠菜各30g，玄参、生地黄、火炭母（小晕药）各15g。水煎服，每日3次。若口苦加龙胆草9g；失眠加首乌藤30g，合欢花15g。(《全国中草药汇编》)

路路通

《本草纲目拾遗》

本品又名枫果、橡子、狼眼、枫球子、枫木上球。为金缕梅科植物枫香的果实。多产于江苏、浙江、江西、福建等地。其味苦，性平。归肝、肾经。具有祛风湿，通经络，利水，下乳之功效。主治风湿痹痛，肢节麻木，四肢拘挛，水肿，小便不利，气血壅滞，乳汁不通，风疹瘙痒。用法为内服，煎汤，3~9g，或煅存性研末；外用煅存性研末调敷或烧烟闻嗅。

【配伍应用】

（1）配益母草，治闭经。

（2）配猪蹄，炖食，治乳汁缺乏。

（3）配白茅根，治鼻衄。

（4）配红糖、陈酒，治痈肿初起。

（5）配茯苓皮、泽泻，治水肿，小便不利。

（6）配青皮、穿山甲，治气血壅滞，乳汁不通，乳房胀痛等症。

（7）配苍耳草、山白芷，水煎服，治外感风寒所致急性鼻炎，症见鼻塞不通、流清涕。

（8）配四物汤、蝉蜕、白鲜皮，治荨麻疹，风疹。

（9）配络石藤、秦艽、伸筋草，治风湿痹痛，肢节麻木，四肢拘挛等症。

（10）配苏木、赤芍、红花，治跌打损伤，筋骨疼痛等症。

（11）配鸡血藤、川牛膝、菟丝子，研末，拌蜜冲服，治月经过少。

（12）配刺蒺藜、赤芍、地肤子，治风疹瘙痒。

（13）配苍耳子、辛夷、白芷、防风，治过敏性鼻炎。

（14）配赤芍、丹参、泽兰、苏木，治跌打损伤（内服、外洗均可）。

【配方选例】

（1）治风湿肢节痛：路路通、秦艽、桑枝、海风藤、橘络、薏苡仁。水煎服。（《四川中药志》）

（2）治癣：枫木上球(烧，存性)10个，白矾 0.15g。共为末，香油搽。（《德胜堂经验方》）

（3）治耳内流黄水：路路通 15g。煎服。（《浙江民间草药》）

（4）治脏毒：路路通（烧，存性）1 个。研末，酒煎服。（《古今良方》）

（5）过敏性鼻炎汤　治过敏性鼻炎：路路通 12g，苍耳子 9g，辛夷 6g，防风 9g，白芷 6g。水煎服。（《中药临床应用》）

穿山龙

《东北药用植物志》

本品又名地龙骨、穿地龙、野山药、火藤根。为薯蓣科植物穿龙薯蓣的根茎。产于东北、华北、华中等地。其味苦，性微寒。归肝、肺经。具有祛除风湿，活血通络，止痛消肿之功效。主治风湿痹痛，肌肤麻木，关节屈伸不利，跌打损伤，瘀血阻滞，热痰咳嗽。用法为内服，煎汤，4.5～9g，或入丸、散。

【配伍应用】

（1）配鲜生地黄，治疖肿。

（2）鲜品配鲜苎麻根，捣烂外敷，治痈肿恶疮。

（3）配大枣、枸杞子，治过敏性紫癜。

（4）配槐花、雪胆，治冠心病。

（5）配川芎、伸筋草，治风湿痹痛，筋骨疼痛，关节屈伸不利及跌打损伤。

（6）配黄芩、川贝母，用水提取，制成注射液，治慢性支气管炎。

（7）配紫花金牛、瓜蒌皮、黄芩，治热痰咳嗽。

【配方选例】

（1）治急、慢性肺脓疡：穿山龙 30g，薏苡仁 6g，桔梗、甘草、金银花、连翘各 9g，蒲公英 12g，大蓟 6g。水煎服。（《陕甘宁青中草药选》）

（2）治风湿性腰腿痛，风湿性关节炎：穿山龙 30g，骨碎补 9g，淫羊藿 9g，土茯苓 9g。水煎服。（《陕甘宁青中草药选》）

（3）治大骨节病，腰腿疼痛：穿山龙 60g，白酒 1 斤。浸泡 7 天，每服 30g，每日 2 次。（《河北中药手册》）

（4）治疟疾：穿山龙 9g，鸢尾、野棉花各 60g。发病前，水煎服。（《陕西中草药》）

金钱白花蛇

《开宝重定本草》

本品又名白花蛇、百步蛇。为蝰蛇科动物五步蛇除去内脏的干燥全体。多产于浙江、江西、福建等地。其味甘、咸，性温。有毒。归肝、脾经。具有祛风湿，通络，定惊之功效。主治风湿顽痹，筋脉拘急，中风，口眼㖞斜，半身不遂，痉挛抽搐，惊厥，顽癣，疥癞，痈疽恶疮。用法为内服，煎汤，2.4～4.5g，浸酒，熬膏或入丸、散。研末一次吞服 1～1.5g。

【配伍应用】

（1）配蜈蚣，治小儿惊风，破伤风，项强身直，筋脉拘挛等症。

（2）配蜈蚣、乌梢蛇，治破伤风，小儿惊风等痉挛抽搐、项强身直之证。

（3）配乌梢蛇、雄黄，治麻风病。

（4）配羌活、防风、秦艽，治痹证之手足痿弱，屈伸不便。

（5）配南星、天麻、僵蚕，治中风之半身不遂。

（6）配全蝎、天麻、当归，治中风后口眼㖞斜，半身不遂。

（7）配天麻、荆芥、薄荷，治麻风疥癞。

（8）配乌梢蛇、蝮蛇、雄黄、生大黄，治大风疥癞，皮肤顽癣，瘰疬，痈疽恶疮等症。

（9）配全蝎、天麻、羌活、当归、芍药，治风湿顽痹，肢体麻木，筋脉拘急及其中风之口眼㖞斜、半身不遂等症。

【单味应用】

单味炒研细末，黄酒送服，治小儿麻痹瘫痪。

【配方选例】

（1）安脑丸方　治脑脊髓膜炎：金钱白花蛇6条，全蝎9g，白附子4.5g，生川乌6g，天麻9g，明雄黄60g，薄荷、冰片各9g，独活15g，麻黄60g，犀黄4.5g，麝香3g。上药用陈酒熬膏，制丸如绿豆大（如无金钱白花蛇，可以真蕲蛇代之，用量约需18g）。一般小儿服3粒（化服），病重者可酌增。（《近代中医流派经验选集》）

（2）白花蛇丸　治大麻风：白花蛇（去皮骨，酒浸炒）1条，川芎、天麻、羌活、炒白附子、当归、蔓荆子、独活、威灵仙、蝉蜕、赤芍、雷丸、苍耳子、枳壳、草薢、雄黄、石菖蒲、甘草、大风子、防风、何首乌、乌药、白僵蚕、牛膝、苦参、皂角各等份。为末，酒煮米糊和丸，梧桐子大，每服30丸，温酒送下。（《疡医大全》）

（3）白花蛇丸　治风癣疮，皮肤瘙痒，日久不愈：白花蛇（酒浸）9g，苦参60g，麦门冬45g，黄芩、防风、白鲜皮、炙甘草、炒枳壳、栀子仁、赤芍药、大黄、苍耳子、羌活、黄芪、白蒺藜各30g。上为细末，炼蜜为丸，梧桐子大；每服30丸，食后薄荷、酒送下。（《证治准绳》）

（4）白花蛇散　治紫癜风：白花蛇（酒炙）60g，麻黄、天麻、何首乌、制南星、制白附子、肉桂、草薢、白鲜皮、羌活、蔓荆子、炒僵蚕、防风、

犀角各 15g，煅磁石 30g，炒蚕蛾 0.3g。上为末，每服 4g，食前温酒调下。(《圣济总录》)

<h2 style="text-align:center">乌梢蛇</h2>

<h3 style="text-align:center">《本草纲目》</h3>

本品又名乌蛇、黑风蛇。为游蛇科动物乌梢蛇除去内脏的干燥全体。多产于浙江、江苏、贵州、湖北等地。其味甘，性平。入肝、肺经。具有祛风湿，通经络，攻毒，定惊之功效。主治风湿顽痹，筋脉拘急，中风，口眼㖞斜，半身不遂，惊厥，顽癣，痛疽恶疮。用法为内服，煎汤，4.5～12g，酒浸或焙干研末入丸、散；外用烧灰调敷。

使用注意：忌铁器。

【配伍应用】

（1）配白花蛇、炙蜈蚣，治破伤风惊痫，抽搐。

（2）配羌活、秦艽，治风湿性关节炎，偏于风寒，游走不定者。

（3）配麻黄、桂枝，治风湿阻络，骨节疼痛，皮肤麻木。

（4）配全蝎、白僵蚕，治小儿惊痫，风痰所致的筋脉痉挛及破伤风抽搐。

（5）配蜈蚣、全蝎，焙干研粉，每用 3.75g，首次上、下午各 1 次，以后上午 1 次，7 日为 1 疗程，治坐骨神经痛。

（6）配蝉蜕、荆芥，治隐疹，皮肤瘙痒，疥癣。

（7）配蝉蜕、荆芥、赤芍，治慢性湿疹，荨麻疹等。

【单味应用】

（1）单味焙黄研末，吞服或浸酒服，治骨结核。

（2）单味 1 条，酒浸，每服 1～2 杯，治骨关节结核及风湿痹痛、麻木，小儿麻痹，麻风，皮疹，疥癣，破伤风等。

【配方选例】

（1）乌蛇丸　治小儿慢惊风：乌梢蛇、炮附子各 30g，天浆子(去壳)30 个，天麻、炮天南星、白附子、防风、半夏（洗）各 15g，全蝎 0.3g，牛黄、朱砂、麝香、雄黄各3g。前9味，酒浸7日，焙干为末，再入余药研极细，糯米粥为丸，黄米大，每服10丸，荆芥煎汤送下，不拘时服。(《传信适用方》)

（2）乌蛇散　治妇人风痹，手足顽麻，筋脉抽搐，口眼不正，言语謇涩：乌梢蛇肉（酒拌，炒黄）、炮天南星、炒土蜂儿、天麻、麻黄、薏苡仁、川芎各30g，炒全蝎、炒桑螵蛸、羚羊角、桂心、朱砂各15g，酸枣仁、柏子仁、炒当归各1g，麝香0.3g。上为细末，每服3g，食前温酒调下。(《太平圣惠方》)

（3）乌蛇散　治疬疡风，斑驳如白癜：乌梢蛇（酒浸，去皮骨，炙微黄）、川芎各90g，秦艽、桂心、防风、人参、栀子仁、白鲜皮、丹参、沙参、玄参、升麻、犀角、通草、枳壳（麸炒）、黄芩、白蒺藜各30g，苦参、羌活各60g。上为细末，每服6g，食后温酒调下。(《太平圣惠方》)

（4）乌蛇汤　治眼外障，痒极难忍：乌梢蛇、藁本、防风、芍药、羌活各30g，川芎、细辛各15g。上为末，每服3g，食后米饮调下。(《秘传眼科龙木论》)

三、祛风湿强筋骨药

五加皮

《神农本草经》

本品又名南五加皮。为五加科落叶小灌木细柱五加及同属若干植物的根皮。多产于四川、河南、广东、河北、山西等地。其味辛、苦，性温。归肝、肾经。具有祛风湿，壮筋骨之功效。主治风湿寒痹，腰膝疼痛，筋骨拘挛，水肿，小便不利。用法为内服，煎汤，6～15g，浸酒或入丸、散；外用捣敷。

【配伍应用】

（1）配杜仲，治腰痛，腿痛，足膝疼痛，关节不利，下肢无力及肝肾两虚型高血压病。

（2）配穿山龙、白鲜皮，治风湿性关节炎，关节拘挛疼痛。

（3）配秦艽、防风，治痹痛初起。

（4）配威灵仙、羌活，治风湿痹痛。

（5）配虎骨、龟甲，治小儿行迟、齿迟，及肝肾虚弱，筋骨不健之腰膝酸痛、步履乏力。

（6）配茯苓皮、大腹皮，治轻症水肿，小便不利。

（7）配木瓜、松节，治风湿痹痛，腰膝酸重肿痛，或筋骨拘挛等症。

（8）配木瓜、怀牛膝，治小儿筋骨痿软，行走较迟。

（9）配白胡椒、葱须，熏洗，治急性软组织损伤。

（10）配牛膝、木瓜、苍术，治小儿脚软行迟。

（11）配牛膝、木瓜、续断，治肝肾不足，下肢痿软。

（12）配木瓜、汉防己、薏苡仁，治湿重之腰膝酸重或肿痛拘急者。

（13）配茯苓、生姜皮、大腹皮，治水肿，小便不利等症。

（14）配牛膝、桑寄生、续断，治小儿发育迟缓，筋骨痿弱，行迟。

（15）配羌活、秦艽、威灵仙，治风湿痹痛。

（16）配独活、威灵仙、桑枝、鸡血藤，治四肢关节疼痛拘挛。

（17）配牛膝、杜仲、续断、桑寄生，治肝肾不足之筋骨痿弱。

（18）配茯苓、猪苓、泽泻、桂枝，治心功能不全所致的下肢浮肿。

（19）配黄柏、蛇床子、防风、苦参，煎水外洗，治阴囊湿痒，皮肤湿疹。

【单味应用】

单味浸酒常服，治下肢痹痛，适于老人和久病体弱的患者。

【配方选例】

（1）五加酒 治产后癖瘦，玉门冷：五加皮、枸杞子各32g，干地黄、丹参各60g，杜仲1斤，干姜90g，天冬120g，蛇床子16g。上9味㕮咀，以绢袋子盛，酒3斤，渍3宿，一服20mL，日再，稍加至40mL佳。（《备急千金要方》）

（2）油煎散 治妇人血风劳，形容憔悴，肢体困倦，喘满虚烦，呼吸少气，发热汗多，口干舌涩，不思饮食：五加皮、牡丹皮、赤芍、当归（去芦）各30g。上为末，每服3g，水1盏，将青铜钱1文，蘸油入药，煎至7分，温服，每日3服。（《太平惠民和剂局方》）

（3）五加皮汤 治肾劳虚寒，恐虑失志，伤精损髓，嘘吸短气，遗泄白浊，小便赤黄，阴下湿痒，腰脊如折，颜色枯悴：五加皮300g，丹参240g，石斛（酒浸）180g，杜仲（酒浸，炒断丝）、炮附子（去皮脐）各150g，牛膝（酒浸）、秦艽、川芎、防风、桂心、独活、茯苓各120g，麦冬（去心）、地骨皮各90g，薏苡仁30g。上为末，每服12g，加生姜5片，大麻子1摄（研破）。水煎，食前服。(《三因极一病症方论》)

（4）五皮散　治脾气停滞，风湿客搏，脾经受湿，气不流行，头面虚肿，四肢肿满，心腹膨胀，上气喘促，腹胁如鼓，绕膝胀闷，有妨饮食，以及上攻下注，来去不定，举动喘乏：五加皮、地骨皮、生姜皮、大腹皮、茯苓皮各等份。上为粗末，每服9g，水煎，不拘时热服。(《太平惠民和剂局方》)

骨碎补

《本草拾遗》

本品又名毛姜、申姜。为水龙骨科植物槲蕨的根茎。多产于湖北、浙江、广东、四川等地。其味苦，性温。归肝、肾经。具有补肾，接骨，活血之功效。主治腰膝痛，肾虚牙痛，耳鸣，久泻，外伤肿痛，骨折。用法为内服，煎汤，9～15g，或入丸散；外用浸酒搽。

【配伍应用】

（1）配细辛，治肾虚阳浮之牙齿动摇、牙痛。

（2）配白头翁，与猪皮肉同煮，吃肉喝汤，治鼻出血。

（3）配藤黄，同入桐油浸泡，用时取鲜姜片，蘸油，用力擦患处，治斑秃。

（4）配斑蝥，烧酒浸擦患处，治斑秃。

（5）配龟甲、潞党参，水煎服，治佝偻病，小儿囟门不合。

（6）配大血藤、红枣，治阑尾炎。

（7）配红花、赤芍、土鳖虫，治跌打损伤。

（8）配白僵蚕、红花、白芷，制酊外涂患处，治斑秃、脱发。

（9）配怀牛膝、山药、菟丝子，治肾虚牙痛，耳鸣，久泻等症。

（10）配生荷叶、侧柏叶、生皂角，制散剂贴用，治骨折。

（11）配桑寄生、秦艽、豨莶草，治肾虚腰痛，风湿性腰腿痛。

（12）配续断、自然铜、乳香、没药，治跌打损伤，筋断骨折，瘀肿疼痛。

（13）配当归、赤芍、肉桂、川芎，治妇女气血不和，腰膝疼痛，腹胁拘急等症。

（14）配肉苁蓉、牛膝、威灵仙、地龙，治肝肾不足，风邪入络，筋脉拘挛，骨节疼痛，屈伸不利等症。

（15）配乳香、没药、土鳖虫、木香，治跌打损伤，骨折，瘀血作痛。

【单味应用】

（1）鲜骨碎补，捣碎敷患处，治骨折。

（2）鲜品与白酒研成糊状，外搽患处，治寻常疣或扁平疣。

（3）单味 20g，入 70%酒精浸泡，外搽患处，治传染性软疣。

（4）单味研末，入猪肾内煨干为粉，冲服，治肾虚久泻，牙痛，耳鸣等症。

（5）单味开水冲泡，代茶饮，长服，治牙齿松动。

（6）单味捣碎，浸米泔水，徐徐含漱，如有咽下亦无妨，治咽喉痛阻发紫。

【配方选例】

（1）骨碎补散　治妇人阳气虚弱，外寒侵袭，腰脚疼痛，腹胁拘急：骨碎补、萆薢（酒炒）、牛膝（酒炒）、桃仁（去皮尖）、海桐皮、当归（酒拌）、桂心、槟榔各 15g，炒赤芍、炮附子、川芎、枳壳（麸炒）各 10g。加生姜、大枣，水煎服。（《校注妇人良方》）

（2）治肾虚耳鸣耳聋，并齿牙浮动，疼痛难忍：骨碎补 120g，怀熟地黄、山茱萸、茯苓各 60g，牡丹皮 45g（俱酒炒），泽泻 24g（盐水炒）。上为末，炼蜜丸，每服 15g，食前白汤送下。（《本草汇言》）

（3）治腰脚疼痛不止：骨碎补 30g，桂心 45g，牛膝（去苗）10g，槟榔 60g，补骨脂（微炒）90g，安息香（入胡桃仁捣熟）60g。捣罗为末，炼蜜入安息香，和捣百余杵，丸如梧桐子大。每于食前，以温酒下 20 丸。（《太平圣惠方》）

（4）骨碎补散　治金疮，伤筋断骨，疼痛不可忍：骨碎补（去毛，麸炒微黄）、自然铜（细研）、虎胫骨（涂酥炙黄）、败龟甲（涂酥炙微黄）各 15g，没药 30g。上件药，捣细罗为散，每服 3g，以胡桃仁半个，一处嚼烂，用温酒 1 钟盏下之，每日 3~4 服。(《太平圣惠方》)

续断

《神农本草经》

本品又名川断、山萝卜、接骨、南草。为川续断科植物的根。多产于湖北、四川、湖南、贵州等地。其味苦、辛、甘，性微温。归肝、肾经。具有补肝肾，强筋骨，止血，安胎，通利血脉之功效。主治腰膝痛，风湿肢体疼痛，崩漏及妊娠下血，胎动不安，外伤疼痛，骨折。用法为内服，煎汤，9~15g，或入丸、散；外用捣敷。

【配伍应用】

（1）配黄精，治肝肾不足，腰痛脚弱，诸虚百损。

（2）配桑寄生，治肾虚伴风湿所致的腰膝疼痛、筋骨酸楚、关节不利、肝肾不足、冲任不固、胎动不安等症。

（3）配杜仲，治肝肾不足，腰酸腰痛，下肢软弱无力，风湿腰膝疼痛及妇女崩漏下血，胎动不安，腰痛欲坠等症。

（4）配艾叶，治崩漏及胎动下血。

（5）配牛膝，治老人风冷，转筋骨痛。

（6）配蒲公英，治乳痈初起可消，久患可愈。

（7）配杜仲、桑寄生，治肝肾不足，腰膝酸软，疼痛，乏力及胎动腰痛，下血等症。

（8）配杜仲、牛膝，治腰腿痛，足膝无力或筋骨拘挛。

（9）配桑寄生、女贞子，治先兆流产。

（10）配艾叶、地榆炭，治崩漏及胎动下血。

（11）配杜仲、五加皮、牛膝，治腰背酸痛，风湿性关节炎。

（12）配杜仲、白术、当归，安胎，预防流产。

（13）配熟地黄、地榆炭、小蓟，治子宫功能性出血。

（14）配杜仲、狗脊、菟丝子，治肾虚腰痛。

（15）配牛膝、防己、老鹳草，治风湿性关节痛。

（16）配阿胶、熟地黄、艾叶，治冲任不固之崩漏，妊娠下血，胎动不安等症。

（17）配骨碎补、当归、赤芍，治外伤疼痛或骨折等症。

（18）配桑寄生、当归、菟丝子，治腰脊酸痛无力。

（19）配菟丝子、桑寄生、阿胶，水煎服，治滑胎，肾虚胎元不固。

（20）配艾叶、地榆、当归、北黄芪，治月经过多，崩漏而有腰痛、腹痛者。

（21）配杜仲、牛膝、木瓜、萆薢，治肝肾不足，腰膝酸痛，足软无力等症。

（22）配乳香、没药、自然铜、䗪虫，治筋骨折伤。

（23）配当归、杜仲、阿胶、艾叶，治妇女崩漏带下及胎动胎漏等症。

（24）配杜仲、牛膝、狗脊、桑寄生，治肝肾不足，血脉不利所致的腰膝酸痛及风湿肢体疼痛等症。

（25）配杜仲、萆薢、牛膝、木瓜，治肾虚腰背酸痛，足膝无力等症。

（26）配萆薢、牛膝、制川乌、防风，治寒湿痹着，气血不和，脉络失疏，筋骨挛痛等症。

（27）配地鳖虫、骨碎补、当归、乳香，治跌打损伤，疼痛剧烈等症。

（28）配艾叶、熟地黄、当归、阿胶，治崩漏或妊娠下血等症。

（29）配当归、延胡索、土鳖虫、川芎，治跌仆扭闪或压伤后筋骨痛。

（30）配秦艽、桑枝、川牛膝、防风，治风湿痛。

（31）配熟地黄、当归、艾叶、川芎，治月经过多，色淡。

（32）配桑寄生、杜仲、白术、当归，治妊娠二三个月，胎动欲坠者。

（33）配补骨脂、锁阳、狗脊、黄精、赤芍，研末服，治肾阳虚，慢性腰肌劳损。

【配方选例】

（1）续断汤　治下焦虚寒损，或便前转后见血，此为近血，或痢下，或不痢，因劳冷而发：续断、当归、桔梗、阿胶（炙）各12g，桂心（炙）9g，干姜、干地黄、芎䓖各12g，蒲黄3g，甘草（炙）6g。上10味切，以水9升，煮8物，取3.5升，去渣，下阿胶，更烊胶取沸，下蒲黄，分为3服。（《外台

秘要》）

（2）续断丸　治风湿四肢浮肿，肌肉麻痹，甚则手足无力，筋脉缓急：续断、萆薢、当归、附子、防风、天麻各30g，乳香、没药各15g，川芎1g。上为末，蜜丸梧子大，加酒饮下。（《本事方》）

（3）续断丸　治肝劳虚寒胁痛，眼昏，挛缩瘛疭：续断（酒浸）、川芎、当归（酒浸）、姜半夏、炮姜各30g，桂心、炙甘草各15g。上为细末，炼蜜为丸，梧桐子大，每服百丸，白汤下。（《证治准绳》）

（4）续断丸　治腰痛并脚酸腿软：续断60g，补骨脂、牛膝、木瓜、萆薢、杜仲各30g。上为细末，炼蜜为丸，桐子大，空腹，无灰酒下50～60丸。（《扶寿精方》）

（5）治乳汁不行：川续断15g，当归、川芎各4.5g，麻黄、穿山甲（火煅）各6g，天花粉9g。水2大碗，煎8分，食后服。（《本草汇言》）

桑寄生

《神农本草经》

本品又名桑上寄生、寄生草、茑木。为桑寄生科植物槲寄生、桑寄生或毛叶桑寄生的枝叶。多产于河北、河南、广东、广西、浙江及东北等地。其味苦、甘，性平。归肝、肾经。具有祛风湿，补肝肾，养血安胎之功效。主治腰膝酸痛，筋骨痿弱。胎动不安，胎漏崩中。用法为内服，煎汤，9～18g，入散剂、浸酒或捣汁服。

【配伍应用】

（1）配川续断，治肝肾不足，血脉不利之腰膝酸痛，步履艰难，风湿肢体酸痛，崩漏及妊娠下血。

（2）配当归，治肝肾不足，精血虚损，胎元不固等症。

（3）配独活，治腰背酸痛，转侧不能，足膝痿痹屈伸不利，麻木难行之肾虚伏风痹证。

（4）配桑枝，治风湿腰酸腰痛，关节屈伸不利，筋骨疼痛及高血压病，冠心病。

（5）配草决明，治肝火上壅之头痛。

（6）配臭梧桐、钩藤，治高血压病。

（7）配草决明、夏枯草，治高血压及四肢麻木。

（8）配阿胶、艾叶，治血虚胎动，漏血。

（9）配秦艽、牛膝，治肝肾不足或风寒湿痹之腰膝筋骨疼痛。

（10）配杜仲、牛膝，治风湿性腰腿痛，腰膝痿软。

（11）配续断、阿胶，治肝肾虚损，冲任不固之胎动不安、胎漏及崩中等症。

（12）配淫羊藿、牛膝，治小儿麻痹后遗症。

（13）配鸡蛋、白糖，治血虚血滞所致的皮肤干燥证。

（14）配续断、当归、白芍，治妇女胎漏，胎动不安，先兆流产。

（15）配独活、续断、当归，治风湿关节疼痛，腰膝酸软。

（16）配狗脊、牛膝、杜仲，治腰膝疼痛。

（17）配夏枯草、牛膝、草决明，治高血压，动脉硬化。

（18）配续断、阿胶、当归，治胎动不安，胎漏下血。

（19）配生地黄、赤芍、银花藤，治高血压病。

（20）配黄芩、白术、川续断，治妊娠胎动不安，胎漏下血，或腰背疼痛。

（21）配独活、秦艽、当归，治风湿腰腿痛。

（22）配夏枯草、豨莶草、牛膝，治高血压病。

（23）配独活、秦艽、牛膝，治风湿痛。

（24）配续断、白术、阿胶，治血虚不能养胎，胎动不安，漏下等症。

（25）配菟丝子、川续断、阿胶，水煎服，治滑胎，肾虚胎元不固。

（26）配阿胶、续断、白术、黄芩，治妇女妊娠先兆流产。

（27）配熟地黄、黄芩、白术、当归，治血虚胎动不安。

（28）配独活、细辛、秦艽、杜仲，治风湿痹痛，腰膝酸痛，关节不利，筋骨痿弱等症。

（29）配杜仲、牛膝、白芍、夏枯草，治肝肾不足，头目眩晕。

（30）配独活、熟地黄、防风、党参，治风湿痹痛。

（31）配独活、杜仲、牛膝、当归，治风湿痹痛，兼有肝肾虚损，症见腰膝酸痛、筋骨痿弱者。

（32）配独活、当归、杜仲、生地黄，治血不养筋，筋骨痹痛等症。

【配方选例】

（1）治妊娠胎动不安，心腹刺痛：桑寄生45g，艾叶（微炒）15g，阿胶（捣碎，炒令黄燥）30g。上药，锉，以水1.5大盏，煎至1盏，去渣，食前分温3服。（《太平圣惠方》）

（2）治毒痢脓血，六脉微小，并无寒热：桑寄生60g，防风、川芎各7.5g，炙甘草9g。上为末，每服6g，水1盏，煎8分，和渣服。（《杨氏护命方》）

（3）桑寄生丸　治脚气：桑寄生、羌活、防风、白术各90g，杜仲、续断、赤芍、薏苡仁、当归、独活、茯苓各60g，苍术120g，红花15g，川芎24g，木瓜108g。上为细末，水泛为丸，每服9g。（《疡医大全》）

（4）桑寄生散　治胎漏，经血妄行，淋沥不已：桑寄生、当归（酒浸）、川芎、续断（酒浸）、阿胶（蛤粉炒）、炒香附、茯神、白术各3g，人参、炙甘草各1.5g。加生姜5片，水煎服。（《证治准绳》）

（5）桑寄降压汤　治肝肾不足，阴虚阳亢，有头痛，眩晕，耳鸣，心悸等症的高血压病：桑寄生18g，当归12g，川芎6g，赤芍9g，生地黄15g，银花藤、鸡血藤各18g，怀牛膝12g。水煎服。（《中药临床应用》）

狗脊

《神农本草经》

本品又名金毛狗脊、百枝、狗青、苟脊、金毛狮子。为蚌壳蕨科植物金毛狗脊的根茎。多产于四川、福建、浙江等地。其味苦、甘，性温。归肝、肾经。具有祛风湿，补肝肾，强腰膝之功效。主治腰背酸痛，足膝无力，阳痿早泄。用法为内服，煎汤，9～15g，熬膏或入丸、散；外用煎水洗。

【配伍应用】

（1）配功劳叶，治肝肾两虚，头晕耳鸣，腰酸腿软无力，风湿腰背疼痛。

（2）配当归，治病后足肿。

（3）配菟丝子，治肾病腰痛。

（4）配杜仲、牛膝、山茱萸，治肾虚腰背酸痛，足膝无力等症。

（5）配桑寄生、杜仲、牛膝，治肝肾不足，腰痛背强，俯仰不利，足膝无力等症。

（6）配牛膝、续断、杜仲，治体弱老人寒湿膝痛，腰痛，尤其腰脊僵硬疼痛，屈伸不便者。

（7）配菟丝子、五味子、桑螵蛸，治肾虚尿频。

（8）配制乌头、萆薢、苏木，治寒湿痹痛，诸节疼痛等症。

（9）配木瓜、杜仲、牛膝，治肝肾虚引起的腰痛。

（10）配桂枝、秦艽、续断、牛膝，治风湿痹痛，腰背酸痛。

（11）配杜仲、牛膝、薏苡仁、木瓜，治风湿日久，腰脊酸痛，足膝无力等症。

（12）配海风藤、木瓜、牛膝、当归、熟地黄，治血虚风湿，四肢酸麻等症。

（13）配白术、白蔹、苍术、茯苓、白鸡冠花，治白带。

（14）配补骨脂、锁阳、川续断、黄精、赤芍，研末服，治肾阳虚，慢性腰肌劳损。

（15）配当归炭、白芍、艾炭、生地黄、黄芩，治肝肾不足引起的月经过多。

【单味应用】

狗脊茸毛适量，消毒后敷贴创面，治拔牙创面出血。

【配方选例】

（1）狗脊丸　治五种腰痛，利脚膝：狗脊、萆薢（锉）各60g，菟丝子（酒浸3日，曝干另捣）30g。上药捣罗为末，炼蜜为丸，如梧桐子大，每日空腹服30丸，以新萆薢渍酒14日，取此酒下药。（《太平圣惠方》）

（2）四宝丹　治男女一切风疾：金毛狗脊（盐泥固济，火煅红，去毛用肉，出火气，锉）、萆薢、苏木节、川乌头（生用）各等份。上为细末，米醋糊为丸，如梧桐子大，每服20丸，温酒或盐汤下。病在上，食后服；病在下，空腹服。（《普济本事方》）

（3）治老年尿多：金毛狗脊根茎、大夜关门、蜂糖罐根、小棕根各15g。炖猪肉吃。（《贵州草药》）

（4）固精强骨：金毛狗脊、远志肉、白茯神、当归身等份。为末，炼蜜丸，梧子大，每酒服 50 丸。（《濒湖集简方》）

（5）狗脊饮　治体弱老人寒湿膝痛、腰痛，尤其腰脊僵硬疼痛，屈伸不便者：狗脊、川牛膝、海风藤、宣木瓜各 9g，桑枝 15g，杜仲 9g，秦艽、桂枝各 6g，熟地黄 12g，当归身 9g，虎骨胶（溶化）6g。水煎服。（《中药临床应用》）

常春藤

《本草拾遗》

本品又名三角风、追风藤、土鼓藤、上树蜈蚣。为五加科植物常春藤的茎叶。多产于华北、华东、华南、西南各地。其味辛、苦、甘，性平。归肝、肾经。具有祛风湿，通经络，强腰膝，解毒之功效。主治风湿痹痛，四肢拘挛，腰膝酸痛，痈疮，痒疹，目赤肿痛。用法为内服，煎汤，9 ～ 15g，浸酒或捣汁；外用煎水洗或捣敷。

【配伍应用】

（1）配野菊花、荆芥、蝉蜕，治目赤肿痛，痈疮，皮肤痒疹等症。

（2）配五加皮、续断、桑寄生，治风湿痹痛，四肢拘挛，腰膝酸痛等症。用于老人、虚人患风湿者更为相宜。

【配方选例】

（1）治关节风痛及腰部酸痛：常春藤（茎及根）9 ～ 12g，黄酒、水各半。煎服；并用水煎汁，洗患处。（《浙江民间常用草药》）

（2）治口眼㖞斜：三角风、白风藤各 15g，钩藤 7 个。泡酒 1 斤，每服药酒 15g，或蒸酒适量服用。（《贵阳民间药草》）

（3）治肝炎：常春藤、败酱草。煎水服。（《江西草药手册》）

（4）治产后感风头痛：常春藤 9g，黄酒炒，加枣 7 个。水煎，饭后服。（《浙江民间常用草药》）

（5）治脱肛：常春藤 60 ～ 90g。水煎熏洗。（《江西草药手册》）

虎骨

《本草经集注》

本品又名大虫骨。为猫科动物虎的骨骼。多产于东北及西南地区。其味辛、甘，性温。归肝、肾经。具有祛风定痛，强筋健骨之功效。主治关节疼痛，筋骨不利。用法为内服，煎汤，9～15g，浸酒或入丸、散。

使用注意：阴虚火盛者忌用。

【配伍应用】

（1）配附子，治风湿痹痛，关节、筋骨疼痛。

（2）配牛膝、龟甲，治肝肾不足的腰膝酸痛，筋骨痿软等症。

（3）配木瓜、牛膝、桂枝，煎汤或浸酒，治风湿性关节炎，类风湿性关节炎。

（4）配木瓜、川乌、当归、牛膝，治风湿所致的历节疼痛，百节拘挛，屈伸不利及肝肾不足之脚弱痿躄等症。

（5）配龟甲、熟地黄、怀牛膝、锁阳，治肾虚骨痿，腰痛脚弱等症。

（6）配川萆薢、羌活、牛膝、桂心，治腰胯连脚膝疼痛。

【单味应用】

单味浸酒服，治历节疼痛，百节拘挛，屈伸不利等症。

【配方选例】

（1）虎骨散　治倒扑蹴损，筋骨疼痛：虎骨（酥炙别为末）30g，酒、生地黄汁各50mL。上3味，将地黄汁并酒煎沸，入虎骨末同煎数沸。每服1盏，温服，不拘时候。（《圣济总录》）

（2）预知散　治健忘惊悸：虎骨（酥炙）、白龙骨、远志肉等份。上为末，生姜汤服，每日3服。（《永类钤方》）

（3）治月蚀疮：虎头骨（碎）60g，浮萍（屑）30g。上2味，以猪脂1斤煎，取骨黄成膏，以涂疮上。（《姚僧坦集验方》）

（4）治白虎风走注疼痛，两膝热肿：虎胫骨（酥炙）、黑附子（炮裂去皮脐）各30g。上为末，每服温酒调下4g，日再服。（《经验后方》）

第十六章　止血药

一、收敛止血药

紫珠

《本草拾遗》

本品又名止血草、紫荆、白毛柴、紫珠草。为马鞭草科植物杜虹花的叶。多产于江苏、浙江、江西、福建、台湾、广西、广东等地。其味苦、涩，性凉。归肝、脾经。具有收敛止血、解毒疗疮之功效。主治内出血证，外伤出血，烧伤，疮痈肿毒。用法为内服，煎汤，15～30g（鲜者加倍）；或研末1.5～3g；外用捣敷或研末撒。

【配伍应用】

（1）配白及，治肺结核咯血，胃、十二指肠溃疡出血。

（2）配侧柏，治血小板减少性出血证（紫癜，咯血，衄血，牙龈出血，胃肠出血等）。

（3）配岗念、三桠苦，共细末，外敷，治外伤出血。

（4）配紫金牛、青皮，治上呼吸道感染，扁桃体炎，肺炎，支气管炎。

（5）配蒲公英、金银花，治痈疽肿毒。

【配方选例】

（1）治跌打内伤出血：鲜紫珠叶和实60g，冰糖30g。开水炖，分2次服。（《闽东本草》）

（2）治肠胃出血：干紫珠叶（末）1～1.5g。冷开水调服，每4小时服1次；继用干紫珠末6g。水煎，代茶饮。常服。（《福建民间草药》）

（3）治创伤出血：鲜紫珠叶，用冷开水洗净，捣匀，敷创口；或用干紫珠叶，研末敷掺，外用消毒纱布包扎之。（《福建民间草药》）

（4）治一切咽喉痛：取鲜紫珠叶 30g。洗净，水 2 碗，煎至 1 碗，服；或煎作茶常服。(《闽南民间草药》)

仙鹤草

《伪药条辨》

本品又名脱力草、黄龙尾。为蔷薇科植物龙牙草的地上部分。产于全国大部分地区。其味苦、涩，性平。归肺、肝、脾经。具有收敛止血，解毒疗疮，杀虫之功效。主治衄血，咯血，吐血，尿血，崩漏，痢疾，疮疖痈肿，痔疮，滴虫性阴道炎。用法为内服，煎汤，9 ~ 15g（鲜者加倍），捣汁或入散剂；外用捣敷。

【配伍应用】

（1）配阿胶，治虚劳咯血，肠风便血，阴虚尿血，妊娠下血及妇女崩漏。

（2）配红枣，治劳伤脱力，面色苍白，手足虚肿等症。

（3）配凤尾草，治暑热腹痛，呕吐下利等症。

（4）配白茅根，治尿血。

（5）配地锦草，治心动过速等症。

（6）配霜打大蓟，水煎服，治衄血。

（7）配白茅根、焦山栀，治鼻衄，齿龈出血。

（8）配白茅根、小蓟炭，治尿血。

（9）配侧柏炭、白及，治咯血，吐血。

（10）配地榆炭、炒槐米，治痢疾，便血。

（11）配海螵蛸、龙骨，治崩漏及胃溃疡出血。

（12）配槐花、地榆，治便血。

（13）配阿胶、藕节，治咯血，吐血。

（14）配龙骨、牡蛎，治崩漏。

（15）配铁齿苋、凤尾草，治血痢。

（16）配灶心土、炮姜，治便血，属寒证者。

（17）配白茅根、藕节，治衄血。

（18）配卧蛋草、龙眼肉，治心动过速。

（19）配侧柏叶、藕节，水煎服，治牙龈出血。

（20）配龙眼肉、炒远志，治心动过速。

（21）配旱莲草、血见愁，水煎服，治阴道出血量多。

（22）配藕节、侧柏炭，治咯血，吐血。

（23）配旱莲草、阿胶、白茅根，水煎服，治撞击伤目，血灌瞳神，或视网膜静脉周围炎，伴有头晕目眩，腰酸遗泄，五心烦热，舌绛苔少，脉细数。

（24）配侧柏叶、白及、藕节，治吐血。

（25）配槐花、地榆、荆芥，治痢疾，便血。

（26）配生地黄、侧柏叶，大蓟、小蓟，治血热妄行。

（27）配白及、生藕节、黄芩、炒栀子、阿胶珠，治咯血。

（28）配牡蛎、甘草、连翘、大枣、丹参，治血小板减少性紫癜。

【单味应用】

（1）单味大剂量煎服，治疟疾。

（2）单味煎汤服，治各种出血证。

（3）单味60g，水煎服，治绦虫症。

（4）单味嫩茎叶，煎浓汁冲洗阴道，再用带线棉球浸汁，放入阴道3~4小时后取出，每日1次，治滴虫性阴道炎。

（5）单味茎叶熬膏调蜜外涂，并同时内服，治疮疖痈肿，痔肿。

（6）单味鲜品，捣烂，加醋，漱口，治咽喉痛，牙关紧闭不开。

（7）本品根，研粉顿服50g，治绦虫。

【配方选例】

（1）治赤白带或兼白浊：仙鹤草9g，马鞭梢根3g，黑锁梅根6g。点水酒服。（《滇南本草》）

（2）治过敏性紫癜：仙鹤草90g，生龟甲30g，枸杞根、地榆炭各60g。水煎服。（苏医《中草药手册》）

（3）治跌伤红肿作痛：仙鹤草、小血藤、白花草（酒炒，外伤破皮者不用酒炒）。捣绒外敷，并泡酒内服。（《四川中药志》）

（4）治鼻血及大便下血：仙鹤草、蒲黄、芦草根、大蓟。煎服。（《四川中

药志》）

（5）治妇人月经或前或后，有时腰痛，发热，气胀之证：仙鹤草 6g，杭芍 9g，川芎 4.5g，香附 3g，红花 0.6g。水煎，点酒服。如经血紫黑，加苏木、黄芩；腹痛，加延胡索、小茴香。（《滇南本草》）

白及

《神农本草经》

本品又名白根、白给、白芨、甘根。为兰科植物白及的块茎。多产于贵州、四川、湖南、湖北、河南、安徽、浙江、陕西等地。其味苦、甘、涩，性微寒。归肺、肝、胃经。具有收敛止血，消肿生肌之功效。主治咯血，吐血，衄血，便血，小便不通。用法为内服，煎汤，6～15g，或入丸、散；外用研末撒或调敷。

使用注意：反乌头、附子。

【配伍应用】

（1）配煅石膏，研末外掺，治痈疮久不收口，肛裂下血，水火烫伤等症。

（2）配海螵蛸，治咯血，吐血，大便下血，痔疮出血等症。

（3）配五倍子，研末外敷患处，治外伤出血。

（4）配皂角，共研细末，水调或蜂蜜调，外擦，治疮疡。

（5）配三七粉，治溃疡病出血。

（6）配桔梗，煎水冲白糖内服，治矽肺咳嗽，胸痛，肺病咯血。

（7）配地榆炭，治胃肠出血。

（8）配百部，治肺结核，咳嗽咯血。

（9）配白茅根，煎浓汁服，治鼻衄。

（10）配贝母，治肺痈、肺痨咳吐脓血。

（11）配朱砂，研末吸入鼻孔，治肺痈咳吐脓血。

（12）配川贝母、沙参，治肺痨咳嗽咯血。

（13）配枇杷叶、阿胶珠，治肺出血。

（14）配枇杷叶、藕节，治肺有虚热，瘀血咯血。

（15）配蛤粉、阿胶、生地黄，治咯血，吐血等肺经出血证。

（16）配仙鹤草、藕节、枇杷叶，治矽肺咳嗽，胸痛，肺病咯血。

（17）配金银花、皂角刺、乳香，治疮疡初起未溃。

（18）配枇杷叶、阿胶珠、生地黄汁，治肺痨咯血，属阴虚有热者。

（19）配沙参、白芍、贝母，研末冲服，治肺结核咯血。

（20）配百部、牡蛎、炮山甲，治肺结核。如病灶有活动，百部加倍。

（21）配乌贼骨、浙贝母、三七，治胃出血。

（22）配金银花、连翘、天花粉、半夏，治疮疡痈肿。

（23）配百部、贝母、百合、麦冬，治阴虚咳嗽。

（24）配百合、麦冬、阿胶、三七，治支气管扩张，有咳嗽和痰中带血。

（25）配黄精、黄芩、丹参、百部，治肺结核。

（26）配陈棕榈炭、当归炭、阿胶、白芍，治胃溃疡病出血症。

（27）配金银花、天花粉、皂角刺、乳香，治痈肿疮疡。

（28）配金银花、知母、浙贝母、天花粉，治痈肿疮毒。

（29）配炒黄芩、知母、乌贼骨、蒲黄炭、茜草炭，治吐血。

【单味应用】

（1）鲜品捣烂或干品研末外敷，治痈肿疔疮，烫火伤。

（2）单味粉末，用麻油调，外搽，治皮肤皲裂。

（3）单味粉剂或白及调涂，纱布固定，治外伤出血。

（4）单味末，用萝卜烧汤，以蜡烛油调涂，治手足冻裂。

（5）单味研末水煎服，或开水冲服；或以冷水调敷鼻梁上山根穴；或用此末嚏鼻中，治鼻血不止。

（6）单味研细末，调稀饭，缓缓吞服，物能随下，治诸物卡喉。

【配方选例】

（1）白及枇杷丸 治咳嗽吐血等症：白及30g，枇杷叶（去毛，炙）、藕节各15g。上为细末，另以阿胶15g，蛤粉炒，用生地黄汁调之，火上炖化，入前药为丸，如龙眼大，每服1丸。（《大同方剂学》）

（2）及柏散 治飞灶丹，症见头顶红肿：白及9g，黄柏1g。共为细末，葱汁调敷患处。（《外科真诠》）

（3）白及散　治肺痿：白及、阿胶、款冬花、紫菀各等份。水煎服。（《医学启蒙》）

（4）铁箍散　治一切疮疖痈疽：白及、芙蓉叶、大黄、黄柏、五倍子。上为末，用水调，搽4周。（《保婴撮要》）

血余炭

《本草蒙筌》

本品又名发鬌，乱发。为人的头发煅成的炭。产于全国各地。其味苦，性平。归肝、胃经。具有止血消瘀，补阴利尿之功效。主治血淋，崩漏，咯血，衄血，便血，小便不通。用法为内服，煎汤，5～9g，研末服，每次1.5～3g。

【配伍应用】

（1）配车前子，治湿热迫血下行，尿少，尿痛，血淋，泄泻，痢疾等症。

（2）配百草霜，治食积泻痢或妇女崩漏。

（3）配韭菜子，治肾虚腰酸腰痛，小便尿血，白浊，女子带下，下肢浮肿。

（4）配禹余粮，治久泻久痢，滑脱不禁者。

（5）配滑石，治小便不通。

（6）配生地黄，治衄血。

（7）配栀子炭，研细末，吹入鼻中，并用茅根煎汤内服，治鼻出血。

（8）配吴茱萸、黄连，治肝郁化火，胁肋胀痛，呕吐吞酸，嘈杂嗳气，口苦纳呆，胃脘疼痛，急、慢性肠炎，痢疾等症。

（9）配鸡冠花、侧柏叶，共研细末，黄酒送下，治功能性子宫出血，便血等。

（10）配陈棕榈炭、侧柏叶，治崩漏下血。

（11）配陈棕榈炭、藕节炭，治吐血，衄血，便血，尿血，崩漏等症。

（12）配当归炭、首乌、益母草，治月经过多。

（13）配莲蓬炭、棕榈炭，以木香汤送服，治鼻衄，牙衄，咯血，吐血，溺血，便血，崩漏等症。

（14）配莲蓬炭、侧柏叶，加补中益气汤，治月经过多。

【单味应用】

（1）单味用人乳冲服，治鼻出血（心脏病、水肿病人忌用）。

（2）单味研细末撒布，治创伤出血或溃疡不收；吹入鼻腔，治鼻衄。

（3）单味用青鱼胆汁拌，焙干研细末，以蜜制小丸，入鼻中，治鼻渊。

（4）单味研末，酒调，每服 6g，治产后日久，恶露不尽。

（5）单味吹鼻中，治鼻内生疮，如石榴状，窒塞鼻孔，气息难通。

（6）单味配冰片少许，共研极细末，吹鼻内，治衄血不止。

【配方选例】

（1）钓肠丸　治痔漏，肛门肿痛生疮，时有脓血，及肠风下血，脱肛等症：血余炭、鸡冠花（微炒存性）、枯白矾、枯绿矾、枳壳（麸炒）、生附子（去皮脐）、白附子、煨诃子、半夏、天南星各 60g，刺猬皮（烧存性）2 个，胡桃仁（烧存性）450g。上为细末，醋煮面糊为丸，梧桐子大，每服 20 丸，空腹睡前温酒送下。（《卫生宝鉴》）

（2）血余散　治鼻衄久不止：血余炭 3g，人中白 15g，麝香 1.5g。同研匀，每用 1 小豆许，吹入鼻中。（《圣济总录》）

（3）血余散　治泻血脏毒：血余炭（烧灰）15g，鸡冠花根、柏叶各 30g。上为末，临卧温酒调下 6g，来晨酒 1 盏投之。（《普济本事方》）

（4）治久疮不合：乱发、露蜂房、蛇蜕皮各烧灰存性。每味取 2g，酒调服。（《苏沈良方》）

（5）血余归母汤　治月经过多：血余炭、当归炭各 9g，益母草 15g，何首乌 9g，生地黄 18g，大枣 5 枚。水煎服。（《中药临床应用》）

棕榈炭

《日华子本草》

本品又名棕皮、棕毛、棕榈皮。为棕榈科植物棕榈的叶鞘纤维。产于我国南部及西南部。其味苦、涩，性平。归肺、肝、大肠经。具有收敛止血之功效。主治衄血，咯血，便血，崩漏。用法为内服，煎汤，9～15g；研末，3～6g；外用研末撒。

使用注意：有瘀滞、邪热者，不宜用。

【配伍应用】

（1）配血余炭，治崩漏及各种出血证。

（2）配侧柏叶，治妇人经血不止。

（3）配熟艾，治肠风泻血。

（4）配血余炭、荷叶，治功能性子宫出血。

（5）配血余炭、陈莲蓬，治衄血，崩漏。

（6）配地榆、黄芩，治肠中积热，大便下血，或痢疾等症。

（7）配血余炭、侧柏叶，治吐血，衄血，尿血，崩漏等症。

（8）配牡蛎、麝香，治血崩。

（9）配鲜松针、红枣，2次煎服，治牙出血。

（10）配刺蓟、桦皮、龙骨，治鼻衄久不止。

（11）配大蓟、小蓟、蒲黄、侧柏叶，治鼻衄，咯血，吐血，血崩等症。

【配方选例】

（1）棕灰散　治妊娠胎动，下血不止，脐腹疼痛：棕榈皮（烧灰）、原蚕砂各30g，阿胶（炙燥）22g。为散，每服6g，温酒调下，不拘时服。（《圣济总录》）

（2）棕榈散　治妇人崩中，下血数升，气欲绝：棕榈（烧灰）90g，紫参30g，麝香（细研）3g，灶心土（细研）60g。上药捣细罗为散，入麝香研令匀，不计时候，以热酒调下6g。（《太平圣惠方》）

（3）棕毛散　治赤白带下，崩漏，胎气久冷，脐腹疼痛：棕榈毛（烧存性）、蒲黄（炒）各等份。每服9g，好酒调下，空腹服，日进2服。（《普济本事方》）

（4）治高血压病：鲜棕榈皮18g，鲜向日葵花盘60g。水煎服，每日1剂。（《江西草药》）

鸡冠花

《滇南本草》

本品又名鸡髻花、鸡角枪。为苋科植物鸡冠花的花序。产于我国各地。其味甘、涩，性凉。归肝、大肠经。具有收敛止血、涩肠，止带之功效。主治便血，痔血，崩漏，血带，痢疾。用法为内服，煎汤，4.5～9g，或入丸、散；外用煎水熏洗。

【配伍应用】

（1）配椿根皮，治痢疾便血。

（2）配防风炭，治痔血。

（3）配海螵蛸、白扁豆花，治功能性子宫出血，白带过多。

（4）配地榆、槐花，治便血。

（5）配石榴皮、罂粟壳，治久痢不止。

（6）配白术、茯苓、车前草，治脾虚赤白带下。

（7）配红花、凌霄花、野菊花，水煎服，治盘状红斑性狼疮初期，玫瑰糠疹，多形性红斑，及一切红斑性皮肤病初期，偏于上半身或全身散在分布者。

（8）配乌贼骨、白术、茯苓、车前子，治久带。

（9）配血余炭、棕榈炭、党参、黄芪、白术、炙草、升麻，治脾虚气弱所致的崩漏日久不止。

【单味应用】

（1）单味焙干研末内服，治便血，痔血，崩漏及功能性子宫出血等症。

（2）单味醋炒研末冲服，治吐血。

【配方选例】

（1）淋渫鸡冠散 治五痔肛边肿痛，或窜乳，或窜穴，或作疮，久而不愈，变成漏疮：鸡冠花、凤眼草各30g。上为粗末，每用粗末15g，水碗半，煎3～5沸，热洗患处。(《卫生宝鉴》)

（2）治咯血，吐血：鲜白鸡冠花15～24g（干者6～15g），和猪肺（不可灌水）冲开水炖，约1小时许，饭后分2～3次服。(《泉州本草》)

（3）治下血脱肛：白鸡冠花（炒）、棕榈灰、羌活各30g。上为末，每服6g，米饮下。(《永类钤方》)

（4）治风疹：白鸡冠花、向日葵各9g，冰糖30g。开水炖服。(《闽东本草》)

（5）治青光眼：干鸡冠花、干艾根、干牡荆根各15g。水煎服。(《福建中

草药》）

花生衣

《安徽中草药》

本品又名落花生皮、花生皮。为豆科植物落花生的种皮。产于我国大部分地区。其味甘、涩，性平。归肺、胃经。具有收敛止血之功效。主治衄血，咯血，吐血，尿血，便血，紫癜，外伤出血。用法为内服，煎汤，6～9g，或入丸、散。

【配伍应用】

配红枣，治鼻衄，咯血，吐血，尿血，崩漏，紫癜及外伤出血。

【单味应用】

单味水煎服，治各种出血证。

【配方选例】

（1）治脚气：生花生（带衣用）90g，赤小豆90g，红皮枣90g。煮汤，1日数回饮用。(《现代实用中药》）

（2）治冻伤初起，红肿发痒，未溃烂者：花生皮、醋、樟脑、酒精各适量。将花生皮炒黄，研碎，过筛成粉末，每50g加醋100mL，调成糊状，放入樟脑粉1g，酒精少许，调匀。将药厚厚一层敷于患处，然后用纱布包好固定，一般轻证2～3天可愈。(《偏方大全》）

藕节

《药性论》

本品又名光藕节。为睡莲科植物莲根茎的节部。多产于浙江、江苏、安徽、湖北等地。其味甘、涩，性平。归肝、肺、胃经。具有收敛止血之功效。主治衄血，吐血，咯血，尿血，便血，崩漏。用法为内服，煎汤，9～30g，捣汁或入散剂。

【配伍应用】

（1）配大蓟汁，蜜调，治肺热咯血。

（2）配血余炭，治血淋及崩漏，吐血，衄血。

（3）配莲须，瓦上焙枯，研末吹鼻中，治鼻中生疮，鼻中生肉块。

（4）配白及，治肺痨咯血、呕血等症。

（5）配莲心，煅存性，研细末，点鼻中息肉上，连点 3 个月，不可间断，治鼻菌。

（6）配蒲黄，治血淋，吐血，衄血等症。

（7）配川芎，焙干研末，米汤吞服，治鼻渊脑渗。

（8）鲜藕汁配鲜萝卜汁，治胃出血。

（9）配栀子、生地黄，开水炖，饭后服，治鼻血流出不止。

（10）配地榆、槐花，治大便带血等症。

（11）配莲须、枯矾，焙炭研细末，吹耳鼻中，治耳鼻生息肉。

（12）配白茅根、生地黄，治吐血，衄血。

（13）配仙鹤草、侧柏叶，水煎服，治牙龈出血。

（14）配赭石、棕榈炭、三七，治呕血。

（15）配杏仁、川贝母、仙鹤草，治咳嗽咯血。

（16）配白及、侧柏叶、大蓟、茜草炭、棕榈炭，治咯血，吐血，衄血等症。

（17）配茜草炭、生地黄、阿胶、川贝母、杏仁，治肺热咯血。

【单味应用】

（1）单味鲜品捣汁，滴鼻内，治鼻塞。

（2）带须藕节焙焦，同 1/10 量的冰片共研为末，吹鼻内，治鼻息肉。

（3）单味盐腌，干后，嚼汁咽下，治咽炎、喉炎（但盐味不可太甚，甚则无益）。

（4）单味烧炭存性，研末，搽患处，治牙龈出血夹瘀及血热者。

【配方选例】

（1）双荷散 治卒暴吐血：藕节、荷叶顶各 7 个。上同蜜擂细，水 2 钟，煎至 8 分，去渣，温服；或研末，蜜调下。(《太平圣惠方》)

（2）治大便下血：藕节（晒干研末）、人参、白蜜。煎汤调服 10g，每日 2 服。（《全幼心鉴》）

（3）治坠马血瘀，积在胸腹，唾血无数者：生藕节。捣烂，和酒绞汁饮，随量用。（《本草汇言》）

（4）治鼻衄不止：藕节。捣汁饮；并滴鼻中。（《本草纲目》）

檵木

《植物名实图考》

本品又名檵花、山漆柴、铁树子、土墙花、白清明花。为金缕梅科植物檵花的全草。多产于山东、河南、安徽、浙江、江苏、云南、广东、福建、四川等地。其味微甘、涩，性平，归肺、脾、胃、大肠经。具有清暑解热、止咳、止血之功效。主治咳嗽、咯血、遗精、烦渴、鼻衄、血痢、泄泻、妇女血崩。用法为内服，煎汤，9～12g。

【配伍应用】

（1）配大血藤，治子宫出血。

（2）配青木香，治胃寒疼痛或泄泻腹痛。

（3）配蒲公英，治胃及十二指肠溃疡出血。

（4）配白鸡冠花，治鼻衄不止。

（5）配盐肤木根、仙鹤草，治咯血。

（6）配杨梅树皮、紫荆皮、紫珠叶，研末外敷，治外伤出血。

（7）配茅莓根、大青根、金银花藤、紫苏叶、老姜，治流行性感冒。

【配方选例】

（1）治痢疾：檵花、骨碎补各 9g，荆芥 4.5g，青木香 6g。水煎服。（《湖南药物志》）

（2）治血崩：檵花 12g。炖猪肉，1 日分数次服。（《浙江天目山药植志》）

（3）治痢疾：檵木（茎、叶）21g。水煎，红痢加白糖，白痢加红糖 15g，调服。（《江西民间草药》）

（4）胃溃疡茶　治胃、十二指肠溃疡：檵木 312g，海螵蛸 156g，延胡索、紫珠草、甘草各 62g，乌药 92g，陈皮 77g，白芍 30g。将槲木、海螵蛸用水先煎 1 小时，加延胡索、白芍、甘草、乌药、紫珠草再煎 1.5 小时，放出头汁；药渣再加水煎 1.5 小时，放出 2 汁；2 汁合并浓缩成稠膏状，拌入陈皮细粉，制成颗粒，分 20 包。每服 1 包，1 日 1 次，白开水泡服。(《浙江中草药制剂技术》)

二、凉血止血药

小蓟

《本草经集注》

本品又名猫蓟、刺蓟。为菊科植物小蓟的全草。产于我国各地。其味甘、苦，性凉。归心、肝经。具有凉血止血，消散痈肿，利尿之功效。主治衄血，咯血，吐血，尿血，崩漏，热毒疮肿，黄疸，肾炎，高血压病，血淋。用法为内服，煎汤，4.5 ～ 9g（鲜者加倍），捣汁或研末；外用捣敷或水煎洗。

【配伍应用】

（1）配藕节，治热结血淋。

（2）配白茅根，治尿血，血淋。

（3）配车前草，治尿路感染，血尿。

（4）配灶心土，治倒经。

（5）配大蓟，可加红糖内服（水煎），鲜者可捣汁服，更可用其渣塞鼻，治鼻出血。

（6）配白茅根、生地黄，治肾炎。

（7）配大蓟、鲜荷叶，水煎服，治经常鼻衄。

（8）配生地黄、蒲黄，治血淋和月经过多等症。

（9）配钩藤、夏枯草，治高血压。

（10）配蒲黄、木通、滑石，治尿血。

（11）配大蓟、侧柏叶、仙鹤草、焦栀子，治吐血。

（12）配生地黄、焦栀子、炒蒲黄、滑石，治尿血。

【单味应用】

（1）鲜品适量洗净，捣烂或晒干研末，外敷，治创伤出血。

（2）单味内服或外敷，治热毒疮肿。

（3）单味叶研末，水调敷，治小儿浸淫疮痛不可忍，并恶寒发热者。

【配方选例】

（1）小蓟饮　治妊娠胎坠后出血不止：小蓟根叶（锉碎）、益母草（去根，切碎）各150g。以水3大碗，煮2味烂熟去渣至1大碗，将药于铜器中煎至1盏，分作2服，日内服尽。（《圣济总录》）

（2）治崩中下血：小蓟茎、叶（洗，切）研汁1盏，入生地黄汁1盏，白术15g。煎减半，温服。（《千金方》）

（3）清心散　治舌上出血，兼治大衄：小蓟1握，研。绞取汁，以酒半盏调服。如无生汁，只捣干者为末，冷水调下6g。（《圣济总录》）

（4）小蓟饮子　治下焦结热，血淋：生地黄120g，小蓟根、滑石、通草、炒蒲黄、淡竹叶、藕节、当归（去芦，酒浸）、栀子仁、炙甘草各15g。上为粗末，每服12g，水1.5盏，煎至8分，去渣，食前温服。（《重订严氏济生方》）

大蓟

《本草经集注》

本品又名马蓟、鸡项草、野红花、茨芥。为菊科植物大蓟的全草或根。产于我国大部分地区。其味甘、苦，性凉。归心、肝经。具有凉血止血，消散痈肿之功效。主治与小蓟相似。除治血热妄行的出血证外，亦治黄疸、浮肿、小便不利、高血压病。治痈肿疮毒之力优于小蓟。用法为内服，煎汤，4.5～9g（鲜者加倍），捣汁或研末；外用捣敷或捣汁涂。

【配伍应用】

（1）配生地黄，治血热妄行的各种出血证。

（2）配小蓟，治吐血，呕血，便血。

（3）配茜草，治血热所致的吐血、衄血。

（4）配车前草，煎汤代茶，治高血压病。

（5）鲜品捣汁配地黄汁，治血热咯血，衄血，呕血，尿血，子宫出血等症。

（6）配小蓟、鲜荷叶，水煎服，治经常鼻衄。

（7）配蒲黄炭、莲蓬炭、红枣，治子宫出血。

（8）配大黄、栀子、牡丹皮，治热盛火炽，迫血妄行之吐血、衄血。

（9）配地榆、牛膝、金银花，治各种疮疡证。

（10）配侧柏炭、茜草、大枣，治鼻衄，吐血，咯血，尿血。

（11）配蒲黄炭、棕榈炭、生地黄，治子宫功能性出血，崩漏。

（12）配百部、小蓟、阿胶（烊化），治肺结核痰中带血。

（13）配侧柏叶、白茅根、荷叶、茜草根，炒成炭研末，童便或藕汁调服，治吐血、咯血。

（14）配生侧柏叶、生荷叶、生艾叶、生卷柏，治衄血。

【单味应用】

（1）单味鲜品捣烂外敷，治疮毒痈肿。亦可同时煎汁内服。

（2）单味鲜品绞汁饮服，治急性阑尾炎，尿血。

（3）单味根，捣烂，敷患处，治齿衄属热者。

（4）单味鲜根煮鸡蛋，吃蛋喝汤，治副鼻窦炎。服药期间忌辛辣刺激性食物。

（5）单味鲜根切细捣烂，取汁用菜油调，涂抹患处，治烧、烫伤。

【配方选例】

（1）十灰散 治呕血，吐血，咯血，嗽血，先用此药止之：大蓟、小蓟、荷叶、柏叶、茅根、茜根、山栀、大黄、牡丹皮、棕榈皮各等份。上10味，各烧灰存性，用纸包，碗盖地上1夕，出火毒，研细末，用时先将白藕捣汁，莱菔汁或童便，调服15g，如病势轻，用此立止，如血出成升、斗者，用"后药"止之。（《大同方剂学》）

注："后药"为花蕊石散。

附：花蕊石散，即煅花蕊石为细末，每服9～15g，用童便1钟炖温调服，治咯血。

（2）大蓟散 治饮啖辛热，热邪伤肺，肺痈吐血者：大蓟根、犀角（镑）、升麻、炙桑白皮、炒蒲黄、杏仁（去皮尖）、炒桔梗各 30g，甘草 15g。上为粗末，每服 12g，加生姜 5 片，水煎，不拘时服。(《世医得效方》)

（3）大蓟饮　治衄血：大蓟根 1 握。捣汁以酒和服；无鲜者，以干者为末，每服 9g，冰水调下。(《不居集》)

（4）治肠痈，内疽诸证：大蓟根叶、地榆、牛膝、金银花。俱生捣汁，和热酒服。如无生鲜者，以干叶煎饮亦可。(《本草汇言》)

地榆

《神农本草经》

本品又名酸赭、山枣参。为蔷薇科植物地榆的根及根茎。多产于江苏、安徽、河南、河北、湖南等地。其味苦、酸涩，性微寒。归肝、大肠经。具有凉血止血，解毒敛疮之功效。主治便血，痔血，血痢，烧烫伤，崩漏。用法为内服，煎汤，9 ～ 15g，或入丸、散；外用捣汁或研末撒。

【配伍应用】

（1）配槐角，治热迫血行，痔漏便血。

（2）配槐花，治便血，痔血。

（3）配茜草，治下焦湿热所致的大便出血。

（4）配黄柏，治水火烫伤，皮肤湿疹。

（5）地榆炭配百草霜，研末，用棉花蘸药塞鼻，治鼻衄。

（6）配白花蛇舌草，治肠伤寒。

（7）配仙鹤草、耧斗菜，治功能性子宫出血。

（8）配三颗针、白头翁，治痢疾。

（9）配蒲黄、茅根，治血淋溺血。

（10）配香附炭、荷叶炭，治妇女血崩。

（11）配乌梅、阿胶，治便血，血痢，痔疮及湿热带下日久不止之证。

（12）配槐角、侧柏叶，治大便出血。

（13）配漆大姑、黄柏，外用治烧伤，亦治皮炎。

（14）配槐角、生地黄，治便血，痔疮出血。

（15）配大黄、冰片，研细末，油调外敷，治烫火烧伤。

（16）配蒲公英、金银花，治疮疡肿毒。

（17）配煅石膏、枯矾，研匀，加凡士林调膏外敷，治湿疹、皮肤溃烂。

（18）配大黄、紫草，共为极细末，加 1/3 的白及粉，香油调涂患处，治Ⅱ～Ⅲ度烧伤。

（19）配黄连、木香、诃子，治血痔久不愈。

（20）配槐花、黄芩、火麻仁，治痔疮出血。

（21）配黄连、黄柏、寒水石，研末外敷，治重度烧伤。

（22）配石榴皮、蛇床子、蒲公英，煎汤外洗，治稻田皮炎。

（23）配委陵菜、小蘗、荠菜，治细菌性痢疾。（制法：将地榆、委陵菜、小蘗，共研粗粉，水煎，浓缩成流浸膏，加入荠菜粉，压片即成）

（24）配甘草、仙鹤草、赤芍、黄连，治便血，血痢。

（25）配黄连、黄柏、赤芍、当归，治湿热血痢，里急后重等症。

（26）生地榆配冰片、麝香，共研末，撒于布上，外敷伤口，治痈肿疮疡及烫伤。

（27）生地榆配鸭跖草、大蓟、车前草，治白带。

（28）地榆炭配艾叶炭，治功能性子宫出血。

（29）地榆炭配椿白皮，治便血。

（30）地榆炭配枯矾、磺胺粉，使用前加白及胶浆调成糊剂，治宫颈糜烂。（使用方法：将宫颈糜烂部位先用硝酸银腐蚀，后涂地榆糊剂即可）

（31）地榆炭配茜草、白及、黄芩，研末外用，治外伤出血。

【单味应用】

（1）单味研末油调外敷，治烧伤，烫伤。

（2）单味生品煎浓液，纱布浸湿敷，治湿疹、皮肤溃烂等症。

（3）单味研粉，与麻油调和，敷患处，治Ⅰ、Ⅱ度烧伤。

（4）单味研极细末，搽患处，治热证所致的齿衄。

【配方选例】

（1）地榆汤 治蛊痢下血，如鸡肝片，腹痛烦闷：地榆、犀角（镑）、炒黄连、侧柏叶（微炒）、炙黄柏、当归（微炒）、黄芩、生地黄、赤地利各15g。上为粗末，每服6g，水煎服，不拘时服。（《圣济总录》）

（2）地榆散　治痔疮肿痛：地榆、枳壳、槟榔、川芎、黄芪、黄芩、赤芍、槐花、羌活各15g，白蔹、蜂房（炒焦）、炙甘草各0.3g。上为粗末，每服9g，水煎服。（《仁斋直指方论》）

（3）地榆甘草汤　治结阴便血，腹痛不已：地榆120g，炙甘草90g。为末，每服15g，加砂仁末3g，水煎，分2次服。（《杂病源流犀烛》）

（4）地榆芍药汤　治泻痢脓血，乃至脱肛：苍术30g，地榆60g，芍药、卷柏各90g。上为粗末，每服30g，水煎服，病退药止。（《素问病机气宜保命集》）

（5）地榆散　治妊娠损胎，下血不止，腹中疼痛：地榆、炒当归、龙骨、川芎、阿胶珠、乌贼骨（烧灰）各0.9g，炮姜0.3g，炒艾叶、白术、蒲黄各15g，熟地黄、牛角䚡（烧灰）各30g。上为细末，每服6g，粥饮调下。（《太平圣惠方》）

（6）治狂犬病：生地榆30g，紫竹根30g，人参、独活、羌活、前胡、茯苓、甘草、生姜、柴胡各9g，枳壳、桔梗、川芎各6g。水煎服。（《全国中草药汇编》）

槐花

《日华子诸家本草》

本品又名槐蕊。为豆科植物槐的花。产于我国大部分地区。其味苦，性微寒。归肝、大肠经。具有凉血止血，降血压之功效。主治吐血，衄血，便血，痔疮出血，尿血崩漏，高血压病。用法为内服，煎汤，9～15g，或入丸、散；外用煎水熏洗或研末撒。

【配伍应用】

（1）配地榆，治便血及痔疮出血。

（2）配黄连，治大肠湿热较盛，灼伤络脉而致的便血或痔疮出血。

（3）配槐角，治上下部血热而致的出血证。

（4）配栀子，治湿热或热毒之邪壅遏肠胃，热伤阴络所致的便血或痔疮下血。

（5）配荆芥炭，治肠风痔疮下血。

（6）配豨莶草，治高血压病。

（7）配侧柏叶，治大便下血，尿血，崩漏，吐血，衄血。

（8）槐花炭配荆芥炭，治痔疮便血而热势不著者。

（9）配核桃仁，酒煎千余沸，热服，治疔疮肿毒，一切发背。

（10）配荆芥穗，治大肠下血。

（11）配金银花，酒煎，治疮疡。

（12）配郁金（煨），治小便尿血。

（13）配黄芩，治高血压病。

（14）配牡蛎（煅），酒服，治白带不止。

（15）配乌贼骨，半生半炒，吹鼻，治衄血不止。

（16）配麝香少许，治吐血不止。

（17）配黄芩、火麻仁，治肠热便结之痔疮下血。

（18）配黄芩、火麻仁，治肠热便结之痔疮。

（19）配侧柏叶、大枣，治出血性紫癜。

（20）配荆芥、炒枳壳，治肠风下血，痔疮出血。

（21）配茅根、茜草，治咯血，衄血等症。

（22）配侧柏叶、地榆，治痔疮出血。

（23）配侧柏叶、枳壳，治便血，痔疮出血。

（24）配菊花、绿茶，以沸水冲沏，代茶饮，治高血压。

（25）配夏枯草、豨莶草，治高血压病。

（26）配豨莶草、夏枯草、黄芩，治高血压病。

（27）配侧柏叶、荆芥炭、枳实，治便血，痔疮出血，尿血，崩漏及吐血，咯血，衄血等属热证者。

（28）配地榆、黄芩、火麻仁，治痔疮出血。

（29）槐花炭配地榆炭、侧柏炭、荆芥炭，治咯血，鼻衄，子宫出血，便血等症。

（30）配侧柏炭、荆芥、枳壳，治大便出血，痔疮出血。

（31）配地榆、苍术、甘草，治诸痔出血。气痔人参汤调服；酒痔陈皮、干葛汤调服；虫痔乌梅汤调服；脉痔阿胶汤调服。

（32）配枳壳、荆芥、木香、厚朴，治肠风下血，多由风热和湿毒所致，兼有腹胀，腹痛，里急后重等症状者。

（33）配地榆、侧柏叶、炒荆芥、炒枳壳，治肠风脏毒下血。

【单味应用】

单味炒末，水调服，治河豚中毒。

【配方选例】

（1）槐花散　治肠风脏毒：槐花、柏叶（焙）、荆芥穗、枳壳（炒）各30g。上为末，每服6g，米饮食前调下。（《本事方》）

（2）分珠散　治眼患瘀血灌睛，恶血不散：槐花、生地黄、白芷、炒栀子、荆芥、龙胆草、黄芩（酒炒）、赤芍、甘草、当归尾各等份。上为末，水煎，每服9g。（《审视瑶函》）

（3）金黄散　治尿血：炒槐花、郁金（湿纸包，火煨）各30g。上为细末，每服6g，淡豆豉煎汤送下。（《寿世保元》）

（4）治赤白痢疾：槐花（微炒）9g，白芍（炒）6g，枳壳（麸炒）3g，甘草1.5g。水煎服。（《本草汇言》）

（5）治出血性紫癜：鲜槐花、鲜生地黄、鲜白茅根、鲜小蓟各30g，侧柏叶15g，牡丹皮9g，大枣10枚。水煎服。（《陕甘宁青中草药选》）

侧柏叶

《药性论》

本品又名柏叶、丛柏叶。为柏科植物侧柏的嫩枝和叶。产于我国大部分地区。其味苦、涩，性微寒。归肝、肺、大肠经。具有凉血止血，止咳之功效。主治吐血，咯血，便血，尿血，崩漏，烧烫伤，咳嗽痰稠。用法为内服，煎汤，9～15g，或入丸、散；外用煎水洗、捣敷或研末调敷。

【配伍应用】

（1）配红枣，浓煎代茶，治肺热咳嗽，干咳或痰稠不易咳出者。

国各地。其味甘，性寒。归肺、胃、膀胱经。具有凉血止血，清热利尿之功效。主治吐血，衄血，尿血，热淋，水肿，黄疸，小便不利，热病烦渴，胃热呕哕，咳嗽。用法为内服，煎汤，10～15g（鲜者加倍），捣汁或研末。

【配伍应用】

（1）配黄芪，治气虚水肿。

（2）配芦根，治热证烦渴，肺热喘急，胃热呕哕等症。

（3）配藕节，治风热犯肺，肺络受损，咳嗽，咯血或热移小肠尿血。

（4）配葛根，治温热病之恶心呕吐。

（5）配赤小豆，治黄疸水肿。

（6）配猪肉煮食，治黄疸水肿。

（7）配桔梗，治肺热咳喘。

（8）配棕树须，水煎服，治鼻衄。

（9）配茵陈，治急性黄疸型肝炎。

（10）配白及，煎浓汁内服，治鼻衄。

（11）配藕节、生地黄，治吐血，衄血之血分有热者。

（12）配车前草根、枸杞根，捣汁略兑开水，频频呷服，治咽关水肿、喉蛾、喉闭等症。

（13）配麻黄、连翘，治肾炎初起。

（14）配鲜小蓟、鲜藕，同捣汁服，治吐血、衄血、尿血。

（15）配车前草、玉米须，治急性肾炎。

（16）配山栀、豆豉，治发热甚者。

（17）鲜品配大蓟、小蓟，水煎服，治鼻出血。

（18）配黄柏炭、小蓟，治尿中带血，久久不愈者。

（19）配马兰全草、墨旱莲全草，捣烂，绞汁，冷饮，小儿酌减，治牙龈出血、鼻出血等。

（20）配赤小豆、木通、车前子，治湿热内阻，小便短赤，浮肿等症。

（21）配仙鹤草、侧柏叶、大蓟，治血热咯血，衄血，尿血等症。

（22）配仙鹤草、蒲黄、小蓟，治热证尿血。

（23）配西瓜皮、玉米须、赤小豆，治急性肾炎。

（24）配茵陈、黄芩、茯苓，治黄疸，尿黄等症。

（25）配生地黄、栀子、仙鹤草，治吐血，鼻血，尿血。

（26）配车前子、木通、金钱草，治热淋，水肿，黄疸，小便不利等属热证者。

（27）配生地黄、黑山栀、藕节，治咯血，鼻衄，尿血等症。

（28）配白花蛇舌草、野菊花、苦地胆、积雪草，水煎服，治咽喉肿痛、咽干。

（29）配生地黄、侧柏叶、黑山栀、小蓟，治热证吐血、衄血、尿血等，治尿血效果尤佳。

（30）配白花蛇舌草、车前草、珍珠草、玉米须，水煎服，治小儿急性肾炎。

【单味应用】

（1）单味切碎煎汤服，治鼻衄不止。

（2）单味穗，烧存性为细末，用白水送服，治鼻衄不止。

【配方选例】

（1）茅根饮子　治包络中虚热，时小便如血色：茅根32g，茯苓10g，人参、干地黄各6g。水煎，分2次服。（《外台秘要》）

（2）如神汤　治喘：茅根1握（生用旋采），桑白皮等份。水2盏，煎至1盏，去渣，食后，温服。（《太平圣惠方》）

（3）治肾炎：白茅根30g，一枝黄花30g，葫芦壳15g，白酒药3g。水煎，分2次服，每日1剂，忌盐。（《单方验方调查资料选编》）

（4）茅芦根煎　治热病呕吐，胃肠出血，尿血或水肿尿少：茅根、芦根各等份。水煎服。（《药物与方剂》）

（5）茅根饮　治卒淋，结涩不通：茅根、木通各90g，石韦、黄芩、当归、芍药、冬葵子（打碎）、滑石各60g，血余炭（鸡子大）2块。上为粗末，每服6g，水煎，不拘时服。（《圣济总录》）

（6）茅根散　治妇人产后诸淋：茅根240g，瞿麦穗、茯苓各120g，蒲黄、桃胶、滑石、炙甘草各30g，煅紫贝齿10个，冬葵子、人参各90g，煅石首鱼脑骨50个。上为粗末，每服12g，加生姜3片，灯心草20茎，水煎，去渣服；亦可为末，每服6g，木通煎汤调下；如气壅闭，木通、橘皮煎汤调下。

（《三因极一病症方论》）

荠菜

《备急千金要方·食治》

本品又名香荠菜、护生草、芊菜、鸡心菜。为十字花科植物荠菜的全草。产于我国大部分地区。其味甘、淡，性凉。归肝、胃、小肠、膀胱经。具有凉血止血、清热利尿、降血压之功效。主治产后子宫出血，崩漏，尿血，膏淋，水肿，小便不利。用法为内服，煎汤，15～30g(鲜者加倍)，或入丸、散；外用研末调敷，捣敷或捣汁点眼。

【配伍应用】

（1）配凤尾草，治腹泻，痢疾。

（2）配夏枯草，治高血压病。

（3）荠菜根配甜葶苈（纸隔炒），制蜜丸，陈皮汤嚼下，治肿满、腹大、四肢枯瘦、小便涩浊。

（4）配侧柏叶、仙鹤草，治崩漏，衄血，呕血，咯血。

（5）配薏苡仁、荞麦，治子宫癌。

（6）配白茅根、大蓟，治肾炎水肿，尿痛，尿血等症。

（7）鲜品配大蓟根、玉米须，治水肿小便不利。

（8）配大蓟、金钱草，治乳糜尿。

（9）配马齿苋、地锦草，治痢疾。

（10）鲜品配鲜益母草、母参、当归，治产后子宫出血，产后腹痛，月经过多，咯血，便血。

（11）配菊花、桑叶、草决明，治风热头昏，目痛。

（12）配桑叶、菊花、青葙子，治肝阳上亢，头晕目糊等症。

（13）配旱莲草、小蓟、蒲草，治产后子宫出血，崩漏，尿血等症。

（14）配向日葵茎髓、萆薢、车前草，治乳糜尿。

【单味应用】

（1）单味鲜品全草，水煎服，治乳糜尿，月经过多。

（2）单味干品 30g，煮鸡蛋吃，治肾结核。

（3）单味鲜品水煎，红糖调服，治痢疾，泄泻。

（4）单味叶（烧，存性），蜜汤调服，治痢疾。

（5）荠菜根，捣绞取汁，点目，治暴赤眼，疼痛碜涩。

（6）单味煎汤，打入鸡蛋 1 个，再煎至蛋熟，加食盐少许，喝汤吃蛋，治肾结核。

【配方选例】

（1）治眼生翳膜：荠菜。不拘多少，洗净，焙干，碾为末，细研，每夜卧时，先将眼洗净，挑半米许药末，安两大眦头，涩痛莫疑。（《圣济总录》）

（2）治崩漏及月经过多：荠菜、龙牙草各 30g。水煎服。（《广西中草药》）

（3）治小儿麻疹火盛：鲜荠菜 30~60g（干品 24~36g），白茅根 120~150g。水煎，可代茶常服。（《福建民间草药》）

（4）治阳证水肿：荠菜根、车前草各 30g。水煎服。（《广西中草药》）

（5）治内伤吐血：荠菜、蜜枣各 30g。水煎服。（《湖南药物志》）

（6）治高血压病：荠菜、猪毛菜各 9g。水煎服，服 3 日，停药 1 天。（《全国中草药汇编》）

苎麻根

《药性论》

本品又名苎根、苎麻头。为荨麻科植物苎麻的根及根茎。产于浙江、山东、陕西等地。其味甘，性凉。归心、肝、肾、膀胱经。具有止血，安胎，清热，利尿之功效。主治咯血，吐血，尿血，月经过多，崩漏，紫癜，胎动不安，痈疮肿毒，淋病，水肿。用法为内服，煎汤，9~30g。

【配伍应用】

（1）配金银花、野菊花，治痈肿疮毒，麻疹高热，疹色不红活等症。

（2）配莲肉、糯米，共煮 1 碗，1 次服，治体虚腰痛，惯于小产。

（3）配当归、白术、阿胶，治胎动下血。

（4）配南瓜蒂、鲜竹茹、黄芩，治胎热不安。

（5）配白茅根、车前草、萹蓄，治热淋，血淋，肾炎水肿，妊娠水肿，小便不利等症。

【单味应用】

（1）单味（苎麻片），治咯血，吐血，尿血，月经过多，崩漏，紫癜及胎动不安，胎漏下血等症。

（2）鲜根洗净，捣烂外敷，治痈肿疮毒。

（3）单味以水、酒合煎饮服，并以嫩叶捣烂外敷，治毒蛇咬伤。

（4）单味断如寸许长，折为细丝，装入旱烟筒内，如吸烟之法。连吸3次，治喉闭，及单双蛾初起时。

（5）单味鲜品，捣汁，开水冲服；或兑茶服；或醋煮服，均须先含后服，治诸骨鲠喉。

【配方选例】

（1）苎根散　治吐血不止：苎麻根、人参、白垩、蛤粉各10g。上4味，捣罗为散，每服2g，糯米饮调下，不拘时候。（《圣济总录》）

（2）治妊娠胎动，忽下黄汁如胶，或如小豆汁，腹痛不可忍者：苎根（去黑皮，切）15g，银1块，水9升，煮4升。每服以水1升，入酒0.5升，煎至1升，分作2服（一方不用银）。（《梅师集验方》）

（3）治习惯性流产：苎麻干根30g，莲子、怀山药各15g。水煎服。（《福建中草药》）

（4）治白丹：苎麻根3斤，小豆4升。水2斗，煮以浴，每日3～4遍。（《备急千金要方》）

三、化瘀止血药

三七

《本草纲目》

本品又名山漆、田三七、金不换、血参、参三七。为五加科植物三七的块根。多产于云南、广西等地。其味甘、微苦，性温。归肝、胃经。具有散瘀止血，消肿定痛之功效。主治体内外各种出血证，冠心病心绞痛。用法为内服，煎汤，4.5～9g，研末，1.5～3g；外用磨汁涂、研末撒或调敷。

使用注意：孕妇忌服。

【配伍应用】

（1）配白及粉，治肺痨咯血、吐血及胃出血者。

（2）配茜草，治吐衄，瘀血发斑等症。

（3）配血竭，治金伤跌仆，疮痈肿痛。

（4）配人参，治吐衄，尿血，便血，及妇女崩漏下血，虚劳咳嗽，冠心病心绞痛等。

（5）配元胡，共为末入胶囊，每粒含生药0.4g，口服，治麻风性神经炎。

（6）配煅龙骨、五味子，研末外敷，治跌打外伤出血，有血瘀肿痛者。

（7）配藕节、白茅根，治吐衄，瘀血发斑等症。

（8）配花蕊石、血余炭，治吐血，衄血，便血，崩漏等因有瘀滞而出血不止者。

（9）配白及、藕汁、茅根，治肺胃出血，吐血。

（10）配防风、地榆炭、赤石脂、槐花炭，治便血。

（11）配大黄、白茅根、白及、牡蛎，治吐血，咯血属热证者。

（12）配乳香、没药、大黄、血竭，治跌打损伤，瘀阻作痛。

（13）配五味子、肉桂、牡丹皮、赤芍，治崩漏，月经过多，血出紫黑成块。

（14）配鸡血藤、磁石、竺黄精、石菖蒲、党参，治胸出血（发病初期昏迷不语）。

（15）广三七粉配黄柏粉，拌匀，封患处，治刀伤出血。

【单味应用】

（1）单味研末内服，治胃、十二指肠溃疡病的顽固疼痛。

（2）单味研末外用，治创伤出血。

（3）单味磨汁，米醋调涂，治痈疽肿毒。

（4）单味研末装胶囊，每次服1g，治下肢静脉曲线，血栓性静脉炎。

【配方选例】

（1）军门止血方　治出血：人参、三七、白蜡、乳香、降香、血竭、五倍

子、牡蛎各等份。不经火为末，敷之。（《回生集》）

（2）治大肠下血：三七研末，同淡白酒调 3～6g 服。加 1.5g 入四物汤亦可。（《濒湖集简方》）

注：四物汤《太平惠民和剂局方》 当归（酒浸炒）、川芎、白芍、熟地黄（酒洒蒸）各等份。为粗末，每服 9g，水煎，食前服。

（3）刀伤散 治刀伤出血不止：参三七、琥珀、乳香（去油）、没药（去油）、生龙骨、血竭、土炒象皮、儿茶、乌贼骨各等份。上为细末，搽患处。（《揣摩有得集》）

（4）黎洞丸 治金疮，跌仆伤，发背，痈疽，恶疮，瘰疬，疯犬咬伤，蜂、蛇、蝎毒和一切无名肿毒：三七、生大黄、阿魏、孩儿茶、天竺黄、血竭、乳香、没药各 60g，雄黄 30g，山羊血 15g，冰片、麝香、牛黄各 7.5g（以上各研细末），藤黄 60g（以秋荷叶露泡，隔水煮 10 余次，去浮沉取中，将山羊血拌入，晒干）。取秋露水化藤黄，拌药捣匀，如干加蜂蜜少许，为丸，重 3g，每服 1 丸，黄酒化服；或黄酒磨涂患处。（《医宗金鉴》）

（5）安血饮 治吐血，肺胃出血：三七末 3g（冲），白及 15g，藕汁 1 小杯（冲），白茅根 30g，龙骨、牡蛎各 15g，制大黄 6g。水煎服。（《中药临床应用》）

菊叶三七

《上海常用中草药》

本品又名菊三七、血当归、土三七、紫三七、金不换。为菊科植物三七草的根。多产于四川、云南、贵州、广西、广东、江苏、江西、湖南等地。其味甘、微苦，性平。归肝、胃经。具有散瘀止血、解毒消肿功效。主治衄血，吐血，外伤出血，跌打损伤，疮痈肿毒，乳痈。用法为内服，煎汤，9～15g，研末 1.5～3g；外用捣敷。

【配伍应用】

配陆英根皮、黑牵牛根皮、糯米团根，鲜品捣烂加白酒炒热，外敷，治骨折（用于骨折复位后）。

【配方选例】

（1）治痨伤后腰痛：土三七。煎蛋吃。（《四川中药志》）

（2）治产后血气痛：土三七。捣细，泡开水，加酒兑服。（《四川中药志》）

（3）治吐血：土三七根，捣碎，童便调服。（《闽东本草》）

（4）治跌打，风痛：鲜土三七根 6～9g。黄酒煎服。（《岭南采药录》）

（5）祛瘀止痛汤　治软组织损伤，患处肿痛剧烈，积瘀化热者：川三七、五灵脂、乳香、没药各 3g，穿山甲、牡丹皮、羌活、防风、独活各 6g，杜仲、山栀、赤芍各 9g，生地黄 12g。酒、水各半煎服，每日 1 剂。（《新中医》）

景天三七

《江苏药材志》

本品又名土三七、八仙草、吐血草、活血丹。为景天科植物景天三七的根或全草。多产于我国西北、华北、东北等地。其味甘、微酸，性平。归心、肝经。具有止血散瘀，安神之功效。主治各种内出血证，跌打损伤，心悸，失眠，烦躁。用法为内服，煎汤，15～30g（鲜者加倍）；外用捣敷。

【配伍应用】

配柏子仁、合欢花、丹参，治心阳偏亢，心神不宁，惊悸，烦躁，失眠等症。

【配方选例】

（1）治吐血，咯血，鼻衄，牙龈出血，内伤出血：鲜土三七 60～90g。水煎或捣汁服，连服数日。（《浙江民间常用草药》）

（2）治蝎子蛰伤：鲜景天三七适量。加食盐少许，捣烂敷患处。（《山东中草药》）

（3）治癔病，惊悸，失眠，烦躁惊狂：鲜土三七 60～90g，猪心 1 个（不要剖割，保留内部血液）。置瓦罐中炖熟，去草，当天分 2 次吃，连吃 10～30天。（《浙江民间常用草药》）

（4）景天三七糖浆　治血小板减少性紫癜，鼻衄，咯血，牙龈出血，消化道出血：景天三七 5000g。拣去杂质，洗净，加水煮 2 次，第一次煮沸 2 小时，第二次煮沸 1 小时，合并煮液，沉淀，取上清液过滤，浓缩至适量，加蔗糖 875g，煮沸半小时，过滤，冷却加苯甲酸钠 10g，柠檬酸 7.5g 即得。每服 20mL，每日 3 次。(《全国中草药汇编》)

<h2 style="text-align:center">蒲黄</h2>
《神农本草经》

本品又名蒲棒花粉、蒲花、蒲草黄、水蜡烛。为香蒲科植物水烛香蒲或宽叶香蒲等的花粉。产于我国大部分地区。其味甘，性平。归肝、心包经。具有止血，活血，利尿之功效。主治衄血，咯血，吐血，便血，尿血，崩漏，创伤出血，痛经，产后血瘀疼痛。用法为内服，煎汤，6~9g，或入丸、散；外用研末撒或调敷。

使用注意：孕妇慎服。本品入药需包煎。

【配伍应用】

（1）配五灵脂，治痛经，经闭，产后恶露不下，小腹作痛，及血瘀心腹作痛，跌打损伤等症。

（2）配五灵脂，研末，米醋调糊，外敷，治瘀血阻滞型肋软骨炎。

（3）配青黛，治肝火上攻，或肝火犯肺，或肺热伤络所致的吐血、衄血、咯血等症。

（4）配醋，将醋煮沸，加入生蒲黄调糊作丸，服时再用醋将药丸调服，治恶露不绝。

（5）配蜜糖，调敷，治疮疡肿痛。

（6）配煅龙骨，研末混匀，外用，治外伤出血。

（7）配石榴花，治鼻衄经久不止。

（8）配郁金，治膀胱热，尿血不止。

（9）配生地黄汁，治血热妄行咯血。

（10）配当归，治冲任失调，妇人崩漏及鼻中出血证。

（11）配小蓟，治血淋热结，尿中带血及血热鼻衄等症。

（12）生蒲黄配生石膏，研末，漱口，治热、瘀所致的牙龈出血。

（13）配乌贼骨，研末外用，治各种外伤出血及牙出血。

（14）生蒲黄配五灵脂，研细末，热酒冲服，治胞衣不下。

（15）配炮姜、肉桂，治产后恶露不尽攻冲心胸痞满，或脐腹胀痛，或胞衣不下以及脾肾虚寒失于固摄的便血等症。

（16）炒蒲黄配荆芥炭、贯众，水煎服，治鼻血不止。

（17）配白及、青黛，治吐血，咯血。

（18）配丹参、炮姜炭，治产后子宫收缩不良而致的出血证。

（19）配小蓟、滑石，治血淋。

（20）配青黛、炒栀子，治肺热鼻衄。

（21）配熟地黄、侧柏叶（炒黄），治功能性子宫出血。

（22）配五灵脂、延胡索，治痛经，产后瘀血腹痛，血瘀胃痛。

（23）配龙骨、艾叶，治妇人月经过多，血伤漏下不止。

（24）配甘草、干姜，治猝下血。

（25）配露蜂房、白及，外敷治小儿重舌，口中生疮，涎出。

（26）配海桐皮、甘草，同捣为粉，外用，治阴蚀。

（27）蒲黄炭配黑栀，研散，吹鼻中，治鼻衄不止。

（28）配干姜炭、高良姜，治胃寒而痛。

（29）配白茅根、小蓟、生地黄，治血淋，尿血。

（30）配黄柏、人中白、青黛，研细末，卧前搽舌咽津，治舌疮，溃烂疼痛。

（31）配阿胶、艾叶、益母草，治崩漏。

（32）配五灵脂、煨葛根、煨肉豆蔻，治大便脓血样，腹部闷痛，属慢性结肠炎者。

（33）配藕节炭、地榆炭、侧柏叶，治吐血，衄血，尿血，便血，崩漏。

（34）配当归、川芎、香附，治妇女痛经，经闭，产后瘀阻等症。

（35）配青黛、硼砂、火硝、甘草，共为细末，撒舌上细细咽下，或饮凉水送下，治舌疮疼痛、溃烂。

（36）配白茅根、生地黄、冬葵子、黄柏炭，治尿血。

（37）配槐花炭、防风、地榆炭、槐角，治便血。

（38）配紫丹参、三七、葛根、降香，治心绞痛。

（39）配冬葵子、生地黄、栀子、小蓟，治小便出血，疼痛。

（40）配栀子、生地黄、白茅根、黄芩，治吐血，衄血。

（41）配桃仁、当归、川芎、红花，治跌打损伤。

（42）生蒲黄配五灵脂，研细末，以淡醋冲服，治蝎刺蛰伤。

【单味应用】

（1）单味研末，吹入咽内，治喉蛾呼吸困难明显，或舌肿者。

（2）单味煎汤含之，治一般牙痛。

（3）单味炒焦，研细末，搽患处，治牙龈出血。

【配方选例】

（1）蒲黄酒　治风虚水气，通身肿及暴肿等症：蒲黄、小豆、大豆各10g。上3味，以清酒1斗，煮取3升，去豆，分3次服。(《大同方剂学》)

（2）蒲黄散　治漏下不止：蒲黄10g，鹿茸、当归各60g。下筛，酒服5g，每日3次。(《千金要方》)

（3）蒲黄散　治产后恶露不快，血上抢心，烦闷满急，昏迷不醒，或狂言妄语，气喘欲绝：蒲黄60g，干荷叶（炙）、牡丹皮、延胡索、甘草（炙）、生干地黄各1g。上为末，入蜜少许，水煎，分2次服。(《太平惠民和剂局方》)

（4）蒲黄散　治膀胱炎或尿道炎引起的血尿、小便不利、尿道作痛：蒲黄、冬葵子、生地黄各15g。共为细末，每服3g，水煎温服。(《证治准绳》)

茜草根

《神农本草经》

本品又名血见愁、地苏木、活血丹、茜草。为茜草科植物茜草的根及根茎。多产于陕西、河北、河南、山东等地。其味苦，性寒。归肝经。具有凉血止血，活血祛瘀之功效。主治吐血，下血，崩漏，骨节风痛，折跌损伤。用法为内服，煎汤，9～15g，或入丸、散。

【配伍应用】

（1）配阴地蕨，水煎加黄酒冲服，治荨麻疹。

（2）配白及，治吐血，衄血，尿血，子宫出血。

（3）配乌贼骨，治女子血枯，月经衰少不来。

（4）配当归，水煎黄酒冲服，治闭经。

（5）配红花，治血滞经闭及血瘀诸痛等症。

（6）配丹参，治血滞经闭及血瘀诸痛等症。

（7）配大黄，粗末布包，煮汤，先洗后敷包，治软组织损伤，踝关节扭伤。

（8）配阿胶、生地黄，治吐血，崩漏，二便下血有热者。

（9）配仙鹤草、旱莲草，水煎服，治阴道出血量多。

（10）配红花、赤芍，治跌打损伤。

（11）配龙骨、牡蛎，治赤白带下及崩漏。

（12）配艾叶、乌梅肉，治衄血无时。

（13）配鸡血藤膏、三七，治吐血。

（14）配含羞草根、红背叶，治慢性气管炎。

（15）配生地黄、侧柏叶、地榆，治血热妄行的吐血，衄血，咯血，便血等症。

（16）配川黄连、黄芩、地榆，治热证血痢。

（17）配生地黄、白及、侧柏叶，治热证吐血，衄血。

（18）配泽兰、赤芍、红花，治跌打损伤，由憋气过度而致内有积瘀者。

（19）配当归、丹参、牛膝，治血热经闭。

（20）配地榆、黄芩、白及，研末外敷，治外伤出血。

（21）配黄芪、白术、山茱萸，治气虚不固，冲任损伤的崩漏下血。

（22）配艾叶、侧柏叶、生地黄，治鼻血，咯血，吐血，月经过多等症。

（23）配地榆、蒲黄、生地黄，治血热咯血，溺血等症。

（24）配黄连、地榆、黄芩、炒栀子，治血痢烦热。

（25）配当归、红花、川芎、桃仁，治跌打损伤，瘀阻疼痛。

（26）配龙骨、牡蛎、白术、黄芪，治血虚崩漏不止。

（27）配乌贼骨、牡蛎、黄芪、棕榈炭，治崩漏属虚者。

（28）配海螵蛸、荆芥炭、白术、续断，治崩漏淋沥不止，久漏成崩，流血量多势急，属血热者。

（29）配乌贼骨、地榆炭、黄芩炭、生地黄，治血热妄行的吐衄、崩漏。

（30）配当归、白芍、生地黄、川芎，治吐血，咯血，呕血。

（31）配当归、赤芍、丹参、桃仁、红花，治血瘀痛经，经闭，癥瘕，产后恶露不下及跌打损伤，胸胁疼痛等症。

（32）配生地黄、阿胶、三七、藕节、白及，治血热或血瘀而致的吐血，咯血，衄血等失血证。

（33）配羌活、独活、防风、威灵仙、穿山龙，治关节炎之关节疼痛。

（34）配茵陈、栀子、黄柏、车前子、泽泻，治黄疸型传染性肝炎。

【单味应用】

（1）单味煎水洗脚，治肠炎。

（2）单味为散水煎，食后服，治吐血不定时。

（3）单味黄酒煎，空腹服，治妇女经水不通。

（4）单服茜根汁，预防疮疹。

（5）单味煎汁入酒饮之，治时行瘟毒，疮痘正发。

（6）单味阴干为末，好酒煎服，治疔疮。

（7）单味干根浸烧酒内，密封10天后饮用，治风湿关节痛。

（8）单味焙研细末外敷，治外伤出血。

（9）单味水煎服，并以其热气熏鼻，治鼻衄不止。

【配方选例】

（1）茜草丸　治吐血后虚热燥渴：茜草（锉）、雄黑豆（去皮）、甘草（炙，锉）各等份。上3味，捣罗为细末，井华水和丸如弹子大。每服1丸，温热水化下，不拘时服。（《圣济总录》）

（2）茜梅丸　治衄血无时：茜草根、艾叶各30g，乌梅肉（焙干）15g。上3味，炼蜜为丸，如梧子大，乌梅汤下30丸。（《普济本事方》）

（3）治风湿痛，关节炎：鲜茜草根200g，白酒1斤。将茜草根洗净捣烂，浸入酒内1周，取酒炖温，空腹。第1次要饮到8成醉，然后睡觉，覆被取汗，每天1次。服药后7天不能下水。（《江苏验方草药选编》）

（4）血见愁片　治妇女血崩或月经过多，咯血，衄血及一般失血等症：血见愁（地锦草）稠膏500g，血见愁细粉240g，淀粉240g，滑石粉30g。上4味制成片剂，每6片，相当原药约4.5g，每瓶装60片，每服6~8片，每日

服 2~3 次，温开水送服，服后略为休息，如子宫出血过多，每次可服 10~15 片，并多饮白开水。（《中药制剂手册》）

茅莓

《本草拾遗》

本品又名天青地白草、三月泡、蟢田藨。为蔷薇科植物茅莓的茎叶。产于我国各地。其味苦、涩，性微寒。归肝经。具有止血活血，消肿定痛，清热解毒之功效。主治咯血，便血，吐血，子宫出血，跌打损伤，带下，痢疾，黄疸，石淋，湿疹。用法为内服，煎汤，30~60g。

【配伍应用】

（1）配明矾，煎汤外洗，治过敏性皮炎。

（2）鲜根洗净切片，加米酒煮 1 小时，去渣取汁服，治泌尿系结石。

（3）配虎杖、鸡血藤、老鹤草，治关节酸痛。

（4）配乳香、没药、丹参、红花，治跌打损伤。

（5）配杜仲、续断、狗脊、桑寄生，治腰肌劳损。

【单味应用】

（1）单味根，水煎服，治痢疾，黄疸及月经不调等症。

（2）鲜叶捣敷或干叶研粉外敷，治外伤出血。

【配方选例】

（1）断指再植：茅莓嫩叶、四季葱白、金钱草、白糖各 64g，捣烂外敷。（《陕甘宁青中草药选》）

（2）断指再植，出血：茅莓 1 斤，白及 120g。将茅莓晒干研末，过筛取筛上物，白及焙干研末，过筛取筛下物，两药混匀备用。（《陕甘宁青中草药选》）

（3）治疮疖肿痛：茅莓鲜叶 60g，鲜紫花地丁 90g。捣烂加酒调匀外敷，每日换 1 次。（《陕甘宁青中草药选》）

（4）治白带，血崩：茅莓根 60g，瘦肉 120g。同炖服。（《陕甘宁青中草药选》）

花蕊石

《嘉祐补注神农本草》

本品又名花乳石。为变质岩类岩石含蛇纹石大理岩的石块。多产于陕西、河南、河北等地。其味酸、涩，性平。归肝经。具有止血、化瘀之功效。主治吐血，咯血，产后瘀血所致的血晕，外伤出血。用法为内服，入散剂9～15g；外用研末撒。

【配伍应用】

（1）配钟乳石，治瘀血性出血，如咯血、衄血、吐血、崩漏下血及瘀血停积，胸膈脘痛。

（2）配白及，治咯血，吐血等症。

（3）配硫黄，治跌打损伤及产后败血不尽，胎衣不下等症。

（4）配三七、血余炭，治吐血，衄血及创伤出血。

（5）配乳香、没药、白芷，治吐血、咯血等内出血而有瘀滞者，及产后瘀血所致的血晕等症。

（6）配乳香、没药、苏木、降香、细辛，研末外敷，治外伤瘀肿。

（7）配白及、龙骨、牡蛎、地榆、乌贼骨，治吐血及崩漏下血。

【单味应用】

单味研细末，撒伤处，治外伤出血。

【配方选例】

（1）治多年障翳：花蕊石（水飞，焙）、防风、川芎、甘菊花、白附子、牛蒡子各30g，甘草（炙）15g。上为末，每服1.5g，腊茶下。（《卫生家宝方》）

（2）花蕊石散　治金疮刃伤，打扑创伤，患处瘀血者：花蕊石60g，石硫黄120g。2味和匀，先用纸筋和盐泥固济瓦罐1个，候干入药，再用泥封口，安在砖上。用炭火煅之，俟罐冷取出，每服3g，童便调下。（《伤科汇纂》）

（3）化血丹　治咯血，吐血，衄血，及二便下血：煅花蕊石9g，三七6g，血余炭3g。上为细末，分2次冲服。（《医学衷中参西录》）

（4）生肌散　治茧唇：花蕊石（醋煅）、孩儿茶、鸡内金、血竭各6g，飞

丹（煅，水飞）、乳香、红绒灰、黄连各 3g。上为细末，加冰片 0.3g，干掺。（《医部全录·唇口门》）

降香

《经史证类备急本草》

本品又名降真香、紫藤香。为豆科植物降香檀的根部心材。多产于广东、海南岛等地。其味辛，性温。归肝、脾经。具有止血，活血，止痛之功效。主治跌打损伤所致之体内外出血，瘀滞疼痛。用法为内服，煎汤，3～6g。

【配伍应用】

（1）配五灵脂，治冠心病心绞痛，气滞血瘀之胸胁痛，胃脘痛，腹痛等症。

（2）配枳壳、橘红，治脾胃胀满，消化不良及咳嗽痰多。

（3）配五倍子、铜花，研末外敷，治金疮出血。

（4）配花蕊石、没药，治外伤出血，肿痛等症。

（5）配藿香、木香、肉桂，治秽浊内阻，呕吐腹痛等症。

（6）配乳香、没药、三七、自然铜，治跌打损伤，瘀血停滞作痛，或体内、体外有不甚严重的出血。

（7）配地锦草、分心木、紫丹参、白檀香、五灵脂，治冠心病心绞痛。凡证属气滞血瘀者均可选用。

【单味应用】

单味研末外敷，治刀伤出血不止，瘀血作痛等症。

【配方选例】

（1）治腰痛：降香、檀香、沉香各 10g。煎汤，空腹服便不疼。(《奇效良方》)

（2）降香桃花散 治痧毒中肾：降香 15g，牛膝 60g，桃花、红花、红凤仙花各 21g，白蒺藜 30g。上为细末，黑砂糖调童便冲服。(《痧胀玉衡》)

（3）辟邪膏 治婴儿血气未实，皆神气软弱，易受惊，发痫等：降真香（锉）、白胶香、沉香、虎骨（微炒）、八角莲（去毛）、龙胆草、人参（去芦头）、白茯苓各15g。捣罗为细末，次入水磨雄黄15g，细研水飞，次研麝香3g，都拌匀，炼蜜和丸，鸡头米大。每服1粒，煎乳香汤化下。凡断乳小儿，亦有中恶卒暴者，亦宜服。（《医部全录》张焕方）

（4）熏洗方 治诸发及痈疽、瘰疬、臁疮、汤烫、火烧等疾：好降香（末）、枫香（末）。于铫中搅匀，丸如弹子大，去取香炉1枚，依炉口造纸筒1个，如烧龙涎香样，慢火爇之，紧以烟筒口熏疮上，不拘丸数，稍倦暂止，然后更熏。未出脓者即出，已出脓者即干，直候生肌合口，然后止，向后有赤肿去处，又再熏，大概欲屏去秽气也。（《医部全录·外科痈疽疗毒门》）

注：在熏疮之前，将忍冬藤1握捣细，用无灰酒滤汁服之；以渣敷疮四围，用云母膏另研，亦可剪开大口，以护其疮上，俟其疮出脓，便以猳猪蹄汤等十分净洗，久洗为妙，至2～4小时不妨，次用前药熏之。

（5）冠心二号方 治冠心病引起的心绞痛：降香15g，丹参30g，赤芍、川芎、红花各15g。作冲剂，每日1剂，分3次冲服，4周为1疗程，可连续服用3疗程。（北京地区防治冠心病协作组）

四、温经止血药

艾叶

《本草经集注》

本品又名蕲艾。为菊科植物艾的叶。产于我国大部分地区。其味苦、辛，性温。归肝、脾、肾经。具有温经止血，散寒止痛之功效。主治虚寒性月经过多，崩漏，妊娠下血，脘腹痛，少腹冷痛，痛经，皮肤湿癣瘙痒。用法为内服，煎汤，3～9g，入丸散或捣汁；外用捣绒作炷或制成艾条熏灸，捣敷或炒热温熨。

【配伍应用】

（1）配香附，治肝郁夹寒，月经不调，宫冷不孕，带下，心腹疼痛，胎动不安及男子少腹冷痛，睾丸冷痛等症。

（2）配阿胶，治妇女血虚寒滞，经行腹痛，月经过多，崩中漏下或产后下血，淋沥不尽。

（3）配炮姜，治下焦虚寒的月经不调、经来腹痛等症。

（4）配地肤子，治湿疮，癣疥，睾丸湿冷。

（5）配当归、香附，治虚寒性月经不调，子宫出血。

（6）配当归、熟地黄，治宫寒月经不调或冲任不固，崩中漏下等。

（7）配红花、川椒，煎汤趁热熏洗，浸浴患部，治雷诺病。

（8）配阿胶、地黄，治虚寒性月经过多，崩漏及妊娠下血。

（9）配雄黄、硫黄，制成艾卷外用，灸患部或煎水熏洗，治湿疹、癣癞。

（10）配生地黄、侧柏叶，治血热妄行的出血。

（11）配炮姜炭、灶心土，治衄血，便血属虚寒者。

（12）配生芪、党参，治气虚不固之证。

（13）配阿胶、当归、地黄，治崩漏下血之证。

（14）配香附、当归、肉桂，治月经不调，腹部冷痛，宫寒不孕等症。

（15）配血余炭、陈棕炭、侧柏叶，治虚寒出血，崩漏，月经过多。

（16）配吴茱萸、当归、香附，治虚寒性脘腹疼痛，少腹冷痛，痛经等。

（17）配苍术、地肤子、白鲜皮，煎汤熏洗，治皮肤湿癣瘙痒。

（18）配生地黄、生侧柏叶、生荷叶，治血热妄行，吐血，咯血，衄血等。

（19）配紫苏叶、朴硝、白矾、蛇床子，煎汤坐浴，以棉花浸液塞肛门坐紧，吸气时提肛，治脱肛。

（20）配蝉蜕、蒺藜、防风、黄芪，治湿疹，癣癞。

（21）配香附、当归、白芍、吴茱萸，治腹中寒痛，月经不调。

【单味应用】

（1）单味青者，捣汁，入喉中含漱，治寒凝血郁之喉痹、咽部水肿。

（2）单味煎汤外洗，治皮肤湿疮疥癣。

（3）鲜品搓绒，塞鼻内，治鼻衄。

（4）艾叶炭配陈棕炭，治子宫出血。

【配方选例】

（1）**脱敏消癜汤** 治过敏性紫癜：艾叶、乌梅、阿胶、当归、金银花、槐花米各 9g, 大枣 30g, 甘草 9g, 生大黄 1.5g。上 9 味, 阿胶除外, 加水 700mL, 浸泡 30 分钟, 加热煮沸 30 分钟, 过滤, 药渣再加水 400mL, 加热煮 沸 20 分钟, 加入阿胶, 再煮沸 10~15 分钟, 以阿胶熔尽为度, 过滤, 合并 2 次滤出液即得。每日 1 剂, 分 2~3 次温服。本品宜新制, 不宜久贮。出现 全身反应, 发热者加生地黄 15g, 连翘、牡丹皮、紫草各 9g; 出现胃肠道反 应, 脐周及下腹部酸痛者加厚朴、枳壳、川楝子、黄柏各 9g, 大黄用量增至 6~9g; 出现风湿样反应, 关节疼痛明显, 膝、踝、腕等处关节肿胀并有浆液 性渗出, 体温升高, 患者行动困难者加汉防己、秦艽、牛膝、鸡血藤、延胡 索各 9g; 出现肾脏病变, 浮肿, 少尿或出现蛋白尿, 血尿或管型尿时, 生大 黄用量加至 6~9g, 黄芪、滑石各 15g, 猪苓、泽泻、车前子各 9g; 出现神经 系统病变, 惊厥者加水牛角 30g, 僵蚕、钩藤、天竺黄各 9g; 出现瘫痪时加 马钱子 0.3g, 研末冲服。(《冉氏经验方》)

(2) 止痛雷火针 治寒湿二气, 有一流注于经络关节之间, 便成痛痹, 或沉着一处, 或流走不定, 甚至气血虚寒不能营运, 加之风寒外袭, 筋脉 凝塞不通而痛, 或过食生冷, 坚硬之物难消, 胸腹胀满窘迫而痛, 或房劳 亏损肾气, 而寒邪侵于肾腧督脉为痛, 不分虚实皆可通治: 艾叶末 30g, 雄 黄 6g, 乳香、没药、丁香、白芷、阿魏各 3g, 麝香 1g。(阿魏, 治痞方加), 上为末, 匀摊细草纸上, 卷紧如筒, 3g 粗细, 外用绵纸封固, 每料分作 5 条, 晒燥收贮, 用时灯上烧红, 隔青布 7 层, 于痛处针之。(《中国医学大 辞典》)

(3) 白带丸 治白带: 艾叶、当归 (酒洗)、熟地黄各 60g, 香附 (醋浸)、 川芎、人参各 39g, 白术、苍术、黄柏 (酒炒)、阿胶 (蛤粉炒)、白芍 (酒炒)、 椿根皮各 30g, 地榆 21g, 茯苓 24g, 煅白石脂 18g。上为细末, 醋糊为丸, 如 梧桐子大, 每服 50~60 丸, 早晚各 1 次, 白水送下。(《良朋汇集》)

(4) 香艾丸 治气痢腹痛, 睡卧不安: 艾叶 (炒)、陈橘皮 (汤浸去白, 焙) 各等份。上 2 味捣罗为末, 酒煮烂饭和丸, 如梧桐子大, 每服 20 丸, 空腹盐 汤送下。(《圣济总录》)

(5) 艾姜汤 治湿冷下痢脓血, 腹痛, 妇人下血: 干艾叶 (炒焦存性) 120g, 川白姜 (炮) 30g。上为末, 醋煮面糊丸, 如梧子大, 每服 30 丸, 温 米饮下。(《世医得效方》)

炮姜

《神农本草经》

本品又名黑姜。为姜科植物姜的干燥根茎炒至外黑内呈老黄色。我国大部分地区有产，主产四川、贵州等地。其味苦、涩，性温。归脾、肝经。具有温经止血，温中止痛之功效。主治虚寒性吐血，便血，崩漏，产后瘀滞腹痛，少腹冷痛，痛经，皮肤湿癣瘙痒。用法为内服，煎汤，3～9g。

【配伍应用】

（1）配淡附片，治脾虚不摄之远血（便血）。

（2）配黄芪、熟地黄，治脾虚之腹痛腹泻和出血证（如吐血，子宫出血等）。

（3）配棕榈皮炭、乌梅肉炭，研细末，开水送下，治功能性子宫出血。

（4）配当归、川芎、桃仁，治产后恶露不尽，小腹疼痛。

（5）配棕榈皮、乌梅、干姜，共烧炭存性，研末服，治妇女血崩。

【配方选例】

（1）干姜散　治气嗽，呼吸短气，心胸不利，不思饮食：炮姜、桂心、款冬花各15g，炮附子30g，五味子、细辛、白术、炙甘草、木香各1g。上为末，每服9g，加大枣2枚，水煎服，每日3次。（《太平圣惠方》）

（2）交泰丸　治怠惰嗜卧，四肢不收，沉困懒倦：炮姜1g，巴豆霜1.5g，人参、肉桂各3g，柴胡、川椒（炒去汗，并闭目去子）、白术各4.5g，炒厚朴（秋、冬加21g）、苦楝子（酒煮）、茯苓、砂仁各9g，炮川乌13.5g，知母（半量炒用，半量酒洗，秋、冬去之）12g，吴茱萸（洗7次）15g，黄连（秋、冬减4.5g）、煨皂角、紫菀各18g。除巴豆霜另入外，余为细末，炼蜜为丸，梧桐子大，每服10丸。（《脾胃论》）

（3）姜术二仁汤　治脾胀善哕，肢体疲重，夜卧不安：炮姜、木香各1.5g，白术、当归各6g，茯苓9g，半夏、砂仁、厚朴、陈皮各3g，炒薏苡仁24g，生谷芽、熟谷芽各12g。先煎谷芽，再取汤煎余药服。（《医醇賸义》）

（4）神圣复气汤　治寒水偏盛，火土受克而致的腰背胸膈闭寒疼痛，善嚏流涕，多涎目泣，或鼻塞咳嗽，上热下寒，头痛耳鸣，恶风寒，夜卧不安，胸膈痰塞，口不知味，两胁挛急疼痛，牙齿动摇，脐腹尻臀足膝寒冷，前阴多汗，麻木风痹，小便数，喘息短气，大便溏泻；及妇人白带，阴户中痛而牵心，面色黧黑；男子控睾，痛牵心腹，面色如赭，食少，里急肠鸣，嗒颊嗒唇，舌根强硬等症：炮姜、炮附子、黄连（酒浸）、黄柏（酒浸）、枳壳（酒浸）、生地黄（酒洗）、川芎、蔓荆子各 1g，防风、人参、郁李仁、橘红各 1.5g，当归身（酒洗）1.8g，半夏、升麻各 2.1g，藁木、甘草各 2.4g，柴胡、羌活、黄芪、煨草豆蔻各 3g，白葵花 5 朵，细辛 0.6g。水煎，空腹热服。(《兰室秘藏》)

灶心土

《本草纲目》

本品又名伏龙肝、灶心黄土。为土灶内久经柴草熏烧的焦土块。产于我国各地。其味辛，性微温。归脾、胃经。具有温经止血，温中燥湿，止呕，止泻之功效。主治虚寒性吐血，便血，呕吐，妊娠恶阻，涩肠止痢。用法为内服，煎汤（布包），30～60g，或入散剂，或煎汤代水煎药；外用研末调敷。

使用注意：属热证的出血，呕吐不宜用。

【配伍应用】

（1）配生姜、半夏，治妊娠恶阻呕吐，胃寒呕吐等症。

（2）配阿胶、甘草，治妇女崩漏。

（3）配藿香、竹茹、生姜，治妊娠呕吐。

（4）配生姜、竹茹、陈皮，治妊娠恶阻。

（5）配黄柏、赤小豆、白扁豆，煎水服之，治中六畜毒。

（6）配白术、黄芪、炙甘草，治脾胃虚寒所致的水泻下痢。

（7）配地黄、阿胶、附子，治虚寒性的胃肠道出血，如吐血、便血等症。

（8）配地黄、阿胶、白术、附子，治呕血，便血等症。

（9）配紫苏梗、陈皮、砂仁、藿香，治妊娠恶阻，呕吐不食。

（10）配附子、干姜、白术、煨肉豆蔻，治脾虚久泻不止。

（11）配肉桂、艾叶、熟地黄、当归、阿胶，治胃肠出血，虚寒性吐血、衄血、尿血、崩漏。

【单味应用】

（1）单味煎服或研末吞服，治脾胃虚寒呕吐，妊娠恶阻及吐血、衄血等症。

（2）单味鸡蛋大，水煎，离火澄清，待温令婴儿吸吮，每隔1~2小时1次，治婴儿大便久泻，并排除痢疾、肠炎等症，吮乳喂食正常者。

【配方选例】

（1）伏龙肝饮　治鲜血淋：灶心土、甘草、川芎、黄芩、赤芍各30g。上为粗末，用水1升。每服15g，煎至7分，去滓，分作3服，温服之。（《十便良方》）

（2）黄土汤　治脾气虚寒，大便下血，吐血，衄血，妇女血崩，血色黯淡，四肢不温，面色萎黄，舌淡苔白；脉沉无力者：灶心黄土25g，甘草、干地黄、白术、炮附子、阿胶、黄芩各9g。水煎服。（《金匮要略》）

（3）伏龙肝汤　治崩中下血，赤白相兼，或如豆汁：灶心土（弹子大）7枚，生姜15g，生地黄15g（一方150g），甘草、艾叶、赤石脂、桂心各6g。上为粗末，水煎，分4次（昼3夜1）服。（《备急千金要方》）

（4）伏龙肝散　治气血劳伤，冲任脉虚，忽然崩下，或如豆汁，或成血片，或五色相杂，或赤白相兼，脐腹冷痛。经久不止，黄瘦口干，饮食减少，四肢无力，虚烦惊悸：灶心土、赤石脂各30g，麦冬45g，熟地黄（酒浸1宿）、艾叶（微炒）各60g，炒当归、炮姜、川芎各22.5g，肉桂、炙甘草各15g。上为粗末，每服12g，加大枣3枚，水煎，食前服。（《太平惠民和剂局方》）

（5）黄土汤加减　治虚寒性胃肠出血，吐血，衄血，尿血，崩漏：灶心黄土（先煎去渣代水）45g，熟地黄15g，当归9g，肉桂（焗服）1.5g，艾叶3g，阿胶（溶化）6g，白术9g，生姜3g，炙甘草3g。水煎服。（《中药临床应用》）

第十七章　活血祛瘀药

川芎

《汤液本草》

本品又名芎䓖、抚芎。为伞形科植物川芎的根茎。多产于四川。其味辛，性温。归肝、胆、心包经。具有活血通经，祛风止痛之功效。主治月经不调，头痛，胸胁胀痛，痹痛拘挛，痛疽。用法为内服，煎汤，3~9g，或入丸、散；外用研末撒或调敷。

使用注意：阴虚火旺，月经过多者及孕妇不宜用。

【配伍应用】

（1）配香附，治产后瘀血腹痛，月经不调，痛经。

（2）配当归，治妊娠伤胎，难产，胞衣不下。

（3）配土茯苓，治肝郁湿热头痛。

（4）配生石膏，治风热实热头痛，头胀。

（5）配天麻，治肝风头晕，头痛。

（6）配白芍，治肝血、肝阴不足之证。

（7）配赤芍，治血痹，经闭，痈肿等。

（8）配细辛，治外感风寒之头痛及疮疡肿痛或外伤疼痛。

（9）配白芷，治偏头痛绵绵不愈，遇风即作，痛如针刺，证属偏寒者。

（10）配石斛，为末，口内含水，随左右嗜鼻，治睫毛倒入。

（11）配桂枝，治初感风寒，肢体关节痹痛。

（12）配藕节，焙干研末，米汤吞服，治鼻渊脑渗。

（13）配党参、黄芪，治月经不调，痛经。

（14）配熟地黄、白芍，治月经不调。

（15）配酸枣仁、茯神，治虚烦不眠。

（16）配白芷、细辛，治头痛甚者。

（17）配防风、荆芥，治外感风寒头痛，身疼，风湿痛。

（18）配细辛、鹅不食草，研细末，吸鼻中，治鼻渊。

（19）配桃仁、红花，治产后瘀血腹痛，痈疮肿痛。

（20）配白菊花、青皮，水煎服，治眼睑疖肿，红肿疼痛。

（21）配桑叶、菊花、钩藤，治头风眩晕。

（22）配当归、生地黄、白芍，治血虚加瘀证。

（23）配白芷、细辛、荆芥，治风寒头痛。

（24）配石膏、菊花、僵蚕，治风热头痛。

（25）配羌活、独活、防风，治风湿痹痛。

（26）配当归、白芍、香附，治产后血虚之头痛。

（27）配当归、芍药、乳香，治血郁气滞所致的月经病，产后瘀阻及跌打等症。

（28）配当归、红花、葛根，制成片剂，每片含生药 1g，治硬皮病。

（29）配柴胡、香附、郁金，治肝气郁滞所致的血行不畅、胁肋疼痛。

（30）配荜茇、白芷、川椒，水煎服，治三叉神经痛。

（31）配防风、薄荷、荆芥、白芷，治感冒偏正头痛。

（32）配当归、蒲公英、金银花、瓜蒌，治痈肿疮毒。

（33）配当归、赤芍、柴胡、肉桂，治月经后期量少色淡。

（34）配当归、青皮、枳壳、桂枝，治肝郁胁痛。

（35）配羌活、独活、防风、木瓜，治风寒湿痹。

（36）配防风、桑枝、羌活、独活，治风湿痹阻，肢节疼痛。

（37）配防风、白芷、羌活、细辛，治外感风寒，头痛，头风痛。

（38）配桃仁、红花、乳香、没药，治气滞血瘀所致的经闭、难产、痛经、胞衣不下及胸胁脘腹疼痛、跌伤瘀肿、痈肿疮疡等症。

（39）配荆芥、防风、羌活、白芷、细茶叶，治风寒感冒头痛。

【单味应用】

（1）单味研细末，装小布袋，敷痛点，治肥大性脊椎炎，脚跟骨骨刺。

（2）单味煎汤含漱，治风、瘀所致的齿衄。

【配方选例】

（1）川芎散　治眼痛不红不痒：川芎、菊花、细辛、牛蒡子、石膏、僵蚕、蒺藜各30g。上为细末，每服6g，米汤送下。(《银海精微》)

（2）川芎茶调散　治诸风上攻，头目昏重，偏正头痛，鼻塞声重，伤风壮热，肢体烦疼，肌肉蠕动，膈热痰盛，及妇人血风攻疰等症：薄荷、炒香附（一本作细辛30g)各240g，川芎、荆芥(去梗)各120g，防风45g，白芷、羌活、甘草各60g。上为细末，每服6g，食后茶水调下。(《太平惠民和剂局方》)

（3）沈氏头瘟汤　治大头温初起1~2日者：川芎3g，桔梗、防风、荆芥穗各4.5g，柴胡2.1g，黄芩、当归尾各6g。水煎服。若阳明邪盛者，加葛根、厚朴各4.5g。(《杂病源流犀烛》)

（4）顺气利膈汤　治风热积心，喉中干燥作疼，无痰涎而气喘者：川芎、桔梗、牛蒡子、白芷、天花粉、黄芩、甘草、玄参、防风、栀子、枳壳、乌药、陈皮。加连根葱白1枚，灯心草1团，水煎，食后服。(《焦氏喉科枕秘》)

丹参

《神农本草经》

本品又名红根、紫丹参、大红袍、木羊乳。为唇形科植物丹参的根。多产于河北、安徽、江苏、四川等地。其味苦，性微寒。归心、肝经。具有活血去瘀，凉血消痛，除烦安神之功效。主治月经不调，产后恶露不尽，腹痛，癥瘕积块，痈肿疮毒，失眠，心悸怔忡。用法为内服，煎汤，3~15g，或入丸、散；外用熬膏涂，或煎水熏洗。

使用注意：反黎芦；出血性疾病患者慎用。

【配伍应用】

（1）配牡丹皮，治阴虚血热，低热不退，月经不调，经闭，痛经，紫癜，热入营血，斑疹，吐衄，下血，热痹，关节红肿疼痛。

（2）配三七，治血瘀胸痹疼痛。

（3）配檀香，治气滞血瘀，胸痹，胃痛。

（4）配旱莲草，治阴虚血热，吐血，衄血，咯血，尿血，崩漏。

（5）配糯稻根须，治慢性肝炎，早期肝硬化有肝脾肿大，肝功能差者。

（6）配当归，治月经不调或产后恶露不尽。

（7）配香附，治痛经。

（8）配五味子，治神经衰弱。

（9）配壁虎，焙干研极细末，装胶丸内服，治早期雷诺病。

（10）配葛根，治糖尿病，症见舌质暗或有瘀点，瘀斑，舌下静脉瘀滞等。

（11）配益母草、香附，治经血涩少，产后瘀血腹痛，闭经腹痛。

（12）配檀香、砂仁，治心脉阻滞所致的心绞痛轻症者。

（13）配鸡血藤、磁石，治高血压病。

（14）配乳香、当归，治血瘀气滞所致的心腹诸痛。

（15）配牡丹皮、生地黄，治热病伤营的高热心烦、紫斑、吐衄。

（16）配瓜蒌、穿山甲，治乳痈，疮疡。

（17）配酸枣仁、柏子仁、何首乌，治失眠，烦躁，心悸怔忡等症。

（18）配贝母、泽兰、鹿角霜，治疮毒痈肿。

（19）配生地黄、玄参、黄连，治心烦不寐。

（20）配三棱、莪术、皂角刺，治腹中包块。

（21）配茵陈、郁金、板蓝根，治急、慢性肝炎，两胁作痛。

（22）配酸枣仁、茯神、首乌藤，治心悸怔忡，烦躁，失眠。

（23）配川芎、红花、赤芍，治瘀血阻留的心腹刺痛。

（24）配蒲黄、五灵脂、郁金，治心血瘀滞所引起的心绞痛，症状较轻者。

（25）配桃仁、当归尾、红花，治气滞血瘀所致的月经困难、痛经、产后恶露不下、瘀滞作痛。

（26）配远志、石菖蒲、硫黄，研末，用时加白酒调膏，贴肚脐，治失眠。

（27）配当归、玄参、鸡血藤，治血栓闭塞性脉管炎，症状较轻者。

（28）配当归、香附、红花、川芎，治月经不调，痛经，产后恶露不下。

（29）配远志、柏子仁、首乌藤、酸枣仁，治心跳不眠。

（30）配金银花、连翘、乳香、没药，治痈肿疮毒。

（31）配紫石英、龙骨、牡蛎、熟酸枣仁，治神经衰弱，心悸，失眠，烦躁不安。

（32）配黄精、白及、黄芩、百部，治肺结核。

（33）配乳香、没药、赤芍、桃仁，治宫外孕及血证腹痛，经闭。

（34）配连翘、金银花、赤芍、瓜蒌，治痈肿疮毒。

（35）配黄精、秦艽、草薢、苍术，治痛风及高尿酸血症。

【配方选例】

（1）丹参膏 治疗疖：丹参、蒴藋、莽草、蜀椒、踯躅各60g，秦艽、独活、白及、牛膝、菊花、乌头、防己各30g。上12味㕮咀，以醋2升浸1宿，夏半日，如急要便煎之，猪脂4升煎令醋气歇，慢火煎之，去渣，用敷患处，每日5～6度。（《备急千金要方》）

（2）赤膏 治耳聋齿痛：丹参150g，蜀椒1升，大黄、白术各30g，大附子（炮去皮）2枚，细辛30g，干姜60g，巴豆（去皮）10枚，桂心4寸，芎劳30g。上10味切，以醇酒渍1宿，内成煎猪膏3斤，著火上煎3上3下，药成，去渣，可服可摩，耳聋者棉裹膏内耳中，齿冷痛著齿间，诸痛皆摩，若腹中有病，以酒和服如枣许大，咽喉痛吞如枣核1枚。（《千金翼方》）

（3）丹参汤 治风癣瘙痒：丹参、蛇床子各90g，苦参150g，白矾60g。水煎前3味，去渣，兑入白矾搅匀，趁热洗浴。（《证治准绳》）

（4）丹鸡银翘饮 治各类发作性皮疹，症见时作时止，瘙痒难忍者：丹参、鸡血藤各30g，金银花15g，连翘、当归各12g，川芎9g，赤芍、白芍各12g，生地黄30g，荆芥穗、防风各9g，薄荷3g，地肤子30g，干地龙15g。每日1剂，每剂煎3次，煎前2次口服，第3次可适当加水外洗患部。（方药中经验十三法）

月季花

《本草纲目》

本品又名月月红、胜春、月月开、四季花。为蔷薇科植物月季的花蕾或初开放的花。产于我国大部分地区。其味甘，性微温。归肝经。具有活血调经、消肿之功效。主治月经不调，瘰疬。用法为内服，煎汤，6～9g，或研末；外用捣敷。

【配伍应用】

（1）配代代花，治气滞血瘀而致的痛经、月经不调、不孕症、胸腹疼痛、食欲不振、恶心呕吐等症。

（2）配益母草，治闭经或行经腹痛。

（3）配夏枯草、生牡蛎，治瘰疬肿痛未溃者。

（4）配丹参、当归、香附，治经闭或月经稀薄，色淡而量少，小腹痛，兼有精神不畅，大便燥结者。

【单味应用】

（1）单味花根水煎服，治赤白带下。

（2）单味研末黄酒冲服，治腰膝肿痛，跌仆损伤。

（3）单味嫩枝捣烂外敷，治淋巴结结核。

（4）单味花或嫩叶捣烂外敷，治跌打瘀肿。

【配方选例】

（1）治月经不调：鲜月季花 15～21g。开水泡服，连服数次。（《泉州本草》）

（2）治产后阴挺：月季花 30g。炖红酒服。（《闽东本草》）

（3）治筋骨疼痛，脚膝肿痛，跌打损伤：月季花瓣干研末，每服 3g，酒冲服。（《湖南药物志》）

（4）治肺虚咳嗽咯血：月季花合冰糖炖服。（《泉州本草》）

泽兰

《神农本草》

本品又名红梗草、虎兰、龙枣、虎蒲、风药、地瓜儿苗。为唇形科植物地瓜儿苗或毛叶地瓜儿苗的茎叶。产于我国大部分地区。其味辛，性微温。归肝、膀胱经。具有活血祛瘀、利尿退肿之功效。主治经闭，癥瘕，产后淋沥，跌打损伤，小便淋沥腹痛，身面浮肿。用法为内服，煎汤，6～9g，或入丸、散；外用捣敷或煎水熏洗。

【配伍应用】

（1）配益母草，治血瘀经闭，痛经，产后腹痛及跌打损伤等症。

（2）配防己，温酒或醋汤调服，治产后浮肿，小便淋沥。

（3）配丹参，治外伤血瘀肿痛。

（4）配牛膝，治瘀血腰痛。

（5）配白茅根、车前子，治水肿。

（6）配当归、白芍，治血滞而兼有血虚的证候。

（7）配当归、川芎，治月经不调，经闭及外伤血瘀诸证。

（8）配赤芍、川芎、乳香，治跌打损伤，瘀血作痛。

（9）配水红花子、防己、抽葫芦，治早期肝硬化有少量腹水者。

（10）配当归、益母草、红花，治经闭，产后瘀血腹痛。

（11）配桃仁、红花、赤芍，治跌打损伤，瘀血作痛。

（12）配姜皮、姜黄、银花藤，外洗，治跌打瘀肿。

（13）配当归、赤芍、甘草，治闭经，产后瘀血腹痛。

（14）配当归、白芍、干地黄，治闭经，产后瘀血腹痛。

（15）配当归尾、赤芍、桃仁，治产后瘀血腹痛。

（16）配当归、丹参、益母草，治血滞经闭，痛经，产后腹痛等症。

（17）配赤芍、延胡索、蒲黄、丹参，治产后瘀血腹痛。

（18）配益母草、防己、茯苓、泽泻，治水肿，小便不利，妇女产后小便淋沥腹痛，身面浮肿。

（19）配当归、川芎、延胡索、香附，治经来腹痛，或产后瘀阻腹痛等症。

（20）配当归、川芎、桃仁、落得打，治跌打损伤。

（21）配赤芍、川芎、乳香、蒲公英、连翘，治痈肿疼痛。

（22）配防己、茯苓、泽泻、车前子、川芎，治产后水肿。

（23）配桃仁、红花、当归尾、赤芍、木香，治跌打损伤内有瘀血者。

（24）配赤芍、丹参、当归、忍冬藤、生甘草，治疮疡肿块不消。

（25）泽兰根配土大黄（鲜者加量）水煎服，治小儿慢性肾炎氮质血症。

【单味应用】

（1）单味，砂糖为引，治产后子宫复位不良。

（2）单味鲜品叶，捣烂外敷，治关节擦伤后肿痛及痈肿疮疡初起。

【配方选例】

（1）泽兰汤 治产后恶露不尽，腹痛不除，小腹急痛，痛引腰背，少气力等症：泽兰叶、当归、生姜、生地黄各 90g，甘草 45g，芍药 30g，大枣 10 枚。上 7 味，㕮咀，以水 9 升，取 3 升，去渣，分 3 服。坠身欲死者，服之亦瘥。（《大同方剂学》）

（2）清魂散　治产后血晕极甚者，闷绝不知人，口噤神昏：泽兰叶、人参各 0.3g，荆芥穗 30g，川芎 15g。上为末，温酒热汤，各半盏，调 3g 急灌之，下咽即开眼，气定省人事。（《产育宝庆集》）

（3）流鼻血方　治鼻衄：泽兰 18g，生地黄、熟地黄、当归身炭（土炒）各 15g，荷叶（为引）。水煎，每日 1 剂，分 2 次服。（《揣摩有得集》）

（4）泽兰汤　治伤中里急，胸胁挛痛欲呕血，时寒时热，小便赤黄，此伤于房劳也，主之方：泽兰 60g，桂心、人参各 30g，远志 20g，生姜 50g，火麻仁 10g，桑根白皮 30g。上 7 味㕮咀，以醇酒 500mL，煮取 300mL，去渣内糖 60g，未食，服 20mL，日 3 夜 1，勿劳动。（《备急千金要方》）

王不留行

《神农本草经》

本品又名留行子、大麦牛、金盏银台、禁宫花。为石竹科植物麦蓝菜的种子。多产于河北、山东、辽宁等地。其味苦，性平。归肝、胃经。具有活血通经，下乳，利尿之功效。主治经闭，乳汁不下，乳痈肿痛，小便淋沥不畅。用法为内服，煎汤，3 ~ 9g，或入丸、散；外用研末调敷。

使用注意：孕妇慎用。

【配伍应用】

（1）配穿山甲，治产后乳汁不下。

（2）配猪蹄 1 只炖服，治产后乳汁不通。

（3）配蟾酥为丸，治痈肿初起，乳痈肿痛。

（4）配续断，治跌打肿痛。

（5）配红花、牛膝，治闭经腹痛。

（6）配穿山甲、瓜蒌，治乳少，乳汁不通。

（7）配穿山甲、通草，治产后乳脉不通，乳汁不下。

（8）配穿山甲、黄芪，治乳汁不下及乳痈，属气虚者。

（9）配穿山甲、丹参，治乳房胀痛。

（10）配穿山甲、皂角刺，治乳房有肿块者。

（11）配当归、川芎，治乳汁不下及乳痈。

（12）配当归、川芎、红花，治血滞经闭或痛经。

（13）配黄皮核、川楝子、板蓝根，治流行性腮腺炎合并睾丸炎。

（14）配蒲公英、夏枯草、瓜蒌，治乳痈肿痛。

（15）配金钱草、海金沙、怀牛膝，治石淋。

（16）配续断、当归、红花，治跌打肿痛及冻伤。

（17）配当归、川芎、桃仁、红花，治经闭。

（18）配炙山甲、通草、生黄芪、路路通，治乳汁稀少或排乳不畅。

（19）配穿山甲、路路通、沙参、麦冬、通草，治产后乳汁不下。

【单味应用】

（1）单味微火炒黄研细末，已破外撒，未破油调敷，治带状疱疹。

（2）单味籽，埋穴位（患侧耳穴，主穴：眼；配穴：肝，神门），治眼睑疖肿，痛胀不适。

（3）单味焙干为末，鼻嗅吸，治鼻渊，鼻常流涕如脓，黄而臭。

【配方选例】

（1）治血淋不止：王不留行30g，当归身、川续断、白芍、丹参各6g。分作2剂，水煎服。（《东轩产科方》）

（2）王不留行散　治石淋及血淋，下砂石兼碎血片，小腹结痛闷绝：王不留行30g，甘遂（煨令微黄）1g，石韦（去毛）30g，冬葵子45g，木通（锉）75g，车前子60g，滑石、蒲黄各30g，赤芍、当归（锉，微炒）各45g，桂心30g。上捣筛为散，每服9g，以水1中盏，煎至6分，去渣，不计时候，温服，以利为度。（《太平圣惠方》）

（3）王不留行散　治虚劳小肠热，小便淋沥，茎中痛：王不留行、生地黄、滑石各30g，黄芩15g，榆白皮、赤芍、当归、木通各1g。上为细末，每服6g，食前用米饮调下。（《奇效良方》）

（4）王不留行汤　治头面久疮，去虫止痛：王不留行、东引茱萸根皮、桃东南枝各 15g，蛇床子、牡荆子、苦竹叶、蒺藜子各 10g，火麻仁 6g。上 8 味㕮咀，以水 2 斗半煮取 1 斗，洗疮，日再，并疗痈疽，妬乳，月蚀、疮烂。（《医部全录·面门》）

（5）王不留行散　治金疮：王不留行（八月八日采）、蒴藋细叶（七月七日采）、桑东南根白皮（三月三日采）10 份，甘草 18 份，黄芩、干姜、芍药、厚朴各 2 份，川椒（去目及闭口者，去汗）3 份。上 9 味，桑根皮以上 3 味，烧灰存性，勿令过，各另研，杵筛合制为散，服 10g。小疮即粉之；大疮但服之；产后亦可服。（《医部全录》张仲景方）

毛冬青

《广西中草药》

本品又名喉毒药、乌尾丁、水火药、毛披树。为冬青科植物毛冬青的根。多产于广东、广西、安徽、福建、江西、浙江、台湾等地。其味辛、苦，性寒。归心、肺经。具有活血祛瘀，清热解毒，祛痰止咳之功效。主治血栓闭塞性脉管炎，冠状动脉硬化性心脏病，烧烫伤，痈肿疮疖，肺热咳嗽，高血压病。用法为内服，煎汤，30～60g；外用煎汁涂或浸泡。

【配伍应用】

（1）配桑寄生、怀牛膝，治偏热所致的高血压病。

（2）配当归、熟地黄，治偏寒所致的高血压病。

（3）配鸡血藤、磁石、当归，治脑血管痉挛和脑血栓形成；对改善由脑供血不足而产生的症状（如半身不遂）有一定帮助。

（4）配丹参、郁金、檀香，治冠状动脉硬化性心脏病心绞痛；亦治急性心肌梗死。

（5）配板蓝根、桔梗、甘草，治咽喉肿痛。

（6）配金银花、甘草、玄参、当归，治血栓闭塞性脉管炎。

（7）配地黄、枸杞子、菊花、车前子，治急性水肿型视网膜脉络膜炎。

（8）配黄芩、紫金牛、枇杷叶、车前草，治肺热咳嗽。

【单味应用】

（1）单味水煎服，治咽喉炎，扁桃体炎，感冒，老年慢性支气管炎等。

（2）单味研末油调外涂，治烧烫伤。

【配方选例】

（1）治血栓闭塞性脉管炎：毛冬青根 90g，煨猪脚 1 只。服食，每日 1 次；另取毛冬青根 90g，煎水，浸泡伤口，每日 1~2 次，浸泡后外敷生肌膏。(《浙江民间常用草药》)

注：生肌膏　硼酸粉 6.25g，氧化锌 15g，黄丹 2.17g，冰片 2.5g，石炭酸 3mL，凡士林 375g。

（2）治肺热喘咳：毛冬青根 15g。水煎，冲白糖适量，分 3 次服。(《广西中草药》)

（3）治刀枪伤及跌打肿痛：毛冬青根，适量，水煎，待冷，涂患处，每日 3~6 次。(《广西中草药》)

（4）治感冒，扁桃体炎，痢疾：毛冬青根 15~30g。水煎服。(《浙江民间常用草药》)

（5）毛冬青生脉散加味　治冠状动脉硬化性心脏病：毛冬青 60g（先煎），党参 9g，白术 12g，麦冬 18g，五味子 6g，丹参 15g，生地黄 18g，山萸肉 12g。水煎服。(《中药临床应用》)

益母草

《本草图经》

本品又名益母、茺蔚。为唇形科植物益母草的全草。产于我国大部分地区。其味辛、苦，性微寒。归肝、心包经。具有活血祛瘀，利尿，解毒之功效。主治月经不调，产后血晕，腹痛胎漏，癥瘕，跌打损伤，水肿，肿毒疮疡，皮肤痒疹。用法为内服，煎汤，9~30g，熬膏或入丸、散；外用煎水洗或捣敷。

【配伍应用】

（1）配香附，治血瘀气滞，月经不调，经前腹胀痛，产后瘀阻腹痛及跌打损伤等症。

（2）配茺蔚子，治月经不调，痛经，产后恶露不尽，经期热病，肝热头目眩晕，目赤肿痛。

（3）配砂糖，熬膏，治月经不调，痛经，产后恶露不尽，血瘀腹痛及崩漏等症。

（4）配母鸡，熬汤，治腹有癥瘕，或妇女因气血虚弱，生殖功能低下而致的久不受孕。

（5）配鸡血藤，治月经不调，痛经，产后及刮宫后子宫复旧不全。

（6）配延胡索，治痛经。

（7）配当归，治妇女分娩后子宫复旧不良。

（8）配蒲黄，治产后恶露不尽。

（9）配白茅根，治水肿有瘀及肾炎浮肿，小便带血并有高血压。

（10）配川芎、香附，治痛经，产后儿枕痛。

（11）配白果、莲须，治赤白带下。

（12）配白茅根、夏枯草，治急性肾炎。

（13）配车前草、过路黄，治水肿初起，小便不利等症。

（14）配珍珠草、车前草，水煎服，治小儿急性肾炎。

（15）配当归、赤芍、木香，治月经不调，痛经，产后恶露不尽，血瘀腹痛及崩漏等症。

（16）配白茅根、茯苓皮、泽泻，治水肿，小便不利。

（17）配当归、白芍、香附，治痛经，由气血瘀滞引起者。

（18）配黄精、石韦、冬葵子，治肾结石之血尿。

（19）配白茅根、车前草、黄芩，治肾炎水肿。

（20）配乌豆、红糖、老酒，治闭经。

（21）配山楂炭、当归、川芎、艾叶，治产后出血或恶露不绝，腹部胀痛，由子宫收缩无力引起者。

（22）配生蒲黄、川芎、当归、山楂炭，治产后腹痛，子宫复旧不良。

（23）配生地黄、白芍、当归、川芎，治月经不调，胎前、产后诸疾。

【单味应用】

（1）单味叶捣烂，调醋烘热敷，又方用新鲜益母草打烂，同白糖调匀，

（2）单味鲜茎叶，绞取汁，点眼，治瘀热所致的目生珠管。

【配方选例】

（1）疗恶露不多下方　治产后恶露不多下：牛膝、大黄各 2.4g，牡丹皮、当归各 1.8g，芍药、蒲黄、桂心各 1.2g。水酒煎，分 2 次服。（《外台秘要》）

（2）牛膝汤　治产儿胞衣不出，令胞烂：牛膝、瞿麦各 30g，当归、通草各 45g，冬葵子 0.5 升，滑石 60g（一方，用桂心 30g）。水煎，分 3 次服。（《千金要方》）

（3）牛膝散　治妇人脚气浮肿，心神烦闷，月候不通：牛膝、羚羊角屑、槟榔、大黄、芒硝各 30g，汉防己、牡丹皮、桂心、当归、赤芍、甘草各 1g，桃仁 50 枚。水煎，每日 1 剂，分 2 次服。（《太平圣惠方》）

（4）镇肝熄风汤　治肝风内动，肝阳上升，其脉弦长有力，或上盛下虚，头目时常眩晕，或脑中时常作疼发热，或目胀耳鸣，或心中烦热，或时常噫气，或肢体渐觉不利，或口眼渐形歪斜，或面色如醉，或眩晕至于颠仆，昏不知人，移时始醒，醒后不能复原：怀牛膝、生赭石（砸碎）各 30g，生龙骨、生牡蛎（捣碎）、生杭芍、玄参、天冬各 15g，川楝子（捣碎）、生麦芽、茵陈各 6g，甘草 4.5g。水煎（原方未注明），分温日 2 服。（《医学衷中参西录》）

红花

《本草图经》

本品又名红蓝花、草红花、刺红花。为菊科植物红花的花。多产于河南、浙江、四川等地。其味辛，性微温。归肝、心经。具有活血祛瘀，通经之功效。主治痛经，闭经，产后瘀阻，腹痛，血晕癥痕，跌打损伤。用法为内服，煎汤，3～6g，入散剂或浸酒，鲜者捣汁；外用研末撒。

使用注意：孕妇、月经过多者慎用。

【配伍应用】

（1）配牛膝，治难产，胞衣不下之证。

（2）配苏木，治跌打损伤，瘀肿作痛。

（3）配川芎，治气滞血瘀型冠心病心绞痛。

（4）配桃仁，治血瘀引起的经闭，胸腹胁肋疼痛及癥瘕肿块等症。

（5）配益母草，治瘀血腹痛，产后恶血不下等症。

（6）配紫草，治麻疹夹斑难出及痈疮肿毒。

（7）配甘草，水煎，频频漱口，并含口内，治咽门红肿发紫及单双喉蛾。

（8）配肉桂，治月经闭止。

（9）配地骨皮，研粉，植物油敷贴患处，治鸡眼（孕妇忌用）。

（10）配川芎、当归，治胸腹血气滞痛。

（11）配川芎、银杏叶，治冠心病心绞痛。

（12）配蝉蜕、紫苏叶，煎汤外洗或热敷，治睾丸鞘膜积液。

（13）配当归、香附，治闭经或行经腹痛。

（14）配川椒、艾叶，煎汤趁热熏洗，浸浴患部，治雷诺病。

（15）配紫草、芫荽，治麻疹疹出不透或突然隐没等症。

（16）配当归、川芎、葛根，制成片剂，每片含生药1g，治硬皮病。

（17）配益母草、山楂、红糖，治产后恶血不下，腹痛等症。

（18）配骨碎补、白僵蚕、白芷，制酊，外涂患处，治斑秃、脱发。

（19）配当归、桃仁、三棱，治血瘀经闭。

（20）配肉桂、川乌、草乌，治跌打损伤，瘀血肿痛，关节疼痛等症。

（21）配干荷叶、蒲黄、当归，治血滞经闭，腹痛等症。

（22）配桃仁、当归、川芎，治血滞经闭，痛经，产后恶露不下，瘀阻腹痛，癥瘕积块等症。

（23）配桃仁、红花、没药，治跌打损伤，瘀血肿痛等症。

（24）配当归、牛膝、肉桂，治产后恶露未尽，瘀血积滞，小腹胀痛。

（25）配鸡冠花、凌霄花、野菊花，水煎服，治盘状红斑性狼疮初期，玫瑰糠疹，多形性红斑，及一切红斑性皮肤病初期，偏于上半身或全身散在分布者。

（26）配苏木、当归、赤芍，治内伤瘀血。

（27）配生地黄、赤芍、连翘，治目赤红肿（包括急性结膜炎，麦粒肿等）。

（28）配桃仁、乳香、没药，治跌打损伤，瘀血疼痛，关节酸痛等症。

（29）配紫草、当归、牡丹皮，治痈疮肿毒及麻疹夹斑难出者。

（30）配当归、赤芍、桃仁、丹参，治血滞经少，经闭腹痛。

（31）配当归、紫草、连翘、大青叶，治斑色不红活。

（32）配苏木、大黄、枳壳、厚朴，治跌打损伤。

（33）配柴胡、当归、桃仁、大黄，治跌打损伤，局部血肿疼痛。

（34）配三棱、莪术、桃仁、赤芍，治瘀血阻滞所致的癥瘕积块。

（35）配蒲黄、五灵脂、赤芍、川芎，治瘀滞心痛。

（36）配赤芍、生地黄、连翘、蒲公英，治疮痈肿毒。

（37）配当归、紫草、大青叶、牛蒡子，治血滞所致的斑疹透发不畅，色不红活。

（38）配苏木、毛冬青、丹参、茯神，治冠心病心绞痛。

（39）配川芎、当归、香附、延胡索，治月经不调，痛经。

（40）配川芎、赤芍、降香、丹参，制成浸膏，治冠心病心绞痛。

【单味应用】

（1）单味煎浓汁内服，治热病胎死腹中，胎衣不下及产后血晕。

（2）单味红花酒，治妇人腹中血气刺痛，产后腹痛。

（3）单味红花油或红花酒外擦，治挫伤、掼伤的皮下积瘀，青紫肿痛。

（4）单味制成注射液，肌肉注射，治瘀血肿痛。

【配方选例】

（1）三仙散　治麻疹发之不出，而以此方发之：红花3g，牛蒡子9g，穿山甲（炒珠）3片。上为末，水煎，每服3g，量儿大小加减。（《大同方剂学》）

（2）清阳汤　治口喝颊腮急紧，胃中火盛，必汗不止，而小便数：红花、酒黄柏、桂枝各0.3g，苏木、生甘草各1.5g，炙甘草、葛根各4.5g，当归身、升麻、黄芪各6g。水酒煎，每日1剂，分2次服。（《脾胃论》）

（3）治淋疾方　治妇人淋疾：红花6g，甘草4.5g，阿胶、滑石各3g。水煎，每日1剂，分3次服。（《日本·观聚方要补》）

（4）红花散　治目赤红肿：红花4.5g，连翘6g，当归、生地黄各9g，紫草6g，赤芍9g，大黄4.5g，甘草3g。水煎服。（《中药临床应用》）

桃仁

《本草经集注》

本品又名桃核仁。为蔷薇科植物桃或山桃的种仁。多产于四川、云南、陕西、山东、河北等地。其味辛、苦，性平。归肝、肺、大肠经。具有活血去瘀，润肠通便，止咳平喘之功效。主治经闭，痛经，癥瘕，跌打损伤，血虚便秘，上气喘急。用法为内服，煎汤，4.5～9g，或入丸、散；外用捣敷。

使用注意：咯血者及孕妇忌用。

【配伍应用】

（1）配红花，治瘀血胸痛，腹痛，经闭，痈肿，瘀血肿痛。

（2）配杏仁，治气滞血瘀所致的胸腹、少腹疼痛，津枯肠燥便秘及噎膈诸证。

（3）配细辛，入米酒中浸泡，内服1次15～30mL，并取适量外擦患部，治跌打扭伤肿痛。

（4）配人参，治肺虚喘息，不能平卧。

（5）配姜炭，煎服，治产后腹痛。

（6）配䗪虫，治血滞经闭，产后瘀血少腹作痛，跌打肿痛。

（7）配旱烟叶，共为末，装烟袋锅内吸之，不吐烟，治牙痛。

（8）配大黄，治跌打损伤，青肿疼痛。

（9）配藕节，治产后血闭。

（10）配粳米，煮粥食，治上气咳嗽，胸膈痞满，气喘。

（11）配吴茱萸，治里急后重，大便不快。

（12）配黄丹，治疟疾。

（13）配木耳、蜂蜜，治麻木（桃仁去皮尖，本方孕妇忌服）。

（14）配大黄、当归，用蜂蜜冲服，治瘀结便秘。

（15）配杏仁、紫菀，炼蜜为丸，开水冲服，治咳嗽失音。

（16）配大黄、牡丹皮，治肠痈。

（17）配栀子、大黄，研末，用生葱汁、生姜汁或米酒调匀外敷，治瘀肿。

（18）配大黄、芒硝，治由温热病或跌打损伤后蓄血而引起的便秘，症见腹部胀满疼痛、谵语烦渴、脉沉涩，或有发热。

（19）配火麻仁、郁李仁，治大便秘结。

（20）炒桃仁配硼砂、雄黄，细粉涂患处或香油调擦，治鼻息肉，鼻塞不通。

（21）配补骨脂、杜仲，治肾虚腰痛，妊娠腰背酸痛等症。

（22）配柏子仁、火麻仁、松子仁，治老人虚秘。

（23）配大黄、水蛭（熬）、虻虫（去翅、足，熬），治伤寒蓄血，发热如狂，少腹硬满，小便自利。

（24）配红花、酒大黄、穿山甲，治跌打损伤，瘀血肿痛。

（25）配芦根、薏苡仁、冬瓜仁，治肺痈。

（26）配火麻仁、杏仁、当归，治肠燥便秘。

（27）配桂枝、白芷、当归，治跌打损伤后寒凝瘀滞，关节肌肉酸痛，僵硬而怕冷，得温则痛减。

（28）配红花、丹参、牛膝，治血滞经闭。

（29）配大黄、牡丹皮、冬瓜仁，治肠痈。

（30）配苇茎、冬瓜仁、薏苡仁，治肺痈。

（31）配麻黄、桑白皮、胡颓叶，治咳嗽，上气喘急。

（32）配杜仲、补骨脂、萆薢，治肾虚腰痛，膝脚痿弱。

（33）配红花、当归、牛膝，治血闭不通，五心烦热。

（34）配红花、川芎、当归、赤芍，治血瘀经闭，痛经，产后瘀滞腹痛，癥瘕，跌打损伤，胸胁疼痛及肺痈等症。

（35）配红花、当归、桑枝、赤芍，治跌打损伤而致的瘀血滞留作痛。

（36）配大黄、天花粉、柴胡、当归，治跌打损伤后瘀血内蓄而有热结便秘、胁腹疼痛。

（37）配火麻仁、当归、生地黄、枳壳，治肠燥便秘，尤其适于跌打损伤后瘀热内积引起的便秘，或病后、伤后卧床多、活动少，导致肠道蠕动减慢所致的便秘。

（38）配桂枝、茯苓、牡丹皮、赤芍，治体积不大的子宫肌瘤和卵巢囊肿。

（39）配大风子仁、杏仁、红粉、樟脑，研末（3仁），加红粉、樟脑，捣如泥，外搽，治黄褐斑。

（40）配柴胡、红花、丹参、天花粉，治跌打损伤。

（41）配薤白、桂枝、郁金、瓜蒌，水煎服，治非化脓性肋软骨炎。

（42）配大黄、芒硝、甘草、桂枝，治伤寒病热邪与瘀血蓄结于下腹部，症见小腹胀满、大便黑、小便利、烦躁谵语、发热如狂。名为膀胱蓄血。

（43）配大黄、牡丹皮、冬瓜仁、芒硝，治肠痈，症见初起恶寒发热、腹部疼痛拒按、脚喜屈蹉（本证包括急性阑尾炎）。

（44）配土鳖虫、川芎、当归、蒲黄，治跌打损伤。

【配方选例】

（1）桃术汤　治风暑不调，饮食停结，寒热如疟，日久不愈，内有蓄血：桃仁9g，柴胡、半夏、槟榔、鳖甲、干姜各6g，白术12g。水煎，每日1剂，分2次服。（《本草汇言》）

（2）桃仁承气汤　治太阳不解，热结膀胱，其人如狂，血自下，下者愈，其外不解者，尚未可攻，宜先与桂枝汤解外，外已解，但小腹急结，此汤主之：桃仁（去皮尖）30枚，桂枝（去皮）6g，大黄（酒洗）12g，芒硝、甘草（炙）各6g。上5味，以酒7升，煮取2.5升，去渣，内芒硝，更上火微沸，先令温服5合，每日3服，当微利。（《大同方剂学》）

附：桂枝汤　桂枝（去皮）、芍药各9g，甘草（炙）6g，生姜9g，大枣（劈）12枚。上5味，以水7升，微火煮取3升，去渣，适寒温服1升，服已，须臾吃热粥1升余，以助药力，温覆，令1时许，遍身漐漐微似汗者佳，不可令如水流，病必不除，若一服汗出病瘥，停后服，不必尽剂。若不汗更服依前法，又不汗，后服小促，其间半日许，令3服尽。若病重者，1日1夜服，周时观之，服1剂尽，病证犹在者，更作服，乃服之2~3剂。禁生冷黏滑肉面五辛酒酪及臭恶等物。

（3）会厌逐瘀汤　治咽喉疾患：桃仁、红花各15g，甘草、桔梗各9g，生地黄12g，当归6g，玄参、柴胡各3g，枳壳、赤芍各6g，水煎，每日1剂，分2次服。（《医林改错》）

（4）复元活血汤　治跌打损伤后瘀血内蓄而有热结便秘，胁腹疼痛：桃仁（打）、红花、柴胡各6g，炮山甲1.5g，大黄（酒炒）3g，当归尾6g，天花粉3g，甘草2.4g。水煎服。（《医学发明》）

（5）桃红四物汤　治血瘀经痛，经闭，下腹胀痛，经行不畅，夹有瘀块，血色紫黑，经血量少，甚或数月不来，舌质紫，或舌边有瘀点，脉涩或沉缓：桃仁（打）9g，红花6g，川芎4.5g，当归、白芍各9g，熟地黄12g。水煎服。（《中药临床应用》）

血竭

《雷公炮炙论》

本品又名麒麟血、海蜡。为棕榈科植物麒麟竭果实中渗出的树脂；或为龙舌兰科植物柬埔寨龙血树木质中提取的树脂。产于我国云南南部。其味甘、咸，性平。归心包、肝经。具有化瘀止痛，止血，敛疮，生肌之功效。主治跌打损伤，外伤出血，伤口久不愈合。用法为内服，研末，0.3～1g，或入丸剂；外用研末撒或入膏药内敷贴。

使用注意：不宜入煎剂，应研末冲服；孕妇忌用。

【配伍应用】

（1）配蒲黄，研末外敷，治外伤出血证。

（2）配枯矾，外敷，治外伤出血疼痛及臁疮久溃，疮口不合等症。

（3）配儿茶，治外伤瘀血疼痛，疮疽溃不收口。

（4）配没药，治外伤肿痛，痛经，产后腹痛及疮疡溃破不敛。

（5）配大黄、自然铜，治皮破骨折。

（6）配乳香、没药、红花，治跌打损伤，瘀血凝滞，遍身疼痛等症。

（7）配乳香、没药、孩儿茶，共研细末外用，治痈疡创口久久不敛。

（8）配乳香、没药、象皮、龙骨，研末外敷，治溃疡不敛。

（9）配乳香、没药、儿茶、麝香，治跌打损伤，瘀阻肿痛。

（10）配当归、红花、蒲黄、五灵脂，治产后瘀阻腹痛等症。

（11）配乳香、没药、儿茶、冰片，治跌打损伤而有心腹疼痛或出血者。

（12）配当归、红花、元胡、炮姜，治瘀血积滞腹痛。

（13）配苏木、续断、乳香、没药、骨碎补，治跌打损伤，骨折，瘀血疼痛。

（14）配瓜蒌、薤白、五灵脂、红花、细辛、炮姜，治瘀血心痛。

【配方选例】

（1）七厘散 治跌打损伤，骨断筋折，瘀滞作痛，或血流不止，或金刃折伤等症：血竭30g，麝香、冰片各0.36g，乳香、没药、红花各4.5g，朱砂3.6g，儿茶7.2g。上为极细末，收贮瓷瓶，黄蜡封口，用时每服0.21g，冲酒服之，或用烧酒调敷伤处。孕妇慎用。(《全国中成药处方集》)

（2）血竭散　治痔漏痛不可忍：真血竭。为细末，用自津唾调涂。（《朱氏集验方》）

（3）血竭散　治皮骨破折：血竭120g，大黄36g，自然铜（醋煅）6g。为末，姜汁调涂。（《杂病源流犀烛·身形门》）

（4）血竭散　治产后败血冲心，胸满气喘，语言颠倒，健忘失志，以及胞衣不下：血竭、没药各等份。为细末，每服6g，用童便与好酒煎1沸待温调下。（《证治准绳》）

苏木

《医学启源》

本品又名红柴、赤木、苏方木。为豆科植物苏木的干燥心材。多产于广西、广东、台湾、贵州、云南、四川等地。其味甘、咸，性平。归心、肝、脾经。具有活血祛瘀，消肿止痛之功效。主治经闭，痛经，产后瘀阻，跌打损伤，瘀滞肿痛。用法为内服，煎汤，3～9g，研末或熬膏；外用研末撒。

使用注意：孕妇慎用。

【配伍应用】

（1）配刘寄奴、路路通，煎汤外洗，治跌打损伤所致的瘀肿疼痛。

（2）配党参、麦冬，治产后流血过多，头晕，目眩，气短等症。

（3）配当归、赤芍、红花，治血滞经闭瘀阻等症。

（4）配乳香、没药、血竭、自然铜，治跌打损伤，瘀滞肿痛。

（5）配桃仁、红花、川芎、当归，治妇女血滞经闭，痛经，产后瘀阻腹痛等症。

（6）配五灵脂、蒲黄、香附、高良姜、紫苏梗，治瘀血所致的胃脘痛。

【单味应用】

单味研为细末，敷于患处，封之，外缠纱布裹紧，治刀伤出血，跌打损伤。

【配方选例】

（1）当归饮　治因打损肺受风寒而为咳嗽或咯血：苏木、当归、生地黄、

大黄、芍药各等份。上为末，每服 9g，温酒调服。(《世医得效方》)

（2）苏木散　治瘀毒血瘀成块，坚硬突起不移者：苏木 60g，白蒺藜、红花、延胡索、桃仁各 30g，独活 9g，五灵脂 21g，降香、姜黄、赤芍各 18g，大黄 15g，乌药、三棱、莪术、陈皮、青皮、皂角刺、香附（酒炒）各 12g。共为细末，每服 6g，温酒送下。(《痧胀玉衡书》)

（3）八厘散　治跌打损伤：苏木面、半两钱、红花、番木鳖（油爆去毛）各 3g，自然铜（醋淬 7 次）、乳香、没药、血竭各 9g，麝香 0.3g，丁香 1.5g。上为细末，黄酒或童便调下。(《医宗金鉴》)

（4）和中益胃汤　治太阴、阳明腹痛，大便泄泻或下血鲜红，腹中微痛。胁下急缩，脉缓而洪弦，按之空虚：苏木 0.3g，藁本、益智各 0.6g，熟地黄、炙甘草各 0.9g，当归身 1.2g，柴胡、升麻各 1.5g。上为粗末，水煎，去渣，空腹服。(《兰室秘藏》)

自然铜

《雷公炮炙论》

本品又名石髓铅、假金子。为天然黄铁矿含二硫化铁（FeS_2）的矿石。多产于辽宁、湖北、河北、广东等地。其味辛，性平。归肝经。具有散瘀止痛，续筋接骨之功效。主治跌仆骨折，瘀滞肿痛。用法为内服，煎汤，3～9g，或入丸、散；外用研末调敷。

使用注意：阴虚有热者忌服。

【配伍应用】

（1）配䗪虫，同研为散内服，治创伤骨折，血瘀肿痛。

（2）配乳香、没药、䗪虫，治跌打损伤，筋骨折断，瘀滞肿痛。

（3）配乳香、没药、续断、骨碎补，治跌打损伤，尤其骨折患处有肿痛，内服或外洗均可。

（4）配乳香、没药、当归、羌活，共研末酒调服，治骨折疼痛。

（5）配骨碎补、红花、当归、土鳖虫，治跌打损伤，骨折。

（6）配骨粉、土鳖虫、乳香、没药、桂枝，治筋伤骨折，瘀血作痛。

（7）配桃仁、土鳖虫、焙牛角、制川乌、制草乌、炒蛋皮、枣树皮、冰片，治跌打损伤，肿胀疼痛。

【配方选例】

（1）自然铜散　治跌仆折骨损断：自然铜（火煅，米醋淬7次）、乳香、没药、苏木、降香、松节、川乌（去皮尖）各30g，地龙（去土，清油炒）、生龙骨各15g，血竭9g，蝼蛄（油浸，焙）10个。上为末，每服15g，病在上食后无灰酒送下，病在下空腹无灰酒送下。(《世医得效方》)

（2）自然铜散　治跌仆骨断：自然铜（煅红，醋淬7次，放湿土上月余后使用）、乳香、当归身、羌活各等份。上为粗末，每服6g，酒调下，日2次；骨伤用骨碎补15g，酒浸捣绞，取汁冲服。(《张氏医通》)

（3）驳骨丸　治跌打损伤，骨折：自然铜30g，乳香、没药各15g，土鳖虫9g。上为细末，每服1.5～3g，开水或温酒冲服，日1～2次。(《外伤科学》广州中医学院)

（4）自然铜散　治一切恶疮及火烧汤烫：自然铜、密陀僧各30g(并煅研)，甘草、黄柏各60g(并为末)。上4味一并研细，收密器中，水调涂或干敷。(《圣济总录》)

姜黄

《新修本草》

本品又名黄姜、宝鼎香。为姜科植物姜黄的根茎。多产于四川、福建等地。其味辛、苦，性温。归肝、脾经。具有破血行气，通经止痛之功效。主治血滞经闭腹痛，胸胁刺痛，跌打损伤，痈肿疼痛。用法为内服，煎汤，3～9g，或入丸、散；外用研末调敷。

使用注意：孕妇慎用。

【配伍应用】

（1）配桂枝，治全身上下关节凝滞，痹着疼痛等症。

（2）配肉桂，治血滞心腹疼痛，产后瘀血腹痛。

（3）配郁金，治血瘀胸胁胀痛。

（4）配乌药，治胃痛。

（5）配海桐皮，治风湿性关节疼痛。

（6）配红糖，治闭经腹痛。

（7）配醋香附，治腹中包块。

（8）配没药，治产后腹痛。

（9）配红枣、巴豆，捣泥做丸,1丸握手中（男左女右）,1丸塞鼻中，治急、慢性扁桃体炎、咽炎。

（10）配柴胡、白芥子，治血瘀气滞的胸胁刺痛。

（11）配郁金、茵陈，治胆结石。

（12）配元胡、香附，治气滞血瘀所致的胸腹痛，痛经及痹痛。

（13）配细辛、白芷，研细末外擦，治牙痛不可忍。

（14）配当归、木香、乌药，治心痛不可忍。

（15）配枳壳、白蒺藜、川楝子，治肝炎肝区痛者。

（16）配羌活、白术、当归，治血滞经络不通所致的风湿肩臂疼痛。

（17）配莪术、川芎、当归，治血滞经闭、腹痛。

（18）配槟榔、干漆、石灰，治九种心痛，发作无时及虫痛不可忍者。

（19）配甘草、羌活、白术，治臂背痛，不属非风非痰者。

（20）配大黄、黄柏、陈皮、白芷，研末外敷，治跌打损伤及痈肿疼痛。

（21）配明矾、雄葱、黄芩、赤芍，细末冷开水调敷（若溃烂敷外围），治疖疔灼热，红肿疼痒。

（22）配当归、白芍、川芎、延胡索，治血滞气阻，脐腹刺痛，月经不调等症。

（23）配枳壳、郁金、白芍、没药，治肝气郁结，或跌打损伤，胸胁瘀痛等症。

（24）配当归、赤芍、黄芪、羌活，治风痹臂痛，手足冷痹，脚膝沉重，或身体烦痛，项背拘急等症。

（25）配当归、熟地黄、干地黄、艾叶、鹿角胶，治妊娠胎漏，下血不止，腹痛。

【单味应用】

单味研末，布包，置患处咬住，治虫牙。

【配方选例】

（1）瑞金散　治妇人血气搐痛，月经不行，经先呕吐疼，及月信不通：姜黄120g，牡丹皮、莪术、红花、桂心、当归、芍药、川芎、延胡索各45g。上为末，每服6g，水1盏，酒3分，煎7分温服。(《妇人良方大全》)

（2）姜黄散　治妇人血脏久冷，月经不调，脐腹刺痛：姜黄、白芍各6g，延胡索、牡丹皮、当归各4.5g，莪术、红花、桂心、川芎各3g。水、酒煎，不拘时服。(《证治准绳》)

（3）姜黄散　治风热虫牙痛：姜黄、细辛、白芷。上为末，擦牙，须臾吐涎，盐汤漱口。(《杂病源流犀烛》)

（4）治心疼：姜黄、延胡索、乳香、没药。上各等份为末，好酒用1盏，（心疼如手捉，一方用水煎）。每服6g，不拘时温酒调服。(《奇效良方》)

（5）治月经不调，痛经：姜黄、白芍、延胡索、牡丹皮、当归各9g，红花、川芎各6g。水煎服。(《全国中草药汇编》)

郁金

《药性论》

本品又名马蒁、玉金。为姜科植物广西莪术或姜黄、莪术、郁金的块根。多产于浙江、广西、四川等地。其味辛、苦，性寒。归心、肝、胆经。具有祛瘀止痛，行气解郁，凉血清心，利疸退黄之功效。主治胸腹胁肋胀痛或刺痛，痛经，闭经，癥块，惊痫，癫狂，吐血，衄血，尿血，黄疸。用法为内服，煎汤，4.5～9g，磨汁或入丸、散。

使用注意：畏丁香；孕妇忌用。

【配伍应用】

（1）配丹参，治行经腹痛及心胸痹痛。

（2）配柴胡，治肝郁血滞所致的胁肋胀痛，月经不调，行经腹痛等症。

（3）配白矾，治惊痫，癫狂属痰浊阻遏心窍者。

（4）配枳壳，治肝郁气滞而见的胸胁胀闷，脘腹痞塞；瘀血不行而见的胸腹刺痛，胁下痞块等；气郁血瘀偏热或有化热倾向者。

（5）配石菖蒲，治湿温神昏，如流脑、乙脑患者的神志不清或呆滞。

（6）郁金粉配牡蛎粉，以米汤调匀，敷于患儿左右乳中穴，每日1次，治小儿各种疾病（不包括肺结核）伴有盗汗。

（7）配茵陈、栀子，治湿热黄疸。

（8）配明矾、蜈蚣，治癫痫抽搐。

（9）配姜黄、茵陈，治胆囊炎，胆结石。

（10）配鲜石菖蒲、竹沥，治湿温邪，蒙蔽清窍等症。

（11）配青皮、香附，治气滞血瘀所致的胸腹疼痛、胁肋胀满。

（12）配红花、瓜蒌、薤白，治冠心病心绞痛，或胸闷等症。

（13）配香附、当归、白芍，治气滞血瘀所致的胸胁疼痛、经期腹痛等症。

（14）配浙贝母、煅牡蛎、海藻，焙干研末，黄酒送服，治地方性甲状腺肿。

（15）配旱莲草、冬葵子、石韦，治肾结核之血尿。

（16）配生地黄、牡丹皮、山栀，治吐血，衄血，尿血等兼有瘀滞的证候。

（17）配柴胡、当归、黄芩，治血瘀经痛，尤于经前痛而偏热者。

（18）配桔梗、枳壳、瓜蒌，治气滞胸腹胀痛，肝炎胁痛等症。

（19）配当归、川芎、香附，治经少腹痛。

（20）配青皮、陈皮、枳壳，治肝气犯胃，两胁胀痛。

（21）配茵陈、栀子、枳壳，治黄疸。

（22）配香附、柴胡、白芍、甘草，治胸胁胀痛。

（23）配柴胡、香附、当归、白芍，治气血郁滞所致的胸胁脘腹胀闷作痛，癥瘕，痛经等症。

（24）配丹参、青皮、香附、鳖甲，治癥瘕积块，胀满疼痛。

（25）配生地黄、牡丹皮、山栀、牛膝，治血热瘀滞所致的吐血、衄血、尿血及妇女倒经等症。

（26）配金钱草、枳壳、木香、大黄，治胆石症。

（27）配牡丹皮、生地黄、赤芍、栀子，治热病斑疹，吐衄等症。

（28）配薤白、桂枝、桃仁、瓜蒌，水煎服，治非化脓性肋软骨炎。

（29）配茵陈、藿香、白豆蔻、半夏，治黄疸胁痛及湿温病所致的胸闷痞满、小便减少、食欲不振等症。

【单味应用】

单味醋磨，滴耳中，治耳脓。

【配方选例】

（1）治腹疼血滞方　治肚腹攻疼，因血滞者：郁金、木香、莪术、延胡索各3g。白汤磨服，每服6g，分2次服。（《本草汇言》）

（2）郁金散　治血淋及尿血，水道涩痛：郁金、瞿麦、生干地黄、滑石、芒硝、车前叶各30g。水煎，分2次温服。（《太平圣惠方》）

（3）金花散　治一切丹毒：郁金、黄芩、甘草、山栀子、大黄、黄连、糯米各30g。上为末，蜜水调如泥，外敷患处。（《三因》）

（4）宝花散　治痧胀，绞肠痧：郁金3g，细辛90g，降香9g，荆芥12g。上为细末，石二（《痧症全书》卷下），十号节象方（《杂病源流犀烛》卷二十一）。（《痧胀玉衡》）

穿山甲

《本草图经》

本品又名鲮鲤甲、川山甲、甲片。为鲮鲤科动物鲮鲤的鳞甲。多产于广东、广西、云南、福建、台湾等地。其味咸，性微寒。归肝、胃经。具有通经下乳，祛瘀散结，消肿排脓，外用止血。主治经闭，乳汁不下，癥瘕痞块，瘰疬，痈疽肿毒，风湿痹痛，肢体拘挛或强直。用法为内服，煎汤，4.5～9g，或入散剂；外用研末撒或调敷。

【配伍应用】

（1）配王不留行，治乳络壅滞，乳汁不通或乳汁不畅。

（2）配皂角刺，治外疡疮头已突出，将溃未溃者。

（3）配猪苓（以醋炙研末），酒服，治便毒便痈。

（4）配麝香，外用，治聤耳出脓。

（5）本品烧，配猪膏和敷，治蚁瘘疮多而孔小者。

（6）配肉豆蔻，研末米饮调服，治气痔脓血。甚者加猬皮烧入，中病即已，不必尽剂。

（7）配干枣，同烧存性，井水调下，治但热不寒疟。

（8）穿山甲肉配五香粉适量，加水炖食，每日1次，连服3～4次，治多尿。

（9）配金银花、皂角刺，治痈肿初起者。

（10）配雷丸、干漆，治囊虫病。

（11）配丹参、赭石，治高血压病。

（12）配皂角刺、生黄芪，治痈肿初起或脓成不溃等症。

（13）配当归、川芎，治血瘀气滞引起的诸痛。

（14）配黄芪、通草，治乳汁不下。

（15）配蛤粉、麝香，治痘疮变黑。

（16）配水银、轻粉外擦，治白癜风。

（17）配当归、红花、鳖甲，治瘀血阻滞之经闭、癥瘕等症。

（18）配王不留行、当归、通草，治乳汁不下。

（19）配夏枯草、生牡蛎、海藻，治气滞痰凝所致的瘰疬、瘿瘤等症。

（20）配莪术、三棱、当归，治癥瘕积聚。

（21）配黄芪、当归、皂角刺，治痈肿脓成不溃。

（22）配轻粉、铅粉、黄丹，共为末，麻油调，涂于耳内，治耳底穿孔、流脓。

（23）配王不留行、通草、路路通，治产后气血瘀滞所致的乳房胀硬、乳汁不下者。

（24）配白霜梅、雄黄、枯矾，研末外用，治喉癣。

（25）配皂角刺、金银花、赤芍，治痈肿初起，未成脓者。

（26）配莪术、三棱、丹参、鳖甲，治瘀滞所致的癥瘕痞块。

（27）配金银花、皂角刺、乳香、没药，治痈肿初起者。

（28）配王不留行、宣木瓜、黄芪、木通，治哺乳妇女乳汁分泌不足。

（29）配熟枣仁、生地黄、磁石、阿胶，治神经衰弱。

（30）配当归、川芎、羌活、防风，治风湿痹痛，筋骨拘挛等症。

（31）配皂角刺、当归尾、贝母、天花粉，治痈疮阳证，气血未虚者。

（32）炮山甲配白及、百部、牡蛎，研粉，如病灶有活动，百部加倍，治肺结核。

【配方选例】

（1）秘方夺命散　治一切痈疽，无名恶疮，其效不可尽述：穿山甲18g，乳香3g，赤芍、甘草节各18g，贝母、当归尾各3g，皂角针、陈皮、金银花各9g，没药6g，花粉24g，防风、白芷各15g。酒煎服。（穿山甲在应用时应先用砂炒泡黄，用醋淬，然后入药，不然甲质坚硬，煎煮时难溶于水，入丸散则难研成粉，原方未注明炮炙规格，故加补充，供读者参考）（《袖珍方》）

（2）仙方活命饮　治疮疡肿毒初起，赤肿焮痛，属于阳证者：穿山甲（炙）、天花粉、甘草节、乳香、白芷、赤芍、贝母、防风、没药、皂角刺（炒）、当归尾各3g，陈皮、金银花各9g。用酒1碗，连同上药入瓶内，以纸糊瓶口，勿令泄气，慢火煎数沸，去渣，分病上下，食前后服之，能饮酒者，再饮2～3杯尤好。疮疡已溃及阴疽患者忌用。（《校注妇人良方》）

（3）加味活命散　治热毒留滞而致的肿毒，发背疔疮：穿山甲（土炒）、金银花、大黄各9g，陈皮、当归尾各4.5g，天花粉、薄荷、赤芍、生地黄、白芷、乳香、甘草、防风、贝母各3g，没药、皂角刺各1.5g。水煎，空腹服。若毒邪在背，加皂角刺4.5g；在面，加白芷3g；在胸，加瓜蒌仁6g；在头项手足，加金银花15g。（《杂病源流犀烛》）

（4）掌中金丸　治妇人干血痨：炮山甲、草乌、皂角、甘草、苦丁香、川椒、葶苈子、白附子各6g，巴豆3g（合用，研）。上为细末，生葱绞汁和丸，弹子大，每用1丸，新绵包定，纳阴中。（《医垒元戎》）

乳香

《名医别录》

本品又名熏陆香、乳头香、浴香。为橄榄科植物卡氏乳香树及其同属数种植物的油胶树脂。国外索马里、埃塞俄比亚、阿拉伯半岛南部等地均产。其味辛、苦，性温。归心、肝、脾经。具有活血止痛，消肿生肌之功效。主治跌打损伤，痈疽，心腹痛，拘挛，疮疡溃破久不收口。用法为内服，煎汤，3～9g，或入丸、散；外用研末调敷。

【配伍应用】

（1）配没药，治跌打损伤，瘀血肿痛，痈疮肿痛，心腹疼痛，痛经，以及风湿痹痛等症；亦可研末外敷，治疮疡溃久不敛，或跌打损伤肌肉肿痛等症。

（2）配香附、郁金，治肝胃气痛。

（3）配地龙、川乌，治跌打筋骨疼痛或痹证关节筋骨疼痛。

（4）配牛膝、红花，治闪挫气滞血瘀之胁肋痛。

（5）配没药、雄黄、麝香，治痈肿痛或溃久不敛。

（6）配没药、血竭、红花，治跌打瘀滞肿痛。

（7）配羌活、防风、当归，治风湿痹痛，筋脉拘挛等症。

（8）配五灵脂、高良姜、香附，治胃脘疼痛。

（9）配川黄连、黄柏、龟甲，各为末研匀香油调外敷，治婴儿湿疹严重者。

（10）配五灵脂、没药、香附，治血瘀气滞之胃痛、胸腹疼痛、痛经等症。

（11）配马钱子、麻黄、没药，马钱子用童便浸泡，时时更换，后去毛砂炒；乳香、没药用灯草去油，共研末服，每次 0.5～1g，治腰椎间盘突出症。

（12）配朱砂、酸枣仁、远志，治癫狂等症。

（13）配荆芥、防风、没药、胡椒面，研末装布袋用醋喷洒热敷，治火热邪毒、血瘀阻滞型肋软骨炎。

（14）配毛冬青、鸡血藤、老桑枝、炙甘草，治血栓闭塞性脉管炎。

（15）配当归、丹参、香附、延胡索，治痛经，经闭等症。

（16）配元胡、五灵脂、草豆蔻、没药，研末，酒调服，治心腹痛。

【单味应用】

（1）单味研末敷贴，治外伤或感染而发生患部破溃，伤口久不愈合等症。

（2）单味研细，含化咽下，徐徐用之，治骨鲠咽喉。

（3）单味烧烟熏之，以顺其脉，治口眼㖞斜。

【配方选例】

（1）没药散　治口疮：乳香、没药、雄黄各 3g，轻粉 1.5g，巴豆霜少许。上为末，搽患处。（《证治准绳》）

（2）乳香寻痛丸　治中风瘫痪不遂，手足弹曳，口眼㖞斜，或旋运僵仆，涎潮搐搦，卒中急风，不省人事：乳香、川乌、没药、五灵脂、白胶香、地龙、干姜、半夏、五加皮、赤小豆各等份。上为细末，面糊为丸，梧桐子大，每服 20 丸，空腹黑豆淋酒送下。（《奇效良方》）

（3）乳香丸　治小儿腹痛多啼，唇黑囊肿，惊风内钓，角弓反张：乳香、没药、沉香各 30g，蝎尾 4 枚，槟榔 45g（一方无槟榔）。上为末，炼蜜和丸，黍米大，每服 3 丸，石菖蒲、钩藤煎汤送下。（《普济本事方》）

（4）乳香膏　治恶疮，打扑，走注疼痛：乳香（研）、松脂、白蜡各 15g，白胶香 60g，杏仁油 1 斤。先将松脂在炭火上熔开，下白胶香、白蜡化开，入油搅匀，过滤去渣，在水中持拔呈白色如银，再入乳香拔白色，摊贴患处。（《外科精义》）

没药

《药性论》

本品又名末药。为橄榄科植物没药树及其同属数种植物茎干皮部渗出的油胶树脂。国外索马里，埃塞俄比亚等地均产。其味苦，性平。归心、肝、脾经。具有活血止痛，消肿生肌之功效。主治同乳香。常与乳香相须为用。用法为内服，煎汤，3～9g，或入丸、散；外用研末调敷。

【配伍应用】

（1）配乳香，治瘀血肿痛，痈疮肿痛等症。

（2）生没药配生雄黄，研末，取少许吹鼻中，治牙疼。

（3）配红花，治血瘀心腹疼痛及妇女经闭，痛经等症。

（4）配血竭，研末，每 6g，开水送服，治血瘀型胞衣不下。

（5）配延胡索、香附、五灵脂，治血瘀气滞所致的脘腹疼痛。

（6）配乳香、当归、丹参，治气血凝滞，疝瘕癥瘕，心腹疼痛，腿、臂疼痛，内外疮疡等症。

（7）配红花、当归、延胡索，治血瘀心腹疼痛及妇女经闭，痛经等症。

（8）配马钱子、麻黄、乳香，马钱子用童便浸泡，时时更换，后去毛砂炒；乳香、没药用灯草去油，研末服，每次 0.5 ~ 1g，治腰椎间盘突出症。

（9）配当归、丹参、乳香、赤芍，治肘膝关节肿痛。

（10）配乳香、当归、肉桂、川芎，治跌打损伤，瘀血凝滞作痛。

（11）配荆芥、防风、乳香、胡椒面，研末装袋，用醋喷洒，热敷，治火热毒邪，血瘀阻滞型肋软骨炎。

（12）配红花、当归、乳香、延胡索，治气滞血瘀之筋骨疼痛。

（13）配乳香、桃仁、当归、赤芍、自然铜，治跌打损伤，关节肿痛。

【配方选例】

（1）没药散　治妇人血瘀腹痛：没药、红花、延胡索、当归各等份。上为细末，每次 6g，冲服。(《博济方》)

（2）没药散　治风冷搏于肺脏，上攻于鼻，则令鼻痛：没药、炒全蝎、炮天南星、炮白附子、雄黄、当归、朱砂、胡黄连、牛黄、白芷、麝香、官桂（去皮）、丁香、炙甘草各 7.5g，乌梢蛇（酒浸，去皮骨，炙）15g。上为细末，每服 1.5g，温酒调服。(《证治准绳》)

（3）没药丸　治跌仆内损，筋骨疼痛：没药、乳香、芍药、川芎、川椒（去目及合口者）、当归各 15g，自然铜（炭火烧）6g。上为末，用黄蜡 60g 溶开，入药末不住手搅匀，为丸，弹子大，每服 1 丸，用好酒煎开趁热服。(《世医得效方》)

（4）没药丸　治打仆筋骨疼痛，或气逆血晕，或瘀血内停，肚腹作痛，或胸膈胀闷等症：没药、乳香、川芎、川椒、芍药、当归、红花、桃仁、血竭各 30g，自然铜（火煅，醋淬 7 次）12g。上为细末，用黄蜡 120g 溶化，入前药，速搅匀，为丸，弹子大，每服 1 丸，酒化服。(《伤科汇纂》)

（5）没药散　治遍身百节风虚劳冷，麻痹困弱走注疼痛，日夜不止：没药 60g，虎骨（醋炙）120g。上为细末，每服 15g，温酒调下，不拘时，每日 2 次。(《证治准绳》)

五灵脂

(《开宝重定本草》)

本品又名灵脂、寒雀粪。为鼯鼠科动物橙足鼯鼠的干燥粪便。产于河北、山西等地。其味咸，性温。归肝经。具有散瘀止痛之功效。主治痛经，儿枕痛，疝痛，崩漏，肠风。用法为内服，煎汤（布包），3～9g，或入丸、散；外用研末调敷。

使用注意：孕妇及无瘀者禁用。恶人参。

【配伍应用】

（1）配真降香，治气滞血瘀所致的胸胁痛、胃脘痛、腹痛。

（2）配蒲黄，治血行不畅及瘀血阻滞所致的心腹胁肋刺痛、经闭、痛经、产后腹痛及跌打损伤疼痛等症。

（3）配生蒲黄，用淡醋冲服，治蝎刺蛰伤。

（4）配生蒲黄，研末，米醋调糊，外敷，治瘀血阻滞型肋软骨炎。

（5）配海螵蛸，研细末，用熟猪肝，每日蘸食，治目生浮翳。

（6）配干姜，治胃脘寒痛。

（7）配香附，治神经性或溃疡性胃痛。

（8）配枯矾，治胃痛。

（9）配雄黄，研末，白酒调匀外敷；并内服 6g，治蝎蛰，毒蛇、蜈蚣咬伤。

（10）配桑螵蛸，治乳房出血。

（11）配炮姜，治胃脘寒痛。

（12）配干姜炭、高良姜，治胃寒而痛。

（13）配当归、益母草，治血瘀经闭。

（14）配延胡索、益母草，治月经困难，痛经而属瘀血所致者。

（15）配川乌、威灵仙，治跌打损伤，或风湿疼痛等症。

（16）配阿胶、当归，治崩漏不止。

（17）配炮姜、肉桂，治下焦虚寒，血瘀腹痛，或妇女虚寒腹痛，经闭，月经不调等症。

（18）配蒲黄、延胡索、没药，治血气诸痛，心腹刺痛。

（19）配当归、川芎、香附，治妇女血瘀腹痛，经闭，痛经，或月经不调等症。

（20）配延胡索、没药、草果，治心腹刺痛。

（21）配蒲黄、川芎、当归、延胡索，治产后恶露不下，小腹痛。

（22）配紫丹参、三七、葛根、降香，治心绞痛。

【单味应用】

（1）单味五灵脂炒炭，治妇女崩漏下血，痔疮出血等症。

（2）单味研末掺于患处，其血立止，治各种外伤性出血。

【配方选例】

（1）四生丸　治口眼㖞斜，半身不遂：五灵脂、骨碎补、川乌、当归各等份。上为细末，无灰酒打糊为丸，梧桐子大，每服 7～15 丸，温酒送下。(《太平惠民和剂局方》)

（2）失笑散　治瘀血内阻，月经不调，小腹急痛，产后腹痛，恶露不行：五灵脂（酒研）、蒲黄（炒香）各等份。为末，每服 6g，先用酽醋调熬成膏，再用水煎，食前热服。(《太平惠民和剂局方》)

（3）沉香阿魏丸　治痧气壅血阻，昏迷不醒，偏身沉重，不能转侧：五灵脂、陈皮各 30g，青皮、天仙子、姜黄、莪术、三棱各 21g，枳壳 18g，白蔻仁、乌药各 15g，沉香、木香各 6g，阿魏 3g。上为末，水泛为丸，绿豆大，石一（《痧症全书》卷下）、九号坎象方（《杂病源流犀烛》卷二十一）。(《痧胀玉衡书》)

（4）沈氏血症丸　治血癥心腹怵胁间苦痛，渐至羸瘦：五灵脂、大黄、甘草梢、桃仁泥各 15g，牛膝 12g，官桂 6g，延胡索、当归身各 18g，三棱、莪术、赤芍、川芎各 9g，琥珀、乳香、没药各 3g，生地黄 21g。上为细末，酒煮米糊为丸，每服 3g，体壮者 4.5g，病消过半即止。(《杂病源流犀烛》)

三棱

《本草拾遗》

本品又名京三棱、红蒲根、荆三棱。为黑三棱科植物黑三棱的块茎。多产于江苏、河南、山东、江西等地。其味辛、苦，性平。归肝、脾经。具有破瘀消积，行气止痛之功效。主治血瘀经闭，产后瘀滞腹痛，癥瘕，食滞，胸腹胀痛。用法为内服，煎汤，4.5～9g，或入丸、散。

使用注意：孕妇禁用。

【配伍应用】

（1）配莪术，治瘀血经闭，行经腹痛，癥瘕积聚，食积腹痛，癌肿。

（2）配莪术、牛膝、川芎，治血瘀经闭，产后瘀滞腹痛，癥瘕积聚等症。

（3）配党参、黄芪、白术，治血瘀、癥瘕属体虚者。

（4）配莪术、青皮、麦芽，治气滞积聚诸证。

（5）配当归、红花、地黄，治血瘀经闭，小腹痛不可按。

（6）配莪术、砂仁、青皮，治胸腹胀满，气滞腹痛。

（7）配青皮、神曲、麦芽，治伤食引起的诸证。

（8）配莪术、丹参、鳖甲、牡蛎，治癥瘕积聚诸证。

（9）配莪术、丹参、郁金、牡蛎，治肝脾肿大。

（10）配川芎、牡丹皮、川牛膝、延胡索，治血瘀经闭，小腹疼痛拒按。

（11）配莪术、红花、当归、延胡索，治闭经腹痛。

（12）配莪术、鸡内金、生黄芪、党参，治腹中包块。

（13）配莪术、青皮、麦芽、半夏，治食积痰阻，癥瘕积聚，胸胁胀满，恶心不食等症。

【配方选例】

（1）三棱煎丸　治中脘气痞，心腹坚胀，胁下紧硬，胸中痞塞，喘满短气，噫气不通，呕吐痰逆，饮食不下，大便不调等症：三棱（生细锉250g捣，罗为末，以好酒3升，瓦器熬成膏）60g，青橘皮（去白）、莱菔子（微炒）、杏仁（去皮尖，炒）、干漆（炒令烟尽）各60g，神曲（碎炒）、麦蘖（炒）各90g，硇砂（研飞）30g。上为末，以三棱膏搜和，丸如梧桐子大。每服15～20丸，温米汤饮下，食后服。（《太平惠民和剂局方》）

（2）赚气散　治心胸痞闷，腹胁虚胀，两胁刺痛：三棱、莪术各150g，白术90g，木香15g，枳壳30g，姜适量，水煎。每服15g，用砂糖少许压下。（《得效方》）

（3）棱术汤　治痧有因于食积：三棱、莱菔子、蓬莪术、青皮、乌药、槟榔、枳壳各30g。水煎，顿服。（《痧胀玉衡书》）

（4）三棱散　治酒食伤积：三棱、蓬莪术、甘草、青皮、益智各6g，白茯苓12g。上为末，少盐煎，每日1剂，分2次服。（《直指方论》）

（5）莪棱通经汤　治月经不调（闭经、痛经），癥瘕积聚：三棱、莪术、肉桂（冲）各 3g，木香（后下）4.5g，熟地黄、白芍、当归、元胡、川芎、桃仁（杵泥）各 9g，红花 6g。水 5 碗，煮取 2 碗，去渣，分 2 次温服。(《中药临床应用》)

水蛭

《神农本草经》

本品又名蜞、水麻贴、蚑、马蛭、蚂蟥蜞、红蛭。为水蛭科动物日本医蛭或宽体金线蛭等的干燥全体。多产于山东、江苏等地。其味苦、咸，性平。有小毒。归肝经。具有破血逐瘀，通经消癥之功效。主治经闭，癥瘕积聚，跌打损伤瘀滞疼痛。用法为内服，或入丸、散，1.5～3g；外用置病处吮吸；或浸取液滴。

使用注意：孕妇及月经期妇女忌用。

【配伍应用】

（1）配虻虫，治血瘀闭经，癥瘕积聚，折伤坠仆，蓄血疼痛。

（2）配海藻，治食管癌。

（3）配三七末、麝香，治跌打损伤所致的内脏挫伤、瘀肿、蓄血等症。

（4）配芒硝、大黄，醋调外敷，治无名肿毒。

（5）配大黄、牵牛，治损伤肿痛，大便不通者。

（6）配虻虫、大黄、桃仁，治血瘀阻滞的经闭、癥瘕、蓄血及跌仆损伤、瘀滞肿痛等症。

（7）配桃仁、莪术、黄芪、当归，治经闭或恶露不尽。

（8）配虻虫、当归、赤芍、川芎，治瘀血经闭。

（9）配桃仁、三棱、莪术、当归，治瘀血阻滞的经闭、癥瘕积聚及跌仆损伤。

（10）配当归、三棱、桃仁、益母草，治血瘀经闭，腹痛有块。

【单味应用】

单味焙，研末，黄酒冲服，治跌仆损伤，瘀血作痛。

【配方选例】

（1）抵当汤　治下焦蓄血所致之发狂或如狂，少腹硬满，小便自利，喜忘，大便色黑解，脉沉结，及妇女经闭少腹硬满拒按者：水蛭（熬）、虻虫（去翅、足，熬）各30个，桃仁（去皮尖）20个，大黄（酒洗）10g，上4味，以水5升，煮取3升，去渣，温服1升。不下，更服。（《伤寒论》）

（2）夺命散　治金疮，打损及从高坠下、木石所压，内损瘀血，心腹疼痛，大小便不通，气绝欲死：红蛭（用石灰慢火炒令焦黄色）15g，大黄、黑牵牛各60g。上各为细末，每服9g，用热酒调下，如人行4~5里，再用热酒调牵牛末6g催之，须脏腑转下恶血，成块或成片，恶血尽即愈。（《济生方》）

（3）治漏下去血不止：水蛭治下筛，酒服3g许，每日2次，恶血消即愈。（《千金方》）

（4）治折伤：水蛭，新瓦上焙干，为细末，热酒调下3g，食倾，痛可，更1服，痛止。便将折骨药封，以物夹定之。（《经验方》）

虻虫

《本草经集注》

本品又名蜚虻、牛虻。为虻科昆虫复带虻及其同属近缘昆虫的雌虻干燥全体。多产于广西、四川、浙江、江苏、湖南、湖北、河南、山西、辽宁等地。其味苦，性微寒。有小毒。归肝经。具有破血逐瘀，通经消癥之功效。主治血滞经闭，癥瘕，蓄血证，仆损瘀痛。用法为内服，煎汤，1.5~3g，研末0.3~0.6g，或入丸、散。

使用注意：孕妇忌服。

【配伍应用】

（1）配水蛭，治经闭，癥瘕积聚，跌仆瘀肿等症。
（2）配牡丹皮，治踝折瘀血。
（3）配松香，为末，置膏药中贴患处，治肿毒。
（4）配水蛭、大黄、桃仁，治腹部包块。
（5）配水蛭、当归、赤芍、川芎，治瘀血经闭。

（6）配牡丹皮、骨碎补、续断、乳香、没药，治跌打损伤，瘀血肿痛。

【配方选例】

（1）没药散　治血运血结，或聚于胸中，或偏于少腹，或运于胁肋：炒虻虫、没药各3g，炒水蛭6g，麝香少许。为细末，用当归、川芎各60g，熟地黄、芍药、鬼箭羽、红花、延胡索各30g。为粗末，每服15g，煎汤调服。（《活法机要》）

（2）治腕折瘀血：虻虫20枚，牡丹皮30g。上2味，治下筛，酒服3g，血化为水。（《千金方》）

（3）治肿毒：虻虫、松香等份。为末，置膏药中贴患处。（《现代实用中药》）

（4）地黄通经丸　治月经不行，或产后恶露脐腹作痛：熟地黄120g，虻虫（去头、翅，炒）、水蛭（糯米同炒黄，去糯米）、桃仁（去皮、尖）各50枚。上为末，蜜丸，桐子大，每服5~7丸，空腹温酒下。（《妇人良方》）

䗪虫

《神农本草经》

本品又名地鳖虫、土鳖虫、地乌龟、蚵蚾、土元。为鳖蠊科昆虫地鳖或冀地鳖雌虫的干燥全体。多产于江苏、浙江、河南等地。其味咸，性寒。有小毒。归肝经。具有破血逐瘀，续筋接骨之功效。主治经闭，癥瘕，骨折损伤。用法为内服，煎汤，3~6g，或入丸、散；外用煎水含漱或捣敷。

使用注意：孕妇忌服。

【配伍应用】

（1）配煅自然铜，治腰痛。

（2）配大黄，治血瘀经闭，癥瘕肿块，肌肤甲错，两目暗黑，或有潮热，以及跌打瘀血肿痛等症。

（3）配食盐，水煎，含令吐，勿咽，治重舌满口，不得语。

（4）配陈瓦花（在屋上隔年者佳，瓦上煅存性），同捣烂，制成膏药外贴，治瘰疬。

（5）配生薄荷，共研汁，帛包捻舌下肿处，治重舌塞痛。

（6）配地龙，研粉吞服，治急性腰肌扭伤，掣痛，活动艰难，入夜更甚，睡眠不安。

（7）配桃仁、大黄，治经闭，癥瘕之证。

（8）配大黄、当归，治跌打损伤；或研末水调外敷。

（9）配泽兰、丹参，治外伤瘀血肿痛。

（10）配姜黄、郁金、三七，治慢性肝炎之肝肿大或早期肝硬化、肝区刺痛者。

（11）配全蝎、地龙、蜈蚣，研细装胶囊，每次服1g，治瘰疬、阴疽、脱疽。

（12）配郁金、三七、鸡内金，治肝肿大属慢性肝炎或早期肝硬化，肝区有闷痛。

（13）配自然铜、乳香、没药，治骨折伤损之证。

（14）配大黄、水蛭、虻虫、桃仁，治经闭，癥瘕之证。

（15）配地黄、赤芍、大黄、黄芩，治血滞经闭，形瘦，皮肤爪甲干燥。

（16）配自然铜、乳香、没药、麝香，治骨折损伤，瘀滞肿痛。

（17）配乳香、没药、自然铜、龙骨，治骨折及外伤疼痛。

（18）配自然铜、乳香、没药、骨碎补，治跌打损伤有瘀肿或骨折。

（19）配水蛭、虻虫、干漆、大黄，治瘀血阻滞的经闭，癥瘕之证。

（20）配大风艾、铁包金、穿破石、虎乳灵芝，治子宫肌瘤。

（21）配穿山甲、桃仁、没药、当归，治宫外孕。

（22）配四物汤，加配蒲黄、五灵脂、花蕊石，治宫外孕，有包块和蓄血者。

（23）配丹参、赤芍、香附、桃仁、延胡索，治经闭，痛经。

（24）配自然铜、血竭、乳香、没药、三七，治骨折瘀血肿痛。

（25）配大黄、水蛭、虻虫、桃仁、生地黄，治内有干血，腹满经闭，肌肤甲错等症。

（26）配鳖甲、柴胡、黄芩、大黄、桃仁，治疟疾日久不愈，胁下痞块等症。

【单味应用】

（1）鲜品用温开水洗净，在小碗中捣烂、绞汁、去渣，取汁用白酒冲服

（无鲜品，可用干品，用量减半），治急性腰扭伤。

（2）单味研末，用红花酒（或白酒）送服，治急性腰扭伤。孕妇忌服。

【配方选例】

（1）华佗治诸淋神方　治诸淋：䗪虫（熬）1.5g，斑蝥（去足熬）、地龙（去足熬）各0.6g，猪苓1g。上为末，每服1.2g，小麦汁下，日3夜2。有热者，去猪苓，服药2日后，以器盛小便，当有所下，肉淋则下碎肉，血淋下如短绳，若如肉脓，气淋下如羹上肥，石淋下石或下砂，剧者10日即愈。（《华佗神方》）

（2）治小儿腹痛夜啼：䗪虫（微炒）10g，赤芍15g，芎䓖15g。捣罗为末，每服1.5g，以温酒调下。量儿大小，如减服之。（《太平圣惠方》）

（3）治折伤，接骨：蛈蝂（隔纸，砂锅内焙干）18g，自然铜（火煅醋淬7次）60g。为末，每服6g，温酒调下，病在上，食后服；病在下，食前服。（《袖珍方》）

（4）治疯狗咬伤：䗪虫（去足炒）7个，生大黄9g，桃仁（去皮、尖）7粒。白蜜9g，黄酒1碗，煎至7分服。（《吉林中草药》）

（5）跌打散　治跌打损伤：地鳖虫15g（去头足，研末），自然铜（煅末）、骨碎补、当归、红花、乳香、没药、赤芍、川续断各9g。共研极细末（亦可制丸），每服3~6g，温开水或黄酒送服。（《中药临床应用》）

（6）治黑色素瘤：土鳖虫、金银花各2斤，红枣、核桃仁各1斤，制马钱子半斤，冰片18g，猪胆汁1.5斤。除猪胆汁外，共研细末，将猪胆汁煮沸1小时，加入药粉，用适量蜂蜜为丸，每丸重7.5g，每日早、晚各服1丸。（《全国中草药汇编》）

第十八章　抗肿瘤药

长春花

《中国药用植物图鉴》

本品又名雁来红、日日新。为夹竹桃科植物长春花的全草。产于我国长江以南各地。其味苦，性凉。有毒。具有抗肿瘤，降血压之功效。主治淋巴网状细胞肉瘤（霍奇金淋巴瘤），恶性淋巴瘤，急性淋巴细胞性白血病，绒毛膜上皮癌，乳腺癌，外用治烫火伤。用法为内服，煎汤，6～15g，或将提取物制成注射剂。

使用注意：大量长期应用可引起白细胞下降，恶心，呕吐，神经麻痹（如声带麻痹以致声音嘶哑）。白细胞过低，全身明显衰弱的患者慎用。

【配伍应用】

配夏枯草、车前草、豨莶草、白芍，治高血压病而有肝阳上亢证者。

【单味应用】

（1）本品鲜叶捣敷，治火烫伤。

（2）本品提取制成针剂，治淋巴网状细胞肉瘤等恶性淋巴瘤，急性淋巴细胞性白血病，以及绒毛膜上皮癌，乳腺癌等。

喜树

《浙江民间常用草药》

本品又名千张树、水桐树、野芭蕉、旱莲木。为珙桐科植物旱莲木的果实或根皮。产于长江流域及南方各地。其味苦，性寒。有毒。具有抗肿瘤之功效。主治胃癌，结肠癌，直肠癌，食道癌，头颈部腺癌，绒毛膜上皮癌，慢性粒细胞性白血病，肺癌，膀胱癌。用法为内服，煎汤，根皮9～15g，果实3～9g；或制成针、片剂用。

使用注意：大量或长期应用可引起恶心，呕吐，腹泻，白细胞下降，尿频，尿痛，尿血。

【配方选例】

（1）治疖肿，疮痈初起：喜树嫩叶1握，加食盐少许，捣烂，外敷。（《江西中草药学》）

（2）治牛皮癣：喜树皮（或树枝）切碎，水煎浓缩，然后加羊毛脂、凡士林，调成10%～20%油膏，外搽；另取树皮或树枝30～60g，水煎服，每日1剂。亦可取叶加水浓缩后外洗患处。忌用铁器煎煮、调制。（《浙江民间常用草药》）

（3）治癌肿，或白血病：喜树皮，提取喜树碱，制成注射液，肌肉注射，每日注射10～20mL，10～14天为1疗程，以后每3天注射1次，可作维持量。（《陕甘宁青中草药选》）

（4）治银屑病：喜树果，制成20%软膏外涂。（全国高等医药院校试用教材《中药学》）

（5）治恶性肿瘤，急性白血症：喜树果注射液，肌肉注射，每日2～8mL（每支2mL内含喜树果8g）。喜树果片，每日口服8～12片，相当于喜树果6～9g，分3～4次服用。（《全国中草药汇编》）

附：喜树果片　取喜树果8公斤，竹茹、白茅根各4公斤，按生药1：4加水煎3小时，再按1：2加水煎2小时，合并煎液，过滤，浓缩至1公斤，放冷，加入淀粉5.6公斤拌匀，烘干，打碎过筛，加润滑剂，压片，包糖衣。每片重0.5g，每4片含喜树果1g。

莪术

《医学入门》

本品又名蓬莪术、山姜黄、芋儿七。为姜科植物莪术、郁金或广西莪术的根茎。多产于广西、四川、浙江等地。其味辛、苦，性温。归肝、脾经。具有抗肿瘤，破血祛瘀，行气止痛之功效。主治宫颈癌，外阴癌，皮肤癌，经闭腹痛癥瘕痞块。用法为内服，煎汤，3～9g。破血行瘀，宜醋炒。制乳剂或软膏涂搽，治皮肤癌。

使用注意：孕妇忌用。

【配伍应用】

（1）配三棱，治血瘀经闭，产后瘀滞，癥瘕积聚等症。

（2）配四物汤，治月经稀发，数月不行，并有小腹作痛，精神郁闷，脉弦，小腹有包块。

（3）配木香（煨），淡醋汤下，治一切冷气，抢心切痛，发即欲死，或久患心腹痛时发者。

（4）配干漆，治妇人血气痛游走及腰痛；腰痛用胡桃酒下，游走痛用冷水调下。

（5）配青皮，治气滞胸腹满闷作痛。

（6）配川黄连、吴茱萸，治吞酸吐酸。

（7）配肉桂、小茴香，治奔豚疝瘕。

（8）配木香、川厚朴，治饮食积滞，气胀，肠鸣，胃部满实作痛。

（9）配川楝子、硼砂，治气不接续，气短，并兼治滑泄及小便数。

（10）配青皮、香附，治气滞胸腹满闷作痛。

（11）配焦麦芽、焦槟榔，治饮食积滞，胃胀腹痛之实证。

（12）配三棱、鳖甲，治癥瘕痞块。

（13）配三棱、川芎，治气血瘀滞之经闭腹痛。

（14）配红花、牛膝、苏木，治经来未尽，遍身潮热，口渴，小腹疼痛，头痛。

（15）配木香、枳实、山楂，治饮食积滞，胸腹胀满疼痛等症。

（16）配栀子、生地黄、旱莲草，治气滞血瘀所致的癥瘕积聚、心腹痛、胁下胀痛，兼有郁热者。

（17）配苍术、川乌、枯矾，共研极细末，取少许吹入患侧鼻腔内，治周围性面神经麻痹（面瘫）。

（18）配三棱、青皮、麦芽，治腹胀，积块。

（19）配三棱、当归、熟地黄、红花，治气血凝结，经闭腹痛等症。

（20）配木香、谷芽、莱菔子、槟榔，治食积气滞，胃脘疼痛，呕吐酸水等症。

【单味应用】

（1）单味注射液，治子宫颈癌。

（2）单味挥发油软膏外敷，治癌肿。

【配方选例】

（1）博济蓬莪术散　治产后腹脏疼痛，心胸注闷，每遇经脉行，或多或少，及有块积：莪术、桃仁、大黄、当归各30g，桂心、川芎、木香、牡丹皮、延胡索、芍药各15g。上为末，温酒调3g，临卧服。（《妇人大全良方》）

（2）蓬莪术散　治久积癖气不散，胁下如覆杯，多吐酸水，面目萎黄，或腹中疼痛：蓬莪术、肉桂、枳壳、三棱、大黄、当归、槟榔、木香各10g，柴胡15g，干姜、芍药各6g，鳖甲22g。生姜，水煎，每日1剂，分2次服。（《太平圣惠方》）

（3）三棱散　治食积气块，攻刺腹胁，不思饮食胀满，呕吐酸水：蓬莪术、益智、青皮、京三棱各10g，白茯苓20g，甘草10g。枣盐少许，水煎，每日1剂，分2次服。（《太平惠民和剂局方》）

（4）治小肠疝气非时痛不可忍：蓬莪术。研末，空腹，葱酒服3g。（《杨氏护命方》）

（5）治霍乱吐利欲死：蓬莪术、藿香、滑石、槟榔、厚朴、葱头。水煎冷服。（《马氏小品》）

农吉利

《中医方药学》

本品又名野芝麻、狗铃草、野百合、佛指甲、狸豆。为豆科植物野百合的地上部分。产于华东、中南及西南各地。其味苦，性平。有毒。具有抗肿瘤，清热解毒之功效。主治皮肤癌，宫颈癌，食管癌，直肠癌，痢疾，疮痈疖肿。用法为内服，煎汤，9～15g；外用研末调敷。

使用注意：大量或长期应用可引起恶心，腹泻，肝功能下降，尿频，蛋白尿。

【单味应用】

（1）单味鲜品捣烂，或以干品研末，外用，治皮肤癌，宫颈癌。

（2）单味煎服，治痢疾，疮痈疖肿。

（3）新鲜全草捣成糊状，或干品研成细粉用水调成糊状，敷患处，并配合电离子透入治疗，治皮肤鳞状上皮细胞癌。

（4）农吉利提取液，肌肉注射，或口服片剂与糖浆，治食道癌。

附：农吉利甲素的提取法 取农吉利种子粗粉10公斤，装于不锈钢筒中，加入5倍量的乙醇，水浴回流加热温浸4小时，倾出乙醇，再按上述量加入乙醇，如此操作共4次，合并4次乙醇液于蒸馏罐内，回收乙醇，得无醇味的液体流膏，加3%盐酸调pH为2，调后水液量约1升，用氯仿提取3次，第1、2次各加0.5升，第3次加0.3升，分取水层，合并氯仿液，回收氯仿，得油液。将提取水液加浓氨水碱化至pH为10，调后提取水液量约1升，用氯仿提取6次，第1、2、3次各加氯仿0.5升，第4、5、6次各加氯仿0.3升，分取氯仿层，回收氯仿，蒸干，得沙状结晶性固块。再用少量丙酮洗涤2~3次，即得白色结晶，然后再用无水乙醇重结晶2次，得白色棱状结晶的农吉利甲素，熔点196~198℃，收得率0.4%。

【配方选例】

（1）治疖子：鲜农吉利全草。加糖捣烂，或晒干研粉外敷；或水煎外洗。亦可配紫花地丁、金银花各15g。水煎服。(《浙江民间常用草药》)

（2）治毒蛇咬伤：鲜农吉利全草。捣烂，外敷患处。(《浙江民间常用草药》)

（3）治小儿黄疸，疳积：农吉利全草30g。水煎服。(《浙江民间常用草药》)

山慈菇

《本草拾遗》

本品又名朱菇、毛菇、金灯、处菇、茅慈菇。为兰科植物独蒜兰或杜鹃兰的假球茎。多产于四川、贵州等地。其味苦，性温。有毒。具有抗肿瘤之功效。主治乳腺癌，鼻咽癌，肺癌，食管癌，宫颈癌，皮肤癌。用法为内服，煎汤，3~6g，磨汁或入丸、散；外用磨汁涂或研末调敷。

使用注意：大量久服可引起胃肠道不良反应，多发性神经炎，白细胞减少。

【配伍应用】

（1）配麝香、五倍子，外涂，治腮腺炎。

（2）配紫金锭、王不留行、金银花、冰片，治乳癌。

【单味应用】

（1）单味1个，截成小片，嚼咽，治鼻衄。症状消失即止，忌食干燥及刺激性食物。

（2）单味根枝，煎汤，漱口，治牙龈肿痛。

（3）单味研末，醋调外敷，治皮肤癌。

（4）单味汁，入粳米粥内，加红糖服，治产后气血虚，胞衣不下。

【配方选例】

（1）驱虫方　治小儿虫积（不拘蛔虫、蛲虫、绦虫），症见腹痛、腹胀、食少、面黄肌瘦、睡卧不安、大便秘结或稀溏，有时虫体随大便排出或自口腔吐出：山慈菇（酒拌炒热）、续断子、广榧子、鹤虱、雷丸、枯矾、明雄黄、川黄连、青黛、川干姜、炒吴萸、白芷、升麻各9g，使君子（去壳）10个，苦楝根皮（酒炒）、北口芪、潞党参、于术、全当归、阿胶、葛根、防风各30g。上药碾细筛净，灌入宽口瓶中。1～2岁，日服1次，每次服1.5g，晨起后，空腹时开水调化服之，也可加适量白糖调服，连续3～5天；3～4岁，日服1次，每次服2.4g，服法、服次同上；5～6岁，日服1次，每次服3g，服法、服次同上；6岁以上，按5～6岁量为准，不必增加，服法、服次亦同。（《海峰验方集》）

（2）卫生宝汤　治食毒、药毒、虫毒，烟雾瘴疬（水磨服，吐利即安）；痈疽，发背，对口，疔疮，无名肿毒，红丝疔，杨梅疮，痔疮（无灰酒磨服，外以水磨涂疮上）；阴阳二毒，伤寒瘟疫发狂，喉风（薄荷煎汤冷磨服）；赤白痢，吐泻霍乱，绞肠痧，痰喘（生姜煎汤磨服）；癫痫，梦交，男女失心狂乱（石菖蒲煎汤磨服）；缢死，惊魇魅但心头微温者（生姜、续断酒煎磨服）；蛇、蝎、狂犬咬伤（酒磨灌下，再服葱汤，盖被取汗）；新久疟疾（临发时，东流水煎桃、柳枝汤磨服）；急慢惊风，疳积，痢疾，脾病黄肿，隐疹疮瘤（薄荷浸水磨浓汁，加蜜服，并搽肿处）；牙痛（酒磨搽肿处，并含少许，良久咽下）；小儿因父母遗毒，皮踏烂斑，谷道眶烂（清水磨涂）；打扑损伤（无灰酒研服）；久年头胀头痛，偏正头风（葱酒研服，并磨涂太阳穴）；妇人经闭（红花煎汤送服）；天行疫气（桃根煎汤磨浓汁，滴入鼻孔，次服少许）；传尸痨瘵（水磨服）：山慈菇、五倍子、红芽大戟，续随子各60g，麝香、牛黄、珍珠、雄黄、乳香（去油）、没药（去油）、朱砂、琥珀、丁香、沉香各9g，金箔10贴。上为细末，糯米煮糊捣锭，每锭重3g，每服1锭，重者连服2锭，年幼分数次服，取通利后，温粥补养。（《惠直堂经验方》）

（3）紫金锭 治由湿温时邪引起的神昏督闷，呕恶泄泻，及小儿痰壅惊闭；外治痈疽疔疮，肿核结毒等症：山慈菇60g，红芽大戟（醋炙）45g，五倍子、千金子霜各30g，朱砂12g，雄黄6g，麝香9g。制糊为锭，每服0.6~1.5g，日服1~2次，温开水磨服或捣碎冲服；外用醋磨调敷患处。孕妇忌服。（《外科正宗》）

（4）治痈疽疔肿、恶疮及黄疸：山慈菇（连根）、苍耳草各等份。捣烂，以好酒1钟，滤汁温服；或干之为末，每酒服9g。（《乾坤生意》）

露蜂房

《神农本草经》

本品又名蜂房、马蜂窝、蜂巢。为胡蜂科昆虫大黄蜂或同属近缘昆虫的巢。产于我国大部地区。其味辛、性平。有毒。归肝、胃经。具有攻毒，祛风，止痛之功效。主治乳癌，食道癌，胃癌，鼻咽癌，恶疮痈疽，乳痈，瘰疬，疮疥癣疹，慢性鼻炎，鼻窦炎。用法为内服，煎汤，2.4~4.5g；或烧存性研末；外用研末调敷或煎水熏洗。

【配伍应用】

（1）配蝉蜕，研末，酒调服，治风疹瘙痒，疮癣等症。

（2）配桑螵蛸，研末，黄酒冲服，治遗尿。

（3）配钩藤，治慢性气管炎。

（4）配芒硝，外搽，治皮肤瘙痒。

（5）配酒制大黄，研末，蜂蜜调，外敷，治搭背疮（蜂窝组织炎）。

（6）配猪油或凡士林膏，外搽，治四肢皮肤或头部疖肿。

（7）配金银花，煎水漱口，治龋齿牙痛。

（8）配蛇蜕，治疖肿，乳腺炎初起，骨结核，风湿性关节炎，红斑肿痛。

（9）配川椒（炒出汗），水煎汤，趁热漱口，治各种牙痛。

（10）配全蝎，共研末，擦牙，治牙痛。

（11）配白矾，同入火煨，研末，麻油和搽，治小儿秃疮。

（12）配川楝子、青皮，治乳癌溃烂者。

（13）配细辛、川椒，煎水含漱，治龋齿疼痛。

（14）配千年健、蜈蚣，治风湿性关节炎或类风湿性关节肿痛、僵直，甚至变形者。

（15）配乳香、细辛，煎水含漱，治牙痛。

（16）配辛夷花、白蒺藜，治鼻窦炎。

（17）配独头蒜、百草霜，同捣外敷，治手足风痹。

（18）配乱发、蛇皮，同烧灰，酒服，治诸恶疽，附骨痈，根在脏腑，历节肿出，疔肿恶脉诸毒。

（19）配蜈蚣、明矾，麻油调外用，治头癣。

（20）配黄连、黄柏、黄芩，共研末，茶油调，外敷，治疔疮。一般敷药后2天内化脓，3天后结痂痊愈，则不必换药。

（21）配金银花、菊花、紫花地丁，治瘰疬，颈部淋巴结核或慢性炎症热重者。

（22）配全蝎、僵蚕、山慈菇，治食道癌，胃癌，肝癌，肺癌，乳腺癌等症。

（23）配乳香、贝母、金银花、连翘、夏枯草，治痈疽，瘰疬初起尚未化脓者。

【单味应用】

（1）单味1只（黄蜂窝），炙灰存性，剥去外皮，单取蜂子，未生翼者炒，研细末，用时加少许冰片，研极细末，混匀，吹喉。轻证1次即愈，重者3次愈，治急、慢性扁桃体炎。

（2）单味焙干为末，猪油调敷，治蜂蛰伤。

（3）单味烧灰，研细末，敷脐上，治脐湿、脐疮。

（4）单味放入纯酒精内，烧至黑灰，涂患牙，治龋齿牙痛。

（5）单味烧炭研细末，吹喉中，亦可用乳汁调服，治喉痹肿闷。

【配方选例】

（1）蜂房膏　治皮肤结核（寻常性狼疮，疣状皮肤结核，丘疹坏死性结核疹）：露蜂房、蛇蜕各 3g，轻粉 4.5g，雄黄 3g，黄丹 60g，珍珠母 9g，杏仁 30g，头发 9g，蛇床子 6g，黄连素 9g，麻油 300g，冰片 3g，蜂蜡 60g。将露蜂房、蛇蜕 2 味，放锅中炒微黄，研为细末，过 100 目筛；珍珠母去贝壳层，取带亮光的珍珠层备用，剂量按珍珠层计算，先捣成粗末，于球磨机内研成细末，过 120 目筛；雄黄、轻粉、冰片、黄连素 4 味共研细末，过 80～100 目筛；蛇床子研为细末，用 95% 乙醇提取，提取液减压浓缩，回收酒精，使呈暗绿色软膏样团块；杏仁去皮，用石磨或研船，研为泥状；头发洗净，剪成 3～5 厘米短节，放麻油中，加热，至头发消尽时，加入黄丹，不断搅拌，至黄丹化尽为度（本工序应在露天操作，下丹后如沸腾立即将锅离火，原料在锅中的体积应在锅容积的 1/3 以下），放冷至 100℃ 左右时，溶于蜂蜡，再冷至 60℃ 左右时加入其余药料，搅拌均匀，铅管或浅广口瓶分装。每用 9～15g，视患处大小而定，涂纱布上外贴患处，每日换药 1 次，以愈为度。密闭贮存，置放于阴凉处。(《冉氏经验方》)

（2）露蜂房散　治吹乳疼痛不止，或时寒时热：露蜂房、鹿角各 30g。烧为灰细研，以热酒调下 6g。(《太平圣惠方》)

（3）蜂房膏　治瘰疬生头，脓水不干，疼痛：露蜂房 30g，蛇蜕皮 15g，玄参 15g，黄芪 10g，杏仁 30g（汤浸，去皮，双仁，研），乱发如鸡子大，黄丹 150g。上药细锉，用麻油 1 斤，先煎发及杏仁，候发消尽，即以帛滤去渣，都入铛中，将前药煎令焦黄，又滤去滓，下黄丹，以柳木篦不住手搅，候熬成膏，即倾于瓷盆中盛，旋取涂于帛上贴之。(《太平圣惠方》)

（4）治细菌性痢疾：蜂窝焙干，研细末，每次 0.3～0.6g，每日 3 次，温开水送服。4～7 天为 1 疗程。(赣州《草医草药简便验方汇编》)

斑蝥

《神农本草经》

本品又名斑猫、花壳虫、龙苗。为芫青科昆虫南方大斑蝥或黄黑小斑蝥的干燥全体。多产于河南、广西、安徽、四川、贵州、湖南、云南、江苏等地。其味辛，性温。有毒。归肝、胃经。具有抗肿瘤，破癥散结，攻毒蚀疮之功效。主治肝癌，食道癌，贲门癌，胃癌，肺癌，乳腺癌，瘰疬，恶疮死肌，顽癣瘙痒。用法为内服，炒炙研末，0.03～0.06g，或入丸、散；外用研末敷贴、发泡，或酒、醋浸涂。

使用注意：内服量稍大，可出现泌尿系统、胃肠道刺激症状，个别患者可出现阵发性心动过速。对皮肤、黏膜有强烈的刺激性，能引起充血发赤和发泡。当慎用。孕妇忌服。

【配伍应用】

（1）配玄明粉，治癥瘕如孕。

（2）配甘遂，研末醋调外搽，治牛皮癣。

（3）配巴豆，同研令匀，绵裹塞耳中，治耳卒聋。

（4）配干薄荷，治大人小儿瘰疬及淋巴结结核。

（5）配樟脑、木槿皮，浸酒外用，治诸癣。

（6）配蜥蜴、地胆，治一切瘘。

（7）配麻黄、雄精、朱砂，研末撒于膏药上外贴头颈第二骨节处，治疟疾。

（8）配麝香、儿茶、三七，治食道癌，贲门癌。

（9）配白矾、青黛、麝香，研末掺，治瘰疬瘘疮。

（10）配肉桂、细辛、白芷、樟脑，加二甲基亚砜、酒精浸泡外涂，治顽癣。

（11）配半枝莲、败酱草、川楝子、丹参，治肝癌。

【单味应用】

（1）单味1只(去头、足)，研细末，每用少许置膏药中央，于发病前1～3小时，贴于身柱穴，待皮肤发泡后取下，再用消毒针刺破水泡，挤出黄水，纱布固定防感染处理，治疟疾。

（2）单味1个（去翅、足）捣碎，和飞罗面调匀，用水和成糊状，摊于净布上，贴喉骨侧，左侧贴左，右侧贴右，6小时后去药，贴药处起水泡，扁桃腺肿处即逐渐消失，用消过毒的针，刺破水泡，放出液体，涂龙胆紫，治单、双乳蛾。

【配方选例】

（1）扶危散　治疯犬咬伤：斑蝥（加糯米同炒，去米）7~10个，滑石30g，雄黄3g，麝香0.6g。上为细末，每服3g，温酒或米汤送下。(《医宗金鉴》)

（2）斑蝥散　治瘰疬，瘘生于项上，结肿有脓：斑蝥（糯米炒）10枚，珍珠（研细）15g，炙刺猬皮45g，雄黄0.3g。上为细末，每服1.5g，空腹酒调下。(《太平圣惠方》)

（3）斑蝥通经丸　治经候闭塞及干血气：斑蝥（糯米炒）10个，桃仁（炒）49个，大黄15g。共为细末，酒糊为丸，如桐子大，空腹酒下5丸，甚者10丸。如血枯经闭者，用四物汤送下。(《济阴纲目》)

（4）贴喉异功散　治乳蛾，喉痧，喉风，喉痹，喉痛等喉证：斑蝥（糯米拌炒去糯米）12g，血竭、乳香（醋炙）、没药（醋炙）、麝香、全蝎、玄参、冰片各1.8g。每用少许，用拔毒膏贴于颈部，右患贴右，左患贴左，3~4小时后，用手摸之，如感觉内已起泡即揭下，用针将泡刺破，放出毒火即愈。切勿入口。(《经验方》)

马钱子

《本草纲目》

本品又名番木鳖、大方八、苦实、火失刻把都。为马钱科植物马钱的干燥种子。多产于云南、广东、海南岛等地。其味苦，性寒。有毒。归胃、肝经。具有解毒，散结，活络，止痛之功效。主治消化道癌，肝癌，肺癌，乳腺癌，皮肤癌，瘰疬，阴疽，流注，跌打损伤。用法为内服，或入丸散，0.3~1g（1日量）；外用醋磨涂，研末吹喉或调敷。

中药配伍应用 ·····

使用注意：服用过量可引起肢体颤动，惊厥，血压升高，呼吸急促或困难，甚至昏迷，中毒。孕妇忌用。

【配伍应用】

（1）配枳壳，治跌打骨折，损伤，扭挫伤，压伤等症。

（2）配公丁香，共研细末，填纳脐孔，治痢疾、泄泻。

（3）配土牛膝，治咽喉痹痛。

（4）配鲜荸荠，磨汁，外涂患处，治寻常疣。

（5）配草乌、生南星，研末临时调服，作痈疽开刀时用的麻醉药。

（6）配羌活、独活，治风湿痹痛，四肢麻木。

（7）配牛膝、杜仲，治跌打腰腿痛。

（8）配乌头、威灵仙，治风湿痹痛，肢体拘挛，麻木，瘫痪等疾。

（9）配斑蝥、蜈蚣、蛇床子，以醋浸汁涂患处，治神经性皮炎。

（10）配蜈蚣、紫草、雄黄，研末，油调外涂，治皮肤病。

（11）配草乌、麝香、乳香，治乳癌。

（12）配雄黄、乳香、穿山甲，治痈肿疮毒。

（13）配全蝎、穿山甲、雄黄，治消化道癌，鼻咽癌，乳腺癌。

（14）配露蜂房、急性子、僵蚕，治食管癌，胃癌，肝癌，肺癌。

（15）配乳香、没药、苏木，治跌打损伤。

（16）配淫羊藿、怀牛膝、黄芪，治小儿麻痹症后期之四肢瘫痪或痿软无力。

（17）配麻黄、乳香、没药，马钱子用童便浸泡，时时更换，后去毛砂炒；乳香、没药用灯草去油，共研末服，每次0.5~1g，治腰椎间盘突出症。

（18）配乳香、没药、自然铜、骨碎补，研末外敷，治跌仆损伤，瘀血肿痛等症。

（19）配羌活、川乌、乳香、没药，治风毒窜入经络，拘挛疼痛等症。

（20）配自然铜、地鳖虫、乳香、没药，治跌打损伤，骨折，瘀滞肿痛等症。

【单味应用】

生马钱子（质黑或黑黄者）适量，温水中浸泡7天，取出后每枚切成6薄片，按面瘫范围大小，一片片摆满在氧化锌贴膏上，敷在患者口角处，向

· 690

左（右）歪斜则敷在右（左）侧，每月换贴 1 次，治面瘫（面神经麻痹）。

【配方选例】

（1）宝寿丸　治癫痫，慢性骨髓炎，血栓闭塞性脉管炎，关节炎，筋骨痛，瘫痪，四肢麻木：马钱子（油炸）990g，地龙粉 99g，血竭粉 51g，炼蜜 690g。为丸，口服。治疗用，每日 2 次，1 次 2 粒，儿童减量；强壮用，1 日 1 次，1 次 2 粒，或酌减。（吴香山方）

注：马钱子油炸研粉，地龙砂烫研粉，血竭研粉，上 3 种药按比例混合，用四君子汤药粉起模，在糖衣锅中制水蜜丸，每粒重 0.24g。

（2）舒筋丸　治腰疼，闪腰岔气：马钱子（水浸去毛，切片晾干，油炸成酱色）。为细末，面糊为丸，绿豆大，朱砂为衣，每服 0.3 ~ 0.6g，每日 2 次，用杜仲 3g，煎水送下。（《正骨经验汇萃》）

（3）马钱散　治坐骨神经痛，风湿病肌肉、关节拘挛疼痛，半身不遂，肌肉瘫痪，疮疡，外伤肿痛：马钱子 1 份，穿山甲、僵蚕各 10 份。每次 2.4g，每日 2 次。（《药物与方剂》）

（4）疏风定痛丸　治由于风寒湿邪引起的痹证，腰腿酸疼，四肢麻木，身体沉重，及跌打损伤，血瘀疼痛等症：马钱子（砂烫去毛）90g，乳香（醋炙）9g，麻黄 120g，没药（醋炙）、千年健、自然铜（醋煅）、钻地风、桂枝、牛膝、木瓜、甘草、杜仲、防风、羌活、独活各 9g。上共轧为细粉，炼蜜为丸，每丸重 6g（含药量约 2.4g），每服 1 丸，日服 2 次，温开水送下。孕妇忌服。（《北京市中药成方选集》）

硇砂

《新修本草》

本品又名北庭砂。为紫色石盐晶体或氯化铵矿石。多产于青海、甘肃、新疆等地。其味咸、苦、辛，性温。有毒。归胃、肺经。具有消坚化癥，攻毒蚀疮，化痰利咽之功效。主治食管癌，胃癌，直肠癌，乳腺癌，外耳道良性肿瘤，恶疮疔毒，目翳胬肉，顽痰老痰，咳嗽。用法为内服，0.3 ~ 1g，或入丸、散；外用研末点、撒或调敷，或入膏药中贴。

使用注意：体虚无实邪积聚者及孕妇忌服。

【配伍应用】

（1）配冰片，外用，治目翳胬肉，鼻息肉，面痣，赘疣。

（2）配鼠屎，治痃癖。

（3）配芒硝，研匀点之，治喉痹口噤。

（4）配桃仁，治肾脏积冷，气攻心腹疼痛，面青足冷。

（5）配杏仁，共煮化，点眼，治损目生瘀，赤肉胬出。

（6）配枣泥，捣匀，用棉花包住，少露一点点患处，治鼻息肉。

（7）配矾石，为末裹之，治割甲侵肉，久不瘥。

（8）配枯矾、苦丁茶，研极细末，吹患处，治鼻息肉。

（9）配轻粉、雄黄，研末，水调点之，治外耳道良性肿瘤（古称耳痔、耳蕈等）。

（10）配乳香、黄蜡，治膀胱疝气，外肾肿胀，痛不可忍。

（11）配制南星、人工牛黄，治食道癌。

（12）配昆布、海藻，治消化道肿瘤。

（13）配青盐、石胆，用醋浆水一小盏，浸药于瓷器中，日曝之，候其药着于瓷器四畔，干刮取之，如粟米大，夜卧时着眼两眦，治远年风赤眼肿痛。

（14）配木香、丁香、附子，治反胃吐食，十膈五噎，呕逆不止，心腹疼痛，粥药不下。

（15）配龙脑、蕤仁、出子鸡子壳，治眼生浮翳。

（16）配紫苏子、莱菔子、白芥子，治痰饮，咳嗽，喘逆，呼吸困难（适用于慢性气管炎及肺气肿等症）。

（17）配附子（炮）、丁香、干姜，治虚中有积，心腹肋胁胀痛。

（18）配朱砂、黄蜡、巴豆，治积痢。

（19）配天冬、黄芩、百部，治顽痰老痰，咳嗽痰稠。

（20）配硼砂、铁锈、麝香，研，外搽，治面上疣目。

（21）配石矿灰、白丁香、黄丹、碱，成膏外用，治痈疽肿毒；并治瘰疬，点落疣痣等。

【单味应用】

单味研末，吹鼻内。亦可用麻油调涂，治鼻生息肉。

【配方选例】

（1）硇砂煎丸　治伏梁久积在心下，横大如臂发歇疼痛：硇砂60g，干漆、桂心、川椒、附子、槟榔各30g，干姜15g，大黄60g。硇砂细研，以酒醋0.5升熬如膏，干漆炒，令烟出，为末，入硇砂煎中，更入蒸饼多许，和匀为丸，如梧子大，每日空腹、温酒下15~20丸。（《太平圣惠方》）

（2）绿云丸　治虚劳，心下积聚，元气虚惫，脐下冷疼：硇砂（研）、硫黄（研）、槟榔（锉）、铜绿（研）、木香各15g，三棱（煨锉）30g，附子（炮，去皮脐）60g。上为末，研匀，酒蒸麸为丸，如小豆大，每服10丸，用炒生姜、酒送下，日午夜卧服，妇人血风当归酒下。（《奇效良方》）

（3）硇砂散　治鼻生息肉，初如榴子，渐大下垂，名为鼻痔：硇砂3g，轻粉1g，冰片0.15g，雄黄1g。上为细末，用草桔咬毛蘸药，勤点痔上，日用5~6次，自然渐化为水而愈。（《医部全录·鼻门》）

（4）硇砂丸　治一切积聚，停饮心痛，痢疾：硇砂、三棱、干姜、白芷、巴豆（去油）各15g，大黄、干漆（烧令烟尽）各30g，木香、青皮、胡椒各0.3g，槟榔、肉豆蔻各1个。上为细末，以醋2升煎巴豆数沸，后下三棱、大黄末同煎5~7沸，入硇砂同煎成膏，稠稀适中，再入诸药和匀为丸，绿豆大，每服4~5丸。年深气块，生姜煎汤送下；食积，温水送下；白痢，干姜煎汤送下；血痢，当归煎汤送下，葱酒亦可。（《普济本事方》）

（5）硇砂丸　治妇人食癥久不消，令人瘦弱食少：硇砂（细研）、青礞石、硫黄（细研）、京山棱（微炮，锉）、干漆（捣碎，炒令烟出）、穿山甲（炙令黄焦）各15g，巴豆（去皮，炒令黄色）30枚。上药捣罗为末，用软饭和丸如小豆大，每服5丸，空腹以生姜、橘皮汤下。（《太平圣惠方》）

九节茶

《生草药性备要》

本品又名接骨木、接骨茶、草珊瑚。为金粟兰科植物接骨金粟兰的枝叶。产于长江以南地区。其味辛、苦，性平。具有抗肿瘤，祛风止痛，抗菌消炎之功效。主治胰腺癌，骨癌，直肠癌，肝癌，食管癌，风湿痹痛，跌打损伤，肺炎，急性阑尾炎，急性肠胃炎，菌痢，胆囊炎，脓肿，烫火伤。用法为内服，煎汤，6～9g，或浸酒；外用捣敷或煎水熏洗。

【配伍应用】

配海风藤、威灵仙、川芎，治风湿痹痛，肢体麻木及跌打损伤。

【单味应用】

（1）单味研末或煎汤服，治胃脘疼痛。

（2）单味泡酒服，或酒炒后捣烂外敷，治风湿痹痛，肢体麻木，跌打损伤。

（3）单味研末，油调外涂患处，治烫火伤。

（4）鲜品捣烂外敷，治脓肿。

【配方选例】

（1）治外伤出血：鲜九节茶叶。捣烂，敷患处。（《广西中草药》）

（2）治劳伤腰痛：九节茶、四块瓦、退血草各15g。煨酒服。（《贵州草药》）

（3）治烫、火伤：九节茶干叶，研末0.3g，茶油0.6g。调匀，涂抹患处。（《福建中草药》）

（4）治跌打损伤，骨折，风湿性关节炎：鲜九节茶。捣烂，酒炒，敷患处；或用根15～30g，浸酒服。（《广西中草药》）

蛇莓

《名医别录》

本品又名野杨梅、地莓、蚕莓、疔疮药、蛇泡草。为蔷薇科植物蛇莓的全草。产于全国大部地区。其味微苦，性寒。归肺、胃、肝经。具有清热解毒，止咳，止血之功效。主治胃癌、宫颈癌、鼻咽癌、白喉，痈肿疮毒，湿疹，水火烫伤，咳嗽，崩漏。用法为内服，煎汤，9～15g（鲜者30～60g），或捣汁；外用捣敷或研末撒。

【配伍应用】

（1）配鸡矢藤根，治感冒发热，咳嗽，咽喉肿痛。

（2）配生绿豆，同捣烂，冷水浸泡后绞汁服，治磷、砒中毒。

（3）配龙葵、白英，治胃癌、宫颈癌，鼻咽癌等多种肿瘤。

（4）配雄黄、大蒜，捣烂，布包，外搽，治蛇窜丹。

（5）配马齿苋、荠菜，治血热之崩漏出血。

（6）配蛇含、枇杷叶、荠菜，治风热咳嗽，百日咳。

【单味应用】

单味鲜根，捣烂，置杯中，加菜油1～2匙，蒸后点眼，治眼结膜炎、角膜炎。

【配方选例】

（1）治天行热盛，口中生疮：蛇莓自然汁，捣绞1斗，煎取5升，稍稍饮之。（《伤寒类要》）

（2）治蛇头疔，乳痈，背疮，疔疮：鲜蛇莓草，捣烂，加蜜敷患处。初起未化脓者，加蒲公英30g，共杵烂，绞汁1杯，调黄酒2两，炖服，渣敷患处。（《闽东本草》）

（3）治小儿口疮：蛇泡草（研末）、枯矾末。上2味混合，先用盐水加枯矾洗患处，再撒上药粉。（《贵阳民间药草》）

（4）治小面积烧伤：鲜蛇莓。捣烂，外敷。如创面有脓，加鲜犁头草；无脓加冰片少许。（《江西草药》）

龙葵

《药性论》

本品又名苦葵、野辣椒、天茄子、后红子、野海椒。为茄科植物龙葵的全草。产于我国各地。其味微苦，性寒。有小毒。归肝、膀胱经。具有清热解毒，活血消肿，利尿之功效。主治多种癌症，咽喉肿痛，痈肿疔毒，疮疹瘙痒，热淋，水肿。用法为内服，煎汤，15～30g；外用捣敷或煎水洗。

使用注意：过量可引起头痛，腹痛，呕吐，腹泻，瞳孔散大，精神错乱，并有溶血作用。

【配伍应用】

（1）配胡椒，治尿路结石。

（2）配蒲公英、紫花地丁，内服或处敷，治痈肿疔毒。

（3）配蝉蜕、荆芥，治疮疹瘙痒。

（4）配蛇莓、大青叶、黄芩，治咽喉肿痛。

（5）配木通、车前草、泽泻、石韦，治湿热小便不利，热淋或水肿。

（6）配白英、蛇莓、半枝莲、天南星、墓头回，治宫颈癌。

（7）配白英、蛇莓、半枝莲、石上柏，治鼻咽癌。

（8）配白英、蛇莓、半枝莲、杠板归、白花蛇舌草，治膀胱癌。

（9）配白英、蛇莓、半枝莲、莪术、鳖甲，治肝癌。

【单味应用】

（1）单味水煎服，治白带。

（2）单味水煎服，并用鲜品捣烂和蜂蜜调敷，治疗疮肿毒。

（3）鲜品捣烂外敷患处，治痈肿疮疖。

（4）本品全草 1~2 两水煎服，每日 2 次，治肝癌、食道癌、、绒毛膜上皮癌。

（5）龙葵果白酒浸泡 30 天左右，取酒饮，每日 1 茶匙，日服 3 次，治气管炎、哮喘。

【配方选例】

（1）治瘰疬：山海椒、桃树皮各等份。研末调麻油，敷患处。（《贵州草药》）

（2）治血崩不止：山海椒 20g，佛指甲 15g。水煎服。（《贵州草药》）

（3）治痢疾：龙葵叶 24~30g（鲜者用加倍量），白糖 24g。水煎服。（《江西民间草药》）

（4）治急性肾炎，浮肿，小便少：鲜龙葵、鲜芫花各 15g，木通 6g。水煎服。（《河北中药手册》）

（5）治跌打扭筋肿痛：鲜龙葵叶 1 握，连须葱白 7 个。切碎，加酒酿糟适量，同捣烂敷患处，1 日换 1~2 次。（《江西民间草药》）

天葵

《滇南本草》

本品又名雷丸草、夏无踪、紫背天葵、小乌头。为毛茛科植物天葵的全草。多产于长江中下游各地。其味微苦，性寒。具有清热解毒，散结消肿之功效。主治急性淋巴瘤，乳癌，膀胱癌，鼻咽癌，痈疽肿毒，疔疮，瘰疬，乳痈，喉痹，热毒疮疡，毒蛇咬伤，热淋，砂淋。用法为内服，煎汤，9～15g；外用捣敷。

【配伍应用】

（1）配萹蓄、车前子，治淋病小便不利。

（2）配海藻、夏枯草，治急性淋巴瘤。

（3）配金果榄、射干，治喉痹肿痛。

（4）配浙贝母、穿山甲、瓜蒌，治乳癌。

（5）配半枝莲、蜂房、鹅不食草，治鼻咽癌。

（6）配半边莲、龙葵、马鞭草，治膀胱癌。

（7）配蒲公英、漏芦、白芷，治乳痈。

（8）配金银花、野菊花、紫花地丁，治痈肿疔毒。

（9）配牡蛎、玄参、夏枯草，治瘰疬。

【单味应用】

（1）鲜根洗净，捣烂外敷，治乳腺炎，疔疮痈疽。

（2）天葵叶捣烂外敷，治乳腺炎。

【配方选例】

（1）天葵丸　治瘰疬：紫背天葵45g，海藻、海带、昆布、贝母、桔梗各30g，海螵蛸15g。上为细末，酒糊为丸，如梧桐子大，每服70丸，食后温酒下。(《古今医鉴》)

（2）治诸疝初起，发寒热，疼痛，欲成囊痈者：紫背天葵120g，荔枝核14枚，小茴香6g。蒸白酒2罐，顿服。(《经验集》)

（3）治缩阴证：天葵15g。煮鸡蛋食。(《湖南药物志》)

（4）治毒蛇咬伤：天葵嚼烂，敷伤处，药干更换新药。（《湖南药物志》）

白花蛇舌草

《广西中药志》

本品又名蛇舌草。为茜草科植物白花蛇舌草的全草。产于长江以南各地。其味苦、甘，性寒。具有清热解毒，利湿之功效。主治胃癌，食道癌，直肠癌，肠痈，疮疖肿毒，咽喉肿痛，毒蛇咬伤，热淋，小便不利。用法为内服，煎汤，15～60g；外用捣敷。

【配伍应用】

（1）配入地金牛、穿破石，治盆腔炎。

（2）配苦参、羊蹄根，治直肠癌。

（3）配藤梨根、水红花子，治胃癌。

（4）配海金沙藤、野菊花，治阑尾炎重症，全身症状明显者。

（5）配大血藤、败酱草，治肠痈。

（6）配紫花地丁、大血藤，治阑尾炎。

（7）配半边莲、紫花地丁，治疮疖肿毒，毒蛇咬伤。

（8）配半枝莲、重楼、紫花地丁，水煎服，亦可外敷，治毒蛇咬伤，肢体肿胀。

（9）配白茅根、薏苡仁、红糖，治胃癌。

（10）配车前草、栀子、白茅根，治急性肾炎，尿中有蛋白，浮肿者。尤其治小儿肾炎效佳。

（11）配车前草、石韦、栀子，治热淋，小便不利。

（12）配八角枫叶、毛茛、鹅不食草(均用鲜品)，捣烂，置患处，治龋齿，遇冷热刺激而感疼痛。

（13）配车前草、金银花、黄柏，治尿道炎，膀胱炎。

（14）配白茅根、野菊花、苦地胆、积雪草，水煎服，治咽喉肿痛，咽干。

（15）配两面针、当归、穿破石、五指毛桃，治慢性盆腔炎。

（16）配白茅根、车前草、珍珠草、玉米须，水煎服，治小儿急性肾炎。

【单味应用】

（1）单味 15～30g，白酒 250g 煎服，治青竹蛇咬伤。

（2）单味水煎服，治单纯性急性阑尾炎。

【配方选例】

（1）恶网净汤　治恶性网状细胞增多症：白花蛇舌草、薏苡仁各 30g，黄药子、乌梅各 9g，龙葵 30g，甘草 6g，当归 9g，丹参 15g，水牛角 30g，阿胶 9g，艾叶 3g，党参 9g。以上 11 味，加水 800mL，加热煮沸 30 分钟，滤过，药渣再加水 350mL，加热煮沸 30 分钟，滤过，合并 2 次滤出液即得，每日 1 剂，分 2～3 次温服，三七末 2～3g 吞服。发热者加大青叶 9g，生地黄 150g，知母 9g；出血者加大蓟、小蓟、仙鹤草各 9g，槐花米 6g；本病可协同激素疗法治疗。（《冉氏经验方》）

（2）治急性阑尾炎：白花蛇舌草 60～120g，羊蹄草 30～60g，两面针根 9g。水煎服。（广东《中草药处方选编》）

（3）治毒蛇咬伤：鲜白花蛇舌草 30～60g。捣烂绞汁或水煎服；渣敷伤口。（《福建中草药》）

（4）治小儿惊热，不能入睡：鲜白花蛇舌草。打汁，1 汤匙服。（《闽南民间草药》）

（5）治黄疸：白花蛇舌草 30～60g。取汁和蜂蜜服。（厦门）

（6）白车汤　治急性肾炎及小儿肾炎：白花蛇舌草、车前草各 15g，山栀子 9g，白茅根 30g，紫苏叶 6g。水煎服。（《中药临床应用》）

（7）治胃癌，食管癌，直肠癌：白花蛇舌草 75g，薏苡仁 30g，黄药子 9g，乌药、龙葵各 3g，乌梅 6g，田三七 1.5g。水煎服，每日 1 剂。（《全国中草药汇编》）

藤梨根

《开宝本草》

本品又名猕猴桃根。为猕猴桃科植物猕猴桃的根或根皮。产于长江以南各地。其味甘、酸，性寒。归胃、肝、膀胱经。具有清热解毒，祛风除湿，利尿之功效。主治胃癌，食管癌，胃肠道肿瘤，风湿痹证，小便不利，黄疸。

用法为内服，煎汤，15～30g，或炖猪肠；外用捣敷。

【配伍应用】

（1）配鸡肉或瘦肉，炖食，治胃癌，食道癌。

（2）配酒糟或白酒，捣烂烘热，外敷，治跌打损伤。

（3）本品水煎取汁，调配猪瘦肉汤或鸡汤，治丝虫病。

（4）配半枝莲、野葡萄根、白茅根，治胃癌、食道癌等胃肠道肿瘤。

（5）配野葡萄根、八角金盘、生南星，治乳腺癌。

（6）配木防己、茜草、胡枝子，治风湿性关节痛。

（7）配威灵仙、防己、海风藤，治风湿痹证，筋骨疼痛。

（8）配车前草、茵陈蒿、金钱草，治湿热小便不利及黄疸。

（9）配茜草、淡竹叶、苍耳草根、小蓟，治黄疸。

（10）配水杨梅根、蛇葡萄根、半枝莲、白茅根、凤尾草、半边莲，治胃癌。

【配方选例】

（1）治水肿：藤梨根9～15g。水煎服。（《湖南药物志》）

（2）治淋浊，带下：藤梨根30～60g，苎麻根等量。酌加水煎，每日服2次。（《福建民间草药》）

（3）治急性肝炎：藤梨根120g，红枣12枚。水煎当茶饮。（《江西草药》）

（4）治疖肿：鲜藤梨根皮。捣烂外敷，同时用根60～90g，水煎服。（《浙江民间草药》）

（5）治脱肛：藤梨根30g，和猪肠炖服。（《闽东本草》）

（6）治淋巴结结核：藤梨根皮。置水中煮开，加入鸡蛋，待蛋熟至7～8成时，剥去蛋壳再煮，加入黄酒7次，每次数滴。每晨空腹吃1个煮熟的鸡蛋。（《陕甘宁青中草药选》）

半枝莲

《江苏省植物药材志》

本品又名金挖耳、并头草、急解索、韩信草。为唇形科植物半枝莲的全草。多产于江苏、江西、湖北、四川等地。其味辛、微苦，性凉。归肝、肺、胃经。具有清热解毒，活血利尿之功效。主治肺癌，肝癌，胃癌，热毒疮肿，毒蛇咬伤，肺痈，跌打损伤，肝硬化，腹水。用法为内服，煎汤，15～30g，或捣汁服；外用捣敷或捣汁调涂。

【配伍应用】

（1）配白花蛇舌草，治胃肠道癌症。

（2）配金钱草，捣烂外敷，并用鲜品捣烂取汁，加黄酒兑服，治毒蛇咬伤。

（3）配白英，治肺癌。

（4）配乌蔹莓，捣烂绞汁，涂伤口或外敷伤口，治毒蛇咬伤。

（5）鲜品配地耳草，洗净捣碎，放在菜叶面上，外敷患处，治急性乳腺炎。

（6）配白英、鱼腥草，治肺癌。

（7）配鱼腥草、金荞麦，治肺痈。

（8）配龙葵、紫草，治恶性葡萄胎。

（9）配六棱菊、野菊花，治乳房纤维瘤。

（10）配泽泻、半边莲、玉米须，治湿热小便不利，肝硬化腹水。

（11）配牛膝、透骨草、杜衡，治跌打损伤。

（12）配鲜柳枝、麦芽、红枣，治慢性肝炎，肝肿大。

（13）配重楼、紫花地丁、半边莲，治疮肿，毒蛇咬伤。

（14）配露蜂房、黄药子、马钱子，治胃癌。

（15）配鱼腥草、瓜蒌、重楼，治肺癌。

（16）配蛇舌草、重楼、紫花地丁，水煎服，亦可同时外敷，治毒蛇咬伤，肢体肿胀。

（17）配菊花、重楼、金银花、蒲公英，治痈肿疮毒，毒蛇咬伤及肺痈等症。

（18）配鱼腥草、瓜蒌仁、薏苡仁、桃仁，治肺痈。

（19）配当归、赤芍、乳香、没药，治跌打损伤，瘀血肿痛。

（20）配鳖甲、丹参、白芍、莪术，治肝炎，肝肿大，肝硬化腹水。

（21）配金银花、野菊花、紫花地丁、重楼（均为新鲜草），捣烂，外敷伤口，如伤口已闭，用三棱针刺入放血，治毒蛇咬伤。

（22）配凤尾草、连翘、萆薢、黄柏，水煎服，热重者加大黄、栀子；湿重者加苍术、薏苡仁；尿急痛者加六一散，治急性泌尿系感染。

【单味应用】

（1）单味鲜品水煎，冲烧酒内服，另用根和烧酒捣汁外敷患处，治疔疮。

（2）单味鲜品水煎代茶饮，治阑尾炎，肝炎，肺脓肿。

（3）单味鲜品捣烂外敷，治创伤出血及早期急性乳腺炎。

【配方选例】

（1）治咽喉炎，扁桃体炎：半枝莲、鹿茸草、一枝黄花各9g。水煎服。（《浙江民间常用草药》）

（2）治癌症：半枝莲、野葡萄根各30g，藤梨根120g，水杨梅根60g，白茅根、凤尾草、半边莲各15g。水煎服。（《浙江民间常用草药》）

（3）治蛇头疔，淋巴腺炎：鲜狭叶半枝莲30~60g，调食盐少许，捣烂，外敷。（《福建中草药》）

（4）治胃气痛：干狭叶半枝莲30g，和猪肚或鸡1只（去头及脚尖、内脏）。水、酒各半，炖熟，分2~3次服。（《泉州本草》）

第十九章 麻醉、止痛药

川乌

《金匮要略》

本品又名川乌头。为毛茛科植物乌头的干燥母根。多产于四川、陕西等地。其味辛、苦，性热。有大毒。归心、肝、脾经。具有温经止痛，祛风除湿之功效。主治风寒湿痹，肢体疼痛麻木。用法为内服，煎汤，3～9g，或入丸、散；外用研末调敷。

使用注意：反半夏、瓜蒌、贝母、白及、白蔹。孕妇忌服。皮肤破损者不宜服。

【配伍应用】

（1）配草乌，治寒湿风痹，关节冷痛，阴疽。

（2）配干姜，治阳气衰微，阴寒内盛，或因大汗，大吐，大泻所致的四肢厥冷、脉微欲绝的亡阳虚脱证。

（3）配黄芪，治阳虚而表不固，汗出不止者。

（4）配党参，治大出血而致的亡阳者。

（5）配麻黄，治痹证关节痛。

（6）配五灵脂，治腰膝疼痛，四肢麻木。

（7）配赤石脂，治风寒痹痛。

（8）配香附，治跌打肿痛。

（9）配全蝎，治小儿慢惊抽搐，涎壅厥逆；顽固性的风寒湿痹，症情较重者。

（10）配桂枝、威灵仙，治风寒湿痹，酸痛麻木。

（11）配草乌、樟脑，研末，醋调敷于压痛点，治冻结肩。

（12）配姜黄、羊踯躅，为外科麻醉药，用于整骨手术。

（13）配细辛、茶叶，治头风疼痛，偏头痛。

（14）配秦艽、千年健，治风湿性周身骨节疼痛。

（15）配附子、干姜、椒目，治寒痰内盛之胸背彻痛。

（16）配桂枝、威灵仙、五灵脂，治跌打损伤，剧烈疼痛。

（17）配莪术、苍术、枯矾，共研极细末，取少许吹入患侧鼻腔内，治周围性面神经麻痹（面瘫）。

（18）配草乌、生南星、蟾酥，为散剂外敷，用于体表局部手术麻醉止痛。

（19）生川乌配生南星、生半夏、生草乌，用50%的酒精浸泡，外擦，治类风湿性关节炎。

（20）配麻黄、芍药、黄芪、甘草，治关节疼痛，不可屈伸等症。

【单味应用】

（1）单味加蜜同煎内服，治脘腹冷痛，寒疝腹痛。

（2）单味（生者优）研细末，白酒调糊，睡前平摊足跟疼痛处，治足跟骨刺疼痛。

（3）单味煮粥服，治风寒湿痹，麻木不仁之证。

【配方选例】

（1）本药　治咽喉诸证，需用刀针刺割者：川乌、草乌、何首乌、乌头、煅龙骨、象牙、青黛、硼砂、儿茶各3g，血竭、珍珠、制乳香、制没药、青鱼胆（于冬至前7日，杀鱼取胆，勿用水洗，埋向阳土中，深3尺，翌年立春取出风干）、冰片各1.5g，金银花（半生、半炙）3g，麝香0.15g。上为细末，每用少许，吹患处。（《喉症全科紫珍集》）

（2）华佗外敷麻醉方　用于施刀时的局部麻醉：川乌尖、草乌尖、生天南星、生半夏、荜茇各15g，胡椒30g，蟾酥、细辛各12g。上为细末，烧酒调敷。（《华佗神医秘传》）

（3）如意丸　治湿疫及一切伏尸传劳，癫狂失心等症：川乌24g，槟榔、人参、柴胡、吴茱萸、川椒、干姜、茯苓、黄连、紫菀、厚朴、肉桂、当归、桔梗、皂角、石菖蒲各15g，巴豆7.5g。上为细末，炼蜜为丸，梧桐子大，朱砂为衣，每服3丸或5~7丸，随证使引送下。山岚瘴气，枣汤或白汤下；风疫及大麻风、紫癜、疮癣、左瘫右痪、鹤膝风等一切风疫，荆芥煎汤下；寒疫及小肠气痛，小茴香煎汤或吴茱萸煎汤下；暑疫及五淋，灯心草煎汤下；热盛，大黄煎汤下；燥疫，生地黄或火麻仁煎汤下；膀胱疝气肿痛，萝卜煎汤或冷水下；湿疫及水肿，车前子或木通煎汤下；水气，甘遂、大戟煎汤下；瘿蛊，甘遂煎汤下；五般痔，白矾汤下；五痫，乳香汤下；肾脏积，咬齿、唾涎，腰痛，盐汤下；五痔，桃枝煎汤下；失心中邪，柳枝、桃枝煎汤下；阴阳二毒，伤风咳嗽，薄荷煎汤下；五痔，痢疾，肠风，脏毒，陈米煎汤下；诸般咳嗽，姜汤下；小儿惊风，薄荷煎汤下；痛疽，瘰疬，疮痍，涎喘，消渴，大小肠闭，或泄或利，酒毒，便结，喉痹，重腮，不服水土，温汤下；痢疾红甚，黄连煎汤下；妇人血海久冷，带下赤白，难以生育及诸般血气，艾汤下。(《医学入门》)

（4）大红丸　治仆损伤折，骨碎筋断，疼痛痹冷，内外俱损，瘀血留滞，外肿内痛，肢体痛倦：煨川乌710g，何首乌、天南星、芍药、骨碎补（姜制）各1斤，土当归、牛膝（酒浸）各300g，细辛240g，赤小豆2升，煅自然钢120g，青桑皮（醋淬）5斤。上为细末，醋糊为丸，梧桐子大，朱砂为衣，每服30丸，温酒或醋汤送下。损在上者食后服；损在下者空腹服；伤重者不拘时服。(《仙授理伤续断秘方》)

雪上一枝蒿

《科学的民间药草》

本品为毛茛科植物短柄乌头的块根。多产于云南、四川等地。其味苦、辛，性温。有大毒。归心、肝、脾经。具有止痛，活血，散肿之功效。主治跌打损伤，风湿痛，疮毒肿痛。用法为吞服，一日量不超过0.012g；外用浸酒外搽（严禁内服）。

使用注意：止痛作用与毒性都大于乌头。误服雪上一枝蒿药物中毒者，可用生甘草30g，绿豆120g，加水2000mL，煎至1000mL，频服；亦可用阿托品解救。

【配方选例】

（1）治跌打损伤，风湿骨痛，牙痛：雪上一枝蒿0.012g(如米粒大)。吞服。(《云南中草药选》)

（2）治跌打损伤，风湿骨痛，疮疡肿毒，毒虫及毒蛇咬伤，蜂叮：雪上一枝蒿15g，泡酒1斤，10天后外擦。禁内服。(《云南中草药选》)

（3）治牙髓炎（无痛去髓）：雪上一枝蒿提取物1g，雪上一枝蒿细粉0.5g，蟾酥细粉1g，羊毛脂0.8g。共充分调匀，制成软膏（牙髓失活剂）备用。在

原有穿髓孔处封入米粒大的药剂，1~2天观察牙髓失活效果，行无痛去髓术。（《全国中草药汇编》）

附：雪上一枝蒿提取物制法　将雪上一枝蒿块根研粉，浸于无水乙醇中，24小时后过滤，取滤液蒸去乙醇，得棕褐色胶状物。

祖师麻

《陕西中药志》

本品又名大救驾、祖司麻、金腰带。为瑞香科植物黄瑞香的根皮或茎皮。多产于山西、陕西、甘肃、青海、四川等地。其味辛、苦，性温。有小毒。归心、肝经。具有麻醉，止痛，活血，除风湿之功效。主治风寒湿痹，筋骨痛，跌打损伤疼痛。用法为内服，煎汤，3~9g；或煅研为散。

【临床应用】

配独活、牛膝，治腰腿疼痛。

【单味应用】

（1）单味水煎服，治头痛，牙痛，腹痛，肝区痛及外伤疼痛。

（2）单味配制成20%祖师麻膏药，外贴患处，治各种关节痛。

【配方选例】

（1）治四肢麻木：祖师麻9g，水煎，煮鸡蛋10个。每日早晚各吃1个，并喝汤1~2口（冬天用较好）。（《陕西中草药》）

（2）治风寒感冒：祖师麻6g，生姜、葱白为引。水煎服。（《陕西中药志》）

（3）治腰腿疼痛：祖师麻、防风、土青木香、羌活、独活、透骨香、乳香、小茴香、甘草。黄酒煎服；女加四物汤，男加四君子汤。（《陕西中草药》）

（4）治心胃疼痛：祖师麻4.5g，甘草9g。水煎服。（《宁夏中草药手册》）

羊踯躅根

《本草纲目》

本品又名山芝麻根、巴山虎、闹羊花根。为杜鹃花科植物羊踯躅的根。

多产于长江流域各地。其味辛、苦，性温。有大毒。归心、肝经。具有麻醉，止痛，活血，除风湿之功效。主治风湿痹痛，跌打损伤疼痛，高血压病。用法为内服，煎汤，1.5 ~ 3g，或浸酒；外用研末调敷或煎水洗。

【配伍应用】

（1）配五指毛桃，加水煎至3小时以上，去渣浓缩，饭后服，治慢性气管炎。

（2）配糯米、黑豆，酒、水各半煎汤，徐徐服，治痛风走注疼痛。

（3）配土牛膝、威灵仙、六月霜根，冲黄酒服，治坐骨神经痛。

（4）配辣蓼草、烟梗、苦楝树皮，水煎取汁，喷洒田地，杀灭钉螺。

（5）配土牛膝、大血藤、白茅根，治跌打损伤，关节风痛。

（6）配百合、贝母、元明粉、银朱，加白面调敷，治两腮红肿。

【单味应用】

（1）单味水煎服，治鱼口便毒。

（2）单味水煎，加醋外搽患处，治癣。

【配方选例】

（1）治跌打损伤，关节风痛：羊踯躅根3g，土牛膝、大血藤、白茅根各9 ~ 12g。水煎服。（《浙江民间常用草药》）

（2）治坐骨神经痛：羊踯躅根（去外皮）3g，土牛膝60g，威灵仙、六月霜根各30g。水煎，冲黄酒服。（《浙江民间常用草药》）

（3）重痔漏方 治痔漏不可刀针挂线及服药丸散：羊踯躅根。捶碎，煎汤放罐内，置桶中，盖上挖1孔，对痔坐定，熏之。汤冷，复热之再熏。其管触药气，自渐渐溃烂不堪。熏半月，重者1月。切不可洗。（《本草纲目拾遗》）

（4）治鱼口便毒：羊踯躅根3g。水煎服。（《湖南药物志》）

天仙子

《本草图经》

本品又名莨菪子、牙痛子。为茄科植物莨菪的种子。多产于河南、河北、辽宁等地。其味辛,性温。有大毒。归心、肝、肺经。具有止痛,止痉,止咳平喘之功效。主治齿痛,风湿痹痛,跌打损伤疼痛,骨痛,癫痫,慢惊风痉挛抽搐,支气管痉挛。用法为内服,入丸、散 0.6 ~ 1.2g;外用煎水洗、研末调敷或烧烟熏。

　　使用注意:妊娠热嗽痰稠者不宜用。

　　【配伍应用】

　　(1)配甘草、五灵脂,治肌肉麻木疼痛。

　　(2)配陈皮、紫苏子,治剧烈咳嗽及哮喘。

　　(3)配细辛、生地黄,治牙痛。

　　(4)配草乌、五灵脂、甘草,治风湿筋骨疼痛。

　　(5)配大黄、当归、厚朴、枳实,治癫狂初起。

　　【单味应用】

　　(1)单味作丸服,治卒发癫狂,久嗽气急,牙痛等症。

　　(2)单味研末,填塞龋洞,或卷成纸筒点燃熏患处,治龋齿牙痛。

　　(3)单味煎水外洗,治跌仆损伤。

　　(4)本品根与叶可作卷烟吸入,治久嗽气急。

　　【配方选例】

　　(1)莨菪羊肺散　治积年上气不瘥,垂死等症:天仙子(熬令色变),熟羊肺(薄切曝干为末)。上2味,各别捣等份,以神酢拌令相著,夜不食,空肚服2g,须臾拾针两时间,以冷浆白粥2口止之,隔日1服,永瘥。(《大同方剂学》)

　　(2)崔氏方　30年以来呷咳,并疗之方:天仙子(新者),南青木香(真者),雄黄(无石臭者)。上3味,等份,捣筛为散,以羊脂涂青纸一张以散药著纸上,卷裹之。平旦空腹烧裹头令烟出,吸取10咽,日中时复吸10咽,日晚后吸10烟。7日内禁生冷醋滑,3日则瘥。(《外台秘要》)

　　(3)治胃肠痉挛,溃疡病,腹痛腹泻:天仙子研末,每服1g,日服2次,开水送下。(《陕甘宁青中草药选》)

洋金花

《本草纲目》

本品又名曼陀罗、山茄花、大闹杨花、洋大麻子花。为茄科一年生草本植物白花曼陀罗的花冠。叶、种子亦入药。多产于江苏、福建、广东等地。其味辛，性温。有毒。归心、肺、脾经。具有止痛，止痉，抑制支气管痉挛之功效。主治心腹冷痛及风湿痹痛，跌打损伤，癫痫，慢惊风痉挛抽搐，喘咳。用法为内服，煎汤0.3～0.6g，或浸酒；外用煎水洗或捣汁涂。

使用注意：内服宜慎；体弱者禁用；表证未解者忌用；热咳痰稠、咳痰不利之证者慎用；青光眼者不能服用。

【配伍应用】

（1）配烟叶，等份作烟吸，治哮喘。喘止即停，不可过量，以防中毒，小儿忌用。

（2）配橡碗，煎汤入朴硝热洗，治脱肛。

（3）洋金花鲜根配雄黄、明矾，煎汤浸洗患处，治手掌心破痒流黄水。

（4）配艾叶、臭梧桐，煎汤熏洗，治风湿性关节痛。

（5）配金银花、远志、甘草，治慢性气管炎。

（6）配川乌、草乌、姜黄，制成散剂，作外科麻醉药用。

（7）配全蝎、天麻、天南星，治癫痫及慢惊风痉挛抽搐证。

（8）配川芎、生草乌、防己，制成注射液，作外科手术之麻醉剂。

（9）配川芎、生草乌、当归、生南星、白芷，作手术麻醉剂。

【配方选例】

（1）麻醉散 相传为华佗留传之麻醉方：洋金花精9g，川乌素、草乌素各2.1g，蟾酥0.6g，淀粉适量。蟾酥乳溶滤净，制成粉末，与曼陀罗精、川乌素、草乌素混合，再加适量淀粉为赋形药，制为散，瓶贮封固，置冷暗处，勿泄气潮湿。内服，酒水各半，一次量为4.5～9g。（《大同方剂学》）

（2）睡圣散 相传为扁鹊留传之催眠方：洋金花精、麻黄粉各9g，淀粉适量。洋金花精、麻黄精，2药混合，以适量淀粉为赋形药，研乳制散，共成100g，瓶贮，封固密藏，勿泄气潮湿，避光及热，本品亦可制为酊剂，内服

散剂，微温酒下，1 次量为 0.3～0.9g，1 日量 3g，如用酊剂，照《中国药典》分剂规定。(《大同方剂学》)

（3）曼陀罗散　治小儿急慢惊风，痉厥痿躄等症；洋金花花 7 朵，天麻 7.5g，全蝎（炒）10 枚，南星（炮）、朱砂、乳香各 7.5g。上 6 味，制为散，每服 1.5g，薄荷汤调下。(《大同方剂学》)

（4）治筋骨疼痛：洋金花干根 30g，浸酒 0.5 斤。10 日后饮用，每日 1～2 次，每次不超过 3g。(《南方主要有毒植物》)

延胡索

《本草拾遗》

本品又名延胡、玄胡索、元胡索。为罂粟科植物延胡索的块茎。多产于河北、山东、江苏、浙江等地。其味辛、苦，性温。归肝、胃经。具有活血，散瘀，理气，止痛之功效。主治心腹腰膝诸痛，月经不调，癥瘕，崩中，产后血晕，恶露不尽，跌打损伤。用法为内服，煎汤，4.5～9g，或入丸、散。

使用注意：孕妇忌服。

【配伍应用】

（1）配川楝子，治胃脘热痛，疝气疼痛，经行腹痛等症。

（2）配小茴香，治疝气痛，少腹疼痛等症。

（3）配秦艽，治身痛。

（4）配高良姜，治胃寒疼痛，吐清水。

（5）配五灵脂，治胸腹血滞诸痛。

（6）配香附，治妇女痛经及胸脘疼痛。

（7）配川芎，治血瘀诸痛及头痛。

（8）配桂心，治血滞痛经及肢体疼痛。

（9）配当归、白芍（或赤芍），治妇女痛经及跌打损伤瘀血肿痛。

（10）配高良姜、香附，治胃脘疼痛。

（11）配当归、肉桂，研末冲服，治腰腿痛，坐骨神经痛，痛经等症。

（12）配白芷、苍耳子，治头面风寒血滞脉阻的疼痛诸证。

（13）配当归、桂枝，治少腹疼痛及痛经，血滞腰痛等症。

（14）配五灵脂、青皮、没药，治气血阻滞所致的心腹痛、胁痛等症。

（15）配瓜蒌、薤白、丹参，治胸痹闷痛。

（16）配小茴香、橘核、乌药，治寒疝阴囊肿痛。

（17）配当归、桂枝、赤芍，治四肢血滞疼痛。

（18）配枳壳、香附、郁金，治胁痛，肝区痛。

（19）配乳香、没药、桃仁，治跌打损伤瘀滞作痛诸证。

（20）配当归、香附、川芎、乌药，治少腹疼痛，痛经等症。

（21）配桑寄生、牛膝、川续断、独活，治下肢疼痛。

（22）配桂枝、桑枝、片姜黄、羌活，治上肢疼痛。

（23）配高良姜、肉桂、干姜、附子，治腹中疼痛。

（24）配川楝子、黄连、香附、炒山栀，治热性胃脘疼痛。

（25）配当归、川芎、白芍、香附，治痛经。

（26）配瓜蒌、薤白、丹参、郁金，治胸闷胸痛。

（27）配乳香、没药、当归、桃仁，治跌打损伤瘀滞作痛。

（28）配鸡蛋壳、枯矾、橙皮油、蜂蜜，治胃痛、胃酸过多。

（29）配龙胆草、生大黄、木香、白芍，治急性胰腺炎上腹部急痛拒按，口苦，舌苔黄腻，大便秘结，尿黄赤者。

（30）配大黄、芒硝、厚朴、白芍，治急性胰腺炎有出血、坏死等倾向，腹满痛而坚实，大便秘结者。

（31）配肉桂心、当归、赤芍、川芎、木香，治气血凝滞，心腹诸痛，疝痛，四肢酸痛等症。

（32）配香附、青皮、木香、砂仁、沉香，治气滞作痛。

（33）配五灵脂、乳香、没药、桃仁、红花，治瘀血作痛。

（34）配香附、当归、白芍、川芎、熟地黄，治妇女月经痛。

（35）配乳香、没药、血竭、苏木、骨碎补，治跌打损伤，瘀肿疼痛。

【单味应用】

（1）单味研粉冲服，治跌打损伤，筋骨疼痛及心腹诸痛。

（2）延胡索止痛片，治痛经，腰痛，胃脘疼痛及神经衰弱引起的失眠头痛。

【配方选例】

（1）延胡索散　治产后儿枕攻上下，心腹疼痛：延胡索、当归、桂心各30g，上为散，每服9g，以童子小便，酒各0.5盏，入生姜0.15g，煎服。（《太平圣惠方》）

（2）蟠葱散　治脾胃虚冷，攻筑心腹，连胁肋刺痛，胸膈痞闷，背膊连项拘急疼痛，不思饮食，时或呕逆：延胡索9g，苍术、甘草各25g，茯苓、蓬莪术、三棱、青皮各18g，丁香、缩砂仁、槟榔各12g，肉桂、干姜各6g。连根葱白1茎，水煎，得效，加茱萸、木香，亦效。（《太平惠民和剂局方》）

（3）治偏正头痛不可忍者：延胡索7枚，青黛6g，牙皂（去皮子）2个。上为末，水和丸，杏仁大，每以水化1丸，灌入病人鼻中，当有涎出。（《永类铃方》）

（4）元胡索散　治血结胸，胸腹痛连腹胁背臂，上下攻刺痛，痛不可忍，手不可按，甚则抽搦者：延胡索、当归、炒蒲黄、赤芍、官桂各3g，姜黄、木香、乳香、没药各2.1g，炙甘草1.5g。上为粗末，加姜3片。水煎服。（《杂病源流犀烛》）

夏天无

《浙江民间常用草药》

本品又名伏地延胡索、无柄紫堇。为罂粟科植物伏生紫堇的块茎。多产于江苏、安徽、浙江、江西、湖南、福建、台湾等地。其味辛、苦，性温。归肝经。具有活血、止痛之功效。主治风湿痹痛，麻木，跌打损伤疼痛，胃痛，腹痛，高血压病、小儿麻痹后遗症，坐骨神经痛。用法为内服，煎汤，4.5～15g，或研末。

【配伍应用】

配天葵，治乳腺炎。

【单味应用】

单味研粉，开水冲服，治高血压病。

【配方选例】

（1）治高血压病：夏天无、钩藤、桑白皮、夏枯草。煎服。(《中草药学》江西）

（2）治腰肌劳损：夏天无全草 15g。水煎服。(《中草药学》江西）

（3)治风湿性关节炎：夏天无粉。每服 9g，日服 2 次。(《中草药学》江西）

（4）治高血压病，脑瘤或脑血栓所致偏瘫：鲜夏天无。捣烂，每次大粒 4～5 粒，小粒 8～9 粒，每天 1～3 次，米酒或开水送服，连续服用 3～12 个月。(《浙江民间常用草药》)

八角枫

《简易草药》

本品又名白龙须、白金条、八角枫根。为八角枫科植物八角枫或瓜木的侧根及须状根。多产于辽宁、河北、山西、河南、福建、台湾及长江流域。其味辛，性温。有毒。归心、肝经。具有止痛，祛风，活血之功效。主治跌打损伤，瘀滞疼痛，风湿关节痛，拘挛麻木，皮肤瘙痒，风疹。用法为内服，煎汤，1.5～3g；外用适量。根、茎枝及树皮 6～12g，煎服。

使用注意：服用过量及持续服用能使呼吸困难，窒息致死。

【配伍应用】

八角枫叶配毛茛、鹅不食草、白花蛇舌草（均用鲜品），捣烂，置于患齿洞内，治龋齿，遇冷热刺激而感疼痛。

【单味应用】

单味煎服，治风湿关节疼痛，拘挛麻木及跌打损伤瘀滞疼痛等症。

【配方选例】

（1）治鹤膝风：白金条节 15g，松节 9g，红、白牛膝各 9g。切细，加烧酒 1 斤浸泡，每服药酒 15g，常服。(《贵阳民间草药》)

（2）治风湿麻木瘫痪：白龙须（即八角枫根）3g，野青菜 12g，猪肉 250g。将药切碎炖肉，1 次服完。（服后 12 小时内出汗，手脚无力）(《贵阳民间草药》)

（3）治跌打损伤：八角枫根 6g，算盘子根皮 15g，刺五加 30g。泡酒服。（《贵州草药》）

（4）治鼻出血：白金条（即八角枫根）6g。水煎服。（《贵州民间方药集》）

徐长卿

《神农本草经》

本品又名鬼督邮、一枝香、别仙踪、料刁竹、对节莲。为萝藦科植物徐长卿的根及根茎或带根全草。产于我国大部分地区。其味辛，性温。归心、肝、胃经。具有止痛，祛风，解毒之功效。主治风湿关节痛，腰痛，心腹痛，痛经，跌打损伤疼痛，风疹，痈肿疮毒，毒蛇咬伤，腹水，小便淋涩。用法为内服，煎汤，3～9g，入丸剂或浸酒；外用捣敷或煎水洗。

【配伍应用】

（1）配鹅不食草，捣烂，加黄酒炒热后外敷，治跌打损伤。

（2）配姜黄，治冠心病心绞痛。

（3）配金钱草，治跌打损伤。

（4）配精猪肉，老酒煎，饭前吃，治风湿痛。

（5）全草或根，研末，配延胡索、木香，治胃脘寒痛，或虚寒腹痛。

（6）配半边莲、两面针，治银环蛇、眼镜蛇等含神经毒的毒蛇咬伤。

（7）配威灵仙、五加皮，治风湿痛。

（8）配续断、杜仲，治腰痛。

（9）配高良姜、香附，治心腹痛，较宜于寒证。

（10）配桃仁、五灵脂，治跌打损伤及痛经。

（11）配千年健、防己、半枫荷，治风湿性关节炎和类风湿性关节炎。

（12）配野菊花、重楼、半边莲，治痈肿疮毒，毒蛇咬伤等症。

（13）配木通、滑石、瞿麦，治腹水及小便淋涩等症。

（14）配金果榄、防己、杜仲，治风湿腰痛，关节痛。

【单味应用】

单味全草（干品）200g，置于 50％酒精 500mL 中浸泡 10 天。患处用不锈钢针穿刺囊肿，如梅花样，力求把囊肿刺透，然后用该浸液棉球做湿敷，治腱鞘炎。

【配方选例】

（1）治恶疰心痛，闷绝欲死：徐长卿(末)30g，安息香(酒浸，细研，去渣，慢火煎成膏) 30g。上药以安息香煎和丸，如梧子大，不计时候，以醋汤下 10 丸。（《太平圣惠方》）

（2）治风湿痛：徐长卿根 24～30g，精猪肉 120g，老酒 2 两。酌加水煎成半碗，饭前服，每日 2 次。（《福建民间草药》）

（3）治精神分裂症（啼哭、悲伤、恍惚）：徐长卿 15g。泡水当茶饮。（《吉林中草药》）

（4）治经期腹痛：徐长卿根 9g，月月红 6g，川芎 3g。切细，泡酒 120g，内服。（《贵阳民间草药》）

（5）寮蛇半剑汤 治银环蛇、眼镜蛇等含神经毒的毒蛇咬伤：寮刁竹、蛇王藤、半边莲、七星剑各 15g。水 3 碗，煎至 1 碗，冲白酒适量，趁热服下。（《中药临床应用》）

雪胆

《云南中草药选》

本品又名罗锅底、金龟莲、金银盆、金腰莲。为葫芦科多年生草本植物大籽雪胆、可爱雪胆或中华雪胆的块根。多产于云南、贵州、四川、湖北等地。其味苦，性寒。有小毒。归胃、肺经。具有清热解毒，止痛散肿之功效。主治胃痛，腹痛，热毒痈肿，烫伤，牙龈肿痛，咽喉肿痛。用法为内服，散剂 0.6～1g，1 日 2～3 次。

使用注意：过量使用有腹胀，呕吐，出汗等反应；心脏状况不佳者忌用。

【配伍应用】

（1）配白云花根片，治慢性支气管炎。

（2）配干姜、石菖蒲，治胃寒疼痛，腹痛等症。

【配方选例】

（1）治疗痈肿痛，及烫火伤：雪胆、水黄连、蒲公英。捣绒，敷患处。（《成都中草药》）

（2）治实火牙痛：雪胆、苔草根、枸地芽根。水煎服。（《四川中药志》）

（3）治喉痛及牙龈肿痛：雪胆、射干、骨碎补、马勃、地骨皮、板蓝根、灯心草。水煎服。（《成都中草药》）

（4）治外伤痛，牙痛，喉痛，腹痛：雪胆块根。洗净，切片，晒干，研成细粉，痛时服，每次服 0.3 ~ 0.5g。（《全展选编》）

第二十章　补益药

一、补气药

人参

《神农本草经》

本品又名人衔、神草、鬼盖、土精。为五加科植物人参的根。多产于吉林、辽宁等地。其味甘、微苦，性平。归脾、肺、心经。具有大补元气，补脾益气，生津宁神，益智之功效。主治崩漏，暴脱，肺虚喘促，脾胃虚弱，惊悸健忘，消渴。用法为内服，煎汤，1.5～9g，大剂，9～30g；亦可熬膏或入丸、散。

使用注意：反藜芦，畏五灵脂。入煎剂一般宜另煎服。

【配伍应用】

（1）配附子，治重病、久病、失血所致的厥逆、脉微、出冷汗、气虚欲脱等症。

（2）配白术，治食欲不振，胸闷腹胀，吐泻，乏力等症。

（3）配五味子，治元气不足或热病气阴两伤所致的气短自汗等症。

（4）配蛤蚧，治气虚喘咳。

（5）配茯苓，治心脾不足，心悸气短，食少乏力等症。

（6）配三七，治虚劳咳嗽，各种出血证，汗血欲脱，胸痹等症。

（7）配熟地黄，治热病气伤津亏的发热口渴、心烦气短、舌红少津等症。

（8）配黄芪，治气虚自汗，气虚脱肛等症。

（9）配生石膏，治消渴病的血糖高。

（10）配升麻，治脱肛，子宫脱垂。

（11）配诃子，治肺气虚损，咳嗽无力，动则气促或久嗽失音；脾虚滑泻，久泻久痢或气虚下陷脱肛等症。

（12）配丹参，治气虚兼血行不畅所致的面色萎黄、神疲乏力、失眠、头晕，甚见心悸怔忡等症。

（13）配鹿茸，治先天不足，或后天劳伤，或年高火衰而见的形体羸弱、腰膝酸软、四肢发凉、精神疲惫、耳聋目暗、男子阳痿精冷、女子宫寒不孕等症。切忌骤服大剂量。

（14）配当归，治骤然出血而致的自汗频频，气短脉微之危重证；心气不足，心血瘀滞而见的心悸不宁、心前区闷痛，甚或面唇、指甲青紫之胸痹证。

（15）配磁石，治肺肾气弱，潜纳无能之咳喘气促、呼多吸少、动则尤甚之证。

（16）配木香，治年老气虚，脾胃不健而见的精神乏力、纳呆少食、食后胀或便秘难下者。

（17）配莲子，治消化不良，泄泻，心神不安，惊恐失眠等症。

（18）配苏木，治产后元气大伤，瘀血内攻所致的血晕，症见喉中气急喘促，鼻起煤烟，面目茄色之危证。

（19）配黄连，治噤口痢，症见饮食不进或呕不能食，中毒明显者，常伴有四肢厥逆、神志昏迷，脉细弱等症；亦可用于慢性痢疾，慢性肠炎等症。

（20）配姜汁炒黄连，治下痢噤口。

（21）配干姜，治胃下垂，中焦虚寒等症。

（22）配麦冬、五味子，治热病的呼吸短促，多汗口干。

（23）配白术、茯苓，治脾虚食少，便溏等症。

（24）配黄连、石莲子，治噤口痢，呕不能食，身热口干，喜饮凉，舌红，脉大者。

（25）配五味子、黄芪，治虚喘乏力。

（26）配紫苏、前胡，治虚人感冒。

（27）配石膏、知母，治热盛气虚。

（28）配大黄、芒硝，治燥热便秘的正气虚弱，不任攻下者。

（29）人参须配京菖蒲、茶叶，沸水冲泡代茶饮，治体虚耳窍不通、听力下降。

（30）配干姜、附子，治气虚阳衰。

（31）配天花粉、山药、生地黄，治消渴证。

（32）配当归、酸枣仁、桂圆肉，治心气不足，心悸怔忡，失眠，健忘等症。

（33）配磁石、胡桃肉、蛤蚧，治肺肾气弱，潜纳无能之咳喘气促、呼多吸少、动则尤甚之证。

（34）配诃子、白术、山药、木香，治久泻久痢等症。

（35）配莲子、柏子仁、酸枣仁、龙眼肉，治心气虚弱，心悸怔忡，健忘失眠等症。

（36）配丹参、桃仁、红花、生山楂、茯神木，治冠状动脉粥样硬化性心脏病属气虚血瘀证者。

（37）配磁石、朱砂、远志、茯神、龙齿，治心气不足，心神不安，惊恐失眠，心慌耳鸣等症。

（38）人参须配茯苓、红枣，治气虚盗汗。

【单味应用】

单味煎汤服，治元气大亏，阳气暴脱，面色苍白，神情淡漠，肢冷出汗，脉息微弱。近代也用于大出血，创伤性休克，心力衰竭等重症。

【配方选例】

（1）催生如意散　治临产腰痛：人参、乳香末各3g，朱砂末1.5g。研极细，2味和匀，临床之时，急用鸡子清1个，匀药末，再用生姜自然汁，调开冷服，如横生倒生，即时端顺，子母平善。（《奇方后集》）

（2）托里温经汤　治寒覆毛皮，郁遏经络，不得伸越，热伏荣中，聚而为赤肿，痛不可忍，恶寒发热，肢体疼痛：人参、苍术各3g，芍药4.5g，白芷、麻黄各6g，甘草4.5g，防风、葛根各9g，当归身6g，升麻12g。水煎，分2次服。（《卫生宝鉴》）

（3）理中安蛔散　治吐蛔：人参9g，白术、茯苓、干姜各4.5g，乌梅3个。水煎，顿服，吐蛔未止，加黄连、黄柏各1.5g，川椒14粒。若吐甚者，加附子1.5g。（《伤寒蕴要》）

（4）七珍散　治产后不语：人参、石菖蒲、川芎、熟干地黄、细辛各30g，防风、朱砂各15g。上为末，每服3g，薄荷汤调下。（《产育宝庆集》）

（5）泰山磐石散　治妇人妊娠气血两虚，胎动不安，面色淡白，倦怠无力，不思饮食，舌淡，脉浮滑无力（或沉弱），或屡有堕胎之患者：人参、黄芪、当归、川续断、黄芩各 3g，川芎、川芎药各 2.4g，白术 6g，砂仁、炙甘草各 1.5g，糯米 1 撮，地黄（熟制）3g。水煎，每日 1 剂，分 2 次温服。（《景岳全书》）

（6）治慢惊风心烦哕恶，治小儿慢惊风：人参、甘草、沉香、白术、藿香叶各 0.3g。水煎，每日 1 剂，分 2 次服。（《石壁经》《幼幼新书》）

（7）加味回阳散　治慢惊面青，四肢逆冷，泄泻不止：人参、白术、山药、茯苓、甘草、附子、赤石脂、僵蚕、全蝎各 3g。上为细末，生姜，水煎，每服 6g。（《证治大还》）

（8）异功散　治吐泻不思乳食，凡小儿虚冷病，先与数服，以助其气：人参、茯苓、白术、陈皮、甘草各 3g。生姜，水煎，每日 1 剂，分 2 次服。（《小儿直诀》）

党参

《本草从新》

本品又名上党人参、上党参、黄参。为桔梗科植物党参的根。多产于山西、陕西、甘肃、东北等地。其味甘，性平。归脾、肺经。具有补中益气之功效。主治久病气虚，脾虚泄泻，肺虚咳嗽，脱肛，消渴。用法为内服，煎汤，9 ~ 15g，大剂 30 ~ 60g，熬膏或入丸、散。

使用注意：反藜芦。

【配伍应用】

（1）配熟地黄，治气虚，肺气不足及肾气虚。

（2）配白术，治脾虚泄泻。

（3）配附子，治阳虚欲脱。

（4）配茯苓，治胃气虚之证。

（5）配天花粉，治气阴两伤，久咳久喘。

（6）配丹参，治气虚血热，心烦不寐，心悸，气短。

（7）配椿根皮，治脏毒夹热下血，久痢脓血不止，崩漏、带下等症。

（8）配黄芪，治脾肺气虚，气短乏力，食少便溏等症。

（9）配当归，治头晕，乏力，气少懒言等症。

（10）配五味子、胡桃肉，治肺虚咳喘，不能平卧。

（11）配麦冬、五味子，治热病后身体虚弱，口渴多汗。

（12）配熟地黄、天冬，治气血不足，虚劳咳嗽等症。

（13）配熟地、当归，治面色萎黄，慢性出血之气血两亏等症。

（14）配龟甲、骨碎补，水煎服，治佝偻病，小儿囟门不合。

（15）配黄芪、白术、山药，治脾肺气虚所致的虚证。

（16）配黄精、黄芪、鸡血藤，治低血压。

（17）配白术、茯苓、甘草，治脾胃虚弱，食少便溏。

（18）配熟地黄、当归、远志，治血虚心悸，健忘失眠。

（19）配黄芪、白术、升麻、柴胡，治中气下陷，脱肛，妇女阴挺等症。

（20）配紫苏、前胡、桔梗、枳壳，治体弱气虚之人的感冒咳嗽。

（21）配紫菀、五味子、阿胶，治毒性症状轻的肺结核，慢性咳嗽而有肺虚表现者。

（22）配鸡血藤、当归、白芍、熟地黄，治脾胃虚弱，消化吸收功能障碍所致的贫血及萎黄病等症。

（23）配山药、扁豆、芡实、瘦猪肉，同煲内服，治小儿遗尿。

（24）配白术、茯苓、怀山药、莲子肉，治脾胃虚弱，消化吸收功能低下，中气下陷，自汗等衰弱证。

【配方选例】

（1）填海川神丸 治神经衰弱：党参60g，山萸肉120g，山药60g，五味子30g，茯苓、益智、补骨脂、大枣（去核）、川芎、菊花各60g。上为细末，炼蜜为丸，每丸重9g，每服1丸，每日2～3次，温开水送下。（《冉氏经验方》）

（2）二味参苏加附子汤 治产后鼻衄：党参、苏木各15g，附子9g。水煎，每日1剂，分2次服。（《王九峰医案精华》）

（3）骨痨汤 治骨痨（骨与关节结核）：党参240g，黄芪、地骨皮、山药、熟地黄、茯苓各120g，陈皮、甘草、当归各60g。共煎成浓汁（又鳖甲胶、鹿角胶各90g，混龟胶240g，共烊化加粗砂糖240g）。共熬成胶。每日早晚各1匙。（陶慕章经验方）

（4）敦复汤　治下焦元气虚惫，相火衰微，致肾弱不能强，脾弱不能健运，或腰膝酸疼，或黎明泄泻，一切虚寒诸证：党参、山茱萸、补骨脂（炒捣）各12g，乌附子、核桃仁各9g，生山药15g，茯苓、生鸡内金（捣细）各4.5g。水煎服。（《医学衷中参西录》）

（5）加味异功散　治胸胁闷满，肋下隐痛，纳少便溏，舌淡苔薄白，脉濡细者：党参15g，苍术、白术各9g，茯苓30g，甘草6g，青皮、陈皮各9g，黄精30g，当归12g，丹参30g，鸡血藤30g，柴胡、姜黄、广郁金各9g，薄荷3g。每日1剂，或服2剂停1天，或隔天1服，每剂煎2次，首煎宜煎至50分钟。（方药中经验十三法）

（6）加味参芪地黄汤　治慢性肾炎，肾盂肾炎，属脾肾气阴两虚者：党参、生黄芪、生地黄各15g，山萸肉、山药各9g，牡丹皮6g，茯苓、泽泻、益母草各15g，白茅根30g，怀牛膝、车前子各9g。水煎服，每日1剂，日服2次。（时振声方）

五味子

《神农本草经》

本品又名玄及、五梅子。为木兰科植物五味子的果实。多产于东北各省、河北等地。其味酸、甘，性温。归肺、心、肾经。具有补肺滋肾，敛汗涩精之功效。主治咳喘，遗精，崩漏，久泻久痢，自汗盗汗，心悸怔忡，失眠健忘。用法为内服，煎汤，1.5～6g，或入丸、散；外用研末撒或煎水洗。

【配伍应用】

（1）配干姜，治寒痰犯肺的咳逆上气，肺寒咳嗽的痰稀而多。

（2）配五倍子，治遗精，久泻久痢，脱肛，子宫下垂，自汗，盗汗，肝虚咳嗽。

（3）配补骨脂，治久泻久痢，属肾虚者。

（4）配黄芪，治阳虚自汗。

（5）配酸枣仁，治耳源性眩晕。

（6）配牡蛎，治阴虚盗汗。

（7）配麦冬，治口干渴，阴虚盗汗。

（8）配龙骨，水煎服，分3次送服桂附地黄丸，治尿崩症。

（9）配蔓荆子，煎汤频洗，治烂眩风睑。

（10）配炙麻黄、益智，浸泡煎汤，温服，治小儿遗尿。

（11）配人参、麦冬，治汗多气短，口干舌燥。

（12）配干姜、细辛，治寒饮喘咳，肺气耗伤等。

（13）配地黄、酸枣仁，治心阴不足，心失所养之心悸怔忡、失眠健忘。

（14）配山茱萸、熟地黄，治肺虚喘咳及肺肾不足之喘咳。

（15）配茵陈、大枣，治慢性肝炎。

（16）配柏子仁、牡蛎，治虚汗证。

（17）配珍珠母、石菖蒲，治失眠。

（18）配麦冬、党参，治汗出过多而致血气耗散、体倦神疲。

（19）配麦冬、生地黄，治津少口渴或体虚多汗之证。

（20）配麻黄、钩藤，治老年慢性喘息性支气管炎。

（21）配桑螵蛸、龙骨，治遗精，久泻。

（22）配桑螵蛸、益智，治遗精，尿频。

（23）配丹参、首乌藤，治心悸怔忡，失眠健忘。

（24）配补骨脂、肉豆蔻，治久泻不止。

（25）配麦冬、黄芪，治消渴证。

（26）配吴茱萸、补骨脂，治久泻不止。

（27）配人参、黄芪、紫菀，治肺虚咳喘。

（28）配熟地黄、山茱萸、山药，治肺肾两虚之久咳气喘。

（29）配桑螵蛸、龙骨、附子，治遗精，遗尿。

（30）配牡蛎、金樱子、桑螵蛸，治盗汗，遗精。

（31）配补骨脂、吴茱萸、肉豆蔻，治五更泻。

（32）配麻黄根、柏子仁、牡蛎，治体虚多汗。

（33）配酸枣仁、茯苓、丹参，治心神不宁，心悸怔忡，失眠健忘等症。

（34）配蛇床子、金樱子、桑螵蛸，治遗精。

（35）配山药、麦冬、桑螵蛸，治虚咳，盗汗，自汗。

（36）配当归、怀山药、酸枣仁、龙眼肉，研末制蜜丸，每丸5g，治美尼尔氏综合征。

（37）配麻黄、钩藤、磁石、远志，治老年性喘息性支气管炎，虚喘较甚者。

（38）配地黄、山茱萸、山药、茯苓，治虚咳气喘。

【单味应用】

单味泡酒常服，治失眠。

【配方选例】

（1）磁石丸　治雷风内障，头旋恶心呕吐：五味子、牡丹皮、干姜、玄参各30g，附子（炮）、磁石（烧赤，醋淬2次）各15g。上为末，炼蜜丸，如桐子大，食前茶下10丸。（《医学纲目》）

（2）通声膏　治咳逆上气：五味子、通草、款冬花各90g，人参、细辛、桂心、青竹皮各60g，石菖蒲2升，酥5升，枣膏3升，白蜜2升，杏仁、姜汁各1升。上13味咬咀，以水5升微火煎，3上3下，去渣内姜汁枣膏酥蜜，煎令调和。酒服枣大2丸。（《备急千金要方》）

（3）加减八味丸　治脑疽痊后，及将痊，口干渴，甚则舌或生黄，及未患先渴，此肾水枯竭，不能上润，以致心火上炎，水火不能既济，故心烦躁作渴，小便频数，或白浊阳痿，饮食不多，肌肤渐消，或腿肿脚先瘦，服此诸证顿止：五味子（炒）75g，山茱萸肉（酒浸杵膏）、山药各30g，熟地黄（酒拌，铜器蒸，半日捣膏）240g，牡丹皮、桂心（去皮）、泽泻（切片蒸焙）、白茯苓各15g。上为细末，入二膏，加炼蜜少许为丸，梧子大，每服60～70丸，五更初未言语前空腹，用盐汤送下。（《医部全录·头门》）

（4）五味子汤　治六辛年，涸流之纪，病宜此主之：五味子、附子（炮）、巴戟天、鹿茸、山茱萸、熟地黄、杜仲（炒）各3g。上锉，入姜7片，盐少许，水煎服。（《三因方》）

太子参

《本草从新》

本品又名孩儿参、童参。为石竹科植物异叶假繁缕的块根。多产于山东、江苏、安徽等地。其味甘、微苦，性平。归脾、肺经。具有补气生津之功效。主治神疲少气，饮食减少，口干少津，咳嗽痰少。用法为内服，煎汤，6～12g。

【配伍应用】

（1）配五味子，治神经衰弱。

（2）配五味子、黄芪，治气阴不足，自汗口渴。

（3）配黄芪、白术，治脾胃虚弱之倦怠无力，饮食减少及肺气不足之自汗、短气等症。

（4）配麦冬、五味子，治热病后伤津口渴，汗多之证。

（5）配麦冬、沙参，治阴虚肺燥，咳嗽痰少。

（6）配党参、玉竹、山药，治脾气虚弱，胃阴不足之证。

（7）配沙参、麦冬、白薇、青蒿，治久热不退，或小儿夏季热，而见气阴两亏者。

【配方选例】

（1）治自汗：太子参9g，浮小麦15g。水煎服。（《陕西中草药》）

（2）治胃癌：太子参、姜半夏、川石斛、丹参、郁金、赤芍各9g，失笑散（包）、炙山甲、夏枯草、木馒头各12g，陈皮4.5g，广木香6g，生牡蛎30g。水煎服。攻坚丸20粒，分2次吞服。（《全国中草药新医疗法展览会技术资料选编》上海）

附：攻坚丸　马钱子1.0g，活蜗牛0.5g，蜈蚣1.5g，乳香0.1g，带子蜂房0.5g，全蝎0.3g。按上述比例配制，将马钱子用开水泡24小时后，换清水连续浸7～10天，再去皮晒干，用麻油炒黄研末；将蜈蚣、全蝎、蜂房炒微黄研末，并将蜗牛捣烂，晒干研末，和乳香粉末糊泛为丸，每3g等于20粒。

（3）戒烟糖　戒烟止嗽：太子参15g，远志45g，地龙45g，鱼腥草51g，白糖210g。将上药洗净，加水煎熬，每20分钟取药液1次，再加水煎，共取3次。合并煎液，以文火熬至较稠厚时，加白糖搅匀，继续煎至起丝状时离火。将糖倒在涂有熟菜油的瓷盘中，晾凉，用刀划成小块，随意含食。（《百病饮食自疗》）

（4）参斛茶　治热病伤阴，症见口干燥渴或胃阴不足，胃脘作痛，干呕纳少，舌光少苔，以及老年人气短乏力，头晕心悸等：太子参15g，石斛9g，

五味子6粒。用开水冲泡，每日1次，当茶饮。（经验方）

黄芪

《神农本草经》

本品又名黄耆、箭芪、百本、王孙、绵芪。为豆科植物黄芪或内蒙古黄芪的根。多产于甘肃、内蒙古、东北等地。其味甘，性微温。归脾、肺经。具有补气升阳，固表止汗，托疮排脓，利尿退肿之功效。主治气血虚弱，表虚自汗，水肿，血痹，痈疽。用法为内服，煎汤，9～15g（大剂30～60g），入丸、散或熬膏。

【配伍应用】

（1）配当归，治血虚诸证。

（2）配山药，治消渴，浮肿。

（3）配附子，治气虚下陷兼阳虚，汗出肢冷，舌淡苔白，脉细弱等症。

（4）配防己，治风湿，风水，脉浮身重，汗出恶风，小便不利，湿痹，肢体沉重麻木等症。

（5）配陈皮，治自汗。

（6）配大枣，按3：2剂量，配成冲剂，每包含生药12.5g，成人每次1包，小儿减半，治虚证感冒。

（7）生黄芪配鲜虾肉，同煮汤服用，治骨结核，寒性脓疡，流脓流水，久不收口者。

（8）配防风，治表虚自汗，四肢酸楚，易感冒者。

（9）配牡蛎，治气阴不足，自汗，盗汗，肢体倦怠。

（10）配茯苓，治气虚水肿，汗出，小便短少，舌质较淡，舌边齿痕。

（11）配甘草，治诸虚不足，肢体劳倦，面色萎黄，不能饮食等或虚中有热而见胸中悸烦，唇口干燥，咳嗽脓血等症。

（12）配麻黄根，治气损卫弱，腠理不密所致的表虚汗出证。

（13）配升麻，治脾土虚弱，清气下陷而见的短气乏力、便溏久痢、脱肛、、阴挺、腹沉坠、崩漏等症。

（14）配白术，治气虚卫弱自汗，脾虚气陷，虚寒性的痈肿不溃或溃久不愈等症。

（15）配浮小麦，治卫表虚弱，自汗或兼盗汗。

（16）配党参，治久病虚损劳怯，中气不足，气虚衰弱，内脏下垂；脾胃两虚，消化不良，肌肉消瘦，食少便溏，肢倦乏力。

（17）配三七、当归，治崩漏下血。

（18）配白术、防风，治表虚自汗而易感风寒者。

（19）配防己、白术，治脾阳虚弱，面目四肢浮肿，小便不利，气短心悸等症。

（20）配桂枝、茯苓，治脾阳虚弱，面目四肢浮肿，小便不利，气短心悸等症。

（21）配党参、肉桂，治痈疮溃后久不愈合。

（22）配熟地黄、黄柏，治阴虚盗汗。

（23）配大枣、浮小麦，治气虚自汗。

（24）配黑豆、红枣，治气虚自汗。

（25）配羊肉、桂圆肉、怀山药，将羊肉用沸水先煮片刻，捞出后用冷水浸泡以除膻味。用砂锅将水煮开，放入羊肉和3味中药同煮汤，食时调好味，可饮汤吃肉。如小儿无力咀嚼，可煮成浓汤饮，治病后体虚盗汗。

（26）配牡蛎、生地黄，水煎服，治小儿汗证。

（27）配防己、白术、甘草，治急性肾炎，有恶风、关节痛、、肢体浮肿、脉浮等"风水"证候者。

（28）配麻黄根、牡蛎、浮小麦，治表虚自汗之证。

（29）配黄精、党参、鸡血藤，治低血压。

（30）配当归、穿山甲、皂角刺，治疮疡肿毒，因血气不足，内陷不起，脓成不溃或溃久不敛者。

（31）配党参、肉桂、当归，治溃久不敛，脓稀不愈。

（32）配党参、糯稻根须、熟地黄，治肾炎浮肿已消退，而尿蛋白仍阳性者。

（33）配山药、天花粉、知母，治消渴证。

（34）配党参、升麻、柴胡，治中气下陷所致的脱肛、子宫脱垂、内脏下垂、崩漏等症。

（35）配桂枝、姜黄、当归，治关节炎，肩周炎，疼痛症状明显者。

（36）配金银花、皂角刺、天花粉，治痈疮长久不溃破者。

（37）配怀山药、生地黄、天花粉、五味子，治消渴证。

（38）配党参、白术、升麻、柴胡，治气虚下陷之证。

（39）配桃仁、红花、川芎、地龙，治中风后半身不遂而气虚脉弱之证。

（40）配防己、桂枝、茯苓、甘草，治肢体浮肿，甚至出现腹水、脉浮、但不恶风、不渴等"皮水"证候者。

（41）配鸡血藤、当归、党参、熟地黄，治白细胞减少症及贫血。

【配方选例】

（1）黄芪桂枝五物汤　治血痹阴阳俱微，寸口关上微，尺中小紧，外证身体不仁，如风痹状：黄芪、芍药、桂枝各9g，生姜18g，大枣12枚。上5味，以水6升，煮取2升，温服7合，每日3服。（《金匮要略》）

（2）黄芪丸　治石疽皮色不变，久不作脓：黄芪（炙）60g，大附子（去皮脐，姜汁浸透，切片，火煨，炙，以姜汁1钟尽为度）21g，菟丝子（酒浸，蒸）、大茴香（炒）各30g。共为末，酒打糊为丸，每服3g，日2次，食前黄酒送下。（《外科大成》）

（3）黄芪人参牡蛎汤　治痈疽脓泄后，溃烂不能收口：黄芪、人参各9g，甘草6g，五味子3g，生姜、茯苓、牡蛎各9g。水煎大半杯，温服。（《四圣心源》）

（4）黄芪汤　治消渴：黄芪、茯神、瓜蒌、甘草（炙）、麦冬（去心）各9g，干地黄15g。上6味切，以水8升，煮取2.5升，分3服。日进1剂，服10剂。忌芜荑、酢物、海藻、菘菜。（《千金方》）

（5）治各种神经性皮炎：黄芪、党参、山药各15g，当归、莲子、薏苡仁、荆芥、蛇床子、牛蒡子、地肤子、蝉蜕各12g，甘草6g。水煎，早晚各服1次，老人、儿童酌减。服药后，并用热药渣搽患处。有感染者加生地黄9g，黄柏12g。（《全国中草药汇编》）

（6）治溃疡性结肠炎并出血：黄芪、党参各30g，苍术、白术、陈皮、柴胡、升麻各10g，甘草6g，当归12g，麦冬15g，五味子10g，灶心土60g（先煎，取上清液煎药）。水煎服。（方药中经验十三法）

棉花根

《上海常见中草药》

本品又名草棉根皮、蜜根、土黄芪。为锦葵科植物陆地棉或草棉的根或根皮。产于我国各地。其味甘，性温。归肺、脾经。具有补气升阳、止咳平喘之功效。主治中气下陷，气虚喘咳。用法为内服，煎汤。根:30～60g；根皮:9～30g。

【配伍应用】

（1）配冬瓜皮，治体虚浮肿。

（2）配枳壳（用量减半），水煎服，治中度子宫脱垂。

（3）配白术、茯苓，治脾虚水肿。

（4）配白果、板蓝根，制成复方棉花根注射液，治慢性气管炎。

（5）配大青叶、紫金牛、陈皮，治慢性气管炎。

（6）配大枣、白术、鸡矢藤，治脾虚少食，小儿营养不良。

（7）配党参、五味子、胡颓叶，治气虚喘咳。

（8）配党参、枳壳、升麻，治中气下陷，子宫脱垂，脱肛等症。

【配方选例】

（1）治小儿营养不良：棉花根 15～30g，红枣 10 枚。水煎，服时加食糖适量。（《上海常用中草药》）

（2）治体虚咳嗽气喘：棉花根、葵花头、薜菜各 30g。水煎服。（《上海常用中草药》）

（3）治贫血：棉花根、丹参各等份。共为细末，制水丸，每服 6g，每日 3次。（苏医《中草药手册》）

（4）治子宫脱垂：棉花根 180g，生枳壳 12g。煎汤，每日分 2 次服，连服数日。（苏医《中草药手册》）

白术

《本草经集注》

本品又名於术、山蓟、术、山芥、山连。为菊科植物白术的根茎。多产于浙江、安徽等地。其味苦、甘，性温。归脾、胃经。具有健脾燥湿利水，固表止汗之功效。主治饮食减少，脘腹虚胀，倦怠乏力，水肿胀满。用法为内服，煎汤，4.5～9g；熬膏或入丸、散。

【配伍应用】

（1）配山药，治脾胃虚弱，食少便溏，身体瘦弱，白带等症。

（2）配炒稻芽，治脾虚夹滞之吐泻。

（3）配薏苡仁，治脾虚泄泻。

（4）配炙甘草，治脾胃不和，呕吐。

（5）配枳实，治脘腹胀满，属脾虚气滞者。

（6）配黄芩，治胎热，见妊娠浮肿、胎动不安等症。

（7）配附子，治寒湿相搏，身体疼痛，阳虚寒湿内阻，腹胀便溏。

（8）配苍术，治脾虚所致的胃脘闷胀、泄泻等症。

（9）配茯苓，治四肢困倦，脘腹胀闷，口淡不渴，不思饮食，或泄泻便溏，或肢体浮肿，小便不利，或心悸怔忡，或妇人带下清稀等症。

（10）配鸡内金，治食滞不化，脘腹胀满痞闷，纳谷不香，食谷难消。

（11）配陈皮，治腹泻便溏，脘腹胀闷，呕恶不食，口中黏腻，脉滑，苔腻等症。

（12）配白芍，治肠鸣腹痛，大便泄泻，或脘胁胀闷，食欲不振及妇人行经先后不定，量多，淋漓难尽等经水不调之证。

（13）配桂枝，治脘腹痞闷，纳谷不香，或见呕吐，下痢，便溏等症。

（14）配大腹皮，治胃脘胀闷，食少倦怠，腹满水肿。

（15）配干姜，治口淡而黏，呕吐泄泻，舌苔白腻等症。

（16）配党参、茯苓，治脾胃虚弱，食少胀满，倦怠无力，泄泻等症。

（17）配附子、干姜，治脾肾虚寒。

（18）配茯苓、桂枝，治脾虚不运，水湿内停之痰饮证。

（19）配黄芪、防风，治表虚自汗。

（20）配附子、甘草，治风虚头眩，头重，自汗等症。

（21）配党参、干姜，治脾胃虚寒泄泻。

（22）配茯苓、泽泻，治脾虚湿滞，面目浮肿，小便减少。

（23）配枳实、陈皮，治脾胃虚弱，消化不良，胸闷食减。

（24）配牡蛎、防风，治自汗，盗汗。

（25）配熟地黄、黄芩，治胎动不安。

（26）配茯苓、猪苓，水煎服，治妊娠水肿。

（27）配党参、干姜、甘草，治脾胃虚寒，腹胀泄泻，食欲减退。

（28）配桂枝、炙甘草、茯苓，治慢性支气管炎，咳嗽气短，痰多白沫。

（29）配党参、茯苓、甘草，治脾胃虚弱，食少便溏。

（30）配威灵仙、防己、桑枝，治关节风湿痛。

（31）配黄芩、栀子、白芍，治妇女妊娠胎有热。

（32）配当归、白芍、生地黄，治妇女妊娠胃气上逆而致呕逆、眩晕、胸闷不食等兼血虚证。

（33）配黄芪、防风、浮小麦，治气虚自汗。

（34）配怀山药、糯稻根须、芡实，治小儿病后，食欲不振，体虚自汗。

（35）配杜仲、川续断、桑寄生，治腰酸困楚者。

（36）配木香、砂仁、枳实，治大便溏泻，饮食减少，上腹胀满，舌淡苔白，脉沉者。

（37）配党参、山药、茯苓、陈皮，治脾胃虚弱，食少便溏。

（38）配当归、白芍、黄芩、川芎，治孕妇血虚，胎动不安。

【配方选例】

（1）归脾汤　治思虑过度，劳伤心脾，怔忡健忘，惊悸盗汗，发热体倦，食少不眠，或妇人脾虚气弱，崩中漏下：白术、茯神（去木）、黄芪（去芦）、龙眼肉、酸枣仁（炒去壳）各30g，人参、木香（不见火）各15g，甘草（炙）7.5g，当归、远志各3g（后2味从薛氏《校注妇人良方》补入）。上咬咀，每用12g，水1.5盏，生姜5片，枣1枚，煎至7分，去渣，温服，不拘时候。（《济生方》）

（2）白术散　治呕吐酸水，结气筑心：白术、茯苓、厚朴各2.4g，橘皮、人参各1.8g，荜芨1.2g，槟榔仁、大黄各3g，吴茱萸1.2g。水煎，分2次服。（《外台秘要》）

（3）疗脾胃气微方　治脾胃气微，不能下食，五内中冷，时微下痢：白术240g，神曲150g，甘草、干姜、枳实各60g。上为末，蜜丸，每服9g，每日2

次。(《外台秘要》)

（4）白术调中汤　治中寒痞闷急痛，寒湿相搏，吐泻腹痛：白术、茯苓、陈皮、泽泻各15g，干姜、官桂、藿香各0.3g，甘草30g，缩砂仁0.3g。上为末，白汤化蜜少许调下。(《宣明论》)

（5）白术和胃丸　治胃气虚弱，和脾胃，进饮食：白术36g，半夏、厚朴各30g，陈皮24g，人参21g，甘草9g，枳实、槟榔各7.5g，木香3g。上为细末，生姜汁浸蒸饼为丸，如梧子大，每服30丸，温水送下。(《内外伤辨惑论》)

山药

《药谱》

本品又名山薯、怀山药、山芋、山藷。为薯蓣科植物薯蓣的根茎。多产于河南、河北、山西、陕西等地。其味甘，性平。归脾、肺、肾经。具有补脾胃，益肺肾之功效。主治脾胃虚弱，便溏早泄，小儿营养不良，遗精，带下，尿频。用法为内服，煎汤，9～30g。

【配伍应用】

（1）配牛蒡子，治脾虚肝弱，久咳吐痰，喉中痰鸣，胸膈闷胀，但咳不甚，肢体困倦乏力。

（2）配芡实，治脾肾两虚，妇女白带，腹泻不止。

（3）配女贞子，治脾肾阴虚之证。

（4）配甘草，治久病肺气伤而不可大补，或热病后期气阴不足者。

（5）配扁豆，治脾胃虚弱所致的腹泻便溏、食少倦怠或妇人带下绵绵等症。

（6）配车前子，治虚劳痰嗽。

（7）配牛蒡子，治慢性气管炎，支气管哮喘而咳之不甚者。

（8）配茯苓，治脾虚泄泻或久病脾胃气阴不足的脘闷不思食、神倦、腹泻。

（9）配党参，治脾胃虚弱食少、体倦或泄泻。

（10）配天花粉，治热病伤津，心烦口渴及消渴证。

（11）配五味子、山茱萸，治肺肾两虚之气喘、久咳。

（12）配莲子、扁豆，治脾虚泄泻，形体消瘦，肢倦乏力，脉象虚弱者。

（13）配益智、乌药，治肾虚尿频。

（14）配熟地黄、山萸肉，治肾阴虚损之遗精、盗汗、妇人白带过多。

（15）配葛根、茯苓，治脾虚泄泻，大便稀溏如水样、含不消化食物者。

（16）配黄芪、天花粉，治气阴两亏的消渴证。

（17）配党参、白芍，治肺气虚之咳喘。

（18）配党参、白术同糯米煮粥，治脾胃虚弱，神倦无力，食少便溏，或痢久不愈。

（19）配白术、芡实、茯苓，治脾虚妇人带下。

（20）配熟地黄、山茱萸、五味子，治肝肾虚弱，喘嗽，遗精，遗尿，小便频数。

（21）配黄芪、天花粉、葛根，治消渴证。

（22）配党参、白术、茯苓，治脾胃虚弱，食少体倦，泄泻等症。

（23）配川贝母、茯苓、沙参，治肺虚咳喘，虚劳咳嗽等症。

（24）配白术、莲子肉、党参，治脾胃虚弱，饮食减少，体倦神疲。

（25）配山茱萸、熟地黄、金樱子，治肾气不足，遗精，尿频等症。

（26）配麦冬、天花粉、知母，治消渴体瘦，多饮多尿。

（27）配党参、白术、砂仁，治脾胃虚弱，食欲不振，泄泻，肢体疲乏等症。

（28）配党参、白术、扁豆、莲子，治脾虚腹泻。

（29）配党参、白术、五味子、金樱子，治肾虚遗精，尿频，带下等症。

（30）配党参、川贝母、茯苓、苦杏仁，治肺脾两虚之慢性咳嗽、痰多清稀、食欲减退、身体消瘦、精神困倦。

（31）配黄芪、天花粉、麦冬、生地黄，治消渴证。

（32）配黄芪、天花粉、知母、鸡内金，治消渴证。

（33）配熟地黄、山茱萸、泽泻、茯苓，治肾虚火旺，头晕，目眩，耳鸣，腰酸遗精等症。

（34）配炒白术、车前子、海螵蛸、炒茜草，治体虚白带过多。

（35）配党参、白芍、麦冬、杏仁，治肺虚咳嗽，气喘，神疲肢倦等症。

（36）配当归、五味子、酸枣仁、龙眼肉，研末制蜜丸，每丸5g，治美尼尔综合征。

（37）配党参、扁豆、芡实、瘦猪肉，同煲内服，治小儿遗尿。

【单味应用】

（1）单味烂山药（烂而有水者佳），捣烂，挤汁擦涂患处，治蝎蜇，局部红肿热痛。

（2）单味研粉，加适量白糖，调糊服用，治小儿脾虚泄泻轻证。

【配方选例】

（1）益阴肾气丸　治内障瞳子散大，此壮水之主，以镇阳光：山药、柴胡、牡丹皮、五味子各15g，熟地黄60g，泽泻、茯苓各7.5g，生地黄（酒炒）120g，当归（酒制）、山茱萸各15g。上为末，炼蜜丸，如梧子大，朱砂为衣，每服50～70丸，盐汤送下。（《东垣试效方》）

（2）山芋丸　治脾胃虚弱，不思饮食：山芋、白术各30g，人参1g。上3味，捣罗为细末，煮白面糊为丸，如小豆大，每服30丸，食前温米饮下。（《圣济总录》）

（3）还少丹　治一切虚损，神志俱耗，筋力顿衰，腰脚沉重，肢节倦怠，血气羸乏，小便赤涩：山药、牛膝（酒浸）、远志（去心）、山茱萸（去核）、茯苓、五味子、巴戟天（酒浸，去心）、肉苁蓉（酒浸）、石菖蒲、楮实、舶上茴香、枸杞子、杜仲（去皮，姜汁，酒涂，炙熟）各30g，熟地黄45g。为细末，炼蜜同枣肉为丸，梧子大，每服30丸，食前温酒或盐汤送下，日3次。（《普济方》）

（4）扶中汤　治泄泻久不止，气血俱虚，身体羸弱，将成痨瘵者：山药、炒白术、龙眼肉各30g。水煎服。若小便不利，加炒椒目9g。（《医学衷中参西录》）

（5）补肺清金饮　治鸡胸、龟背，脉虚数，身热食少者：山药、沙参、石斛、瓜蒌皮各9g，麦冬、杏仁、茯苓、毛燕、浙贝母各6g，橘红3g，莲子（去心）10粒。水煎服。（《马培之外科医案》方）

白扁豆

《太平惠民和剂局方》

本品又名藊豆、南扁豆、羊眼豆。为豆科植物扁豆开白花植株的种子。

产于我国各地。其味甘，性温。具有健脾化湿之功效。主治脾胃虚弱，便溏腹泻，烦渴，呕吐。用法为内服，煎汤，9～18g，或入丸、散。

【配伍应用】

（1）配香稻芽，治脾虚纳呆，食欲不振。

（2）配山药，治脾胃虚弱，食欲不振，倦怠无力，慢性泄泻及妇女带下等症。

（3）配藿香，治伤暑吐泻。

（4）配白术、茯苓，治脾虚泄泻。

（5）配苍术、厚朴，治伤暑吐泻。

（6）配香薷、荷叶，治伤暑吐泻。

（7）配绿豆、糯米，煮粥，白糖调服，治小儿疰夏（可长服）。

（8）配白术、山药，治脾虚泄泻，妇女白带等症。

（9）配香薷、厚朴，治暑湿内蕴，脾失运化之呕吐、腹泻等症。

（10）配灶心土、黄柏、赤小豆，煎水，服之，治中六畜毒。

（11）配山药、白术、党参，治脾胃虚弱，饮食减少，便溏腹泻，白带等症。

（12）配韭菜、赤小豆、黄柏，煎服，治食肉中毒。

（13）配白术、茯苓、白芍，治脾虚泻痢。

（14）配香薷、厚朴、甘草，治伤暑头痛发热，吐泻腹痛。

（15）配党参、白术、茯苓、山药，治脾胃虚弱，饮食不消，大便溏薄等症。

（16）配党参、山药、芡实、瘦猪肉，同煲内服，治小儿遗尿。

（17）配藿香、佩兰、荷叶、厚朴，治夏季感受暑湿引起的呕吐、腹泻、胸闷等症。

（18）配炒山药、白术、党参、茯苓、炒芡实，治脾虚泄泻。

（19）扁豆衣配焦薏苡仁，治暑湿脾虚泄泻。

（20）扁豆衣配白术、薏苡仁，治脾虚泄泻，浮肿等症。

（21）扁豆花配荷叶、金银花、佩兰，治夏季感受暑湿发热，心烦，胸闷，吐泻等症。

【单味应用】

（1）单味研末，调水饮服，治食肉中毒。

（2）单味研粉，干搽患处，治痘毒引起的全身糜烂。

（3）白扁豆筋，焙黄研末，香油调糊，涂疮面，治旋耳疮，皮肤潮红、灼热、糜烂等。

【配方选例】

（1）白扁豆散　治久嗽咯血而致肺痿，吐白涎，胸膈满闷，食少：白扁豆、生姜各 15g，枇杷叶、半夏、人参、白术各 0.3g，白茅根 1g。上为粗末，水煎去渣，调槟榔末 3g，分 4 次服。(《普济本事方》)

（2）加减四君子汤　治小儿吐泻不止，不进乳食：白扁豆（蒸熟，焙干）、藿香叶、甘草（炙）、黄芪各 30g，人参、茯苓（去皮，焙）、白术各 120g。上为细末，每服 3g，入盐点服，或水煎温服。(《太平惠民和剂局方》)

（3）参苓白术散　治脾胃虚弱，饮食不进而呕吐泄泻者：白扁豆（姜汁浸，去皮，微炒）750g，人参（去芦）、白茯苓、白术、甘草（炒）、山药各 2 斤，莲子肉（去皮）、桔梗（炒令深黄色）、薏苡仁、缩砂仁各 1 斤。上为细末，每服 6g，枣汤调下，小儿量岁数加减服。(《太平惠民和剂局方》)

（4）治水肿：扁豆 32g。炒黄，研成粉，每早、午、晚各食前服，大人 9g，小儿 3g，灯心草汤调。(《本草汇言》)

（5）治赤白带下：白扁豆。炒为末，用米饮和服，每服 6g。(《永类铃方》)

（6）治恶疮连痂痒痛：捣扁豆封，痂落即瘥。(《补缺肘后方》)

大枣

《神农本草经》

本品又名红枣、干枣、良枣、美枣。为鼠李科植物枣的果实。多产于河北、河南、山东、四川等地。其味甘，性平。归脾、胃经。具有补脾益胃，养血安神，缓和药性之功。主治倦怠无力，食少，泄泻，脏躁证。用法为内服，煎汤，9～15g，或捣烂作丸；外用煎水洗或烧存性研末调敷。

【配伍应用】

（1）配黑锡丹，治久病咳喘，肾不纳气之咳逆上气，面目浮肿，四肢不温，动则气喘汗出。

（2）配葶苈子，治痰涎壅盛，咳喘胸满不得卧，或面目浮肿等症。

（3）配胆矾，捣烂塞鼻，治鼻生息肉。

（4）配阿胶，治各种出血见营血不足证者；亦治血小板减少性紫癜。

（5）配甘草，治心脾气虚之证。

（6）配生姜，治脾胃虚寒之证。

（7）配鲜荷叶，煎汤服，治原发性血小板减少性紫癜。

（8）配猪蹄，炖至极烂，吃肉饮汤，治紫癜。

（9）配瘪桃干，水煎服，治盗汗。

（10）配生地黄、百合，治心脾不足，肝气郁结之脏躁证。

（11）配麻黄、附子，治风寒痹痛，如风湿性关节炎等。

（12）配乌梅、浮小麦，水煎服，治阴虚盗汗。

（13）配黄芪、浮小麦，水煎服，治气虚自汗。

（14）配黄芪、黑豆，水煎服，治气虚自汗。

（15）配姜黄、巴豆，捣泥做2丸，1丸握手中(男左女右)，1丸塞鼻，治急、慢性扁桃体炎、咽炎。

（16）配鲜松针、鲜棕皮，2次煎服，治牙出血。

（17）配党参、白术，治脾胃虚弱，食少倦怠。

（18）配浮小麦、甘草，治脏躁证。

（19）配甘草、浮小麦、麦冬，治妇人脏躁（相当于更年期症候群、癔病等）。

【单味应用】

（1）单味大剂量煎汤内服，治过敏性紫癜。

（2）单味去核，焙炭研末，塞出血处，治气血亏虚所致的齿衄。

（3）大枣核，炒焦，泡水代茶饮，治失眠症。

【配方选例】

（1）大枣煎 治眼热眦赤，生赤脉息肉，急痛开不得，如芒在眼磣痛：大枣（去皮、核）10颗，黄连10g，淡竹叶3g。上3味，以水2升，煎取1升，澄取8合，下大枣、黄连煎，取4合，去渣，绵滤。细细点敷眼中。忌猪肉。（《外台秘要》）

（2）大枣汤　治历节疼痛：大枣15枚，黄芪12g，附子1枚，生姜6g，麻黄15g，甘草1尺。上为粗末，水煎，分3次服。（《备急千金要方》）

（3）补益大枣汤　治中风惊恐虚悸，四肢沉重：大枣（去核）7枚，青粱粟米10g。以水3.5升。先煮枣取1.5升，去渣，投米，煮粥食之。（《圣济总录》）

（4）甘麦大枣汤　治妇人脏躁，喜悲伤，欲哭，数欠伸：大枣10枚，甘草10g，小麦6g。上3味以水6升，煮取3升，分3次温服。（《金匮要略》）

（5）枣参丸　补气：大南枣10枚，蒸软去核，配人参3g，布包，藏饭锅内蒸烂，捣匀为丸，如弹子大，收贮用之。（《醒园录》）

饴糖

《名医别录》

本品又名麦芽糖、饧糖、软糖、饧、胶饴、糖。系以糯米或粳米磨粉煮熟，加入麦芽，微火煎熬发酵糖化而成。产于我国各地。其味甘，性微温。归脾、胃、肺经。具有补中缓痛，润肺止咳之功效。主治中气虚乏，腹痛喜按，肺虚燥咳，咽干口渴。用法为冲服，30～60g。

使用注意：湿阻中满，湿热内蕴，及痰湿甚者忌用。入汤剂须烊化冲服。

【配伍应用】

（1）配百部、杏仁，治肺虚咳嗽，音嘶不扬等症。

（2）配蜂蜜、百部，治肺虚咳嗽，干咳无痰者。

（3）配蜀椒、干姜，治中气虚乏，腹中挛急疼痛，寒重者。

（4）配桂枝、白芍，治中气虚乏，腹中挛急疼痛之证。

（5）配干姜、细辛，治肺寒久咳。

（6）配桂枝、白芍、黄芪，治中气虚乏，腹中挛急疼痛之气虚甚者。

（7）配黄芪、桂枝、大枣，治中气虚弱，体倦乏力等症。

（8）配生姜、百部、杏仁，治慢性气管炎，肺结核等症。

（9）配桂枝、白芍、黄芪、当归，治腹中挛急疼痛，亦有止汗、补血之功。

（10）配桂枝、白芍、黄芪、党参，治劳倦伤脾，中气虚乏，里急腹痛，气虚甚者。

【单味应用】

（1）单味，用家常食用方法，渐渐食尽500g，治误食铜钗。

（2）单味食数匙，治附子中毒。

注：本品可解附子、乌头毒。

【配方选例】

（1）治卒得咳嗽：饴糖、干姜（末）各18g，豉6g。以水1升，煮豉3沸，去渣，纳饴糖，消，纳干姜，分3服。(《补缺肘后方》)

（2）饴糖丸　治诸鱼骨鲠在喉中：饴糖不拘多少，为丸如鸡子黄大，吞之，又渐作大丸再吞。(《圣济总录》)

（3）治伤寒大毒嗽：饴糖、芜菁、蘘汁同煎1沸，顿服。(《食疗本草》)

（4）大建中汤　治心胸中大寒痛，呕不能食，腹中寒，上冲皮起，出见有头足，上下痛而不可触近者；川椒（炒去汗）6g，干姜12g，人参6g，水煎去渣，入饴糖10g，微火再煎，分2次服，如一炊顷饮粥2升，后更服，当1日食糜，温复之。(《金匮要略》)

甘草

《神农本草经》

本品又名美草、蜜草。为豆科植物甘草或胀果甘草的根和根茎。多产于内蒙古、甘肃等地。其味甘，性平。归心、肺、脾、胃经。具有益气补中，清热解毒，祛痰止咳，缓急止痛，缓和药性之功效。主治心悸怔忡，倦怠无力，痈疽疮疡，咽喉肿痛，气喘咳嗽，腹中挛急疼痛。用法为内服，煎汤，3～9g，或入丸、散；外用研末撒或煎水洗。

使用注意：反大戟、芫花、甘遂、海藻。

【配伍应用】

（1）配桔梗，治咽喉肿痛。

（2）配白芍，治胃痛，腹痛，四肢挛急疼痛。

（3）配桂枝，治发汗过多，心下悸。

（4）配绿豆，治附子、乌头、巴豆等药物中毒及发芽马铃薯中毒，中暑伤热，疮疡肿毒等，亦预防中暑。

（5）配金银花，治湿疹和面部痤疮。

（6）配白术，治胃痉挛痛。

（7）配牛膝，水煎服，治鸡、鱼骨卡喉。

（8）配海藻，治瘿瘤。现代实践治甲状腺肿时，海藻、甘草同用，未见不良反应（前人说甘草反海藻，但古方《医宗金鉴》之海藻玉壶汤治瘿瘤，即海藻与甘草同用）。

（9）配蓝靛汁，饮服，治曼陀罗中毒。

（10）配甘遂，共研细末，先将神阙穴（位于肚脐）擦洗干净，再用生姜在穴位及周围皮肤擦拭，待皮肤稍有热感时，取药末适量，填满穴位，用纱布盖严，固定，12 小时后取掉，治疟疾。

（11）配木瓜，煎汤泡脚，治脚气。

（12）配砂仁，研细末，含服或开水冲匀频服，治骨鲠。

（13）配红花，水煎，频频漱口，并含口内，治咽门红肿发紫及单双喉蛾。

（14）配黄连，煎浓汁，涂口腔，治小儿鹅口疮。

（15）配滑石，治夏日中暑，表里俱热，烦躁口渴，小便不利，呕吐，腹泻及淋浊，石淋等。

（16）配芫花，煎汤，泡洗患处，治冻疮。

（17）配人参，治心气不足的心悸，脉结代。

（18）配黑豆，水煎服，治杏仁中毒。

（19）配蒲公英，治疮痈肿毒，外伤创口红肿（内服或外洗均有效）。

（20）配半边莲、茶叶，水煎服，治细辛中毒，呼吸困难。

（21）配金银花、连翘，治疮疡。

（22）配生姜、防风，煎水，含服 1 半，口服 1 半，治天南星中毒。

（23）配桔梗、牛蒡子，治肺热咳嗽。

（24）配生姜、金银花，水煎服，治附子中毒。

（25）配党参、白术，治脾胃虚弱。

（26）配鱼腥草、雄黄，研末，用茶油或麻油调，频频抹患处，治蜈蚣及毒虫咬伤。

（27）配麻黄、紫苏，治风寒咳嗽。

（28）配杏仁、花椒，常水煎液，绿色透明，点眼，治眼内外所生遮蔽视线之目障。

（29）配乌贼骨、瓦楞子，治胃及十二指肠溃疡。

（30）配桔梗、乌梅，水煎服，治声哑日久。

（31）配瓜蒌、黄芩，治热痰咳嗽。

（32）配炒僵蚕、瓜蒌皮，为细末，姜汤吞服，治痰热喉痛声音不出。

（33）配干姜、细辛，治寒痰咳喘。

（34）配玄参、麦冬、桔梗，制成冲剂，开水冲服，治阴虚心火旺所致的乳蛾。

（35）配桔梗、薄荷、牛蒡子，治咽喉肿痛或有寒热咳嗽。

（36）配白芷、百草霜，研细，蜜丸，口含化，徐徐咽下，治鱼骨或草卡咽喉。

（37）配金银花、连翘、蒲公英，治疮疡肿毒。

（38）配党参、桂枝、生地黄，治气虚血少，脉来结代，心悸，短气等症。

（39）配绿豆、荷叶、鱼腥草，水煎服，治中药中毒。

（40）配党参、白术、茯苓，治脾虚气弱，食少便溏。

（41）配陈皮、姜半夏、茯苓，治咳嗽痰多，胸满呕恶，头眩心悸。

（42）配淡竹叶、生黑豆、蜂蜜，水煎服，1日数次，治诸药中毒。

（43）配金银花、野菊花、蒲公英，治疮疖肿毒。

（44）配生绿豆、生黄豆、生黑豆、金银花，水煎服，预防咽喉炎。

（45）配桔梗、射干、牛蒡子、玄参，治咽喉肿痛。

（46）配杏仁、川贝母、前胡、桑叶，治热咳，燥咳，如上呼吸道炎、支气管炎引起的咳嗽，痰不多，难咳出或干咳无痰。

（47）配蒲黄、硼砂、青黛、火硝，共为细末，撒舌上细细咽下，或饮凉水送下，治舌疮疼痛，溃烂。

（48）配生地黄、阿胶、人参、桂枝，治气虚血亏所致的心悸，自汗，脉结代等症。

（49）配荆芥、防风、白僵蚕、薄荷、桔梗，水煎服，治慢性咽炎，咽部干痒不适。

（50）生甘草配炙甘草，治体虚咽痛，咳嗽喘急，疮疡肿痛。

（51）炙甘草配大枣，治脾胃不和，腹泻，泄泻，心悸，紫癜。

（52）炙甘草配干姜，治肺冷唾涎沫，不渴，遗尿，小便频数。

（53）甘草梢配生地黄、淡竹叶、木通，治口舌生疮，小便不利。

【单味应用】

（1）单味生甘草，治疮痈肿毒，咽喉疼痛，口疮，乳痈。

（2）单味生草梢，治淋证之尿道痛。

（3）单味 30g，煎水，分 3 次送服六味地黄丸，每次 20g，每日服 3 次，同时口含乌梅，以生津止渴，治尿崩证。

（4）单味汁，饮服，治羊肉中毒。

（5）单味 30g 生甘草，煎汤 1～2 大碗，或煎绍酒服亦可，治中牛马肉毒。

（6）单味切片，用 75% 酒精浸泡，加甘油及蒸馏水，涂患处，治手掌皲裂。

（7）单味用清水浸出浓汁，徐徐滴入耳内，每次约 10 分钟久，然后将水倾出，治耳蕈，生于耳内，形如初生蘑菇，头大蒂小，微肿闷痛。

【配方选例】

（1）甘草干姜汤　治误攻其表，便厥，烦躁吐逆及肺痿，吐涎沫，肺中冷等症：甘草 12g，干姜（炮）6g。上 2 味，以水 3 升，煮取 1.5 升，去渣，分温再服。（《大同方剂学》）

（2）续命汤　治中风痱，身体不能自收，口不能言，冒昧不知人，不知痛处或拘急不得转侧：甘草、桂心、当归、人参、石膏、干姜各 6g，麻黄 9g，川芎 3g，杏仁 40 枚。水煎，每日 1 剂，分 2 次温服。（《外台秘要》）

（3）增损四顺汤　治少阴下利不止，手足彻冷，及无热候：甘草、人参、龙骨各 6g，黄连、干姜各 3g，附子 1 枚。水煎，分 2 次服，下而腹痛，加当归；呕加橘皮。（《外台秘要》）

（4）甘草干姜茯苓白术汤　治寒湿所伤，身体重，腰部及腰以下冷痛，但饮食如常，口不作渴，小便自利者：甘草、白术各 6g，干姜、茯苓各 12g。以水 5 升，煮取 3 升，分 3 次温服，腰中即温。(《金匮要略》)

（5）甘草附子汤　治风湿相搏，骨节疼痛，屈伸不利，进之则痛剧，汗出短气，小便不利，恶风不欲去衣，或身微肿：甘草（炙）6g，附子（炮，去皮，破）2 枚，白术 6g，桂枝（去皮）12g。上 4 味，以水 6 升，煮取 3 升，去渣，温服 1 升，每日 3 服。初服得微汗则解，能食汗止复烦者，将服 5 合，恐 1 升多者，宜服 6~7 合为始。(《伤寒论》)

（6）舒经汤　治臂痛：甘草、片姜黄、白术、羌活各 3g，海桐皮、当归、芍药各 10g。水煎，每日 1 剂，分 2 次服。(《妇人大全良方》)

（7）黄土汤方　治先便后血，小肠寒湿，黄土汤主之：甘草、干地黄、白术、附子（炮）、阿胶、黄芩各 10g，灶中黄土 25g。水 8 升煮取 2 升，分 2 次温服。(《温病条辨》)

二、补阳药

鹿茸

《神农本草经》

本品又名斑龙珠。为鹿科动物梅花鹿雄体未骨化而带茸毛的幼角。多产于东北、河北、北京等地。其味甘、咸，性温。归肝、肾经。具有补肾阳，益精血，强筋骨之功效。主治精亏血虚，眩晕，耳鸣，阳痿，滑精，腰膝酸冷，崩漏带下，不育，小儿发育不良，疮疡久溃不敛。用法为研末吞服，0.6~0.9g，或入丸、散。亦可浸酒。

【配伍应用】

（1）配六味地黄丸，治小儿发育不良，筋骨痿软，行迟，齿迟，颅囟过期不合。

（2）配怀山药，浸酒服，治阳痿，妇人虚寒白带，久不受孕。

（3）配冬虫夏草，炖鸡，加少许生姜、南枣，治心脏衰弱，风湿性心脏病而有心悸、腰酸、尿少、小便艰涩者。

（4）配淫羊藿，治肾阳不足，精血虚亏之阳痿滑精、尿频、遗尿、畏寒乏力、腰膝酸软及小儿发育不良、骨软行迟等症。

（5）配人参，治气虚阳衰，肢冷，神疲，阳痿腰酸，脉迟乏力。

（6）配熟地黄，治肾虚阳痿，遗精，腰痛，眩晕，耳聋，妇女阴寒带下，胞冷不孕。

（7）配党参，治贫血。

（8）配淫羊藿、阳起石，治男子阳痿，妇人虚寒白带，久不受孕。

（9）配山茱萸、山药，治肾虚阳痿，遗精，腰痛，眩晕，耳聋，妇女阴寒带下，胞冷不孕。

（10）配阿胶、当归，治肝肾不足、任冲不固之月经过多，崩漏带下等症。

（11）配蒲黄炭、乌贼骨，治妇女月经过多，崩漏带下等症。

（12）配黄芪、当归、肉桂，治疮疡久溃不敛，阴疽疮肿内陷不起等症。

（13）配肉苁蓉、熟地黄、乌贼骨，治崩漏不止，虚损羸瘦之证。

（14）配山茱萸、熟地黄、五加皮，治肾阳虚衰，精血不足所致的筋骨痿软及小儿发育不良、行迟、齿迟、囟门不合等症。

（15）配当归、鸡血藤、黄芪，治重度贫血，属精血不足、阳气衰微者。

（16）配山茱萸、杜仲、熟地黄，治肾虚阳衰，阳痿，遗精，尿频等症。

（17）配淫羊藿、仙茅、菟丝子，治肝肾不足的腰膝酸痛。

（18）配熟地黄、牛膝、虎骨，治下肢痿软。

（19）配杜仲、牛膝、鸡血藤、山萸肉，治肾性高血压有眩晕和四肢麻木者。

（20）配生地黄、当归、鸡血藤、牛角腮。治严重贫血，精血两亏。

（21）配熟地黄、枸杞子、山萸肉、肉苁蓉，治肾阳不足，精血虚亏之阳痿、滑精、尿频、遗尿、畏寒乏力、腰膝酸软及小儿发育不良、骨软行迟等症。

（22）配阿胶、蒲黄、乌贼骨、当归，治冲任虚损，带脉不固的崩漏带下等症。

（23）配山萸肉、熟地黄、杜仲、补骨脂、巴戟天，治阳痿，妇人虚寒带下，久不受孕。

（24）配菟丝子、熟地黄、杜仲、木瓜、肉苁蓉、牛膝，治小儿发育不良，骨软齿迟，四肢痿软等症。

【配方选例】

（1）鹿茸散 治房黄，眼赤身黄，体虚无力，夜多梦泄，神思不安，腰脚酸痛：鹿茸、熟地黄、干地黄、黄芪、山茱萸、五味子、牡蛎各30g。上为散，以温酒调下6g。（《太平圣惠方》）

（2）黑丸 治精血耗竭，面色黧黑，耳聋目昏，口干多渴，腰痛脚弱，小便白浊，上燥下寒，不受峻补：鹿茸（酒浸）、当归（酒浸）等份。为细末，煮乌梅膏子为丸，如梧子大，每服50丸，空腹用米饮送下。（《济生方》）

（3）鹿茸酒 治虚弱阳事不举，面色不明，小便频数，饮食不思：好鹿茸15g（多用30g，去皮，切片），干山药（末）30g。上2味用生薄绢裹，酒浸7日后，饮酒，以每日3盏为度，酒尽将鹿茸焙干，留为补药用之。（《普济方》）

（4）茸附汤 治精血俱虚，营卫耗损，潮热自汗，怔忡惊悸，肢体倦乏，一切虚弱之证：鹿茸（酒蒸）、附子（炮）各30g。上细切，分作4服，水2盏，生姜10片，煎至2.4g，去渣，食前温服。（《世医得效方》）

（5）鹿茸丸 治小肠虚冷，小便数多：鹿茸（酥炙令微黄）60g，白龙骨（烧过）30g，桑螵蛸（微炒）1g，椒红（微炒）30g，附子（炮）45g，山茱萸30g。上捣罗为末，炼蜜合捣一二百杵，丸如梧子大，每服20丸，空腹及晚食前，以盐汤下。（《太平圣惠方》）

九香虫

《本草纲目》

本品又名屁巴虫、黑兜虫、屁板虫、瓜黑蝽。为蝽科昆虫九香虫的完整虫体。多产于贵州、云南、四川、广西等地。其味咸，性温。归脾、肾、肝经。具有补肾助阳，温运脾阳，理气止痛之功效。主治阳痿，腰膝酸软，尿频，脘膈气滞，胀闷疼痛。用法为内服，煎汤，3～6g，或入丸、散。

【配伍应用】

（1）配陈皮，研细末，用水或酒送服，治腰肌劳损。

（2）配白术、木香，治脾阳不运，脘膈气滞，胀闷疼痛。

（3）配香附子、延胡索，治肝胃气痛。

（4）配补骨脂、淫羊藿、枸杞子，治肾阳不足，阳痿，腰膝酸软，尿频等症。

【配方选例】

（1）乌龙丸　利膈间滞气，助肝肾亏损：九香虫（半生半熟）30g，车前子（微炒）、陈皮各12g，白术15g，杜仲（酥炙）24g。上为细末，炼蜜为丸，如梧子大，每服4.5g，盐白汤或黄酒送下，空腹服，临卧仍服1次。(《摄生众妙方》)

（2）治胸脘胁痛：九香虫90g，炙全蝎60g。上细末，蜜丸，每丸重3g，每服半丸，日服2次。(《吉林中草药》)

补骨脂

《药性论》

本品又名破故纸、胡韭子、补骨鸱、胡故子。为豆科一年生草本植物补骨脂的干燥成熟果实。多产于陕西、河南、山东、江西、安徽、广东、四川、云南、贵州等地。其味辛、苦，性温。归肾、脾经。具有补肾助阳，纳气止泻之功效。主治腰膝冷痛，小便频数，遗尿，阳痿，遗精，久泻便溏。用法为内服，煎汤，4.5～9g，或入丸、散；外用研末擦或浸酒搽。

使用注意：阴虚火盛者不宜服；胃病者宜慎用，但溃疡病属虚寒型者仍可服。

【配伍应用】

（1）配肉豆蔻，治脾肾虚寒之泄泻。

（2）配胡桃肉，治肾虚气逆之虚喘，腰腿酸痛，阳痿早泄，小便频数，遗尿，健忘。

（3）配小茴香，治肾阳虚弱，下元不固，小便清长，遗尿遗精，尿频早泄，尿失禁；妇人腰酸疼痛，月经延期，经行腹痛等症。

（4）配罂粟壳，治久泻难止之证。

（5）盐水炒补骨脂配煨附子，研细末，用青布包足心1～2小时，治咽喉肿胀痛。

（6）配胡桃仁、沉香，治肾不纳气之气喘。

（7）配胡桃仁、金毛狗脊，治肾虚腰痛。

（8）配菟丝子、胡桃仁，治阳痿腰酸，腿软无力等症。

（9）配巴戟天、菟丝子，治阳痿，滑精。

（10）配肉桂、怀牛膝，治肾虚腰膝冷痛。

（11）配杜仲、胡桃仁，治肾阳虚亏，腰痛，小便余沥等症。

（12）配菟丝子、益智，治小便频数或遗尿等症。

（13）配覆盆子、益智，治遗尿，尿频。

（14）配菟丝子、桑螵蛸，治肾虚阳痿，遗精早泄，遗尿，尿频，腰膝冷痛等症。

（15）配蛤蚧、胡桃仁，治肾虚气喘。

（16）配吴茱萸、五味子，治肾虚久泻，尤宜五更泻。

（17）配菟丝子、胡桃仁、沉香，治阳痿，早泄，遗精等症。

（18）配肉豆蔻、五味子、吴茱萸，治肾阳虚弱不能温煦脾胃而致的五更泻，不思饮食，神疲腰酸。

（19）配桑寄生、小茴香、川续断，治腰膝虚寒冷痛等症。

（20）配菟丝子、淫羊藿、枸杞子，治阳虚尿频或阳痿遗精。

（21）配五味子、吴茱萸、生姜、大枣，治脾肾虚寒，五更泄泻。

（22）配锁阳、狗脊、川续断、黄精、赤芍，研末服，治肾阳虚，慢性腰肌劳损。

【单味应用】

（1）单味微炒，研末内服，治脾虚腹泻，完谷不化及小便频数，遗尿等症。

（2）单味浸入95%酒精中，1周后即可用浸液外擦患处，治白癜风，牛皮癣。

（3）单味破碎成块，入75%酒精中浸泡，1周后外搽，治扁平疣。

【配方选例】

（1）四神丸 治脾肾两虚，午后作泻，不思食，不化食等症：补骨脂（炒）

120g，肉豆蔻 60g，五味子 90g，吴茱萸（盐汤泡）15g。上 4 味为末，用大枣 40 枚，生姜 120g，同煮糜烂，去姜枣核皮，研膏入药末为丸，盐汤下，每服 6～9g，每日 2 次。(《大同方剂学》)

（2）补骨脂汤 治因惊恐而致的气馁，骨节无力，神情不安：补骨脂（核桃肉炒）、当归、人参、茯苓、丹参、牛膝各 6g，益智 4.5g，肉苁蓉 12g，熟地黄 15g，远志(甘草水炒)1.5g，白芍 3g，大枣 2 枚，生姜 3 片。水煎服。(《医醇賸义》)

（3）补骨脂散 治冷劳羸瘦，四肢无力，不思饮食，或时泻痢：炒补骨脂 60g，煨诃子 45g，肉苁蓉（汤浸 1 宿，刮去皱皮，炙令干）、缩砂仁各 60g，厚朴（去粗皮，涂生姜汁，炙令香熟）、鹿茸（去毛，酒洗，涂酥，炙微黄）、龙骨、赤石脂、白术各 30g，当归 15g，枳壳（麸炒微黄，去瓤）、肉豆蔻各 1g。上为细末，每服 6g，食前粥饮调下。(《太平圣惠方》)

（4）补肾养血汤 治肝肾虚损而致的骨关节脱位：补骨脂、菟丝子饼、丹参、茺蔚子各 9g，枸杞子 4.5g，当归 6g，杜仲、白芍、山茱萸、肉苁蓉各 3g，红花 1.5g，核桃肉 12g，水煎服。(《伤科大成》)

蛇床子

《神农本草经》

本品又名野茴香、蛇床实、蛇床仁、蛇珠、野萝卜碗子、秃子花。为伞形科植物蛇床的果实。多产于河北、山东、江苏、浙江等地。其味辛、苦，性温。归肾、脾经。具有温肾壮阳，（外用）燥湿杀虫之功效。主治腰膝酸软，尿频，宫寒不孕，白带阴痒，阴囊湿疹，疮癣瘙痒，阳痿。用法为内服，煎汤，3～9g，或入丸剂；外用煎水洗或作坐药（栓剂），或研末调敷。

【配伍应用】

（1）配白粉，为丸，如枣大，棉裹纳入阴内，治阴痒带下之证。

（2）配白矾，治妇人阴痒之滴虫病，湿疹瘙痒，阴囊湿痒及痔疮疥癣等诸证。

（3）配轻粉，共研细末，油或凡士林调成膏，外搽，治皮肤湿疹，及有分泌物渗出和发痒者。

（4）配紫苏叶，煎水外洗，治阴道滴虫引起的外阴瘙痒。

（5）配酢梅，煎水外洗，治妇人子脏挺出。

（6）配黄柏，制成栓剂纳阴内，治滴虫性阴道炎。

（7）配菟丝子、五味子，治肾虚阳痿及女子不育等症。

（8）配黄连、轻粉，外用，治小儿恶疮。

（9）配五倍子、射干，煎汤浸泡，后涂龙胆紫液，治稻田皮炎有糜烂面或有渗液者。

（10）配苦参、花椒、百部，煎汤熏洗，治阴部湿疹，疥癣，皮肤瘙痒等症。

（11）配巴戟天、淫羊藿、菟丝子，治肾虚，阳痿等症。

（12）配苦参、黄柏、密陀僧，研末油调外搽，治顽癣，湿疹。

（13）配巴戟天、菟丝子、五味子，治肾虚阳痿，滑精遗精，腰膝酸冷及小儿遗尿等症。

（14）配川椒、苦参、白矾，煎汤熏洗，治滴虫性阴道炎，湿疹。

（15）配苦参、百部、千里光，煎汤，先熏后洗，治疥疮结节。

（16）配石榴皮、地榆、蒲公英，煎汤外洗，治稻田皮炎。

（17）配艾叶、紫苏叶、朴硝、白矾，煎汤坐浴后以棉花浸液塞肛门坐紧，趁吸气时提肛门，每日如法行数次，治脱肛。

（18）配川椒、明矾、苦参、百部，煎汤趁热先熏后坐浴，若阴痒破溃者则去川椒，治湿热下注阴痒。

（19）配藜芦、蜀椒、白附子、煅明矾、水银，为细末，撒于患处，用手指揉搓，令药黏于患处，治擦烂型、水泡型、混合型足癣。

【单味应用】

单味烧烟放瓶中，含瓶口吸其烟，可放入空茶壶内，含壶嘴吸烟，亦可放烟袋锅内，当烟吸，治关下喉痹急证。

【配方选例】

（1）坐药方　治妇人子脏偏僻，冷结无子：蛇床子、芫花各90g。上2味捣筛，取枣大，纱袋盛，内产门中，令没指，袋少长，便时须去，任意卧着，

慎风冷。(《外台秘要》)

（2）治白带因寒湿者：蛇床子240g，山茱萸肉180g，南五味子120g，车前子90g，香附60g（俱用醋拌炒），枯白矾15g，血鹿胶（火炙酒淬）15g。共为细末，山药打糊丸，梧子大，每服15g，早空腹白汤送下。(《方脉正宗》)

（3）治妇人阴痒：蛇床子30g，白矾6g。煎汤频洗。(《濒湖集简方》)

（4）治男子阴肿胀痛：蛇床子末，鸡子黄调，敷之。(《永类钤方》)

（5）治湿疹，过敏性皮炎，漆树过敏，手足癣：蛇床子、桉树叶、苦楝树皮、鸭脚木、苦参、地肤子各适量。煎水泡洗患处，每日2次。(《江西草药手册》)

巴戟天

《神农本草经》

本品又名巴戟、兔子肠、鸡肠风。为茜草科植物巴戟天的根。多产于福建、广东、广西等地。其味辛、甘，性微温。归肝、肾经。具有补肾阳，强筋骨，祛风湿之功效。主治肾虚阳痿，遗精，早泄，小便不禁，子宫虚冷，风寒湿痹。用法为内服，煎汤，4.5～9g，或入丸、散、浸酒或熬膏。

【配伍应用】

（1）配杜仲，治肾虚腰腿痛及风湿痹痛。

（2）配杜仲、续断，治腰膝酸软或疼痛。

（3）配橘核，小茴香，治寒疝，阴囊肿痛坚硬牵引及腹。

（4）配山茱萸、补骨脂，治阳痿，遗精，妇女虚寒带下。

（5）配狗脊、淫羊藿、当归，治久患风湿之肝肾虚损。

（6）配肉苁蓉、杜仲、萆薢，治肝肾不足所致的筋骨痿软、行步艰难。

（7）配肉苁蓉、菟丝子、覆盆子，治阳痿，遗精，尿频。

（8）配熟地黄、肉苁蓉、菟丝子，治肾虚阳痿，滑精早泄，女子宫冷不孕，经寒不调及腰膝无力等症。

（9）配党参、覆盆子、山药，治男子肾虚阳痿不育，女子阳虚不孕等症。

（10）配山茱萸、菟丝子、桑螵蛸，治肾虚遗尿，或小便频数等症。

（11）配续断、补骨脂、肉桂，治腰酸腰冷，腿膝无力等症。

（12）配橘核、荔枝核、小茴香，治肾虚寒疝，小腹及阴中隐隐疼痛。

（13）配菟丝子、肉苁蓉、川续断，治肾亏阳痿，遗精，女子胞宫虚冷，小腹冷痛，腰膝无力及崩漏带下。

（14）配熟地黄、山茱萸、金樱子，治肾虚，阳痿，早泄，遗精。

（15）配川续断、补骨脂、胡桃肉，治腰酸背痛，脸白肢冷，腿膝无力。

（16）配牛膝、川续断、杜仲、山萸肉，治腰膝风湿疼痛，脚气水肿或肌肉萎缩无力，病程迁延日久而又有肾虚表现者。

（17）配熟地黄、山药、淫羊藿、枸杞子，治阳痿，早泄。

【配方选例】

（1）巴戟天酒　治虚羸阳道不举，五劳七伤，百病能食下气方：巴戟天、牛膝各3斤，枸杞根皮、麦冬、地黄、防风各2斤。上6味并生用，无可得用干者，亦得㕮咀，以酒1石4斗浸7日，去渣，温服，常令酒气相及，勿至醉吐，慎生冷猪鱼油蒜，春6日秋冬14日，夏勿服，先患冷者，加干姜、桂心各1斤；好忘加远志1斤；大虚劳加五味子、肉苁蓉各1斤；阴下湿加五加根皮1斤，有石斛加1斤佳。每加1斤药则加酒7升，此酒每年入九月中旬即合，入十月上旬即服，设服余药以此酒下之大妙，渣曝干捣末，以此酒服1g，日3益佳，常加甘草300g佳，虚劳加黄芪1斤。（《备急千金要方》）

（2）巴戟丸　治妇人子宫久冷，月脉不调，或多或少，赤白带下：巴戟天90g，高良姜180g，紫金藤1斤，青盐60g，肉桂（去粗皮）、吴茱萸各120g。上为末，酒糊为丸，每服20丸，温盐酒送下，盐汤亦得，日午、夜卧各1服。（《太平惠民和剂局方》）

（3）巴戟丸　治风冷腰胯疼痛，行步不得：巴戟天45g，牛膝（去苗）90g，羌活、桂心、五加皮各45g，杜仲（去粗皮，炙微黄，锉）60g，干姜（炮裂，锉）45g。上药捣罗为末，炼蜜和捣200~300杵，丸如梧桐子大，每服30丸，食前温酒饮下。（《太平圣惠方》）

（4）巴戟汤　治冷痹，脚膝疼痛，行履艰难：巴戟天（去心）90g，附子（炮，去皮脐）、五加皮各60g，牛膝（酒浸，焙）、石斛（去根）、甘草（炙）、草薢各45g，白茯苓（去皮）、防风（去叉）各31g。上锉如麻豆大，每服15g，生姜3片，水1.5盏，煎至1盏，去渣，空腹温服（一方无生姜）。（《奇效良方》）

淫羊藿

《神农本草经》

本品又名仙灵脾、刚前、三枝九叶草。为小檗科植物箭叶淫羊藿或淫羊藿的干燥地上部分。多产于陕西、山西、湖北、四川、广西等地。其味辛、甘,性温。入肝、肾经。具有温肾助阳,祛风除湿之功效。主治阳痿,早泄,腰膝酸软,神疲健忘,慢性支气管炎,四肢拘挛,更年期高血压、小儿麻痹。用法为内服,煎汤,3~9g,浸酒熬膏或入丸、散;外用煎水洗。

【配伍应用】

（1）配生王瓜（即小瓜蒌红色者）,治目昏生翳。

（2）配仙茅,治更年期高血压。

（3）配补骨脂,治肾阳虚弱之下元不固的阳痿、早泄、遗尿、尿频等症。

（4）配巴戟天,治阳痿,腰膝冷痛及妇女宫冷不孕,虚寒带下,腰腹冷痛。

（5）配紫金牛,治慢性气管炎。

（6）配桑寄生,治小儿麻痹症。

（7）配锁阳、蛇床子,浸酒服,治女子不孕症。

（8）配枸杞子、菟丝子,治腰膝软弱,阳痿。

（9）配威灵仙、川芎,治行痹走注疼痛。

（10）配仙茅、当归、知母,治阴阳两虚型和妇女更年期高血压。

（11）配补骨脂、胡桃仁、五味子,治阳虚喘咳之证。

（12）配杜仲、巴戟天、桑寄生,治风湿痹痛兼见筋骨痿软,不能行走者。

（13）配威灵仙、川芎、肉桂,治风寒湿痹或四肢拘挛麻木等症。

（14）配穿山龙、威灵仙、骨碎补,治风湿性关节痛,四肢麻木。

（15）配威灵仙、秦艽、桑寄生,治风湿痹痛,四肢麻木等症。

（16）配仙茅、巴戟天、肉苁蓉,治肾阳虚衰所致的阳痿、遗精、尿频、腰膝酸软、神疲体倦等症。

（17）配肉苁蓉、巴戟天、熟地黄、仙茅,治肾虚阳痿,滑精早泄,腰膝痿软,肢冷畏寒及女子不孕症。

（18）配仙茅、巴戟天、黄柏、知母，治男子阳痿，滑精，女子月经不调。

（19）配熟地黄、枸杞子、巴戟天、仙茅，治肾虚阳痿，腰膝倦怠等症。

（20）配威灵仙、川芎、苍耳子、肉桂，治行痹走注疼痛，或四肢拘挛麻木等症。

（21）配仙茅、当归、巴戟天、知母、黄柏，治更年期高血压。

（22）配锁阳、蛇床子、党参、巴戟天、胡芦巴，治男子不育症。

【配方选例】

（1）壮肾散　治肾经虚损，腰腿遍身疼痛：淫羊藿（酒浸）、杜仲（酒炒）、炒小茴香、大茴香各150g，远志（去心）120g，巴戟天、肉苁蓉（酒浸）各180g，青盐240g。上为末，每服6g，用猪腰切开，撒药末在内，纸裹，火烧熟，细嚼，酒送下。（《寿世保元》）

（2）仙灵脾丸　治妇人中风偏枯，手足一边不遂，肌骨瘦细，皮肤顽痹：淫羊藿30g，羚羊角1g，独活、防风（去芦头）、桂心、当归、牛膝（去苗）、薏苡仁、附子（炮裂去皮脐）各30g，五加皮1g，萆薢、虎胫骨（涂酥炙黄）各30g。上为细末，炼蜜和捣200～300杵，丸如梧桐子大，每服30丸，食前温酒下。（《太平圣惠方》）

（3）淫羊五味汤　治神经衰弱，性机能减退，手足麻木：淫羊藿、五味子、生姜各等份。（《药物与方剂》）

（4）仙灵脾散　治风走注疼痛，来往不定：淫羊藿、威灵仙、芎䓖、桂心、苍耳子各30g。上药，捣细罗为散，每服3g，不计时候，以温酒调下。（《太平圣惠方》）

（5）治偏风，手足不遂，皮肤不仁：淫羊藿1斤，细锉，以生绢袋盛，于不津器中，用无灰酒2斗浸之，以厚纸重重密封，不得通气，春夏3日，秋冬5月。每日随性暖饮之，常令醺醺，不得大醉。（《太平圣惠方》）

仙茅

《海药本草》

本品又名独茅根、蟠龙草、冷饭草。为石蒜科植物仙茅的根茎。多产于四川、云南、贵州、广东、广西等地。其味辛，性热。有毒。入肾、肝、脾经。具有温肾壮阳，散寒去湿之功效。主治阳痿精寒，小便失禁，遗尿，崩漏，寒湿痹痛，腰膝酸软，脘腹冷痛，痛疽，瘰疬。用法为内服。煎汤，4.5～9g，或入丸、散；外用捣敷。

【配伍应用】

（1）配淫羊藿，治冲任不调，命门火衰，妇女更年期月经不调，腰痛，筋骨拘挛，尿频，头痛头晕，健忘，泛恶，怕冷及更年期高血压病。

（2）配金樱子，治阳痿，精冷，滑泄无度等症。

（3）配细辛，治寒湿腰膝冷痛。

（4）配杜仲、海狗肾，治阳痿，遗精，腰膝酸痛无力。

（5）配熟地黄、枸杞子，治阳痿，遗精。

（6）配山药、白术，治脾肾虚弱，食欲不振等症。

（7）配淫羊藿、巴戟天，治肾虚阳痿，精神不振等症。

（8）配细辛、桂枝，治寒湿腰膝冷痛。

（9）配杜仲、续断、桑寄生，治肾虚寒湿，腰酸且痛，腿膝无力。

（10）配杜仲、独活、附子，治寒湿痹痛，腰膝冷痛。

（11）配淫羊藿、菟丝子、五味子，治阳痿，精冷，小便频数，遗尿等症。

（12）配补骨脂、肉豆蔻、白术，治脘腹冷痛，少食腹泻等症。

（13）配淫羊藿、杜仲、桑寄生，治肾阳不足，筋骨不健所致的腰膝冷痛、四肢无力。

（14）配红枣、金樱子、荔枝，同装入猪尿泡内，蒸熟服食，治小儿遗尿，虚寒者。

（15）配巴戟天、独活、川芎，治寒湿痹痛，拘挛等症。

（16）配淫羊藿、牛膝、续断、桑寄生，治肾阳虚，腰膝软弱，冷痛或寒湿痹痛。

（17）配砂仁、吴茱萸、木香、高良姜，治胃脘部冷气胀痛，吐酸水，食欲不振等症。

（18）配淫羊藿、巴戟天、知母、黄柏、当归，治更年期综合征。

【配方选例】

（1）二仙汤　治更年期综合征，高血压，闭经，及其他慢性疾病见有肾阴、肾阳不足而虚火上炎者：仙茅、淫羊藿各 9～15g，当归、巴戟天各 9g，黄柏、知母各 4.5～9g。水煎，分 2 次服。(《中医方剂临床手册》)

（2）治阳痿：仙茅、金樱子根及果实各 15g。炖肉吃。(《贵州草药》)

（3）仙茅丸　壮筋骨，益精神，明目：仙茅（糯米泔浸 5 日，去赤水，夏月浸 3 日，铜刀刮锉，阴干，取 1 斤）2 斤，苍术（米泔浸 5 日，刮皮，焙干，取 1 斤）2 斤，枸杞子 1 斤，车前子 360g，白茯苓（去皮）、茴香（炒）、柏子仁（去壳）各 240g，生地黄（焙）、熟地黄（焙）各 120g。上为末，酒煮糊丸，如梧子大，每服 50 丸，食前温酒下，每日 2 服。(《圣济总录》)

（4）神秘散　治喘，补心肾，下气：白仙茅（米泔浸 3 宿，晒干，炒）15g，团参 7.5g，阿胶（炒）31g，鸡腺胵 45g。上为末，每服 6g，糯米饮调，空腹服。(《三因极一病症方论》)

黄狗肾

《神农本草经》

本品又名狗鞭。为犬科动物黄狗的阴茎和睾丸。产于我国各地。其味甘、咸，性大热。归肾经。具有补肾壮阳之功效。主治阳痿，阴冷，带下。用法为内服，煎汤，4.5～9g。

【配伍应用】

配菟丝子、肉苁蓉、淫羊藿，治肾虚阳衰所致的男子阳痿、阴冷，以及畏寒肢冷、腰酸尿频等症。

海马

《本草拾遗》

本品又名水马、马头鱼、龙落子。为海龙科动物克氏海马、刺海马或日本海马除去内脏的干燥全体。多产于广东、福建、台湾等地。其味甘、咸，性温。归肾、肝经。具有补肾壮阳，活血散瘀之功效。主治腰膝酸痛，阳痿，尿频，癥瘕痞块，跌打损伤，瘰疬，瘿瘤，外伤出血。用法为内服，煎汤，

3~9g，或入丸、散；研末服，1~1.5g；外用为研末撒。

【配伍应用】

（1）配半肥瘦猪肉，煮汤，吃肉喝汤，治小儿暑疖，脓疱疮。

（2）配苏木、红花，治跌打损伤。

（3）配鱼鳔胶、枸杞子，治肾阳虚弱，夜尿频繁，或妇女因体虚而白带多（单味煮汤服，亦治此证）。

（4）配补骨脂、九香虫、淫羊藿，治肾阳虚所致的腰膝软、阳痿、尿频等症。

（5）配大黄、青皮、巴豆，治远年积聚癥块。

（6）配重楼、山慈菇、露蜂房，治肿瘤。

附加：单味应用

单味研粉小米粥送下，粥内加红糖，治体虚胞衣不下。

【配方选例】

（1）海马拔毒散　治发背诸恶疮，兼治疔疮：海马（炙）1双，穿山甲（黄土炒）、水银、朱砂各6g，雄黄9g，轻粉3g，脑子、麝香各少许。上除水银外，各研为末和合，入水银再研至无星，针破疮口，点药入内，每日1点。（《急救仙方》）

（2）海马保肾丸　治由肾气虚寒引起的阳事痿弱，精神短少，四肢无力，梦遗滑精，潮热痨嗽，盗汗失眠，腰膝酸软，目暗耳鸣，嗜卧少食等症：海马1对，砂仁6g，枸杞子9g，远志（甘草水炙）6g，鹿茸9g，黄芪（炙）39g，山药、白术（麸炒）各9g，肉桂6g，锁阳9g，茯苓18g，人参9g，蛤蚧（去头足）1对，熟地黄18g，肉苁蓉（酒蒸）30g，杜仲（炒）、狗脊（砂烫去毛）各9g，钟乳石（煅）6g，黄精（酒蒸）、阳起石（煅）、龟甲（醋炙）、黑芝麻各3g，淫羊藿（羊脂炙）1.5g。水泛为丸，每服6g，日服2次，温开水送服。忌房事过度，及刺激性食物。（《北京市中药成方选集》）

（3）引水散　治小便秘涩，不快或不通，及肿满脚气，一切湿证：海马、海蛤、赤茯苓、川木通、琥珀、滑石、忘忧根、白丁香、通草、猪苓（去皮）、鬼棘针、苦葶苈（纸衬炒）、萹蓄、车前子（微炒）、越桃（即山栀子，炒）、瞿麦穗、泽泻、茴香（微炒）、木香各30g，石燕子（火煅，醋淬）1对。上为麄散，每服 15g，水 1.5 盏，灯心草 30 茎同煎，取清汁 2.4g，内麝香末 1 字，拌匀放温，食前服。(《奇效良方》)

（4）海马汤　治肾阳虚弱，夜尿频繁，或妇女因体虚而白带多：海马、枸杞子、鱼膘胶（溶化）各 12g，红枣 30g。水煎服。(《中药临床应用》)

山茱萸

《神农本草经》

本品又名蜀枣、鼠矢、鸡足、肉枣。为山茱萸科植物山茱萸除去里核的果肉。多产于浙江、安徽、河南、陕西、山西等地。其味酸、涩，性微温。归肝、肾经。具有补益肝肾，收敛固涩之功效。主治腰膝酸软，阳痿，尿频，头昏，滑精，妇女体虚，崩漏失血。用法为内服，煎汤，6～12g。亦可重用至 30g，或入丸、散。

【配伍应用】

（1）配牡蛎，治正气欲脱，虚汗淋漓，喘逆，怔忡，自汗，盗汗，遗精，带下。

（2）配五味子，治阳虚自汗。

（3）配补骨脂，治肝肾亏损所致的阳痿、遗精、遗尿、头晕、耳鸣。

（4）配白芍，治崩漏，吐衄，失血过多及自汗，盗汗，遗精。

（5）配地黄、知母，治阴虚盗汗。

（6）配熟地黄，怀山药，治肾虚所致的小便频数、夜尿、头晕耳鸣、腰膝酸痛等。

（7）配黄芪、党参，治阳虚所致的自汗。

（8）配五味子、党参，治大汗虚脱，四肢冰冷。

（9）配桑螵蛸、山药，治老人尿频。

（10）配金樱子、女贞子，治遗精。

（11）配人参、附片，治血压急剧降低者。

（12）配补骨脂、当归，治肝肾亏虚，眩晕腰酸，阳痿滑精，小便余沥等症。

（13）配白芍、阿胶，治妇女体虚，崩漏失血。

（14）配鹿茸、熟地黄、五味子，治肾虚阳衰，阳痿，遗精，尿频。

（15）配锁阳、金樱子、五味子，治遗精明显者。

（16）配熟地黄、山药、枸杞子，治肝肾不足所致的眩晕、耳鸣、腰膝酸软、遗精滑泄、小便频数。

（17）配熟地黄、白芍、阿胶，治妇女月经过多或漏下不止等症。

（18）配金樱子、鹿角胶、补骨脂，治肾虚所致的阳痿、早泄。

（19）配杜仲、石菖蒲，鸡血藤，治肝肾不足所致的高血压病。

（20）配熟地黄、当归、白芍，治阴血不足，月经过多或冲任不固，营血失充，漏下不止，腰酸眩晕等症。

（21）配补骨脂、菟丝子、覆盆子，治遗精，尿频。

（22）配熟地黄、山药、茯苓、泽泻，治肾虚腰痛，头晕目花。

（23）配党参、白芍、龙骨、牡蛎，治大汗亡阳欲脱之证。

（24）配熟地黄、升麻、益母草、阿胶，治崩漏，月经过多而属气血虚弱者。

（25）配当归、熟地黄、牡丹皮、白芍，治盗汗，多由阴虚所致。

（26）配五味子、党参、黄芪、牡蛎，治盗汗。

（27）配人参或党参、附子、龙骨、牡蛎，治亡阳大汗，厥逆休克。

【配方选例】

（1）滑氏补肝汤　治肝虚不足，两胁下满，筋急不得太息；山茱萸、甘草、桂心、桃仁、细辛、柏子仁、茯苓、防风各10g，大枣24枚。水煎，分2次服。（《证治准绳》）

（2）来复汤　治外感及大病后期，元气欲脱，症见寒热往来，虚汗淋漓，或但热不寒，或发热汗出，目睛上窜，或喘逆，或怔忡，或气虚不足以息者：山茱萸60g，生龙骨、生牡蛎（2味均捣细）各30g，白芍18g，党参12g，炙甘草6g。水煎服。（《医学衷中参西录》）

（3）补肝散　治肝痹，夜卧则惊，多饮不便数，腹大如怀物，左胁凝结作痛，脉左关虚弦者：山茱萸、当归、五味子、山药、黄芪、酸枣仁、川芎、木瓜、熟地黄、白术、独活。水煎服。（《症因脉治》）

（4）八味地黄丸　治产后虚汗不止：山茱萸、山药、牡丹皮、茯苓、熟

地黄各 24g，泽泻、五味子各 15g，炙黄芪 30g，上为末，炼蜜为丸，每晚服。（《傅青主女科》）

（5）左归饮 治肾阴不足，虚火上炎，口燥盗汗，腰酸腿软：山萸肉 3g，熟地黄 30g，枸杞子 6g，怀山药 12g，茯苓 9g，炙甘草 3g。水煎服。（《景岳全书》）

杜仲

《神农本草经》

本品又名木绵、思仲、思仙、丝连皮。为杜仲科植物杜仲的树皮。多产于四川、云南、贵州、湖北等地。其味甘，性温。归肝、肾经。具有补肝肾、强筋骨、降血压、安胎之功。主治肾虚腰痛，阳痿，小便频数，高血压病，肝肾亏损而胎动不安。用法为内服，煎汤，9～15g，浸酒或入丸，散。

【配伍应用】

（1）配续断，治妊娠体虚，胎元不固，腰痛胎动及肝肾不足之腰膝酸痛、腿软无力、行走不利等症。

（2）配牛膝，治肝肾不足所致的腰腿疼痛、两足无力。

（3）配山茱萸、桑寄生，治妊娠胎动，腰痛欲坠。

（4）配补骨脂、胡桃肉，治肾虚腰痛。

（5）配续断、桑寄生，治胎动不安。

（6）配续断、菟丝子，防治流产。

（7）配夏枯草、槐花，治高血压病。

（8）配枸杞子、山茱萸，治肾虚阳痿，遗精，腰膝酸软无力等症。

（9）配续断、大枣，治妊娠胎动不安，腰酸且痛，腰腹有下坠感等症。

（10）配夏枯草、黄芩，治早期高血压病。

（11）配淫羊藿、制何首乌、桑寄生，治肝肾两虚型高血压病，症见头晕、耳鸣、腰酸、夜间尿多。

（12）配桂枝、独活、秦艽，治寒湿腰痛，而有酸胀感，痛处觉冷，遇阴寒天气加剧。

（13）配续断、桑寄生、金毛狗脊，治肾虚腰痛。

（14）配川牛膝、桑寄生、白芍，治肝肾不足引起的眩晕。

（15）配续断、菟丝子、肉苁蓉，治肾虚腰痛，而有体弱，足膝酸软，易眩晕，小便频数，脉细弱或虚数。

（16）配山茱萸、菟丝子、五味子，治肾虚阳痿，小便频数。

（17）配牛膝、补骨脂、红花、鸡血藤，治腰腿酸痛。

（18）配枸杞子、熟地黄、菟丝子、山萸肉，治肾虚阳痿，小便频数。

（19）配黄芩、夏枯草、桑寄生、牛膝，治肾虚型高血压病，而有腰酸痛，两尺脉弱。

（20）配熟地黄、续断、胡桃肉、菟丝子，治肾虚腰脊酸痛，腿膝软弱，小便频数等症。

（21）配桑寄生、生牡蛎、白菊花、枸杞子，治早期高血压病。

（22）单味配猪腰子同炖吃，治肾虚腰背酸痛，腿膝软弱，小便频数。

【配方选例】

（1）杜仲酒　治卒腰痛：杜仲、丹参各25g，川芎15g。上3味切，以酒2斤渍5宿，随性少少饮之，即瘥。（《外台秘要》）

（2）杜仲酒　治腰脚疼痛不遂，风寒方：杜仲240g，石楠60g，羌活120g，大附子5枚。上4味㕮咀，以酒2斤渍3宿，服2合，日再，偏宜冷病妇人服之。（《备急千金要方》）

（3）补髓丹　治臂痛腰痛，补益真元：杜仲300g，鹿茸60g，补骨脂300g，没药30g。杜仲炒，补骨脂用芝麻150g同炒，候芝麻黑，筛去之，没药别研，上为细末，用胡桃肉30个，汤浸去皮，杵为膏，入面少许，酒煮糊丸，梧子大，每百粒空腹米饮下。（《是斋百一选方》）

（4）青娥丸　治肝肾虚，腰腿重痛：杜仲（炒）500g，生姜（炒）300g，补骨脂（炒）500g，上为细末，用胡桃肉120个，汤浸去皮研成膏，微熟成丸，如梧子大，每服50丸，盐酒或盐汤空腹下。（《三因方》）

（5）思仙续断丸　治肝肾风虚气弱，脚膝不可践地，腰脊疼痛，风毒流注下经，行步艰难，小便余沥，此药补五脏内伤，调中益精凉血，坚强筋骨，益智轻身：杜仲150g，五加皮、防风、薏苡仁、羌活、续断、牛膝各90g，萆薢120g，干地黄150g。上为末，好酒3升，化青盐90g，用木瓜250g，以盐

酒煮成膏，和杵丸如梧子大，每服 50 丸，食前温酒或盐汤送下。(《本事方》)

肉苁蓉

《神农本草经》

本品又名地精、大芸、肉松蓉、金笋。为列当科植物肉苁蓉的带鳞片的肉质茎。产于内蒙古。其味甘、咸，性温。归肾、大肠经。具有补肾益精，润肠通便之功效。主治肾虚阳痿，遗精早泄，女子不孕，筋骨痿弱，血枯便秘。用法为内服，煎汤，6～9g，或入丸剂。

【配伍应用】

（1）配当归，治老人阳气虚弱，精血不足之便秘。阴虚有热所致的便秘不宜用。

（2）配沉香，治老人虚秘而多汗，小腹不适。

（3）配锁阳，治慢性肾炎。

（4）配巴戟天，治腰膝冷痛，阳痿遗精，筋骨痿弱，及老年便秘等症。

（5）配杜仲，治肾虚腰痛，酸楚无力。

（6）配火麻仁，治老年人气血虚衰之津枯便秘。

（7）配菟丝子，治肾虚阳痿，腰膝冷痛等症。

（8）配菟丝子、五味子，治阳痿，尿频。

（9）配火麻仁、当归，治老年性便秘。

（10）配沉香、火麻仁，治年迈体虚汗多所致的便秘。

（11）配山茱萸、补骨脂，治肾亏阳痿，腰膝无力等症。

（12）配杜仲、续断，治肾虚腰痛，酸楚无力。

（13）配熟地黄、菟丝子、五味子，治肾虚所致的阳痿、腰膝冷痛、不孕等症。

（14）配熟地黄、菟丝子、山药，治阳痿，遗精。

（15）配当归、牛膝、枳壳，治老年体弱、肾气虚弱之便秘。

（16）配当归、生地黄、火麻仁，治老人血虚便秘。

（17）配火麻仁、当归、枳壳，治老年虚弱及病后、产后血虚或津液不足，肠燥便秘。

（18）配补骨脂、菟丝子、沙苑子、山萸肉，治肾虚阳痿，早泄，妇女不孕，崩漏带下。

（19）配巴戟天、楮实子、山茱萸、熟地黄，治肾虚阳痿，遗精腰酸等症。

（20）配枸杞子、五味子、麦冬、黄精、玉竹，治肾虚型神经衰弱，有精神不振、体倦、腰酸、健忘、听力减退症者。

（21）配熟地黄、当归、桃仁、火麻仁、黑芝麻，治老年人或妇女产后气血衰弱，津液缺乏而致的大便干秘。

【配方选例】

（1）肉苁蓉丸　治冷淋：肉苁蓉（酒蒸，焙）、熟地黄（酒煮，杵膏）、山药（炒）、石斛、牛膝（酒浸，焙）、官桂、槟榔各15g，附子（炮，去皮脐）、黄芪各30g，黄连23g，细辛、甘草（炙）各7.5g。上为细末，炼蜜为丸，梧子大，每服6g，盐酒送下。（《医宗必读》）

（2）肉苁蓉散　治虚劳小便余沥，或黄或白，茎中疼痛，囊下湿痒：肉苁蓉（酒浸1宿，刮去皱皮，炙干）60g，五味子、续断、车前子、当归、天雄（炮裂，去皮脐）、白龙骨各1g，韭子（炒）、熟地黄、蛇床子、桑螵蛸（炒）、白石英、鹿茸（酥炙）、菟丝子（酒浸1宿，曝干）、磁石（醋淬7遍，研细）各30g，天冬45g。上为细末，每服6g，食前温酒调下。（《太平圣惠方》）

（3）苁蓉润肠丸　治虚性便秘：肉苁蓉(酒浸)60g，沉香(另研)30g，为末，用火麻仁汁打糊为丸，梧子大，每服70丸，空腹服。（《金匮翼》）

（4）苁蓉汤　治肾受燥凉，腰痛足弱，溲便短涩：肉苁蓉（漂淡）、枸杞子、杜仲、黑料豆各9g，菟丝子12g，当归、茯苓、牛膝各6g，甘草1.2g，大枣10枚，生姜2片。水煎服。（《医醇賸义》）

锁阳

《本草衍义补遗》

本品又名琐阳、不老药、地毛球、羊锁不拉。为锁阳科植物锁阳的肉质茎。多产于新疆、甘肃、内蒙古、青海、宁夏等地。其味甘，性温。归脾、肾、大肠经。具有补肾润肠之功效。主治肾虚阳痿，遗精滑泄，腰膝无力，肠燥便干。用法为内服，煎汤，4.5～9g，入丸、散或熬膏。

【配伍应用】

（1）配珠芽蓼，治胃溃疡。

（2）配沙枣树皮，治白带。

（3）配肉苁蓉、菟丝子，治阳痿早泄，梦遗滑精等症。

（4）配忍冬藤、白茅根，治泌尿系感染尿血。

（5）配肉苁蓉、菟丝子、金樱子，治肾虚阳痿，遗精等症。

（6）配熟地黄、牛膝、虎骨，治肝肾阴伤，筋骨痿弱，行步艰难等症。

（7）配火麻仁、柏子仁、郁李仁，治肠燥便秘。

（8）配虎骨、牛膝、杜仲，治肝肾亏虚，腰膝酸痛，筋骨痿软，步履无力者。

（9）配桑螵蛸、山茱萸、五味子，治肾阳虚所致的滑精、遗尿、小便频数等症。

（10）配知母、金樱子、五味子，治遗精。

（11）配肉苁蓉、火麻仁、生地黄，治血虚，津伤，肠燥便秘。

（12）配熟地黄、牛膝、虎骨、龟甲，治腰膝冷痛，筋骨痿软等症。

（13）配寒水石、红盐、龙胆草、冰糖，治胃痛，胃酸过多。

（14）配龟甲、黄柏、知母、牛膝，治筋骨痿弱无力。

（15）配补骨脂、狗脊、川续断、黄精、赤芍，研末服，治肾阳虚，慢性腰肌劳损。

【配方选例】

（1）治肾虚遗精，阳痿：锁阳、龙骨、肉苁蓉、桑螵蛸、茯苓各等份。共研末，炼蜜为丸，每服9g，早晚各1次。（《宁夏中草药手册》）

（2）治老年气弱阴虚，大便燥结：锁阳、桑椹各15g。水煎，取浓汁加白蜂蜜30g，分2次服。（《宁夏中草药手册》）

（3）治阳痿，早泄：锁阳15g，党参、山药各12g，覆盆子9g。水煎服。（《陕甘宁青中草药选》）

（4）治二度子宫下垂：锁阳15g，木通、车前子、甘草、五味子各9g，大枣3个。水煎服。（《中国沙漠地区药用植物》）

沙苑子

《增订伪药条辨》

本品又名潼蒺藜、沙苑蒺藜、同州白蒺藜。为豆科植物扁茎黄芪的种子。多产于陕西、山西、河北等地。其味甘，性温。归肝、肾经。具有补肝益肾，固精明目之功效。主治虚损劳乏，头晕，目花，遗精，早泄，尿频，遗尿。用法为内服，煎汤，6～9g，或入丸、散。

【配伍应用】

（1）配杜仲，治肝肾亏虚之腰痛。

（2）配刺蒺藜，治肝肾不足所致的头昏目眩，视物不清及肾虚腰酸，腰痛，遗精早泄，小便频数，妇女带下诸证。

（3）配杜仲、续断，治肾虚腰痛。

（4）配菟丝子、牛膝，治遗精，早泄，腰膝酸痛等症。

（5）配枸杞子、熟地黄，治肝肾不足所致的视蒙（视力减退）。

（6）配女贞子，生地黄，治颧红，盗汗，手足心烦热等症。

（7）配覆盆子、金樱子，治肾亏遗精，早泄，遗尿及肝肾不足的寒湿带下。

（8）配枸杞子、菟丝子、楮实子，治肝肾不足，目昏眼花，视力减退。

（9）配续断、牛膝、杜仲，治肾虚腰痛。

（10）配决明子、菊花、枸杞子，治目昏视物不清。

（11）配枸杞子、菟丝子、菊花，治肝肾不足，眼目昏花。

（12）配石菖蒲、夜明砂、女贞子，治早期老年性的白内障。

（13）配补骨脂、覆盆子、生山药，治尿频，遗尿等症。

（14）配枸杞子、女贞子、菊花，治肝肾虚弱，头晕眼花，视力减退等症。

（15）配金樱子、菟丝子、覆盆子，治肝肾不足所致的遗精、尿频。

（16）配芡实、莲须、龙骨，治肾虚不固，遗精滑精，小便频数。

（17）配龙骨、牡蛎、芡实、莲须，治肾虚阳痿，遗精早泄，小便频数，耳鸣，肾虚腰痛等症。

（18）配菟丝子、枸杞子、补骨脂、炒杜仲，治腰膝酸软，遗精。

（19）配桑螵蛸、菟丝子、覆盆子、益智、补骨脂，治老年人肾虚小便频数或失禁。

（20）配枸杞子、菊花、白蒺藜、菟丝子、决明子，治肾虚所致的头晕眼花。

【配方选例】

（1）金锁固精丸 治肾关不固，遗精滑泄：沙苑子（炒）、芡实（蒸）、莲须、龙骨（酥炙）、牡蛎（盐水煮一昼夜，煅粉）各30g。上为细末，莲子粉糊为丸，盐汤送下。（《医方集解》）

（2）治脾胃虚，饮食不消，湿热成膨胀者：沙苑子（酒拌炒）60g，苍术（米泔水浸1日，晒干，炒）240g。共研为末，每服9g，米汤调服。（《本草汇言》）

（3）治目昏不明：沙苑子9g，茺蔚子6g，青葙子9g。共研细末，每次3g，日服2次。（《吉林中草药》）

（4）经进萃仙丸 治脾肾俱虚，败精失道，精滑不固者：沙苑子（微焙，取细末120g入药，留粗末120g同金樱子熬膏）240g，山茱萸（酒蒸去核）、芡实（同枸杞子捣）、白莲子（酒洗）、枸杞子各120g，菟丝子（酒浸，蒸烂）、酒续断、覆盆子（酒浸，九蒸九晒）、金樱子各60g。前8味为细末，以所留沙苑子粗末同金樱子熬膏，入诸药末拌匀，炼蜜为丸，梧桐子大，每服80~100丸，空腹，淡盐汤送下。（《张氏医通》）

菟丝子

《神农本草经》

本品又名吐丝子、缠龙子、吐丝实、无根草。为旋花科植物菟丝子的种子。多产于江苏、辽宁、吉林、河北、河南、山东、山西等地。其味甘，性温。归肝、肾、脾经。具有补肾益精，养肝明目，安胎之功效。主治腰膝痛，阳痿，早泄，尿频余沥，视力减退，先兆流产，胎动不安。用法为内服，煎汤，9~15g，或入丸、散；外用炒研调敷。

【配伍应用】

（1）配狗脊，治慢性肾炎而有肾虚腰痛者。

（2）配附子，补肾气，壮阳道，助精神，轻腰脚。

（3）配杜仲，治腰痛。

（4）配牛膝，治丈夫腰膝冷痛，或顽麻无力。

（5）配麦冬，治小便赤浊，心肾不足，精少血燥，口干烦热，头晕怔忡。

（6）配沙苑子，治肝肾不足之目昏视物模糊，头晕耳鸣等症。

（7）配杜仲、补骨脂，治肾虚腰痛。

（8）配地黄、车前子，治肝肾不足，两目昏糊。

（9）配熟地黄、山萸肉，治肾阳虚诸证。

（10）配益母草加八珍汤，治肾虚型月经不调，经量少，经期提前或推后。

（11）配茯苓、生山药，治大便溏泻。

（12）配桑螵蛸、泽泻，治膏淋。

（13）配白茯苓、石莲子，治心气不足，思虑过度，肾精虚损，真阳不固，溺有余沥，小便白浊，梦寐频泄。

（14）配五味子、生地黄，治阴虚阳盛，四肢发热，逢风如炙如火。

（15）配桑寄生、续断，治孕妇体弱腰酸，容易流产。

（16）配熟地黄、枸杞子，治阳痿遗精，腰膝酸软，头晕耳鸣，眼花等症。

（17）配杜仲、熟地黄，治胎动不安，胎漏下血。

（18）配山药、枸杞子，治肝肾虚之腰膝酸痛。

（19）配枸杞子、菊花，治肝肾不足，两目昏花。

（20）配杜仲、山药，治肾虚腰痛。

（21）配枸杞子、覆盆子、五味子，治肾虚阳痿，滑精，早泄，耳鸣，小便频数及肾虚腰痛，妇女带下。

（22）配山药、莲子、茯苓，治遗精带下。

（23）配补骨脂、杜仲、鹿茸，治遗精，早泄，腰酸背痛，小便频数。

（24）配川续断、桑寄生、杜仲，治肾虚胎动，先兆流产。

（25）配桑寄生、续断、阿胶，治先兆流产。

（26）配桑螵蛸、金樱子、五味子，治肾虚腰背酸痛，阳痿，遗精，遗尿，小便频数。

（27）配覆盆子、韭菜子、金樱子，治老年人小便频数。

（28）配路路通、鸡血藤、川牛膝，研末，拌蜜冲服，治月经过少。

（29）配桑寄生、川续断、阿胶，水煎服，治滑胎，肾虚胎元不固。

（30）配山药、白术、薏苡仁、莲子，治脾肾两虚，大便溏泻之证。

（31）配山药、莲子、茯苓、党参，治脾肾皆虚，食欲不振，大便稀溏或泄泻者。

（32）配车前子、枸杞子、女贞子、桑椹，治肝肾不足所致的视蒙、眼花。

（33）配党参、山药、枸杞子、莲子，治脾肾虚亏，大便溏泄。

（34）配五味子、莲子肉、远志、芡实，治遗精。

（35）配沙苑子、淫羊藿、枸杞子、巴戟天，治阳痿。

【配方选例】

（1）玄兔丹　治三消渴，禁遗精，止白浊：菟丝子300g，五味子210g，白茯苓、干莲肉各90g。上为末，别碾干山药末180g，酒糊丸，如梧子大，每服50丸，米汤下。（《太平惠民和剂局方》）

（2）五子丸　治年老体弱，小便夜多，头昏脚弱，淋浊遗精，尿如米泔：菟丝子（酒蒸）、炒韭子、益智、炒茴香子、炒蛇床子各等份。上为细末，酒糊为丸，梧桐子大，每服50~70丸，糯米饮或盐汤送下。（《世医得效方》）

（3）补肾固冲丸　治肾气不足，冲任不固而致的滑胎：菟丝子240g，续断、鹿角霜、巴戟天、杜仲、枸杞子、白术各90g，当归60g，阿胶、党参各120g，砂仁15g，大枣（去核）50枚，熟地黄150g。上为末，炼蜜为丸，每次6g，每日3次（月经期间停服）。（《妇产科学》湖北中医学院）

（4）延生护宝丹　补元气，壮筋骨，固精健阳，通和血脉，润泽肌肤，延年益寿：菟丝子（酒浸透，蒸熟，碾作饼，晒干，碾末）90g，肉苁蓉（酒浸，切焙）、晚蚕蛾（酥小许，慢火炒）、家韭子（120g，水洗净，用枣60g同煮，枣熟去枣，水淘净，控干，再用酒浸1宿，火炒软）各净称60g，胡芦巴（微炒）、莲实（去皮，炒熟）、桑螵蛸（炒香）、白龙骨、蛇床子（60g，水淘净，用枣90g同煮，枣熟去枣，焙干）各净称30g，干莲须、乳香（另研）、鹿茸（去毛，酥炙）、丁香、木香各15g，麝香（另研）6g。上药除乳香、麝香、菟丝子末外，12味同为细末，将前菟丝子末，用浸药酒2升，方武火熬至一半，入荞麦面30g，用酒调匀，下膏子内搅匀，次下乳香、麝香，不住手搅匀，轻沸熬如稠糊，放冷，此膏子都要尽，恐硬，入酒少许，与前药末和成剂，杵千余下，丸如梧桐子大，每服30丸，早空腹用温酒入炒盐少许送下，静坐少

时，想药至丹田，以意加减丸数，如阳道衰精滑者，空腹临卧各进 1 服。(《奇效良方》)

（5）治肾虚腰痛，阳痿，遗精：菟丝子 15g，枸杞子、杜仲各 12g，莲须、韭菜子、五味子各 6g，补骨脂 9g。水煎服或制成蜜丸，每服 9g，每日 2～3 次。(《全国中草药汇编》)

冬虫夏草

《本草从新》

本品又名虫草、冬虫草、夏草冬虫。为麦角菌科植物冬虫夏草菌的子座及其寄生蝙蝠蛾科昆虫虫草蝙蝠蛾等的幼虫尸体的复合体。多产于四川、云南、贵州、甘肃、青海、西藏等地。其味甘，性平。归肺、肾经。具有补肺，益肾之功效。主治肺结核咳嗽，咯血，盗汗，自汗，阳痿遗精，病后虚弱。用法为内服，煎汤，4.5～9g，或入丸、散。

【配伍应用】

（1）配黄芪，治贫血，病后虚弱，阳痿，遗精。

（2）配枸杞子，黄酒浸泡，治肾虚腰痛。

（3）配海狗肾、鲍鱼，炖服，治阳痿，遗精，腰酸腿软。

（4）配黄芪、胡桃仁，治肺肾两虚，喘咳短气。

（5）配沙参、麦冬、阿胶，治虚劳咯血。

（6）配枸杞子、肉苁蓉、淫羊藿，治阳痿，遗精。

（7）配杜仲、淫羊藿、肉苁蓉，治阳痿，遗精，腰酸腿软。

（8）配侧柏叶、人参叶、玄参，治阴虚喘嗽，咯血，胸痛。

（9）配阿胶、麦冬、五味子，治气阴不足，劳嗽痰血，自汗。

（10）配菟丝子、肉苁蓉、巴戟天，治肾虚阳痿，遗精，腰膝酸痛。

（11）配杏仁、川贝母、麦冬、阿胶，治肺结核之阴虚喘嗽，咯血，胸痛。

【单味应用】

单味常服，治慢性肾炎。

【配方选例】

（1）治病后虚损：冬虫夏草3～5枚，老雄鸭1只，去肚杂，将鸭头劈开，纳药于中，仍以线扎好，酱油酒如常蒸烂食之。（《本草纲目拾遗》）

（2）治贫血，阳痿，遗精：冬虫夏草15～30g。炖肉或炖鸡服。（《云南中草药》）

（3）冬虫草汤　治肺结核之阴虚喘嗽，咯血，胸痛：冬虫夏草12g，杏仁、川贝母、麦冬各9g，阿胶珠（溶化）15g，白及9g，百部12g。水煎服。若咳喘重者加蛤蚧末3g，冲服；若咯血重者加三七末3g，冲服。（《中药临床应用》）

（4）治肺结核咳嗽，咯血，老年虚喘：冬虫夏草30g，贝母15g，百合12g。水煎服。（《陕甘宁青中草药选》）

蛤蚧

《海药本草》

本品又名仙蟾、大壁虎、石牙。为壁虎科动物蛤蚧除去内脏的干燥全体。多产于广西、云南等地。其味咸，性平。归肺、肾经。具有补肺益肾，定喘止咳，助阳之功效。主治虚劳，喘咳，肺痿，咯血，阳痿，淋沥，消渴，经闭。用法为内服，煎汤，3～6g，或入丸、散；研末服1～1.5g。

【配伍应用】

（1）配人参，治肺嗽，面浮，四肢浮肿。

（2）配桑螵蛸，治急、慢性气管炎。

（3）配生地黄、麦冬，治肺肾虚亏，久喘失音或痰中带血。

（4）配贝母、桑白皮，治肺虚而有痰热的久咳痰喘。

（5）配枸杞子、肉苁蓉、巴戟天，治肾阳不足，阳痿遗精。

（6）配百部、紫菀、五味子，治肺结核引起的咳嗽，痰中带血。

（7）配贝母、桑白皮、杏仁，治支气管哮喘，心性喘息，肺气肿等症。

（8）配高丽参、五味子、核桃肉，治肾阳虚之阳痿，性机能减退，五更泄泻，小便频数。

（9）配巴戟天、茯苓、白术，治肾阳虚之阳痿、性机能衰减等症。

（10）配人参、贝母、知母，治虚喘咳嗽，痰中带血，或面目浮肿。

（11）配补骨脂、淫羊藿、肉苁蓉，治肾虚阳痿，尿频等症。

（12）配党参、麦冬、五味子，治肺弱肾亏，呼吸短促，不能平卧，肢冷畏寒，脸白自汗。

（13）配人参、胡桃仁、五味子、沉香，治肺肾不足之虚喘。

（14）配白羊肺、麦冬、款冬花、胡黄连，治肺痨咳嗽。

（15）配沙参、贝母、知母、杏仁，治肺结核咳嗽。

（16）配北沙参、杏仁、知母、桑白皮，治虚劳咳嗽痰血，呼吸短促。

【配方选例】

（1）人参蛤蚧散　治久病咳嗽，上气喘满，痰稠而黄，或咳吐脓血，胸中烦热，身体羸瘦，或面目浮肿，脉浮而虚，渐成肺痿失音：蛤蚧（全者，河水浸五宿，逐日换水，洗去腥气，酥炙黄色）1对，杏仁（炒去皮尖）、甘草（炙）各150g，人参、茯苓、贝母、桑白皮、知母各60g。上为细末，盛瓷器内，每日如茶点服。（《卫生宝鉴》）

（2）蛤蚧丸　治热劳烦躁，面赤口干，骨节酸痛，夜多盗汗，咳嗽痰壅，力乏气促：蛤蚧（酥炙）1对，胡黄连、知母、鳖甲（醋炙）、紫菀、桑白皮、麦冬、人参、黄芪、炙甘草、柴胡、地骨皮、生地黄各15g，炒杏仁、细辛各0.3g。上为末，炼蜜为丸，梧桐子大，每服20丸，食前、临卧生姜煎汤送下。（《圣济总录》）

（3）蛤蚧散　治积劳，久咳，失音：蛤蚧（酥炙）1对，煨诃子肉、炒阿胶、熟地黄、麦冬、细辛、炙甘草各15g。上为末，炼蜜为丸，皂子大，每服1丸，不拘时含化。（《三因极一病症方论》）

（4）蛤蚧汤　治咳嗽吐脓血，及肺痿羸瘦，涎涕稠黏：蛤蚧（酒浸，酥炙）、知母、贝母、鹿角胶（炙令燥）、炙枇杷叶、葛根、炙桑白皮、人参、炙甘草、炒杏仁各30g。上为粗末，每服9g，水煎服。（《证治准绳》）

胡桃仁

《本草纲目》

本品又名胡桃肉、核桃仁。为胡桃科植物胡桃的种仁。产于我国各地。

其味甘，性温。归肺、肾、大肠经。具有补肾助阳，补肺敛肺，润肠通便之功效。主治腰痛酸楚，两足痿弱，小便频数，虚寒咳喘，肺虚久咳，肠燥便秘。用法为内服，煎汤，9～15g，或入丸、散；外用捣敷。

【配伍应用】

（1）配红花，治妇女痛经，闭经，疮疡，痈肿，跌打损伤，心腹疼痛等症。

（2）配马蛇子（即蜥蜴），治痰湿型慢性气管炎。

（3）配补骨脂，研末蜜调服，治肺肾不足所致的虚寒喘咳。

（4）配人参，治肺虚喘息，不能平卧。

（5）配党参，治虚喘。

（6）配甜杏仁，捣烂为泥，加蜂蜜适量，睡前服，治肺肾不足之咳嗽气喘、大便干燥。

（7）配杜仲、补骨脂，治肾虚腰痛，腿软。

（8）配蛤蚧、人参，治肺肾不足的虚喘。

（9）配火麻仁、肉苁蓉，治老人、病后津少便秘。

（10）配人参、杏仁，治肺虚久咳，气喘。

（11）配杜仲、补骨脂、萆薢，治肾虚腰痛，膝脚痿弱。

（12）配金钱草、滑石、海金沙，治肾结石腰痛。

（13）配火麻仁、当归、肉苁蓉，治血虚、津枯所致的肠燥便秘。

（14）配枸杞子、沙参、紫菀、款冬花，治肾虚喘咳，痰多，喘嗽，失眠等症。

（15）配生姜、葱白、细茶、黑豆，煎汤熏头面，得汗即解，治感冒。

（16）配杏仁、生姜、地龙、麻黄、百合，研粉炼蜜丸，治慢性气管炎。

【单味应用】

（1）单味，治老人、病后津少便秘。

（2）单味炒焦研成糊状外敷，治皮炎，湿疹。

（3）单味烧黑，与松脂研敷疮面，治瘰疬。

【配方选例】

（1）胡桃蜜　治老年慢性气管炎之体虚久咳：胡桃肉、蜂蜜。将胡桃肉炒

熟，加蜜再炒。每次 9g，每日 3 次。(《药物与方剂》)

　　(2)青娥丸　治肾气虚弱，腰痛如折，或腰间似有物重坠，起坐艰辛者：胡桃(去皮膜)20 个，补骨脂(酒浸炒)240g，蒜(熬膏)120g，杜仲(去皮，姜汁浸炒)1 斤。上为细末，蒜膏为丸，每服 30 丸，空腹，温酒下，妇人淡醋汤下。常服，壮筋骨、活血脉、乌髭须、益颜色。(《太平惠民和剂局方》)

　　(3)治肾虚耳鸣遗精：核桃仁 3 个，五味子 7 粒，蜂蜜适量。于睡前嚼服。(《贵州草药》)

　　(4)治久嗽不止：核桃仁(煮熟，去皮)50 个，人参 150g，杏仁(麸炒，汤浸去皮)350 个，研匀，入炼蜜，丸梧子大，每空腹细嚼 1 丸，人参汤下，临卧再服。(《本草纲目》)

胡芦巴

《嘉祐补注神农本草》

　　本品又名芦巴、苦豆、季豆。为豆科植物胡芦巴的种子。多产于河南、安徽、四川等地。其味苦，性温。归肾、肝经。具有温肾阳，祛寒湿之功效。主治寒疝，小腹痛引睾丸，腰酸，阳痿，肾虚泄泻，痛经，寒湿脚气，腹胁胀满。用法为内服，煎汤，3～9g，或入丸、散。

【配伍应用】

　　(1)配小茴香，治新病之受寒腹痛及疝痛。

　　(2)配附子，治阴虚寒湿内盛之小腹及下肢冷痛等症。

　　(3)配木瓜，治下焦寒湿脚膝肿痛，转筋等症。

　　(4)配小茴香、乌药，治寒疝腹痛等症。

　　(5)配小茴香、吴茱萸，治小肠疝气。

　　(6)配小茴香、荔枝核，治虚寒疝痛，小腹和睾丸有牵引痛，甚或阴囊收缩，局部冰冷。

　　(7)配小茴香、艾叶，治妇女行经腹痛，小腹冷痛。

　　(8)配狗脊、杜仲，治肾虚腰酸。

　　(9)配干姜、红糖，治寒气腹痛，胃痛等症。

（10）配木瓜、补骨脂，治下焦寒湿脚膝肿痛，转筋等症。

（11）配吴茱萸、木瓜，治寒湿脚气。

（12）配附子、硫黄，治肾脏虚冷，面色青黑，腹胁胀满等症。

（13）配覆盆子、黄精、炙甘草，治滑精，腰酸背痛，性机能衰退。

（14）配小茴香、川楝子、乌药，治疝气，睾丸疼痛。

（15）配小茴香、香附、艾叶，治妇女冲任虚寒，行经腹痛。

（16）配巴戟天、补骨脂、锁阳，治阳痿遗精等症。

（17）配吴茱萸、木瓜、怀牛膝，治寒湿脚气等症。

（18）配吴茱萸、小茴香、川楝子、川乌，治肾脏虚冷，寒凝气滞所致的疝气偏坠、少腹胀痛等症。

（19）配补骨脂、木瓜、鸡血藤、牛膝，治寒湿脚气之疼痛，两脚酸胀，重坠、冰冷，时有疼痛，遇寒加剧，或有抽搐拘挛，脉沉缓，苔白腻等症。

（20）配熟附子、补骨脂、石菖蒲、生姜、大枣，治肾下垂之绞痛，虚寒较甚者。

（21）配高良姜、香附、木香、干姜、吴茱萸，治因受寒凉而致的肠胃痉挛疼痛。

【配方选例】

（1）治虚寒洞泄方　治脾胃虚寒，洞泄不止：胡芦巴120g，补骨脂90g，白术60g，人参30g。俱炒黄为末，饴糖为丸，每服9g，汤酒送下。(《本草汇言》)

（2）芦巴酒　治疝气，月经不调，下腹冷痛：胡芦巴1份，小茴香1份，烧酒6份。每次9g，每日2次。(《药物与方剂》)

（3）胡芦巴丸　治虚损之疾不可医者，极能关锁精气，升降阴阳，功效如神：胡芦巴、附子（炮，去皮脐）、川乌（炮，去皮脐）、沉香、当归（去芦）、巴戟天（去心）、天雄（炮）、川芎、酸枣仁（汤泡，去皮）、柏子仁（去皮）、补骨脂（微炒）、牡蛎（煅）、龙骨、赤石脂（煨）各30g，鹿茸（酥炙）、茴香各60g，泽泻15g，硫黄（生用，明者）23g。上为细末，酒煮糊和丸，如梧桐子大，每服50丸，空腹用盐汤或米汤饮下，每日2次。(《奇效良方》)

（4）胡芦巴丸　治大人小儿小肠气，蟠肠气，奔豚气，疝气，偏坠阴肿，小腹有形如卵，上下来去痛不可忍，或绞结绕脐攻刺，呕恶闷乱，并皆治之：

胡芦巴（炒）1斤，吴茱萸（汤洗10次，炒）300g，川楝子（炒）560g，大巴戟天（去心，炒）、川乌（炮，去皮，脐）各180g，茴香（淘去土，炒）360g。上为细末，酒煮面糊为丸，如梧桐子大，每服15丸，空腹温酒吞下；小儿5丸，茴香汤下。（《太平惠民和剂局方》）

紫河车

《本草纲目拾遗》

本品又名混沌衣、人胞、胎衣。为健康产妇的胎盘。产于我国各地。其味甘、咸，性温。归心、肺、肾经。具有补肾益精，益气养血之功效。主治不育不孕，阳痿，遗精，头昏，肺虚咳嗽，脾虚食少。用法为内服，研末，2.4～4.5g，或入丸剂。

【配伍应用】

（1）配党参末，治贫血。

（2）配白茯神末，治五劳七伤，吐血虚瘦。

（3）配党参、黄芪，治气虚者。

（4）配熟地黄、当归，治血虚亏，面白无神，心悸头晕等症。

（5）配熟地黄、杜仲，治老弱患者之贫血。

（6）配党参、五味子，治肺虚喘咳。

（7）配山药、砂仁，治脾虚少食。

（8）配黄精、虎杖，用于治白细胞减少症。

（9）配五味子、麦冬，治肺虚咳喘。

（10）配龟甲、黄柏，治肝肾不足，虚火上炎的头晕、耳鸣、腰膝酸软等症。

（11）配龟甲、黄柏、牛膝，治肝肾不足，虚火上炎，眩晕，腰酸腿软，咽干舌燥等症。

（12）配白术、山药、陈皮，治脾虚食少者。

（13）配麦冬、五味子、百部，治肺虚咳喘。

（14）配山药、党参、茯苓，治肝肾亏损，骨蒸潮热者。

（15）配党参、山药、缩砂仁，治脾气虚弱，食少劳倦，大便不实等症。

（16）配白茯苓、人参、干山药，治痨瘵虚损，骨蒸等症。

（17）配龟甲、地黄、黄柏，治肝肾亏损，骨蒸潮热者。

（18）配地龙粉、猪胆粉、樟脑粉，混匀装入胶囊，治慢性支气管炎。

（19）配山茱萸、枸杞子、山药，治阴阳两虚的形寒肢冷、腰膝酸软、阳痿遗精等症。

（20）配龟甲、牛膝、生地黄、黄柏，治肝肾不足，虚火上炎者。

（21）配党参、黄芪、当归、白芍，治气血两亏的面黄肌瘦、食少乏力、月经不调、崩漏不止。

（22）配北沙参、天冬、麦冬、五味子，治肺虚喘咳，少痰咽干等症。

【配方选例】

（1）混元丹　治劳损五脏，补真元：紫河车（1具，用少妇首生男孩脐带全者良，水洗净，入麝香3g在内，以线缝固，生绢包裹，悬胎砂瓮内，入灰酒5升，慢火熬成膏）30g，沉香（别研）、朱砂（别研飞过）各30g，人参、肉苁蓉（酒浸）、乳香（别研）、安息香（酒煮去沙）、白茯苓各60g。上为细末，入紫河车膏内，和匀，杵千百下，丸如梧子大，每服70丸，空腹温酒下。（《大同方剂学》）

（2）大造丸　治阴虚血热，耳目失聪，须发早白，及心风失忘，虚劳水亏等症：紫河车（米泔水洗净，少加酒捣膏，以山药末收烘干；或洗净新瓦上焙干）1具，龟甲（酥炙）60g，黄柏（盐酒炒）、杜仲（酥炙）各45g，牛膝（酒洗）、天冬、麦冬各36g，熟地黄（用砂仁末18g，茯苓60g，绢包酒煮7次，去茯苓不用）75g。除熟地黄外，余药为末，用酒煮米糊同熟地黄膏捣丸，梧子大，或作蜜丸，每服80～90丸，空腹临卧盐汤或生姜煎汤送下，冬月酒送下。若夏季，加五味子21g；妇人，加当归60g，去龟甲；男子遗精、白浊，妇人带下，加牡蛎45g。（《景岳全书》）

（3）先天大造丸　治风寒湿毒袭于经络，初起皮色不变，漫肿无头，或阴虚外寒侵入，初起筋骨疼痛，日久遂成肿痛，溃后脓水清稀，久而不愈，渐成漏证者：紫河车（酒煮烂，捣膏）1具，人参、白术、当归身、茯苓、菟丝子、枸杞子、黄精、肉苁蓉（酒洗，捣膏）、何首乌（去皮，用黑豆同蒸，捣膏）、川牛膝、淫羊藿（浸去赤汁，蒸熟，去皮，捣膏）、黑枣肉各60g，炒补骨脂、骨碎补（去毛微炒）、巴戟天、远志（去心，炒）各30g，木香、清盐各15g，丁香9g，熟地黄（酒煮，捣膏）120g。上为细末，炼蜜为丸，梧子大，每服70丸，空腹温酒送下。（《外科正宗》）

（4）补天大造丸　治房事过度，五心烦热，虚劳不足：制紫河车1具，熟地黄、酒茴香、酒黄柏、白术各60g，生地黄（酒炒）、酒牛膝、天冬、麦冬、杜仲各45g，五味子、枸杞子各21g，陈皮、干姜各6g，侧柏叶60g。上为细末，紫河车泥为丸，每服100丸，米饮或温酒送下，每日2服。（《杂病源流犀烛》）

三、补血药

当归

《神农本草经》

本品又名干归；原植物又名薜、山蕲、白蕲、文无。为伞形科植物当归的根。多产于陕西、四川、云南、湖北等地。其味甘、辛，性温。归肝、心、脾经。具有补血调经，活血止痛，润肠通便之功效。主治头昏，目眩，心悸，疲倦，血虚腹痛，月经不调，月经量少，经期延后，经闭，痛经，跌打损伤，风湿痹痛，疮痛肿痛，冠心病心绞痛，血栓闭塞性脉管炎。用法为内服，煎汤，3～12g，浸酒、熬膏或入丸、散。

【配伍应用】

（1）配生姜，治血虚有寒之腹痛。

（2）配川芎，治血虚夹瘀之头痛，痛经，产后瘀血腹痛，风湿痹痛。

（3）配白芍，治心肝血虚之心悸不宁、头晕耳鸣、筋脉挛急、痢疾腹痛、妇女月经不调等症。

（4）配赤芍，治痢疾腹痛，便脓血及肝脾不和，腹中拘急，绵绵作痛。

（5）配附子，治脾土虚弱，不能统血，血去阴伤，阳气随之也伤的久治不愈证。亦治阳虚失血兼夹瘀血之证。

（6）配柏子仁，治血虚生燥生风而致的头发枯燥脱落及一般性阴血虚弱所致的面色萎黄、心悸心慌、失眠少寐、肠燥便秘等症。

（7）配熟地黄，治血虚精弱所致的眩晕、心悸、失眠及妇女月经不调、崩漏等症。

（8）配黄芪，治气血两虚之面色㿠白，或萎黄，心悸怔忡，失眠，气短懒言，四肢倦怠等症。

（9）配荆芥，治产后血虚，风动晕仆，不省人事之急救，或血虚生风，手足瘛疭，肢体震颤，皮肤瘙痒等症。

（10）配麻油，煎至焦黄去渣，加黄蜡熔化为膏外涂，治烫火伤。

（11）配荆芥炭，治脏腑血弱，伤及血络，血不归经而见的肠风下血。

（12）配肉苁蓉，治阴虚气弱便秘。

（13）配火麻仁，水煎，蜂蜜冲服，治血虚肠燥便闭。

（14）配吴茱萸，治久泻不止。

（15）配细辛，捣烂，包叶子烟，嘴吸，治虫牙疼痛。

（16）配桃仁，治血虚血瘀之证。亦治血虚肠燥，大便秘结之证。

（17）配蒲黄，水煎服，治鼻中出血。

（18）配桂枝，治血虚寒凝之证。

（19）配知母，水煎服，外用黑栀子研末，吹鼻中，治衄血不止。

（20）配桃仁、红花，治血阻经闭。

（21）配阿胶、艾叶，治崩漏。

（22）配蒲黄、五灵脂，治产后血滞腹痛。

（23）配熟地黄、白芍，治血虚所致的头昏目眩、心悸、疲倦等症。

（24）配党参、黄芪，治气血两虚，倦怠无力等症。

（25）配生姜、羊肉，治血虚有寒的腹痛，产后腹中疼痛。

（26）配白芍、延胡索，治月经不调，痛经。

（27）配生地黄、火麻仁，治血虚肠燥便秘。

（28）配白芍、香附，治痢疾早期之下痢脓血兼腹痛，或妇女便秘腹痛。

（29）配黄芪、金银花，治慢性痈疡。

（30）配肉苁蓉、牛膝，治气血虚弱之肠燥便秘。

（31）配丹参、香附，治血虚经闭。

（32）配大黄、牛膝，治下部瘀血诸证。

（33）配火麻仁、肉苁蓉，治阴血虚少之肠燥便秘。

（34）配白芍、甘草，治血虚腹痛。

（35）配川芎、红花，治跌打损伤，风湿痹痛及冠心病心绞痛，血栓闭塞性脉管炎等症。

（36）配地黄、川芎、芍药、治月经不调，痛经等症。

（37）配桂枝、细辛、赤芍，治风湿痹痛。

（38）配金银花、玄参、甘草，治血栓闭塞性脉管炎。

（39）配火麻仁、杏仁、桃仁，治血虚肠燥便秘。

（40）配赤芍、乌药、苏木，治跌打损伤。

（41）配熟地黄、川芎、白芍，治经闭，痛经及月经不调等症。

（42）配金银花、乳香、皂角刺，治痈疽疮疖。

（43）配川芎、红花、葛根，制成片剂，每片含生药 1g，治硬皮病。

（44）配川芎、白芍、地黄、红花，治月经不调，经闭。

（45）配川芎、白芍、地黄、延胡索，治月经不调，痛经。

（46）配生地黄、火麻仁、桃仁、枳壳，治血虚肠燥，大便秘结等症。

（47）配红花、苏木、桃仁、乳香，治跌打损伤，瘀血停滞，局部红肿或青暗，疼痛等症。

（48）配桂枝、桑枝、路路通、丝瓜络，治四肢瘀血诸证。

（49）配川芎、苏木、红花、桔梗，治上部瘀血诸证。

（50）配五味子、怀山药、酸枣仁、龙眼肉，研末蜜制为丸，每丸 5g，治美尼尔综合征。

（51）配白芍、香附、元胡、炒川楝子，治行经腹痛。

（52）配桂枝、白芍、生姜、大枣、饴糖，治贫血等症。

（53）配熟地黄、川芎、白芍、香附、艾叶，治经期腹痛。

（54）配熟地黄、川芎、白芍、桃仁、红花，治闭经等症。

（55）配泽泻、白术、白芍、茯苓、川芎，治胎位异常。

（56）配玄参、金银花、川芎、红花、生地黄，治结节性多动脉炎。

（57）配黄精、百部、紫菀、杏仁、川贝母、全蝎，治顽咳。

（58）配生地黄、白芍、白术、艾炭、阿胶珠、棕榈炭，治月经过多，崩漏。

【单味应用】

（1）单味当归身，煎水冲服鸡蛋，月经干净后开始，治血虚不孕。

（2）全当归焚之起烟，张口吸之，治关下喉痹急证，会厌高肿竖起，或悬雍后生肉球（包括腺样体肥大），气阻难通。

【配方选例】

（1）当归汤 治贼风，口噤，角弓反张，痉者：当归、防风各18铢，独活45g，麻黄30铢，附子1枚，细辛15g。以酒5升，水3升，煮取3升，服1升，口不开者，格口内汤1服当苏，2服小汗，3服大汗。（《备急千金要方》）

（2）参附养荣汤 治下后反痞甚者，虚也，宜此汤：当归、白芍、人参、干姜各3g，生地黄9g，附子2.1g。照常煎服，分2次，食前1小时服。（《温疫论》）

（3）趁痛汤 治气滞不散攻刺，胁肋疼痛，及走注气痛：当归、芍药、吴茱萸、桂皮、人参、大黄、甘草、枳壳、附子各120g，茯苓60g，干姜180g。姜，水煎，每日1剂，分2次服。（《叶氏录验方》）

（4）滋血润肠汤 治血枯及死血在膈，饮食不下，大便结燥：当归9g，芍药、生地黄各4.5g，红花、桃仁、枳壳各3g，大黄6g。水1.5钟，煎7分，入韭菜汁，酒半盏，食前服。（《医学统旨》）

（5）平肝疏气饮 治胁痛，及小腹至绕脐，并疝气内外疼：当归、橘皮、茯苓各3g，白芍、香附、栀子、黄连各2.4g，半夏、厚朴、柴胡各2.1g，青皮、川芎各1.8g，吴茱萸、甘草各1.2g。姜，水煎，分2次，空腹服。（《万病回春》）

（6）大正气散 补虚快气，散腹胁疼痛：当归、香附子、陈皮各15g，甘草、木香各6g，白姜、白术、缩砂仁、桂心各9g，大附子1枚。姜，枣水煎，每日1剂，分2次服。（《朱氏集验方》）

（7）圣济陈元膏 治风湿痹：当归（生）、附子（生，去皮脐）、天雄（生，去皮脐）、乌头（生，去皮脐）各45g，生地黄（捣取汁）1斤，细辛（去苗叶）、干姜（生）、芎䓖各30g，肉桂（去粗皮）、白芷（生用，留1块不锉）、朱砂（别研）各15g，雄黄（别研）30.3g，醋1升半，松脂120g，猪肪（不中水者去筋膜别炼）5斤。上15味，除2味研者并地黄汁猪肪松脂醋等相次入外，余锉切如豆粒，先将地黄汁与醋拌匀浸1宿，取猪肪松脂同于净器中煎，常令小沸，候白芷色黄停温，用厚绵滤去渣，瓷合盛入雄黄朱砂末，熟搅至凝止，

每用涂抹病处凡修合无令妇人小儿及鸡犬见。(《圣济总录》)

（8）蠲痹汤　治风湿相搏，身体烦疼，项臂痛重，举动艰难，及手足冷痹，腰腿沉重，筋脉无力：当归、羌活、姜黄、芍药、黄芪、防风各10g，甘草6g。姜，水煎，分2次服。(《杨氏家藏方》)

（9）治痛风方　治痛风：当归9g，秦艽6g，防风4.5g，川芎、羌活各3g，车前子、黄芩、枳壳各1.5g。水煎，午后临睡服。(《疡医大全》)

鸡血藤

《本草纲目拾遗》

本品又名血风藤。为豆科植物密花豆、白花油麻藤、香花岩豆藤或亮叶岩豆藤的藤茎。多产于广西、江西、福建、云南、湖南等地。其味苦、甘，性温。归肝、肾经。具有补血行血，舒筋活络之功效。主治经闭，痛经，血虚头昏，肢体麻木，风湿痹痛。亦治放射性白细胞减少症。用法为内服，煎汤，9～15g（大剂30g），或浸酒。

【配伍应用】

（1）配川芎，治月经不调及筋骨酸痛，麻木，风湿痹痛；亦治跌打损伤疼痛。

（2）配海风藤，治风寒湿痹，肢节酸痛。

（3）配桑椹子、乌豆衣，治气血虚弱的慢性风湿病。老人和妇女最适用。

（4）配黄芪、大枣，治肿瘤患者因放射治疗引起的白细胞减少症。

（5）配鸡蛋、红枣，鸡蛋与药汁同服，治再生障碍性贫血。

（6）配当归、丹参、络石藤，治风湿痹痛，骨节酸楚，四肢发麻等症。

（7）配熟地黄、首乌、当归，治再生障碍性贫血。

（8）配黄精、黄芪、党参，治低血压。

（9）配川芎、当归、地黄，治血虚经闭，月经不调，痛经，血虚而兼瘀滞者。

（10）配路路通、川牛膝、菟丝子，研末，拌蜜冲服，治月经过少。

（11）配桑寄生、当归、木瓜，治老人、虚人，血不养筋而经络不通者。

（12）配五加皮、当归、生地黄、羌活，治腰膝、四肢疼痛，麻木。

（13）配桑椹子、丹参、杜仲、山萸肉，治老人手足痿弱，麻木瘫痪、眩晕，由血脉瘀滞，类中风等引起者。

（14）配金樱根、千斤拔、杜仲藤、旱莲草，治腰痛，白带。

（15）配地黄、当归、白芍、川芎，治月经不调，或经闭腹痛。

（16）配牛膝、半枫荷、枫香寄生、防己、海风藤，治风湿痹痛。老人和妇女因平素气血虚弱所致的慢性风湿病最宜。

（17）鸡血藤浸膏片，治腰腿酸痛，月经不调，贫血，痛经等症。

（18）鸡血藤糖浆，治营养不良和失血性贫血。

（19）鸡血藤煮鸡蛋，食蛋喝汤（可适量加些白砂糖），治月经失调。

【配方选例】

（1）鸡血藤膏　治血不养筋而致的筋骨酸痛，手足麻木，及月经量少：鸡血藤 4800g，冰糖 2400g。将鸡血藤水煎 3～4 次，取汁过滤，浓缩，再加冰糖制成稠膏，每服 15～24g，用温开水冲服。（《中药制剂手册》）

（2）治放射线引起的白血病：鸡血藤 30g。长期煎服。（江西《中草药学》）

（3）治闭经：鸡血藤糖浆。每服 10～30mL，日服 3 次。（《中药大辞典》）

（4）鸡血藤汤　治风湿痹痛：鸡血藤 15g，半枫荷 30g，当归 15g，牛膝 9g，枫香寄生、海风藤、豆豉、姜各 15g。水煎服。（《中药临床应用》）

（5）治急、慢性气管炎：鸡血藤粉 3g，地龙粉 2g，猪胆粉 1.5g；鸡血藤粉 3g，地龙粉 2g，猪胆粉 1.5g，杜鹃油 0.4g；猪血粉 3g，地龙粉 2g，猪胆粉 1.5g。以上各条，分别装胶囊备用，各为 1 日量，分 3 次服，10 日为 1 疗程。（《陕甘宁青中草药选》）

（6）再障方　治再生障碍性贫血：鸡血藤 30g，何首乌 24g，牡丹皮 9g，熟地黄 15g，五爪龙、地稔各 30g，云苓、白术各 15g，当归 12g。水煎服（必要时加阿胶 9g）。（《中药临床应用》）

熟地黄

《名医别录》

本品又名熟地。为玄参科植物地黄的根经加工蒸晒而成。多产于河南、浙江等地。其味甘，性微温。归肝、肾经。具有补血，滋阴之功效。主治心悸怔忡，眩晕，失眠，月经不调，崩漏，骨蒸潮热，盗汗，遗精，消渴。用法为内服，煎汤，9～30g，入丸散、熬膏或浸酒。

使用注意：脾虚少食及腹满便溏者不宜用。

【配伍应用】

（1）配全当归，治肾虚血亏及久喘久咳。

（2）配白芍，治阴血亏虚诸证。

（3）配砂仁，治血少，肾精亏损，胃气不和。

（4）配细辛，治肾虚腰痛。

（5）配麻黄，治寒湿阻滞之阴疽，贴骨疽，流注及肾虚寒饮喘咳，妇女经期哮喘。

（6）配瘦猪肉，煮食，治阴虚肠燥而致的习惯性便秘。

（7）配五味子，治肾虚不能纳气，咳嗽气喘等症。

（8）配党参，治气血两亏，形神不足等症。

（9）配干地黄，治胎漏下血，或内热晡热，或头痛头晕，或烦躁作渴，或胁肋胀痛等症。

（10）配龟甲，治阴虚阳亢的头晕、耳鸣、少寐、健忘、潮热、盗汗、胁肋作痛等症。

（11）配炙甘草、当归，治气短似喘，呼吸促急，提不能升，咽不能降，气道噎塞，势急垂危者。

（12）配阿胶、艾叶，治崩漏。

（13）配当归、白芍，治贫血及其他以血虚为主要表现的疾病。

（14）配牛膝、肉桂，治虚喘。

（15）配山茱萸、山药，治肝肾阴虚，骨蒸潮热，盗汗，耳鸣，目昏，遗精及消渴等症。

（16）配龟甲、知母，治阴虚火旺，骨蒸潮热。

（17）配白芍、防风，治肝血不足，两目花，视物不明等症。

（18）配山药、五味子、治肾虚遗精，遗尿及肾虚作喘者；亦治津亏口渴。

（19）配沉香、枸杞子，浸酒服，治男妇精血不足，营卫不充等症。

（20）配寄生、黄芩、白术，治胎动不安。

（21）配山萸肉、山药、牡丹皮，治肾阴不足之骨蒸潮热，盗汗遗精及消渴等症。

（22）配龟甲、知母、黄柏，治阴虚火旺，潮热，盗汗及咯血等症。

（23）配当归、酸枣仁、柏子仁，治心悸，失眠等症。

（24）配当归、白芍、川芎，治血虚萎黄，眩晕，心悸失眠及月经不调，崩漏等症。

（25）配陈皮、半夏、茯苓，治肺肾阴虚痰多，而有喘咳者。

（26）配山茱萸、枸杞子、山药，治肝肾不足的头晕，耳鸣，腰膝酸软无力，阳痿遗精，盗汗等症。

（27）配山药、五味子、太子参，治多饮多尿的消渴证。

（28）配生地黄、地骨皮、枸杞子，治鼻血不止。

（29）配生地黄、天冬、麦冬、石斛，治阴虚消渴，口渴烦躁等症。

（30）配当归、黄芪、党参、阿胶，治各种贫血。

（31）配生石膏、麦冬、知母、牛膝，治水亏火盛，六脉浮洪滑大，少阴不足，阳明有余，烦热干渴，头痛牙疼失血等症。

（32）配北沙参、麦冬、当归、枸杞子、川楝子，治肝木乘胃，胃脘当心而痛，及胁痛吞酸，癥瘕，一切肝病。

（33）配山茱萸、生山药、泽泻、茯苓、牡丹皮，治肾虚遗精，腰膝酸软，头目晕眩。

【配方选例】

（1）胃关煎 治脾肾虚寒作泻，或久泻腹痛不止，冷痢等症：熟地黄9~30g，白扁豆6g，炙甘草3~6g，焦干姜3~9g，吴茱萸1.5~2.1g，山药（炒）6g，白术（炒）3~9g。水煎，每日1剂，分2次服。气虚加人参；下脱加附子。（《景岳全书》）

（2）双芝丸 治诸虚，补精气，填骨髓，壮筋骨，助五脏，调六腑，久服驻颜不老：熟地黄（取末）、石斛（去根，酒炙）、肉苁蓉（酒浸）、菟丝子（酒浸3日，淘，炒）、牛膝（酒浸）、黄芪各120g，杜仲（蜜水浸泡）、五味子（焙）、薏苡仁（炒）各60g，沉香9g，麝香6g，糜鹿角霜250g，白茯苓（去皮）、天麻（酒浸）、干山药、覆盆子、人参、木瓜、秦艽各30g。为上细末，炼蜜为丸，如梧桐子大，每服20～40丸，用温酒下，盐汤米饮亦得，凡年50以上者，加入黑附子（以青盐汤蘸泡）30g，鹿角（去顶，二指）1对，硫黄（浑用）250g。上用麻油釜中，以水同煮，常令微沸，勿大急甚，水耗只旋添温水，须用水以备添之，炼令角胶汁尽，其角如霜，以手捻如轻粉，乃盛之取用，勿令秽污着也（一方无山药）。（《奇效良方》）

（3）熟干地黄散　治产后心虚惊悸，神思不安：熟地黄60g，黄芪、白薇、龙齿（研）各30g，人参、茯神、羌活、远志各23g，桂心、防风、炙甘草各15g（一方无黄芪，有荆芥）。上为粗末，每服15g，加生姜5片、大枣3枚，水煎，不拘时服。（《证治准绳》）

（4）熟地黄丸　治血弱阴虚，不能养心而致心火旺，阳火盛，偏头肿闷，瞳子散大，视物则花：熟地黄30g，五味子、炒枳壳、炙甘草各9g。上为细末，炼蜜和丸，每服100丸，食远清茶送下，每日3次。（《银海精微》）

阿胶

《神农本草经》

本品又名驴皮胶。为驴皮煎制而成的胶质块。多产于山东、河北、浙江等地。其味甘，性平。归肺、肝、肾经。具有补血，止血，养阴，安胎，润肺之功效。主治眩晕，心悸，吐血，衄血，咯血，便血，崩漏，心烦不眠，咳嗽痰少，咽喉干燥。用法为内服，黄酒或开水烊化，4.5～9g，煎汤或入丸，散。

使用注意：脾胃虚弱，消化不良，出血证而有瘀滞者不宜用。

【配伍应用】

（1）配白及，治肺出血。

（2）配麦冬，治热病伤阴，虚羸少气，舌红少津；亦治虚劳咳嗽，咳痰不爽或痰中带血。

（3）配艾叶，治崩漏及妊娠下血。

（4）配仙鹤草，治多种出血证，心阴不足，心悸，怔忡，脱力劳伤。

（5）配紫菀，治肺虚久咳，痰中带血，或咳嗽吐血。

（6）配艾叶炭，治经血虚寒，行经腹痛，崩漏下血，胎动不安。

（7）配人参，治气虚血弱，或气弱精亏之诸虚劳损。

（8）配桑白皮，治肺阴亏损，阴伤液燥或秋燥伤肺所致的咳嗽痰少、痰中带血等症。

（9）配海蛤壳，治肺虚久咳，阴液损伤所致的咳嗽痰黏，或肺阴亏损，热伤肺络所致的咳嗽咯血等症。

（10）配蒲黄，治吐血，咯血，便血及妇女崩漏下血等症。

（11）配黄连，治热邪伤阴，阴虚火旺所致的心烦不眠；肠中热毒蕴结，损伤血络而致的赤痢脓血证；营弱血虚，妇人胎前产后罹患赤痢者。

（12）配白芍、生地黄，治阴虚血少所致的诸证及热病伤津，身热心烦，吐血，衄血等症。

（13）配地榆、槐花，治便血。

（14）配当归、熟地黄，治贫血。

（15）配川黄连、黄芩，治血虚心烦，失眠，舌质红，脉细数等症。

（16）配黄连、白芍，治热伤阴血，心烦不眠等症。

（17）配生地黄、蒲黄，治络脉受伤，吐血，咯血及崩漏。

（18）配百合、杏仁，水煎服，治干嗽。

（19）配菟丝子、桑寄生、川续断，水煎服，治滑胎，肾虚胎元不固。

（20）配黄连、生地黄、白芍，治热病伤阴，虚烦失眠。

（21）配沙参、麦冬、枇杷叶，治燥热伤肺，阴虚咳嗽。

（22）配黄芩、白芍、鸡子黄，治少阴病，得之二三日，心中烦，不得卧者。

（23）配天冬、麦冬、五味子，治肺热咳嗽咯血。

（24）配当归、熟地黄、黄芪，治血虚萎黄，眩晕，心悸等症。

（25）配艾叶、生地黄、白芍，治妇女崩漏及胎漏下血。

（26）配龟甲、牡蛎、鸡子黄、生地黄，治惊厥抽搐。

（27）配生地黄、仙鹤草、茅根、侧柏叶，治血热吐衄。

（28）配当归、熟地黄、白芍、白术，治各种贫血。

（29）配党参、黄芪、龙骨、牡蛎，治崩漏。

（30）配生地黄、沙参、麦冬、茜根炭、藕，治阴虚出血，尤其是肺结核咯血，兼有燥咳虚热者。

【单味应用】

单味用蛤粉炒成阿胶珠后服用，治虚劳咯血（肺结核咯血）和血痢。

【配方选例】

（1）补肺阿胶汤　治肺虚火盛，咳嗽气喘，咽喉干燥，咳痰甚少，或痰中带血，舌红少苔，脉浮而数：阿胶（麸炒）45g，牛蒡子（炒香）7.5g，杏仁（去皮尖）7个，糯米（炒）30g，甘草（炙）6g。上为末，每用3～6g，水1盏，煎至半盏，食后温服。（《小儿药证直诀》）

（2）阿胶散　治脓血痢，绕脐疼痛：阿胶、赤石脂各60g，当归、黄连、芍药、干姜各30g。上为散，以粥饮调下6g。（《太平圣惠方》）

（3）阿胶汤　治肾虚小便多：阿胶、人参各30g，干姜60g，远志120g，附子1枚，甘草90g，火麻仁1升。水煎，每日1剂，分2次服。（《圣济总录》）

（4）阿胶鸡子黄汤　治邪热久羁，灼烁真阴，筋脉拘急，手足蠕动，或头目眩晕，舌绛苔少，脉细数者：陈阿胶（烊冲）6g，生白芍9g，石决明15g，双钩藤6g，大生地黄12g，清炙草1.8g，茯神木12g，鸡子黄2枚，络石藤9g，生牡蛎（杵）12g。除阿胶、鸡子黄2味外，余用水煎汁去渣，纳胶烊尽，再入鸡子黄，搅令相得。温服。（《通俗伤寒论》）

（5）胶艾四物汤　治崩漏（功能性子宫出血）：阿胶（烊化）、艾叶各15g，当归12g，熟地黄15g，白芍、川芎各9g，炙甘草3g。水煎服。（《金匮要略》）

何首乌

《日华子诸家本草》

本品又名首乌、地精、红内消、陈知白、首乌藤根。为蓼科植物何首乌的块根。多产于河南、湖北、贵州、四川、江苏、广西等地。其味甘、苦、涩，性微温。归肝、心肾经。具有补肝肾，益精血，通便解毒之功效。主治头昏眼花，心悸怔忡，须发早白，梦遗滑精，便秘，瘰疬，疮痈，皮肤瘙痒。用法为内服，煎汤，9～15g，熬膏、浸酒或入丸、散；外用煎水洗或研末撒、调敷。

【配伍应用】

（1）配人参，治疟久不愈，气血两虚者。

（2）配熟地黄，治须发早白。

（3）配黑芝麻，治血虚肠燥，大便秘结等症。

（4）配枸杞子，治肝肾不足，腰膝酸痛，发白不华等症。

（5）配怀牛膝，治肝血不足之头晕、目眩、肢体麻木。

（6）配桑椹，治阴虚血少之头晕、目眩、心悸不寐。

（7）配白蒺藜，治肾虚肝郁之头昏、头痛、失眠等症。

（8）配五倍子，研末，醋调，敷脐部，治小儿遗尿。

（9）配柿蒂、鸡蛋，治顽固性膈肌痉挛。因肿瘤，结核引起的膈肌痉挛无效。

（10）配人参、当归，治疟疾久发不止，气血虚亏之证。

（11）配银杏叶、钩藤，治动脉硬化，高血压，冠心病等。

（12）配桑寄生、女贞子，治老年血管硬化，高血压者。

（13）配当归、肉苁蓉、胡麻仁，治虚人、老人等大便秘结。

（14）配枸杞子、菟丝子、牛膝，治肝肾虚亏，须发早白，梦遗滑精，筋骨不健等症。

（15）配覆盆子、女贞子、杜仲，治老年体虚，耳鸣头昏，四肢酸麻。

（16）配白蒺藜、女贞子、旱莲草，治肝肾不足，精血亏损，水不涵木，肝阳上扰诸证。

（17）配枸杞子、菟丝子、补骨脂，治肝肾不足，腰膝酸痛，发白不华等症。

（18）配枸杞子、当归、菟丝子，治血虚体弱，腰膝酸软，头昏眼花，须发早白，未老先衰，或遗精，带下等症。

（19）配当归、陈皮、生姜，治虚疟。

（20）配桑寄生、灵芝、丹参，治高胆固醇血症，高血压，冠心病。

（21）配连翘、夏枯草、玄参，治瘰疬疮肿。

（22）配党参、当归、陈皮，治久疟。

（23）配苦参、白鲜皮、荆芥、防风，治风疹瘙痒。

（24）配当归、枸杞子、菟丝子、牛膝，治血虚精亏之须发早白。

（25）配枸杞子、菟丝子、补骨脂、牛膝，治精血不足，须发早白，腰酸，遗精等症。

（26）配生地黄、白芍、女贞子、怀牛膝，治肾阴不足，肝阳上亢，眩晕，耳鸣，多梦失眠等症。

（27）配金银花、荆芥、苍术、白鲜皮，治湿热疮毒，瘰疬痈疽等症。

（28）配当归、肉苁蓉、黑芝麻、火麻仁，治津血不足而致的肠道津液缺乏，肠管传导涩滞，大便秘结不通者。

（29）配沙参、麦冬、玉竹、五味子，治心肌梗死，属阴虚型。

（30）配磁石、丹参、五味子、酸枣仁、川芎（小量），治抑制型神经衰弱。

（31）配牛膝、茯苓、枸杞子、菟丝子、当归，治肾虚遗精，腰膝酸软。

（32）配熟地黄、当归、白芍、阿胶、白术，治肝肾不足，血虚气衰及各种贫血证。

（33）配黄精、柏子仁、石菖蒲、郁金、延胡索，治心绞痛。

【配方选例】

（1）不寐膏方　治不寐：制何首乌 15g，焙枸杞子、沙苑子、酸枣仁各 9g，佛手花 6g，生地黄、淡苁蓉各 15g，川杜仲、白蒺藜、新会橘络、潞党参各 9g，抱茯神 15g，范志神曲 12g，姜半夏 9g，西洋参 6g，沉香屑 3g，寸麦冬 9g，大丹参 15g，红旗参 6g，龙眼肉 15g，湘莲子 30g，白木耳 15g，陈阿胶、龟甲胶各 60g。收膏，每服 1 食匙，每日 2 次。（《陈莲舫医案精华》）

（2）何人饮　治疟疾久发不止，气血两虚，症见面色萎黄，舌淡，脉缓大而虚：何首乌 15g，人参 3g，当归、陈皮各 6g，生姜 3 片。水煎，或酒水共煎，每日 1 剂，疟发前 2 小时服。（《景岳全书》）

（3）丹参首乌片　治神经衰弱性失眠症：何首乌 5 斤，五味子 2 斤，丹参 3 斤，黄连、苦参各 60g。以上 4 味，除何首乌保留用量 2.5 斤外，其余切片，片厚 0.5 厘米，加水煎煮，水量以超过药面 3～5 厘米为度，共煮 3 次，第一次煮 1 小时，第二次煮 2 小时，第三次煮 1 小时，均以沸腾时间始计算时间，过滤，合并 3 次滤液备用；取处方量 1／2 何首乌（2.5 斤）研为细粉，过 100 目筛；将煎出液蒸发浓缩，至取出 1 滴，滴滤纸上呈 1 小圆珠，以不渗纸为度；将浓缩液与何首乌粉末于搅拌机内混合均匀，分成小块，于 70℃以下温度干燥；将干浸膏粉碎为细粉，过 100 目筛，用乙醇 70% 作黏合剂，制为颗粒，于60℃以下温度干燥；加入适量硬脂酸镁压片，用直径10毫米深凹形片模压制，片重0.3g；按常法穿糖衣，用氧化铁为色素上巧克力色，用白蜡打光，瓶贮，每瓶100片，蜡封即得。每服3~5片，1日2~3次，温开水送下。(《冉氏经验方》)

（4）何首乌丸　治血虚体弱，有腰膝酸软，头昏眼花，须发早白，未老先衰，或遗精，带下等症状者；尤其适用于虚不受补者：何首乌15g，菟丝子、当归、牛膝、补骨脂各9g。研末，炼蜜为丸，每服9g，淡盐汤送下。(《中药临床应用》)

枸杞子

《名医别录》

本品又名杞子、甜菜子、枸杞果、红耳坠。为茄科植物宁夏枸杞或枸杞的果实。多产于宁夏、甘肃、河北等地。其味甘，性平。归肝、肾经。具有养阴补血，益精明目之功效。主治腰膝酸软，头昏，耳鸣，遗精，眼目昏花，消渴证。用法为内服，煎汤，6 ~ 12g，熬膏、浸酒或入丸、散。

【配伍应用】

（1）配菟丝子，治肝肾不足，腰膝酸痛，阳痿，目昏。

（2）配滁菊花，治肝肾不足，视物不清，头昏目花，头胀头痛，腰酸膝痛。

（3）配龙眼肉，治年老体弱、病后失养而见心悸、健忘、失眠、烦躁、头目眩晕、倦怠无力、腰酸腿软等症。

（4）配黄精，制蜜丸内服，治阳痿，遗精，腰脊酸痛等症。

（5）配杜仲，治肾虚腰痛。

（6）配熟地黄，治肝肾不足之头晕目眩、目昏多泪、腰膝酸软、劳嗽等症。

（7）配地骨皮，水煎服，治阴虚火炎所致的牙龈出血。

（8）配当归，治腰膝酸痛，遗精，亦可乌发。

（9）配麦冬，煎水漱口，治牙龈出血。

（10）配五味子、熟地黄，治虚劳咳嗽。

（11）配菊花、熟地黄，治目眩，迎风流泪。

（12）配巴戟天、补骨脂，治阳痿。

（13）配地黄、天冬，治肝肾虚损、精血不足所致的腰膝酸软、头昏、耳鸣、、遗精等症。

（14）配熟地黄、山萸肉、菟丝子，治精血不足，腰酸足软，足痿，遗精等症。

（15）配菊花、地黄、山萸肉，治肝肾不足，头眩目昏，迎风流泪等症。

（16）配生地黄、熟地黄、地骨皮，治鼻血不止。

（17）配山药、地黄、黄芪，治消渴证。

（18）配熟地黄、杜仲、女贞子，治肾虚体弱，腰膝酸软，甚至遗精，带下。

（19）配菊花、巴戟天、肉苁蓉，治目眩眼花，视力减退及阴虚头痛。

（20）配熟地黄、续断、桑寄生，治虚劳精亏，腰脊酸痛。

（21）配黄芪、生地黄、麦冬、山药，治消渴证。

（22）配菊花、山茱萸、山药、熟地黄，治肝肾不足，头晕眼花。

【单味应用】

（1）单味水煎吞下或嚼咽，治阴血亏虚所致的牙缝出血。

（2）单味捣汁，点眼，日 3 ~ 5 次，治目赤生翳。

【配方选例】

（1）经验乌须方　治须发早白：枸杞子（冬十月采，捣破）64g，无灰酒 2 斤，生地黄 12g。先将枸杞子与酒同盛于瓷器内浸 21 日，开封，添地黄汁搅匀，密封其口，至立春前 30 日启用，每饮 1 杯，温服。（《增补万病回春》）

（2）狐仙封脏丸　治痔漏：枸杞子（酒拌蒸）、菟丝子、赤茯苓、生地黄、熟地黄、菊花、女贞子、何首乌(同女贞子蒸晒)、山茱萸、远志(甘草水浸)、当归身、人参、莲须、柏子仁、天冬、龙眼肉、麦冬、酸枣仁各120g，五味子、牛膝、牡丹皮、石菖蒲、泽泻各60g。上为细末，炼蜜为丸，每服 6g。（《疡医大全》）

（3）杞菊地黄丸　治肝肾不足，眼花斜视，或干涩目痛：枸杞子、菊花、

熟地黄、山茱萸、山药、泽泻、牡丹皮、茯苓。上为细末，炼蜜为丸，梧桐子大，每服3丸，空腹服。(《医级·杂病类方》)

（4）五子衍宗丸 治肾虚遗精，阳痿早泄，小便后余沥不清，久不生育，及气血两虚，须发早白：枸杞子、菟丝子各240g，五味子30g，覆盆子120g，车前子60g。上为细末，炼蜜为丸，梧桐子大，空腹服90丸，睡前服50丸，温开水或淡盐汤送下。(《医学入门》)

楮实子

《名录别录》

本品又名谷子、楮实、野杨梅子、谷木子。为桑科植物构树（谷树）的果实。多产于黄河、长江、珠江各流域。其味甘，性平。归肝、肾、脾经。具有补肝肾，明目，利尿之功效。主治腰膝酸软，阳痿，头昏，眼花，水肿小便不利。用法为内服，煎汤，9～15g，或入丸、散；外用捣敷。

【配伍应用】

（1）配蜜，调服，治肝热生翳，气翳外用细点，亦治小儿翳眼。

（2）配威灵仙，煎汤，频频服之，治误食竹木刺及诸骨鲠喉不得下。

（3）配荆芥穗、地骨皮，治目昏。

（4）配枸杞子、五味子，治阴虚盗汗，口干咽燥，眩晕，遗精等症。

（5）配巴戟天、山茱萸，治肾虚阳痿，腰酸腿软等症。

（6）配枸杞子、杜仲、肉苁蓉，治腰酸阳痿。

（7）配枸杞子、当归、白芍，治头昏眼花。

（8）配赤小豆、茯苓、泽泻，治水肿，小便不利。

（9）配茯苓、薏苡仁、山药，治水肿，阳痿及腰膝酸软。

（10）配薅秧泡、桑泡、大乌泡、三月泡，泡酒服，治耳鸣，目雾。

（11）配夏枯草、甘草、桑叶、香附，治肝热目糊流泪。

【配方选例】

（1）通明补肾丸 治玉翳遮睛，初起红肿赤脉穿睛，渐生白翳，久则成片遮满黑睛：楮实子、五味子、枸杞子、人参、菟丝子、肉苁蓉、菊花、熟地

黄、当归、牛膝、知母、黄柏、青盐各 30g。上为细末，炼蜜为丸，每服 50 丸，空腹盐汤送下。(《银海精微》)

（2）驻景丸　治心肾俱虚，血气不足，下元衰惫：楮实子（微炒）、枸杞子、五味子、制乳香、川椒（去目，炒干）、人参各 30g，熟地黄（酒浸）60g，肉苁蓉（酒浸）、菟丝子（酒浸，蒸）各 120g。上为末，炼蜜为丸，梧桐子大，每服 30 丸，空腹盐汤送下。(《银海精微》)

（3）楮实子丸　治水气鼓胀，洁净府：楮实子 320g（水 2 斗熬成膏子），另白丁香 45g，茯苓（去皮）90g。上为细末，用楮实膏为丸，如桐子大，不计丸数，从少至多，服至小便清利及腹胀减为度。(《素问病机保命集》)

（4）治脾、肾、肝三脏阴虚，吐血咯血，骨蒸夜汗，口苦烦渴，梦中遗精；或大便虚燥，小便淋涩；或眼目昏花，风泪不止：楮实子（赤者）320g，取黑豆 320g，煮汁，去豆取汁，浸楮实子 1 日，晒干，再浸再晒，以豆汁渗尽为度，再晒燥。配枸杞子 100g，俱炒微焦，研为细末，每早用白汤调服 15g。(《本草汇言》)

桑椹

《新修本草》

本品又名桑实、桑果、文武实。为桑树的成熟果穗。产于我国大部分地区。其味甘，性微寒。归心、肝、肾经。具有滋阴补血，润肠之功效。主治头目眩晕，耳鸣，虚烦失眠，须发早白，消渴证，肠燥便秘。用法为内服，煎汤，15 ~ 30g，熬膏生啖或浸酒；外用浸水洗。

【配伍应用】

（1）配生地黄，治血虚津少，头晕目眩，舌红少津或产后失血而致的大便干燥等症。

（2）配黑芝麻，治老年便秘。

（3）配鸡血藤、乌豆衣，治血虚，症见头晕、耳鸣、消渴等。

（4）配首乌、黑芝麻，治老年便秘。

（5）配女贞子、旱莲草，治头目晕眩，失眠，腰膝酸软等症。

（6）配麦冬、石斛，治津亏血少之口燥咽干，烦渴等症。

（7）配火麻仁、黑芝麻，治老年血虚肠燥，大便干结等症。

（8）配生地黄、熟地黄、地骨皮，治阴虚型高血压病。

（9）配麦冬、沙参、玉竹，治阴虚津少所致的口渴舌燥、大便干涩等症。

（10）配何首乌、旱莲草、女贞子，治阴血虚所致的头发早白、头发脱落等症。

（11）配何首乌、枸杞子、黄精、酸枣仁，治身体虚弱，失眠，健忘。

（12）配麦冬、石斛、玉竹、天花粉，治消渴证，阴虚津少，口干舌燥等症。

【单味应用】

单味红色，细嚼，先咽汁，后咽渣，新水送下，治诸骨梗咽。

【配方选例】

（1）文武膏　治瘰疬：桑椹（黑熟者）640g许，用布袋取汁，熬成薄膏，白汤点1匙，每日3服。（《素问病机气宜保命集》）

（2）治心肾衰弱不寐，或习惯性便秘：鲜桑椹30～60g。水适量煎服。（《闽南民间草药》）

（3）治阴证腹痛：桑椹，绢包，风干过伏天，为末，每服9g，热酒下，取汗。（《濒湖集简方》）

（4）桑椹汤治贫血，神经衰弱，动脉硬化，糖尿病：桑椹15g，鸡血藤18g，乌豆衣12g，五爪龙24g。水煎服。（《中药临床应用》）

龙眼肉

《神农本草经》

本品又名桂圆肉、密脾、益智、龙眼干。为无患子科植物龙眼树的假种皮。多产于广东、福建、台湾、广西等地。其味甘，性温。归心、脾经。具有补益心脾，养血安神之功效。主治失眠，健忘，惊悸怔忡，眩晕。用法为内服，煎汤，6～12g，熬膏、浸酒或入丸剂。

【配伍应用】

（1）配酸枣仁，治思虑过度，劳伤心脾，暗耗阴血所致的面色萎黄、心悸、怔忡、健忘、失眠、多梦易惊等症。

（2）配百合，治睡眠欠佳，易兴奋。

（3）配鸦胆子，治阿米巴痢疾。

（4）配石菖蒲，治血虚，心气不足之健忘、头晕、神疲。

（5）配柏子仁、茯神，治心悸，怔忡，心烦意乱，少寐。

（6）配酸枣仁、生地黄，治阴血不足的心烦少寐。

（7）配石菖蒲、远志，治健忘。

（8）配黄芪、党参、当归，治气血不足，便血，崩漏，食少体倦。

（9）配莲子、红枣、糯米，共煮粥，拌糖服食，治小儿夜啼，惊恐所致者。

（10）配当归、酸枣仁、黄芪，治失眠，健忘，惊悸，怔忡及眩晕等症。

（11）配当归、五味子、怀山药、酸枣仁，研末制蜜丸，每丸5g，治美尼尔综合征。

（12）配酸枣仁、柏子仁、远志、茯神，治心脾血虚的失眠健忘，惊悸，怔忡等症。

【单味应用】

单味持续服用，对病后体虚及产后体虚均有调补作用，对脑力衰退等亦有一定帮助。

【配方选例】

（1）玉灵膏　大补气血：龙眼肉（剥好，盛竹筒式瓷碗内，每用30g，入白糖3g，素体多火者，再加入西洋参片3g，碗口罩以丝绵1层，日日于饭锅上蒸之，蒸至多次。凡衰羸老弱，别无痰火便滑之病者。每以开水化服1匙，大补气血，力胜人参、黄芪，产妇临盆，服之尤妙。（《随息居饮食谱》）

（2）龙眼酒　温补脾胃，助精神：龙眼肉，不拘多少，上好烧酒内浸百日，常饮数杯。（《万氏家抄方》）

（3）治妇人产后浮肿：龙眼干、生姜、大枣。煎汤服。（《泉州本草》）

四、补阴药

北沙参

《本草汇言》

本品又名海沙参、辽沙参、野香菜根、真北沙参。为伞形科植物珊瑚菜的根。多产于山东、河北、辽宁、江苏等地。其味甘，性微寒。归肺、胃经。具有养阴润肺，益胃生津之功效。主治干咳痰少，咽喉干燥，大便干结。用法为内服，煎汤，9～30g，熬膏或入丸、散。

使用注意：反藜芦。

【配伍应用】

（1）配甘草末，治肺结核，老年慢性气管炎之干咳。

（2）配南沙参，治热病伤津口干舌燥；肺虚有热，咳嗽不已。

（3）配麦冬、生地黄，治热病阴虚津少，咽喉干燥，口渴欲饮，大便干结，脉弱无力或有虚热。

（4）配麦冬、玉竹，治皮肤瘙痒。

（5）配麦冬、天花粉，治胃阴虚，津液不足之咽干口渴。

（6）配麦冬、玉竹、生地黄，治热病津伤，咽干口渴等症。

（7）配麦冬、玉竹、桑叶，治肺虚燥咳（久咳，干咳，痰少，津液不足）。

（8）配麦冬、川贝母、天花粉，治肺阴不足，咳嗽少痰，口干咽燥。

（9）配葛根、淡豆豉、山栀皮，治外感初起，急性上呼吸道炎、急性气管炎之咳嗽。

（10）配生地黄、玄参、知母、牛蒡子，治肺虚热咳或久咳音哑。

（11）配麦冬、生玉竹、天花粉、桑叶，治肺胃燥热，干咳少痰，咽干口渴。

（12）配桑叶、杏仁、象贝母、山栀，治肺热燥咳，干咳少痰或久咳声哑等症。

（13）配麦冬、当归身、枸杞子、生地黄、川楝子，治肝肾阴虚，胸胁作痛，泛吐酸水，咽干舌燥。

（14）配麦冬、当归身、枸杞子、生地黄、川楝子，治肝肾阴虚，胁肋作痛，呕泛酸水，咽燥舌干。

【配方选例】

（1）一贯煎　治肝肾阴虚，肝气不舒所致之胸脘胁痛、吞酸吐苦、咽干口燥、舌红少津等症；北沙参、麦冬、当归各9g，生地黄18～45g，枸杞子9～18g，川楝子4.5g。水煎，每日1剂，分2次温服。（《柳州医话》）

（2）治阴虚火炎，咳嗽无痰，骨蒸劳热，肌皮枯燥，口苦烦渴等症：真北沙参、麦冬、知母、川贝母、怀熟地黄、鳖甲、地骨皮各120g。或作丸，或作膏，每早服9g，白汤下。（《卫生简易方》）

（3）瓜芪前桔汤　治肺癌（包括肺部各种癌瘤）症状出现有感染，痰脓样、量增多、黄色或深绿色：北沙参30g，橘络9g，天冬15g，黄芪30g，前胡12g，小蓟15g，白前12g，仙鹤草30g，瓜蒌30g，桔梗9g，紫草根12g，松香3g，鱼腥草30g。水煎，1剂煎2遍，合在一起，分2次服。并服平消丹和瓜芪豆蜂丸。（《癌瘤中医防治研究》）

附：平消丹　枳壳30g，干漆（炒）6g，五灵脂15g，郁金18g，白矾18g，仙鹤草18g，火硝18g，制马钱子12g。共研为细末，水泛为丸，每服1～6g，每日3次，开水送下。

瓜芪豆蜂丸　北沙参、白前、小蓟、黄芪、清半夏、蜂房、蛇蜕、全蝎、瓜蒌各等份。共研为细粉，水泛为丸，如绿豆大小，每服3～6g，每日3次，开水送下。

（4）加味一贯煎　治阴虚胃痛，反酸胀满：北沙参15g，麦冬、生地黄各9g，川楝子6g，当归9g，陈皮6g，枸杞子9g，白芍30g，炙甘草6g，吴茱萸3g，马尾连9g。水煎，每日1剂，日服2次。（时振声方）

明党参

《饮片新参》

本品又名土人参、百丈光、红党参、金鸡爪、明沙参、粉沙参、山花。为伞形科植物明党参的根。多产于四川、江西、福建等地。其味甘、微苦，性微寒。归肺、胃经。具有润肺生津，和胃降逆之功效。主治燥热伤肺，咳嗽喘逆，胃热津亏，反胃呕哕，疮肿疔毒。用法为内服。煎汤，6～9g，或熬膏。

【配伍应用】

（1）配桑白皮、枇杷叶、生甘草，治肺热咳嗽。

（2）配沙参、浙贝母、梨皮，治燥热伤肺，咳嗽喘逆等症。

（3）配枇杷叶、杏仁、麦冬，治夏、秋间感冒，急性气管炎，有口燥咽干，干咳无痰或少痰者。

（4）配枇杷叶、竹茹、麦冬，治胃热津亏，反胃呕哕等症。

（5）配百部、川贝母、天花粉、麦冬，治肺结核之阴虚咳嗽、干咳痰少，或痰带血丝或咳时胸痛，或盗汗，潮热，形体消瘦，胃纳不佳等症。

（6）配旋覆花、姜半夏、赭石、生姜，治反胃呕吐涎沫，或上腹满闷，嗳气等症。

【配方选例】

（1）治杨梅结毒：土人参。酒煎服。（《采药志》）

（2）治白带初起：土人参（切片）90g。用陈绍酒饭上蒸熟，分作3服。（《百草镜》）

（3）明党汤　治肺结核之阴虚咳嗽，干咳痰少，或痰带血丝，或咳时胸痛，或伴有盗汗、潮热，形体消瘦，胃纳不佳，舌红少苔，脉细数者：明党参15g，百部、麦冬各12g，五味子6g，扁豆15g，天花粉12g，川贝母4.5g，旱莲草15g，甘草4.5g。水煎服。（《中药临床应用》）

麦冬

《神农本草经》

本品又名麦门冬。为百合科植物麦冬（旧称沿阶草）的须根上的小块根。多产于四川、浙江、湖北等地。其味甘、微苦，性微寒。归心、肺、胃经。具有养阴益胃，润肺清心之功效。主治咽干口渴，大便燥结，咳逆痰稠，咽喉不利。用法为内服，煎汤，9～15g，或入丸、散。

【配伍应用】

（1）配五味子，治阴虚汗多，心悸，肺虚久咳，少痰或痰黏不爽。

（2）配半夏，治肺胃阴伤，气火上炎，咳吐涎沫，咽干而渴等症。

（3）配阿胶，治肺肾阴虚所致的虚羸形瘦、午后潮热、咽干燥咳、痰中带血等症。

（4）配乌梅，治外感所致的肺胃津伤渴甚或内伤之胃热津伤消渴；久泻久痢，大肠津脱，虚火上炎之喜唾，喉干难忍，引饮无度者。对热毒较盛引起的发热，口渴，下痢等症不宜应用。

（5）配粳米，治水肿，或热病后及慢性病中出现的胃中气阴两伤之证。

（6）配玉竹，治久病、热病伤津，胃热烦渴，食少及肺热咳嗽。

（7）配生地黄，水煎服，治鼻流血不止。

（8）配地骨皮，煎水，不时口含漱，吐出，治咀嚼食物时牙龈出血可伴牙龈红肿、口干或有热臭。

（9）配天冬，治肺胃燥热，咳嗽少痰，咽喉燥证。

（10）配枸杞子，煎水漱口，治牙龈出血。

（11）配生地黄、玄参，治津液不足之肠燥便秘、虚热烦渴。

（12）配半夏、党参，治肺结核，慢性气管炎，慢性咽炎等之燥咳。

（13）配人参、五味子，治虚脱患者出汗过多，有心跳过速、血压低等症及久咳肺虚、咳嗽痰少、短气自汗等症。

（14）配党参、五味子，治热伤津液，自汗口渴，阴虚盗汗等症。

（15）配玄参、甘草、桔梗，制成冲剂，开水冲服，治阴虚火旺所致的乳蛾。

（16）配北沙参、清半夏、生甘草，治肺胃阴亏，虚火上升，咽干舌燥，干咳痰稠等症。

（17）配金银花、玄参、薄荷，治咽喉肿痛，口干舌燥之证。

（18）配桑叶、杏仁、生石膏，治肺热咳嗽。

（19）配人参、甘草、半夏，治阴虚肺燥，咳逆痰稠，咽喉不利等症。

（20）配沙参、生地黄、玉竹，治津少口渴，肠燥便秘等症。

（21）配沙参、阿胶、枇杷叶，治燥咳少痰，咯血等症。

（22）配犀角、玄参、连翘，治热性病，邪热犯心的烦躁不眠之证。

（23）配黄芪、当归、五味子、甘草，治汗后虚烦不安者。

（24）配石膏、桑叶、阿胶、枇杷叶，治肺燥津伤，干咳咽痛。

（25）配石斛、沙参、生地黄、玉竹，治胃阴耗伤，津少口渴。

（26）配生地黄、玄参、大黄、芒硝，治热伤津液所致的肠燥便秘。

（27）配桑叶、杏仁、玄参、枇杷叶，治肺燥，咳嗽，咽痛等症。

（28）配天冬、肉苁蓉、熟地黄、当归、白芍，治大肠虚燥，大便秘结等症。

【单味应用】

（1）单味生根捣烂，去纤维，涂患处，治手足皲裂。

（2）单味煎水饮，或含漱，治心肺有热所致的齿衄。阴虚火炎者亦宜。

【配方选例】

（1）五膈丸　治五膈，苦心满，不得气息，引脊痛，食则心下坚大，如粉絮，大痛欲吐，吐则瘥，饮食不得下，甚者乃手足冷，喘息气短：麦冬、蜀椒、远志、干姜、桂心、细辛各90g，甘草150g，附子30g，人参120g。捣末、蜜和微使淖，先食服，大如弹子大，1丸置喉中，稍咽之，喉中胃中当热，药力稍尽，复含1丸，日3~4，夜1~2服。（《外台秘要》）

（2）麦门冬汤　火逆上气，咽喉不利，止逆下气者，麦门冬汤主之：麦冬20g，半夏6g，人参、甘草各6g，粳米15g，大枣12枚。上6味，以水2斗2升，煮取6升，温服1升，日3夜1服。（《大同方剂学》）

（3）五味子汤　治喘促，脉伏而厥：麦冬、人参、杏仁各0.3g，五味子15g，橘皮0.3g。姜、枣，水煎，顿服。（《活人事证方》）

（4）延年麦门冬饮　治风邪热气冲心，心闷短气，吐不下食：麦冬6g，人参、橘皮、羚羊角各3g，生姜6g。水煎，分2次温服。（《外台秘要》）

（5）人参当归散　治产后出血过多，血虚内热，心烦短气，头疼体痛：麦冬、肉桂、人参、当归、干地黄各30g，芍药60g。上为末，入粳米6g，竹叶10片，枣3个，煎服。（《太平惠民和剂局方》）

天冬

《神农本草经》

本品又名天门冬、大当门根。为百合科植物天冬的块根。多产于四川、云南、贵州及长江流域各地。其味甘、苦，性寒。归肺、肾经。具有养阴清热，润肺滋肾之功效。主治咳嗽痰少，咯血，阴虚潮热，盗汗，便秘。用法为内服，煎汤，6~12g，熬膏或入丸、散。

使用注意：脾虚便溏者不宜用。

【配伍应用】

（1）配麦冬，治阴虚发热，津枯口渴，咽干燥咳，心烦不安，气逆甚之咯血。

（2）配百合，治肺痿，属虚热者。

（3）配阿胶，治肺肾阴虚所致的虚羸形瘦、午后潮热、咽干燥咳、痰中带血等症。

（4）配熟地黄，治阴虚津亏，口干舌红，肺燥咳嗽。

（5）配熟地黄、黄柏，治阴虚火亢，梦遗失精。

（6）配麦冬、百部，治百日咳，偏于阴虚者。

（7）配麦冬、北沙参，治肺胃燥热，干咳无痰，咽干舌燥。

（8）配熟地黄、党参，治贫血，结核病，病后体弱等所致的低热。

（9）配山慈菇、穿破石，治肺痿，肺痈。

（10）配地黄、人参，治阴虚内热，燥咳咯血。

（11）配玄参、生地黄、火麻仁，治热病后期的肠燥便秘。

（12）配生地黄、沙参、百部，治阴虚肺热，咳嗽咯血。

（13）配党参、熟地黄、天花粉，治热病伤津，口渴，咽干，大便燥结。

（14）配生地黄、火麻仁、当归，治热病后期之阴虚兼有肠燥便秘。

（15）配生地黄、川贝母、百合，治肺虚咳嗽，老年慢性气管炎和肺结核，尤有黏痰难以咳出、久咳而偏于热者。

（16）配生地黄、玄参、当归、火麻仁，治热病后便闭，干燥坚硬，排出困难或口干舌燥。

（17）配麦冬、百部、瓜蒌仁、橘皮，治百日咳。

（18）配麦冬、白及、大叶三七、桔梗，治肺结核咳嗽，咯血。

（19）配麦冬、北沙参、生地黄、白芍、藕节，治肺胃燥热，痰中带血。

（20）配熟地黄、人参、黄柏、砂仁、甘草，治心火旺盛，肾精不固的遗泄。

【单味应用】

鲜品蒸熟吃，治乳房包块。

【配方选例】

（1）生铁落饮　治狂证：天冬（去心）、麦冬（去心）、贝母各9g，胆星、橘红、远志心、石菖蒲、连翘、茯苓、茯神各3g，玄参、钩藤、丹参各4.5g，朱砂1g。用生铁落煎熬3炷线香，取此水煎药，每日1剂，分2次服。(《医学心悟》)

（2）三才封髓丹　除心火，益肾水，滋阴养血，宁秘精气等：天冬、熟地黄、人参各15g，黄柏90g，砂仁30g，甘草（炙）21g。上为末，炼蜜丸，如梧子大，每服50丸，用肉苁蓉半两，切作片，酒浸1宿，次日煎3～4沸，食前送下。(《大同方剂学》)

（3）保肺济生丹　治肺虚而咳，肌表微热，神疲气短，不时火升，失血咽痛：天冬、麦冬各4.5g，人参3g，沙参12g，五味子1.5g，玉竹、杏仁、山药各9g，女贞子、茯苓、贝母、茜草根各6g，藕90g。上为末，以藕煎汤代水和丸。(《医醇賸义》)

（4）石斛夜光丸　治肝肾两亏，瞳神散大，视物昏花，复视以及白内障，晶体呈淡绿色或淡白色：天冬、人参、茯苓各60g，炒五味子、白蒺藜、石斛、肉苁蓉、川芎、炙甘草、炒枳壳、青葙子、防风、黄连、犀角、羚羊角各15g，菊花、菟丝子（酒浸）、山药、枸杞子各21g，牛膝、杏仁各23g，麦冬、熟地黄、生地黄各30g，草决明24g。上为细末，炼蜜为丸，梧桐子大，每服30～50丸，温酒或盐汤送下。(《原机启微》)

（5）天门冬丸　治肺虚咳嗽，适用于老年慢性气管炎和肺结核患者之黏痰难以咳出，久咳而偏热者：天冬45g，百合、前胡、川贝母、半夏、桔梗、桑白皮、防己、紫菀、赤茯苓、生地黄、杏仁各23g。共研细末，炼蜜为丸，如梧桐子大，每服20丸，生姜汤送下，每日3次。(《证治准绳》)

百合

《神农本草经》

本品又名白百合、蒜脑薯、山百合、喇叭筒。为百合科植物百合或卷丹等的鳞茎。多产于湖南、浙江、江苏、安徽等地。其味甘，性微寒。归心、肺经。具有润肺止咳，清心安神之功效。主治咳嗽痰中带血，神思恍惚，烦躁失眠。用法为内服，煎汤，9～30g，蒸食或熬粥食；外用捣敷。

【配伍应用】

（1）配知母，治百合病误汗后津液受伤，虚热加重，心烦口渴者。

（2）配生地黄，治百合病不经吐下发汗，病形如初者及阴虚热扰、虚烦不寐者。

（3）配款冬花，治肺燥或肺热咳嗽，咯血等症。

（4）配乌药，治虚实并见，寒热挟之久久难愈之胃痛。

（5）配莲子（去皮心），共煮成糊，白砂糖拌食，治小儿夜啼，心中烦热者。

（6）配鸡子黄，治百合病，神情恍惚，烦躁失眠，或喜或怒，或沉默寡言，或多言乱语之妇人脏躁等多种情志病；亦可作热病后期或久病劳伤，体质虚弱者的调养之剂。

（7）配沙参，同煎煮，取汁代茶，频频饮用，治阴虚咳嗽。

（8）配川贝母，治肺燥或阴虚之咳嗽。

（9）配莲子、龙眼肉，治一般心热烦躁。

（10）配杏仁、阿胶，水煎服，治干嗽。

（11）配款冬花、白蜜，治肺虚咳嗽咯血。

（12）配粳米、冰糖，共煮粥，治肺阴不足，脾气虚弱引起的咳嗽。

（13）配生地黄、知母，治热病后期，热退未净。

（14）配枇杷、鲜藕，同煮做成羹，服时加白糖，治燥热伤肺引起的咳嗽。

（15）配麦冬、玄参、贝母，治热病肺阴耗损，燥热咳嗽，或久病痨热咳嗽。

（16）配玄参、生地黄、贝母，治阴虚火炎，咽喉干痛，咳嗽气喘，痰中带血等症。

（17）配麦冬、生白芍、玄参、生地黄，治阴虚火旺，手足心热，咳嗽痰血。

（18）配生地黄、知母、滑石、淡竹叶，治热病后余热未清，心悸，烦躁，夜间尤甚，小便短赤。

（19）配生地黄、麦冬、知母、玄参，治肺肾阴虚，咳嗽气喘，痰中带血等症。

（20）配麦冬、玄参、生地黄、贝母，治阴虚火旺，手足心热，咽喉燥痛，咳嗽痰血等症。

（21）百合叶配红花、土鳖虫，上药制片，口服，治跌打损伤疼痛，闪腰岔气。

【单味应用】

（1）干百合研末，温水送服，治耳鸣，听力减退。

（2）百合花须，焙干，研末，吹喉，治口咽部天泡疮，或喉蛾红肿疼痛。

（3）单味粉，开水冲服，治肺病声哑，喉癣。

（4）单味煅存性，研末，吹耳中，治慢性中耳炎。

【配方选例】

（1）治三阳合病方　治脉大上关上，但欲睡眠，目合则汗：百合30g，麦冬15g，炙甘草3g，知母、白芍、瓜蒌根各6g，竹叶50片，鳖甲9g。水煎，每日1剂，分2次服。（《广笔记》）

（2）百合滑石代赭石汤　治百合病，下之后者，此汤主之：百合（劈）7枚，滑石（碎棉裹）9g，赭石（碎棉裹）如弹丸大一枚。上3味，先以水洗百合，渍1宿，当白沫出，去其水，以泉水2升，煎取1升，去渣，另以泉水2升，煎滑石、赭石取1升，去渣后，合和重煎，取1升5合，分温再服。（《大同方剂学》）

（3）五白定金片　治支气管扩张证：苦百合180g，天冬30g，桔梗60g，白及120g，南沙参、黄连各30g，鱼腥草120g，硇砂3g。百合研为细末，过100目筛；天冬、白及、南沙参、黄连、鱼腥草等6味，切碎，加水至超过药面3~5厘米，加热煎煮，以沸腾时开始计算，煎1小时，过滤，滤液另器贮存，药渣加水再煮2次，第二次煮2小时，第三次煮1小时，合并3次滤出液，减压浓缩（文火浓缩亦可至浓膏状）；将上述浓膏加入百合粉中，于搅拌器内搅拌均匀，分成小块，于70℃以下温度干燥，研为细粉，过100目筛；将上述粉末置搅拌机内，用75%（以体积计）乙醇（将硇砂溶于已配好浓度的乙醇中）作黏合剂，制为颗粒，于50℃以下温度干燥；用直径10毫米浅凹型片模压片，片重0.3g，玻璃瓶分装，每瓶100片。密闭贮存，放冷暗处。大量咯血者应考虑配合有关中药汤剂治疗。（《冉氏经验方》）

（4）百合固金汤　治干咳久咳，或肺热咳嗽恢复期，余热未尽，仍有咳嗽，又治阴虚咯血：百合24g，生地黄、熟地黄各9g，玄参15g，川贝母、桔梗、麦冬、白芍、当归各9g，甘草6g。水煎服。（《医方集解》）

（5）治干咳无痰，咳嗽咯血，咽喉干燥：百合、麦冬、贝母各9g，生地黄、熟地黄各15g，桔梗、甘草各6g。水煎服。（《陕甘宁青中草药选》）

玉竹

《神农本草经》

本品又名萎蕤、地节、女萎、马熏、娃草。为百合科植物玉竹的根茎。多产于河北、江苏等地。其味甘，性微寒。归肺、胃经。具有养阴润肺，益胃生津之功效。主治咽干口渴，咳嗽痰少。用法为内服，煎汤，9～30g。

使用注意：中寒便溏，湿痰内盛者不宜用。

【配伍应用】

（1）配党参，治冠心病心绞痛。

（2）配百合，治虚咳。

（3）配薏苡仁，治肺结核干咳痰稠及肺痈。

（4）配生地黄、枸杞子，治糖尿病。

（5）配麦冬、石斛，治虚热津少口干。

（6）配党参、白术，治身体虚弱或病后体虚。

（7）配沙参、麦冬，治肺燥咳嗽，干咳痰稠及阴虚咳嗽。

（8）配丹参、红花、党参，治冠心病心绞痛及心电图异常。

（9）配沙参、天冬、石斛，治阴虚劳嗽，热病津亏的心烦、口渴等症。

（10）配麦冬、沙参、甘草，治燥伤胃阴，津液亏耗，口干舌燥。

（11）配沙参、生地黄、麦冬，治胃热炽盛，津伤口渴，消谷易饥等症。

（12）配葱白、桔梗、白薇，治阴虚感冒，发热咳嗽，口干，咽痛。

（13）配葱头、薄荷、桔梗、白薇，治阴虚感冒，咳嗽发热，伤津口干，咽喉疼痛。

（14）配麦冬、北沙参、桑叶、天花粉，治阴虚肺热，干咳无痰，咽干舌燥。

（15）配葱白、豆豉、桔梗、薄荷，治外邪袭表，发热恶寒，无汗，咳嗽，咽干口渴等症。

（16）配沙参、石斛、麦冬、冰糖、生麦芽，治邪热耗胃阴出现的口渴舌燥、食欲不振、胃部不适等症。

【单味应用】

单味水煎服，治面部色斑。

【配方选例】

（1）玉竹饮子　治痰火而致的痰涎涌盛，咳逆喘满：玉竹、川贝母各9g，茯苓、紫菀各6g，甘草、桔梗、橘皮各3g，生姜（同橘皮，蜜煎）12g。水煎，调入熟白蜜，分2次服。若气虚，加人参6g；虚火，加肉桂1.5g；客邪，加细辛1g，豆豉9g；咽喉不利，唾脓血，加阿胶9g，藕汁0.5杯；头额痛，加葱白2茎；便溏，用灶心土煎汤，取上清液煎服；气塞，磨沉香汁数匙冲入。（《张氏医通》）

（2）玉华煎　治足膝无力，不能任地：玉竹、沙参、党参各12g，五味子、白术各3g，麦冬、山药各9g，茯苓、续断、牛膝各6g。加圆米1撮，水煎服。（《医醇賸义》）

（3）玉环煎　治肺热，咳嗽微喘，肌表漫热，口燥咽干：玉竹、沙参、蛤粉各12g，羚羊角4.5g，麦冬、贝母各6g，石斛、瓜蒌皮各9g。水煎，加梨汁0.5杯，冲服。（《医醇賸义》）

（4）萎蕤汤　治风温之病，脉阴阳俱浮，汗出体重，其息必喘，其形状不仁，嘿嘿但欲眠，下之者则小便难，发其汗者必谵语，加烧针者则耳聋难言，但吐下之则遗失便利，如此病者宜服：萎蕤、白薇、麻黄、独活、杏仁、川芎、青木香、甘草各3g，石膏9g。上㕮咀，以水8升，煮取3升，去渣，分3服，取汗。若一寒一热，加朴硝0.3g，大黄9g下之；如无木香，可用麝香0.3g。小品方云，萎蕤汤治冬温，春月中风伤寒，则发头脑疼痛，咽喉干，

舌强肉疼，心胸痞满，腰背强。（《奇效良方》）

黄精

《雷公炮炙论》

本品又名太阳草、鹿竹、笔菜、黄芝、野生姜、老虎姜。为百合科植物黄精、囊丝黄精、热河黄精、滇黄精、卷叶黄精等的根茎。多产于河南、河北、内蒙古、山东、山西、江西、福建、四川等地。其味甘，性平。归肺、肾、脾经。具有润肺，滋阴，补脾之功效。主治咳嗽痰少或无痰，腰膝酸软，头晕，眼干，饮食减少。用法为内服，煎汤，9～30g，熬膏或入丸、散；外用煎水洗。

使用注意：凡脾胃有湿、痰多者不宜用。

【配伍应用】

（1）配枸杞子，治诸虚劳损，年老体弱，精气两衰之证及消渴病。

（2）配冬蜜，治小儿下肢痿软。

（3）配蔓荆子，治眼暗，补肝气，明目。

（4）配冰糖，治蛲虫病。

（5）配玉竹，治糖尿病。

（6）配续断，治肝肾不足，精血亏损，以致食欲不振，疲乏无力，腰酸腰痛等症。

（7）配山楂，治精神紧张，食欲不振之失眠。

（8）配人参，治体弱或病后虚损，食少倦怠，消瘦乏力等症。

（9）配酸枣仁，治单纯失眠。

（10）配当归，治气血两亏，面黄肌瘦，腰膝无力，食少神疲。

（11）配党参、白术，治脾胃虚弱。

（12）配沙参、麦冬，治肺虚燥咳。

（13）配熟地黄、枸杞子，治病后体虚，精血不足。

（14）配党参、怀山药，治脾胃虚弱，体倦无力。

（15）配薏苡仁、沙参，治肺结核，病后虚弱，口渴。

（16）配蔓荆子、草决明，治眼暗，补肝明目。

（17）配枸杞子、菟丝子，治肾虚精血亏损。

（18）配杜仲、川续断，治筋骨痿软。

（19）配羌活、独活，治风湿之证。

（20）配党参、黄芪，治体弱或病后虚损，食少倦怠，形体消瘦等症。

（21）配当归、熟地黄，治病后虚羸，阴血不足所致的腰膝酸软、头晕眼干等症。

（22）配白术、天冬、枸杞根，浸酒内服，治病后体弱，或慢性消耗性营养不良。

（23）配白及、百部、玉竹，治肺结核咯血。

（24）配熟地黄、何首乌、枸杞子，治精血不足，眩晕耳鸣，腰酸肢倦等症。

（25）配黄芪、党参、鸡血藤，水煎常饮，治低血压。

（26）配天冬、麦冬、沙参，治肺阴不足，咳嗽无痰，咽喉干燥等症。

（27）配山药、黄芪、枸杞子、天花粉，治消渴证。

（28）配秦艽、丹参、萆薢、苍术，治痛风及高尿酸血症。

（29）配枸杞子、生地黄、黄芪、党参，治病后体弱，或慢性病消耗性营养不良。

（30）配熟地黄、山药、天花粉、麦冬，治胃热口渴。

（31）配玉竹、麦冬、沙参、生麦芽，治高热病后，胃阴受伤而口干不欲食，食少便干，饮食无味，舌红少苔者。

（32）配北沙参、麦冬、玉竹、贝母，治阴虚肺燥所致的咳嗽痰少或干咳无痰等症。

（33）配白及、黄芩、丹参、百部，治肺结核咳嗽痰少，咯血，胸痛之证。

（34）配党参、山药、麦芽、石斛，治脾胃虚弱，饮食减少，神疲体倦，舌干苔少等症。

（35）配补骨脂、锁阳、狗脊、川续断、赤芍，研末服，治肾阳虚，慢性腰肌劳损。

【配方选例】

（1）黄精膏 神仙延年补益，疗万病：黄精（去须毛，洗令净洁，打碎蒸熟，压得汁，复煎去游水，得 1 斗肉）320g，干姜末 90g，桂心末 30g。微火煎，看色郁郁然欲黄，便去火，待冷盛不津器中，酒 150mL 和服 60mL，常令食前，每日 3 服，旧皮脱，颜色变光，花色有异，鬓发更改，欲长服者，不须和酒，内用大豆黄，绝谷食之，不饥渴，不老。（《奇效良方》）

（2）二精丸　助气固精，保镇丹田：黄精（去皮）、枸杞子各 2 斤。上各于八、九月开采取，先用清水浸黄精令净，控干，细锉，与枸杞子相合，杵碎拌匀，阴干，再捣罗为细末，炼蜜为丸，如梧桐子大，每服 30～50 丸，空腹温酒下，常服活血驻颜，长生不老。（《奇效良方》）

（3）治胃热口渴：黄精 18g，熟地黄、山药各 15g，天花粉、麦冬各 12g。水煎服。（《山东中草药手册》）

（4）壮筋骨，益精髓，变白发：黄精、苍术各 4 斤，枸杞根、柏叶各 5 斤，天冬 3 斤。煮汁 1 石，同神曲 10 斤，糯米 1 石，如常酿酒饮。（《本草纲目》）

（5）治肺痨咯血，赤白带：鲜黄精根头 60g，冰糖 30g。开水炖服。（《闽东本草》）

（6）加味黄精汤　治素体虚弱，或慢性病患者，症见胸胁闷满、肋下痞塞疼痛、舌红苔干，同时兼见胃脘不适，纳少便溏者；胃脘胀满疼痛，纳少，便溏，服益气健脾和胃之剂无效者；水臌患者，腹水消退之后，体力未复者：黄精 30g，当归 12g，生地黄、首乌藤各 30g，苍术、白术各 9g，青皮、陈皮各 9g，甘草 6g，柴胡、姜黄、广郁金各 9g，薄荷 3g。水煎，每天 1 剂，或服 2 剂停 1 天，或隔天服 1 剂，每剂煎 2 次，首次煎至 50 分钟。大便溏者，酌减生地黄用量；慢性病患者，服汤剂取效后，可以改为蜜丸常服；如患者血瘀证明显，可加丹参、鸡血藤各 9g（名丹鸡黄精汤）；如患者气虚证明显，可加党参、黄芪各 9g（名参芪黄精汤）；如气虚血瘀证同时存在，可以参芪丹鸡同时加入（名参芪丹鸡黄精汤）。（《方药中经验十三法》）

石斛

《神农本草经》

本品又名林兰、杜兰、金钗花、黄草、吊兰花。为兰科植物石斛的茎。多产于四川、贵州、云南及长江流域各地。其味甘，性微寒。归胃、肾经。具有益胃生津，养阴清热之功效。主治烦渴，干呕，胃脘作痛，虚热微烦，口干，自汗。用法为内服，煎汤，9～30g，熬膏或入丸、散。

【配伍应用】

（1）配天花粉，治胃热津亏，消渴，虚热舌绛少津。

（2）配麦冬，治胃阴不足之胃脘不适、干呕、舌红。

（3）配忍冬藤，治风湿热痹。

（4）配川芎，为末，口内含水，随左右嗌鼻，治睫毛倒入。

（5）配麦冬、沙参，治热性病口干渴。

（6）配忍冬藤、白薇，治风湿热痹。

（7）配沙参、枇杷叶，治肺阴不足，干咳气促，舌红口干等症。

（8）配白薇、知母、白芍，治热病后期，虚热微烦，口干，自汗等症。

（9）配南沙参、山药、生麦芽，治胃阴不足而见少食干呕，舌上无苔等症。

（10）配北沙参、麦冬、生玉竹，治肺胃虚弱，舌红口干或干咳无痰，呼吸短促。

（11）配生地黄、麦冬、天花粉，治热病胃火炽盛，津液已耗，舌燥，口干或舌苔变黑，口渴思饮者。

（12）配生地黄、玄参、沙参，治热病后期，仍有虚热，微汗，目昏，口渴或有筋骨酸痛，舌干红，脉软数无力，症状日轻夜重者。

（13）配麦冬、天花粉、石膏、知母，治热病早期，热未化燥，但津液已损，有口干烦渴，舌红等症状。

（14）配天花粉、生地黄、知母、沙参，治消渴证。

（15）配生地黄、麦冬、百合、秦艽、银柴胡，治阴虚内热之干咳、盗汗、低热、口渴、舌红、脉细数等症。

（16）鲜品配鲜生地黄，治热病伤阴，口干烦渴，或久病阴虚，虚热内灼诸证。

【单味应用】

单味水煎，常服，如加青果效果更佳，治滞颐。

【配方选例】

（1）石斛地黄煎　治妇人虚羸短气，胃逆满闷，风气：石斛120g，生地黄汁 100mL，桃仁 10g，桂心 60g，甘草 120g，大黄 240g，紫菀 120g，麦冬 10g，茯苓 1 斤，醇酒 100mL。上 10 味为末，于铜器中炭火上熬，内鹿角胶 1 斤，耗得 1 斗，次内饴 3 斤，白蜜 3 升和调，更于铜器中，釜上煎，微耗，以生竹搅，无令著，耗令相得，药成先食酒服，如弹子大 1 丸，每日 3 次，不知稍加至 2 丸，一方用人参 90g。(《备急千金要方》)

（2）石斛牛膝汤　治产后腿痛：石斛、牛膝、木瓜、白芍、酸枣仁、生地黄、枸杞子、茯苓、黄柏、甘草、车前子。水煎服。(《妇科玉尺》)

（3）石斛清胃散　治麻疹后，胃热不清，呕吐不食：石斛、茯苓、橘皮、枳壳、扁豆、藿香、牡丹皮、赤芍各等份，甘草量减半。上为粗末，每服 9～12g，加生姜 1 片，水煎服。(《张氏医通》)

（4）大补益石斛散　治虚劳脱营，失精多惊，荣卫耗夺，形体毁沮：石斛、肉苁蓉（酒洗，去皱皮，切，焙干）各 60g，远志、菟丝子（酒浸 1 夜，捣）、续断各 30.3g，炮天雄 1g，熟地黄、枸杞子各 75g，大枣肉 60g。上为末和匀，每服 4g，空腹温酒送下，食后再服。(《圣济总录》)

女贞子

《本草正》

本品又名女贞实、冬青子、爆格蚤。为木犀科植物女贞的成熟果实。产于我国各地。其味甘、苦，性凉。归肝、肾经。具有补养肝肾，明目之功效。主治头昏目眩，腰膝酸软，须发早白。用法为内服，煎汤，9～15g，熬膏或入丸剂；外用熬膏点眼。

【配伍应用】

（1）配川续断，治妇女隐疾，性欲减退证。

（2）配黑芝麻，治肝风上扰，头目眩晕，耳鸣，口疮，须发早白。

（3）配料豆衣，治阴虚肝旺，头晕目花，头痛，头风。

（4）配旱莲草，治肝肾不足所致的头晕、目眩、耳鸣、腰酸、须发早白等症。若加桑椹，可增强疗效；再加地黄、制何首乌，治须发早白其效果更佳。

（5）配桑寄生、续断，治肝肾不足，腰酸腿软等症。

（6）配沙苑子、菊花，治肝肾不足引起的头眩、耳鸣、视物不清。

（7）配白芍、珍珠母，治阴虚阳亢所致的头昏、目眩、耳鸣等症。

（8）配旱莲草、杜仲，治高血压病。

（9）配旱莲草、桑椹，水煎服，治衄血。

（10）配熟地黄、龟甲，治肝肾阴亏阳旺之头晕、头痛、腰膝酸软。

（11）配菊花、生地黄、白蒺藜，治肝虚目干，视物不清等症。

（12）配玉竹、补骨脂、菟丝子，治肾阴虚所致的头昏目眩、腰膝酸软、肢体乏力、须发早白。

（13）配枸杞子、菟丝子、覆盆子，治中心性视网膜炎，早期白内障，属肝肾阴虚者。

（14）配生地黄、沙苑子、枸杞子、菊花，治目视不清。

（15）配制何首乌、麦冬、生龟甲、生地黄，治阴虚内热，腰膝酸软，或老年人习惯性便秘。

（16）配生地黄、白芍、枸杞子、菊花，治肝肾阴虚之头昏、耳鸣、目干发花。

【单味应用】

（1）单味捣汁，熬膏，净瓶收固，埋地下 7 日，每用点眼，治风热赤眼。

（2）单味鲜叶，洗净口含，治热证牙痛。咬在痛处亦效。

（3）女贞叶捣烂外敷，治诸疮。

【配方选例】

（1）治肝汤 治慢性肝炎，迁延性肝炎：女贞子、旱莲草各 12g，平地木 9g，板蓝根 15g，北柴胡、炒枳壳、赤芍、白芍、生白术、生麦芽各 9g，生甘草 6g，柏子仁、白花蛇舌草各 15g。水煎，每日 1 剂，分 2 次服。（《张羹梅方》）

（2）女贞汤 治肾受燥热，淋浊溺痛，腰脚无力，久为下消：女贞子 12g，生地黄 18g，龟甲 18g，当归、茯苓、石斛、天花粉、萆薢、牛膝、车前子各 6g，大淡菜 3 枚。水煎服。（《医醇賸义》）

（3）治视神经炎：女贞子、草决明、青葙子各 30g。水煎服。（《浙江民间

草药》)

（4）治瘰疬，结核性潮热等：女贞子 9g，地骨皮 6g，青蒿 4.5g，夏枯草 7.5g。水煎，每日 3 次分服。(《现代实用中药》)

旱莲草

《本草图经》

本品又名墨旱莲、金陵草、莲子草、鳢肠草。为菊科植物鳢肠（金陵草）的全草。多产于江苏、浙江、江西、广东等地。其味甘、酸，性凉。归肝、肾经。具有养肝益肾，凉血止血之功效。主治头昏目眩，牙齿松动，须发早白，多种出血证。用法为内服，煎汤，15 ～ 30g，熬膏捣汁或入丸、散；外用捣敷。

使用注意：有寒泻者忌用。

【配伍应用】

（1）配女贞子，治肝肾阴亏，头晕目眩，须发早白，目暗不明，失眠多梦，耳鸣，遗精，腰膝酸软等症。

（2）配侧柏叶，治吐血。

（3）配地榆，治便血，血痢。

（4）配车前草，治尿血。

（5）配生地黄，治肺痨咯血及血热所致的吐血、尿血等症。

（6）配何首乌，治肾虚腰痛，须发早白等症。

（7）配阴行草各等份，研末外敷，治外伤出血。

（8）配天胡荽，捣烂敷，治风火眼痛。

（9）配刘寄奴、小蓟，治崩漏。

（10）配车前草、冬葵子，治尿血。

（11）配阿胶、艾叶，治子宫出血。

（12）配女贞子、桑椹，治肾虚腰酸，眩晕，腿膝无力等症。

（13）配地榆、侧柏叶，治便血。

（14）配白及、仙鹤草，治咯血。

（15）配茜草、蒲黄，治崩漏。

（16）配女贞子、杜仲，治高血压病。

（17）配仙鹤草、血见愁，水煎服，治阴道出血量多。

（18）配白及、阿胶，治咯血。

（19）配白茅根、马兰全草，捣烂，绞汁，冷饮，小儿酌减，治牙龈出血，鼻出血等。

（20）配地榆炭、炒槐花，治便血。

（21）配何首乌、生地黄、熟地黄，治肾虚耳鸣，须发早白等症。

（22）配仙鹤草、地榆、侧柏叶，治肺出血，肠出血及内伤出血诸证。

（23）配泽泻、黄柏、透骨草、金丝草，治尿道炎所致的血尿。

（24）配仙鹤草、白茅根、生地黄、贯众炭，治吐血，衄血，咯血，尿血，便血，崩漏。

（25）配仙鹤草、白及、生地黄、赤芍、栀子炭，治眼底出血。

（26）配槐角、地榆、槐花炭、黄柏、防风，治便血。

【单味应用】

（1）单味鲜品揉、搓手足，可防治水田皮炎。

（2）单味取汁，同酒酿炖热服，治脑漏。

（3）单味水煎或干品研末，米汤冲服，治便血，痢疾。

（4）单味水煎，频频含咽，治牙齿松动。

（5）单味全株，捣汁加明矾，擦痔，治鼻痔。

（6）单味煎汁去渣，煮豆腐吃，治鼻衄。

（7）单味捣汁，和炒盐，每晨擦牙，治素有牙痛。可预防免患。

（8）单味放食盐中腌透，阴干，用时噙牙，吐去涎水即愈，治牙痛。

【配方选例】

（1）治白浊：旱莲草15g，车前子9g，金银花、土茯苓各15g。水煎服。（《陆川本草》）

（2）旱莲草汤　治血淋：旱莲草、芭蕉根（细锉）各60g。上2味，粗捣筛，每服10g，水1.5盏，煎至8分，去渣温服，日2服。（《圣济总录》）

（3）旱莲草散　治脏毒下血：旱莲草。为末，每服6g，米汤送下。（《杂病源流犀烛》）

（4）旱莲膏　治须发早白：旱莲草。用泉水煮汁熬膏，内服及外搽。（《医灯续焰》）

（5）二至丸　治由肝肾不足引起的头目昏花，腰背酸痛，下肢痿软：旱莲草、女贞子（酒蒸）各1200g。上2味，粉碎，熬膏，制丸，入盒密封，每服6～12g，日服2次，淡盐汤或温黄酒送服。（《医方集解》）

（6）宁血汤　治眼底出血：旱莲草15g，仙鹤草30g，生地黄15g，栀子炭4.5g，白蒺藜、密蒙花各12g，赤芍、白及、白蔹、阿胶（溶化）各9g。水煎服。（《中药临床应用》）

龟甲

《日华子诸家本草》

本品又名龟板、神屋、败将、龟筒、元武板。为龟科动物乌龟的腹甲。多产于湖北、安徽、湖南、江苏、浙江等地。其味咸、甘，性微寒。归肝、肾、心经。具有滋阴潜阳，补肾健骨之功效。主治骨蒸劳热，盗汗，遗精，眩晕，耳鸣，腰脚痿弱，崩漏，月经过多。用法为内服，煎汤，10～30g（宜久煎），熬膏或入丸、散；外用烧灰研末敷。

【配伍应用】

（1）配鳖甲，治阴虚发热，骨蒸潮热，盗汗；热病后期，津枯阴竭，虚风内动，手足瘛疭，舌红少苔，阴虚阳亢，肝风上扰，头晕目眩，头胀头痛，耳鸣，肝脾肿大等症。

（2）配玄参，治阴虚火旺，骨蒸劳热，肾阴不足之腰脚痿弱、筋骨不健。

（3）配黄柏，治久病劳损，或热病后期，肝肾不足，真阴亏损，虚火燔灼而致的骨蒸劳热、潮热盗汗、腰酸膝软、舌红少苔之证。

（4）配土茯苓，熬胶，治疮疡久不愈合。

（5）配皂角刺、白头翁，治慢性疮疡久不愈合。

（6）配地黄、知母，治阴虚内热之证。

（7）配骨碎补、潞党参，水煎服，治佝偻病，小儿囟门不合。

（8）配地黄、黄柏、地榆，治阴虚血热所致的崩漏、月经过多等症。

（9）配白芍、生地黄、牡蛎，治阴虚阳亢之证。

（10）配白芍、地黄、鳖甲，治阴虚风动者。

（11）配茜草、黄芩、乌贼骨，治血虚有热所致的血崩及月经过多。

（12）配虎骨、牛膝、锁阳，治血热所致的崩漏带下，亦治小儿筋骨痿软。

（13）配地黄、知母、黄柏，治阴虚发热，骨蒸劳热，潮热盗汗，咳嗽咯血，咽干口燥等症。

（14）配生地黄、阿胶、白芍，治阴虚风动，手足瘛疭者。

（15）配熟地黄、锁阳、虎骨，治肾阴亏虚，腰膝痿弱，筋骨不健或小儿囟门不合等症。

（16）配白芍、黄柏、椿白皮，治崩漏带下。

（17）配川黄连、黄柏、乳香，各为末研匀，香油调外敷，治婴儿湿疹严重者。

（18）配黄芩、赤芍、椿根皮，治阴虚血热，崩漏带下及月经超前等症。

（19）配生地黄、生牡蛎、生白芍、麦冬，治热病后，舌色深红，气短无力，手足抽动等症。

（20）配黄柏、黄芩、生白芍、制香附，治阴虚血热，月经过多，色紫黑成块。

（21）配虎骨、熟地黄、白芍、锁阳，治肾虚骨弱，腰足痿软及小儿囟门不合等症。

（22）配赭石、牛膝、玄参、牡蛎，治阴虚阳亢，眩晕耳鸣。

（23）配牡蛎、鳖甲、阿胶、白芍，治阴虚阳亢，头晕目眩，心悸耳鸣，心烦少寐或热病伤阴，手足筋肉抽搐，舌红，脉细数等症。

（24）配熟地黄、知母、黄柏、牛膝、杜仲，治阴虚潮热，腰膝痿软。

（25）配酸枣仁、磁石、丹参、生地黄、柴胡，治神经衰弱。

【单味应用】

单味研细装胶囊，每次服用 3g，治瘰疬。

【配方选例】

（1）龟甲汤方 治中风手足不随举，体疼痛或筋脉挛急：龟甲（醋炙）、虎骨（酥炙）各 180g，海桐皮、羌活（去芦头）、丹参、独活（去芦头）、牛膝（去苗酒浸切焙）、草薢、五加皮、酸枣仁各90g，附子、天雄、天麻（去蒂）、防风（去叉）、威灵仙（去土）、芎劳各75g，当归（切焙）、桂皮（去粗皮）、紫参各90g，薄荷（焙干）、槟榔（煨）各180g，石菖蒲（九节者去须泔米浸后切焙）45g。上22味锉如麻豆，每用16g，水1盏，酒1盏，生姜10斤，同煎，去渣，取1大盏，温分2服，空腹日午夜卧服。要出汗并2服，如人行5里，以熟生姜稀粥投，厚衣覆汗出，慎外风。（《圣济总录》）

（2）龟鳖地黄汤　治骨劳（骨与关节结核）阴虚患者：龟甲、鳖甲各30g，熟地黄15g，牡丹皮、萸肉、山药、泽泻、茯苓各9g。水煎，每日1剂，分2次服。（陶慕章方）

（3）虎潜丸　治肾阴不足，筋骨萎，不能步履等症：龟甲、黄柏各120g，知母、熟地黄各90g，牛膝105g，锁阳、虎骨、当归各30g，芍药45g，陈皮23g。上为末，煮羯羊肉，捣为丸，梧子大，淡盐汤下，冬月加熟姜15g。（《大同方剂学》）

（4）龟柏姜栀丸　治赤白带下，或时腹痛：龟甲90g，黄柏30g，干姜3g，栀子7.5g。上为末，酒糊丸，白汤下。（《医学入门》）

（5）广济龟甲丸　治鼓胀气急，冲心硬：龟甲、芍药、枳实、人参、槟榔各2.4g，诃子、大黄各1.8g，桂心、橘皮各1.2g。炼蜜为丸，梧子大，酒服20丸，渐加至30丸。（《外台秘要》）

<h2 style="text-align:center">鳖甲</h2>

<h3 style="text-align:center">《神农本草经》</h3>

本品又名上甲、脚鱼壳、团鱼甲。为鳖科动物中华鳖的干燥背甲。多产于湖北、安徽、江苏、河南、浙江、江西等地。其味咸，性微寒。归肝经。具有滋阴潜阳，软坚散结之功效。主治阴虚潮热，骨蒸盗汗，癥瘕聚积，肝脾肿大。用法为内服，煎汤，9～30g（宜久煎），熬膏或入丸、散；外用研末撒或调敷。

【配伍应用】

（1）配龟甲，治肝肾不足，水亏火旺之阴虚发热、骨蒸潮热、遗精盗汗等症。

（2）配槟榔，捣罗为散，粥饮调下，治痔，肛边生鼠乳，气壅疼痛。

（3）配青蒿，治午后潮热。

（4）配桃仁、红花，治血瘀经闭及肋下癥块。

（5）配三棱、莪术，治气滞血瘀之癥瘕痞块。

（6）配地骨皮、青蒿，治邪伏阴分，夜热早凉，或阴虚血热的骨蒸潮热。

（7）配三棱、大黄，治疟母癥块，胁下疼痛。

（8）配葱白、童尿，治阴虚梦泄。

（9）配胡黄连、青蒿，治男女骨蒸劳瘦。

（10）配知母、地骨皮，治阴虚潮热。

（11）配诃子皮、干姜末，治癥癖。

（12）配琥珀、大黄，治心腹癥瘕血积。

（13）配蛤粉、熟地黄、干地黄，治吐血不止。

（14）配丹参、郁金、牡蛎，治肝脾肿大。

（15）配莪术、䗪虫、瓦楞子，治疟疾多次发作，脾脏肿大（疟母）。

（16）配龟甲、地黄、白芍，治阴虚风动。

（17）配青蒿、生地黄、牡丹皮，治温病后期夜热早凉。

（18）配三棱、莪术、青皮、香附，治久疟，疟母，闭经，癥瘕等症。

（19）配青蒿、牡丹皮、生地黄、知母，治阴虚发热，骨蒸盗汗。

（20）配丹参、薏苡根、当归、大枣，治肝脾肿大。

（21）配胡黄连、银柴胡、青蒿、地骨皮，治阴虚骨蒸潮热，盗汗，形体瘦弱，咳嗽等症。

（22）配当归、黄连、干姜、黄柏，治产后早起中风冷，泻痢及带下。

（23）配生牡蛎、白芍、阿胶、地黄，治阴虚阳亢动风者。

（24）配龟甲、牡蛎、银柴胡、地骨皮、知母，治肺结核之潮热盗汗。

（25）配阿胶、当归炭、炮姜炭、艾叶、白芍，治月经过多，崩漏。

（26）配黄芪、牡蛎、栀子、防风、龙骨，治疮疡久不愈合。

【配方选例】

（1）六神汤　治伤寒瘥后劳复，壮热头痛：鳖甲、柴胡、人参、知母、黄连各30g，乌梅肉15g。姜，水煎，分2次服。（《圣济总录》）

（2）鳖甲煎丸　治疟母（即癥癖），症见疟疾日久不愈、胁下痞硬有块；

近代也用于肝脾肿大属血瘀气滞者：炙鳖甲 11 份，炒乌扇（即射干）、黄芩、鼠妇（即地虱）、桂枝、干姜、大黄、石韦、厚朴、紫葳、阿胶珠各 3 份，柴胡、炒蜣螂（熬）各 6 份，芍药、牡丹皮、炒䗪虫各 5 份，炒葶苈子、半夏、人参各 1 份，瞿麦、桃仁各 2 份，赤硝 12 份，炙蜂房 4 份。上为末，取煅灶（即打铁炉）下灰 1 斗，用清酒 1 斛 5 斗，浸灰，待酒被灰吸入一半时，加入鳖甲，煮烂，绞取汁，和其他药末为丸，梧桐子大，每服 7 丸，空腹服，日 3 次。（《金匮要略》）

（3）鳖甲丸　治肺劳，痰嗽气急，抽牵五脏不安：鳖甲（酥炙）、五味子、贝母（煨令微黄）、紫菀、木香、炒杏仁、炒紫苏子各 30g，皂角（酥炙，去子）、诃子皮各 60g。上为细末，炼蜜为丸，梧桐子大，每服 20 丸，人参煎汤送下。（《太平圣惠方》）

（4）鳖甲牛膝汤　治足厥阴疟，腰痛，少腹满，小便不利如癃状，先寒后热，或头疼而渴：鳖甲、牛膝、当归、陈皮、柴胡。水煎服。若热甚而渴，倍鳖甲，加天花粉、麦冬、知母；脾胃弱或溏泄，去当归，加人参；寒甚，寒多指甲青黯，加人参、姜皮、桂枝。（《杂病源流犀烛》）

第二十一章　收敛药

一、止汗药

麻黄根

《本草经集注》

本品又名苦椿菜。为麻黄科植物草麻黄、木贼麻黄或中麻黄的草质根。多产于山西、河北、甘肃、辽宁、内蒙古等地。其味甘，性平。归心、肺经。具有止汗之功效。主治气虚自汗，阳虚盗汗。用法为内服，煎汤，3～9g，或入丸、散；外用煎水洗、捣汁涂、研末调敷。

使用注意：有表邪者忌用。

【配伍应用】

（1）配浮小麦，治体虚阴亏，自汗，盗汗。

（2）配煅龙骨，治营卫不和，气血失调，脏腑功能紊乱所致的盗汗，自汗等症。

（3）配麻黄，入酒内煮三炷香，露一宿，内服，治酒渣鼻。

（4）配黄芪、当归，治产后虚汗。

（5）配牡蛎、黄芪，治自汗。

（6）配牡蛎、小麦，治自汗，盗汗。

（7）配五味子、柏子仁、牡蛎，治阴虚盗汗。

（8）配浮小麦、黄芪、牡蛎，治体虚自汗，盗汗。

（9）配生黄芪、煅牡蛎、浮小麦、党参、白术，治阳虚，卫外不固而致的自汗证。

（10）配地黄、山萸肉、五味子、柏子仁、麦冬、生牡蛎，治阴虚内热，虚烦不眠，潮热盗汗证。

【配方选例】

（1）麻黄根散　治产后虚汗不止：麻黄根 60g，当归（锉，微炒）、黄芪（锉）各 30g。上药捣粗罗为散，每服 12g，以水中 1 盏，煎至 6 分，去渣，不计时候温服。(《太平圣惠方》)

（2）治虚汗无度：麻黄根、黄芪各等份。上为末，飞面糊为丸，梧桐子大，每服百丸，浮麦汤下，以止为度。(《谈野翁试验方》)

（3）麻黄根粉　治肾劳热，阴囊生疮：麻黄根、石硫黄各 90g，米粉 5 合。上 3 味，治下筛，安絮如常用粉法搭疮上，粉湿，更搭之。(《备急千金要方》)

（4）麻黄根散　治产后虚汗不止：麻黄根 60g，牡蛎粉 1g。捣细罗为散，用扑身上。(《太平圣惠方》)

（5）麻黄根散　治产后虚汗不止：麻黄根、当归、黄芪、煅牡蛎、人参、甘草各等份。为粗末，每服 12g，水煎服。(《证治准绳》)

浮小麦

《本草汇言》

本品又名浮麦、浮水麦。为禾本科植物小麦未成熟的颖果。产于我国各地。其味甘，性凉。归心经。具有止汗之功效。主治自汗，盗汗。用法为内服，煎汤，9～30g，或炒焦研末。

【配伍应用】

（1）配地骨皮，治骨蒸劳热。

（2）配豆衣，治肺结核盗汗。

（3）配麻黄根，治自汗，盗汗。

（4）配黑豆，水煎服，治小儿自汗、盗汗。

（5）配陈冻豆腐，水煎，治盗汗。

（6）配黄芪，治表虚自汗诸证。

（7）配桑螵蛸、益智，治小儿遗尿。

（8）本品童便炒为末配砂糖，治男子血淋不止。

（9）配豆衣、麻黄根，治盗汗。

（10）配地骨皮、鳖甲，治阴虚潮热，心烦口干等症。

（11）配黄芪、麻黄根，治虚汗。

（12）配大枣、甘草，治癔病。

（13）配黄芪、大枣，治气虚自汗。

（14）配乌梅、大枣，治阴虚盗汗。

（15）配黄芪、牡蛎、麻黄根，治自汗，虚汗，盗汗。

（16）配黄芪、人参、白术、牡蛎，治自汗。

（17）配柏子仁、麦冬、五味子、白芍，治阴虚盗汗。

【配方选例】

（1）治男子血淋不止：浮小麦加童便炒为末，砂糖煎水，调服。（《奇方类编》）

（2）治盗汗及虚汗不止：浮小麦，文武火炒令焦，为末，每服 6g，米饮汤调下，频服为佳（一方取陈小麦用干枣煎服）。（《卫生宝鉴》）

（3）浮小麦稽豆衣煎剂　治各种虚汗、盗汗：浮小麦、稽豆衣各 9g。加水 200mL，浓缩至 100mL，每服 50mL，每日 2 次。（《中药临床应用》）

（4）加味甘麦大枣汤　治小儿遗尿：浮小麦 18g，炙甘草 12g，菟丝子、炙桑螵蛸、煨益智各 9g，龙骨 6g，大枣 8 枚。水煎服。（《中药临床应用》）

糯稻根须

《本草再新》

本品又名稻根须、糯稻根。为禾本科植物糯稻的干燥根须。产于我国各地。其味甘，性平。归心、肝经。具有止虚汗，退虚热之功效。主治气虚自汗，潮热，盗汗。用法为内服，煎汤，30～60g。

【配伍应用】

（1）配黄芪，治慢性肾炎（适用于巩固阶段）。

（2）配瘪桃干，治虚汗。

（3）配大枣，治虚汗。

（4）配槟榔、大枣，治丝虫病。

（5）配紫参、白糖，治传染性肝炎，降低血中转氨酶。

（6）配丹参、女贞子、红糖、治肺结核，慢性肝炎等之虚热。

（7）配紫参、茵陈、郁金，治湿热阻滞，肝脾气郁，黄疸尿赤，胁下胀痛等症。

（8）配牡蛎、浮小麦、白芍，治病后气虚自汗，阴虚盗汗等症。

（9）配牡蛎、浮小麦、白芍、红枣，治病后体虚或肺结核病之自汗、盗汗。

【单味应用】

单味（隔年者更佳），加少许冰糖炖服，治鼻衄。

【配方选例】

（1）止渴，止虚汗：糯稻根须。烧灰，浸水饮。（《江苏植药志》）

（2）糯根煎　治慢性肾炎：糯稻根须 30g，黄芪 15g，糯米 30g。水煎服。（《中药临床应用》）

（3）治病后自汗食少：糯稻根须 60g，莲子肉 30g。水煎服。（《全国中草药汇编》）

（4）稻鳅汤　治病后盗汗，肺结核自汗：糯稻根须 30g，泥鳅鱼 90g。先把泥鳅宰杀洗净，用食油煎至金黄，用清水 2 碗（约 1kg）煮糯稻根须，煮至 1 碗汤时，放进泥鳅煮汤。吃时可调味，吃鱼饮汤。（《偏方大全》）

二、止泻药

赤石脂

《神农本草经》

本品又名红土、赤石土、赤符、吃油脂。为红色的多水高岭土块状体。多产于福建、河南、江苏、陕西、湖北、山东、安徽、山西等地。其味甘、涩，性温。归胃、大肠经。具有涩肠、止泻，止血生肌之功效。主治泻痢，便血脱肛，崩漏带下，疮痛溃后久不收口。用法为内服，煎汤，9～12g，或入丸、散；外用研末撒或调敷。

使用注意：久泻而湿热未尽者不宜用。

【配伍应用】

（1）配白石脂，治久泻，久痢，便血，崩漏带下，月经过多。

（2）配血余炭，治久泻，久痢，肠黏膜有损。

（3）配禹余粮，治下元不固，久泻久痢不止，脱肛，便血，崩漏带下。

（4）配干姜，治脾胃阳虚，肠胃不固之久泻久痢，或下利脓血，色暗不鲜之证。

（5）配灶心土，治脾土虚寒，大肠滑脱之下利便血，腹中冷痛。

（6）配补骨脂，治虚寒性月经过多和便血，属症状轻者。

（7）配干姜、粳米，治虚寒泄泻及久痢脱肛，或兼有出血及腹痛喜按者。

（8）配侧柏叶、乌贼骨，治妇女月经过多，或崩漏不止。

（9）配乌贼骨、阿胶，治妇女月经过多，崩漏带下等症。

（10）配禹余粮、血余炭，治虚寒所致的月经过多及便血。

（11）配禹余粮、车前子、茯苓，治肠滑不禁，泻痢不止，小便不利等症。

（12）配人参、白术、当归，治气血虚、脾胃弱之久泻等症。

（13）配补骨脂、炒乌梅、禹余粮，治虚寒性月经过多和便血，属症状稍重者。

（14）配干姜、川黄连、黄芩，治慢性结肠炎，症见时愈时发，大便夹杂黏液白冻如鱼脑，里急后重者。

（15）配党参、白术、干姜、粳米，治气虚寒泻，慢性痢疾等症。

（16）配补骨脂、肉豆蔻、黑升麻、黑芥穗，治慢性肠炎，慢性痢疾，溃疡性结肠炎等久泻久痢之证。

（17）配干姜、附子、党参、牡蛎，治虚寒泄泻，下利便血等症。

（18）配人参、白术、干姜、附子，治虚寒泄泻，久痢脱肛，或兼有出血等症。

（19）煅赤石脂配煅炉甘石、煅石膏，研细粉外擦，治水痘溃烂化脓。

【单味应用】

单味研末外敷，治疮痈久溃不敛。

【配方远例】

（1）紫丸　治小儿发蒸，发热不解，并夹伤寒温壮，汗后热不歇，及腹中有痰癖，哺乳不进，乳则吐呃食痫，先寒后热：赤石脂、赭石各30g，巴豆30枚，杏仁50枚。巴豆、杏仁研成膏，若硬加蜜少许，同杵之，蜜器中收，30日小儿，服如麻子大1丸乳汁下，若热未全除，明日再服1丸，百日小儿服小豆大1丸，以此准量增减。（《备急千金要方》）

（2）主赤白痢方　治赤白痢，不问冷热：赤石脂、龙骨、干姜、黄连各90g。上为末，日饮服4g，日再。（《千金月令》）

（3）赤石脂散　治痱子磨破成疮：赤石脂、黄柏、腊茶末各15g，白面60g，冰片（另研）1.5g。上为细末，绵扑患处。（《证治准绳》）

（4）无比山药丸　治诸虚百损，五劳七伤，肌体消瘦，目暗耳鸣，常服壮筋骨，益肾水：赤石脂（煅）、茯神（去皮木）、山茱萸（去核）、熟地黄（酒浸，焙）、巴戟（去心）、牛膝（去苗，酒浸）、泽泻各30g，杜仲（去皮，切，生姜汁炒）、菟丝子（酒浸）、山药各90g，五味子（拣）180g，肉苁蓉（酒浸）120g。上为细末，炼蜜和丸，如梧桐子大，每服50丸，空腹用温酒送下。（《奇效良方》）

禹余粮

《神农本草经》

本品又名禹粮石、石脑、太一余粮。为斜方晶系褐铁矿的一种天然粉末状矿石。多产于浙江、广东等地。其味甘、涩，性微寒。归胃、大肠经。具有涩肠止泻，收敛止血之功效。主治泄泻下血，赤白带下，崩漏。用法为内服，煎汤，6～24g，或入丸、散；外用研末撒或调敷。

【配伍应用】

（1）配赤石脂，治久泻久痢，慢性痢疾，腹泻和子宫功能性出血。

（2）配血余炭，治久泻久痢，慢性肠炎及慢性腹泻。

（3）配鸦胆子，用馒头皮包裹吞服，治阿米巴痢疾。

（4）配干姜，治妇人白带多。

（5）配乌头（冷水浸1宿，去皮脐，焙干，捣罗为末），治冷劳，大肠转泄不止。

（6）配黄芪、鹿角胶，治虚证之月经过多，血崩等症。

（7）配乌贼骨、白果，治白带过多。

（8）配煅牡蛎、乌贼骨，治妇女带下。

（9）配车前草、旱莲草，治慢性痢疾属湿气重者。

（10）配赤石脂、血余炭，治月经过多及血崩等症。

（11）配黄芪、地黄、阿胶，治妇女崩漏。

（12）配补骨脂、白术、甘草，治脾肾阳虚所致的滑泄及老人虚泄等症。

【配方选例】

（1）养气丹　治真阳不固，上实下虚，八风五痹，卒暴中风，神昏气乱，状若瘫痪或中寒邪，手足冷厥，六脉沉伏，唇青口黑，及妇人血海虚冷等症：①禹余粮250g，赭石1斤，磁石、紫石英、赤石脂各250g。赭石火炼7次，醋淬7次；磁石火炼10次，醋淬10次；赤石脂火炼1次，以上5味，各研细末，又用水研，把其毒者，过滤，使细末在纸上，候水净滴干，再火炼3次，埋地坑2日，出火毒，再研细，入下药。②补骨脂、茴香、沉香、巴戟天、肉豆蔻、丁香、木香、肉桂、茯苓、山药、远志、附子、当归、鹿茸各30g，肉苁蓉45g。补骨脂酒炒香熟，茴香炒，沉香不见火，巴戟天盐汤浸去心，肉豆蔻面裹煨热，木香不见火，肉桂去粗皮，远志去心，附子炮去皮脐，当归酒浸1宿，鹿茸醋炙，肉苁蓉酒浸焙干。以上15味，各如法修制，同研为末，却入。③五灵脂（去砂石研）、没药（去砂石研）、乳香（细研）各30g。以上3味，入众药同研，却入。④钟乳石粉、阳起石（略煅）、朱砂（煅或蒸）各30g。以上3味上同为细末，用糯米粉煮糊丸，每30g做50丸，阴干，入布袋搓令光莹，每服5～10丸，空腹温酒或姜盐汤或枣汤下，亦得妇人艾醋汤下。(《大同方剂学》)

（2）震灵丹　治妇女崩漏，或白带延久不止，精神恍惚，头昏眼花：禹余粮、赤石脂、紫石英各120g，五灵脂60g，赭石120g，乳香、没药各60g，朱砂30g。研成细末，充分和匀，加米粉10%～20%打糊为丸，如绿豆大，每服3～12g，日1～2次，温开水送服。亦可布包入其他方剂煎服，用量酌加。(《太平惠民和剂局方》)

（3）紫桂丸 治冲任不足，血海空虚，月经不调，腰腹冷痛，或崩漏：禹余粮（火煅，醋淬）90g，龙骨、艾叶（醋炒）、赤石脂、煅牡蛎、地榆各60g，牡丹皮、厚朴、当归、阿胶（蛤粉炒）、吴茱萸、白芷、肉桂各30g，炮附子15g。上为细末，面糊为丸，梧桐子大，每服30丸，浓煎醋汤送下。（《证治准绳》）

（4）仙方固真丹 治精泄不禁：禹余粮、石中黄、赤石脂、紫石英、石燕子各30g（以上诸味俱用炭火内煨通红，醋3升淬干，研为极细末），白茯苓（去皮）120g，人参60g，青盐30g。上为细末，再研匀，用无灰酒煮糊和丸，如小指头大，以朱砂为衣，每服2~3丸，用温酒或盐汤送下，空腹临睡服。（《奇效良方》）

（5）治妇人漏下，或瘥或剧，常漏不止，身体羸瘦，饮食减少，或赤或白或黄，使人无子者：禹余粮、牡蛎、灶心土、赤石脂、白龙骨、桂心、乌贼骨各等份。上7味，治下筛，空腹酒服2g，每日2次。白多者加牡蛎、龙骨、乌贼骨；赤多者加赤石脂、禹余粮；黄多者加灶心土、桂心。随病加之。（《千金方》）

肉豆蔻

《药性论》

本品又名肉果、玉果、迦枸勒。为肉豆蔻科植物肉豆蔻的种仁。多产于马来西亚、印度尼西亚、印度、巴西等地。其味辛，性温。归脾、胃、大肠经。具有收敛止泻，温中行气之功效。主治虚泻冷痢，呕吐，心腹满闷，脘腹胀痛。用法为内服，煎汤，3~9g，或入丸、散。

【配伍应用】

（1）配补骨脂，治肾虚寒所致的大便溏泄。

（2）配木香，治脘腹冷痛，食欲不振，泻泄，小儿食滞腹泻等症。

（3）配半夏，治湿痰不化所致的吐泻，脘腹胀满，食欲不振等症。

（4）配砂仁，治脾胃虚寒之食欲不振，胃腹冷痛。

（5）配香附，治胃寒气滞疼痛，纳差。

（6）配益智，治脾虚多涎，遗尿。

（7）配补骨脂、五味子，治虚泻，冷痢，属肾阳虚弱者。

（8）配木香、姜半夏，治胃虚少食呕逆或气滞胸闷腹痛等症。

（9）配补骨脂、吴茱萸，治五更泻。

（10）配木香、姜皮，治胃寒少食呕逆或气滞胸闷腹痛等症。

（11）配补骨脂、吴茱萸、五味子，治脾胃虚寒，五更泄等症。

（12）配木香、半夏、干姜，治脾肾虚寒的五更泻，脘腹胀痛，呕吐等症。

（13）配党参、白术、干姜，治脾胃虚寒之久泻久痢。

（14）配党参、白术、茯苓、大枣，治虚泻，冷痢，属脾阳虚弱者。

（15）配香附、神曲、麦芽、砂仁、陈皮，治小儿伤食吐乳和消化不良。

【配方选例】

（1）肉豆蔻散　治水泻无度，肠鸣腹痛：肉豆蔻（去壳，为末）30g，生姜汁2合，白面60g。上3味，将姜汁和面做饼子，裹肉豆蔻末煨令黄熟，研为细散，每服4g。空腹米饮调下，日午再服。(《圣济总录》)

（2）治霍乱呕吐不止：肉豆蔻（去壳）、人参（去芦）、厚朴（去粗皮，涂生姜汁，炙令香熟）各30g。上3味捣，粗罗为散，每服9g，以水1大盏，入生姜0.15g，粟米2撮，煎至5分，去渣，不拘时温服。(《太平圣惠方》)

（3）肉豆蔻丸　治水湿肿如鼓，不食者，病可下：肉豆蔻、槟榔、轻粉各0.3g，黑牵牛（取头末）45g。上为末，面糊为丸，如绿豆大，每服10~20丸，煎连翘汤下，食后，每日3服。(《宣明论方》)

（4）肉豆蔻丸　治脾胃俱寒，寒湿气胜，心腹绞痛，胁肋牵痛，手足厥，身冷，胃哽呕吐，不思饮食，无力怠堕嗜卧，滑泄频数，米谷完出，久痢滑肠，或变脓血，腹痛肠鸣，里急后重等疾：肉豆蔻、赤石脂、钟乳石粉、石斛、干姜、附子、椒、当归、茯苓、龙骨、人参各30g，诃子皮、肉桂各60g。上为细末，水煮面糊和丸，梧子大，每服20丸，食前米饮下。(《鸡峰普济方》)

（5）养脏汤　治脾肾俱虚所致的虚泻，冷痢：煨肉豆蔻、罂粟壳（蜜炙）、煨诃子肉各4.5g，白芍、白术、当归各15g，党参、炙甘草各8g，肉桂、木香各3g。研为粗末，每服6g，加生姜2片，大枣1枚，水煎服。(《太平惠民和剂局方》)

诃子

《本草图经》

本品又名诃黎勒。为使君子科植物诃子（诃黎勒）的成熟果实。多产于云南、广东、广西等地。其味苦、酸、涩，性平。归肺、大肠经。具有涩肠止泻，敛肺利咽之功效。主治久泻，久痢，脱肛，久咳，失音。用法为内服，煎汤，3～9g，或入丸、散；外用煎水熏洗。

【配伍应用】

（1）配米壳，治肺肾两虚，久泻，久嗽。

（2）配白果，治阴虚火旺，夜间咳嗽。

（3）配陈皮，治痰火郁肺，久嗽失音，咽喉有痰，声音嘶哑。

（4）配白矾，治慢性肠炎，慢性痢疾等症。

（5）配肉豆蔻，治久泻，久痢，气滞腹满等症而偏寒者。

（6）配干姜、罂粟壳，治久泻久痢，或因久泻引起的脱肛等偏于寒证者。

（7）配白术、芡实，治久泻。

（8）配桔梗、甘草，治慢性咽喉炎之久咳失音。

（9）配五味子、煮猪肺，治慢性气管炎。

（10）配赤石脂、乌梅，治慢性痢疾。

（11）配升麻、黄芪，治气虚脱肛。

（12）配黄连、木香，治湿热下痢，日久滑脱。

（13）配山药、白扁豆，治消化不良的腹泻。

（14）配党参、升麻，治脱肛。

（15）配黄连、木香、甘草，治久泻久痢，或因久泻引起的脱肛等偏于热证者。

（16）配肉豆蔻、吴茱萸、木香，治大肠虚寒，泄泻不止，饮食不化等症。

（17）配党参、五味子、麦冬，治肺虚喘咳，动则气促者。

（18）配五倍子、乌梅、樗根白皮，治久痢脓血。

（19）配罂粟壳、干姜、橘红，治虚寒泄泻严重者。

（20）配五味子、百合、沙参，治肺虚久咳不止或久咳失音。

（21）配桔梗、乌梅、广台乌，水煎服，治声哑。

（22）配党参、白术、山药，治泻痢日久，伤及正气者。

（23）配白及、甘草、延胡索、天仙子，共研细粉，炼蜜为丸，治胃、十二指肠溃疡。

（24）配陈皮、青皮、丁香、甘草，治小儿脾胃不和，腹大形瘦，呕吐泄泻。

【单味应用】

（1）单味制成溶液灌肠及肠溶胶囊口服，治细菌性痢疾。

（2）单味泡开水服，治声音嘶哑。

【配方选例】

（1）诃黎勒散　治膈气妨闷，不能下食，吐逆烦喘：诃子皮30g，木香0.6g，橘皮30g，五味子、半夏、人参、桂心、茯苓、枳壳各1g，芦根30g。姜，水煎，每日1剂，分2次，食前服。（《太平圣惠方》）

（2）麻黄散　治丈夫妇人，久远肺气咳嗽，喘息上冲，坐卧不安，痰涎壅塞，咳唾稠黏，脚手冷痹，心胁痛胀，熏治伤风咳喘，膈上不快等症：诃子皮（去核）、款冬花、甘草各90g，麻黄300g，肉桂（去皮不见火）180g，杏仁（去皮尖，麸炒）90g。上为细末，每服6g，水1盏，入好茶3g，同煎至8分，食后服或以药末入茶和匀，沸汤点亦得。（《大同方剂学》）

（3）完素诃子散　治泻痢，腹痛渐已，泻下渐止等症：诃子45g，黄连9g，木香15g，甘草9g。上为细末，每服6g，以白术芍药汤调下，如不止，加厚朴30g，竭其余邪。（《大同方剂学》）

（4）诃子丸　治伏积注气，发则喘闷：诃子、茯苓、炒桃仁、枳壳（麸炒）、桂心、槟榔、炒桔梗、白芍、川芎、川乌（炮，去皮尖）、人参、橘红、鳖甲（醋炙）各等份。为细末，炼蜜杵为丸，梧桐子大，每服20丸，酒或开水送下。（《普济本事方》）

罂粟壳

《本草发挥》

本品又名御米壳、粟壳、烟斗斗、鸦片烟果果。为罂粟科植物罂粟的干燥果壳。其味酸、涩，性平。有毒。归肺、肾、大肠经。具有涩肠敛肺，止痛之功效。主治久咳，久泻，久痢，脱肛，脘腹疼痛。用法为内服，煎汤，3～9g，或入丸、散。

使用注意：咳嗽、腹泻初起忌用。

【配伍应用】

（1）配乌梅，治肺气不收，久咳不止之证。

（2）配厚朴，治一切痢，不问赤白，或1日之间一二百行。忌食生冷、油腻、鱼鲊等物3日。

（3）配麻黄，治剧烈咳嗽，或久咳不止，咯痰不多者。

（4）配诃子、干姜，治久痢脱肛，慢性腹泻。

（5）配木香、黄连，治久泻，久痢。

（6）配乌梅、大枣，治久痢脱肛，水泻不止。

（7）配紫苏子、五味子、乌梅，治久喘。

（8）配木香、黄连、生姜，治久痢不止而邪热未尽之证。

（9）配陈皮、诃子、缩砂仁、甘草，治小儿久新吐泻，不思乳食，或成白痢。

【单味应用】

（1）单味水煎成汁，纱布浸汁敷脐部，治小儿久泻不止，滑泄无度，胃不受纳。

（2）单味煎汤，漱口，治牙痛。

【配方选例】

（1）乳香玎落汤　治男子妇女，偏正头痛不可忍，大有神效：罂粟壳12g，柴胡、桔梗、甘草、陈皮各6g。灯心草10茎水煎，分2次服。（《东医宝鉴》）

（2）水煮木香丸　治久痢，里急后重，日夜无度：罂粟壳90g，青皮（去白）、炒甘草各72g，炮诃子肉240g，当归、木香各180g。上为末，炼蜜为丸，弹子大，每服1丸，水煎化，空腹服。（《证治准绳》）

（3）水煮木香膏　治脾胃受湿，脏腑滑泄，腹中疼痛，肠鸣水声，不思饮食，每欲痢时，里急后重，或下痢赤白，或便脓血：罂粟壳（蜜浸炒）180g，乳香、肉豆蔻、砂仁各45g，当归、白芍、木香、丁香、诃子皮、藿香、黄连、青皮（去白）、陈皮、炙甘草、厚朴（姜制）各30g，炮姜、枳实（麸炒）各15g。上为细末，炼蜜为丸，弹子大，每服1丸，加大枣1枚，水煎，和渣稍热食前服。(《卫生宝鉴》)

（4）六神散　治泻痢赤白，腹痛不可忍，痢久不止者：罂粟壳（蜜炙）30g，青皮（去白）、陈皮（去白）、乌梅肉、炮姜各15g，炙甘草9g（一方无干姜）。上为粗末，每服12g，加乳香1粒，水煎，食前服，每日2次。(《奇效良方》)

乌梅

《本草经集注》

本品又名梅实、熏梅。为蔷薇科植物梅的未成熟果实经炕焙而成。多产于四川、浙江、福建、湖南、贵州等地。其味酸、涩，平。归肝、脾、肺、大肠经。具有敛肺，涩肠，生津，安蛔之功效。主治久咳，久泻，烦渴，蛔虫，便血，崩漏。用法为内服，煎汤，3～9g，或入丸、散。

【配伍应用】

（1）配生鳖甲，治久疟疟母，脾脏肿大。

（2）配甘草，治虚热消渴，久咳，久痢。

（3）配木瓜，治食欲不振，消化无力，口干少津，舌红，脉细。

（4）配黄连，治肝胃热盛，不思饮食，烦躁腹痛，面赤心烦，舌赤，脉数，身热吐蛔。

（5）配罂粟壳，治肺气浮散，气不归元之咳喘无力，久嗽不止，或下焦滑脱之久泻久痢。

（6）配生地黄，治阴虚内热所致的口渴多饮；糖尿病，尿崩证及胃酸缺乏证。

（7）配肉豆蔻，治久泻，久痢。

（8）配诃子，治久咳不止，久泻脱肛。

（9）配五味子，治久咳，久泻。

（10）配柿饼，治脱肛（将上2味药共捣为丸，白开水送下）。

（11）配砂糖、浆水，共煎，呷之，治硫黄中毒。

（12）配黄连、枳实，治蛔虫。

（13）配甘草、桔梗，水煎服，治声哑日久。

（14）配槟榔、榧子肉，治蛔虫引起的腹痛。

（15）配蜀椒、白芍，治蛔虫。

（16）配木香、石莲子，治慢性泻痢脱肛。

（17）配槟榔、木香、枳壳，治胆道蛔虫。

（18）配罂粟壳、半夏、杏仁，治肺虚久咳。

（19）配肉豆蔻、诃子、罂粟壳，治气虚脾弱之久痢久泻。

（20）配诃子、桔梗、广台乌，水煎服，治声哑。

（21）配天花粉、葛根、麦冬，治消渴病。

（22）配常山、槟榔、半夏，水煎服，治疟疾。

（23）配干姜、细辛、黄柏，治蛔虫引起的呕吐，腹痛等症。

（24）配豆蔻、诃子、党参、白术，治气虚脾弱之久痢滑泄。

（25）配山楂、神曲、川厚朴、砂仁，治消化不良，胸脘痞满。

（26）配川黄连、黄芩、茯苓、金银花，治久痢之口渴、咽干、咳嗽等症者。

（27）配蜀椒、干姜、细辛、黄柏，治蛔虫引起的呕吐、腹痛等症。

（28）配生半夏、天麻、石菖蒲、白芷，研细末，水调涂患处，治蜂蝎蛰伤。

（29）配半夏、杏仁、紫苏叶、阿胶，治久咳不止。

（30）配天花粉、葛根、麦冬、党参，治虚热口渴。

（31）配百合、五味子、紫菀、诃子肉，治久咳伤肺，肺气浮散而干咳久久难愈之证。

（32）配黄连、黄柏、蜀椒、干姜、细辛，治蛔厥，腹痛，呕吐等症。

（33）配麦冬、石斛、沙参、玉竹、天花粉，治消渴、烦热口渴等症。

（34）乌梅炭配川椒，治脾虚久泻久痢，便血等症。

（35）乌梅炭配地榆、阿胶，治便血，崩漏。

（36）乌梅炭配当归、阿胶、白芍，治便血，子宫出血，证见血虚而有口干渴者。

【单味应用】

（1）单味含咽，治久咳不止。

（2）单味捣烂，醋调外敷，治鸡眼。

（3）单味，75％酒精浸，外涂患处，治白癜风。

（4）单味烧炭存性，研末，用冷开水调服，治鼻衄。

（5）单味打碎，开水冲泡或炖服，治慢性喉炎，声哑不能开。

（6）单味浸透盐卤，口含（不要将梅子吞下），治咽喉干痛。

（7）单味捣烂敷患处，治酒渣鼻。

【配方选例】

（1）乌梅丸　治蛔厥者，其人当吐蛔，今病者静，而复时烦，此为脏寒，蛔上入膈，故烦。得食而呕，又烦者，蛔闻食臭出，其人当自吐蛔等症：乌梅300个，干姜300g，黄连1斤，当归、川椒各120g。上5味，异捣筛合治之，及苦酒渍乌梅1宿，去核，蒸之5升米，下饮熟捣成泥，和药，令相纳皿中与蜜杵2000下，丸如梧子大，先食饮服10丸，每日3服，稍增至20丸。(《大同方剂学》)

（2）乌梅丸　蛔厥者，乌梅丸主之：乌梅300个，细辛、附子、桂枝、人参、黄柏各180g，干姜30g，黄连1斤，当归、川椒各120g。捣筛，以苦酒浸乌梅，蒸米下成泥，和药与蜜杵，丸如梧子大，饮服10丸至20丸。(《金匮要略》)

（3）玄霜膏　治吐血虚嗽神效：乌梅（煎浓汁）120g，姜汁30g，萝卜汁、梨汁、柿霜各120g，款冬花、紫菀（俱为末，已上药制下听用）各60g。另用白茯苓300g，取净末250g，用人乳3斤，将茯苓末浸入，取出晒干，又浸又晒，乳尽为度，却将前款冬花、紫菀末，柿霜、白糖并各汁，再加蜜糖120g和匀，入砂锅内，慢火煎熬成膏，丸如弹子大，每服1丸，临卧时嚼化，薄荷汤漱口，半月即效而愈。(《医便》)

（4）乌霜膏　治咯血，吐血，虚劳嗽，神方：乌梅汁、梨汁、柿霜、白砂糖、白蜜、萝卜汁各120g，生姜汁30g，赤茯苓末（乳汁浸晒干）240g，款

冬花、紫菀末各30g。上药共入砂锅内，熬成膏，丸如弹子大，每服1丸，临卧含化咽下。(《回生集》)

(5) 乌梅饮　治夏日口渴：乌梅10枚，玉竹、生姜各150g，白蜜1合。上药切，以水6升，煮3味取2升，去渣、内白蜜搅调，但觉口干渴则饮之。(《外台秘要》)

石榴皮

《雷公炮炙论》

本品又名石榴壳、酸石榴皮、酸榴皮、安石榴、酸实壳。为石榴科植物石榴的果皮。产于我国大部分地区。其味酸、涩，性温。归大肠经。具有止泻，杀虫之功效。主治久泻久痢，便血，脱肛，蛔虫，绦虫，蛲虫。用法为内服，煎汤，4.5～9g，或入散剂；外用煎水熏洗或研末调敷。

【配伍应用】

(1) 配红糖，治慢性痢疾。

(2) 配槟榔，治蛲虫病。

(3) 配黄连、黄柏，治久痢而湿热邪气未尽者。

(4) 配使君子、槟榔，治虫积腹痛。

(5) 配五倍子、明矾，治小儿脱肛(将药加水1000mL，用文火煎煮30分钟，滤去药渣，趁热熏洗，然后将脱出部分托回)。

(6) 配地榆、蛇床子、蒲公英，煎汤外洗，治稻田皮炎。

(7) 配诃子、赤石脂、肉豆蔻，治久泻，久痢，脱肛。

(8) 配黄芪、升麻、白术，治脾胃衰弱，气虚下陷所致的久泻及脱肛。

(9) 配党参、白术、炙甘草、炮姜，治久泻，久痢，脱肛。

【单味应用】

(1) 单味焙干，加冰片少许研末。吹耳内，治中耳炎。

(2) 单味研末加冰片、麻油调匀外敷，治烫火伤。

(3) 单味煅黄研末，白开水送下，治久泻。

(4) 单味粉剂或煎剂，治久痢，虚泻，水泻等。

（5）单味烧，存性，米汤调服，治久泻，久痢，便血，脱肛。

（6）单味文火煎汤，将消毒纱布（剪成创面大小）浸于药液中，用于贴敷患处，治Ⅰ度、Ⅱ度烧伤。

（7）单味煎水，漱口，不能咽下，治牙龈出血不止。

（8）单味 30g，水煎服，治鼻衄，久泻，久痢，便血等。

（9）白石榴皮，泡水口含之，治喉间生疮，不能言语。

（10）单味晒干，捣粉，当成烟来吸，治牙痛。

（11）单味鲜皮，捣汁，含口中，血止后，用温开水漱口，治牙龈出血不止。

【配方选例】

（1）露宿汤　治一切痢：酸石榴皮、草果各 4.5g，椿根皮 7.5g，青皮 6g，杏仁 14 个，甘草 3g。上作 1 服，用水 2 钟，生姜 3 片，乌梅 2 个，煎至 1 钟，露 1 宿，早晨服。(《医部全录·滞下门》)

（2）石榴皮汤　治妊娠暴下不止，腹痛：石榴皮 6g，当归 9g，阿胶（炙）6g，熟艾(如鸡子大)2 枚。上 4 物以水 9 升，煮取 2 升，分 3 服。(《产经方》)

（3）石榴皮散　治诸虫心痛不可忍，多吐酸水：酸石榴皮（锉）3g，桃符（锉）6g，胡粉 3g，酒 2 合，槟榔末 6g。上药以水 2 大盏，煎前 2 味至 1 盏，去渣，下胡粉、槟榔、酒，更煎 1 沸，稍热，分为 3 服。(《太平圣惠方》)

（4）治脚肚生疮，初起如粟，搔之渐开，黄水浸淫，痒痛溃烂，遂致绕胫而成痼疾：酸榴皮煎汤，冷定，日日扫之，取愈乃止。(《医学正宗》)

明矾

《本草纲目》

本品又名白矾、矾石、理石、生矾、白君。为天然矾石经加工提炼而成的结晶体。多产于浙江、安徽、山西、湖北等地。其味酸、涩，性寒。归肺、大肠、肝经。具有收敛止血，止泻，祛痰，除湿止痒之功效。主治便血，血崩，久泻，痈疮，疥癣，风痰，黄疸。用法为内服，煎汤，1.5 ～ 3g，或入丸、散；外用研末撒或调敷。

使用注意：虚证忌用。

【配伍应用】

（1）配硝石等份研末，用大麦粥和服，治肝炎，胆石证及湿热黄疸。

（2）配雄黄，研末浓茶调敷，治痈肿；研末外用，治湿疮疥癣，瘙痒，流黄水等症。

（3）配雄黄，同灌入一个猪胆内，阴干、研末，吹患处，治扁桃腺肿痛，不论一侧或双侧。

（4）配皂角，治中风痰壅。

（5）配儿茶，共研细末冲服，治肺结核咯血，吐血，便血；外用治口舌生疮，创伤出血等症。

（6）配清油，先以清油灌之，使毒物吐尽，然后灌以白矾末，治河豚中毒。

（7）配乌贼骨，研末，吹入鼻孔（左身吹右鼻，右身吹左鼻），治蝎子蜇伤。

（8）配川椒，同入醋浸泡，外搽，治头癣、体癣。

（9）配桐子壳，将明矾装入桐子壳内，炭火焙枯，研细末，茶油调，搽患处，治鼻疮、鼻痔。

（10）配硼砂，共研细末，塞鼻，治鼻息肉。

（11）配百草霜，研细末，吹喉，治单双喉蛾。

（12）配硼砂（量减半），研极细末，吹入；口疮用蜜调涂，治咽喉痛，喉蛾，口疮。

（13）配朴硝，研末，每水冲服 1~2g，治咽喉肿痛，兼痰稠便秘者。

（14）配郁金，治癫痫等症。

（15）配甘草，水煎过滤去渣，外涂患处，治水田皮炎，丘疹。

（16）配黄丹，吹耳内，治耳内流脓。

（17）生明矾配煅硼砂，先用乌梅肉煎汤漱口，再用药末搽患处，治牙缝出血。

（18）配牵牛子，共研细末，用面粉少许加醋适量调成膏，敷两脚心涌泉穴，治麻疹肺炎（再配合其他内服药物）。

（19）煅明矾配僵蚕，研细末，吹喉中，同时可煎金银花内服，治单双蛾。

（20）配蛇床子，煎水外洗，治由白带经久不止引起的局部皮肤瘙痒和湿疹等症。

（21）枯矾配人指甲（烤黄），共研细末，吹患处，治扁桃腺炎，有一侧特别肥大而过中心线者。

（22）配冰片，研细末外用，治中耳炎，外耳道炎和耳部湿疹。

（23）枯矾配鸦胆子肉，共研末，搽患处，治鼻息肉。

（24）配青黛，研末冲服，治黄疸。

（25）配蜂房，同入火煨，研末，麻油和搽，治小儿秃疮。

（26）配诃子，治久泻，久痢滑脱。

（27）配巴豆，少许吹喉中，治急、慢性扁桃体炎。

（28）配五倍子、诃子，治便血，崩漏，带下及久泻不止等症。

（29）枯矾配藕节、莲须，焙炭研细末，吹耳鼻中，治耳鼻生息肉。

（30）配硫黄、冰片，治湿疹，疥癣瘙痒。

（31）枯矾配硇砂、苦丁茶，研极细末，吹患处，治鼻息肉。

（32）配硫黄、轻粉，外用，治湿疹，疥癣，疮毒等症。

（33）枯矾配炒食盐、百草霜，研细末，吹入患处，治慢性咽炎，扁桃腺炎。

（34）配冰片、五倍子，共研细粉，将耳道脓性分泌物拭净后吹入，治急、慢性化脓性中耳炎。

（35）配川黄连、炮皂角，研末，吹喉中，治咽喉肿痛，喉蛾胀大，饮食不下，痰胶黏不易唾出。

（36）配黄柏、冰片，外搽，治口疮。

（37）枯矾配雄黄、僵蚕，研细末，吹喉，治喉蛾闭塞。

（38）配煅石膏、青黛，治湿疮疥癣，瘙痒，流黄水。

（39）枯矾配大豆珠、釜底墨，研细末，用筷着水，以药点患处，治会厌肿大，及小儿雀舌。如不易点，即含之。

（40）配猪胆汁、青牛胆（研粉），将猪胆汁加热，放入明矾溶解，冷却后研粉，与青牛胆粉混匀备用。将耳内脓液拭净，吹入药粉，治化脓性中耳炎。

（41）枯矾配胆矾、雄黄，研细末，吹喉，治喉疳，单双喉蛾。

（42）配五月艾、百部，煎水外洗，治皮肤湿疹，皮炎等症。

（43）配延胡索、乌贼骨，治胃溃疡。

（44）配熟石膏、雄黄、冰片，共研细末，加凡士林调匀，擦患处，治慢性湿疹。

（45）配五倍子、诃子、五味子，治久泻不止。

（46）配黄柏、冰片、青黛，研末外搽，治小儿口疮，流涎气臭。

（47）配僵蚕（炒）、硼砂、皂角（炙油尽），细末吹喉，痰出即愈，治急喉风，咽喉疼痛，喉中白膜，有阻塞感。

（48）配青黛、硼砂、冰片，共研细末，吹患处，治蛾喉及重舌。

（49）配雄黄、黄芩、赤芍、姜黄，细末冷开水调敷（若溃烂敷外围），治疖疔灼热，红肿疼痒。

（50）配半夏、皂角、甘草、姜汁，治风痰内阻，喉中痰鸣，神志不清等症。

（51）配川黄连、冰片、儿茶、硼砂，共研极细末备用。另将细茶叶浓煎，加少许食盐，用棉球蘸浓茶洗涤耳内分泌物，再将药面涂入耳内患处，治急、慢性化脓性中耳炎。如脓多者加龙骨；脓淡者加牡蛎；痒甚者加密陀僧。

（52）生白矾配鸡蛋清，研末调匀，搽涂患处，干后再搽，不拘时次，治暴发火眼。

（53）枯矾配雄黄，研末茶调外敷，治蝎刺蛰伤。

（54）枯矾配僵蚕，枯矾炒僵蚕，细末，生姜蜜水调，细饮，治扁桃体红肿疼痛。

【单味应用】

（1）单味水化，外洗或抹涂，治疮癣或阴汗湿疹等症。

（2）单味枯矾研粉，吹喉中，治喉蛾，喉肿，喉塞。

（3）单味20%溶液，局部注射，治内痔出血或单纯内痔。

（4）单味生品，研细末，吹入咽喉，治喉蛾，咽喉肿痛，痰多。

（5）单味小量吞服，治泻痢日久不止及肝炎，胆石证。

（6）单味磨冷开水，含漱，治喉蛾肿痛。

（7）单味10%溶液，宫颈周围注射，治子宫脱垂。

（8）单味1g，研细粉，开水吞服，治咽喉肿胀或喉蛾，水饮不下，难以言语，痰黏不易吐出者。

（9）单味研末或溶液，局部外敷，治牙龈、鼻黏膜或皮肤损伤出血。

（10）单味化浓水，滴入患侧耳内，觉热倾去再滴，治风火牙痛。

（11）单味为末，用白酒调；滴耳中即止，治牙痛。

（12）单味研末，蘸搽患处，治牙漏出血不止。

（13）单味用鸡蛋清调匀，扫患处，治喉蛾，咽喉炎。

（14）单味枯矾，研极细末，点鼻内息肉上，治鼻中息肉。

（15）单味1%溶液，洗眼，治眼结膜炎。

（16）单味煎水，澄清后点眼2滴，治沙眼，眼痒、流泪。

（17）单味2%溶液，外洗或湿敷，治痈肿疮疖，溃疡创面分泌物较多者。

（18）单味细末，和米饭做饼，贴足心，治小儿急性呕吐。呕止去药。

（19）单味烧末，和猪脂，绵裹塞鼻孔，治鼻息肉。

【配方选例】

（1）枯痔药　治痔漏：明矾30g，红砒、白砒各9g。其入阳城罐内，外围炭火，烧至矾溶烟起，即砒毒，忌立上风闻气，俟烟尽矾枯去炭，次日取出研粉，每取3g，加水飞朱砂0.3g，再研和匀，临用以津调药，时拂乃愈。(《外科全生集》)

（2）白矾散　治疥：白矾（烧灰）、硫黄（细研）、胡粉、黄连、雌黄（细研）各30g，蛇床子1g。上药，捣细罗为散，都研令匀，以猪膏和如稀面糊，每以盐浆水洗，拭干涂之。(《太平圣惠方》)

（3）白矾丸　治肺壅热，止喘嗽，化痰涎，利胸膈，定烦渴：白矾（枯）、熟地黄、干地黄（焙）、玄参、知母（焙）、贝母（炒）、诃子皮各30g。上6味，捣罗为末，面糊和丸，如梧桐子大，每服15～20丸，煎生姜、枣汤下，食后临卧服。(《圣济总录》)

（4）推车丸　治黄肿水肿：明矾60g，青矾30g，白面250g。上3味同炒令赤色，醋煮米糊丸，枣汤下30丸。(《急救仙方》)

五倍子

《本草拾遗》

本品又名文蛤、百虫仓、木附子。为倍蚜科昆虫五倍子蚜和倍蛋蚜寄生在漆树科植物盐肤木或青麸杨等叶上形成的虫瘿。多产于四川、贵州、云南、陕西、湖北、广西等地。其味酸、涩，性寒。归肺、大肠、肾经。具有敛肺降火，止汗，止血，敛汗之功效。主治肺热痰嗽，咯血，久泻，自汗，盗汗，外伤出血，便血，遗精，脱肛，疮疡。用法为内服，研末，1.5～6g，或入丸、散；外用煎汤熏洗、研末撒或调敷。

【配伍应用】

（1）配地榆，治便血，脱肛。

（2）配茯苓，治久泻久痢。

（3）配枯矾，研末加甘油调成糊状，涂在有带的纱布块上，贴于糜烂处，治宫颈糜烂。

（4）配五味子，治肺虚久咳而有痰热者。

（5）配蔓荆子，煎汤洗，后用雄鸡胆点之，治眼热流泪。

（6）配紫花地丁，细末，涂患处，吐出涎水，治舌生疮。

（7）配蓖麻仁，治胃下垂（上药共捣如膏，敷脐部。孕妇，吐血者忌用）。

（8）配煅龙骨，共研末、冷开水调糊，涂敷脐上，勿令泄气，治小儿遗尿。

（9）配何首乌，研末，醋调敷脐部，治小儿遗尿。

（10）配飞朱砂，五倍子研粉，与飞朱砂加水调成糊状，涂在塑料薄膜上敷于脐窝，用胶布固定，24 小时为 1 次，治肺结核盗汗。

（11）配大蜘蛛（去头足，上瓦焙枯）、冰片，香油调搽外用，治脱肛不收。

（12）配射干、蛇床子，煎汤浸泡，后涂龙胆紫液，治稻田皮炎有糜烂面或有渗液者。

（13）配干地龙、生姜，前 2 味研末，先以生姜搓过，后敷于患齿，治牙齿松动。

（14）配白及、棕榈炭，治外伤出血及便血，咯血等症。

（15）配天花粉、贝母，治肺热痰嗽。

（16）配诃子、乌梅，治久泻，赤痢，便血。

（17）配诃子、枯矾，治久泻不止。

（18）配牡蛎、五味子，治体虚出汗。

（19）配黄芪、升麻，治脱肛。

（20）配龙骨、牡蛎，治妇女子宫功能性出血或月经过多，来势急猛者。

（21）配地榆炭、槐花，治便血。

（22）配山茱萸、五味子，治虚汗。单味研末，水调为膏，敷肚脐上亦有疗效。

（23）配五味子、罂粟壳，治肺虚久咳。

（24）配肉豆蔻、党参、木香，治久泻，久痢。

（25）配诃子、五味子、地榆，治久痢便血。

（26）配黑醋、蜈蚣、蜂蜜，制成软膏外敷，治瘢痕疙瘩。

（27）配青黛、黄柏、枯矾，共研细面，搽于患处，治口疮，齿龈溃烂。

（28）五倍子用面粉炒熟配生黄柏、生半夏、伸筋草，共研细末，醋调成糊，外涂患处，治带状疱疹。

【单味应用】

（1）单味煎液外敷，治金黄色葡萄球菌引起的局部脓疮。

（2）单味研末外敷，煎汤熏洗，治疮癣肿毒，皮肤湿烂，脱肛不收，阴挺等症。

（3）单味研粉，与蜂蜜调匀，稀稠适当，于神阙穴上，用纱布块覆盖，胶布固定，早晚各1次，治遗精。湿热内蕴型加用生茯苓粉、生滑石粉。用药期间少食辛辣厚味，内裤不宜过紧，被盖不宜过厚。

（4）单味1个，研末，面糊为丸，纳脐中固定，治小儿腹泻，大便清水。

（5）单味1个，研细末，醋调，做小饼贴肚脐，治小儿汗证。

（6）单味炒黄研细末，撒于患处，治湿疹皮肤起红斑，水泡变为脓疱，痒而兼痛，流黄水。

（7）单味焙干研粉，吹耳内，治外耳道皮肤肿胀，表皮糜烂，耳痛难忍。

（8）单味醋煲，趁热气熏鼻，治鼻中发痒，连唇生疮。

（9）单味烧炭，研末，吹鼻中，男左孔，女右孔，治鸡、鱼骨刺喉不下。

（10）单味研细末，搽患处，治牙缝出血（若烧炭，止血作用更佳）。

【配方选例】

（1）清消吹散　治单纯性口腔炎：五倍子30g，硼砂15g，黄连素3g，薄荷脑1.5g，青黛15g，冰片1.5g。上6味，共研细末，过100目筛，瓶贮即得。每次用0.15~0.3g，每日2~3次，撒布或用聚乙烯管吹点患处。玻瓶密闭，

避光贮存。(《冉氏经验方》)

（2）玉液丹　治走马牙疳：五倍子（用六安茶泡汁温浸，滤去茶汁，再用糟坊白药丸为末拌匀，放瓷器内密封，放暖处候生白毛为度，晒干，筛净白毛）300g，儿茶、甘草各60g，薄荷叶、乌梅肉各30g。上为末，梨汁为丸，龙眼核大，每服1丸；茶水调敷患处。(《疡医大全》)

（3）金锁正元丹　治真气不足，元脏虚弱，四肢倦怠，关节酸疼，头昏眩痛，目暗耳鸣，膝胫酸痛，不能久立，腰背拘急，不得俯仰，手足多冷，心胸痞闷，绕脐切痛，两胁虚胀，水谷不消，呕逆恶心，饮食减少，气促喘乏，心忪盗汗，遗精白浊等症：五倍子、茯苓各240g，补骨脂（酒浸炒）300g，巴戟天、肉苁蓉、炒胡芦巴各1斤，龙骨、朱砂（另研）各90g。上为细末，酒糊为丸，梧桐子大，每服15～20丸，空腹食前温酒或盐汤送下。(《太平惠民和剂局方》)

（4）胎毒散　治胎毒，小儿初生浑身湿烂：五倍子、白芷、炒川椒（去子）各9g，枯矾3g。上为细末，香油调搽，湿则干敷。(《揣摩有得集》)

（5）五倍子汤　治胃和十二指肠溃疡：五倍子4.5g，煅瓦楞子12g，白及、煨诃子各6g，鸡骨香12g，鸡内金15g，两面针9g。水煎服。(《中药临床应用》)

三、涩精、缩尿、止带药

金樱子

《雷公炮炙论》

本品又名刺榆子、刺梨子、山鸡头子、灯笼果。为蔷薇科植物金樱子的果实。多产于广东、湖南、浙江、江西等地。其味酸、甘、涩，性平。归肾、膀胱、大肠经。具有益肾，固涩之功效。主治遗精，白浊，尿频，久痢，带下。用法为内服，煎汤，6～12g，或入丸、散，或熬膏。

使用注意：凡有实火实邪者忌用。

【配伍应用】

（1）配芡实，治肾虚所致的遗精、滑精、尿频、遗尿、带下等症。

（2）配覆盆子，治肾虚不固之遗精、早泄、腰膝酸软等症。

（3）配牡蛎，治阴虚遗精，滑精等症。

（4）配白米适量，共煮粥，服食，治小儿遗尿，肾虚不固者。

（5）配龙骨，治阴虚遗精，滑精等症。

（6）配鹿衔草，水煎服，治少女脾肾虚弱型月经先期。

（7）配山药、白术、党参，治脾肾两虚，泄泻神疲等症。

（8）配红枣、荔枝、仙茅，共装入猪尿泡内，蒸熟吃，治小儿遗尿、虚寒者。

（9）配覆盆子、莲须、山药，治遗尿，尿频。

（10）配桑螵蛸、莲须、山药，治小便频数，遗尿等症。

（11）配莲子、芡实、罂粟壳，治慢性痢疾。

（12）配覆盆子、桑螵蛸、山药、莲须，治睡后遗尿。

（13）配芡实、龙骨、牡蛎、锁阳，治肾虚滑精，遗精。

（14）配芡实、莲子、茯苓、党参，治脾虚久泻。

（15）配茯苓、党参、白术、莲子，治脾虚久泻不止。

（16）配沙苑子、龙骨、牡蛎、菟丝子，治遗精滑泄。

（17）配党参、白术、山药、芡实、茯苓，治脾虚久泻。

（18）配山药、芡实、莲子、苍术、茯苓，治妇女白带过多。

（19）配党参、茯苓、莲子、芡实、白术，治脾虚泄泻。

（20）金樱根配黄毛耳草、贯众、车前草，治乳糜尿。

（21）金樱根配旱莲草、鸡血藤、党参，治白带腰痛。

（22）金樱根配广金钱草、金钱风、海金沙、葫芦茶，治肾盂肾炎。

【单味应用】

（1）单味水煎或浓煎加糖收膏，开水冲服，治遗精，带下。

（2）单味煎浓液内服，治轻度子宫脱垂。

（3）本品及其花与叶配罂粟壳，治久痢不止。

（4）金樱根单味水煎服，治子宫脱垂。

（5）金樱根油外涂，治烫伤。

（6）金樱根煎剂涂创面，治烫伤。

【配方选例】

（1）金樱子膏　治肝肾两亏引起的精神衰弱，小便不禁，梦遗滑精，脾虚下利：金樱子（去刺及子）不拘量。水煎浓缩，似稀饧，每服1匙，用温酒1盏调下。（《普门医品》）

（2）金樱丹　治男子失血失精，妇人半产漏下，五劳七伤，三尸百疰，肌肉陷下，形色俱脱，传尸骨蒸，虚劳衰损，诸风变易，瘦劣难痊，或因呕吐，或从汗出，痢积久，津液耗散，妇人崩漏无停，色肉衰朽，男子精滑不固，筋力消瘦，伤寒累经劳复疮漏，方在淹延，大肉减削，下血过多，心气不足，健忘成狂，肝血衰虚，昏暗作暝，阴阳衰废，饮食忘思，常服充实肌肉，坚填骨髓，悦泽面目，长养精神，秘精固气，壮力强筋，冲和百脉，正理三焦，定神魄，安尸虫，乌髭发，牢牙齿，男子全精，妇人妊娠，通神明不老，能健捷，其药之功，不可具述：金樱子、苍术、生地黄、淫羊藿（4味并取汁）、肉苁蓉（酒浸，研膏）、人参、牛膝（酒浸）、生鸡头肉（干）、干山药、丁香、陈皮（去白）、生莲子肉、柏子仁（另研）、木香、茯苓（去皮）、菟丝子（酒浸、另研）、石菖蒲、麝香（另研，后入）、甘草（炙）各60g。上将人参以上，同为细末，入柏子仁和匀，以白沙蜜入银石器中，于天地炉中置熟火5斤，炼微解，入孩儿乳汁2升，以木篦搅，次入上项膏汁，同搅令匀，勿令手住，倾入药末，一处搅熬之，火消续续旋添熟火，勿令大紧，熬至可丸即止，取出，却于银石器中，候稍温，入麝香末一处搜和成剂，更于石臼中杵千余下，每30g作10丸，每服1丸，空腹细嚼，用温酒送下。（《奇效良方》）

（3）金樱子丸　补血：金樱子（干了，擦刺令净，捶碎去子，切焙）、缩砂仁等量。蜜丸，梧子大，空腹，酒或盐汤下50丸。（《朱氏集验医方》）

（4）水陆二仙丹　治白浊：金樱子（去子，洗净捣碎，入瓶中蒸令熟，用汤淋之，取汁慢火成膏）、芡实肉（研为粉）各等份。上以前膏同酒糊和芡粉为丸，如梧桐子大，每服30丸，酒吞，食前服。（《仁存堂经验方》）

桑螵蛸

《神农本草经》

本品又名螳螂子。为螳螂科昆虫大刀螂或小刀螂、薄翅螳螂等的干燥卵鞘。多产于广西、云南、湖北、湖南、山东、浙江、江苏等地。其味甘、咸，性平。归肝、肾经。具有补肾助阳，固精缩尿之功效。主治尿频，遗精，早泄，阳痿。用法为内服，煎汤，3～9g，或入丸、散。

【配伍应用】

（1）配海螵蛸，治肾虚遗精早泄，小儿遗尿，小便频数，失禁，白带，崩漏等症。

（2）配龙骨，治肾阳虚衰，肾气不固之遗精早泄、遗尿、白浊、小便频数等症。

（3）配金樱子，治肾气虚弱，收摄无权之遗精滑泄、小便频数，甚或小便失禁等症。

（4）配黄芪，治肾亏气弱，收摄无权之遗精滑泄、遗尿、或小便清长频数等症。

（5）配乌贼骨，治白带过多。

（6）配覆盆子，治肝肾不足之遗精、尿频、遗尿等症。

（7）配菟丝子，治下元亏损，腰膝酸软乏力，白带等症。

（8）配小茴香，治男妇疝瘕作痛。

（9）配菟丝子、韭菜子，治老人尿频。

（10）配人参、龟甲，治肾虚气虚不能固摄之较重证候。

（11）配五味子、龙骨，治肾虚滑精。

（12）配远志、石菖蒲，治小便频数，心神恍惚，神疲乏力等症。

（13）配乌贼骨、续断，治妇女带下，腰酸乏力。

（14）配龙骨、牡蛎，治遗精。

（15）配补骨脂、枸杞子，治阳痿。

（16）配五味子、金樱子，治遗精。

（17）配益智、黄芪、山药，治遗尿，尿频。

（18）配巴戟天、仙茅、鹿茸，治肾虚阳痿证。

（19）配覆盆子、益智、金樱子，治肾阳不足，尿频，遗尿及阳痿，遗精。

（20）配益智、补骨脂、乌药，治下焦虚寒，尿频，遗尿等症。

（21）配山药、菟丝子、五味子，治遗尿。

（22）配枸杞子、菟丝子、龙骨、牡蛎，治肾阳不足，尿频，遗尿及阳痿，遗精等症。

（23）配远志、茯神、党参、当归，治小儿夜间遗尿。

（24）配芡实、锁阳、肉苁蓉、覆盆子，治肾虚遗精，滑泄，属无梦而遗者。

（25）配山萸肉、沙苑子、当归、黄芪，治尿频，夜尿，或小便失禁。

（26）配远志、石菖蒲、党参、龟甲，治心肾虚，健忘，小便频数。

（27）配石菖蒲、人参、远志、龙骨、龟甲、覆盆子，治小便过多。

（28）配金樱子、山药、乌药、益智、山萸肉、鸡内金，治小儿遗尿。

【配方选例】

（1）桑螵蛸散　治男子小便，日数十次，如稠米泔，色亦白，心神恍惚，瘦瘁食减，以女劳得之：桑螵蛸（略蒸）、远志、石菖蒲、龙骨、人参、茯神、当归、鳖甲（醋炙）各30g。上为末，夜卧人参汤，调下6g，以炙桑白皮佐之。（《本草衍义》）

（2）桑螵蛸汤　治产后小便数：桑螵蛸30枚，鹿茸、黄芪各9g，生姜12g，人参、牡蛎、甘草各6g。水煎，每日1剂，分2次服。（《千金翼方》）

（3）沈氏固胞汤　治产后小便不禁，或胈损：桑螵蛸（酒炒）、升麻、全当归（酒炒）、茯神、茺蔚子各6g，黄芪15g，沙苑子、山茱萸各9g，白芍4.5g。先用小羊肚1个洗净煎汤，代水煎药服用。（《杂病源流犀烛》）

（4）加减桑螵蛸散　治阳虚气弱，小便频数或遗溺：桑螵蛸（酥炙）30个，鹿茸（酥炙）1对，黄芪（蜜酒炙）90g，麦冬（去心）75g，五味子15g，补骨脂（盐酒炒）、人参、杜仲（盐酒炒）各9g。上为细末，每服9g，空腹羊肾煎汤调下，并用红酒细嚼羊肾；或羊肾煎汤泛为丸，每服9g，空腹温酒送下。（《张氏医通》）

益智

《得配本草》

本品又名益智子、摘苇子。为姜科植物益智的果实。多产于广东、广西、云南、福建等地。其味辛，性温。归脾、肾经。具有补肾固精，缩尿，温脾止泻，摄涎唾之功效。主治遗尿，尿频，早泄，遗精，白浊，腹部冷痛，泄泻，口涎自流。用法为内服，煎汤，3～9g，或入丸、散。

【配伍应用】

（1）配萆薢，治肾虚湿浊郁滞，小便混浊不清，尿频，淋沥不畅及带下。

（2）配补骨脂，治肾阳不足，五更泻，遗尿，尿频，腰膝冷痛。

（3）配诃子，治脾阳不振，运化失常所致的久泻久痢不止。

（4）配乌药，治下元虚冷，小便频数，或余沥，遗尿等症。

（5）配茯苓，治下元虚寒，气化功能失调，小便淋沥不畅，小便浑浊；脾肾虚寒，泄泻等症。

（6）配小茴香，治脾胃虚寒的泄泻。

（7）配缩砂仁，治漏胎下血。

（8）配厚朴，治白浊腹满，不拘男妇。

（9）配桑螵蛸，治遗尿。

（10）配菟丝子、补骨脂，治肾虚遗精。

（11）配山药、乌药，治尿频，遗尿。

（12）配萆薢、茯苓，治白浊。

（13）配菟丝子、莲须，治肾虚遗精等症。

（14）配白术、干姜，治脾虚泄泻等症。

（15）配补骨脂、肉豆蔻，治脾肾虚泄。

（16）配高良姜、丁香，治胃寒呕吐，水多涎多者。

（17）配黄芪、五味子，治尿频。

（18）配白术、茯苓，治尿滑，白浊。

（19）配炙麻黄、五味子，浸泡煎汤，温服，治小儿遗尿。

（20）配川乌、干姜、青皮，治伤寒阴盛，心腹痞满，呕吐泻痢，手足厥冷，及一切冷气奔冲，心胁脐腹胀满绞痛。

（21）配茯神、远志、甘草，治小便赤浊。

（22）配金樱子、龙骨、山茱萸，治遗精，滑精。

（23）配党参、白术、干姜、砂仁，治脾胃虚寒之腹痛泄泻及口涎自流等症。

（24）配菟丝子、桑螵蛸、乌药、山药，治脾肾虚寒所致的泄泻、遗尿、小便频数等症。

（25）配党参、茯苓、半夏、车前子，治脾胃虚寒，时唾涎，或涎水自流等症。

（26）配白术、党参、茯苓、木香，治腹痛泄泻，多唾。

（27）配乌药、桑螵蛸、五味子、山萸肉、补骨脂，治遗尿，小便频数，夜间尿多等症。

（28）配苍术、茯苓、诃子、半夏、陈皮，治严重流口水者。

（29）配白术、黄芪、砂仁、木香、茯苓，治脾胃虚寒，腹中冷痛，呕吐腹泻，涎多泛酸等症。

【配方选例】

（1）萆薢分清饮　治下焦虚寒，小便白浊，频数无度：益智、川萆薢各10g，石菖蒲6g，乌药10g。盐1捻，水煎，分2次服。（《杨氏家藏方》）

（2）沈氏闷泉丸　治小儿睡中遗尿属实热者：益智、茯苓、白术、白蔹、炒栀子、白芍。若夹寒者，去栀子，加山茱萸、巴戟天、干姜。水煎服。（《杂病源流犀烛》）

（3）分清饮　治思虑过度，清浊相干，小便白浊：益智（酒浸1宿）、石菖蒲（去毛）、白茯苓（去皮）、天台乌药、川萆薢各30g，甘草（炙）120g。上为细末，每服6g，食前用盐汤调服。（《奇效良方》）

（4）通灵散　治心气不足，小便滑，赤白二浊：益智、白茯苓、白术各等份。上为细末，每服6g，不拘时，用白汤或温酒调服。（《奇效良方》）

（5）治小便不禁方　治小便不禁：益智、巴戟天（去心，2味以青盐酒煮）、桑螵蛸、菟丝子（酒蒸）各等份。上为细末，酒煮糊为丸，如梧桐子大，每服20丸，食前用盐酒或盐汤送下。（《奇效良方》）

海螵蛸

《神农本草经》

本品又名乌贼骨、乌贼鱼骨、墨鱼盖。为乌鲗科动物无针乌鲗或金乌鲗的内壳。多产于浙江、福建、广东、山东、江苏、辽宁等地。其味咸、涩，性温。归脾、肾经。具有收涩止血，涩精，止带，制酸，消瘿敛疮之功效。主治吐血，衄血，下血，血崩，白带，遗精，疼痛泛酸，目翳，瘿瘤。用法为内服，煎汤，6~12g，或入丸、散；外用研末撒或调敷。

【配伍应用】

（1）配椿根皮，治冲任不固，妇女血崩，白带，久痢，便血。

（2）配龙泽兰，治外伤动静脉出血及其他出血（用时敷于伤口）。

（3）配茜草根，治崩漏下血及由贫血引起的经闭。

（4）配珍珠母，共研为粉，拌少许白糖，口服，治佝偻病。

（5）配黄连，治溃疡久不愈合，湿疹等症。

（6）配蒲黄，共研细末，撒在出血处，治牙出血。

（7）配大黄，治胃炎、胃溃疡而致的胃酸过多，并有出血倾向者；研末外敷，治疮疡溃烂流水，渗血等。

（8）配白芷，治脾虚湿困，虚实夹杂之妇人带下；研末外用，治疮疡痈肿，皮肤湿疹等。

（9）配浙贝母，治胃和十二指肠溃疡及胃痛吞酸。

（10）配冰片，研末点眼，治目翳。

（11）配五灵脂，研细末，每日用熟猪肝蘸食，治目翳，明日。

（12）配贯众炭，治赤白带下。

（13）配白矾，研末吹鼻孔内（左身吹右鼻，右身吹左鼻），治蝎子蛰伤。

（14）配黄柏，外用，治湿疮溃疡。

（15）配黄柏、青黛，治湿热火毒较甚之疮疡、湿疹。

（16）配白芷、白果仁，治白带过多。

（17）配白及、贝母，治肺、胃出血；外伤出血可单用研末外敷。

（18）配轻粉、冰片，研粉外用，治疮疡流水较多，腐肉不去，新肉不长及口舌生疮。

（19）配浙贝母、甘草，治胃脘疼痛，嗳气吞酸等症。

（20）配贝母、延胡索，治胃痛吐酸。

（21）配白芷、茜草炭，治赤白带下。

（22）配茜草炭、牡蛎，治妇女血崩。

（23）配白芷、血余炭，治赤白带下。

（24）配芡实、金樱子，治肾虚遗精，腰酸耳鸣。

（25）配山茱萸、金樱子，治遗精。

（26）配甲珠、象皮、冰片，治外伤性动、静脉出血及其他出血（用时敷伤口）。

（27）配茜草根、白术、黄芪，治血崩，月经过多。

（28）配茜草根、山药、阿胶，治血淋及大便下血。

（29）配山药、龙骨、牡蛎，治赤白带下。

（30）配昆布、海藻、海蛤粉，治瘿瘤结块。

（31）配白及、贝母、甘草，治溃疡病出血及溃疡病。

（32）配茜草、棕榈炭、五倍子，治子宫出血。

（33）配白芷、山药、牡蛎，治遗精，白带。

（34）配黄芪、党参、阿胶、山茱萸，治体虚羸弱。

（35）配乳香、没药、陈皮、花椒、甘草、川贝母，治胃脘疼痛，呕恶泛酸。

【单味应用】

（1）单味海螵蛸棒，削成铅笔头状，消毒后浸蘸治沙眼药物，摩擦睑结膜，治沙眼滤泡性结膜炎。

（2）单味烤干，至淡黄色，研细末，撒于溃疡面，治臁疮。

（3）单味数块，用小刀刮去表层污物，然后刮成粉（硬壳层不要），用单层纱布过筛，用时先将创面常规消毒，把药粉撒在创面上，以全部撒满为度，覆盖纱布后固定，治浅度溃烂期褥疮。

（4）单味研末，投入醋中，用匙取药半匙，倾入左耳内3分钟，再右耳3分钟，治牙痛。

（5）单味研细粉，搽患处，治牙龈不止。

（6）单味细研，和蜜调匀，点眼，治目中一切浮翳。

【配方选例】

（1）玉饼子　治翳膜：海螵蛸、蛤粉各1.5g，冰片0.15g，黄腊1.5g。上为末，先熔腊，持起，搅微冷，入末为丸，如青葙子大，带匾些每用1饼，临卧纳入眼中翳膜上，经宿以水照之，其饼自出。（《医部全录·目门》）

（2）神效方　治血淋：海螵蛸、生干地黄、赤茯苓各等份。上为细末，每服 3g，用柏叶、车前草煎汤调下。（《奇效良方》）

（3）乌贼鱼骨丸　治妇人月经不断，脐腹冷痛，腰腿酸疼：炙乌贼骨（去甲）、鹿茸（酥炙）、诃子皮、当归、白芍、山茱萸、黄芪、炒酸枣仁、地榆、川芎、覆盆子、玄参、茯苓（去黑皮）、熟地黄各 45g，炒荜澄茄 30g。上为细末，炼蜜为丸，梧桐子大，每服 30 丸，食前米汤送下。（《圣济总录》）

（4）治妇人久赤白带下：乌贼骨（烧灰）30g，白矾（烧汁尽）90g，釜底墨 60g。捣罗为末，用软饭和丸，如梧桐子大，每于食前，以粥饮下 30 丸。（《太平圣惠方》）

白果

《本草纲目》

本品又名银杏、灵眼、佛指甲、佛指柑。为银杏科植物银杏的种子。产于我国各地。其味苦、甘、涩，性平。有小毒。归肺经。具有敛肺定喘，收涩止带之功效。主治喘咳气逆，痰多，带下，白浊。用法为内服，煎汤，6～9g，捣汁或入丸、散；外用捣敷。

使用注意：生用有毒。咳嗽痰稠者不宜用。

【配伍应用】

（1）配芡实，治湿热带下。

（2）陈白果配蜗牛（焙干），治小便频数，遗尿。

（3）配益智、萆薢，治白浊。

（4）配芡实、黄柏，治带下，白浊等症，属湿热之证。

（5）配益智、桑螵蛸，治小便频数，遗尿等症。

（6）配莲肉、乌贼骨，治湿热带下。

（7）配麻黄、甘草，治哮喘痰嗽。

（8）配地龙、黄芩，治慢性气管炎。

（9）配何首乌、钩藤，治冠状动脉粥样硬化性心脏病、心绞痛。

（10）配莲肉、蜀椒，治下元虚弱，赤白带下。

（11）配麻黄、杏仁、桑白皮，治肺虚喘咳，痰多等症。

（12）配麻黄、杏仁、桑白皮、紫菀，治慢性喘息性气管炎。

（13）配麻黄、甘草、黄芩、桑皮，治肺热而痰多气喘者。

（14）配桑皮、茯苓、麦冬、蝉蜕，治久嗽失音，适于肺中已无实邪者。

（15）配白术、茯苓、炒薏苡仁、白鸡冠花、椿根白皮，治白带。

【单味应用】

（1）生白果仁，用切面频擦患处，治头癣。

（2）单味生白果，嚼烂，敷患处，治鼻准红赤久年不愈。

（3）单味去壳生用，捣烂，食后敷患处，治牙齿虫䘌。

【配方选例】

（1）果银膏　治阴虱：白果5粒，水银1.5g，樟脑0.6g，百部3g。将白果去壳及膜，捣研成膏，百部研为细粉，加入水银、樟脑，以共研不见星为度。每日少许，1~2次，用白矾水洗净患处，以上药擦之。本品有毒，仅供外用，不可内服。（《冉氏经验方》）

（2）定喘汤　治肺虚感寒，气逆膈热，作哮喘者：白果21枚，麻黄、款冬花、桑皮、半夏各9g，紫苏子6g，黄芩、杏仁各4.5g，甘草3g。水煎，每日1剂，分2次服。（《摄生众妙方》）

（3）治赤白带下，下元虚惫：白果、莲肉、江米各15g。上为末，用乌骨鸡1只，去肠盛药煮烂，空腹食之。（《濒湖集简方》）

（4）治诸般肠风脏毒：生白果（去壳膜）49个。研烂，入百药煎末，丸如弹子大，每服3丸，空腹细嚼米饮下。（《症治要诀》）

（5）治慢性气管炎，肺结核，痰喘咳嗽：白果12g，麻黄、款冬花、甘草各6g，制半夏、杏仁、桑白皮各9g。水煎服。（《陕甘宁青中草药选》）

芡实

《本草纲目》

本品又名鸡头、鸡头米、鸡头实。为睡莲科植物芡的种仁。多产于山东、湖北、湖南、江苏等地。其味甘、涩，性平。归脾、肾经。具有健脾止泻，涩精，止带之功效。主治久泻，遗精，早泄，尿频，带下。用法为内服，煎汤，9～15g，或入丸、散。

【配伍应用】

（1）配金樱子，治肾虚遗精，早泄及小便频数。

（2）配莲子，治脾虚泄泻，妇女白带，肾虚遗精，小便频数，失禁等症。

（3）配桑螵蛸，治小儿遗尿。

（4）配白术，治脾虚不运所致的泄泻。

（5）配山药、白术，治脾虚泄泻。

（6）配黄柏、车前子，治妇女带下，属湿热者。

（7）配红枣、猪肾，治慢性肾炎。

（8）配桑螵蛸、益智，治肾气虚所致的尿频。

（9）配海螵蛸、菟丝子，治白带。

（10）配白果、山药、黄柏，治湿热带下，带色黄者。

（11）配怀山药、黄柏、车前子，治妇女白带，带色黄，属湿热者。

（12）配党参、白术、茯苓，治脾虚不运，久泻不止。

（13）配山药、白术、茯苓，治脾虚不运，腹胀纳呆，泄泻等症。

（14）配枸杞子、补骨脂、韭菜子、牡蛎，治遗精，滑精。

（15）配薏苡仁、灯心草、莲子、独脚金，煮汤代茶饮，治肝旺脾弱，有肝热表现和自汗者。

（16）配金樱子、莲须、莲实、沙苑子，治遗精，夜尿，小便频数。

（17）配党参、白术、茯苓、山药，治脾虚泄泻，日久不止。

（18）配山药、菟丝子、乌贼骨、牡蛎，治泄泻，遗精，早泄及小便频数。

（19）配白术、党参、金樱子、泽泻，治气短无力，脘腹胀满，大便溏泻等症。

（20）配莲子肉、白术、党参、茯苓，治脾虚腹泻。

（21）配党参、山药、扁豆、瘦猪肉，同煲内服，治小儿遗尿。

（22）配炒山药、盐黄柏、车前子、白果，治白带。

（23）配党参、茯苓、白术、薏苡仁、神曲，治小儿脾虚泄泻。

【配方选例】

（1）金锁玉关丸　治遗精白浊，心虚不宁：芡实、莲子肉、莲须、藕节、茯苓、茯神、山药各 60g。上为细末，用金樱子 2 斤，去毛刺，槌碎，水熬去渣，再熬成膏，面糊为丸，梧桐子大，每服 50～70 丸，温米汤送下。（《证治准绳》）

（2）保精汤　治梦遗：芡实、山药各 30g，莲子 15g，炒茯神 6g，酸枣仁 9g，党参 3g。水煎，先将药汤饮之，后加白糖 15g 拌匀，连渣同服。（《验方新编》）

（3）芡实丸　治思虑伤心，疲劳伤肾，心肾不交，精元不固，面少颜色，惊悸健忘，梦寐不安，小便赤涩，遗精白浊，足胫酸疼，耳聋目昏，口干脚弱：芡实（蒸，去壳）、莲花须各 60g，茯神（去木）、山茱萸（取肉）、龙骨（生用）、五味子、韭子（炒）、肉苁蓉（酒浸）、熟地黄（酒蒸、焙）、紫石英（煅 7 次）、牛膝（去苗，酒浸，焙）、枸杞子各 30g。上为细末，酒煮山药糊为丸，如梧桐子大，每服 70 丸，空腹用盐酒或盐汤送下。（《奇效良方》）

（4）治老幼脾肾虚热及久痢：芡实、山药、茯苓、白术、莲肉、薏苡仁、白扁豆各 120g，人参 30g。俱炒燥为末，每服 10g。白汤调服。（《方脉正宗》）

（5）易黄汤　治妇女白带，带黄色而由湿热引起：芡实（炒）、怀山药各 30g，黄柏、车前子各 6g，白果 9g。水煎服。（《中药临床应用》）

莲子

《本草经集注》

本品又名藕实、莲蓬子、莲肉。为睡莲科植物莲的种子。多产于湖南、湖北、福建、江苏、浙江、江西等地。其味甘、涩，性平。归心、脾、肾经。具有养心益肾，健脾止泻之功效。主治心悸，失眠，遗精，淋浊，久泻，虚痢，崩漏，白带。用法为内服，水煎，每服 9～18g。

【配伍应用】

（1）配山药，治脾虚泄泻。

（2）配黄连，治久痢，饮食不下。

（3）配芡实，治脾虚泄泻，遗精。

（4）配酸枣仁，治心脾不足的心悸失眠、怔忡健忘。

（5）配炙甘草，治心经虚热，小便赤浊。

（6）配金樱子，治遗精，滑精。

（7）配百合，共炖成糊，拌砂糖食，治小儿夜啼，心中烦热者。

（8）配豆蔻，治翻胃。

（9）配丝瓜络，共烧灰存性，为末，绍酒调服，盖被令汗出，治乳汁不痛。

（10）配酸枣仁、远志，治心虚失眠，心悸等症。

（11）配血余炭、炒韭菜子，治慢性腹泻，肠黏膜有损伤者。

（12）配白术、老黄米，治老年久泻。

（13）配柏子仁、龙眼肉，治心悸，虚烦不眠等症。

（14）配白茯苓、丁香，治产后胃寒咳逆，呕吐不食，或腹作胀。

（15）配白术、芡实，治脾虚之久痢、久泻。

（16）配桂圆肉、红枣、糯米，煮粥，拌糖食，治小儿夜啼，惊恐所致者。

（17）配党参、石菖蒲、黄连，治慢性痢疾。

（18）配使君子、香附子、青皮，水煎服，治黑睛生细小星翳。

（19）配巴戟天、补骨脂、山茱萸，治肾虚滑精，腰酸带下等症。

（20）配百合、生薏苡仁、沙参，治心火亢盛、肾阴不足而致的心肾不交，精神烦躁，睡眠不宁，烦热，口干等症。

（21）配党参、白术、茯苓，治脾虚泄泻，食欲不振等症。

（22）配党参、石菖蒲、三颗针，治慢性痢疾。

（23）配沙苑子、芡实、龙骨，治遗精，尿频，带下。

（24）配茯苓、补骨脂、六神曲、山药，治脾虚腹泻。

（25）配赤石脂、禹余粮、云茯苓、焦白术，治慢性腹泻，久久不愈者。

（26）配生地黄、山萸肉、五味子、金樱子、锁阳，治肾虚而导致的遗精。

【配方选例】

（1）莲肉散 治小便白浊，梦遗泄精：莲肉、益智、龙骨（五色者）各等份。上为细末，每服6g，空腹用清米饮调下。(《奇效良方》)

（2）莲肉糕 治病后胃热，不消水谷：莲肉、粳米各炒120g，茯苓60g。共为末，砂糖调和，每用30g许，白汤送下。(《士材三书》)

（3）治下痢饮食不入，俗名噤口痢：鲜莲肉30g，黄连、人参各15g。水

煎浓，细细呷之。(《本草经疏》)

（4）参苓白术散　治脾胃气虚而夹湿之证，症见饮食不消，或吐或泻，形体虚弱，四肢无力，胸脘满闷，脉缓弱等；近代也用于慢性胃肠炎，及慢性肾炎蛋白尿日久不消而属脾虚者，或肺结核而见咳嗽痰多、食欲不振、疲倦无力，属于脾肺气虚者：莲子肉、薏苡仁、砂仁、炒桔梗各1斤，白扁豆（姜汁浸，微炒）1.5斤，茯苓、人参、炒甘草、白术、山药各2斤。上为细末，每服6g，枣汤调下。(《太平惠民和剂局方》)

（5）集成肥儿丸　治小儿脾胃虚弱，饮食不消，肌肤瘦削：莲肉72g，西砂仁（酒炒）18g，白术（土炒）30g，人参3g，山楂肉（炒）、白芍、陈皮、法半夏各12g，茯苓（乳汁蒸、晒）30g，黄连（姜制）60g，炒神曲、炒薏苡仁各18g，炙甘草6g。上为末，炼蜜为丸，弹子大，每早、午、晚各服1丸，米饮化下。(《幼幼集成》)

（6）扶脾散　治脾泄，气弱易饱，大便稀溏者：莲子肉（去心）45g，陈皮、茯苓各30g，白术（土炒）60g，炒麦芽15g。上为细末，每服6g，加白砂糖6g，白开水送下。(《寿世保元》)

莲须

《本草通玄》

本品又名金樱草、莲花须、莲花蕊、莲蕊须。为睡莲科植物莲的雄蕊。多产于湖南、湖北、福建、江苏、浙江、江西等地。其味甘、涩，性平。归心、肾经。具有清心，固肾，涩精，止血之功效。主治遗精，滑精，尿频，遗尿，吐血，衄血，血崩，白带。用法为内服，煎汤，2.4～4.5g，或入丸、散。

【配伍应用】

（1）配金樱子，治遗精。

（2）配生藕节，瓦上焙枯，研末吹鼻中，治鼻中生疮，鼻中生肉块。

（3）配侧柏叶、白及，治咳嗽咯血及崩漏。

（4）配藕节、枯矾，焙炭研细末，吹耳鼻中，治耳鼻生息肉。

（5）配金樱子、芡实，治遗精。

（6）配龙骨、牡蛎、沙苑子，治遗精，白带，尿频等症。

【配方选例】

（1）金锁固精丸 治精滑不禁：沙苑子（炒）、芡实（蒸）、莲须各60g，龙骨（酥炙）、牡蛎（盐水煮1日1夜，煅粉）各30g。莲子粉糊为丸，盐汤下。（《医方集解》）

（2）治久近痔漏，三十年者：莲须、牵牛子（头末）各45g，当归15g。为末。每空腹酒服6g。忌热物。（《孙天仁集效方》）

（3）莲花饮 治上消口渴，饮水不休：白莲须、葛根、茯苓、生地黄各3g，黄连、天花粉、人参、五味子、知母、炙甘草、淡竹叶各1.5g，灯心草10茎。水煎，热服。（《幼幼集成》）

（4）治遗精，白带，尿频：莲须、沙苑子各9g，芡实12g，龙骨24g，牡蛎15g，莲肉9g。糊丸，每服4.5～9g。（《中药临床应用》）

莲房

《食疗本草》

本品又名莲蓬壳、莲壳。为睡莲科植物莲的成熟花托。多产于湖南、湖北、福建、江苏、浙江等地。其味苦、涩，性温。归肝经。具有消瘀，止血，收敛，祛湿之功效。主治血崩，瘀血腹痛，月经过多，胎漏下血，产后胎衣不下，血痢，血淋，痔疮脱肛，皮肤湿疹。用法为内服，煎汤，4.5～9g，或入丸、散；外用煎水洗或研末调敷。

【配伍应用】

（1）莲房炭配麝香，治小便血淋。

（2）莲房炭配益母草，治崩漏或月经过多。

（3）莲房炭配荆芥炭、地榆炭，治妇女崩漏或月经过多。

（4）莲房炭配茜草炭、蒲黄炭、小蓟炭，治妇女血崩。

（5）配当归、熟地黄、白莲须、竹茹，治先兆流产。

（6）莲房炭配荆芥炭、牡丹皮、小蓟、白茅根，治功能性子宫出血。

（7）生莲房配沙参、麦冬、知母、竹叶、石斛、川黄连，治小儿夏季泄泻不止之失津。

【单味应用】

（1）单味烧炭存性，以半开水温服，治鼻衄。

（2）生莲房，煮粥，用于消暑散热、去湿。

（3）单味烧灰用之，治血崩，下血，溺血等。

（4）莲房炭研细末，香油调匀，外敷，治黄水疮。

（5）单味水煎服，治鼻衄。

（6）单味炒，研末，外敷，治乳裂。

（7）单味研末，鼻吸，治鼻蝶（生于鼻腔，常流黄水）。

（8）单味烧炭为末，吹鼻中，治鼻衄。

（9）单味陈品，烧存性，研细末，以陈京墨磨汁和匀，做枣核大塞鼻中，治鼻出血。

【配方选例】

（1）六神汤　治三消渴疾：莲房、葛根、枇杷叶、炙甘草、天花粉、黄芪各等份。为粗末，每服 12g，水煎服。若小便不利加茯苓。（《三因极一病症方论》）

（2）莲壳散　治血崩：棕皮（烧灰）、莲房（烧存性）各 15g，香附子（炒）。上为末，米饮调下 9～12g，食前服。（《儒门事亲》）

（3）瑞莲散　治经血不止：陈莲房，烧存性，研末。每服 6g，热酒下。（《妇人经验方》）

（4）莲房枳壳汤　治痔疮：干莲房、荆芥各 30g，枳壳、薄荷、厚朴各 15g。为粗末。水 3 碗，煎 2 碗，半热熏洗。（《疡科选粹》）

（5）莲芥散　治崩漏或月经过多；莲房炭、荆芥穗炭各等份。共研细末，每服 6～9g，用米汤送服，每日 2 次。（《中药临床应用》）

莲花

《日华子诸家本草》

本品又名荷花、水花、菡萏。为睡莲科植物莲的花蕾。多产于湖南、湖北、福建、江苏、浙江等地。其味苦、甘，性平。归心、肝经。具有活血止血，祛湿消风之功效。主治暑热烦渴，惊痫，咯血，跌损呕血，天疱疮。用法为内服，研末，1.5～3g，或煎汤；外用敷贴患处。

【配方选例】

（1）治坠损呕血，坠跌积血，心胃吐血不止：干荷花，为末。每酒服 1g。（《医方摘要》）

（2）治天疱湿疮：荷花贴之；或捣烂外敷患处，用量适当。（《简便单方》）

（3）治白带：荷花、鱼腥草、白及、泽泻各 15g。水煎服。（《陕甘宁青中草药选》）

覆盆子

《名医别录》

本品又名覆盆、小托盘、芡藨子、乌藨子。为蔷薇科植物掌叶覆盆子的未成熟果实。多产于华北地区。其味甘、酸，性微温。归肾、膀胱经。具有益肾，涩精，明目，缩尿之功效。主治尿频，遗精，滑精，遗尿，视物不清。用法为内服，煎汤，9～15g，或入丸、散。

【配伍应用】

（1）配杜仲，治肾虚腰痛，畏寒足冷等症。

（2）配沙苑子，治遗精早泄。

（3）配桑螵蛸，治年老气虚、下焦虚损所致的遗尿或尿频尿多等症。

（4）配补骨脂、肉苁蓉，治阳痿，早泄，腰膝冷痛。

（5）配桑螵蛸、益智，治年老气虚、下焦虚损之遗尿或尿频尿多等症。

（6）配枸杞子、菟丝子，治精亏阳痿。

（7）配楮实、菟丝子、枸杞子，治肝肾不足之视物不清。

（8）配桑螵蛸、益智、莲须，治肾虚不能摄纳所致的小便频数、遗精滑精或遗尿等症。

（9）配枸杞子、菟丝子、五味子，治肾虚阳痿，遗精早泄。

（10）配桑螵蛸、益智、山茱萸，治尿频，遗尿等症。

（11）配桑螵蛸、益智、芡实，治尿频，夜尿。

（12）配沙苑子、莲须、龙骨、山茱萸，治肾虚遗精，早泄。

（13）配补骨脂、枸杞子、五味子、菟丝子，治遗精，阳痿。

【配方选例】

（1）覆盆子丸　治肝脏虚寒，面青黄色，两胁胀满，筋脉不利，背膊疼痛，瘦乏无力：覆盆子、五味子、附子、酸枣仁各30g，熟地黄、干地黄各15g，白术30g。同捣罗为末，炼蜜为丸，如梧桐子大，每服20丸，食前温酒下，米饮亦得。（《简要济众方》）

（2）五子衍宗丸　治男子，精气亏乏，中年无子等症：覆盆子、车前子、五味子、菟丝子、沙苑子各等份。上为末，炼蜜丸梧子大，每服9g，温酒下，或米饮下。（《大同方剂学》）

（3）庆云散　治男子阳气不足，不能生育：覆盆子、五味子、菟丝子各6g，石斛、白术各9g，桑寄生12g，天冬27g，天雄3g，紫石英6g。为末，每服10g，食前温酒调服，每日3次。若素不耐寒者，去桑寄生，加细辛12g。（《备急千金要方》）

（4）治肺虚寒：覆盆子，取汁作煎为果，仍少加蜜，或熬为稀饧，点服。（《本草衍义》）

（5）五子汤　治遗精，阳痿：覆盆子、枸杞子、菟丝子、五味子、莲子各4.5g。水煎服，或制丸服。（《中药临床应用》）

第二十二章　外用药

硫黄

《神农本草经》

本品又名石流黄、黄牙。为天然硫黄矿的提炼品。多产于山西、山东、河南等地。其味酸，性温。有毒。归肾、大肠经。具有外用解毒杀虫，内服助阳益火之功效。主治疮疥癣癞，命门火衰之腰膝冷弱，阳痿，肾不纳气之喘逆、阳虚便秘。用法为内服，煎汤，1～3g，或入丸、散；外用适量。研末撒或调敷。

【配伍应用】

（1）配荞麦面，外敷，治阴疽。

（2）配半夏，治阴寒内胜之大便冷秘。

（3）配石灰，加植物油调敷，治癣疥疮癞，尤宜用于疥疮。

（4）配轻粉，外用，治白癜风。

（5）配冰片，油调外敷，治疥疮。

（6）配荔枝核，治阳虚寒盛的小腹冷痛及寒湿凝滞的疝气腹痛、阴囊湿冷。

（7）配大黄，研末，冷开水调敷，治痤疮。

（8）配附子、肉桂，治命门火衰所致的腰膝冷痛、阳痿及肾不纳气所致的喘逆和虚寒腹痛等症。

（9）配枯矾、冰片，外用，治顽癣瘙痒。

（10）配蛇床子、明矾，外用治阴蚀瘙痒之证。

（11）配鹿茸、补骨脂，治肾阳衰疲而致的阳痿、小便频数等症。

（12）配诃子皮、紫笋茶，水煎代茶饮，治五更泻。

（13）配雄黄、大黄，用凡士林调成软膏外用，治神经性皮炎、黄水疮、湿疹。

（14）配轻粉、斑蝥、冰片，香油调敷，治疥癣痒痛难忍者。

（15）配丹参、远志、石菖蒲，研末，用时白酒调膏贴肚脐，治失眠。

（16）配大风子、轻粉、黄丹，外用治疥疮。

（17）配半夏、肉苁蓉、当归、熟地黄，治老人或久虚者下焦阳虚，二便启闭失司，大肠传导无力所致的大便秘结不下者。

【配方选例】

（1）玉真丸　治肾气不足，气逆上行而致的肾厥证，症见头痛不可忍、其脉举之则弦，按之石坚：硫黄 60g，石膏、半夏各 30g，硝石 0.3g。上为细末，生姜汁打糊为丸，梧桐子大，每服 30 丸，姜汤或米饮送下。(《普济本事方》)

（2）炒贴散　治痈疽诸毒，顽硬恶疮，散漫不作脓者；或皮破血流湿烂；及天泡、火丹、肺风酒刺等：硫黄末 10 斤，荞麦面、白面各 5 斤。以清水微拌，干湿得宜，做成薄片，单纸包裹，风中阴干，用时再研细，清水调敷患处；皮破血流湿烂者，麻油调敷；天泡、火丹、酒刺，以靛汁调搽。(《外科正宗》)

（3）臭灵丹　治湿疥，经久不愈者：硫黄、油核桃、生猪脂油各 30g，水银 3g。捣膏搽患处。(《医宗金鉴》)

（4）暖宫丸　治冲任虚损，下焦久冷，月经不调，不能受孕，及崩漏下血，赤血带下：生硫黄 180g，赤石脂（火煅）、乌贼骨、附子（炮，去皮脐）各 90g，禹余粮（煅，醋淬）270g。上为细末，醋糊为丸，梧桐子大，每服 30 丸，空腹温酒或醋汤送下。(《证治准绳》)

铅丹

《神农本草经》

本品又名黄丹、广丹、丹粉、真丹、铅华。为铅的氧化物 Pb_3O_4。多产于广东、河南、福建等地。其味辛，性微寒。归心、肝经。具有外用解毒生肌，内服截疟之功效。主治各种疮疖，黄水湿疮，溃疡久不收口，毒蛇咬伤，疟疾，惊痫癫狂。用法为外用适量；内服每次 0.3～0.6g。

使用注意：不宜过量和久服。

【配伍应用】

（1）配石膏，制散外撒，治痈肿疮毒，溃疡不敛，烫火灼伤等症。

（2）配常山，治疟疾。

（3）配青蒿，治疟疾。

（4）配蛤粉，外撒，治破伤水入，肿溃不愈。

（5）配滑石，外用，治外痔。

（6）配生蜜，用鸡毛刷蘸口内，治小儿口疮。

（7）配乌贼骨，著眼四眦，治目赤及翳。

（8）配鲤鱼胆汁，点注目眦中，治目卒生珠管。

（9）配白矾，温酒下，治风痫。

（10）配黄连、生姜，甘草汤下，治赤白痢。

（11）配明矾、轻粉，抹之，治腋气。

（12）配柴胡、龙骨、牡蛎，治热邪入里，胸满烦惊等症。

（13）配铅粉、松香、明矾，熬膏贴敷，治黄水脓疮。

（14）配柴胡、黄芩、龙骨、牡蛎，治惊痫，心悸，失眠及疟疾。

【单味应用】

单味与植物油化合制膏外贴，治痈肿疮毒，溃疡不敛，烫火灼伤等症。

【配方选例】

（1）夹纸膏　治臁疮色紫，腐烂臭秽，时时痒痛：炒铅丹、轻粉、儿茶、没药、雄黄、血竭、炒五倍子、银朱、枯矾各等份。为末，量疮大小，剪油纸 2 张，夹药于内，纸周围用浆糊住，纸上用针刺孔，用时先将疮口用葱、椒煎汤洗净拭干，然后贴患处，以纱布缚定，3 日 1 洗，再换新药。（《医宗金鉴》）

（2）黄丹膏　治一切痈疽发背，疼痛不止，大渴闷乱，肿硬不可忍：黄丹 210g，蜡 60～90g，白蔹（锉）60g，杏仁（汤浸，去皮，尖，双仁，研）90g，乳香（末）60g，黄连（锉）30～60g，生油 1 升。上药白蔹等 3 味，以生绵袋盛，入油慢火熬半日，滤出，下黄丹，以柳木篦搅，候变黑，膏成，入蜡、乳香更熬，硬软得所，用瓷盒内盛，故帛摊贴，每日 2 次换之。（《太平圣惠方》）

（3）丹粉散　治痘毒，脓水淋漓：黄丹、轻粉各1.5g，黄连末6g。上研匀，搽患处。（《小儿痘疹方论》）

（4）治烫火伤：黄丹30g，樟脑15g。为末，以蜜调匀，涂患处。（《疡医大全》）

水银

《神农本草经》

本品又名汞，灵液，活宝。为由朱砂矿炼出的一种液态金属。多产于贵州、广西、云南、湖北、四川等地。其味辛，性寒。有大毒。具有攻毒，杀虫之功效。主治疥癣，恶疮。用法为外用和与他药研末调敷。

使用注意：孕妇忌用。头疮亦不宜涂搽，以免吸收中毒。

【配伍应用】

（1）配铅粉，与油脂调制成软膏敷患处，治疥癣，恶疮肿毒。

（2）配大风子、硫黄，配制成软膏外用，治疥疮。

（3）配大风子、胡桃仁，捣成泥，外擦胸口，连用5天，治疥疮。

（4）配硝石、白矾，配合升炼成丹，治痈疮溃疡，有拔毒、去腐、生肌之效。

（5）配藜芦、蜀椒、蛇床子、白附子、煅明矾，共为细末，过筛，外撒患处（水泡必须挑破），用手指揉搓，使药末散黏于患处，治擦烂型、水泡型、混合型足癣。

【配方选例】

（1）造水银霜法　治疮疡：水银、石硫黄、灶心土（细研）各300g，盐花（盐末）30g。上4味，以水银另铛熬，石硫黄碎如豆，并另铛熬之，良久水银当热，石硫黄消成水，即并于一铛中和之，宜急倾并，并不急，即两物不相入，并讫，下火急搅，不得停手，若停手，即水银别在一边，石硫黄如灰死，亦别在一处，搅之良久，硫黄成灰，不见水银，即与灶心土和搅令调，并和盐末搅之令相得，另取盐末罗于铛中，令遍底厚1分许，乃罗硫黄、灶心土、盐末等于铛中，如覆蒸饼，勿令全遍底，罗讫乃更别罗盐末覆之，亦厚1分许，即以盆覆铛，以灰盐和土作泥，涂其缝，勿令干裂，裂即涂之，唯令勿泄炭火气，飞之一伏时开之，用火先缓后急，开讫，以老鸡羽扫取，皆在盆上，凡1转后，即分旧土为4分，以1分和成霜，研之令调，又加60g盐末，准前法飞之讫，弃其土，又以余1分土和飞之，4分凡得4转，及初飞与5转，每1转则弃其土，5转而土尽矣，若须多转，更用新土，依前法飞之，7转而可用之。研细末，点患处。(《外台秘要》)

（2）水银膏　治酒渣鼻：水银、大风子仁各9g，木鳖子仁6g，火麻仁、核桃仁各9g，樟脑6g。上6味，共捣如泥状，以水银不见星为度，密闭，贮于阴暗干燥处。涂擦患处，摩擦1～2分钟，每日2～3次。本品切忌入口，涂后必须洗手。(《孙氏经验方》)

轻粉

《嘉祐本草》

本品又名汞粉、峭粉、水银粉、腻粉、银粉。为水银、明矾、食盐等用升华法制成的汞化合物。其味辛，性寒。有毒。归大肠、小肠经。具有外用攻毒杀虫；内服逐水退肿之功效。主治疥癣，梅毒，水肿，二便不利之实证。用法为内服，多入丸、散。0.1～0.18g；外用适量。

使用注意：孕妇忌服。肾炎水肿忌用。不可过量使用。

【配伍应用】

（1）配石膏，治臁疮久不收口。

（2）配黄连，为末掺之，治风虫牙疳，脓血有虫。

（3）配斑蝥（去翅、足），共研细粉，用温水以鸡翎扫之周围，治人面上湿癣。

（4）配大风子肉，为末涂之，治杨梅疮癣。

（5）配牵牛子，治水肿鼓胀。

（6）配冰片，研末外用，治恶疮，顽癣。

（7）配青黛，为末外敷，治疥疮及梅毒下疳。

（8）配羊蹄、硫黄，捣烂外搽，治疥癣。

（9）配青黛、珍珠，治梅毒，下疳溃烂。

（10）配珍珠、冰片，外擦，治疮疡，疥癣溃疡面分泌物已减少，但愈合缓慢者。

（11）配血丹、猪胆汁，调搓，治杨梅。

（12）配青黛、炉甘石，治梅毒恶疮。

（13）配蛤粉、石膏、黄柏，研粉外用，治黄水疮。

（14）配大戟、甘遂、芫花，治水肿，二便秘结之实证。

（15）配青黛、煅石膏、黄柏，研末外用，治疮疡，疥癣溃烂面分泌物多。

（16）配冰片、乌梅肉（煅，存性）、硼砂，研极细末外擦，治疮疡，疥癣创面肉芽过长，妨碍排脓和创口愈合时。

（17）配胡椒仁、槐花、红枣肉，为丸，茶下，治杨梅疮毒。

（18）配大戟、芫花、牵牛子，治水肿大小便不利之实证。

（19）配大黄、牵牛子、甘遂、大戟、芫花，治腹胀水肿，二便不利等症。

【单味应用】

（1）单味，与生麻油相合，空腹服，治大小便不通。

（2）单味末，干掺之，治下疳阴疮。

（3）单味和猪脂，外抹，治小儿生癣。

（4）单味葱汁调轻粉涂之，治小儿头疮。

【配方选例】

（1）紫微膏　治生肌收口：轻粉、乳香、没药、阿魏、白蜡、雄黄、龙骨、珍珠、儿茶、麝香各15g。香油120g，烛油15g，黄蜡45g，熬至滴水不散，离火入炒铅粉90g，再入轻粉、乳香、没药、阿魏、白蜡、雄黄、龙骨、珍珠各15g，儿茶18g，搅匀远火，再入麝香15g，成膏待用。（《外科全生集》）

（2）白玉夹纸膏　治夹棍疮，杖伤，刀斧伤，枪棍损伤，为效甚速：轻粉30g，冰片、麝香各1g。麻油120g，熬成珠，加制好松香15g，白蜡、黄蜡各7.5g，再熬去烟沫，用绢沥清，一加轻粉30g研细，二加冰片1g，三搅麝香1g，随搅随加，匀极，增鸡蛋白1个，再搅匀，瓷瓶贮，蜡封口听用。如过2月后，药干无用矣。摊纸上，贴患处。（《外科全生集》）

（3）灭瘢丹　治面部瘢：轻粉、白附子、炒黄芩、白芷、防风各等份。上

为细末，炼蜜为丸，洗面后擦面部。(《疡医大全》)

（4）化腐紫霞膏　治发背已成，瘀肉不腐作脓，及疮内有脓而外不穿溃者：轻粉、蓖麻仁各 9g，血竭 6g，巴豆仁 15g，樟脑 3g，金顶砒 1.5g，干螺蛳肉 2 个。上为末，麻油调擦顽硬肉上。(《外科正宗》)

雄黄

《神农本草经》

本品又名石黄、黄金石、天阳石。为硫化物类矿物雄黄的矿石。多产于湖南、湖北、贵州、云南、四川等地。其味辛，性温。有毒。归肝、大肠经。具有解毒，杀虫之功效。主治痈疽疔毒，疥癣，虫蛇咬伤，内服治肠道寄生虫。用法为外用研末敷或烧烟熏。内服入丸、散，0.3 ~ 1.2g。

使用注意：孕妇忌服。切忌火煅，有剧毒。

【配伍应用】

（1）生雄黄配生没药，研末，取少许吹入鼻中，治牙疼。

（2）配五灵脂，酒调外敷，治毒蛇咬伤。

（3）配旱烟，各半，装烟袋内吸之，治牙痛。

（4）配斑蝥，外搽，治神经性皮炎。

（5）配独头蒜，共和，冲细，敷虎口上，治牙痛。

（6）配白矾，水调或醋调外敷，治疮。

（7）配明矾，同灌入一个猪胆内，阴干，研末，吹患处，治扁桃腺肿痛，不论一侧或双侧。

（8）配铜绿，外撒肛门处，治蛲虫引起的肛门瘙痒。

（9）配生石膏，研末，吹患处（将患处先用硼酸水洗净），治鼻息肉。

（10）配猪胆汁，外敷，治白秃头疮。

（11）配吴茱萸，细末，香油调擦，治疥疮。

（12）配滑石，外用，治痈疽破烂及诸疮发毒。

（13）配大黄，研末，鸡蛋清调敷，治丹毒。

（14）配吴茱萸，香油熬熟外搽，治对口疼痛。

（15）配杏仁，将鲜杏仁捣如泥，调入雄黄，敷扎伤口，治犬咬伤、化脓、久不愈合。

（16）配陈皮，青布卷捻烧烟熏，治臁疮日久。

（17）配枯矾，研末，用茶水调外敷，治蝎刺蜇伤。

（18）配硫黄，乳汁调敷，治赤鼻。

（19）配细辛，研末，冷开水调敷，治蜂或蜈蚣咬伤。

（20）配朱砂，猪心血入蒿水调，治小儿诸痫。

（21）配小青蛙，将活青蛙捣烂，与雄黄末搅匀外敷，治蛇咬伤及蜂蝎蜇伤。

（22）配黄柏、冰片，香油调敷，治湿疹疥癣。

（23）配硼砂、炒桃仁，细粉涂患处或香油调擦，治鼻息肉，鼻塞不通。

（24）配槟榔、牵牛子，治虫积腹痛。

（25）配枯矾、僵蚕，研细末，吹喉，治喉蛾闭塞。

（26）配郁金、巴豆霜，治咽喉肿痛及小儿惊痫痰涎壅盛者。

（27）配胆矾、枯矾，研末，吹喉，治喉疳，单双喉蛾。

（28）配百部、苦参，煎汤外洗，治一般皮肤瘙痒。

（29）配白矾、白芷，研细末，水调，外敷，治毒蛇咬伤。

（30）配鱼腥草、甘草粉，研末，用茶油或麻油调，频频抹患处，治蜈蚣及毒虫咬伤。

（31）配麝香、青黛，水调和，抹患处，治毒蜘蛛咬伤。

（32）配吴茱萸、薏苡仁，研末，冷开水调糊外搽，治带状疱疹。

（33）配蛇床子、水银，外搽，治遍身虫疥虫癣。

（34）配防风、草乌，温酒调服，治破伤风。

（35）配石膏、白矾，外涂，治腋臭。

（36）配杏仁、轻粉，以雄猪胆汁调，外用，治杨梅疮。

（37）配麝香、乳香、没药，治痈疽疔毒。

（38）配五倍子、白矾、乌梅肉，治痔疮并肛红。

（39）配明矾、黄芩、赤芍、姜黄，细末冷开水调敷（若溃烂敷外围），治疔疮灼热，红肿疼痒。

（40）配清油、乱发、硫黄、黄蜡，慢火熬膏外贴，治积年冷瘘，出黄水不瘥。

【单味应用】

（1）单味极细末，吹鼻中，治鼻息肉。

（2）单味研末，麻油调匀，含牙痛处，治牙痛。

（3）单味末，香油调，口含10分钟再吐出，不可咽下，治蚜作痛。

【配方选例】

（1）雌雄丸　治风颠失性，颠倒欲死等症：雄黄、雌黄各30g，铅60g，朱砂0.3g，水银2.4g。上为末，蜜丸如胡豆，先食服2丸，每日2次，稍加，以知为度。（《大同方剂学》）

（2）博济方至灵散　治偏头痛：雄黄、细辛各30g。共研细末，每用一字以下，左边疼，嗅入右鼻，右边疼，嗅入左鼻，立效。（《证类本草》）

（3）神仙薰照方　治疮疡：雄黄、朱砂、真血竭、没药各3g，麝香0.6g。上为细末，用绵纸卷为粗捻，约长尺许，每捻中入药1g裹定，以真麻油润透点灼疮上，须离疮半寸许，自红晕外圈周围徐徐照之，以渐将捻收入疮口上，所谓自外而内也，更须将捻猛向外提，以引毒气，此是手法。此药气从火头上出，内透疮中，则毒气随气散，自不内侵脏腑，初用3条，渐加至5~7条，疮势渐消，可渐减之，薰罢随用后敷药。（《古方汇精》爱虚老人辑）

（4）五音锭　治红肿恶毒，白疽忌用：雄黄、熊胆、京墨、朱砂各3g，麝香1.5g，牛黄0.3g。各研细末，先将京墨，用酒少许化之，再入熊胆研腻，后入诸末。共研作锭，临用以清水磨，以新笔蘸药，空头围患处全消，无不神效。（《外科全生集》）

（5）解毒雄黄丸　解毒，治缠喉风，及急喉痹，猝然倒仆，失音语，或牙关紧急，不省人事：雄黄（水飞）、郁金各0.3g，巴豆（去皮膜心油）2~7粒。上为末，醋煮面糊为丸，如绿豆大，用熟茶清下7丸，吐出顽涎，立便苏醒，未吐再服，如至死者，心头犹热，灌药不下，即开口灌之，但药下喉咙，无有不活，吐泻些无妨。（《本事方》）

砒石

《开宝重定本草》

本品又名人言、信石、砒黄、信砒、白砒。为天然的砷华矿石，或为毒砂、雄黄等含砷矿石的加工制成品。多产于江西、湖南、广东、贵州等地。其味辛，性大热。有剧毒。归肝、肺经。具有外用蚀疮去腐，内服截疟、祛痰平喘之功效。主治痔瘘，瘰疬，痈疽，死肌，内服治哮喘、疟疾。用法为内服入丸、散，0.03 ~ 0.075g；外用研末撒、调敷或入膏药中贴之。

【配伍应用】

（1）配红枣，同煅研末外敷，治牙疳。

（2）配豆豉，治寒喘气急，不能平卧。

（3）配斑蝥（去足、羽，为末），面糊为丸，用时打破，以醋浸1宿，其疮先以艾灸，次用此末，治鼠瘘。

（4）配白扁豆、细茶，治疟疾。

（5）配枯矾、豆豉，治支气管哮喘。

（6）配硫黄、绿豆，治疟疾。

（7）配枯矾、乌梅肉，治痔疮，瘘管，瘰疬，牙疳等症。

（8）配枯矾、斑蝥，以白醋浸泡7天，用棉花蘸药液搽患处，治顽癣。

（9）配朱砂、枯矾、乌梅肉，治痔核。

【单味应用】

（1）单味0.3 ~ 0.6g，研极细粉，以米汤5 ~ 6匙稀调，用新毛笔以癣圈涂之，治遍身生云头癣，作圈如画，或大如钱，或小如笔管文印。

（2）单味研粉，加水400mL，装入容量400mL以上的烧瓶内，瓶盖用橡皮塞塞严，橡皮塞上插入直径0.3 ~ 0.5厘米的玻璃管，并与1米左右长的胶管相连，胶管远端连1个"T"型管。瓶下加热至沸腾，蒸气从"T"型管喷出时，即对准局部或手心进行熏治，治淋巴结结核，骨、关节结核，肺结核，结核性脑膜炎，结核性瘘管。

（3）单味同浓墨汁捣和为丸，针破患处贴之，治瘰疬。

（4）单味研末外敷，治痔疮，瘘管，瘰疬，牙疳等症。

【配方选例】

（1）保生锭子　治疔疮，背疽，瘰疬，恶疮：砒石、雄黄、硇砂、轻粉各6g，麝香3g，炒巴豆49粒。上为细末，用黄膜15g溶开，和药成锭子，冷

水浸少许取出，捏成饼子如钱眼大，每次1饼，先将疮头拨开，后按疮头上。（《卫生宝鉴》）

（2）牙疳散 治口颊坏疽：白砒3g，人中白、枯矾、黄柏粉、轻粉、青黛各2.1g，冰片0.45g，黑枣5枚。将黑枣去核，每枣纳入白砒0.6g，用丝线缠紧，置瓦上焙灰，焙至出尽白烟为度，后入乳钵内研细，再将其他药末混合，研至无声为度，加入冰片收存备用。外用。（《单健民医案》）

（3）夺命丹 治哮喘：砒石3g，白矾6g，白附子9g，天南星12g，半夏15g。先将砒石、白矾于石器内火煅红，出火黄色为度，余药为末，共和匀，姜汁面糊和丸，黍米大，朱砂为衣，每服7丸，小儿3丸，井水送下。（《东医宝鉴》）

（4）疥疮一扫光 治干疥、湿疥、脓窠疥，刺痒流水：砒石1.5g，胡桃仁24g，水银、大风子肉30g。先将砒石轧成细面，再将大风子肉、胡桃仁轧成细泥，随将砒石、水银撒入碾细，成油坨形，每服3g，用布包裹，火上烤热，在胸前轻擦，每日1次，擦5日隔1日，第7日再如前法擦，待胸口处起粟粒状则愈。（《全国中药成药处方集》）

胆矾

《本草品汇精要》

本品又名石胆、蓝矾、君石、毕石、基石。为硫酸盐类矿物胆矾的天然晶体，或用化学方法制得。多产于云南、山西等地。其味酸、涩、辛，性寒。有毒。归肝经。具有外用解毒，收涩，内服涌吐风痰之功效。主治口疮，牙痛，喉痹，风眼赤烂，鼻息肉。内服治癫痫，用于食物中毒以催吐排毒。用法为内服入丸、散，0.3～0.6g。外用研末撒或调敷，或以水溶化洗眼。

使用注意：体虚者忌服。

【配伍应用】

（1）配牙硝，研细粉，吹喉，治咽喉炎肿痛及喉蛾。

（2）配麝香，先以葱盐汤洗患处，擦干，敷药少许。治嵌甲；或配麝香，共研调猪胆汁，阴干后外掺，治耳痛流脓。

（3）配人中白，研散，吹喉，治单双蛾。

（4）配僵蚕，为末吹喉，治喉痹喉风。

（5）配红枣，同捣烂塞鼻中，治鼻生息肉。

（6）配炙干蟾蜍，研末外掺，治口舌生疮（注意用药良久，用清水漱口）。

（7）配干醋，以醋冲服胆矾，治食物中毒。

（8）配儿茶、胡黄连，治牙疳。

（9）配白芷、麝香，治蛇咬伤溃烂，百药不愈。

（10）配枯矾、雄黄，研细末，吹喉，治喉疳，单双喉蛾。

（11）配大黄、芒硝，研极细末，吹喉，治实热关下喉痹。

（12）配硼砂、冰片，共研末，搽患处，治鼻息肉。

（13）配熊胆、广木香、木鳖子（去壳），通为细末，磨井水，用鹅翎蘸药敷之，治口疮、喉闭、乳蛾。

【单味应用】

（1）单味煅研，蜜水调敷，治痔疮热肿。

（2）单味老胆矾，研末，与冬月取青鱼胆汁调匀，阴干，研细末，吹喉，治咽喉肿烂、痰声如锯而痰不外出，及烂喉蛾。

（3）单味研末，装入腊月八日取雄猪胆内，阴干研末，次年腊月八日再取猪胆，内入前猪胆末，如此3、4次，备用，每吹1、2分，多吹易引起呕吐，治喉癣、吞咽难下。

（4）单味烧研，泡汤，洗目，治风眼赤烂。

【配方选例】

（1）麝香矾雄散　治大人小儿，牙齿动摇，龈腭宣露，骨槽风露，宣蚀溃烂，不能入食者：胆矾、雄黄、麝香（另研）、龙骨各3g。同研令极细。每用1字，以鹅毛蘸药，扫患处，每日1~2次；若小儿走马疳，先泡青盐汤洗净，后用新棉，拭干掺药。（《杨氏家藏方》）

（2）含化丸　治梅核气：胆矾、硼砂、明矾、猪牙皂、雄黄各3g。为末，红枣煮烂，取肉为丸，芡实大。空腹含化1丸。（《外科正宗》）

（3）吹喉散　治咽喉肿痛，及喉舌垂下肿痛：胆矾、白矾、朴硝、冰片、山豆根、朱砂。先将鸡肫内皮焙燥，与上药为细末，吹喉。（《增补万病回春》）

（4）胆矾丸　治小儿疳虫癣积，食少泄泻：胆矾 3g，绿矾 60g，大枣（去核）14 个，醋 1 升，使君子仁 60g，枳实（去瓤，炒）90g，黄连、诃子（去核）各 30g，巴豆 14 粒，夜明砂、蛤蟆灰各 30g，苦楝根皮 15g。前 4 味同煮至枣烂，使君子、枳实、黄连、诃子皮、巴豆同炒黑、令 3 分干，余药同炒干，为末，加一处搜和为丸，不和再加熟枣肉或加水令和，绿豆大，每服 20～30丸，米饮或温水送下，不拘时服。（《小儿药症直诀》）

炉甘石

《外丹本草》

本品又名甘石、羊甘石、卢甘石、浮水甘石。为菱辛矿的矿石。多产于广西、四川、云南、湖南等地。其味甘，性平。归胃经。具有退翳，解毒，止泪，敛疮之功效。主治疮疡脓水淋沥，或久不收口，内服治目赤烂，翳膜，多泪。用法为外用水飞点眼，研末撒或调敷。

【配伍应用】

（1）配儿茶末，麻油调外敷，治慢性溃疡，湿疹。

（2）配牡蛎末，麻油调外敷，治溃疡，脓水淋沥或久不收口者。

（3）火煅、尿淬炉甘石配风化消，为末，新水化一粟，点之，治目暴赤肿。

（4）配煅寒水石，研细末，擦牙，治牙齿松动。

（5）配冰片、黄连，外用点眼，治肿热目赤，肿痛赤烂，多泪怕光及生翳膜胬肉等症。

（6）配熊胆、麝香、冰片，外用点眼，治赤目翳障。

（7）配煅石膏、煅龙骨、冰片，外敷，治慢性溃疡，皮肤湿疹等症。

（8）配黄连、黄柏、冰片，外用点眼，治目赤翳障。

（9）配铅丹、煅石膏、枯矾，外用，治湿疹，疮疡多脓或黄水浸淫，久不收口等症。

（10）配冰片、黄连、雄黄，共研极细末，先将阴道冲洗干净，然后喷射此药粉于子宫颈糜烂部位，每隔 1～2 天上药 1 次，治子宫颈糜烂。

（11）配冰片、硼砂、元明粉，研末点眼，治火眼赤烂，翳膜胬肉等症。

（12）配煅石膏、冰片、硼砂，外用，治皮肤湿疹，疮疡溃烂，瘙痒等症。

（13）本品火煅经黄连汁淬，配珍珠粉、朱砂，外用点眼，治目赤肿痛多泪等症。

（14）煅炉甘石配煅赤石脂、煅石膏，研细粉外擦，治水痘化脓溃烂。

【配方选例】

（1）熊胆膏　治目翳久不愈者：炉甘石（煅过，水飞过丸，弹子大，每净30g分作10丸，用黄连，浓煎去渣，烧淬之汁尽为度，每料用净者）6g，朱砂（水飞）、琥珀各1.5g，玛瑙（水飞净）9g，珊瑚（水飞）、珍珠（煅，水飞）各1g，冰片、麝香各0.6g。为末，每用少许，点目大眦上，每日2～3次。（《张氏医通》）

（2）石燕丹　治肺肝风热，上攻于目，忽然眼睑火热，睛珠疼痛如刺：炉甘石（入大银罐内，盐泥封固。用炭火煅一炷香，以罐通红为度，取起为末，用黄连水飞过，再入黄芩、黄连、黄柏汤内，将汤煮干，使炉甘石如松花色）120g，硼砂（铜勺内同水煮干）、石燕、琥珀、朱砂各取净末4.5g，鹰屎白（或以白丁香代）、冰片、麝香各0.45g。为极细末，每用少许，水蘸点眼大眦。若枯涩无泪加熊胆、白蜜；血翳加阿魏；黄翳加鸡内金；风热翳加蕤仁；热翳加珍珠、牛黄；冷翳加附子尖、雄黄；老翳倍硼砂，加猪胰子。（《医宗金鉴·眼科心法要诀》）

（3）化腐生肌散　治瘰疬、疮疡已溃烂者：煅炉甘石18g，乳香、没药、硼砂各9g，雄黄6g，硇砂0.6g，冰片1g。为细末，搽患处，每日3～4次。（《医学衷中参西录》）

（4）生肌散　经验方治痈疽溃后，脓水将尽者：制炉甘石15g，钟乳石、琥珀各9g，滑石30g，朱砂3g，冰片0.3g。研细末，撒疮面，外盖膏药或油膏。（《外伤科学》）

硼砂

《大明本草》

本品又名蓬砂、月石。为由硼砂矿石中提炼出的结晶体。多产于西藏、青海等地。其味甘、咸，性凉。归肺、胃经。具有外用清热解毒；内服清热化痰之功效。主治口舌糜烂，咽喉肿痛，目赤肿痛；内服治咳嗽，咳痰稠黏，久咳喉痛声嘶。用法为外用适量；内服 3～6g。

【配伍应用】

（1）配冰片 0.3g，研为细末，点眼，用玄参、麦冬、生地黄煎汤，调洗心散末服，治胬肉瘀突，及痘疮入眼，入翳膜。

（2）硼砂焰硝含口中，以天南星为末，用酢调贴足心，治口疮，神效。

（3）配雄黄，加冰片少许，研末敷鼻中，治鼻息肉。

（4）配白芥子，用开水冲调药末，即服即吐，以吐出饭来为度，治误服硫黄及其他毒物。

（5）配冰片，研至极细末，以无声为度，吹涂患处（如药流入咽内，咽下无妨），治鹅口疮，咽喉、牙龈、口腔黏膜肿痛。

（6）配白醋，调匀外搽，治汗斑。

（7）配白梅，制丸含化，治咽喉肿痛。

（8）配干姜，共研细末，吹入鼻中，治风火牙痛。

（9）配南星、白芥子，治慢性气管炎。

（10）配雄黄、炒桃仁，研细粉，涂患处或用香油调擦，治鼻息肉，鼻塞不通。

（11）配冰片、玄明粉，治咽喉肿烂，口舌生疮。

（12）配胆矾、冰片，共研末，搽患处，治鼻息肉。

（13）配瓜蒌、贝母，治痰热咳嗽，咳痰不畅之证。

（14）配天冬、柿霜，噙化或吞服，治阴虚内热，咳嗽痰稠之证。

（15）煅品配生明矾，先用乌梅肉煎汤漱口，再用药末搽患处，治牙缝出血。

（16）配枯矾、冰片，共研细粉，吹耳内，治中耳炎。

（17）配冰片、煅石膏，研粉外用，治皮肤湿疮，溃烂流黄水及口舌生疮等症。

（18）配白矾、僵蚕、炙皂角，研细末，吹喉中，治急喉风、咽喉疼痛、喉中白膜、有阻塞感。

（19）配天花粉、青黛、贝母，治肺热痰嗽，咳痰稠黏及久咳喉痛声嘶等症。

（20）配白矾、冰片、青黛，研细末，吹患处，治蛾喉及重舌。

（21）配炉甘石、冰片、玄明粉，外用点眼，治目赤肿痛或生翳膜。

（22）煅品配焙指甲、焙灯心草、飞朱砂，共研细末，吹患处，治单蛾日久。

（23）配冰片、玄明粉、朱砂，研末吹患处，治肺胃有热、口舌糜烂、咽喉肿痛及痰火久嗽而致声哑喉痛等症。

（24）配冰片、雄黄、甘草，共研末蜜水调外涂，治鹅口疮。

（25）配冰片、甘草、元明粉，研末外用，治咽喉口齿红肿溃痛等症。

（26）煅品配朱砂、青黛、黑栀子，研细末，吹喉，治实热及结毒型喉中生疮、肿痛及喉痹。

（27）配蛤粉、瓜蒌、浙贝母，治热痰壅滞，咳痰不畅，气喘等症。

（28）配马牙硝、朱砂、斑蝥、生姜汁为丸，治咽喉肿痛及走马喉痹。

（29）配煅石膏、黄柏、元明粉、青黛，外用，治皮肤湿疮、溃烂流黄水及口舌生疮。

（30）配蒲黄、青黛、火硝、甘草，共为细末，撒舌上，细细咽下，或饮凉水送下，治舌疮疼痛、溃烂。

【配方选例】

（1）硼砂散　治砂石淋急痛：硼砂（细研）、琥珀、茯苓、蜀葵子、陈皮各等份。为末，用葱头2个去心，麦冬21粒，蜜2匙，新水煎，取清汁调下；或绿豆，水浸和皮研，清汁调下。每服7.5g。（《直指方论》）

（2）乾咽妙功丸　治膈气，咽喉噎塞，咳嗽上气，痰盛喘满，气道痞滞，不得升降：硼砂6g，朱砂12g，硇砂3g，巴豆霜9g，益智、官桂各15g。上各别研为极细末，拌和匀，用糯米粥为丸，如麻子大。每服12丸，食后临寝干咽下。（《奇效良方》）

（3）住痛解毒丸　治目痛肿胀：硼砂150g，川芎、荆芥、朴硝、白芷、石膏、菊花各30g，没药15g，麝香少许。上为细末，米糊丸，梧桐子大，温汤下。（《医部全录·目门》）

（4）硼砂散　治心脾风热而致的咽喉生疮肿痛，或子舌胀，或木舌、重舌肿胀闷塞、水浆不下：硼砂(研)90g，薄荷叶、蒲黄各30g，寒水石（烧过研）75g，贯众、玄参、青黛（研）、茯苓、砂仁、滑石（研）、荆芥穗、生甘草各15g。上为细末，新汲水调下，或撒在舌上咽津服下。每服1.5g。(《证治准绳》)

（5）硼砂丹　治缠喉风，风热喉痹：硼砂（生研）、白矾（生研）各3g，人爪甲（焙脆）、犀牛黄各0.3g。上为细末，以烂白霜梅肉9g，研糊分为4丸，每服1丸，噙化。(《张氏医通》)

大风子

《本草衍义补遗》

本品又名大枫子。为大风子科植物大风子的成熟种子。多产于越南、泰国、台湾、云南、广西等地。其味辛，性热。有毒。归肝、脾、肾经。具有祛风燥湿，解毒杀虫之功效。主治疥癣，梅毒恶疮，内服治麻风病。用法为外用捣敷或煅存性研末调敷。内服，煎汤，1.5～3g，或入丸剂。

使用注意：内服对肠胃有强烈刺激，须严格控制。

【配伍应用】

（1）配核桃仁，猪脂制成药丸，外搓患部，治手癣。

（2）本品煅为末，配轻粉研末，麻油调涂，治麻风病及梅毒恶疮。

（3）配硫黄、轻粉、樟脑，制成散剂或软膏局部外搽，治疥疮。

（4）配斑蝥、土槿皮、轻粉，作酒浸液或煎汁外搽，治癣。

（5）配苦参、苍耳、白花蛇，治麻风病。

（6）大风子仁配明矾、红花、荆芥、皂角、防风，醋浸，泡患处，治足癣、手癣、甲癣等。

（7）大风子仁配杏仁、桃核仁、红粉、樟脑，先将前3仁捣极细，再加红粉、樟脑，同研如泥，外涂患处，治黄褐斑。

【单味应用】

单味磨醋，抹耳内耳花上，切勿近好肉，治耳花、翻花疮。

【配方选例】

（1）大风丸　治麻风病眉目遍身秽烂者：大风子肉900g，防风、川芎各300g，蝉蜕、羌活、细辛、何首乌、独活、苦参、当归、牛膝、全蝎、黄芪、薄荷各60g，白芷、狗脊、牛黄、血竭各15g。上为末，米糊丸，桐子大，每服15丸，茶下，空腹服，日进3次。(《解围元薮》)

（2）大枫丹　治癣痒诸疮：大风子肉9g，土硫黄6g，枯矾3g，明雄黄6g。共为末，灯油调搽。(《血证论》)

（3）治风刺赤鼻：大风子仁、木鳖子仁、轻粉、硫黄。为末，夜夜水调涂之。(《本草纲目》)

（4）治大风疮裂；又治杨梅恶疮：大风子(烧，存性)。和麻油、轻粉研涂，仍以壳煎汤洗之。(《岭南卫生方》)

（5）扫风丸　治麻风病：大风子3.5斤，苍术、白附子、桂枝、当归、西秦艽、白芷、钩藤、木瓜、川芎、肉桂、菟丝子、天麻、川牛膝、何首乌、千年健、礞石、知母、栀子、川乌、草乌、威灵仙、钻地风各60g，苦参、蒺藜、小胡麻、苍耳子、防风各120g，玉米、荆芥各240g，白花蛇30g。共为末，水调为丸，成人初用6g，1日2次；3天后如无恶心、呕吐等反应，可每次加1.5g；至8天后，1日服3次。(《中药临床应用》)

（6）治神经性皮炎：大风子、白鲜皮各30g，五倍子15g，松香、鹤虱草各12g，苦参、黄柏、苍术、防风各9g。混合研末，作烟熏，并配合外用止痒药膏和内服溴剂、维生素等。(《中药临床应用》)

石灰

《神农本草经》

本品又名陈石灰。为石灰岩煅烧成的石灰再经加水分解而成的熟石灰，以陈久者入药。产于我国大部分地区。其味辛，性温。有毒。归肝、脾经。具有解毒，止血之功效。主治烧伤烫伤，创伤出血，少量内服治胃出血，并有制酸、止泻等作用。用法为外用适量，捣敷或研末撒；内服0.3～1g。

【配伍应用】

（1）配大黄，治金疮出血，或烫火灼伤等外用；内服少量，治胃热引起的出血，肠热引起的泄泻，但两者剂量要轻。

（2）配冰片，研末，醋调为糊，外用，治带状疱疹。

（3）配桑柴灰，煎水淋生石灰，取汁熬膏，局部涂敷，治赘疣。

（4）配石碱，用醋调如泥，涂眼胞上（涂前用刀微滑动睫毛），睫自起，治拳毛倒睫。

（5）配羊蹄叶根，上药一起捣烂，晒干，压成细末，外敷伤口，治外伤出血。

【单味应用】

（1）单味入50%酒精内，用前摇匀，外用敷扎，治带状疱疹。

（2）单味加水搅拌澄清，取澄清液同桐油或其他植物油调制成乳状混悬液，涂敷患处，治烧伤、烫伤等症。

（3）单味以苦酒渍六七日，取汁点疣上，治疣目。

【配方选例】

（1）消肿止血丹 治无名肿毒，发痒发痛。用醋调药粉如膏状敷患处，外用纱布固定；若破伤出血，取药粉撒患处，外用纱布固定：石灰60g，韭菜（鲜品）150g，松香30g，广黄丹30g，冰片9g。先将石灰、松香捣细筛净，再将黄丹筛净，上3味混合拌匀，再筛一道。鲜韭菜洗净、切碎，入臼中捣为泥状，然后将上粉末与韭菜泥混合入臼中再捣均匀，铺开晾干，碾细，再筛净，然后加冰片细研，贮瓶备用。（《海峰验方集》）

（2）大红膏 治瘰疬，痰核，结块未溃破者：石灰（用大黄9g切片，同石灰炒红，去大黄）30g，乳香（去油）、轻粉各6g，银朱、血竭、樟脑、硝石各90g，天南星60g。上为细末，陈米醋熬稠调药，敷患处，3日换药1次。敷后皮嫩微损者，另换紫霞膏外贴。（《疡医大全》）

（3）黑白散 治产后儿枕痛：石灰（醋煅7次）、寒水石（煅存性）各4.5g。上为末，痛时米饮调服，痛止勿服。（《证治准绳》）

（4）完肌散 治金疮：石灰60g，黄丹15g，龙骨、密陀僧、桑白皮各120g，麝香（另研）3g。上为细末，干撒患处。（《医部全录·外科跌打金刃

竹木破伤门》)

木槿皮

《本草拾遗》

本品又名川槿皮、槿皮。为锦葵科植物木槿的茎皮或根皮。多产于四川等地。其味甘、苦，性微寒。归大肠、肝、脾经。具有清热解毒，杀虫止痒之功效。主治皮肤疥癣，内服治带下，泻痢。用法为内服：煎汤，3～9g。外用酒浸搽擦或煎水熏洗。

【配伍应用】

以本品浸液磨雄黄，涂擦患处，治癣疮。

【配方选例】

（1）治赤白带下：木槿根皮60g，切，以白酒1.5碗，煎至1碗，空腹服之。（《纂要奇方》）

（2）治牛皮癣：木槿皮30g，半夏15g，大风子仁15个。上锉片，河、井水各1碗，浸露7宿，取加轻粉3g，任水中，以秃笔蘸涂疮上，覆以青衣，夏月治尤妙，但忌浴数日，水有臭涎更效。（《扶寿精方》）

（3）治牛皮癣癫：木槿皮1斤，忽见火，晒燥磨末，以好烧酒10斤，加榆面120g，浸7日为度，不时蘸酒搽擦，20～30年者，搽1年断根。如无木槿，土槿亦可代之。（《养生经验合集》）

（4）治大肠脱肛：木槿皮或叶煎汤熏洗，后以白矾、五倍子末敷之。（《救急方》）

附一

古今度量衡对照

我国历代医药书籍中，关于用药计量单位的名称，虽然大体相同，但其具体的轻重、多少，往往随着各个朝代的变迁和制度的改革而颇有出入。一般说来，古制小于今制。本书的"配方选例"项收载了不少古代医方，实际应用时，对剂量的掌握当以现代临床经验为主要依据。下面引录一些有关古今度量衡对照的研究资料，仅供参考，其中个别折合数字经复算后略有改动。

古今度量衡对照表

年代	朝代		尺度		容量		衡量		
			一尺合市尺	一尺合厘米	一升合市升	一升合毫升	一斤*合市两	一两*合市两	一两*合克数
约前11世纪~前221年	周		0.5973	19.91	0.1937	193.7	7.32	0.46	14.30
前221~前207年	秦		0.8295	27.65	0.3425	342.5	8.26	0.52	16.13
前206~25年	西汉								
25~220年	东汉		0.6912	23.04	0.1981	198.1	7.13	0.45	13.92
220~265年	魏		0.7236	24.12	0.2023	202.3			
265~420年	晋	西晋	0.7236	24.12					
		东晋	0.7335	24.45					
420~589年	南朝	南宋	0.7353	24.51	0.2972	297.2	10.69	0.67	20.88
		南齐							
		梁			0.1981	198.1	7.13	0.45	13.92
		陈							
386年~581年	北朝	北魏	0.8853	29.51			7.13	0.45	13.92
		北齐	0.8991	29.97	0.3963	396.3	14.25	0.89	27.83
		北周	0.7353	24.51	0.2105	210.5	8.02	0.50	15.66

续表

年代	朝代		尺度		容量		衡量		
			一尺合市尺	一尺合厘米	一升合市升	一升合毫升	一斤*合市两	一两*合市两	一两*合克数
581～618年	隋	（开皇）	0.8853	29.51	0.5944	594.4	21.38	1.34	41.76
		（大业）	0.7065	23.55	0.1981	198.1	7.13	0.45	13.92
618～907年	唐		0.9330	31.10	0.5944	594.4	19.1	1.19	37.30
907年～960年	五代								
960年～1279年	宋		0.9216	30.72	0.6641	664.1			
1279年～1368年	元				0.9488	948.8			
1368年～1644年	明		0.9330	31.10	1.0737	1073.7			
1644年～1911年	清		0.9600	32.00	1.0355	1035.5			

★均为十六进位制

附二

古方中几种特殊计量单位的说明

在古方中，除了上述计量单位外，还有方寸匕、钱匕、刀圭等，分别列举如下，以供参考。

1. 方寸匕　是伪古尺正方一寸所制的量器，形状如刀匕。一方寸匕的容量，约等于现代的 2.7mL；其重量，金石药末约为 2g，草木药末约为 1 克。

2. 钱匕　用汉代的五铢钱币抄取药末以不落为度者称一钱匕，分量比一方寸匕稍小，合一方寸匕的十分之六七。半钱匕者，系用五铢钱的一半面积抄取药末，以不落为度，约为一钱匕的 1/2。钱五匕者，是指药末盖满五铢钱边的"五"字为度，约为一钱匕的 1/4。

3. 刀圭　是形状像刀头的圭角，端尖锐，中低洼。一刀圭约等于一方寸匕的 1/10。

4. 字　古以铜钱抄取药末，钱面共有四字，将药末填去钱面一字之量，即称一字。

5. 铢　是古代衡制中的重量单位。汉以二十四铢为一两，十六两为一斤。

公制与市制计量单位的折算

1. 基本折算

1 公斤（kg）= 2 市斤 = 1000 克（g）

1 克（g）=1000 毫克（mg）

2. 十六进位市制与公制的折算

1 斤 =16 两 =500 克（g）

1 两 =10 钱 =31.25 克（g）

1 钱 =10 分 =3.125 克（g）

1 分 =10 厘 =0.3125 克（g）=312.5 毫克（mg）

1 厘 =10 毫 =0.03125 克（g）=31.25 毫克（mg）

3.十进位市制与公制的折算

1 斤 =10 两 =500 克（g）

1 两 =10 钱 =50 克（g）

1 钱 =10 分 =5 克（g）

1 分 =10 厘 =0.5 克（g）=500 毫克（mg）

1 厘 =10 毫 =0.05 克（g）=50 毫克（mg）

中药名称索引

（按笔画排序）

六画

八画

主要引用书目

《黄帝内经素问》

《五十二病方》

《神农本草经》

《伤寒杂病论》汉·张仲景

《肘后备急方》晋·葛洪

《小品方》晋·陈延之

《刘涓子鬼遗方》南北朝·龚庆宣

《华佗神医秘传》唐·孙思邈

《备急千金要方》唐·孙思邈

《千金翼方》唐·孙思邈

《外台秘要》唐·王焘

《普济本事方》宋·许叔微

《仙授理伤续断秘方》唐·蔺道人

《三因极一病证方论》宋·陈无择

《重订严氏济生方》宋·严用和

《仁斋直指方》宋·杨士瀛

《朱氏集验方》宋·朱佐

《简易方论》宋·黎民寿

《太平惠民和剂局方》宋·太医局

《小儿药证直诀》宋·钱乙

《阎氏小儿方论》宋·阎孝忠

《南阳活人书》宋·朱肱

《鸡峰普济方》宋·张锐

《博济方》宋·王兖

《苏沈良方》宋·苏轼、沈括

《医说》宋·张杲

《妇女良方大全》宋·陈自明

《卫济宝书》宋·东轩居士

《宣明论方》金·刘完素

《脾胃论》金·李东垣

《医学启源》金·张元素

《丹溪心法》元·朱丹溪

《局方发挥》元·朱丹溪

《卫生宝鉴》元·罗谦甫

《世医得效方》元·危亦林

《医学溯洄集》元·王履

《万病回春》明·龚廷贤

《证治准绳》明·王肯堂

《本草纲目》明·李时珍

《景岳全书》明·张景岳

《玉机微义》明·刘纯

《赤水玄珠》明·孙一奎

《医学纲目》明·楼英

《奇效良方》明·董宿、方贤

《名医类案》明·江瓘

《丹台玉案》明·孙文胤

《医贯》明·赵献可

《医林绳墨》明·方隅

《痰火点雪》明·龚居中

《简明医彀》明·孙志宏

《医读方括》明·汪机

《秘传证治要诀及类方》明·戴思恭

《薛氏医案》明·薛己

《古今医统正脉》明·徐春甫

《古今医统大全》明·徐春甫

《古今医鉴》明·龚信

《先醒斋医学广笔记》明·缪希雍

《明医杂著》明·王纶

《订补明医指掌》明·皇甫中

《医碥》清·何梦瑶

《喻氏医书三种》清·喻昌

《冷庐医话》清·陆以湉

《临证指南医案》清·叶天士

《石室秘录》清·陈士铎

《洞天奥旨》清·陈士铎

《辨证录》清·陈士铎

《医宗金鉴》清·吴谦

《古今图书集成医部全录》清·陈梦雷

《血证论》清·唐容川

《医学流源论》清·徐灵胎

《医述》清·程杏林

《吴鞠通医案》清·吴瑭

《金匮玉函要略辑义》日本·丹波元简

《杂病广要》日本·丹波元坚

《医学心悟》清·程钟龄

《医方集解》清·汪昂

《陈修园三十二种》清·陈念祖

《西溪书屋夜话录》清·王旭高

《张氏医通》清·张璐

《医林改错》清·王清任

《续名医类案》清·魏之琇

《继志堂医案》清·曹仁伯

《类证治裁》清·林珮琴

《成方切用》清·吴仪洛

《医津一筏》清·汪之兰

《罗氏会约医镜》清·罗国纲

《读医随笔》清·周学海

《验方新编》清·鲍相璈

《医学衷中参西录》张锡纯

《施今墨医学经验集》施今墨

《孔伯华医集》北京医学会《孔伯华医集》整理小组

《清代名医医案精华》秦伯未

《清代名医医术荟萃》徐荣庆、周珩

《岳美中论医集》岳美中

《实用中医内科学》方药中

《医学承启集》方药中

《时门医述》时振声

《中药大辞典》江苏新医学院

《任应秋论医集》任应秋

《中医症状鉴别诊断学》赵金铎

《慈禧光绪医方选议》陈可冀等

《清宫医案研究》陈可冀等

《中医临床大全》杨思澍、张树生等